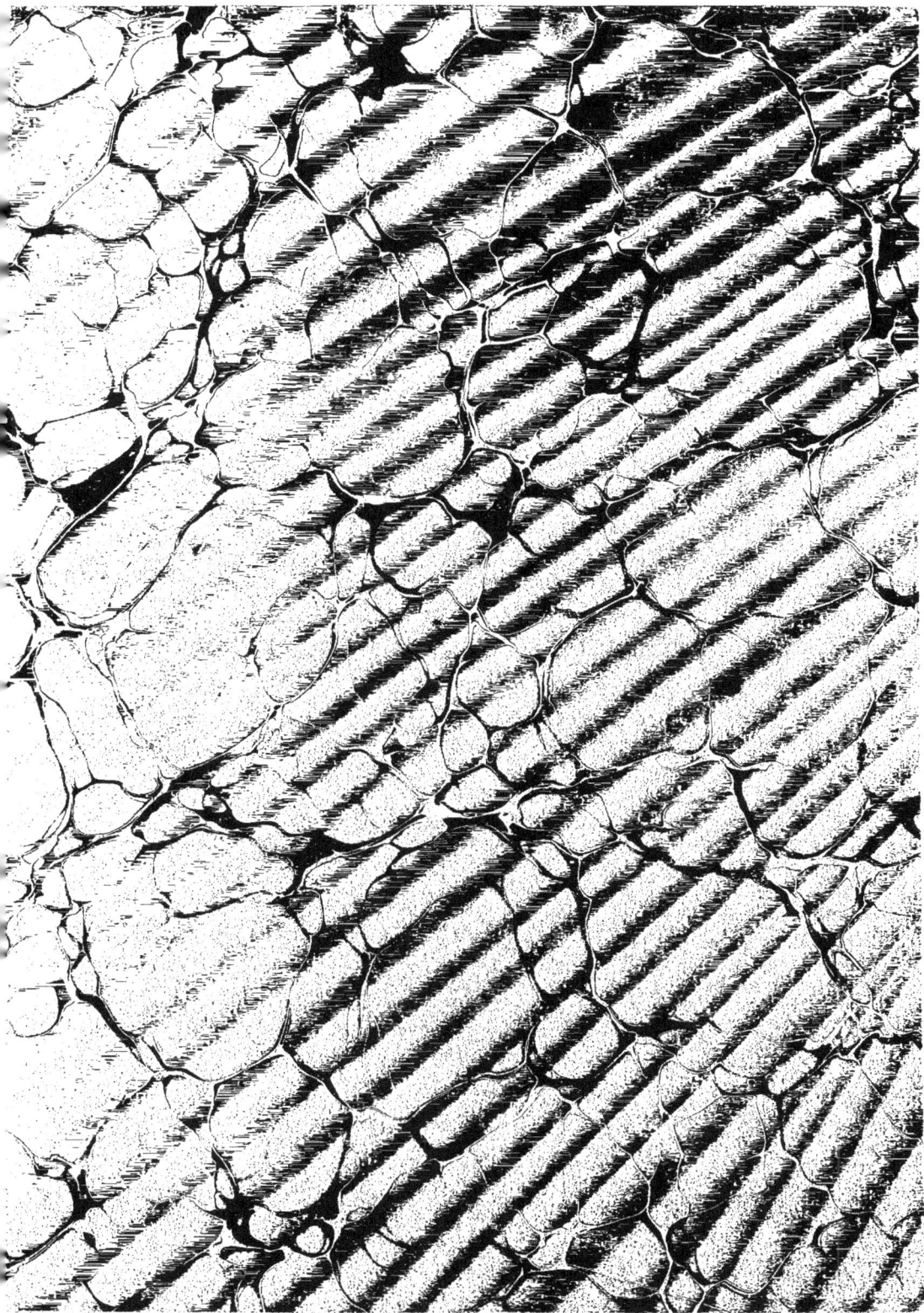

(Les ... XVII — XVIII s...
 ....
17 .... 189.)

RAPPORT

AU

CONSEIL DE LA SOCIÉTÉ FRANÇAISE DE SECOURS AUX BLESSÉS

DES ARMÉES DE TERRE ET DE MER .

SUR LE

SERVICE MÉDICO-CHIRURGICAL DES AMBULANCES ET DES HOPITAUX

PENDANT LA GUERRE DE 1870-1871

PARIS. — IMPRIMERIE J. DUMAINE, RUE CHRISTINE, 2.

RAPPORT

AU

CONSEIL DE LA SOCIÉTÉ FRANÇAISE DE SECOURS AUX BLESSÉS

DES ARMÉES DE TERRE ET DE MER

SUR LE

SERVICE MÉDICO-CHIRURGICAL DES AMBULANCES ET DES HOPITAUX

PENDANT LA GUERRE DE 1870-1871

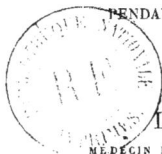

PAR

LE Dʳ J.-C. CHENU

MÉDECIN PRINCIPAL D'ARMÉE EN RETRAITE
INSPECTEUR GÉNÉRAL, DIRECTEUR DES AMBULANCES AUXILIAIRES
COMMANDEUR DE LA LÉGION D'HONNEUR

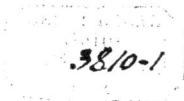

.38/0-1

TOME PREMIER

PARIS

LIBRAIRIE MILITAIRE DE J. DUMAINE, ÉDITEUR
RUE ET PASSAGE DAUPHINE, 30

L. HACHETTE ET Cᵉ   GEORGES MASSON
BOULEVARD SAINT-GERMAIN, 77   PLACE DE L'ÉCOLE-DE-MÉDECINE, 17

1874

INTRODUCTION

Ce n'est pas sans une profonde douleur que nous avons entrepris ce travail, qui va rappeler les malheurs de la France. Mais il faut connaître ses fautes, ses erreurs, pour les éviter dans l'avenir et savoir les réparer.

Nous n'avions eu à faire jusqu'ici que l'histoire médicale des précédentes guerres, si glorieuses pour nos armes, malgré les pertes considérables qu'il a bien fallu constater. La campagne de Crimée en 1854-1856, celle d'Italie en 1859, étaient publiées depuis plusieurs années ; les expéditions de Chine, de Cochinchine, de Syrie et du Mexique, complétement rédigées, allaient être livrées à l'impression lorsque la guerre éclata et réclama immédiatement et impérieusement tout notre temps et toutes nos forces. — Il fallait agir. — Après la paix, nous avons cru devoir retarder encore la publication de ces expéditions lointaines pour nous occuper exclusivement de l'histoire médicale de la désastreuse guerre de 1870-1871.

Nous ne dirons pas toutes les difficultés qui se présentèrent dès le début et qui auraient pu nous arrêter sans nous décourager. Cependant nous en signalerons quelques-unes, ne fût-ce que pour en prévenir le retour.

Les unes tiennent à l'organisation précipitée de la Société française de secours aux blessés des armées de terre et de mer en présence de la rapidité et de la gravité des événements, aux défiances de l'autorité, trop sûre de ses moyens ordinaires, reconnus cependant insuffisants, trop disposée à repousser sans examen tout ce qui ne sort pas de ses conceptions, tout ce qui s'écarte de ses habitudes, on pourrait même dire tout ce qui constitue un progrès qui doit d'abord troubler la quiétude administrative souvent inconsciente de l'écrasante responsabilité qu'elle prend. Les autres tiennent à la nature humaine, qui, malheureusement, même dans les moments dou-

I. 1

loureux, ne sait pas dominer ses faiblesses ; c'est une plaie de notre pays : nous voulons parler des hommes qui, avec les meilleures intentions du monde, nous nous
plaisons à le supposer, se croient aptes à tout faire et ne veulent pas se renfermer
dans le rôle indiqué par la spécialité de leurs connaissances, préférant s'occuper de
ce qu'ils ne savent pas, comme s'ils voulaient à l'occasion d'un désastre faire des
études, alors qu'ils ont près d'eux des hommes mûris par l'expérience des choses de
la guerre. Dans l'action, ils veulent commander ; dans le conseil, ils soulèvent et
prolongent des discussions stériles, quand il faudrait agir. S'il y a une décision pres-
sante à prendre en dehors de leur compétence, ils deviennent une gêne, un obstacle,
et dans les moments de tourmente, ils font perdre un temps précieux sans se douter
que l'abnégation et le sage sacrifice d'idées personnelles, sur un sujet qu'ils ne connaissent nullement, sont un devoir de tous les jours, et qu'il serait bien plus conforme
à la raison d'accepter les avis des hommes spéciaux, pour ne s'occuper que de
l'examen des questions qui se rattachent à des aptitudes individuelles. N'avons-
nous pas entendu tous les jours, pendant plus d'un mois et sur le même sujet, la
même improvisation qui durait chaque fois une demi-heure au moins et n'aboutissait
à rien ? — Chacun peut avoir sa part d'importance, sans se passionner pour des
questions de détail. Il est évident qu'un conseil composé de plus de 50 membres,
fort honorables, mais dont les attributions sont mal définies, le zèle mal contenu
ou mal dirigé, doit donner lieu à des susceptibilités de tous les instants, à des compé-
titions et à des rivalités ; bientôt l'harmonie si indispensable, surtout dans les
moments difficiles, fait place à de petites rancunes et à des tiraillements de chaque
jour.

Il est difficile de mettre un frein aux petites passions individuelles. Il y a des
hommes trop ardents qui ne visent qu'à l'importance du rôle qu'ils pourront jouer ;
ils prennent follement une initiative qui ne leur appartient pas pour s'en attribuer
l'honneur, et souvent vont au delà des intentions du conseil ; ils ont une soif insa-
tiable de ce qu'ils croient une renommée ; il faut que leur personnalité domine tout,
que leur nom soit partout, et leur aveuglement les empêche d'apprécier la juste
sévérité du jugement qui les attend. Si parfois ils affectent une feinte modestie qui
n'est jamais qu'une des formes de la plus sotte vanité, ce n'est pas par oubli de leur
prétendu mérite, c'est au contraire pour le mieux faire ressortir. Il n'est donné qu'aux
hommes d'un vrai mérite de rester dignement humbles en accomplissant même de
grandes œuvres, car les esprits les plus médiocres sont ordinairement les plus con-
tents d'eux-mêmes ; ils croient avoir fait plus que tout le monde parce qu'ils ne
peuvent voir plus loin que les bornes de leur esprit ; ils résistent à toutes les observations, à tous les avis d'abord amicaux, puis enfin expressifs et même blessants
par leur crudité ; et, c'est peine perdue ; ils ne veulent pas comprendre ; comme l'a dit
un sage qui voulait bien m'honorer de son amitié : il ne faut pas espérer amener
à la raison un petit esprit ; esprit court et bâton court sont deux choses inflexibles.

Parlons d'abord des difficultés dues aux défiances de l'autorité. « C'était, comme nous le dirons plus loin au sujet des ambulances, c'était pour la première fois que le ministre de la guerre allait rencontrer sur son terrain une institution libre qu'il ne connaissait pas et qui venait introduire, à travers ses habitudes et parallèlement à ses moyens ordinaires, une action qui lui était étrangère. » C'est au Sénat, séance du 23 juillet 1870, que le ministre de la guerre a pu faire connaître ses dispositions. Nous reproduisons le passage du compte rendu de la séance par le *Journal officiel* du 24 du même mois : — Le baron Brenier demande, obtient la parole, et s'exprime ainsi : « Je désire présenter au Sénat quelques observations sur l'un des articles du chapitre VI du budget de la guerre.... Il s'agit des ambulances de l'armée. Assurément au milieu de l'émotion et de l'admiration générale qu'excitent le courage et le dévouement de l'armée se rendant à nos frontières, il ne sera pas déplacé d'appeler l'attention du Sénat sur le service médical et sur le service des ambulances qui sont établies pour relever nos blessés et leur donner des secours. (Très-bien.) Un auteur qui a écrit d'une manière très-compétente sur le service médical de l'armée, le Dr Chenu, qui doit être connu de tous les officiers généraux qui ont servi dernièrement dans nos armées, fait remarquer que le nombre des médecins attachés au service militaire correspond à deux médecins par 1,000 hommes, tandis qu'il y a quatre vétérinaires par 1,000 chevaux.

« Ce service, assurément, est fait avec un dévouement complet, et les médecins partagent les éloges qu'on doit à l'héroïsme et au dévouement de nos soldats ; ils sont sur le champ de bataille, comme nos soldats, exposés à tous les dangers de la guerre, et ce que je vais dire n'implique en aucune manière une critique de leur personne, de leurs services, de leur dévouement ; au contraire, je leur rends le plus complet hommage.

« Nos médecins et pharmaciens multiplieront leurs services, et doubleront certainement l'assistance qu'ils donneront à nos soldats. Mais enfin les forces humaines ont un terme, et si on pouvait ajouter au service médical un auxiliaire considérable, dévoué, au nom de la patrie, au nom des idées religieuses, par lesquelles ont été guidés quelques-uns de ceux qui ont eu l'idée de donner cet auxiliaire au service médical, je crois que les soldats apprécieraient cette augmentation considérable du secours qu'ils ont à attendre.

« Messieurs, vous savez tous qu'une société a été instituée pour porter des secours aux blessés sur le champ de bataille. Cette société a été créée après la guerre d'Italie ; quelques personnes, prenant l'initiative, étaient allées sur les champs de bataille d'Italie et avaient concouru à relever nos blessés et à leur donner des soins. Cette heureuse pensée, cet heureux concours a donné l'idée de former une société, et après la campagne contre l'Autriche on s'est réuni à Genève pour fonder ce qu'on appelle une Société internationale..... — C'est l'idée qui est internationale, beaucoup plus que le concours, je crois, — et alors de cette réunion sont sortis les règlements qui ont été acceptés par des conventions diplomatiques comme devant servir à porter secours aux blessés sur le champ de bataille.

« Le grand adversaire que nous avons devant nous a compris l'utilité de ce service et il l'a appliqué dans la campagne qui s'est terminée par la bataille de Sadowa. Les secours ont été considérables ; ils ont été appréciés par les deux armées, car le principe de cette société est de secourir tous ceux qui souffrent, tous ceux qu'elle rencontre sur les champs de bataille.

« Le roi de Prusse, dans la dernière allocution qu'il a adressée au bourgmestre de Berlin, a dit qu'il demandait le concours de cette société, qu'il en connaissait l'utilité, les bienfaits, et il a rappelé les services qu'elle avait rendus pendant la guerre de 1866, en Allemagne.

« Je dois ajouter qu'il y a maintenant 140 ambulances à la suite de l'armée prussienne. Dans les dernières campagnes, il y a eu 50 millions de souscriptions particulières pour venir au secours de cette société. Eh bien, je viens demander au Sénat s'il ne trouve pas déplacé que je sollicite, au nom de la société française destinée à secourir les blessés français, le concours et la sympathie du Sénat, et je demanderai au gouvernement si, parmi les dons patriotiques qui sont déposés au Trésor, il ne trouverait pas convenable d'en donner une partie à une société qui se propose de rendre d'aussi grands services à nos blessés sur les champs de bataille. »

M. le général vicomte Dejean, ministre de la guerre par intérim, répond : « Messieurs les sénateurs, l'honorable sénateur baron Brenier me donne l'occasion de parler de la Société internationale et de l'organisation du service médical de l'armée française.

« C'est avec raison qu'il a fait l'éloge des médecins militaires, dont la science et le dévouement ne sont mis en doute par personne ; mais je regrette que dans les circonstances où nous sommes, il ait appuyé et insisté sur l'insuffisance de ce corps médical.

« Cette observation serait opportune si l'on avait le temps d'organiser un nouveau service ; mais il eût été sage de se taire alors que, demain peut-être, nos armées seront sur le champ de bataille. Veut-il donc ébranler la confiance de nos soldats ? L'opinion de M. le baron Brenier s'est appuyée sur un ouvrage dont il a cité l'auteur avec éloge ; pour ma part, je crois qu'il y a eu beaucoup de parti pris et quelque peu de passion dans les appréciations de cet auteur.

« Quant à la Société internationale de secours aux blessés, dont l'honorable préopinant préconise l'intervention, le gouvernement compte lui laisser toute liberté d'agir ; l'expérience prouvera quels services on peut en attendre. Mais il est à craindre que ses moyens d'action soient insuffisants.

« Aussi le département de la guerre s'est-il préoccupé de ressources plus certaines. Il a fait appel au patriotisme de tous les médecins faisant partie de la garde nationale mobile, des jeunes élèves en médecine qui ont trois ou quatre années d'études. Tous seront incorporés dans l'armée : leur science et leur zèle seront mis à contribution pour les soins à donner aux blessés.

« Le département de la guerre assurément ne laissera pas perdre des ressources aussi précieuses, et le service médical devant l'ennemi sera parfaitement organisé.

« L'organisation de cette société est purement nominale. Elle fait beaucoup de bruit dans les journaux, mais elle n'est pas en situation de faire du bien, car tout son matériel ne paraît consister que dans deux ou trois voitures remisées au Palais de l'Industrie. »

Nous ne voulons pas relever les erreurs, dire les fâcheuses inspirations du ministre de la guerre, ni reproduire les appréciations des journaux non officiels sur ce sujet ; nous ne citerons qu'un passage du *Journal des Débats* :

« A la séance du Sénat du 23 juillet, M. le baron Brenier a demandé si notre service médical militaire était suffisant, et si l'on avait remédié aux défauts signalés par le docteur Chenu, dans ses deux statistiques médicales de la campagne de Crimée et de la campagne d'Italie. Il a en outre appelé la sympathie du Sénat et du gouvernement sur la Société de secours aux blessés, Société libre et indépendante qui s'adresse à la générosité du pays en faveur des victimes de la guerre. M. le général Dejean, le nouveau ministre de la guerre, a répondu qu'il était regrettable qu'on parlât de l'insuffisance du service médical de l'armée. « Au moment, a-t-il dit, où nos hommes vont se trouver sur le champ de bataille, il ne faut pas leur enlever la confiance dont ils ont besoin. Le livre du docteur Chenu est une véritable diatribe. Quant à la société dont on a parlé, elle est mal organisée ; son matériel est invisible. Elle a deux ou trois voitures d'ambulance au Palais de l'Industrie. — Il ne faut donc pas compter sur cette ressource. Le gouvernement s'en est procuré de meilleures en faisant appel au patriotisme des médecins... Notre service médical devant l'ennemi sera donc parfaitement organisé. — L'instant serait mal choisi pour commencer une polémique. En face de l'ennemi, la France n'a qu'un cœur et qu'une âme. Mais, malgré les applaudissements du Sénat, il me paraît difficile d'accepter le jugement de l'honorable général. J'y reconnais l'influence de préjugés qui nous ont coûté bien cher en Crimée et en Italie, et j'y vois pour la France une cause de faiblesse et un danger. Selon moi, rien ne serait plus fatal que d'arrêter l'élan du pays, de lui ôter le désir et la facilité de s'intéresser directement au bien-être et à la santé de nos soldats. C'est la nation qui fait la guerre ; c'est son devoir et son droit de ne pas abandonner ses enfants.

« Le livre de M. Chenu n'est pas une diatribe ; on ne fait pas un pamphlet en trois gros volumes in-4°, et on ne le compose pas de rapports officiels. Nous avons perdu en Crimée 95,000 hommes, sur lesquels 75,000 sont morts de maladie et de misère, parce qu'on les a livrés au typhus et au choléra en les entassant dans des bâtiments insuffisants et malsains, malgré les réclamations incessantes de nos médecins. Après de pareilles erreurs administratives, la France a le droit d'être défiante. Si, éclairé par l'expérience, on a pris des mesures pour éviter le retour d'un tel désastre, tant mieux; mais on ne devrait pas oublier que si l'on connaît la cause du mal, on le doit aux courageuses publications du Dr Chenu, publications qu'hier encore couronnait l'Académie des sciences, comme pour en attester la vérité et l'utilité.

« Quant à la Société des secours aux blessés, il est évident qu'elle n'est encore qu'à l'état d'embryon. Ce n'est pas en quinze jours qu'on peut réunir en dons volontaires une somme suffisante pour organiser un grand service d'ambulance et d'hôpital. La Société n'a pas le budget à sa disposition ; elle ne sera quelque chose que si le pays lui donne beaucoup d'argent. Est-il bon d'encourager la France à adopter cette œuvre nouvelle? Vaut-il mieux se croiser les bras et s'en rapporter uniquement à l'administration militaire? C'est là toute la question.

« La Société de secours n'a pas pour objet de supplanter le service médical de l'armée ; elle se propose, au contraire, de le fortifier. Ce n'est pas une concurrence, c'est un concours et un appui. Tout ce que fera l'administration, tout ce que feront les médecins de l'armée pour adoucir des souffrances inévitables, sera accepté par le pays avec reconnaissance; il ne marchandera ni ses applaudissements ni son argent. Mais l'administration militaire, si parfaite qu'on la suppose, a-t-elle assez de ressources en hommes et en matériel pour faire face à toutes les nécessités? Chez aucun peuple on n'a fait autant que chez les Américains pour organiser les secours officiels des blessés et des malades ; cependant la nation a ajouté librement et de son argent plus de trois cent cinquante millions de francs, afin d'entourer ses enfants de soins de toute espèce. C'est ainsi qu'elle a sauvé un grand nombre de vies précieuses et soutenu le moral du soldat. Est-ce là un exemple qu'il soit permis de dédaigner? Avec la terrible précision des armes nouvelles, savons-nous quel sera le nombre des blessés à la première bataille? Est-il un administrateur, est-il un médecin militaire qui ose répondre qu'on ne sera pas pris au dépourvu, comme à Solférino, où des blessés sont restés trois, quatre et même cinq jours sans qu'on s'occupât d'eux?

« Et c'est en face de cet inconnu qu'on découragerait une société auxiliaire, qui se met aux ordres de nos généraux et de nos chirurgiens, qui ne gêne rien, n'entrave rien, et ne demande pour prix de son abnégation que la permission d'enlever nos blessés sous le feu de l'ennemi et de leur donner gratuitement ces soins qui sauvent plus d'une noble vie! En vérité, il serait temps d'en finir avec des illusions d'un autre âge. L'administration n'est pas tout; la guerre lui montrera bientôt combien ses ressources sont précaires, si le pays tout entier ne l'aide pas. Que le général en chef soit maître absolu du soldat dans les rangs, rien de plus juste : l'unité de commandement est le salut de tous. Mais quand le soldat, blessé ou malade, n'est plus qu'une non-valeur, quand il ne fait plus qu'embarrasser l'armée en marche, c'est à la France tout entière qu'il appartient d'adoucir les maux de

ceux qui se sont dévoués pour elle. Si la France trouve que l'administration n'en
fait pas assez, pourquoi l'empêcher d'intervenir? pourquoi décourager un amour
que nous avons tous dans le cœur et qui ne demande qu'à s'épancher?

« Encore une fois, écartons cette jalousie officielle dont notre armée serait la
première et la seule victime. Que l'administration multiplie les hôpitaux, les médecins, les infirmiers, nous l'en remercierons au nom du pays; mais qu'elle nous
laisse ouvrir de nouveaux hôpitaux et multiplier les ambulances si le besoin s'en fait
sentir, si les généraux ne s'y opposent pas. Qu'elle n'ait pas la prétention d'être la
Providence, si elle ne veut pas, une fois encore, appeler sur elle une terrible responsabilité. Qu'elle n'oublie pas qu'en Amérique la commission sanitaire a rendu
d'immenses services, que seule peut rendre une société libre soutenue et poussée
par la nation. Qu'elle se rappelle qu'aux États-Unis l'hôpital-baraque, l'hôpital
flottant, les wagons pour transporter les blessés, les potagers d'hôpital ont été des
inventions de cette commission, dont rien ne gênait l'initiative, précisément parce
qu'elle n'était pas un corps administratif. Qu'elle nous laisse donc mettre au service de nos blessés et de nos malades tout le génie médical et toute la générosité
du pays. Son ambition n'est-elle pas d'assurer à l'armée le plus grand bien-être
possible et d'épargner à nos soldats toute souffrance inutile? Ce qu'elle veut, nous
le voulons, et tout ce que nous demandons, c'est qu'on ne repousse pas notre concours. Est-il sage de paralyser un dévouement dont on peut avoir besoin dans
quelques jours, et qu'on ne retrouvera plus?

« La guerre présente est une crise des plus sérieuses, personne ne s'y trompe.
La force matérielle y jouera un grand rôle, la force morale un rôle plus grand
encore. Dans cette lutte de nation contre nation, il faut que nos soldats se sentent
à tout instant soutenus, encouragés, protégés par le pays; et quel moyen plus admirable qu'une société, organe de la France qui, sur le champ de bataille comme à
l'hôpital, rappelle sans cesse à celui qui souffre que la France veille sur lui?
Négliger un pareil ressort serait d'un pauvre chef d'armée. Le général Grant s'est
servi de la commission sanitaire comme d'un instrument sans pareil pour ranimer
le courage et la confiance du soldat. L'épreuve lui a donné raison. Jamais service
officiel, jamais organisation administrative ne représentera si bien au soldat l'image
de la patrie; jamais non plus ni l'impôt ni l'emprunt ne donneront ces ressources
inépuisables qu'un pays trouve dans son amour et son patriotisme. Mais un pays ne
peut s'intéresser longtemps qu'à ce qu'il fait lui-même, et voilà pourquoi il est
sage, humain, politique, d'intéresser toute la France, hommes, femmes, enfants,
à la santé et au bien-être de nos soldats.

« M. le général Dejean me pardonnera ces réflexions, inspirées par l'étude de
ce qui s'est fait en Amérique. Le nouveau ministre est un habile administrateur,
il a vu la guerre dirigée matériellement par un corps au service de l'État, mais il
n'a jamais vu cette guerre de peuple à peuple dont nous sommes menacés. Pour

moi, en étudiant de près cette lutte américaine qui a mis aux prises près de deux millions d'hommes, ce qui m'a le plus frappé, c'est que les ressources médicales dont un gouvernement dispose sont une goutte d'eau quand il faudrait un fleuve. Jamais, je ne crains pas de le dire, nous ne serons à la hauteur des circonstances si la France ne se jette pas corps et âme au secours de l'armée. Il faut un effort suprême, un effort soutenu, persévérant pour amoindrir les maux de la guerre, soulager et soutenir nos soldats.

« Voilà pourquoi j'engage tous mes concitoyens à seconder la Société de secours aux blessés, qui sera, comme la commission sanitaire aux Etats-Unis, *l'organe qui porte l'amour du peuple à l'armée du peuple.* Dans la lutte formidable qui va s'engager, il faut que la nation se montre, non pas pour animer nos soldats, qui n'en ont pas besoin et qui feront vaillamment leur devoir, mais pour soulager elle-même et largement toutes les misères. C'est pour nous que ces enfants ont quitté leur foyer; il faut que sur leur lit de douleur ils retrouvent des soins maternels, et qu'ils sentent que la patrie n'est pas un vain mot. — Ed. Laboulaye. »

Qu'il me soit permis de parler un instant de la Convention de Genève.

Convention de Genève.

La Convention de Genève a été si constamment violée par les Allemands, qu'on se demande à quoi ont servi ces stipulations qu'un grand nombre de gouvernements civilisés s'engageaient à respecter. S'il n'est pas possible de dire qu'il n'y a pas eu de violations par les Français, on peut affirmer que les bénéfices de cette Convention n'ont généralement existé que pour le plus fort. On s'est beaucoup occupé de cette question de part et d'autre; les affirmations étaient le plus souvent suivies de négations, et nous pourrions écrire un long chapitre sur ce sujet; mais comme on sent partout la nécessité de reviser cette Convention, nous nous contenterons de quelques faits saillants et indiscutables. « Il y aura sans doute à tenir compte de l'expérience dans la future révision de la Convention. Il y aura à déterminer les améliorations pratiques qui peuvent être apportées dans le mode de formation et de fonctionnement des ambulances; à examiner la convenance qu'il y aurait à les militariser dans une certaine mesure, et bien d'autres points encore; mais il serait souverainement injuste de ne pas reconnaître que la Société a fait les plus grands efforts pour se placer et se maintenir, au milieu de mille obstacles, à la hauteur de sa mission d'humanité. Au début de la guerre, un ministre mal inspiré avait déclaré à la tribune que notre institution était inutile et que l'intendance était en mesure de suffire à tout; nous pouvons répondre aujourd'hui à cette allégation par une simple question : l'administration a fait ce qu'elle a pu, on a constaté son impuissance; sans notre Société, que seraient devenus les 120,000 malades et blessés que nous avons recueillis ?

Malgré les obstacles que la Société a rencontrés en elle-même et hors d'elle-même, elle doit grandir et se fortifier, car elle s'appuie sur un principe qui a la rare fortune de rallier toutes les opinions. »

Partout l'ennemi, pour se soustraire à l'exécution de la Convention qu'il n'aurait pas manqué de réclamer, si, plus forts que lui, nous lui avions fait subir les mêmes exigences injustes, trop souvent inhumaines et plus souvent encore brutales et vexatoires, s'est retranché derrière les nécessités de la guerre. Les rapports des médecins des ambulances et des autorités locales en fournissent un grand nombre de preuves.

Les Allemands, de leur côté, accusent les Français d'avoir tiré sur des ambulances et des brancardiers; cela a pu avoir lieu, mais par erreur, d'autant mieux que les ambulanciers allemands, porteurs du brassard, étaient armés, étaient combattants à certains moments, tandis qu'aucun ambulancier ou brancardier de la Société française n'était porteur d'aucune arme. Enfin, ce qui est plus grave et sans excuse possible, n'a-t-on pas vu des fourgons allemands, sous la protection de la croix de Genève, transporter des munitions de guerre et des vivres destinés aux combattants et non aux blessés?

L'ignorance presque absolue de la signification de la Convention de Genève a pu donner lieu à bien des interprétations et à bien des erreurs de la part des Français; mais elle ne leur a jamais fourni l'occasion de cruautés, comme cela est trop vrai de la part des Allemands qui connaissaient parfaitement la législation humanitaire de Genève, puisqu'ils avaient déjà été à même d'en faire l'application pendant la campagne de 1866 contre l'Autriche.

Les dispositions dédaigneuses du ministre de la guerre français, inspirées sans doute par ceux qui ne voyaient pas l'organisation de la Société sans une défiance jalouse, ont été partagées par beaucoup d'officiers de tous grades, jusqu'au moment où ils ont été bien heureux de recevoir les soins dévoués de nos braves médecins volontaires.

On a proposé, pour remédier aux réclamations faites par les belligérants, l'établissement d'un tribunal de neutres qui jugerait les cas de violation; mais si ce tribunal était adopté, son jugement arriverait toujours trop tard et lorsque le mal serait fait. Nous pouvons dire que sans l'attache officielle des ministres de la guerre des nations en présence, la Convention de Genève ne sera que le programme d'une grande œuvre de charité qui pourra trouver son application quand on ne la repoussera pas suivant les circonstances.

Nous allons jeter un coup d'œil rapide sur le texte de la Convention de Genève, dont nous glorifions le noble caractère. Ce que nous en dirons, bien sommairement, n'est pas une critique qui s'adresse à la Convention elle-même, mais bien seulement à l'exécution des articles qui laissent tout à l'arbitraire, *væ victis !*

Nous n'avons à dire ici qu'un seul mot de la Société française de secours aux blessés. L'histoire à peu près complète de notre Société se trouve dans les bul-

I.   II

letins qui ont été publiés pendant la guerre et depuis la signature de la paix ; il serait inutile de reproduire ce qui a déjà été imprimé.

Nos débuts ont été difficiles. Jusqu'au milieu de juillet 1870, notre Société, quoique constituée, n'avait en caisse que 1,400 francs et des espérances ! Elle s'était réunie de temps à autre sous la présidence de M. le duc de Fezensac, de M. le général de Goyon, son successeur, et enfin, après leur mort, sous celle de M. le comte de Flavigny, qui a dû faire face à toutes les exigences de la situation de guerre.

Plus cette situation a été tourmentée, plus M. de Flavigny a fait d'efforts pour répondre aux besoins pressants du moment. Loin d'avoir à stimuler, il a cherché à contenir l'exagération, toujours dangereuse, d'un zèle inopportun ; il n'a pas toujours réussi, et son heureux caractère lui permit cependant une sage direction. Bientôt la Société reçut de nombreuses offrandes ; sa caisse se remplit en moins d'un mois et il fallut songer à l'action.

Dès lors, la Société a compris que l'organisation des ambulances auxiliaires devait la préoccuper par-dessus tout et devenir son rôle principal. Ces ambulances formées, elles devaient se transporter le plus promptement possible à la frontière et se mettre à la disposition des généraux commandant les corps d'armée. Mais cette organisation, faite précipitamment sous la pression des événements, a laissé beaucoup à désirer, il faut en convenir ; le temps a manqué pour donner des instructions écrites, sous forme de règlement, aux chefs des dix-sept ambulances parties de Paris, du 4 août au 8 septembre.

Nous avons compté sur le bon esprit et le patriotisme de tous pour suppléer à l'absence de règlement. Cependant nous avons rencontré une prétention exorbitante, tout à fait exceptionnelle, hâtons-nous de le constater. Le besoin d'autorité sur ses égaux a fait naître un conflit regrettable, dont nous ne parlerions pas, si la Société n'avait été mise en cause par la publication d'écrits qui transforment une question purement *personnelle* en une question à laquelle on a voulu en vain donner une importance qu'elle est bien loin de mériter et qui ne valait pas la peine d'occuper le public : aussi n'en parlerons-nous que sommairement et seulement pour bien établir les faits :

Un chirurgien nommé, largement payé par la Société et parti de Paris comme chef d'une ambulance, avait demandé, réclamé même, au comité médical le titre de médecin en chef *des* ambulances, sans se soucier des justes susceptibilités de ses collègues, nommés aussi chefs d'une ambulance. Prévoyant des revendications inévitables, nous avions immédiatement et énergiquement protesté contre cette prétention que rien ne justifiait, ni l'âge, ni l'autorité scientifique, ni la position médicale. Les chirurgiens en chef des autres ambulances ne voulurent pas accepter la subordination à un collègue qui n'avait pas plus de titres qu'eux, et toutes nos dispositions allaient se trouver paralysées dans leur exécution. En présence de cette situation, M. le Dr Nélaton, président du comité médical, reconnut la faute qu'il avait commise et chercha de suite à la réparer. Il écrivit au président de la Société pour lui exposer la difficulté qui se présentait. La question fut portée devant le conseil, et il fut décidé qu'une lettre, envoyée par un courrier qui n'en connaîtrait pas la teneur, retirerait au chirurgien en question un titre qui ne lui avait été concédé que dans un de ces moments où la nécessité d'agir ne laissait guère de temps à la réflexion, et que des instructions seraient données à tous les chefs d'ambulances en partance, pour bien établir leur indépendance d'un chirurgien en chef *des* ambulances. Dès lors tout marcha comme on pouvait l'espérer, malgré tous les obstacles créés chaque jour par l'ennemi, en violation de la Convention de Genève. Mais des réclamations plus ou moins vives arrivèrent au président du conseil, qui n'en tint aucun compte. On prétendait que le conseil de la Société n'avait pas le droit de supprimer un titre que le comité médical avait concédé quelques jours auparavant. Nous n'avons pas voulu prendre part à la décision du conseil, parce que nous avions protesté tout d'abord, et que malheureusement les faits nous donnaient trop raison. M. Nélaton soutint le droit légitime de la Société en même temps que la mesure prise par le conseil, et fit remarquer que, par patriotisme et dans l'intérêt général, ce chirurgien ne pouvait que se résigner devant une suppression de titre et de fonction qui faisait disparaître les difficultés signalées; que ce chirurgien ayant accepté de la Société une indemnité d'entrée en campagne de 1,500 francs, une solde mensuelle de 1,000 francs, plus la nourriture et les frais de route, au total au moins 5,000 francs pour trois mois, ne pouvait se soustraire à l'autorité de cette Société et à ses décisions. Cette mesure, ajouta-t-il, profitera à ceux qui veulent commander sans savoir obéir.

Si nous nous arrêtons un instant sur cet incident, malgré les tendances de notre esprit à taire ou à atténuer les fautes ou les erreurs de nos collaborateurs, c'est que le chirurgien dont il est question, loin de se résigner, a conservé, malgré tout, le titre pendant la durée du blocus de *** et quoique la suppression de ce titre lui ait été signifiée le 8 août ; c'est qu'il a, dès lors, déprécié les efforts de la Société et le service des ambulances, par des appréciations pleines de bile ; qu'on en juge par cette simple citation : « *L'expérience qui vient d'être faite a été pour la Société de secours* UN ÉCHEC COMPLET. » Nous terminerons en disant qu'il est plus que probable que, pour ce médecin, la Société ne mériterait que des éloges, si elle lui avait conservé le titre de médecin en chef *des* ambulances. Dirigé par ce qu'il proclamait son expérience de la guerre, huit jours ne s'étaient pas écoulés depuis le départ de Paris, qu'il se trouvait enfermé dans une ville investie et bloquée par l'ennemi. Que devenait, dès lors, la fonction de médecin en chef *des* ambulances, puisqu'il ne se trouvait dans la ville qu'une seule ambulance, celle dont il était le chef, et qu'aucune autre ambulance ne pouvait plus y pénétrer? Nous n'avons pas le temps, ni l'intention de répondre à des attaques dont on reconnaît facilement le mobile. Nous pourrions reproduire les passages principaux

des écrits qui nous dénigrent si violemment ; nous pourrions publier la correspondance ; nous nous abstiendrons ; car il est facile de reconnaître une question
toute personnelle, dans ce petit nuage qui devait se dissiper sans être même
aperçu.

Nous demanderons seulement à tous les autres chefs des ambulances de la
Société, s'ils croient avoir si peu fait, qu'ils aient contribué à *l'échec complet* ; s'ils
n'ont fait que des promenades d'agrément en perdant des leurs, soit par le feu ou
la maladie ; nous ferons la même question à tous les chefs des ambulances des
départements, à tous ces honorables confrères dont le dévouement n'a eu d'égal
que le désintéressement, car leurs services ont été généralement gratuits. Ils ont
quitté leur famille, abandonné leur clientèle, leurs intérêts pour suivre nos corps
d'armée et subir toutes les privations et la rigueur d'une température exceptionnelle. C'étaient cependant des professeurs des facultés de Strasbourg et de Montpellier, des célébrités de la chirurgie, des vétérans de la science. Citerons-nous le
professeur Sédillot, ancien chirurgien principal d'armée et ses collègues de Strasbourg ; le Dr Ollier, de Lyon, les chirurgiens étrangers qui tous ont demandé, à
nos délégués des provinces, leur affiliation à la Société et l'ont obtenue avec des
témoignages de reconnaissance ? Nous demanderons, dis-je, à tous ces honorables
confrères, si modestes, si réservés et préoccupés uniquement du bien qu'ils pouvaient faire, s'ils auraient été disposés à se trouver sous les ordres d'un professeur
agrégé dont le nom, jusque-là peu connu, pourra *peut-être devenir un jour célèbre* ?

Terminons en disant avec un de nos collègues : « Détournant les yeux des
orgies sanglantes et des cruautés qui ont désolé notre pays, on éprouve une douce
consolation à regarder les résultats obtenus par la Société de secours aux blessés militaires... On peut affirmer bien haut que, sans sa généreuse intervention, son dévouement et son abnégation de tous les instants, la France, déjà si cruellement
éprouvée, aurait à pleurer des milliers d'enfants que la Société a sauvés et rendus
à leurs familles. — Ambulance de Saône-et-Loire.

« L'immense effort qui a été opposé à un immense désastre est la gloire et le
patrimoine du pays tout entier ; la reconnaissance doit en revenir à ces hommes,
à ces femmes, de tout âge, de toute condition, qui, par un élan unanime, ont donné,
agi, demandé pour nos malheureux soldats, ont attaché au souvenir de la guerre
elle-même un meilleur sentiment que celui de la haine et de la vengeance, et
conservé à notre pays, dépouillé de tant de couronnes, l'auréole de la charité.

L'âme, le cœur de cette sainte croisade a été l'âme, le cœur de la France ; ce
sera l'honneur de notre Société d'en avoir été la voix, le bras et l'instrument.
Quoi qu'on ait pu dire de sa prétendue stérilité, en la suivant à chaque pas, à
chaque incident de cette terrible guerre, en la trouvant toujours auprès des blessés,
sur le champ du combat, dans l'ambulance, dans le wagon, dans la gare, et jusque
dans leurs familles, où ses secours leur ont permis de revenir, on lui rendra cette

justice, qu'en maintes circonstances son intervention a complété, souvent même remplacé l'action de l'administration succombant sous le poids des travaux et des calamités ; qu'elle a donné une impulsion et des exemples dont a largement profité le pays, et ouvert de nouvelles perspectives à la charité. »

TEXTE DE LA CONVENTION
SIGNÉE A GENÈVE, LE 22 AOUT 1864.

Les observations qui vont suivre étaient écrites depuis longtemps déjà, lorsque j'ai reçu un numéro des bulletins de Genève, donnant quelques explications ou commentaires inspirés à M. G. Moynier, président du comité internationnal. Il attribue, avec raison, la plupart des infractions commises à l'ignorance du texte de la Convention qui aurait dû être envoyée à toutes les autorités militaires de l'armée française, comme on l'a fait en Allemagne ; mais il ne tient pas compte de l'opposition faite par le ministre de la guerre d'alors et dont nous avons parlé au commencement de ce volume.

ARTICLE PREMIER.

Les ambulances et les hôpitaux militaires seront reconnus neutres, et, comme tels, protégés et respectés par les belligérants, aussi longtemps qu'il s'y trouvera des malades ou des blessés.

La neutralité cesserait si ces ambulances ou ces hôpitaux étaient gardés par une force militaire.

Protection et *respect* des établissements hospitaliers, *même militaires*, par les belligérants.

Cet article, qui domine toute la question et qui est le but principal de la Convention, a été continuellement violé. L'ennemi s'est parfois emparé du local des ambulances pour s'y établir et surprendre nos troupes qui ne pouvaient supposer l'ennemi prêt à faire feu sous le pavillon de Genève. Plus souvent encore l'ennemi a donné l'ordre d'évacuer nos ambulances pour en faire des ambulances allemandes.

ART. 2.

Le personnel des hôpitaux et des ambulances, comprenant l'intendance, les services de santé, d'administration, de transport de blessés, ainsi que les aumôniers, participera au bénéfice de la neutralité lorsqu'il fonctionnera et tant qu'il restera des blessés à relever ou à secourir.

Conséquence toute naturelle du précédent, cet article a exceptionnellement pu être appliqué, non pas comme un droit, mais bien comme une complaisance.

ART. 3.

Les personnes désignées dans l'article précédent pourront, même après l'occupation par l'ennemi, continuer à remplir leurs fonctions dans l'hôpital ou l'ambulance qu'elles desservent, ou se retirer pour rejoindre le corps auquel elles appartiennent.

Dans ces circonstances, lorsque ces personnes cesseront leurs fonctions, elles seront remises aux avant-postes ennemis par les soins de l'armée occupante.

Continuer à remplir leurs fonctions, alors qu'eux et leurs blessés étaient prisonniers.

Se retirer pour rejoindre, mais en passant par la Belgique ou la Suisse. Remises aux avant-postes ennemis par les soins de l'armée occupante, mais après toutes les difficultés imaginables et après s'être rendu toujours en Belgique ou en Suisse.

ART. 4.

Le matériel des hôpitaux militaires demeurant soumis aux lois de la guerre, les personnes attachées à ces hôpitaux ne pourront, en se retirant, emporter que les objets qui sont leur propriété particulière.

Dans les mêmes circonstances, au contraire, l'ambulance conservera son matériel.

Trop souvent le matériel portatif des ambulances a été enlevé par l'ennemi, même par ses blessés sans doute, par reconnaissance pour les soins qui leur avaient été donnés. C'était, comme on le voit, un *glorieux* souvenir à conserver !

ART. 5.

Les habitants du pays qui porteront secours aux blessés seront respectés et demeureront libres.

Les généraux des puissances belligérantes auront pour mission de prévenir les habitants de l'appel fait à leur humanité, et de la neutralité qui en sera la conséquence.

Tout blessé recueilli et soigné dans une maison y servira de sauvegarde. L'habitant qui aura recueilli chez lui des blessés sera dispensé du logement des troupes, ainsi que d'une partie des contributions de guerre qui seraient imposées.

Comme le premier, cet article n'a le plus souvent été qu'une disposition tellement facultative que sa réalisation a été tout à fait exceptionnelle.

Le dernier paragraphe n'est pas suffisamment formulé, il a donné lieu à de fausses interprétations et à de nombreux abus. Nous y reviendrons au sujet du drapeau de la Convention et du brassard.

Art. 6.

Les militaires blessés ou malades seront recueillis et soignés, à quelque nation qu'ils appartiennent.

Les commandants en chef auront la faculté de remettre immédiatement aux avant-postes ennemis les militaires ennemis blessés pendant le combat, lorsque les circonstances le permettront, et du consentement des deux parties.

Seront renvoyés dans leurs pays ceux qui, après guérison, seront reconnus incapables de servir.

Les autres pourront être également renvoyés, à la condition de ne pas reprendre les armes pendant la durée de la guerre.

Les évacuations, avec le personnel qui les dirige, seront couvertes par une neutralité absolue.

Les commandants en chef allemands ont profité de la faculté qui leur était accordée pour garder nos blessés.

Les paragraphes 3 et 4 ont été interprétés par l'ennemi dans un sens contraire à l'intention qu'ils expriment, car les blessés ont été traînés comme prisonniers en Allemagne ; et pour ne pas subir cette cruauté, il fallait avoir perdu au moins un membre, ou être à l'agonie.

Art. 7.

Un drapeau distinctif et uniforme sera adopté pour les hôpitaux, les ambulances et les évacuations. Il devra être, en toute circonstance, accompagné du drapeau national.

Un brassard sera également admis pour le personnel neutralisé ; mais la délivrance en sera laissée à l'autorité militaire.

Le drapeau et le brassard porteront : croix rouge sur fond blanc.

Le brassard a été distribué en France, il faut bien le dire, sans intelligence, et à Paris sans respect. Ceux qui n'en avaient que faire l'obtenaient pour le promener sur les boulevards, ou comme laisser-passer pour encombrer les routes et satisfaire la curiosité aux jours de sortie.

Art. 8.

Les détails d'exécution de la présente Convention seront réglés par les commandants en chef des armées belligérantes, d'après les instructions de leurs gouvernements respectifs, et conformément aux principes généraux énoncés dans cette Convention.

La convention existe ou n'existe pas. Si elle n'est pas une fiction, les gouvernements signataires ne peuvent les modifier et encore moins donner à leurs généraux des instructions contraires à l'esprit et à la lettre de la Convention, sans ouvrir toutes les portes à l'arbitraire, à l'abus de la force, à l'oubli du droit.

Art. 9.

Les hautes puissances contractantes sont convenues de communiquer la présente Convention aux gouvernements qui n'ont pu envoyer des plénipotentiaires à la Conférence internationale de Genève, en les invitant à y accéder : le protocole est à cet effet laissé ouvert.

Art. 10.

La présente Convention sera ratifiée, et les ratifications en seront échangées à Berne, dans l'espace de quatre mois, ou plus tôt si faire se peut.

En foi de quoi les plénipotentiaires respectifs l'ont signée et y ont apposé le cachet de leurs armes.

Fait à Genève, le vingt-deuxième jour du mois d'août de l'an mil huit cent soixante-quatre.

A quoi ont servi toutes ces formalités solennelles, pour arriver à une convention signée par des plénipotentiaires qui y ont apposé le cachet de leurs armes et ne pouvaient que se tenir dans une réserve contemplative ?

ARTICLES ADDITIONNELS A LA CONVENTION.

Article premier.

Le personnel désigné dans l'article 2 de la Convention continuera, après l'occupation par l'ennemi, à donner, dans la mesure des besoins, ses soins aux malades et aux blessés de l'ambulance ou de l'hôpital qu'il dessert.

Lorsqu'il demandera à se retirer, le commandant des troupes occupantes fixera le moment de ce départ, qu'il ne pourra toutefois différer que pour une courte durée, en cas de nécessités militaires.

Cette addition à l'article 2 du texte de la Convention n'ôte rien à l'élasticité qu'on a voulu faire cesser.

Les
combat, 1
portent à ι
l'accomplisse.
I.

s
ne
ɔi et

, la neu-
de nature

Les belligérants conservent le droit d'interdire aux bâtiments neutralisés toute communication et toute direction qu'ils jugeraient nuisibles au secret de leurs opérations.

Dans les cas urgents, des conventions particulières pourront être faites entre les commandants en chef pour neutraliser momentanément, d'une manière spéciale, les navires destinés à l'évacuation des blessés et des malades.

Art. 11.

Les marins et les militaires embarqués, blessés ou malades, à quelque nation qu'ils appartiennent, seront protégés et soignés par les capteurs.

Leur rapatriement est soumis aux prescriptions de l'article 6 de la Convention et de l'article 5 additionnel.

Art. 12.

Le drapeau distinctif à joindre au pavillon national, pour indiquer un navire ou une embarcation quelconque qui réclame le bénéfice de la neutralité, en vertu des principes de cette convention, est le pavillon blanc à croix rouge.

Les belligérants exercent à cet égard toute vérification qu'ils jugent nécessaire.

Les bâtiments-hôpitaux militaires seront distingués par une peinture extérieure blanche avec batterie verte.

Art. 13.

Les navires hospitaliers équipés aux frais des sociétés de secours reconnues par les Gouvernements signataires de cette Convention, pourvus de commission émanée du souverain qui aura donné l'autorisation expresse de leur armement et d'un document de l'autorité maritime compétente, stipulant qu'ils ont été soumis à son contrôle pendant leur armement et à leur départ final, et qu'ils étaient alors uniquement appropriés au but de leur mission, seront considérés comme neutres, ainsi que tout leur personnel.

Ils seront respectés et protégés par les belligérants.

Ils se feront reconnaître en hissant, avec leur pavillon national, le pavillon blanc à croix rouge. La marque distinctive de leur personnel dans l'exercice de ses fonctions sera un brassard aux mêmes couleurs ; leur peinture extérieure sera blanche avec batterie rouge.

Ces navires porteront secours et assistance aux blessés et aux naufragés des belligérants, sans distinction de nationalité.

Ils ne devront gêner en aucune manière les mouvements des combattants.

Pendant et après le combat, ils agiront à leurs risques et périls.

Les belligérants auront sur eux le droit de contrôle et de visite; ils pourront refuser leur concours, leur enjoindre de s'éloigner et les détenir si la gravité des circonstances l'exigeait.

Les blessés et les naufragés recueillis par ces navires ne pourront être réclamés par aucun des combattants, et il leur sera imposé de ne pas servir pendant la durée de la guerre.

Art. 14.

Dans les guerres maritimes, toute forte présomption que l'un des belligérants profite du bénéfice de la neutralité dans un autre intérêt que celui des blessés et des malades, permet à l'autre belligérant, jusqu'à preuve du contraire, de suspendre la Convention à son égard.

Si cette présomption devient une certitude, la Convention peut même lui être dénoncée pour toute la durée de la guerre.

Art. 15.

Le présent Acte sera dressé en un seul exemplaire original qui sera déposé aux Archives de la Confédération suisse.

Une copie authentique de cet Acte sera délivrée, avec invitation d'y adhérer, à chacune des Puissances signataires de la Convention du 22 août 1864, ainsi qu'à celles qui y ont successivement accédé.

En foi de quoi les Commissaires soussignés ont dressé le présent projet d'articles additionnels et y ont apposé le cachet de leurs armes.

Fait à Genève, le vingtième jour du mois d'octobre de l'an mil huit cent soixante-huit.

Le Comité de Genève devrait proposer un uniforme qui serait adopté par tous les médecins, délégués, comptables, infirmiers, ambulanciers de toutes les nations. Ces volontaires seraient plus facilement reconnus et à l'abri des mauvais traitements de l'ennemi.

Il faut absolument obtenir aussi comme article de la Convention, des peines très-sévères contre le port illégal du brassard, des insignes de la Société et l'abus du drapeau à la croix rouge.

VIOLATIONS ET CRUAUTÉS.

On a dit, avec raison, que cette guerre a été un véritable déraillement.

« L'histoire dira un jour qu'en l'année 1870, la civilisation s'arrêta soudain dans sa marche et que l'humanité recula de deux siècles. Elle consignera, avec stupeur dans ses annales cette épouvantable explosion de haine et de barbarie qui vint obscurcir la seconde moitié du XIXe siècle, ranimer des passions que l'on croyait éteintes à jamais, remettre à la place de l'émulation de deux peuples libres, l'horreur des guerres de races et l'infamie des guerres de conquête. Et lorsque l'ivresse de ses victoires sera dissipée, les enfants des vainqueurs actuels de la France se voileront la face en lisant le récit... des victoires de leurs pères..... Ce fut le pillage réglementairement organisé, les villes et les villages brûlés..... des wagons remplis de meubles, de pendules, d'objets d'art prenant le chemin de l'Allemagne ; la dévastation, les massacres autorisés, les francs-tireurs, les gardes nationaux, les habitants faisant preuve de patriotisme pour défendre leurs foyers, leurs femmes et leurs enfants, mis hors les lois de la guerre et fusillés ou conduits prisonniers dans les forteresses de l'Allemagne ! ! ! » — SCHNÉEGANS.

La guerre a ses horreurs instantanées, irréfléchies qu'excusent l'ardeur de la lutte et la vigueur de la résistance; mais en présence d'un ennemi vaincu, désarmé, est-il possible qu'une nation civilisée se complaise à multiplier de sang-froid les traitements les plus barbares, réprouvés par l'humanité la plus primitive? Tirer sur les édifices d'une ville, sur ses hôpitaux, ses musées plutôt que sur ses ouvrages de défense? Strasbourg ! Paris ! A Peltre, Metz : le soir quand nous eûmes abandonné le village, les Prussiens y revinrent, et dans un but de vengeance stérile, y mirent le feu. Ils ont annoncé que tout village que nous attaquerions serait brûlé !

Voilà ce qu'on appelle une chose désagréable et faire sérieusement la guerre.

« Il est vrai que les soldats de l'armée prussienne se sont souvent conduits en barbares contre nos populations ; ils les ont cruellement punies d'événements qu'elles ne pouvaient empêcher, qu'elles ignoraient même; exemples : l'incendie de Fontenoy, à la suite de la rupture du pont du chemin de fer, détruit par des francs-tireurs étrangers au pays ; la lourde contribution imposée à Châtillon-sur-Seine, où l'on s'en prit aux habitants de ce que les Allemands s'étaient mal gardés et avaient été surpris par les Garibaldiens; la menace faite par le commandant d'étapes de Chaumont de mettre deux habitants notables de cette ville sur les trains de chemin de fer et de les fusiller si la garnison de Langres continuait ses courses contre les convois (fusiller des habitants de Chaumont parce que ceux de Langres luttent pour ne pas être investis! n'est-ce pas odieux ! » PREVOST, colonel du génie.

Parlerons-nous des massacres de Bazeilles, de Passavant ? Dans cette dernière localité se trouve l'inscription suivante : Ici les Prussiens ont massacré 49 soldats français désarmés et prisonniers de guerre, le 25 août 1870.

Les victimes appartenaient au 4ᵉ bataillon des mobiles de la Marne et particulièrement de l'arrondissement de Vitry-le-Français.

DRAME DE HAUTEVILLE.

« Nous sommes présentés ensuite au maire de Dijon, l'honorable M. Dubois,
qui a défendu avec tant d'énergie et de patriotisme les intérêts de la ville. Nous le
trouvons sous l'impression de la colère qui justifie trop bien, hélas ! la pièce qu'il a
entre les mains et qui vient de lui être signifiée par le général de Zastrow. Cet
acte nous apprend que le roi Guillaume *a daigné* imposer une capitation de 50 fr.
pour les habitants de Dijon et de 25 francs pour ceux de la campagne : en conséquence, il *daigne* engager la ville à payer un demi-million le 15 avant midi. Ainsi
donc, quinze jours après la signature de l'armistice, ce pieux roi *daignait* mentir
aux conventions écrites pour prendre l'argent des populations qui, depuis trois
mois, étaient pressurées et ruinées par l'occupation.

Le 13, nous visitâmes les établissements où MM. Christot et Bernheim, de la troisième ambulance lyonnaise, avaient un certain nombre de blessés. Puis nous nous
rendîmes à Hauteville, car nous voulions voir les lieux où, quelques jours auparavant, une ambulance française avait été assassinée et pillée, et nous espérions
retrouver et interroger nous-mêmes quelques témoins de ce drame sanglant.

Le village d'Hauteville est bâti sur le sommet d'une colline ; il faut, en venant
de Dijon, le traverser presque tout entier pour arriver à la maison où s'étaient
installés le Dʳ Morin et son personnel. Cette maison, habitée par la famille Calais,
est à peu près la plus confortable du pays, d'une assez belle apparence et située
sur le bord de la route. La porte d'entrée s'ouvre sur une espèce de cour bornée
en face par le mur d'une maison voisine, de côté par un hangar attenant à la maison
et une haie qui la sépare d'un verger assez vaste. Plusieurs autres maisons offrent
une disposition à peu près analogue.

Nous avons visité la maison dans tous ses détails et interrogé la demoiselle
Calais et le nommé Picamelot, témoin oculaire, puis nous avons été voir sur son
lit de douleur la fille Jenny Picamelot, première victime et à son insu cause innocente de ce massacre. Les dépositions de ces jeunes filles et celles d'autres témoins
se rapportant complètement à celles qui nous ont été faites à Charolles, par l'ambulancier Jean Morin, ou par M. Camille d'Héré, pharmacien ; c'est à ce dernier
que je céderai la parole :

« J'étais attaché, en qualité de pharmacien, à l'ambulance des mobilisés de
« Saône-et-Loire sous la conduite du Dʳ Morin.

« Le 21 janvier, à 6 heures du soir, nous nous trouvions à un kilomètre envi-
« ron en arrière de notre bataillon, sur la route de Dijon à Hauteville et peut-être
« à deux kilomètres et demi de ce village. Le bataillon, après un temps d'arrêt,
« était entré dans le village sans coup férir, et vers 8 heures, un avis du colonel

« Fornel avait fait connaître que les troupes conserveraient leurs positions et pas-
« seraient la nuit à Hauteville. Le Dr Morin avait reçu l'ordre de se porter en
« avant, il y avait donc urgence à se pourvoir d'un gîte pour la nuit. Le choix se
« fixa sur une maison d'assez belle apparence ; un hangar pouvant servir d'écurie
« qui en dépendait nous y détermina. Dès notre entrée, l'infirmier Alacoque
« plaça deux drapeaux de la Convention de Genève, l'un à la fenêtre du premier
« étage, l'autre au-dessus de la porte d'entrée. N'ayant pas de lanternes, nous
« n'avons pu en placer auprès de nos drapeaux ; du reste, la certitude où nous
« étions de n'être point inquiétés de la nuit nous eût peut-être empêchés d'y pour-
« voir.

   « Il était huit heures et demie environ quand cette opération fut terminée ;
« pendant ce temps, cantines et mulets avaient été remisés sous le hangar. Plus
« d'une heure se passa sans incident : tout le personnel, *porteur de ses insignes*,
« était réuni dans la salle du rez-de-chaussée, à gauche de la porte d'entrée. Tout
« à coup la fusillade éclata en haut du village, Alacoque et moi nous nous diri-
« geâmes de ce côté. Nos bataillons, après une première riposte, se repliaient
« assez confusément ; nous rentrâmes bientôt, emmenant un soldat qui avait reçu
« un coup de baïonnette dans la joue ; ce blessé fut pansé de suite ; le Dr Morin,
« comprenant alors qu'il occupait une position trop avancée, donnait l'ordre de
« partir lorsque plusieurs coups de feu se firent entendre sur la route et derrière
« la maison ; nos troupes se retiraient en désordre, pressées de tous côtés par l'en-
« nemi. Dans le même moment un coup de fusil fut tiré sur la maison, et la balle
« vint frapper la demoiselle Jenny Picamelot, qui était dans une pièce au rez-de-
« chaussée, à droite, où elle avait été nous chercher du linge ; au même moment
« aussi deux ou trois fuyards voulurent se réfugier dans la maison que nous occu-
« pions. Le Dr Morin les fit sortir immédiatement. La jeune fille qui avait reçu une
« balle en pleine poitrine, fut portée dans la salle de gauche, assise auprès de la
« table, pansée séance tenante, puis, avec l'aide de son père, couchée dans le lit
« qui se trouvait là. Tout cela avait pris environ une demi-heure et retardé d'au-
« tant la retraite de l'ambulance. Elle allait s'effectuer pourtant quand deux nou-
« veaux coups de feu se firent entendre ; les balles sifflèrent dans la salle où nous
« étions ; soudain dix à douze Prussiens font irruption dans la maison, brisant
« portes et fenêtres à coups de crosses de fusil ; ils rencontrent d'abord l'infirmier
« Alacoque, qui, un drapeau à la main, se disposait à sortir, et l'étendent à terre
« d'un coup de crosse sur la tête. M. Milliat, aide-major, reçoit aussi un coup de
« crosse qui l'étourdit ; deux soldats le traînent dans la cour et l'achèvent à coups
« de fusil. Legros et Jean Morin, Fleury et de Champvigy tombent simultané-
« ment, frappés à coups de crosse ou sous le feu des revolvers. Le Dr Morin, placé
« un peu plus en arrière, dit alors en allemand, en montrant son brassard, qu'il
« était *médecin d'une ambulance internationale* (les Allemands répondirent : *ambu-*

« *lance, charogne, capout*). Il n'eut pas le temps d'achever : deux coups de crosse
« assénés sur la tempe et le sommet de la tête l'étendirent sans connaissance. Il
« voulut se relever pourtant, et reçut un coup de feu dans la région du cœur. Le
« Dr Morin expira sur-le-champ. Frappé d'un coup de crosse, en même temps que
« le docteur, je m'étais affaissé, puis relevé bientôt, cherchant à faire voir mon bras-
« sard aux assassins ; je reçus alors une balle de revolver au-dessus du sourcil
« gauche, puis deux coups de crosse sur la tête qui m'étendirent sans connais-
« sance ; mon évanouissement dura plus de deux heures. »

Tout ce massacre s'était accompli en quelques minutes. Le Dr Morin, traîné
au dehors, fut dépouillé par les soldats et laissé presque nu. Tunique, bottes,
ceinture, gibecière, bijoux, tout lui fut pris. Le sieur Fleury, étourdi par un coup
de crosse, fut aussi traîné dehors, frappé à bout portant de deux balles, l'une dans
la joue, l'autre à l'épaule droite, et d'un coup de baïonnette dans la cuisse. Les
autres victimes furent laissées à l'intérieur de la maison.

L'infirmier Berland, qui, dès le début de cette scène, s'était caché derrière le
lit de la blessée, se déroba à leur recherche ainsi que le père de Jenny. On a vu les
Prussiens demander du pain et du vin et souper auprès des cadavres de leurs victimes, puis, au moment de partir, leur marcher sur les mains pour s'assurer qu'ils
avaient cessé de vivre. Revenu de son évanouissement au milieu de la nuit, après
le départ des Prussiens, mais trop faible pour penser à la fuite, M. d'Héré pensa
que sa seule chance de salut était de faire le mort. A côté de lui gisait M. de Champvigy, qui respirait encore. Vers quatre heures du matin, il vit arriver un officier
suivi de quatre ou cinq soldats ; l'officier s'informa de ce qui s'était passé, fit des
excuses à la jeune fille, lui témoigna le regret le plus vif du malheur qui lui était
arrivé et promit qu'un chirurgien lui serait envoyé le plus tôt possible ; mais il ne
parut pas s'émouvoir le moins du monde que médecins et chirurgiens français
venaient d'être assassinés par ses soldats ni que ses pieds baignaient dans leur
sang ; les soldats qui l'accompagnaient s'assurèrent du reste si tous étaient bien
morts, soit en leur écrasant les mains à coups de talon de botte, soit en leur tirant
les cheveux et leur frappant la tête sur les dalles.

Enfin, vers sept heures du matin, ils revinrent pour enterrer les morts. Ils
prirent par les pieds, pour les tirer au dehors, MM. d'Héré et de Champvigy. Mais
le cri que leur arracha la pensée d'être enterrés vifs faillit leur être fatal, car les
sauvages chargés de cette triste besogne, afin sans doute de ne laisser aucuns témoins de leurs crimes, tiraient leur sabre et allaient froidement les achever quand
arriva le chirurgien envoyé par l'officier de ronde. Il arrêta leur bras, donna immédiatement l'ordre de visiter les blessés et fit transporter à l'hôpital ceux qui respi-
raient encore : c'étaient MM. d'Héré, de Champvigy, Jean Morin, Fleury et
Legros. Alacoque et le vaguemestre Baudot furent faits prisonniers ; Berland avait
pu s'échapper dans la nuit en abandonnant son uniforme. Ducerf, assisté d'un

nommé Marchand, infirmier du 3e bataillon, ramena le lendemain, à Dijon, le reste du matériel qui avait échappé au pillage.

Tels sont les détails révoltants de ce drame affreux. La déposition du vaguemestre Baudot ne diffère des autres qu'en un point. Selon lui : « des fallots fournis par un paysan auraient été placés auprès des drapeaux. » Quoi qu'il en soit, il ressort des faits que si l'invasion de la maison Calais a pu être le résultat d'une méprise, le massacre qui s'en est suivi et la cruauté froide qui y a présidé ont eu pour but de faire disparaître les témoins de cette méprise. Je sais que les Allemands ont prétendu que des coups de fusil avaient été tirés de la maison Calais ; mais c'est toujours là ce qu'ils disent pour excuser leurs barbaries. Mais outre qu'il n'y avait pas dans la maison un seul homme armé, l'inspection des vitres et des volets, traversés par les balles, leur donne un démenti formel. Enfin, qu'on se représente cette lutte acharnée dans les rues d'un village inconnu, par une nuit sans lune, quand, franchissant les murs, les vergers et les haies, l'ennemi fait irruption de tous côtés, et qu'on dise s'il est possible d'affirmer que les coups de fusil viennent de telle maison plutôt que de telle autre. Et qui sait même si dans cet affreux tumulte, les Prussiens n'ont pas tiré les uns sur les autres ? Nous ne saurions trop le répéter, aucun coup de feu n'a pu être tiré de la maison qui servait d'ambulance ; donc, si l'assaut donné à cette maison peut s'expliquer par une méprise, le massacre du personnel, le pillage du matériel et la cruauté révoltante qui a présidé au crime, sont la honte d'un peuple civilisé. L'histoire, du reste, jugera impartialement ce lugubre épisode de la campagne, et ce n'est que pour aider à ce jugement et concourir à la découverte de la vérité que nous avons donné ces tristes détails. — Dr LEY.

Des réclamations, des protestations ont été faites.

Voici la réponse de M. de Sydow :

Berlin, 31 mars 1871.

« Monsieur le délégué,

« Immédiatement après la réception de votre lettre du 14 février dernier, nous nous sommes empressé d'en faire part au ministre de la guerre, en le priant de vouloir bien nous informer si, effectivement, dans la nuit du 21 janvier dernier, la Convention de Genève a été violée à Hauteville par les troupes allemandes.

« Le ministère de la guerre vient de nous communiquer le rapport ci-joint, en date du 18 courant, que le général de Fransecky a fait à ce sujet.

« Il en résulte évidemment qu'aucune violation de la Convention de Genève n'a eu lieu de la part des troupes allemandes, et qu'au contraire un feu très-vif a été entretenu de la part des troupes françaises qui se trouvaient dans une maison à laquelle un drapeau à croix rouge avait été attaché, maison où rien n'a été découvert qui aurait pu lui donner le caractère d'une ambulance.

I. IV

« Tout en nous réjouissant de ce résultat justifiant complétement la conduite des troupes allemandes, nous ne pouvons que très-vivement regretter la mort des médecins français qui ont dû succomber dans la lutte à laquelle cette maison a donné lieu.

« Agréez, etc.   « *Signé* : R. DE SYDOW. »

On voit que sur ce triste incident, comme sur tant d'autres qu'on a eu à déplorer pendant la guerre, les conclusions des deux partis sont diamétralement opposées.

LE MANS. — « Je tiens à vous dire aussi sommairement que possible les actions misérables commises par l'armée du prince Frédéric-Charles, et notamment par le 3e corps.

« Vers trois heures du soir, le 12 janvier, un officier prussien, à la tête d'une centaine d'hommes, pénétra dans notre ambulance du boulevard Négrier, no 31, maison Triger, et, sous prétexte que le directeur, l'abbé Deshayes, avait pu cacher des francs-tireurs dans les salles pleines de malades et de blessés, ou être lui-même officier de francs-tireurs, le déclara prisonnier de guerre et le laissa à la merci de soldats ivres et furieux qui, sans respect pour sa soutane et son brassard, le frappèrent cruellement de coups de poing et de coups de sabre ; les sœurs, grossièrement insultées, montrèrent un courage admirable. Un séminariste, l'abbé Robin, reçut un coup de plat de sabre sur la tête ; un varioleux fut frappé et chassé de son lit ; un blessé, le nommé Gendry, mobile de la Mayenne, fut percé dans son lit d'un coup de baïonnette, véritable assassinat auquel le malheureux a pourtant survécu deux jours.

« Après avoir accompli ce beau fait d'armes, l'officier plaça ses hommes à toutes les fenêtres de l'ambulance, qui fut ainsi transformée en poste de combat. La bravoure des soldats allemands devait recevoir sa récompense. Enfin arriva l'heure du pillage : une somme de 118 francs fut volée dans la poche du nommé Auvray, mobile du Calvados ; tous les sacs des malades furent vidés, les provisions de toute nature emportées, même les bas et le linge des sœurs ; tout fut pris, le vin fut en grande partie consommé sur place. Je dois dire que plusieurs officiers, qui étaient venus rejoindre le premier arrivé, s'en attribuèrent la plus large part. Enfin M. l'abbé Deshayes, après avoir été contraint de défoncer la porte d'une maison voisine, fut conduit en prison, où il resta trois jours, maltraité et menacé de mort.

« Le même jour, à la même heure, à l'ambulance de l'École normale, le directeur, M. Poirrier, eut à lutter, mais en vain, contre l'invasion armée d'hommes qui, conduits par un officier prussien, s'établirent dans les salles et dans les mansardes ; les malles des élèves de l'école furent toutes défoncées et pillées, et les sacs des blessés eurent le même sort.

« A l'ambulance dirigée par M. Hilaire Corbion, place de l'Eperon, n° 15 bis, un blessé que M. Corbion et son infirmier allaient placer sur un brancard pour le transporter à l'hôpital, fut violemment frappé à la tête par un officier du 3e corps, 16e régiment, et renversé ; la tête du blessé alla violemment frapper contre la muraille. L'ambulance fut mise au pillage, les blessés en furent chassés et remplacés par un troupeau de moutons. Les vêtements du directeur et ceux de son fils sont pris et emportés. Deux heures après, l'officier dont il vient d'être question s'établissait avec deux filles publiques dans la chambre à coucher de la femme du directeur. — A l'ambulance de M. Bary, où se trouvaient 80 malades, la caisse du contre-maître de l'usine a été forcée et pillée, et des vaches ont été volées dans une écurie. — A Notre-Dame de Sainte-Croix, 500 chevaux ont été placés dans les classes qui forment le rez-de-chaussée et ont sérieusement compromis le repos de 150 blessés. Un fourgon d'ambulance portant la croix rouge a été forcé et pillé ; le fourrage destiné aux chevaux de ce fourgon a été enlevé, ainsi que la provision de bois pour les blessés. — Au Palais de Justice, le fourgon d'une ambulance (Jolyet), de la Société de secours aux blessés, a été volé.

« Partout le drapeau de la Convention de Genève et le drapeau national ont été enlevés.

« A l'ambulance de la Halle aux toiles et à celle du lycée, nos blessés ont été chassés par l'ennemi et remplacés par des blessés allemands. »

Sur 151 ambulances établies dans la ville du Mans ou dans les communes du département, 100 au moins ont dû recevoir des Allemands comme logement militaire. — Rapport de M. BOULANGER, président du Comité du Mans.

« J'ajouterai aussi un fait contre lequel on doit protester hautement au nom de l'humanité. Le Dr Bretnaker, revenant le 20 août de Saint-Privat, où, avec un courageux dévouement, il avait donné ses soins aux blessés, fut arrêté par des partis ennemis lorsqu'il regagnait son domicile. Interrogé sur sa présence en ces lieux, il avait beau décliner sa qualité de médecin, les Prussiens persistaient à le considérer comme un espion. Après de longs pourparlers et de nombreux moyens d'intimidation, on finit par le conduire à Roncourt auprès du médecin en chef du 9e corps prussien. Celui-ci était en train de donner des soins à des blessés; il ne trouva rien de mieux que de constater par expérience l'aptitude chirurgicale du docteur qu'on lui amenait. Il le fit conduire dans une maison où gisait un blessé français frappé d'un éclat d'obus à la jambe, et ordre fut donné à notre confrère de procéder à l'amputation ; l'opération fut faite.

« Ainsi c'est un blessé français que le médecin prussien a eu la barbarie d'exposer à une expérience qui pouvait lui coûter la vie. Quand on réfléchit à la position de notre confrère, soupçonné d'espionnage, sachant que du résultat de l'opération dépend sa propre vie, on ne saurait trop admirer le sang-froid dont il a fait preuve, et plus d'un chirurgien exercé eût senti sa main mal assurée ! Mais si c'eût été une personne étrangère à la médecine, forcée, pour se sauver, de plonger le couteau dans les chairs du malheureux blessé, que serait-il advenu ? et n'est-ce pas un crime d'avoir tenté une telle expérience ?

« On ne saurait trop protester contre la conduite inhumaine du médecin du 9 corps. Le blessé est le nommé D'Hennin, soldat au 9e de ligne, 1er bataillon, 1re compagnie. Il eut la chance d'être envoyé à Moyeuvre même, où le Dr Bretnaker parvint à le guérir entièrement. Je l'ai vu moi-même le 27 novembre, et c'est de sa bouche et de celle de son médecin que j'ai pu recueillir les détails de l'acte odieux dont il avait été l'objet.

« J'ajouterai que dans cette ambulance de Moyeuvre, située en dehors du cercle du blocus de Metz, tous les amputés ont guéri à l'exception d'un seul qui, à la perte de la jambe droite, joignait en outre une fracture du fémur gauche. Parmi les guérisons comptent une amputation de cuisse et deux de jambe ; ces faits, quand on les compare aux tristes résultats des amputations de Metz, mettent en lumière la toute-puissance du milieu dans le traitement des blessures de guerre. — Dr BERTRAND. »

« A Gravelotte. — 3e ambulance (Ledentu), munie d'un sauf-conduit du prince Frédéric-Charles pour Gravelotte :

« A peine étions-nous arrivés à Gravelotte qu'un officier m'enjoignit de le suivre chez le général. Le général me déclara d'un ton fort dur que nous ne franchirions jamais les lignes, que le timbre français apposé à nos brassards n'avait à ses yeux aucune valeur. Il me donna l'ordre de faire enlever le brassard que portaient tous les membres de l'ambulance, ajoutant que si le lendemain cette mesure n'était pas exécutée, il nous ferait tous arrêter. De plus, il exigea la liste nominative de tout le personnel et me signifia, à plusieurs reprises, que nous étions solidaires les uns des autres, et que j'étais responsable pour tous. » — Dr LEDENTU.

Beaugency (Loiret), 17 mars 1871.

« En quittant Beaugency pour rentrer dans leurs lignes, les Prussiens traversèrent les hameaux de Villeneuve et de Toimard, qui dépendent de l'importante commune de Baule, et frappèrent en passant à la porte du maire, qui présidait alors son conseil municipal. Furieux de ne pas trouver prêtes des réquisitions impossibles, ils commençaient à tout piller, lorsque parut l'honorable fonctionnaire ; il fut aussitôt entouré, et comme un de ses voisins cherchait à le défendre en détournant la baïonnette d'un soldat qui effleurait déjà sa poitrine, sur un coup de sifflet émané du chef, M. le maire fut saisi, garrotté, mis en croix et condamné, victime innocente mais résignée, à contempler l'incendie de ses deux maisons, et enfin traîné plus mort que vif, par ses bourreaux, à leur camp d'Huineau.

« Ces procédés de Peaux-Rouges n'étaient, hélas! que le prélude de scènes de carnage et d'actes de vandalisme dont voici la navrante histoire.

« Quelques jours plus tard, le 22 novembre, quatre-vingts chasseurs à pied, après avoir soutenu une lutte héroïque, mais impossible, durent céder au nombre, abandonner la défense du bourg de Cailly et battre en retraite.

« Ce qui se passa alors, la plume ne saurait le décrire.

« Toute une soldatesque furieuse, impitoyable, excitée par des chefs plus furieux, plus impitoyables encore, se rua sur un pauvre village sans défense, brandissant des torches enflammées, et achevant d'allumer l'incendie là où les obus avaient été impuissants à le faire. En moins d'une heure, vingt-deux maisons étaient réduites en cendres; d'un côté brûlaient l'auberge de la Croix-Blanche, ses écuries, tout un quartier; de l'autre flambaient l'hôtel du Cygne et les habitations voisines; au milieu de cette fournaise criaient, se tordaient les habitants affolés de terreur, traqués entre une ceinture de fer et deux colonnes de feu; quelques-uns, surpris par les flammes en essayant de sauver des lambeaux de leur mobilier, parurent à demi brûlés sur le seuil de leur demeure; on les repoussa à coups de baïonnette dans le brasier, où l'on retrouva le lendemain leurs cadavres carbonisés. Un malheureux enfant, le bras traversé par une balle, poussait des cris perçants; enveloppé par un peloton de fantassins, frémissait un groupe composé de vieillards, de femmes, d'enfants, destinés à être passés par les armes. On ne les eût pas fusillés tous peut-être, mais pour certains l'arrêt de mort était prononcé, et ils ne durent leur salut qu'à l'intervention de deux généreux citoyens.

« Le 4 janvier, les fourriers du prince Frédéric-Charles, malgré les protestations énergiques du propriétaire, chassèrent d'une maison deux officiers français blessés, un colonel et un lieutenant, pour installer de vive force, à leur place, les aides de camp du prince et leurs nombreuses ordonnances.

« Enfin le 11 mars, après la signature de la paix, un adjudant prussien, personnage qui laissera parmi nous de tristes souvenirs, eut l'infamie de frapper d'un coup de sabre en plein visage, sans motif ni raison, un pauvre soldat français blessé qui, glissant sur un rail, avait involontairement effleuré le bras de M. l'adjudant. » — F.-L. DE C.

AUTRECOURT. — « Nous ne pouvons quitter l'ambulance d'Autrecourt sans parler d'une violation de la Convention de Genève par l'armée allemande. C'était, si nous ne nous trompons, le lendemain du combat de Beaumont; le général Schuller vint avec un corps de troupes séjourner à Autrecourt. M. le maire, dans l'habitation duquel l'ambulance était installée, fut requis par le commandant d'avoir à lui servir à déjeuner pour quelques personnes. « Les officiers prussiens (c'est un fait d'observation) sont souvent polis quand le dîner est bon et qu'on ne décline pas, fût-ce en cas d'impossibilité, leurs demandes de champagne, car ils sont persuadés qu'il coule en France comme l'eau des fleuves. » Le repas préparé par les soins du maire ne fut pas,

paraît-il, du goût du général Schuller, qui donna l'ordre à 200 soldats d'occuper militairement la maison du fonctionnaire français. L'ordre fut bientôt exécuté. C'est en vain que M. Trélat fit observer que l'habitation était occupée par une ambulance constituée et fonctionnant régulièrement, et que les appartements étaient remplis de blessés; on ne voulut pas faire droit à ses justes réclamations. C'est alors que, pour lui dénoncer cette violation d'un traité signé par la Prusse, on rédigea une protestation adressée au roi Guillaume. Quelques heures plus tard, cependant, la réflexion vint probablement au commandant prussien, qui fit retirer ses troupes, et qui sans doute passa sur d'autres la mauvaise humeur et le mauvais vouloir qu'il ne cessa de nous montrer pendant son court séjour dans le village d'Autrecourt. »
— Dr PELTIER, ambulance n° 5, Dr TRÉLAT.

LONS-LE-SAULNIER. — « Le Comité ne devait pas être heureux en ce qui concernait le respect dû à ses ambulances. Au commencement de février, l'accroissement du nombre des malades allemands motiva l'arrivée à Lons-le-Saulnier de l'ambulance n° 10 du 2° corps d'armée allemand. Le Comité se mit à la disposition des Prussiens pour les seconder dans la recherche d'un local où l'ambulance étrangère pût s'établir; mais les Allemands, peu reconnaissants de sa démarche, jugèrent qu'aucun lieu n'était mieux à leur convenance que celui de notre principale installation à l'École normale. Le Comité fut donc mis en demeure d'avoir à faire évacuer les malades français qui se trouvaient dans cet établissement, sous peine de les voir faits prisonniers. Le Comité protesta contre cette violation du traité de Genève, mais le général prussien fut inflexible. Toutefois il offrit, à titre de compensation, de s'engager à laisser la liberté à tous les malades ou blessés qui se trouveraient dans la ville et à leur donner des saufs-conduits pour rentrer dans leurs foyers. » — VERNES D'ARLANDES.

« A Châteaurenault (Indre-et-Loire), un boulanger, dans l'impossibilité matérielle de fournir tout le pain que lui demandaient les Allemands, reçut un coup de lance.

« Un habitant qui sortait de chez un boulanger, avec un pain sous le bras, fut rencontré par un de ces barbares qui ne trouva pas de meilleur moyen, pour dépouiller le malheureux, que de l'assommer d'un coup de crosse sur la tête. »

« A la Boisnière, les Prussiens ont ouvert les fourgons de l'ambulance de M. de Luze, pris le vin et ce qui leur a convenu. »

Château de la Boisnière. « Combien de fois nous nous sommes félicités, au milieu des difficultés sans nombre de la vie pendant les jours suivants, d'être demeurés pour sauvegarder tous les intérêts de nos blessés ! Nous pûmes, en effet, continuer à les nourrir, à les soigner, mais sous le contrôle jaloux de nos confrères allemands, qui, mettant leur finesse d'observation au service de la police soupçonneuse de leur pays, venaient chaque jour s'assurer que nos appareils recouvraient bien des membres fracturés, et que c'était bien du sang français qui tachait nos

linges de pansement. A peine quelques-uns eurent-ils la pudeur de ne pas mettre
le doigt dans les plaies pour se convaincre de leur réalité. »

« A Villiers, l'adjoint au maire, qui m'avait procuré une voiture pour le transport des blessés, a reçu 30 coups de cravache, sous prétexte qu'il empêchait les
paysans de fournir des vivres et des fourrages aux Allemands ; on voit les cicatrices
de ces coups. »

« A Châteaudun, un officier prussien, après avoir fait des ordures dans le
chœur de l'église, s'est blessé en voulant passer par-dessus les lances de la grille ;
il a prétendu qu'il avait reçu un coup d'un habitant, et la ville a été imposée
pour une somme énorme. »

« A Monnaie, le 20 décembre, se livra un combat sur le territoire qui sépare
la vallée de celui des Belles-Ruries, et malgré les protestations énergiques des médecins de l'ambulance des Belles-Ruries et le drapeau qui flottait en évidence, les Prussiens s'y établirent pour attendre avec sécurité l'arrivée de nos soldats qui ne pouvaient supposer que l'ambulance française avait été violée et qu'elle cachait la troupe
ennemie. — Nos magasins des Belles-Ruries ont été pillés, nos denrées enlevées,
et lorsque nos protestations arrivaient aux chefs, ils répondaient que leurs soldats
avaient besoin de manger et s'inquiétaient peu que les blessés fussent privés de
nourriture. »

« A Dôle, nous visitons l'hôpital, les séminaires et l'ambulance établie au
théâtre. Dans cette dernière, où il y a à peine quarante lits, plus de 200 soldats
français sont entassés ; le parterre et la scène disparaissent sous une couche de
paille humide et puante sur laquelle un jour faux permet à peine d'apercevoir çà
et là quelques pauvres malheureux hâves et à peine vêtus qui se soulèvent pour
respirer.

« J'avais vu Dôle et ses ambulances au mois d'octobre ; nous avions même
occupé le théâtre avec le personnel de l'ambulance volante, et je me rappelais l'ordre
et la propreté qui avaient présidé à leur établissement. Quelle était la cause de ce
pénible changement ? Non contente d'avoir pour ses blessés 600 lits sur 780, l'autorité prussienne expulsait journellement des ambulances les blessés français pour
donner leurs lits à des soldats valides, alléguant que « les vainqueurs devaient être
« bien couchés et que, malades ou non, les vaincus étaient fort bien sur la
« paille ». Je ne pus résister au désir de protester contre cette prétention cruelle,
et j'écrivis dans ce sens au médecin en chef des ambulances prussiennes, espérant
du moins par cette démarche, que je considérais comme un devoir, retarder pour
ceux qui avaient été épargnés l'exécution d'une mesure si brutale et si inhumaine.
Malgré des avanies incessantes auxquelles les exposait un fréquent contact avec
les Prussiens, le Dr Lombard et les sœurs de charité, qui avaient pu conserver quelques lits, se multipliaient auprès de nos malheureux compatriotes. » — D^r LEY.

Ce n'était pas assez de l'ennemi, il s'est présenté une circonstance qui aurait pu nuire aux efforts et au dévouement du comité du Mans; nous n'en parlerions pas si nous ne voulions faire connaître le bon esprit qui dirigeait nos comités de Paris et de la province : « L'ambulance de la gare du Mans était chargée de la répartition des blessés dans la ville sous la direction du D^r Le Bêle ; un service de voitures conduisait les malades et les blessés dans les établissements où ils devaient séjourner, et il en est passé ainsi environ 15,000.

« L'organisation si parfaite de cette ambulance de passage, les services immenses qu'elle a rendus, le caractère international et pacifique de l'autorité qui présidait à son fonctionnement n'ont pu la mettre à l'abri d'inqualifiables tentatives d'expropriation de la part de l'administration militaire, qui, interprétant mal une circulaire du ministre de la guerre en date du 25 décembre 1870, entendit prendre possession de toute la gare et y installer une ambulance provisoire, même dans les salles occupées par nous. Le Comité protesta énergiquement, et son droit de premier occupant démontra l'inopportunité de la mesure, et finalement il resta maître de la position. L'intendant organisa son ambulance à côté de la nôtre, et bientôt les meilleures relations s'établirent entre les deux administrations. » — Bou-LANGER, Rapport.

Le 28 décembre, M. de Flavigny écrivait la lettre suivante au président du Comité du Mans :

Lettre à ce sujet : « S'il est vrai que l'intendance ait pris, malgré vous et d'autorité, la direction de l'ambulance que vous aviez établie à la gare et qui fonctionnait, je le sais, si parfaitement et surtout si utilement, je ne doute pas que vous n'ayez énergiquement protesté au nom de la Société dont vous êtes le représentant. Vous devez néanmoins éviter d'envenimer des conflits dont les blessés sont les premières victimes, et vous souvenir que nous ne sommes pas les adversaires de l'intendance, mais ses auxiliaires, lors même qu'elle serait pour nous injuste et discourtoise. J'aime à croire que tout finira bien; mais je vous demande instamment de ne pas vous écarter de la ligne de conduite que je vous indique plus haut et que je résume ainsi : la protestation, toutes les fois que la dignité de la Société l'exige, mais la conciliation, quand même, dans l'intérêt des blessés qui doivent passer avant nos griefs, même les plus légitimes. » — DE FLAVIGNY.

ABUS DU BRASSARD, DU DRAPEAU DE GENÈVE ET DE LA CASQUETTE D'AMBULANCE.

La charité a inspiré de grands dévouements et de généreux efforts pendant cette guerre. Aussi dans notre malheur est-il consolant d'avoir pu contribuer à adoucir le sort de nos malheureux soldats.

« Pourquoi faut-il que les calculs d'un honteux égoïsme aient parfois fait considérer nos blessés comme des sauvegardes ? En effet plus d'une ambulance en s'offrant ne s'est-elle proposé que d'échapper au logement militaire, aux réquisitions, et a-t-elle cru jouir des immunités que l'on croyait trop généralement attachées au drapeau à croix rouge. On n'a pas réfléchi que la garantie, trop souvent illusoire, que promet le drapeau de Genève est en raison inverse de la profusion qu'on en peut faire. Il en est de même du brassard, qui, à Paris, et l'on peut dire partout, a été donné sans intelligence et à qui le demandait. Chacun a pu voir les boulevards encombrés de jeunes gens et d'hommes qui pensaient ainsi se soustraire au service de guerre.

« La croyance, généralement admise, qu'en accomplissant une œuvre de charité on s'assurait en même temps le bénéfice d'une sauvegarde, la perspective de satisfaire ainsi au devoir et à l'intérêt, avaient fait éclore des merveilles. Dans le ressort de ma délégation, à Dijon spécialement, on tomba dans un excès qui, à plusieurs reprises, eut les plus regrettables conséquences. On s'imagina que dans une maison à plusieurs étages, l'aménagement d'un lit dans lequel on s'ingéniait à mettre un blessé quelconque, dans lequel même on n'en mettait pas du tout, devait préserver ladite maison, non-seulement de toute attaque de la part de l'ennemi, mais encore de l'obligation de loger les troupes nationales.

Il résulta de cette singulière interprétation du texte de la Convention, qu'à l'arrivée des Allemands, les principales rues de Dijon se trouvèrent pavoisées d'une surprenante exhibition de drapeaux blancs à croix rouge. Ces signes trop multipliés ne furent pas pris au sérieux par l'ennemi ; les maisons furent brutalement occupées, et les prétendues ambulances envahies. Malheureusement, des soldats, trop pressés de se loger, ne se contentèrent point de prendre possession des locaux qui ne leur parurent pas suffisamment en règle, mais ils s'emparèrent d'ambulances plus sérieuses comptant six, huit, et même dix lits, et en expulsèrent les blessés qui s'y trouvaient déjà. J'adressai au général de Werder une protestation énergique contre la violation de celles de ces ambulances qui, placées d'une manière indiscutable sous la protection de la Convention, n'avaient pas été plus respectées que les maisons particulières improprement qualifiées d'ambulances. » — Vernes d'Arlandes.

Il n'est que trop vrai que beaucoup de personnes ont retiré la demande qu'elles avaient faite d'établir chez elles une ambulance, lorsqu'elles ont appris les conditions d'une immunité relative.

Nous avons aussi vu le brassard porté par des gens qui pensaient trouver dans cet insigne un laisser-passer pour suivre, par curiosité, les sorties et qui, étant très-inutiles, étaient le plus souvent gênants; ou bien, par des maraudeurs qui sortaient en voiture avec des femmes et qui ne ramassaient que des choux, des pommes de terre. Quelques-uns en profitaient pour aller enlever, dans les communes voisines, les meubles, les glaces et les tapis des maisons abandonnées momentanément par leur propriétaire.

Devant tant d'abus « le conseil décida que le brassard ne serait accordé qu'à celui qui, dans le service sanitaire, pouvait se trouver en contact avec l'ennemi.

I.   v

La remise de chaque brassard dut être accompagnée d'une carte portant le nom de celui qui le recevait, la signature du président du conseil et du délégué auprès des ministres de la guerre et de la marine. Les présidents des comités sectionnaires reçurent cependant le pouvoir de délivrer le brassard et la carte sous leur responsabilité. Ces sages prescriptions ne furent pas toujours observées ; à l'approche de l'ennemi tout le monde demanda le brassard, toutes les autorités se crurent en droit de le donner et, à leur défaut, beaucoup se le donnèrent eux-mêmes. Le gouvernement, qui avait distribué des milliers de cartes de circulation et des brassards, se plaignit ; la Société multiplia ses instructions et ses défenses, mais sa voix ne fut pas écoutée, et l'ennemi s'arma plus d'une fois de ces usurpations pour ne pas respecter le brassard dans la personne de ceux qui avaient le droit de le porter. »

« Bientôt les blessés furent dirigés vers l'intérieur de la France ; les premiers arrivèrent à Paris le 21 août 1870. L'empressement fut extrême pour les accueillir, et il fallut, en quelque sorte, les protéger contre cet excès d'hospitalité. Dans le désir d'être utile aux autres et quelquefois à soi-même, on offrait des mobiliers imparfaits, des pièces malsaines, etc. Le conseil fit visiter par un médecin, M. le Dr Feulard, et par un grand nombre de délégués, toutes les maisons que l'on proposait, et l'on n'accepta que celles qui réunissaient les conditions d'un bon gîte et d'un bon traitement. »

« Bien des personnes croient que le drapeau d'ambulance est un signe de protection presque absolu : c'est là une erreur très-grande. Pas plus que le brassard n'abrite sur le champ de bataille les médecins qui en sont munis, le drapeau blanc avec la croix de Genève ne protège complétement les établissements sur lesquels il flotte..... Quelques ambulances se sont trouvées, dans le cours de cette guerre, exposées au feu d'un ennemi déjà trop porté à oublier toutes les lois humanitaires. » — Dr MÉNÉCIER, ambulance du Midi.

Nous ne pouvons signaler tous les abus, mais nous en citerons quelques-uns :

« Dans un château aux environs d'Arras, se trouvent six blessés de Sedan et convalescents. Ils séjournaient là sans nécessité, ingénieux prétexte pour soustraire le châtelain aux réquisitions qu'entraîne toujours le passage des troupes amies ou ennemies ; les habiles prévoient tout. » — Dr DEBAUSSAUX, médecin-major.

7 novembre. Des maraudeurs ornés du brassard et munis de cartes de circulation reçoivent le feu des francs-tireurs parce qu'ils portent du tabac et des journaux aux Prussiens.

Romainville, Paris, 15 novembre. Le commandant du fort signale aujourd'hui un grand nombre de maraudeurs dont quelques-uns sont blessés. Plusieurs individus, hommes et femmes, se mettent en communication avec les sentinelles ennemies à la lisière du bois. Le général commandant le 2e secteur informe le contre-amiral Saisset que, sachant pertinemment que le mot d'ordre a été souvent porté aux

Prussiens, il ne le donnera plus aux troupes qui dépendent du secteur qu'après la fermeture des portes. »

« A côté des maraudeurs, il faut placer les curieux, hommes et femmes, qui faisaient des abords du champ de bataille un but de promenade et de curiosité. »

« En arrivant à Dôle, j'avais été surpris de voir le brassard à croix rouge porté par des individus de l'un et de l'autre sexe, qui me semblaient fort étrangers au service des ambulances ; j'en fis l'observation à M. Chipon, président du comité local, qui m'apprit que, quelques heures avant l'arrivée de l'armée ennemie, le maire de Dôle lui avait enjoint de délivrer des brassards aux boulangers, bouchers, charcutiers, etc., chargés d'approvisionner la ville, ainsi qu'aux agents de la police municipale ; sur le refus formel du président, le maire avait distribué lui-même aux intéressés des brassards blancs à croix rouge, revêtus, il est vrai, de la seule estampille municipale ; mais le discrédit résultant de cette profusion n'en existait pas moins pour le vulgaire, qui ignorait l'illégalité du procédé.

« On ne saurait croire dans quelles erreurs tombait le public au sujet du brassard, ni combien grande était l'ignorance des populations. A Arbois, les agents de la police municipale ont été affublés du brassard : après la guerre, j'ai vu un ancien auxiliaire d'ambulance départementale venir sur la place publique dans une voiture de charlatan et faire, revêtu de ses insignes, son boniment au public. » — Dr LEY. »

Un grand abus, partout signalé, attira l'attention de la délégation de Tours : l'humanité était devenue pour certaines gens un masque d'intrigues et un moyen de spéculation. De tous côtés s'élevaient des plaintes contre la facilité avec laquelle, pour se protéger ou plus mal faire encore, le premier venu se donnait le brassard et le drapeau international, ou l'obtenait du laisser-aller d'un comité ou de son président. Une circulaire de la délégation, d'accord avec les premières instructions du conseil central, prescrivit des mesures sages et sévères, en invitant, comme elle le dit elle-même, à ne pas confondre les dévouements véritables avec les charités suspectes et les secours aux blessés avec leur exploitation. — DE MELUN.

ABUS DE L'UNIFORME ET DES GALONS.

L'abus de l'uniforme et des galons a donné lieu à tant de justes critiques que nous ne pouvons en dire qu'un mot. Cela tenait du vertige, et, malgré les ordres du Gouvernement, ce vertige s'est perpétué.

Ordre du général gouverneur de Paris, le 3 octobre 1870 : « Les chefs de service et le personnel des ambulances volantes qui sont appelés chaque jour à se trouver en présence de l'ennemi, sont seuls autorisés à porter l'uniforme. En dehors de ces conditions, toute apposition de drapeaux, tout port d'insignes, constitue un délit et une usurpation qui seront poursuivis conformément aux lois. L'autorité militaire et la société se réservent de provoquer les poursuites. Un délai de 24 heures est accordé aux contrevenants pour rentrer dans la légalité. »

Cet ordre n'a produit que peu d'effet, et nous avons vu des hommes qui devaient être graves s'affubler d'habits militaires et de galons fantastiques ; tout le monde voulait être, suivant l'âge, capitaine, colonel, général même, ce qui fit dire au général Soumain : « Si j'avais le commandement, je ferais incorporer ces guerriers de fantaisie dans les rangs des combattants et je les y classerais suivant leur savoir-faire ; on les verrait bientôt disparaître sans attendre l'exécution de la mesure. » Ce n'était qu'une satisfaction de vanité, et le tailleur seul avait bientôt confirmé le grade ainsi usurpé. Tous ces flâneurs de boulevards, tous ces guerriers d'estaminet péroraient et réclamaient des actions de vigueur, mais ils criaient bien haut qu'on voulait les faire tuer quand on les invitait à y prendre part. Ils s'excusaient en disant qu'ils n'avaient pas de soldats à commander : comment pouvait-il en être autrement ? c'étaient des régiments d'officiers sans troupe qui n'inspiraient aucune confiance aux soldats, qui refusaient de marcher sous leur commandement.

Lorsqu'on organisa le 15ᵉ corps, qui fut le noyau de l'armée de la Loire, les bons officiers manquaient et les boulevards de Paris n'en fournirent naturellement point. Les vrais officiers étaient introuvables, et c'est dans un moment où toutes nos ressources devaient être utilisées qu'on refusait d'accepter les services de princes dévoués au pays et qui, Français disgraciés, auraient certes valeureusement servi la France.

Tours, le 4 février 1871.

« Messieurs et chers Collègues,

« Le spectacle des misères physiques et des ruines matérielles auxquelles nous avons assisté n'est rien, auprès des misères morales dont nous avons été parfois condamnés à subir le contact ; parmi ces dernières, aucune ne m'a causé un dégoût plus amer que les tentatives de l'égoïsme personnel pour capter à son profit le bénéfice de l'idée grandiose qui a présidé à notre œuvre ; en présence de ce qui se passait sur certains points de la France, j'ai cru devoir adresser aux Présidents de la Délégation de Tours une circulaire que je soumets à votre appréciation, certain que, tout en plaignant votre représentant d'avoir été forcé de l'écrire, vous l'approuverez d'avoir défendu notre honneur même, si déplorablement compromis ! — VICOMTE DE FLAVIGNY. »

« A Messieurs les Présidents des Comités de la Délégation de Tours.

« Monsieur le Président,

« Parmi les concours qui s'offrent à vous, il en est que vous devez accueillir avec empressement : ce sont ceux que la générosité fait naître et que le patriotisme inspire ; quant à ceux qui ont l'intérêt personnel ou la frayeur pour mobile, écartez-les impitoyablement. Pour certaines personnes, en effet, je rougis de le dire, le blessé n'est pas un serviteur du pays frappé en défendant le sol national, et qui, au triple titre d'homme, de citoyen et de soldat, a droit à tous les soins, à tous les égards et à toutes les reconnaissances, mais je ne sais quelle matière préservatrice destinée à protéger les maisons et les personnes qui la recueillent ; ces gens-là ne calculent pas ce qu'une plaie béante ou un membre brisé peuvent rappeler d'héroïsme et de souffrance, mais ce qu'ils peuvent bien contenir de sauvegarde contre l'ennemi qui menace et la réquisition qui s'avance.

« Je n'insisterai pas davantage. Ne confondez pas les dévouements véritables et les charités suspectes ; souvenez-vous que nous sommes la Société de secours aux blessés, et que nous ne voulons être à aucun prix la Société de l'exploitation des blessés ; et ne laissez pas l'égoïsme profaner le drapeau qui représente l'alliance du patriotisme et de la philanthropie, etc. — VICOMTE DE FLAVIGNY. »

ABUS DES INSIGNES.

Le grand chancelier de la Légion d'honneur, frappé de l'abus qu'on faisait d'un bout de ruban blanc et rouge, (mais sur lequel le rouge dominait), nous ne voulons parler que de la médaille distribuée à titre de souvenir pour services rendus dans les ambulances et qui a trop souvent été donnée par une complaisance coupable sans titre régulier, sans respect et sans aucun droit, fut obligé de rappeler dans le *Journal officiel* du 23 novembre 1871 l'avertissement suivant :

« L'opinion publique a été vivement impressionnée en voyant porter, avec tous les caractères attachés aux insignes honorifiques légalement reconnus, des médailles instituées complétement en dehors de l'action du gouvernement, à la suite de la dernière guerre.

« Dans l'espoir de mettre un terme à cet abus, sans être obligé de recourir aux moyens répressifs, le grand chancelier croit devoir rappeler que toute personne qui porte une décoration quelconque, sans y être légalement autorisée, est passible d'un emprisonnement de six mois à deux ans, aux termes de l'article 259 du Code pénal.

« Doivent être considérées comme illégalement portées toutes décorations ou médailles françaises ou étrangères dont les titulaires, ou prétendus tels, ne pourront justifier de leur droit, lorsqu'ils en seront requis par l'autorité, au moyen d'un certificat émanant de la grande chancellerie. »

Une femme que nous ne nommerons pas, mais qu'on rencontre quelquefois à Paris, la poitrine ornée de médailles de sauvetage, demanda au ministre, un jour de décembre 1871, la croix de la Légion d'honneur, parce que, disait-elle, pendant une sortie, un boulet lui avait emporté une partie de la semelle de sa bottine, sans lui faire aucun mal ! Elle appuyait sa demande sur ce que d'autres femmes avaient obtenu cette distinction. Le ministre, naturellement peu touché d'une prétention qui n'est pas sans d'autres exemples, et peu convaincu, lui fit faire la réponse suivante, le 12 décembre 1871 :

Ministère de la guerre, cabinet du ministre.

« Madame,

« Le ministre me charge de vous dire qu'il n'a jamais entendu parler d'une croix donnée et envoyée à une Lady quelconque, et qu'il estime comme vous que le dévouement et le courage des Françaises en toute circonstance peut sans peine supporter la comparaison avec le dévouement et le courage des femmes les plus charitables des autres nations. En outre, le ministre vous remercie de la photographie qui était jointe à votre lettre et de la dédicace qui s'y trouve. Il estime du reste pour ce qui vous regarde que vos longs et excellents services méritent les plus sincères éloges, mais il sait aussi, comme vous, que nulle récompense ne peut donner la satisfaction que doit vous causer la conscience de tant de bien accompli.

« Agréez, madame, l'hommage de mes sentiments respectueux,

« L'Officier de service, capitaine d'artillerie. — A. B. »

Nous pourrions citer un bon nombre de demandes du même genre, mais nous pensons que parmi nos lecteurs il en est peu qui n'aient été témoins ou confidents de pareilles prétentions.

Des demandes semblables ont été adressées dans le même but pour s'être montré aux abords du champ de bataille ou avoir ramené un blessé dans Paris.

ESPIONNAGE.

Nous n'aborderions pas cette question si l'on n'avait accusé les ambulances d'avoir eu des espions dans le personnel qui en faisait partie.

Nous dirons d'abord que la Société française de secours aux blessés ne peut être responsable de l'espionnage qui a pu s'exercer dans quelques ambulances qui ont suivi l'armée et se sont créées en dehors de toute autorisation, de tout contrôle et de toute responsabilité; elles ont marché à volonté, sans direction sérieuse, souvent toutes sur le même point, et elles disparaissaient de même, sans prévenir le commandement, et comme elles avaient le drapeau de la Convention de Genève, elles ont été confondues trop souvent avec les ambulances régulières de notre Société, qui a été considérée à tort comme solidaire de faits qu'elle ne pouvait empêcher. La Société française de secours aux blessés ne peut parler que d'un seul cas où son attention a été éveillée. Il s'agit d'un étudiant en médecine ou en pharmacie qui, sous Paris, dans une sortie, a remis, pendant une suspension d'hostilités, une lettre à un Prussien pour la faire parvenir à Berlin, où, disait-il, se trouvait sa fiancée. Aussitôt que nous avons eu connaissance du fait, cet étudiant a été envoyé au gouverneur ; une instruction faite a été suivie d'une ordonnance de non-lieu, et l'amoureux, malgré ses protestations, a été révoqué et n'a plus reparu à l'ambulance. L'ennemi d'ailleurs ne manquait pas d'espions ; il en avait partout et les payait très-largement.

Nous avons le témoignage d'un grand nombre d'officiers de notre armée ; nous n'en citerons que quelques-uns. Si cette question si importante nous regardait, il y aurait à faire un gros volume.

Un colonel d'état-major a dit et écrit : « Jamais peut-être à aucune époque une armée n'a été trahie comme nous l'avons été dans cette malheureuse campagne ; nous étions entourés d'espions de tous côtés ; pas un mouvement n'était arrêté, pas une mesure n'était prise que l'ennemi n'en fût immédiatement informé. La Prusse, depuis longues années, avait inondé le pays de ses émissaires et y avait réuni les éléments de l'espionnage le mieux organisé ; vainement le gouvernement en avait-il été informé ; vainement le général Ducrot avait-il eu soin lui-même d'en avertir l'Empereur et ses ministres ; on n'avait jamais tenu compte de ces renseignements ou on n'avait pas voulu y croire. Ces espions avaient un signe de ralliement identique qui leur permettait de se reconnaître et de communiquer entre eux ; de plus, ils avertissaient l'ennemi par des signes convenus à l'avance, tracés sur les arbres et les maisons, ou par des fusées dont le nombre et la couleur avaient une signification connue. Ces détails ont été révélés par un des principaux espions prussiens arrêté à son arrivée à la gare de Metz ; c'était un architecte d'origine autrichienne, homme fort intelligent, dont la correspondance se faisait en logarithmes. On fut bientôt à même de vérifier l'exactitude des renseignements qu'il avait fournis pour essayer de sauver sa tête ; le 13 août au soir, au moment où les ordres de la retraite sur Verdun venaient d'être donnés, on aperçut distinctement trois fusées parties des pentes du mont Saint-Quentin ; les témoins de ce fait ne purent s'empêcher de crier : « Nous sommes trahis, notre mouvement de demain est annoncé aux Prussiens ! » et, en effet, le 14 août, nous étions attaqués à trois heures ; Steinmetz avait eu juste le temps de profiter du renseignement et d'arriver à marches forcées jusque sur nos positions. » — Colonel d'état-major d'ANDLAU.

« Nos places fortes étaient remplies d'espions prussiens, sans compter ceux que l'or allemand avait su créer parmi des misérables indignes du nom de Français, pour fournir des renseignements, agir sourdement près des habitants, provoquer au besoin des manifestations en faveur d'une capitulation, des troubles dans les villes, etc. Nous connaissons à cet égard des faits qui prouvent que nos ennemis avaient poussé jusqu'aux dernières limites l'éducation de quelques-uns de leurs officiers pour en faire d'utiles espions. Il en était de même de leurs ingénieurs civils ; plusieurs d'entre eux, employés par quelques-unes de nos compagnies de chemins de fer, se trouvaient parfaitement au courant du service de nos voies ferrées, dont l'exploitation leur fut immédiatement confiée. L'un d'eux a avoué qu'il n'était venu en France que pour servir, plus tard, ses compatriotes, en cas d'invasion de leur part. » — Colonel du génie Prévost.

Presque aucune sortie sous Paris ne s'est faite sans que l'ennemi en ait été prévenu : n'avons-nous pas signalé les maraudeurs, porteurs de journaux à l'ennemi et munis de cartes de circulation données sans examen? Le vice-amiral de La Roncière Le Noury dit : « C'est ainsi qu'à la date du 16 octobre, un flot de population que l'on peut « estimer à 20,000 individus, avec charrettes, fiacres, voitures à bras, sacs, etc., « s'est répandu dans la plaine jusqu'aux fermes de Groslay et de Nonneville. »

Un pêcheur de Bougival a fait connaître à l'ennemi l'existence d'un câble télégraphique immergé dans la Seine et permettant des communications avec Rouen.

A |Metz, « dans une circonstance, nous avions à rendre à l'armée prussienne 70 prisonniers blessés ; celle-ci fit connaître les noms de ceux qu'elle désirait, avec l'indication du lieu où ces hommes étaient traités ; quelques-uns même étaient chez des particuliers, dont on donnait le nom, avec indication de la rue et du numéro. Qu'on juge par ces faits de l'organisation de l'espionnage et des difficultés de rien préparer qui ne fût aussitôt connu de l'armée d'investissement ! » — Dr Quesnoy.

GARDE MOBILE.

La garde mobile a constitué des masses d'hommes, sans organisation, sans instruction militaire, sans cadres, mal équipés, mal vêtus, mal armés ; est-ce cela qu'on peut réellement appeler une armée? et cependant beaucoup de ces hommes se sont bien battus et ont supporté les privations et le froid contre lequel ne les abritaient que de très-légers vêtements.

Il est incontestable qu'il y a eu de l'indiscipline dans plusieurs corps de mobiles, qui ont oublié que la discipline est le plus puissant élément de la force et que, sans la discipline, la bravoure est impuissante ; mais il faut bien convenir que beaucoup de ces hommes ont été égarés par les souffrances, les fatigues et la démoralisation ; ils ne pouvaient avoir un grand respect pour leurs chefs, aussi peu initiés qu'eux. Exemple : « Lorsqu'on fit à Strasbourg l'inscription des hommes appelés à faire partie de la garde nationale mobile et mobilisée, il se trouva que sur les 1500 premiers inscrits, il n'y eut pas moins de douze cents candidats aux grades de colonel, de commandant, de capitaine et de lieutenant ; à peine restait-il quelques centaines d'hommes pour l'humble rôle de fusilier. » Il en est résulté parmi les plus prétentieux beaucoup de mécontentement et plus de mécontentement encore et pas de confiance parmi ceux qui ne demandaient qu'à remplir leur devoir à la condition d'être bien commandés, bien dirigés.

Les premières privations, dans de si mauvaises conditions, l'absence de distri-butions régulières de vivres, devaient amener l'éparpillement des traînards qui cherchaient à manger. Par contre, on peut citer des bataillons qui, bien commandés, pouvaient servir d'exemple à tous.

Pouvait-on demander à une troupe ainsi constituée d'avoir la résignation de nos bonnes troupes régulières, et même n'a-t-on pas vu ces dernières, entre autres celles du premier corps, après la bataille de Fræschwiller, pressées par la faim, se disperser et mendier pour vivre, n'ayant reçu aucune distribution depuis 48 heures? Général Wimpffen. Cependant le premier corps était formé des régiments d'Afrique; mais, malgré sa brillante attitude, ce corps fut écrasé par le nombre de ses adversaires et les armes à longue portée, alors qu'il croyait pouvoir marcher, comme d'habitude, à la baïonnette.

Le corps des volontaires vendéens, qui était d'aussi récente formation que la garde mobile, s'est montré vaillant, discipliné, sous le commandement du général Cathelineau; et quel éloge ne doit-on pas faire des anciens zouaves pontificaux, depuis volontaires de l'Ouest, commandés par le général de Charette!

Mettre une blouse ou une vareuse sur le dos d'un homme n'est pas en faire un soldat; faut-il alors s'étonner que ces soldats improvisés ne se soient pas toujours couverts de gloire? Il y a eu cependant d'honorables exceptions; et si l'on dit que ces soldats improvisés n'avaient pas de discipline et ont montré de nombreuses défaillances, on peut affirmer que, dans bien des cas, ils ont fait preuve de courage et même d'héroïsme. Plus un corps est composé d'hommes n'ayant pas encore servi, plus le désordre et l'indiscipline s'y introduisent facilement. A-t-on une armée, quand ceux qui doivent la composer sont envoyés devant l'ennemi avant d'avoir été organisés, équipés et armés et n'ayant pour officiers et sous-officiers que des hommes complétement étrangers aux détails du métier? Ce sont des masses non aguerries et peu maniables, mais ce n'est pas une armée. N'avons-nous pas vu de pauvres gardes mobiles arriver à Paris, après une route plus ou moins longue, présenter aux épaules des blessures causées par la ficelle qui soutenait leur maigre bagage contenu dans une musette, faute de sacs?

On comprend que des jeunes gens qui pour la première fois sont exposés au feu de l'ennemi peuvent être très-émus; ils peuvent hésiter, leur contenance peut être faible, mais ces jeunes gens avec de bons cadres n'auront que des émotions passagères.

« Des gardes nationaux ont leur organisation parfaite sur le papier, mais personne ne paraît; on trouve sur toutes les routes des gens ayant des fusils derrière les buissons, mais pas un seul n'arrive se mettre en ligne quand on entend la fusillade; quand je fais des reproches aux individus, ils disent que leurs chefs n'apparaissent jamais et que les maires leur ont conseillé de déposer les armes. » — CATHELINEAU, 22 novembre.

Les femmes.

Les femmes ont rendu de grands services à la Société; elles se sont montrées partout ce qu'elles sont toujours quand il s'agit de dévouement, de courage et d'humanité; elles s'exaltent facilement et ne connaissent pas de limites à leurs fatigues. Elles ont bien mérité du pays, et je regrette de ne pouvoir leur consacrer un long chapitre. Il en est beaucoup qui auraient dû recevoir une médaille d'honneur que je n'ai pu obtenir qu'en faveur de dix dames infirmières qui sont restées à mon ambulance du Cours-la-Reine malgré les plus grands dangers; on sait, en effet, combien cette ambulance, qui s'étendait du quai jusqu'à l'intérieur du Palais de l'industrie, a reçu de projectiles, plus de 600 obus, sans parler d'un bien plus grand nombre de balles. Plusieurs de nos braves infirmiers ont été frappés, et deux ont succombé à leurs blessures. Plusieurs blessés ont été frappés dans leur lit par des éclats d'obus.

« La place des femmes est marquée partout où il y a des victimes à soulager; elle est donc marquée sur le théâtre de la guerre. Il faut auprès des malades des hommes capables, robustes, énergiques et dévoués; mais des gardes-malades femmes sont nécessaires aussi. Dans un hôpital bien dirigé, leur activité se développe sous toutes ses faces, et toutes leurs aptitudes sont mises en jeu. Leur présence met un frein à la grossièreté; elles entretiennent la propreté mieux que personne, supportent les veilles mieux que les infirmiers. A l'homme de courir bravement jusque sous le canon de l'ennemi pour ramasser le blessé; au chirurgien, fidèle à son poste d'honneur, de bander les plaies; aux femmes de veiller avec une tendre et active sollicitude sur les patients, pendant des jours, des semaines, peut-être des mois de souffrances; à elles de préparer des objets destinés à leur soulagement; à elles de les encourager par de bonnes paroles et de donner à leurs familles les nouvelles si impatiemment attendues.

Ainsi, l'activité spéciale de la femme vient compléter celle de l'homme, sans la remplacer ni la gêner en rien : chacun reste dans son rôle. — Mme W. Monod.

Dette de reconnaissance.

Qu'il me soit permis de dire quelques mots bien étrangers au sujet que nous traitons ; on m'excusera sans doute après les avoir lus : c'est une page qui appartient à l'histoire.

Lorsque, dans des temps de révolution, un homme qui a la conscience d'avoir toujours rempli son devoir se trouve subitement arraché à sa famille et doit uniquement à sa position sociale la perte de sa liberté, il ne peut se défendre d'une certaine appréhension du sort qui lui est réservé, et quelle que soit la force de sa résignation, il n'envisage pas sans crainte les mauvais traitements que les excitateurs de la fureur populaire sont capables de lui infliger. Aussi, quand, dans l'isolement complet auquel il est soumis entre les quatre murs d'une prison, il reçoit d'une main inconnue les soins matériels qui semblaient devoir lui manquer entièrement, il accueille comme une véritable consolation les marques d'intérêt et de dévouement qui lui sont données. C'est ce que nous avons éprouvé le 7 du mois d'avril 1871, époque à laquelle nous avons été enlevé à nos ambulances et incarcéré au dépôt de la préfecture de police, par un de ces ordres qui se succédaient sans motif. Une femme que nous ne connaissions pas, Mme Coré, dont le mari, directeur de ce dépôt, était lui-même détenu comme otage, nous a secouru, ainsi que beaucoup d'autres, et cela avec une abnégation d'autant plus méritoire, que le seul fait de nous venir en aide pouvait attirer sur son mari, l'objet principal de son affection et sur elle-même, les représailles des maîtres absolus du jour. Nous avons maintes fois témoigné notre reconnaissance à cette femme dévouée, mais nous tenons à dire ce que nous lui devons personnellement et tout ce qu'elle a trouvé dans son cœur pour soulager les nombreux otages, dont plusieurs sont devenus d'illustres martyrs.

Il s'agit d'un témoignage de ma reconnaissance ; je peux donc parler de moi, prisonnier bien modeste à côté de Monseigneur l'archevêque Darboy, que j'ai remplacé, le 7 avril, dans la cellule n° 123, à côté du président Bonjean, à côté de l'abbé de Guerry, curé de la Madeleine, etc., etc. Je laisse de côté les formalités de mon écrou, le mélange affreux d'hommes entassés dans le même carré où se trouvait l'infect baquet traditionnel..... Enfin un morceau de pain noir est distribué à chacun, et je fus conduit dans ma cellule.

Pendant mon incarcération, j'ai été l'objet des attentions les plus charitables de Mme Coré, ange tutélaire invisible.

Le premier jour, à neuf heures du soir, pendant que, succombant à la fatigue et aux émotions, je dormais tout habillé sur mon lit, un digne ecclésiastique en habit bourgeois est entré dans ma cellule et m'a offert ses services spirituels en m'avertissant que je serais probablement transféré vers onze heures à Mazas, où l'on déciderait de mon sort. Je l'ai remercié de mon mieux et lui ai donné l'assurance que j'étais prêt à paraître devant Dieu. Réfléchissez, me dit-il, je reviendrai un peu avant onze heures ; je ne l'ai plus revu, et probablement il a été victime de son zèle ; je regrette beaucoup de ne pas lui avoir demandé son nom.

Un de mes fils, le plus jeune, capitaine au 72e bataillon de la garde nationale, avait été arrêté le même jour que moi, parce qu'il s'était distingué pendant le siége et n'avait pas voulu marcher avec l'insurrection. Je le rencontrai, conduit comme moi par quatre hommes et un caporal, dans les escaliers de la préfecture où nous nous sommes croisés.

Un matin, j'ai été agréablement surpris par des voix connues et aussitôt par l'ouverture de ma cellule. Deux employés de la Société de secours m'apportaient un ordre d'élargissement. Je ne me le suis pas laissé communiquer deux fois, et je suis sorti sur la galerie. Cet ordre était signé par Raoult Rigaud, qui avait reconnu les soins que je donnais à tous les blessés. Mais la pensée que mon fils restait prisonnier vint arrêter ma joie, et d'un bond je rentrai dans ma cellule, disant que je ne sortirais pas si l'on ne me rendait immédiatement mon fils. Un médecin de la garde nationale se trouvait là et se chargea d'aller de suite demander l'élargissement de mon fils à Raoul Rigaud, qui signa un second ordre, et le médecin, M. Couppée, revint bientôt et nous accompagna, à travers un dédale de couloirs et de factionnaires, jusque sur le quai des Orfévres. Je le remerciai avec effusion ; mais il ne voulut pas me dire son nom, que je connus seulement quelques mois après, alors que, traduit lui-même devant les tribunaux, j'ai été appelé comme témoin et j'ai pu dire le service qu'il m'avait rendu.

Parmi les victimes du 18 mars se place en première ligne Monseigneur Darboy, archevêque de Paris. Il fut amené au dépôt, le 4 avril, avec sa sœur et plusieurs ecclésiastiques. Dès qu'elle connut son arrestation, Mme Coré, qui avait su prendre assez d'ascendant sur le personnel de la maison pour avoir accès dans les cellules, se mit à la disposition de l'archevêque et de ses codétenus, et leur procura du linge, des aliments, de l'argent, toutes choses dont ils étaient plus ou moins dépourvus. On trouve dans la lettre suivante la trace de la reconnaissance dont Monseigneur Darboy fut pénétré pour la femme qui s'était attachée à lui adoucir le plus possible l'amertume de son affreuse position :

« Madame,

« Combien je suis touché des sentiments religieux et français que vous voulez bien m'exprimer ! je vous prie d'en agréer mes remercîments. Je vous remercie surtout de songer à ma sœur, qui partage ma captivité, on ne sait pourquoi. Tout ce que vous aurez la bonté de faire pour elle m'ira au cœur, et je me ferai un devoir de vous en tenir compte ici-bas, si j'y reste, ou là-haut, car on ne m'empêchera pas d'y aller. Je ne puis la voir, mais j'aurais l'intention de demander son élargissement au délégué chargé de sauvegarder la liberté individuelle. Seulement, je ne sais pas ce qui se passe, et tout va si vite que ce n'est peut-être déjà plus M. Protot qui fait ce service. Je recevrais volontiers vos indications à ce sujet.

« Ma sœur a été très-sensible à vos bons soins et vous demandera la permission de s'en souvenir. J'ai connu tout de suite l'épreuve envoyée à M. Coré, et j'y ai pris une part bien vive à raison des qualités qu'il déployait dans sa mission. Permettez-moi de vous encourager à supporter ces chagrins qui finiront bientôt, je l'espère, et veuillez, si c'est possible, lui offrir mes condoléances.

« Je prendrai la liberté de profiter de vos offres, si c'est nécessaire ; je suis reconnaissant de ce que vous avez déjà fait pour ma sœur et pour moi.

« Veuillez, Madame, agréer l'hommage de mes sentiments respectueux et dévoués.   « † G., archevêque de Paris.

5 avril 1871.

Le 6 avril, l'archevêque et tous ses compagnons de captivité furent transférés à Mazas. Le jour même, Mme Coré prit des mesures pour que son mari et ceux qu'elle voulait soustraire aux cruautés d'une aussi inique captivité, reçussent les aliments et le linge qu'ils demanderaient. Pendant tout le temps de leur détention à Mazas, elle fit les efforts les plus courageux, les plus ingénieux, non-seulement pour adoucir le sort des principaux prisonniers qu'elle avait pu soulager au dépôt, mais encore pour transmettre à l'archevêque des renseignements sur la situation de sa sœur, qui, mise en liberté peu de jours après son arrestation, s'était réfugiée à Nancy. De son côté, Monseigneur Darboy parvenait quelquefois à lui faire donner de ses nouvelles. A diverses reprises, l'archevêque et sa sœur exprimèrent, par écrit, à Mme Coré, leurs vifs remerciments pour les bons soins qu'elle prodiguait au malheureux captif. Le 22 avril notamment, l'illustre prélat parvint à lui faire passer un petit mot au crayon par lequel il lui renouvelait l'assurance de ses sentiments de reconnaissance pour les secours matériels qu'il avait constamment reçus d'elle et lui déclarait qu'il en garderait un souvenir impérissable.

De tous les otages auxquels Mme Coré fut en position d'apporter des soulagements, il en est un qu'elle vit fréquemment pendant la durée de sa captivité au dépôt. Nous voulons parler du président Bonjean, qui y fut détenu du 21 mars au 6 avril. Malade alors et brusquement privé de tous les soins dont il était entouré dans sa famille, il trouva chez Mme Coré un tel empressement à alléger ses souffrances qu'il la considéra comme remplissant auprès de lui le rôle d'une fille dévouée.

Dans la plupart des lettres qu'il put faire parvenir à sa femme et à ses enfants, alors retirés à Orgeville (Eure), le président Bonjean parle en termes émus des bons offices de Mme Coré. Nous croyons devoir citer entre autres ce passage de l'une d'elles où il dit à Mme Bonjean :

Je vous recommande surtout Mme Coré, femme de l'ancien directeur de cette maison, captif comme moi. Elle ne craint pas de se compromettre pour me prodiguer à moi, malade, les soins d'une fille, et souvenez-vous surtout qu'elle m'a nourri de son pain.

Quelque temps après la fin de l'insurrection, qui, comme on le sait, fut précédée du massacre des principaux otages, parmi lesquels était le président Bonjean, Mme Coré manifesta, à un ami de la famille, le désir d'aller porter à la malheureuse veuve de l'infortuné magistrat les dernières consolations qu'une femme ainsi éprouvée peut ressentir à entendre parler de l'époux qu'elle a perdu, par ceux qui ont pu l'approcher avant le moment suprême.

Par une lettre qui témoigne d'une véritable grandeur d'âme et d'une remarquable élévation d'esprit, Mme Bonjean, encore sous le poids de son immense douleur, fit savoir à Mme Coré qu'elle l'attendait avec un ardent besoin de la connaître, mais non sans redouter l'émotion d'une pareille entrevue. — Bien que cette lettre fût loin d'être destinée à la publicité, nous n'avons pu résister au désir de la citer ici.

Orgeville, le 1er juillet 1871.

« Madame,

« Je reçois avec une bien vive gratitude la promesse que vous voulez bien me faire de m'apporter jusque dans ma triste retraite l'inestimable consolation de vous exprimer par moi-même jusqu'à quel point mon cœur est pénétré de reconnaissance et d'admiration pour le dévouement filial dont vous avez entouré les derniers jours du juste qui devait souffrir et mourir en martyr dans l'isolement de tout secours et de toute consolation venant des siens.

« Combien me fut cruelle la fatalité qui me retint éloignée de lui dans ces terribles moments dont il a fallu qu'il épuisât seul l'affreuse amertume ! Et quel gré je sais aux quelques cœurs d'élite qui, comme le vôtre, lui furent compatissants et secourables !

« Dans beaucoup de ses lettres, mon digne et cher mari m'a parlé de vos soins généreux pour lui, de votre zèle pour l'adoucissement de son injuste captivité, avec un attendrissement que je partageais profondément.

« Il m'a légué le devoir sacré de vous en rendre grâces en son nom, si la consolation de le faire lui-même lui était refusée !

« Aussi ne me pardonnerais-je pas d'avoir autant différé de le remplir, si je n'avais pour excuse auprès de votre cœur l'accablement profond où m'avait jetée l'excès de ma trop légitime douleur.

« Mais, aussitôt que je me suis réveillée de cette torpeur mortelle, c'est vers vous, madame, que ma douloureuse pensée s'est tournée d'abord ; et bien affectueusement impatiente de recevoir de vous la preuve de sympathie que vous voulez bien m'accorder, j'espère être devenue assez forte pour soutenir les émotions d'une pareille entrevue !

« Je dois vous demander d'avance toute votre indulgence pour l'hospitalité que vous voulez bien accepter dans cette pauvre maison désolée qui sert de refuge à notre douleur.

« Veuillez agréer, madame, l'hommage respectueux de mes jeunes fils et l'assurance de ma vénération pour vous,   A. M. BONJEAN. »

Comme on le voit, Mme Bonjean savait se souvenir de tout ce qu'elle devait à la femme dévouée qui avait adouci les rigueurs de la captivité de son mari.

Au nombre des personnes qui, incarcérées dès les premiers jours de la Commune, eurent comme nous le bonheur de rencontrer une âme compatissante et serviable, nous devons citer M. l'abbé Deguerry, curé de la Madeleine, M. l'abbé Lagarde, vicaire général de l'Archevêché, M. l'abbé Moléon, curé de Saint-Séverin, et M. l'abbé Crozes, aumônier de la grande Roquette.

Maltraité par ceux qui avaient procédé à son arrestation, le vénérable curé de la Madeleine était encore sous l'impression des terribles événements dont il était une des victimes, lorsque Mme Coré se présenta dans sa cellule pour lui offrir des aliments dont elle pensait qu'il devait avoir besoin. Il eut un certain moment d'hésitation, et ne voulut pas accepter tout d'abord sans savoir quelle était la personne qui, vis-à-vis de lui, prenait une si dangereuse initiative. Mme Coré lui ayant déclaré qu'elle était aussi malheureuse que lui, puisque son mari était retenu captif dans la propre maison dont il était le directeur ; l'abbé Deguerry, comprenant alors qu'il n'avait pas seul à souffrir, répondit d'une voix émue : « Merci, madame, je vais prendre ces aliments, je ne veux pas me montrer au-dessous de vous. »

Dans des souvenirs manuscrits se rattachant à la période du 4 avril au 28 mai 1871, M. l'abbé Lagarde a mentionné ce qui suit au sujet de Mme Coré :

« C'est Mme Coré, femme de l'ancien directeur de la prison, qui avait pu rester en possession du logement de son mari, détenu depuis le commencement de la Commune, et qui, profitant des facilités que lui donnait sa position, n'a cessé, au Dépôt et à Mazas, de nous venir charitablement en aide et de nous procurer la nourriture et le linge qui nous manquaient. »

De tous les otages amenés au Dépôt de la Préfecture, aussitôt après la proclamation de la Commune, l'abbé Crozes, le digne et vénérable aumônier de la grande Roquette, est le seul que M. et Mme Coré connussent personnellement. A Mazas, où il avait été ultérieurement transféré, Mme Coré lui avait fait parvenir quelques douceurs matérielles qui sont d'un grand prix pour un prisonnier, parce qu'elles le rattachent par la pensée à ceux qui, du dehors, se préoccupent de lui.

Dans un livre touchant dans lequel il a rendu compte des détails de son arrestation, de sa captivité et de sa délivrance, l'abbé Crozes s'exprime ainsi :

« Je ne puis vous dire tout le bien que cette femme si dévouée a fait aux otages ; Dieu seul le sait, et je suis certain qu'elle-même semble l'ignorer. »

Est-il possible d'ajouter un mot à tous ces témoignages !

Moral.

Dans le succès, le soldat habitué à la victoire a des exaltations faciles, mais il se laisse trop facilement aller au découragement dans les revers. Des retraites, qui souvent sont brillantes, ne sont pas faites pour le caractère de nos soldats. Souvent elles sont accompagnées d'ordres, de contre-ordres, d'hésitations, de marches, de contre-marches pendant la nuit et le mauvais temps, autant de causes démoralisantes.

Le soldat juge aussi la situation ; comment ! dit-il, nous avons repoussé l'ennemi, et l'on nous fait battre en retraite, nous reculons ! De pareilles situations se renouvellent ; les soldats finissent par perdre la confiance dans leurs chefs. Ces dispositions, commentées et exagérées par les populations peuvent donner naissance à tous les bruits de trahison qu'on n'a pas craint de répandre si souvent à tort.

Mais c'est particulièrement sur les blessés que cette démoralisation a les plus fâcheux effets, car on sait l'influence énorme de l'état moral sur la guérison des blessures et des maladies ; on sait aussi combien des soins empressés, affectueux, une récompense qu'on fait entrevoir, un congé accordé à propos, peuvent contribuer au rétablissement des blessés et des malades ; et si dans des cas désespérés on a vu souvent s'opérer des miracles, on pourrait citer des déceptions funestes dans des cas de moindre gravité. Nous voulons parler de la thérapeutique morale : ce remède de l'âme, qui enfante des prodiges, opère des résurrections ; qui console quand l'art ne peut plus guérir et donne même des espérances à ceux qui ne doivent plus en avoir. Une préoccupation pénible vient-elle tourmenter l'esprit du blessé, elle est à l'instant détournée par les paroles consolantes du médecin que le soldat affectionne et qu'il considère à la guerre, en raison des soins dévoués et affectueux qu'il en reçoit, comme le représentant des sentiments de la famille. Dans cette alliance cordiale du blessé et du médecin compatissant, le chirurgien d'armée a trouvé le plus puissant des éléments de ses succès. Un de nos confrères de l'armée, M. le D' Sonrier, médecin-major, dans un mémoire très-intéressant sur les plaies d'armes à feu, pendant la campagne d'Italie, après avoir étudié comparativement le degré de résistance que les blessés, suivant leur race, opposent au traumatisme et aux maladies, étudie le rôle du médecin et résume toute sa pensée dans ces quelques mots :

« Que le médecin s'applique donc à inspirer de la confiance en grandissant son savoir, par un savoir-faire habilement étudié ; que, dominant la destinée de son malade, il sache faire passer dans son esprit inquiet, troublé, la conviction d'un succès qu'il n'entrevoit peut-être pas lui-même. Quand il propose, ou, pour mieux dire, quand il impose une opération grave comme extrême médication, que son front s'illumine de sécurité, et que dans son sourire passent des espérances de guérison. S'il frémit sur tant de nobles infortunes, qu'aussitôt sa volonté enchaîne les battements de son cœur et que jamais une émotion inopportune ne vienne empourprer son visage, troubler sa raison, faire trembler sa main. Qu'il soit pour ces pauvres mutilés le représentant de la famille absente, résigné, mais espérant toujours ; qu'il soit enfin le génie de la science et celui de l'humanité.

BRAVOURE.

La bravoure est commune en France ; mais pourquoi a-t-elle ses heures ? Ceux qui restèrent à Paris dans nos plus mauvais jours savaient bien qu'ils exposaient leur vie, mais ils savaient aussi ce que le sentiment du devoir exigeait d'eux. Ils s'exposaient à la plus cruelle mort ; les uns ont succombé sans combattre, victimes résignées, ils n'ont pas eu la satisfaction d'abattre un ennemi ; les autres ont été sauvés comme par miracle ou n'ont été que blessés.

La Peur.

Dans trop de localités, faut-il le dire ? l'armée française n'a pas trouvé à se ravitailler, tandis que, quelques jours après, l'ennemi savait bien trouver ce qu'on avait refusé à nos troupes. — Sur d'autres points on a même refusé d'armer les populations ouvrières.

Le général Cathelineau signale avec raison les difficultés qu'on éprouvait à se procurer des vivres. « Ce qui nous donne le plus de peine ici et dans tous les environs, c'est d'empêcher les habitants de conduire le bétail à l'ennemi. »

« Dans la matinée du 15, nous prîmes la route de Besançon. En arrivant à Dampierre (Jura), où nous devions faire halte, nous nous rendîmes chez M. C..., riche propriétaire pour qui nous avions une lettre de recommandation. L'effet, en fut nul sans doute, car à notre vue et en apprenant qui nous étions, le pauvre homme se troubla, pâlit et balbutia quelques mots dans lesquels il nous fut possible de comprendre qu'étant « Français, nous n'avions rien à attendre de lui ; que « notre présence même pourrait le compromettre, etc. » Oh ! si nous avions été quelque peu Germains, c'eût été bien différent ! du reste, prétendait-il, l'ennemi lui avait tout pris, et par la porte qu'il tenait entr'ouverte (car nous étions restés dans l'antichambre) nous voyions une chère abondante qui fumait sur la table confortablement servie et des garde-manger qui regorgeaient de viandes crues. La couardise de ce pauvre diable nous fit pitié, et nous nous retirâmes en riant et presque disposés à lui faire des excuses. »

Récompenses honorifiques.

« Le devoir de récompenser les faits remarquables, les dévouements d'exception, appartenait à la France. Sur la demande du conseil, des croix de différents grades dans l'ordre de la Légion d'honneur et des médailles militaires ont été accordées à des Français et à des étrangers qui ont bien mérité de l'humanité pendant la guerre.

« Malgré l'abondance de ces récompenses, la Société, témoin et confidente de ce qui a été fait, connaît plus d'un service, plus d'un dévouement oubliés ; les œuvres d'abnégation, les beaux sacrifices étaient trop nombreux pour qu'on pût les récompenser tous.

« Dans une armée où chacun s'est bien battu, tous les braves soldats ne sont pas décorés ni mis à l'ordre du jour ; d'ailleurs, la Société a fait son devoir, parce que le mobile qui l'a inspirée était supérieur à la poursuite d'une louange, à la conquête d'une décoration ; pour le véritable dévouement, celui des hommes de cœur et des grandes nations, l'important n'est pas d'obtenir une récompense, mais de la mériter. » — De Melun.

Il faut bien le reconnaître, il y a eu partout des dévouements ignorés que Dieu seul connaît et que seul il récompensera.

Dans un discours célèbre, dit un journal d'Amiens, un illustre général s'élevait avec force contre les solliciteurs de décorations par lesquelles « une moitié de la France se signalera bientôt à l'admiration de l'autre moitié ». Nous n'en sommes pas encore tout à fait là, mais il est certain « qu'on s'est plus décoré après une guerre malheureuse, que si on avait conquis le monde ».

Le journal *le Temps* fait à ce sujet les réflexions qui suivent :

« M. le ministre de la guerre a tenu à la Chambre un langage très-juste. Non, il n'est pas possible de refuser la croix de la Légion d'honneur ou la médaille militaire à des sous-officiers et à des soldats amputés ou encore gravement malades des suites de la campagne. Personne ne réclame contre ces récompenses ni ne songe à marchander la dépense qui en résulte. Mais M. le général de Cissey n'ignore pas le nombre des individus qui ne sont ni amputés ni malades, qui n'ont même pas figuré pendant la campagne, ou si peu qu'il n'en faut pas parler, et qui sont pourtant décorés. Ceux-là, le ministre n'a pas eu besoin d'aller les découvrir dans les hôpitaux ; ils se présentent bien tout seuls, et, au besoin, les députés, comme il l'a fait entendre, ne leur manquent pas. C'est sur ces derniers qu'il fallait faire des économies de rubans, puisqu'on commence à s'apercevoir que, décidément, on en a trop donné. Ni M. Thiers, ni ses ministres, ni MM. les députés ne vont donc jamais dans un lieu public, au spectacle, par exemple; ils seraient confus en voyant la profusion ridicule de décorations qui s'y étale. Et si l'on savait ce que tant de gens qui les portent si fièrement ont fait pour les obtenir !!!

« Le triste spectacle des ambitions, des sollicitations sans dignité ne devaient pas plus manquer à l'armée de Metz qu'à celle de Sedan. Triste caractère que celui de ces hommes qu'on voit, à l'heure des grandes calamités publiques, oublier le deuil de la patrie pour ne songer qu'à eux-mêmes, et exploiter l'affaissement des consciences pour mendier, en suppliant, un grade ou un honneur. A Metz, le jour où il y eut le plus de solliciteurs chez le maréchal Bazaine fut le 28 octobre, le lendemain de la capitulation !... » — V. D.

DE LA DOULEUR CHEZ LES BLESSÉS.

La douleur est un élément avec lequel on ne compte pas à la guerre et sur les champs de bataille. Elle est la monnaie avec laquelle on achète la victoire ; et il est naturellement bien rare que ceux qui commandent les armées hésitent à la prodiguer pour une acquisition si enviée. Il n'y a pas lieu de les en blâmer. Les lois de la guerre le veulent ainsi, et c'est leur devoir de s'y conformer. Mais il appartient aux membres du corps médical militaire de se préoccuper sérieusement de cet élément qui les déborde et qui les inonde, lorsqu'ils sont appelés à suivre une armée en campagne. A force de voir souffrir et de demeurer impuissant, on finit par considérer la douleur comme inévitable, et à la regarder comme une atmosphère au milieu de laquelle il convient de vivre sans trop s'inquiéter de ce qu'elle a d'affligeant. Le pronostic des lésions ! voilà certainement la préoccupation par excellence du chirurgien d'armée, et les souffrances du présent s'effacent à ses yeux devant la considération de l'avenir.

Je ne dirai pas qu'il n'y ait rien de légitime dans cette subordination intellectuelle. Je pense même que si, en toute chose, il faut considérer la fin, c'est surtout en chirurgie qu'il convient de le faire. Mais il y a là une question de mesure, et il serait opportun, je crois, de songer un peu plus à lutter contre la douleur chez les victimes de la guerre. L'humanité y trouverait son compte ; mais il n'est pas douteux que la pratique chirurgicale y trouvât aussi le sien, car la douleur entraîne avec elle des troubles généraux et locaux qui compromettent la cure des lésions et le succès des opérations chirurgicales.

Les blessures par armes de guerre ne sont point toutes également douloureuses, et celles qui le deviennent ne le sont pas dans toutes les périodes de leur durée. On sait que la douleur est le plus souvent faible et à peine sensible au moment même où la blessure est reçue. Il y a alors une sensation de choc et de coup sec. La victime se sent frappée bien plus que blessée. Les exemples abondent de militaires qui, atteints d'une blessure grave, n'acquièrent la certitude de la pénétration du projectile que par la vue du sang qui s'échappe de la plaie. « J'ai entendu un officier supérieur à qui une balle, pénétrant par la région crurale, avait cassé le col du fémur, tandis qu'il était à cheval, nous dire qu'il n'avait eu qu'une sensation locale de choc sec, et que sa blessure ne lui avait été révélée que parce que le membre inférieur avait brusquement abandonné l'étrier et n'avait pu y être replacé. Les émotions et l'ivresse du combat, aussi bien que la soudaineté et le caractère stupéfiant du choc très-énergique du projectile, servent à expliquer ce silence de la douleur.

Mais, les premiers moments passés, l'inflammation se déclare ; les fragments osseux pénètrent dans les chairs et les blessent ; le projectile, s'il est resté au milieu des tissus, les irrite ; les articulations ouvertes se vascularisent et s'enflamment; les parties contuses et blessées se gonflent et s'étranglent ; la peau voisine se tend et s'injecte ; des douleurs vives se déclarent ; et le soir d'un jour de bataille, la plupart des blessés recueillis dans les ambulances ou couchés encore sur le terrain, sont en proie à des souffrances vives qui leur arrachent des gémissements. Les jours suivants sont pour quelques-uns marqués par un soulagement plus ou moins rapide; mais pour d'autres, au contraire, ils constituent des jours d'angoisses et de douleurs croissantes. Les lésions articulaires, en particulier, deviennent le siége d'élancements intolérables; les blessures des organes pulmonaires s'accompagnent de dyspnée, d'une gêne des plus pénibles et souvent de vives dou-

leurs thoraciques ; la péritonite aiguë tourmente les blessés atteints de plaies abdominales ; et enfin les malheureux atteints de mutilations multiples et fatales restent
livrés à leurs souffrances physiques et aux tristesses morales qui résultent de la
sombre contemplation de leur état,

Il y a pourtant un moyen facile, prompt, d'un effet immédiat et presque certain d'accorder à ces malheureux le bénéfice de quelques heures de trêve, et de
leur procurer ce sommeil de la nuit qui ne saurait jamais être plus précieux que
dans ces circonstances : je veux parler des injections opiacées hypodermiques. Ce
moyen est certes connu, et depuis plusieurs années passé dans la pratique ordinaire ; et pourtant il n'est pas, que je sache, accepté et généralisé comme il devait
l'être dans la chirurgie militaire en campagne. La petite seringue de Pravaz, qui
devrait se trouver dans la poche de tous les médecins d'armée, ne figure pas même
dans le catalogue des instruments, je ne dirai pas du sac d'ambulance qui doit
accompagner chaque bataillon, mais même du caisson d'ambulance, qui constitue
l'arsenal le plus complet de la chirurgie de campagne.

Et cependant, qui peut dire la somme de douleur qu'épargnerait un médecin
qui, le soir d'une bataille, irait d'un blessé à l'autre, muni de sa petite seringue
d'une main, et d'un flacon rempli d'une solution concentrée de morphine de l'autre, et qui, s'arrêtant avec discernement à ceux que tourmente le plus la douleur
et chez lesquels une réaction suffisante s'est opérée, leur instillerait rapidement
sous la peau quelques gouttes capables d'endormir le corps en même temps que la
douleur ! Une minute suffit pour cette courte opération ; et pour peu que notre zélé
confrère eût prolongé son œuvre nocturne, il aurait la satisfaction d'avoir répandu
les douceurs du sommeil et le privilége de l'anesthésie sur bien des souffrances
intolérables.

Ce qu'il serait possible de faire sur le champ de bataille devient plus facile
encore dans les locaux où sont apportés provisoirement les blessés, et où ils ne
trouvent le plus souvent pour lit de repos qu'une mince couche de paille. Mais là
où l'œuvre deviendrait encore plus facile et pourrait être d'un emploi plus régulier, ce sont les ambulances stationnaires, ce sont les locaux que l'on a disposés
pour y recevoir des blessés et leur y donner des soins plus ou moins prolongés.
Pendant le jour, la vue de la lumière, le mouvement qui se fait autour des malades,
les heures des repas et des pansements, sont autant de distractions qui détournent
l'attention de ceux qui souffrent et qui atténuent parfois la conscience de leur douleur ; mais quand arrive la nuit avec son cortège de silence, d'obscurité, avec la
fatigue accumulée de la journée, avec le besoin de repos qui ne peut être satisfait,
l'agitation physique et les sombres préoccupations morales s'éveillent ; il y a exacerbation de la douleur, et certains blessés, tourmentés par la fièvre et par la souffrance, passent la nuit à exhaler des plaintes ininterrompues.

En écrivant ces lignes, j'ai devant les yeux bon nombre de nos blessés de Bellegarde et de l'Isle-sur-le-Doubs. Je me souviens particulièrement de plusieurs soldats, atteints de plaies pénétrantes du genou, qui étaient arrivés dans notre ambulance avec des arthrites purulentes excessivement douloureuses, et que l'état suraigu de l'inflammation nous empêchait d'amputer dès leur arrivée. Je pourrais encore citer des blessés atteints de fractures comminutives du fémur, de blessures graves du coude ou de l'épaule, et particulièrement un soldat prussien qui avait eu les deux épaules fracassées par des projectiles. Quand ce malheureux, que nous ne pouvions voir sans une profonde pitié, nous fut apporté, sa double blessure datait de plusieurs jours. Les deux régions de l'épaule étaient fortement tuméfiées ; les os fracassés produisaient à la palpation cette sensation que l'on a caractérisée en la comparant à celle d'un sac de coques de noix concassées ; les tissus étaient enflammés, gorgés d'un sang noir, épanché également dans la cavité de l'aisselle. La peau était ecchymosée et bleuâtre ; les forces avaient disparu, le pouls était petit, dépressible. En présence d'un pareil état local et général, nous ne pûmes pas pratiquer une double désarticulation ou une double résection de l'épaule, et il ne nous resta qu'à donner à ce malade les soins capables d'adoucir autant que possible l'amertume de ses derniers jours.

Je citerai un mobile de la Savoie qui avait les deux genoux ouverts et fracassés. C'était encore une vie pour la conservation de laquelle nous ne pouvions rien, et dont il fallait rendre les derniers moments moins douloureux.

A toutes ces douleurs morales autant que physiques, nous avons été heureux d'opposer le sommeil de la nuit, et nous avons pour cela largement employé les injections hypodermiques, qui, sans troubler les fonctions digestives et sans fatiguer l'estomac, comme le font les opiacés pris à l'intérieur, avaient de plus sur ces derniers l'avantage d'une action plus sûre, plus prompte et plus complète. L'administration régulière des potions ou des pilules, la nuit, dans une agglomération de blessés, n'est pas une chose très-pratique : il faut pour cela un personnel nombreux, exact, ponctuel, que l'on n'a pas toujours sous la main dans une ambulance volante ; tandis que les injections convenablement dosées se font le soir, une fois pour toutes : une courte tournée du chirurgien ou d'un aide suffit à leur administration, de telle sorte qu'il y a une économie très-précieuse de temps et de personnel, en même temps que la certitude que le remède a été donné.

Nous avons donc usé largement de ce moyen, aussi efficace que commode ; et tous les soirs l'un de nous distribuait ainsi les bienfaits du sommeil et de l'oubli à ces malheureux torturés par la douleur et dominés par une profonde tristesse. Aussi appelaient-ils de tous leurs vœux l'heure de la tournée d'injection. C'était pour eux l'heure de la délivrance, et ils nous recommandaient chaleureusement de ne pas la retarder. Un soldat allemand cruellement mutilé, dont la physionomie rayonnait de satisfaction en voyant arriver son tour, et auquel nous exprimions notre étonnement de tant de joie, nous répondit avec une sorte d'enthousiasme : *Das ist so schon!* (Cela est si beau!) C'était beau en effet, dans le sens le plus élevé du mot, que de pouvoir arracher ces victimes pendant quelques heures à leurs tortures, et de les faire jouir d'un repos qu'ils trouvaient si délicieux. Nous pouvons dire que nous avons partagé leur satisfaction, et que nous avons trouvé des compensations à notre impuissance, dans la considération de toutes ces souffrances épargnées.

Pour atteindre un but analogue, nous avons largement employé le chloroforme tant pour nos opérations que pour les examens douloureux que nous devions faire subir aux malades. Puisque cet agent anesthésique a été l'objet de critiques vives et a excité dans certains milieux des répugnances injustes, nous devons dire que nous n'avons eu qu'à nous louer de son emploi, et qu'aucun accident n'a été à déplorer quoique nous en ayons fait un fréquent usage.

L'état de faiblesse et d'épuisement de nos blessés en rendait, du reste, l'effet très-prompt et quelquefois même presque instantané. Dans la plupart des cas, il nous a suffi de placer devant la bouche et le nez du patient une petite compresse imbibée de quelques gouttes de chloroforme pour obtenir très-rapidement une anesthésie complète. La période d'excitation était vraiment supprimée. Cette rapidité d'impressionnabilité vis-à-vis du chloroforme nous a si souvent frappés chez nos soldats, et a été si générale, que je n'ai pas voulu la passer sous silence. — Dr SABATIER, ambulance du Midi.

OBSERVATION SUR LES LÉTHARGIES, LA PERSISTANCE DE L'EXPRESSION DE LA PHYSIONOMIE APRÈS LA MORT ET SUR LA RIGIDITÉ CADAVÉRIQUE IMMÉDIATE. — LES LÉTHARGIES DES BLESSÉS SUR LE CHAMP DE BATAILLE, par le Dr NUSSBAUM.

Le Dr Nussbaum, professeur de chirurgie à l'école supérieure de Munich, écrit d'Orléans :

« J'ai éprouvé une épouvantable émotion après la bataille d'Orléans, le 10 et le 11 octobre, lorsqu'une nuit sombre, froide et profonde, qui força de s'arrêter, a produit tant de morts léthargiques. Nous revînmes plusieurs fois, avec quatre ou cinq porteurs, auprès des blessés qui avaient été laissés pour morts, tandis que le battement de leur cœur se faisait encore bien sentir, et après les avoir recueillis, réchauffés et rafraîchis, nous les ramenâmes à la vie.

« Perte de sang, épuisement, faim, froid, frayeur, me parurent les causes qui avaient produit cette léthargie. Et si l'on ne pouvait, sur le champ de bataille, employer les longues épingles pour piquer la pointe du cœur, ce qui est le meilleur moyen de constater la mort, on pouvait au moins ici, comme en tous les autres cas possibles, appliquer son oreille contre leur poitrine, ce qu'il est très-facile d'enseigner à faire à tout porteur de blessés.

« Car il est trop épouvantable de penser que ces pauvres et braves gens peuvent passer toute une nuit, gisant moribonds dans les fossés qui bordent les routes, tandis que les porteurs vont et viennent autour d'eux sans les regarder. Il n'y a pas le moindre doute que cette léthargie se change en une vraie mort, lorsqu'il se passe plusieurs heures sans qu'il leur arrive d'être soulagés ou réchauffés. » (*Annales de la Société de médecine d'Anvers.*)

LA PERSISTANCE DE L'EXPRESSION DE LA PHYSIONOMIE AU MOMENT DE LA MORT, par JOHN BRINTON et NEUDURFER.

C'est surtout depuis que l'inspection et l'évacuation des champs de bataille furent confiées presque exclusivement aux médecins militaires qu'on fut frappé de ce fait; l'expression de la physionomie vivante peut se conserver jusque dans la mort dans certaines circonstances particulières. Sur les champs de bataille d'In-kerman et d'Alma on observa souvent que sur le visage des soldats tombés se traduisaient des sentiments que ceux-ci devaient avoir éprouvés dans les derniers moments de leur existence. Ce champ d'observations a été singulièrement enrichi par celles qui furent recueillies pendant la guerre civile d'Amérique.

D'après Brinton, ces phénomènes, observés la plupart du temps dans les coups de feu ayant atteint le front et le cœur, ne s'expliqueraient que par le fait d'une mort subite, c'est-à-dire que l'homme a été surpris par la mort dans un moment où les muscles du visage étaient en état de contraction.

Après la bataille de Belmont, au Missouri, en novembre 1861, Brinton vit un soldat de quarante ans frappé d'un coup de feu qui avait atteint le front obli-quement, littéralement agenouillé; la main gauche tenait le canon du fusil, dont la crosse était appuyée sur le sol, la tête était penchée sur la poitrine et appuyée contre un tronc d'arbre, les mâchoires étaient fortement serrées l'une contre l'autre, tout le corps dans un état de rigidité absolue.

Après la bataille d'Antiétam, 1862, il vit un soldat dont la tête avait été tra-versée par une balle, à moitié debout dans un fossé; un pied était fortement fixé sur le sol, l'autre un peu fléchi et le genou appuyé contre le bord du fossé; un bras était étendu, la main correspondante reposant sur le parapet du retranche-ment établi devant ce fossé; à l'endroit où l'on trouva ce mort, il devait y avoir eu un feu violent, car il y avait là une masse de morts; beaucoup furent trouvés dans des attitudes particulières : les uns levaient en l'air leurs bras rigides, chez d'autres c'étaient les jambes qui étaient élevées, chez d'autres enfin le tronc était penché en avant dans une position fixe.

A la même bataille, un soldat de dix-huit ans avait été tué d'un coup de feu au cœur : on le trouva tenant le bras droit fortement tendu au-dessus de la tête, la main correspondante tenant ferme le képi, un sourire inspiré illuminait son pâle visage; on aurait dit qu'au moment où la mort le surprit il excitait ses camarades à l'attaque.

Un autre soldat, à Williamsburg, était en train d'escalader un rempart lorsqu'il fut frappé d'une balle au front; on eût dit qu'il avait remarqué l'adversaire qui le visait, car il avait relevé le bras au-dessus de la tête, la paume de la main tournée en dehors, tout à fait comme un homme qui cherche à garantir sa tête contre un coup ou une chute.

Le cas le plus extraordinaire est le suivant : des troupes du Nord tombent à l'improviste sur un groupe de cavaliers des Etats du Sud, en train de se reposer; immédiatement ces derniers sautent à cheval; les Nordistes leur envoient une salve qui ne parut pas avoir de résultat, car tous parvinrent à s'échapper au galop à l'exception d'un seul : ce dernier était debout, le pied gauche dans l'étrier, le pied droit fixé à terre; la main gauche tenait la crinière du cheval, la main droite serrait la carabine dont la crosse était appuyée contre terre; la tête était tournée en arrière, sur l'épaule droite, regardant du côté de l'ennemi. On lui crie de se rendre; pas de réponse : les Sudistes s'approchent tout surpris et trouvent un homme mort et dans un état de rigidité complète. On eut beaucoup de peine à détacher la main gauche du licou, ainsi que la main droite de la carabine; cette double opération terminée et le mort couché par terre, il resta encore dans la même position et tout le corps conserva sa rigidité. Le cheval était resté tout à fait tranquille, parce que dans sa précipitation le cavalier avait oublié de dégager le lien qui le fixait au piquet. Il avait été frappé de deux balles dont l'une avait traversé la poitrine de part en part d'arrière en avant, et dont l'autre avait pénétré par la tempe droite. — Dr G. Lauth.

Sur la rigidité cadavérique commençant immédiatement avec la cessation de la vie, par le Dr Rossbach, de Wurzbourg.

Jusqu'à présent l'on avait admis généralement que la mort relâche les muscles, que ce relâchement est suivi au bout d'un certain temps d'une rigidité cadavérique, laquelle à son tour finit par disparaître peu à peu.

Sur les champs de bataille de Beaumont et de Sedan, le docteur Rossbach eut l'occasion d'observer, à côté *d'un grand nombre* de cadavres sur lesquels une mort subite ou lente avait mis les membres dans un état de relâchement complet, dont la physionomie traduisait la plus grande tranquillité d'esprit, voire même l'absence de sentiments, et dont l'attitude ne dénotait rien de particulier comme préoccupation dans le dernier moment de la lutte; il eut, dis-je, l'occasion d'observer un petit nombre de cadavres qui dans l'état de rigidité avaient conservé la même attitude que celle prise pendant la vie dans un but intentionnel quelconque, quand bien même cette attitude ne se trouvait pas conforme aux lois de la pesanteur. Mais, chose digne de remarque, ce n'étaient pas seulement des cadavres appartenant à des soldats atteints par la mort d'une manière subite, foudroyante, mais aussi des cadavres de soldats dont la mort avait été lente et qui avaient su qu'ils étaient condamnés à mourir.

Le Dr Rossbach a pu distinguer les différentes catégories suivantes :

1° La conservation de l'expression de la physionomie au point de vue des sentiments que peut avoir éprouvés l'individu dans les derniers moments de la vie, conservation dont la possibilité avait été niée par d'autres, a été constatée par le Dr Rossbach au haut d'une colline sur toute une rangée de hussards français dont les cadavres présentaient tous ou un visage sombre ou des traits contractés par la douleur. L'attitude du corps et la position des membres ne présentaient rien de particulier dans ces cas-là; par-ci par-là on en voyait qui tenaient encore le sabre dans leur poing serré. La plupart d'entre eux avaient dû vivre encore des minutes, et même des heures entières après leur blessure, à en juger d'après la nature des blessures ou des circonstances particulières. Une fois le Dr Rossbach trouva dans un groupe de six Français, tués par un obus sur une colline, près de Beaumont, il observa, dis-je, un visage riant, exprimant une véritable gaieté; il n'y manquait qu'une portion du crâne enlevée par un éclat d'obus. La douleur et la gaieté, dans ce cas, étaient exprimées d'une façon si évidente qu'il n'y avait pas possibilité de les confondre avec l'expression habituelle de la physionomie.

2° De l'attitude du corps chez d'autres cadavres on pouvait conclure que la mort était survenue dans un moment où les muscles de différentes parties du corps se trouvaient dans un état de contraction plus ou moins énergique. Les mains fortement serrées tenaient encore fermes les armes comme au dernier moment précédant une mort subite, ou bien l'on voyait par l'attitude des bras qu'ils venaient de lâcher leurs armes au moment même de la mort, ou bien enfin l'on pouvait se convaincre que dans ce moment suprême ils avaient fait un mouvement quelconque, involontaire, et que dans cette position ils avaient été atteints de la rigidité cadavérique.

Ainsi un fantassin français avait été frappé au moment même où il voulait charger son fusil; il était tombé la face en avant, mais en conservant parfaitement l'attitude du soldat qui charge son arme : la main gauche soutenait le canon du fusil, la crosse appuyait contre le côté droit, la main droite se trouvait au point de la charge.

Sur une pente roide de la colline il trouva le cadavre d'un chasseur prussien tenant ferme son fusil et dans l'attitude d'un soldat montant à l'assaut.

Sur une hauteur, près de Beaumont, il vit le cadavre d'un soldat allemand couché sur le dos, tenant les deux bras roides levés vers le ciel.

Un peu plus loin, il vit un cheval auquel un obus avait arraché la colonne cervicale : ce cadavre était encore complétement dans l'attitude du cheval au moment où il va sauter : les jambes de devant repliées, celles de derrière fortement étendues.

3º Enfin, sur d'autres cadavres, le Dʳ Rossbach a pu observer des attitudes très-légères, même gracieuses, qui n'avaient subi aucun changement par le fait de la mort et qui s'étaient maintenues d'une façon incompréhensible : le groupe de six militaires français tués par un seul obus, dont il vient d'être question, était assis dans un enfoncement de terrain et déjeunait, au moment où la mort vint les surprendre. L'obus entier atteignit d'abord un des soldats assis au milieu du groupe ; il l'atteignit au dos, éclata dans le corps même, arracha et brûla une grande partie du tronc jusqu'aux cuisses, toutes les parties molles étaient carbonisées ou réduites en bouillie. Presque au même instant ses compagnons furent tués par les éclats de cet obus. L'un de ces malheureux tenant un gobelet en étain, délicatement entre le pouce et l'index, l'approchait de ses lèvres lorsque tout le crâne et la face, à l'exception de la mâchoire inférieure, lui furent enlevés : son cadavre ne put tomber à cause de l'enfoncement du terrain et parce que les cadavres de ses compagnons formaient une sorte de soutien ; aussi, vingt-quatre heures après, le Dʳ Rossbach put-il trouver ce cadavre encore moitié assis, moitié couché, la main librement levée, tenant le gobelet d'une façon gracieuse et l'approchant d'une mâchoire à laquelle manquait toute la tête.

Un Allemand frappé à la poitrine était à moitié couché de côté sur son sac : sa main roide était tendue devant ses yeux et serrait une photographie.

Un autre, avant sa mort, avait à moitié débouclé son sac et voulait s'en servir comme d'un oreiller pour reposer la tête et la poitrine ; il avait voulu s'appliquer une bande : le docteur Rossbach le trouva mort dans cette position, la bande était encore dans la main. Comme dans tous ces cas les muscles s'étaient maintenus dans un état de contraction tout à fait pareil à celui qu'ils avaient immédiatement avant la mort, et que les membres avaient conservé l'attitude qu'ils possédaient dans le dernier moment de la vie, le Dʳ Rossbach n'hésite plus à admettre *que, entre le dernier moment de la vie et le premier moment de la mort, ainsi avec la rapidité de la foudre, une rigidité* a dû se produire : cette rigidité, identique à la rigidité cadavérique, et se reliant d'une façon immédiate à la contraction musculaire pendant la vie, peut être considérée comme en étant le résultat. « En supposant, en effet, que cette rigidité soit survenue, ne fût-ce qu'un instant, après la cessation définitive de la vie, il faudrait de toute nécessité que dans ce même moment les muscles contractés se fussent relâchés, que les membres eussent obéi aux lois de la pesanteur, ainsi par exemple, que les bras levés en l'air fussent retombés, etc. Car il nous est impossible d'admettre qu'au moment de la mort, il puisse subsister une action vitale, une contraction musculaire. »

Brinton admet que cette rigidité subite ne se produit que lorsque l'individu est littéralement surpris par la mort dans un moment où les muscles sont en état de contraction ; mais il résulte des observations de Rossbach que même dans les cas de mort lente il se produit une pareille rigidité immédiatement pendant la dernière contraction musculaire en vie.

Observations sur ce sujet.

Les muscles de la majorité des cadavres observés par M. Rossbach sur les champs de bataille de Beaumont et de Sedan s'étaient relâchés avant le début de la roideur cadavérique, de telle sorte que la physionomie portait l'empreinte du repos et du calme, et que la position du corps ne présentait aucun indice de l'attitude prise au moment de la mort. Mais d'autres cadavres, en plus petit nombre, avaient été surpris par la rigidité en conservant une attitude prise pendant la vie, alors même que cette attitude était contraire aux lois de la pesanteur. Et parmi eux se rangent non-seulement ceux que la mort avait foudroyés en quelque sorte, mais d'autres qui avaient lentement succombé, en ayant eu conscience de leur fin prochaine.

1. Il n'était pas rare de voir les traits de la face reproduire parfaitement les dernières impressions éprouvées pendant la vie; l'auteur émet à cet égard une assertion formelle, contraire, par conséquent, à l'opinion de Kussmaul, d'après laquelle ces expressions de physionomie ne persisteraient jamais après la mort. Fréquemment on rencontrait des visages sombres, d'autres crispés par la douleur, des sourcils froncés, des lèvres serrées, etc. Dans ces cas, la position du corps et celle des extrémités n'offraient rien de remarquable; ordinairement les bras et les jambes étaient tendus comme cela se remarque sur la plupart des cadavres; çà et là une main serrait convulsivement la poignée du sabre. La nature des plaies et quelques autres circonstances permettent d'avancer que beaucoup, parmi ces victimes, avaient dû survivre plusieurs minutes et même des heures à leurs blessures.

2. On pouvait juger, par la position d'autres cadavres, que la mort était survenue au moment où les muscles de certaines régions du corps se contractaient avec force, dans le but d'exécuter des mouvements déterminés, en partie volontaires, en partie involontaires.

Près de Beaumont, un fantassin français avait reçu le coup fatal à l'instant même qu'il chargeait son chassepot; les mains gardaient exactement la position que nécessite cette manœuvre.

Sur la pente escarpée qui de Floins conduit à la hauteur voisine, un chasseur prussien tenait son arme comme pour la charge à la baïonnette.

Un hussard français et le cheval qu'il montait avaient été frappés mortellement tous deux en même temps. Le cavalier, au moment de la chute, était resté en selle; la jambe gauche se trouvait sous le cheval, la droite recouvrait la selle du côté opposé.

Près de Beaumont, gisait le cadavre d'un soldat allemand; il était couché sur le dos, étendant les bras vers le ciel. Le malheureux, alors qu'il était encore debout, avait étendu les bras, comme pour écarter un danger, et la mort l'avait surpris dans cette position.

Près de Beaumont encore, un cheval a la colonne cervicale enlevée au moment de franchir un obstacle ; il est surpris par la roideur cadavérique en pleine attitude du saut.

3. Tandis que dans les cas qui précèdent on constate des attitudes du corps et des extrémités plutôt énergiques que gracieuses et déterminées par de fortes contractions musculaires conservées après la mort, il est d'autres cas, moins nombreux, mais bien plus remarquables, où certaines poses faciles et gracieuses ont persisté intactes après le trépas.

Six Français sont tués en même temps par un obus au moment où, réunis dans un enfoncement de terrain, ils sont en train de déjeuner. Le projectile atteint d'abord un soldat assis au milieu du cercle, le frappe dans le dos et éclate dans le corps même, en lacérant et brûlant la plus grande partie du tronc jusqu'à la racine des cuisses. Les éclats tuent en même temps ses compagnons de table ; l'un a le crâne séparé de la face au moment où, probablement, il rit de la repartie d'un camarade ; un autre, à côté de lui, tenant gracieusement un gobelet d'étain entre le pouce et l'index, le porte à ses lèvres ; le bord du gobelet atteint précisément la lèvre inférieure, lorsque le crâne et la face, à l'exception de la mâchoire inférieure sont arrachés. Ces soldats tués ainsi en un clin d'œil conservaient, à cause de l'enfoncement où ils étaient les uns contre les autres, la position qu'ils avaient pendant la vie ; et ainsi s'explique que celui dont nous avons parlé en dernier lieu se trouvait encore, vingt-quatre heures plus tard, moitié assis, moitié couché, portant toujours le gobelet à sa mâchoire inférieure, seul vestige de son extrémité céphalique.

Un Allemand, atteint en pleine poitrine, sentant arriver sa fin prochaine, avait voulu jeter un dernier regard sur l'image de sa femme ou d'une personne aimée. Il était en partie couché sur le côté, appuyé sur son sac, et sa main roidie tenait la photographie à la hauteur de ses yeux.

Un autre, avant de mourir, avait détaché son sac, s'en était fait un oreiller, et avait tenté de panser sa blessure ; il était mort dans cette attitude, tenant encore une bande à la main.

Les trois exemples qui précèdent, de même que ceux où certaines expressions de la face sont conservées, excluent la possibilité d'admettre qu'ils sont le résultat d'une contraction convulsive ultime des muscles. Il est certain que la rigidité cadavérique a dû survenir à l'instant même du passage de la vie à la mort, surprendre en quelque sorte les muscles en contraction. Si la rigidité avait apparu un instant plus tard, les muscles eussent été relâchés, les extrémités eussent obéi aux lois de la pesanteur, les bras, par exemple, se fussent affaissés, et ainsi de suite.

Jusqu'ici la littérature médicale ne relate qu'un très-petit nombre de semblables cas de rigidité cadavérique immédiate.

L'auteur, M. Rossbach, croit pouvoir rapprocher des observations faites sur les champs de bataille, les expériences de Kussmaul (d'après la juste remarque de Boll, elles ont une tout autre signification physiologique), qui vit la rigidité cadavérique succéder immédiatement à un état convulsif ou tétanique chez les animaux, dans les artères desquels il avait injecté divers agents chimiques, tels que l'alcool, l'éther, le chloroforme, etc., puis la connaissance de ce fait que, chez les personnes noyées dans l'eau froide, les mains serrent convulsivement certains objets à leur portée, et enfin, les expériences d'empoisonnement par les strychnées, qui toutefois sont très-contradictoires au point de vue qui nous occupe. (D'après le Dr Boll, il faudrait ranger ici l'ancienne expérience de Van Marum, d'où il résulte que les animaux tués par une seule forte décharge de sa machine électrique conservaient la position qu'ils avaient avant de mourir.)

Les matériaux trop peu nombreux que l'on possède aujourd'hui ne permettent pas encore de remonter à la cause de cette roideur cadavérique se montrant subitement après la mort. L'opinion de M. Brinton, d'après laquelle on ne l'observerait que chez l'homme surpris par la mort, les muscles étant contractés par l'action tombe devant quelques exemples rapportées par Rossbach, où il est de toute évidence que le passage de la vie au trépas, loin d'être brusque, fut lent au contraire. La possibilité d'un rapport entre la roideur en question et des lésions directes des centres nerveux spéciaux, admise par Brinton, n'est plus admissible, Rossbach ayant observé cette roideur à la suite de plaies de poitrine, du ventre et de blessures du crâne ; toutefois ce dernier auteur reconnaît que des recherches anatomiques précises ne sont guère possibles sur le champ de bataille, et qu'il peut arriver sans doute que des balles, après avoir pénétré dans la poitrine ou l'abdomen, poursuivent leur route, atteignent la colonne vertébrale et vont léser la moelle épinière. (*Archives médicales belges*, avril 1871.)

Hygiène.

Sans l'hygiène la chirurgie n'est qu'une lugubre agitation ! — M. Lévy.

« Le comble de l'art de diriger les ambulances de l'armée était, pour bien des administrateurs, d'entasser le plus possible de soldats blessés dans un local quelconque, et souvent malsain et malpropre, et peu leur importait que ces asiles devinssent la terreur des blessés et le désespoir des chirurgiens, mais le malheureux qui y était entré pour une blessure légère ou pour une simple indisposition, voyait celle-ci se changer en une maladie grave, et sa blessure en un horrible ulcère. Souvent, au moment où le blessé allait recueillir le fruit d'une opération grave et douloureuse qu'il avait supportée avec courage, l'air infect de l'ambulance lui faisait perdre, en un instant, le fruit de sa longue résignation, et le réduisait quelquefois à un état pire que celui dont on l'avait tiré à force de soins, si même il ne succombait pas à ce surcroît de maux. » — Percy.

Nous aurions certainement beaucoup à dire sur l'hygiène et ses préceptes les plus élémentaires; mais il ne nous est pas possible de nous occuper ici d'un sujet si important et qui demanderait de grands développements.

Nous désirons parler de la nourriture, de l'habillement, de la coiffure, de la chaussure, etc., etc. Nous ne dirons donc qu'un mot sur quelques points de l'hygiène.

Nourriture. — « L'art de vaincre est perdu sans l'art de subsister. Soumis en campagne aux fatigues d'une vie nomade et toujours laborieuse, le soldat ne les supporte qu'à la condition que sa jeune machine physiologique reçoive chaque jour une pitance plus généreuse qu'en aucun autre moment de sa vie militaire. On n'en obtient une plus forte somme de travail qu'à la condition d'augmenter sa ration quotidienne. Augmentez la quantité; recherchez autant que possible la qualité et la variété, vous obtiendrez la force morale, la force physique, la bonne santé et la bonne humeur.

Le blessé a impérieusement besoin d'une bonne et copieuse nourriture, d'une double ration de vin au moins pour réparer les pertes qu'il subit par une abondante suppuration.

Chaussure. — Toute la force de l'infanterie est dans les jambes; il faut donc que le soldat ait une bonne et solide chaussure qui ne le gêne pas, ne le blesse pas et dont les semelles ne soient pas de carton. Il faut multiplier les pointures, et quand un régiment de cavalerie doit se mettre en marche, on visite les pieds des chevaux, on rafraîchit la corne trop longue. Un régiment d'infanterie doit-il faire une étape, il faudrait s'occuper de ses pieds, le forcer à couper les durillons et les ongles trop longs, déviés et menaçant d'entrer dans les chairs.

Vêtements chauds pour les hommes de faction ; les Prussiens ont soin de distribuer des fourrures ; on en donne un nombre assez important : chaque bataillon en a 100, chaque régiment de cavalerie, 50. — Ordre du jour. Belloy, 8 janvier. Demain à midi l'intendance de campagne délivrera à Harbonnières (Somme) et contre quittances, les fourrures destinées aux sentinelles; on devra en prendre un soin tout particulier. — Les bas et les chemises de laine, qui pendant le cours de la présente campagne ont été ou seront distribués aux soldats, resteront leur propriété.

Les administrateurs regardent généralement l'hygiène comme très-accessoire, puisque prétendant en connaître les exigences, ils les respectent comme théorie, mais ne les mettent pas en pratique. Construit-on un hôpital, une caserne, l'hygiéniste voit ses conseils méconnus !

Pendant cette guerre, comme toujours d'ailleurs, le nombre des blessés et surtout celui des malades ont dépassé de suite les prévisions ; les hôpitaux ont été promptement encombrés. Nous avons été surpris de toutes manières, parce qu'on ne s'aperçoit de son imprévoyance que lorsqu'on n'a plus le temps ni le moyen d'en atténuer les douloureux et funestes effets.

Les locaux désignés pour l'établissement des ambulances ne sont généralement occupés que pour un temps limité ; mais ils s'infectent rapidement par l'encombrement des malades ; il y a des nécessités qui s'imposent, on le comprend, et
nous ne ferons pas d'observations au sujet de ces asiles provisoires qu'on est souvent fort heureux de rencontrer dans le voisinage d'un champ de bataille. Mais les
hôpitaux qu'on n'improvise pas, réunissent-ils pour la plupart les conditions hygiéniques qu'on devrait en attendre ? Sont-ils placés dans les meilleures conditions ?
Sont-ils assez spacieux pour faire face aux besoins du temps de guerre ; pour permettre d'assainir les salles contaminées ?

Nos ancêtres avaient parfaitement compris l'importance capitale des prescriptions hygiéniques propres à empêcher la propagation des maladies contagieuses.
Leur sagacité leur avait permis de reconnaître que le meilleur moyen de préserver
les populations du fléau de la contagion était d'isoler les malades et de les éloigner des centres populeux, dès que les premières manifestations pathologiques se
produisaient. C'est ainsi qu'ils mettaient fin aux nombreuses épidémies qui, de
temps en temps, semaient le deuil et la terreur dans des contrées entières.

Ne serait-on pas en droit de se demander aujourd'hui : mais si ces mesures
présentaient une utilité si manifeste, pourquoi sont-elles tombées en désuétude ?
Que sont devenus les nombreux lazarets si sagement établis à proximité de toutes
les villes de France ? Hélas ! les prétendus progrès de la civilisation moderne les
ont fait disparaître ; c'était trop simple et trop utile pour résister aux écarts du
bon sens et de la raison. Ne dirait-on pas que les administrateurs ont été saisis de
vertige pour prendre précisément le contre-pied de ce qu'il fallait faire, autant dans
l'intérêt des malades que dans celui des populations ? Mais la tendance impré-
voyante a voulu, depuis nombre d'années, créer dans les cités des monuments
superbes, au lieu de modestes lazarets construits en dehors des villes, sur la colline ou le plateau le plus salubre, et éminemment propres tout à la fois à guérir
des malades et à empêcher la propagation des maladies ; on s'est donc mis à
ériger à grands frais, au beau milieu des centres populeux, de vastes hôpitaux
pour y entasser tous les malades indistinctement, qu'ils soient ou non atteints de
maladies contagieuses, et créer ainsi d'immenses foyers d'infection qui sèment
dans toute la cité les germes des maladies régnantes.

On veut des constructions monumentales, des chefs-d'œuvre d'architecture
avec accumulation inouïe de pierres de taille, pour y loger le pauvre ! mais le
pauvre n'aime pas ces splendeurs ; il en a peur, parce que son instinct lui dit que
ce palais n'est pas ce qu'il faut pour le guérir ; il sait qu'on y meurt souvent de
maladies qu'on y contracte. Il dit : N'allez pas à l'hôpital, on y meurt ! et il ne
s'y rend qu'avec une grande répugnance.

Après avoir parcouru les salles de ces vastes et splendides nécropoles, si l'on
se dirige vers l'amphithéâtre ou si seulement l'on s'informe de la mortalité de

chaque jour, on se demandera si ces grands hôpitaux ne sont pas plus nuisibles qu'utiles.

De petits hôpitaux plus nombreux, plus modestes, établis avec tout le confortable possible, sous baraques bien placées, bien orientées, bien ventilées, bien isolées, mais en communication entre elles, en un mot bien construites, sauveront plus de malades et coûteront cent fois moins cher que les grands hôpitaux ; on pourra les changer de place, les brûler au besoin après quelques années et lorsquelles seront contaminées. Ce sont, on l'a dit, les HÔPITAUX DE L'AVENIR. Nous attendons ce qu'on dira avant dix ans de l'Hôtel-Dieu en construction au centre de Paris.

« Qu'on se place résolûment devant Dieu et devant sa conscience et qu'on se demande si les conditions dans lesquelles se trouvent aujourd'hui les hôpitaux sont de nature à donner satisfaction à tous les intérêts, à toutes les responsabilités et à toutes les consciences ! » — Dr BOUGARD.

Pour terminer en quelques mots sur l'hygiène, nous rappellerons que l'armée prussienne avait un petit livret, imprimé à Berlin, chez Berstein; ce livret contient les préceptes hygiéniques les plus élémentaires sur l'existence du soldat en campagne, relativement à la nourriture, boissons, cuisson de la viande, vêtements, chaussure.

INTERNEMENT.

Nous ne cesserons de dire que la France a contracté envers la Suisse une de ces dettes de cœur que ses enfants n'oublieront jamais, et qui font plus pour cimenter l'alliance, entre nations, comme l'a dit un de nos confrères des ambulances, que toutes les théories sur la fraternité des peuples.

« Au milieu des souffrances sans nombre produites par la guerre, et grâce à l'universel déploiement de charité qui faisait avec ce sombre tableau un contraste si consolant, la sphère d'activité de notre Société s'est étendue bien au delà des limites qui semblaient lui être tracées. Les événements l'ont obligée à dépasser la lettre de ses statuts, et, s'attachant plutôt à l'esprit qui a présidé à sa fondation, elle n'a pas voulu qu'aucune épreuve du soldat lui demeurât étrangère. Après s'être occupée des blessés et des malades, elle a dû s'occuper aussi des prisonniers, de leur sort, de leur rapatriement; elle a même étendu sa sollicitude, bien que dans une mesure moindre, aux soldats internés en Suisse. La Convention de Genève n'avait pas prévu le fait si extraordinaire de l'internement d'une armée de 94,000 hommes, mais la seule observation des règles du droit des gens a suffi pour aplanir toute difficulté à ce sujet.

Comme on le sait, l'armée de l'Est fut répartie sur divers points du territoire suisse. Des dépôts plus ou moins considérables furent établis principalement dans les cantons du centre. Deux cents ambulances environ. dont quelques-unes très-vastes, furent aménagées pour recevoir des malades dont le nombre s'éleva à plus de 20,000 pendant la durée de l'internement.

La 2e ambulance lyonnaise, placée sous la direction de M. le Dr Doyon, vint offrir ses services à Berne ; agréés avec empressement par les autorités militaires fédérales, ils furent utilisés, non-seulement à Berne, mais encore à Zurich, à Baden, à Aarbourg, etc. La principale ambulance de Berne, remise aux soins du Dr Doyon, renfermait 200 lits : elle comprenait quatre divisions, chacune ayant à sa tête un médecin, secondé par quatre aides et par des infirmiers. Chaque aide avait à soigner 17 ou 18 malades, à consigner sur une seule feuille d'observations tous les détails de l'affection et du traitement, à enregistrer le nom du malade, le corps auquel il appartenait et son lieu d'origine. La salle des varioleux, dépendant de cette ambulance, reçut environ 80 malades, parmi lesquels on n'eut à regretter aucun décès.

« Le canton et la ville de Neuchâtel avaient reçu avec la plus vaillante et la plus efficace sympathie cette avalanche humaine qui, par les pentes du Jura, descendait sur leur territoire. Des secours multipliés arrivèrent de France, notamment du Conseil de la Société française de Paris, des Comités de Bordeaux, Montpellier, Lyon, etc. : mais les plus importants furent offerts, avec un fraternel empressement, par les Comités suisses, parmi lesquels il faut citer ceux de Berne, de Genève, Lausanne, Neuchâtel et Bâle, et l'on a pu dire avec vérité : « Le riche a fait ce qu'il a pu ; le pauvre, plus qu'il ne pouvait. »

Qu'il me soit permis d'ajouter ici que partout, en Suisse, j'ai recueilli des témoignages de l'intérêt, de la cordiale affection qu'avaient su inspirer les soldats internés. On faisait, à peu d'exceptions près, l'éloge de leur politesse et de leur discipline. Les conseils de guerre institués pour cette armée de 94,000 hommes, n'eurent à juger que 12 cas de quelque gravité.

De ce fait et de ces témoignages à peu près unanimes il ressort que, tant en France même qu'à l'étranger, on a porté des jugements trop sévères sur la conduite du soldat français. On n'a pas assez tenu compte du trouble moral que ne pouvaient manquer d'exercer, sur une armée aussi sensible au point d'honneur, des défaites sans cesse répétées, une lutte continuelle contre les privations, la faim, la maladie et les éléments déchaînés. » — VERNES D'ARLANDES.

A part quelques soldats et quelques petits détachements qui se sont réfugiés en Suisse dans le courant de janvier, l'entrée des troupes françaises s'est faite dans deux directions principales : par les Verrières-Neuchâtel et par Bellaigue-Orbe. Le nombre des malades ou blessés a été de 17,979 et celui des décès de 1701, comme nous le dirons plus loin.

Le nombre des internés a été d'abord de 90,314 dont 2467 officiers. Le défilé, commencé le 1er février au matin, dura tout le jour sans interruption : soldats entremêlés, n'obéissant à personne, parmi lesquels les mobiles étaient en très-grande majorité. Une toux stridente et continuelle se faisait entendre de la tête à la queue des colonnes, car tous à peu près en étaient affectés.

Un très-grand nombre d'entre eux marchaient les pieds nus ou enveloppés de misérables chiffons ; leurs chaussures, faites avec un cuir spongieux, mal tanné, et la plupart du temps trop étroites, n'avaient pu supporter les marches dans la neige et la boue, et n'ayant pu être remplacées, elles n'avaient pas tardé à faire eau de toutes parts ; les semelles étaient absentes ou dans un état pitoyable : aussi beaucoup de ces malheureux avaient-ils les pieds gelés ou tout en sang. Les uniformes étaient en lambeaux, et les soldats s'étant approprié tous les vêtements qu'ils avaient trouvés pour remplacer ceux qui étaient détruits, présentaient une bigarrure inimaginable. Plusieurs d'entre eux avaient encore les pantalons de *toile* reçus à l'entrée de la campagne et grelottaient à faire pitié.

Les chevaux, surtout, présentaient le plus piteux aspect : affamés, privés de soins depuis longtemps, leur corps n'offrait parfois qu'une plaie dégoûtante ; maigres, efflanqués et pouvant à peine se tenir sur leurs jambes, ils cherchaient à ronger tout ce qui se trouvait à leur portée ; des jantes de roues, de vieux paniers, la queue et la crinière de leurs voisins étaient dévorés. De temps à autre, une de ces pauvres bêtes, anéantie et que le fouet était impuissant à faire mouvoir, tombait pour mourir peu après. On se contentait de couper ses traits et de la traîner au bord de la route, qui sur tout son parcours était jonchée çà et là de leurs cadavres. Parfois, un de nos soldats compatissant mettait un terme aux souffrances de ces pauvres animaux en leur tirant un coup de fusil, lorsqu'il était impossible de leur faire faire un pas de plus. De l'aveu de leurs conducteurs, un grand nombre de chevaux d'artillerie n'avaient pas été déharnachés depuis plusieurs semaines.

La cavalerie avait encore assez bon aspect et marchait en ordre avec ses officiers ; les chevaux, quoique harassés, avaient été l'objet des soins de leurs cavaliers et ne présentaient pas le misérable aspect de ceux des attelages de l'artillerie. Les soldats d'Afrique, en particulier, montraient de la sollicitude pour leurs montures, tandis que les soldats du train d'artillerie et des équipages donnaient fréquemment l'exemple de brutalités révoltantes vis-à-vis des pauvres bêtes confiées à leurs soins.....

Les habitants des beaux villages du Val-Travers ont reçu nos malheureux soldats avec une touchante bienveillance. Toute la population, échelonnée sur la route, munie de corbeilles de pain, de tabac et de cigares, forme la haie et offre, les larmes aux yeux, quelque soulagement à ces pauvres gens.....

Les autorités civiles et militaires avaient accumulé des subsistances en abondance. Au croisement des routes on distribuait de la viande, du pain et du vin dans les villes ; mais toute la prévoyance, toute la sollicitude déployées à cette occasion, n'auraient été que d'un bien faible secours en présence de pareilles misères, si la population tout entière, avec une charité vraiment chrétienne, ne s'était mise en avant et si l'assistance ainsi divisée en mille ramifications n'avait pas atteint promptement chaque malade, chaque soldat.

Les turcos et autres indigènes d'Afrique, pour lesquels la satisfaction des instincts matériels est la première condition du bonheur, étaient, au grand étonnement de tous les campagnards, les premiers ragaillardis, malgré le froid et leur costume peu fait pour le supporter. Au bout d'un ou deux jours, ceux d'entre eux qui n'étaient pas malades, étaient gais comme des pinsons, tandis que le Français resta longtemps encore sous le poids des malheurs de son pays et des désastres de l'armée. — Major DAVALL, de l'état-major général suisse. »

Première répartition de l'armée française de l'Est par canton en Suisse dans les premiers jours.

		Malades aux hôpitaux.
Généraux et leurs états-majors	70	»
OFFICIERS.		
Baden	408	»
Fribourg	167	»
Saint-Gall	187	»
Interlaken	325	»
Lucerne	592	9
Zurich	433	1
	2,182	10
TROUPE.		
Zurich	11,356	727
Berne	19,565	982
Lucerne	5,087	222
Uri	383	4
Schwytz	909	108
Unterwalden, obwalden	349	15
— nidwalden	357	19
Glaris	822	120
Zug	638	51
Fribourg	4,548	351
Soleure	3,051	107
Bâle, ville	1,423	58
— campagne	1,411	54
Schaffouse	1,119	111
Appenzel	1,581	80
Saint-Gall	7,510	658
Grisons	1,028	53
Argovie	8,492	144
Thurgovie	4,133	103
Vaud	7,584	593
Valais	1,079	32
Neuchâtel	564	327
Genève	74	46
Fort Luziensteig	153	»
	85,598	4,975

Sur ce nombre, on dut envoyer au fort du Luziensteig 153 hommes dont 3 officiers coupables d'actes d'indiscipline ou d'autres fautes graves. — Major DAVALL.

Les maladies ont été en général peu graves et se bornaient à des pieds blessés par la chaussure, des bronchites et quelques cas de typhus et de variole légère. La chaussure est trop généralement très-défectueuse. — Colonel fédéral Thumpy.

STATISTIQUE.

Il ne faut pas croire que nous attachions une grande importance aux statistiques médicales dont la valeur n'est que relative ; les conclusions qu'on peut tirer des chiffres ne peuvent être absolument vraies ; en effet, il est impossible de pouvoir connaître et apprécier les nombreuses circonstances extrêmement variables dans lesquelles se sont trouvés les blessés individuellement. Cela est surtout vrai pour les amputés, dont la guérison dépend plus des influences ambiantes que de l'opération en elle-même ; aussi, la statistique médicale toujours utile à titre de renseignement et comme curiosité scientifique, ne peut être véritablement instructive qu'autant qu'on aura des observations bien faites et dans lesquelles on tiendra compte des milieux et de toutes les circonstances qui ont eu de l'influence sur l'état général du blessé ou du malade ; et comme l'a fort bien dit le Dr Sédillot, il ne suffit pas de compter les succès et les revers ; il faut en rechercher les conditions dans les circonstances spéciales où ils ont eu lieu.

Dans les grands hôpitaux en campagne, les influences locales ou ambiantes peuvent varier d'une localité à l'autre, mais elles sont généralement les mêmes pour tous les malades qui y sont traités.

Il serait à désirer que le bureau de statistique du ministère de la guerre fût organisé plus complétement et qu'il ne se bornât pas à la mortalité en temps de paix, mais qu'il s'occupât de la mortalité en temps de guerre ; ce travail ne serait pas plus difficile à Paris qu'à Berlin. Nous l'avons fait pour les dernières campagnes depuis 1854 et dans des conditions peu très-favorables.

L'emploi de fiches individuelles, qu'on peut classer par ordre alphabétique au lieu de listes nominatives, abrégerait et simplifierait énormément les recherches. Enfin, il serait à désirer que, dans toutes les ambulances et tous les hôpitaux, il y eût un chirurgien d'un grade inférieur, chargé spécialement de recueillir les observations cliniques importantes, sous la direction du chirurgien, chef de service ; ce travail, fait sur fiches nominatives, serait très-précieux pour la science.

A la suite de cette dernière guerre, les rapports adressés sont loin d'être établis sur le même modèle ; chacun a suivi ses inspirations et a cru, bien certainement, faire pour le mieux. Parmi les difficultés qui se sont présentées, nous citerons les rapports illisibles, les noms des blessés indiqués peu correctement, l'emploi de lettres de fantaisie, qui laissent la plus grande incertitude entre les T et les C par exemple, la formation des régiments de marche aux dépens des régiments de ligne et l'établissement des régiments provisoires.

Pour les amputations, il y a beaucoup d'indications insuffisantes. Quelquefois l'amputation n'est indiquée que par le mot *amputé* ; quelquefois aussi l'opération est trop vaguement spécifiée *amputation du pied*. Heureusement, nous avons pu contrôler les résultats obtenus pour les survivants et pour la presque totalité des morts.

Nous devons remercier tous nos confrères qui, après avoir servi avec le plus grand dévouement dans nos ambulances, nous ont prêté leur concours empressé en nous adressant de toutes les parties de la France des renseignements quelque-fois très-circonstanciés sur les services qu'ils ont eu à diriger. Le dépouillement de ces nombreux documents a exigé un temps considérable ; l'administration, la comptabilité, la chirurgie, la médecine, les dons et secours reçus et distribués, tout cela réparti dans les rapports et souvent sans ordre, créait des obstacles qui ont beaucoup compliqué notre travail ; seuls, les rapports imprimés ne donnaient pas lieu à cette observation, mais généralement ils étaient plus administratifs que mé-dicaux.

PERTES DES ARMÉES ALLEMANDES ET FRANÇAISES.

Nous avons cherché à établir les pertes générales de l'ennemi ; mais nous croyons qu'il est bien difficile d'arriver à des chiffres exacts : aussi, malgré de laborieuses recherches, ne pensons-nous donner que des chiffres aussi approxima-tifs que possible. Nous sommes forcé d'accepter sans contrôle, et dès lors avec réserve, les chiffres du bureau de statistique de Berlin ; car, pour exemple seule-ment, nous avons signalé, pages 2 et 55 de ce volume, une erreur assez notable dans un cas où nous avons pu avoir deux rapports contradictoires d'origine alle-mande et d'origine française ; nous n'y reviendrons pas. Tous les chiffres donnés jusqu'ici, comme d'origine plus ou moins officielle, présentent des différences trop importantes pour ne pas éveiller nos scrupules. Ainsi, ces pertes sont, en blessés, morts ou disparus, d'après :

La *Gazette de Cologne* du 30 novembre 1871 (moins la Saxe et le
    Wurtemberg) . . . . 108,833. — Variante : 114,443.
La *Gazette d'Augsbourg*. 74,000   »   »
Le Dr Barggraeve, professeur à l'Université de Gand . . . . 141,024 officiers et troupe.
Les journaux anglais, généralement bien informés.. 117,028   »   »
Le capitaine Leclerc (compte rendu de l'Institut, 6 octobre 1873). 129,250   »   »
Le Dr Morache, du Val-de-Grâce, traduction du Dr Engel, direc-
    teur du Bureau de statistique de Berlin, qui, mieux que per-
    sonne, doit avoir eu les renseignements officiels les plus nom-
    breux. 151,876   »   »

Nous croyons devoir dire encore, afin de ne pas laisser de doutes, que nous ne contestons pas la bonne foi des personnes qui ont communiqué ces chiffres, et que nous pensons même trouver l'explication des différences qui se présentent dans la date différente de la clôture des recherches. La statistique la plus importante est, sans contredit, celle du Dr Engel. Elle a paru en 1872 ; elle a donc été terminée à une époque à laquelle les renseignements pouvaient n'être pas complets, car, en Allemagne comme en France, beaucoup de blessés encore en traitement ont dû succomber aux suites de leurs blessures. Nous ne pouvons admettre les distinctions entre ce qu'on dit blessures légères et blessures graves, car parmi ces dernières quelques-unes se terminent par la guérison dans des cas souvent désespérés, tandis que parmi les blessures dites légères, il en est un bon nombre qui s'aggravent par des complications inattendues et sont suivies de mort. Quoi qu'il en soit, nous allons mettre sous les yeux de nos lecteurs, dans le tableau ci-contre, les renseignements que nous avons pu réunir et que nous croyons devoir les intéresser sans pouvoir affirmer leur exactitude, comme ils le comprendront facilement en présence de chiffres si différents.

PERTES (DÉCÈS) DES ARMÉES ALLEMANDES PAR CONTINGENTS

D'APRÈS LA STATISTIQUE ALLEMANDE.

	PRUSSIENS.			BAVAROIS.			SAXONS.		
	Officiers.	Troupe.	Total.	Officiers.	Troupe.	Total.	Officiers.	Troupe.	Total.
Tués.	730	12,926	13,676	162	1,597	1,759	54	872	926
Morts de blessures.	469	7,341	8,010	120	1,169	1,289	30	517	547
Morts accidentelles.	7	201	208	»	13	13	1	14	15
	1,226	20,668	21,894	282	2,779	3,061	85	1,403	1,488
MORTS DE MALADIES.									
Suicides.	1	11	12	»	»	1	»	4	4
Dyssenterie.	14	1,384	1,398	»	356	356	»	122	122
Typhus (fièvre ty-phoïde).	88	4,693	4,781	2	936	938	3	477	480
Maladies intestinales	6	116	122	»	16	16	»	7	7
Variole.	4	144	148	»	50	50	»	11	11
Voies respiratoires.	2	380	382	»	62	62	»	19	19
Phthisie.	5	443	448	»	21	21	1	30	31
Diverses.	60	822	882	»	326	326	3	316	319
Mort subite.	9	62	71	»	5	5	1	8	9
	189	8,055	8,244	2	1,772	1,774	8	994	1,002

	HESSOIS.			BADOIS.			WURTEMBERGEOIS.		
	Officiers.	Troupe.	Total.	Officiers.	Troupe.	Total.	Officiers.	Troupe.	Total.
Tués	21	276	297	23	412	435	21	456	477
Morts de blessures .	17	220	237	17	331	348	4	272	276
Morts accidentelles .	»	11	11	1	5	6	»	37	37
	38	507	545	41	748	789	25	765	790
MORTS DE MALADIES.									
Suicide.	»	9	9	2	1	3	»	»	»
Dyssenterie.	2	87	89	»	5	5	»	15	15
Typhus (fièvre ty-phoïde)	1	291	292	1	161	162	»	282	282
Maladies intestinales	»	5	5	»	8	8	»	»	»
Variole.	»	34	34	»	5	5	1	1	»
Voies respiratoires .	»	10	10	»	8	8	»	10	10
Phthisie	»	17	17	»	4	4	»	»	»
Diverses	1	62	63	1	83	84	»	40	40
Mort subite.	2	4	6	»	2	2	»	»	»
	6	519	525	4	277	281	»	348	348

Récapitulation des pertes (approximatives?) des Allemands, morts et blessés.

	Tués, morts de blessures ou de maladies.	Disparus.	Blessés.	Effectifs au 1er février 1871.
Prussiens.	30,138	Non retrouvés et	97,113	695,957
Bavarois.	4,835	devant être	15,666	105,413
Saxons.	2,490	comptés parmi les	6,858	42,502
Hessois.	1,070	morts.	2,214	15,396
Badois..	1,070	»	3,385	25,918
Wurtembergeois.	1,138	»	2,631	28,781
	40,741	4,009	127,867	913,967

44,750

TOTAL DES PERTES?. . . . .   172,617 ?

Doit-on déduire de ce nombre 10,707 Allemands qui ne peuvent être comptés deux fois, et doivent cependant figurer parmi les morts sans faire double emploi ?

Les pertes par maladies (12,174), contrairement à ce qui se passe généralement pendant la guerre, ont été inférieures aux pertes par le feu (28,567). Ce résultat doit être attribué aux soins hygiéniques de toutes sortes dont le commandement a su entourer ses troupes, à leur forte alimentation et peut-être, enfin, au chiffre considérable des pertes dans les combats du mois d'août.

Enfin, nous ne trouvons pas dans les renseignements allemands les pertes par suite d'amputations ou de grandes opérations ; cependant, au dire des chirurgiens allemands qui ont été assez fréquemment en rapport avec les nôtres, ces pertes sont très-considérables ; la statistique allemande les comprend-elle parmi les morts à la suite de blessures ? C'est probable.

Détail des pertes de l'armée allemande (*Gazette de Cologne* du 30 novembre 1871) *pendant la guerre.*

	PRUSSIENS.		BADOIS.		HESSOIS.		BAVAROIS.		SAXONS et WURTEMBERGEOIS.	
	Offic.	Troupe.	Offic.	Troupe.	Offic.	Troupe.	Offic.	Troupe.	?	?
Tués. .	918	14,839	22	423	44	681	267	1,959	»	»
Blessés.	2,972	71,792	132	2,578	63	1,467	463	9,538	»	»
Disparus.	30	5,902	»	263	»	»	»	»	»	»
	3,920	92,623	154	3,264	107	2,148	730	11,497	TOTAL. . . .] 114,443.	

Extrait du *Journal officiel* du 8 juillet 1872, d'après la *Gazette d'Augsbourg.*

Pertes des armées allemandes du commencement de la guerre au 1er septembre 1871, 74,000, dont 2,997 officiers; dont tués ou morts de blessures, 961.

Les grandes pertes du champ de bataille pour les armées allemandes, comme nous l'avons indiqué en détail dans le journal sommaire des faits principaux de la campagne, remontent au premier mois de la guerre, alors que notre armée régulière était encore en ligne. Voici, d'après le Dr Engel, traduction du Dr Morache, quelques chiffres relatifs aux affaires dans lesquelles la perte a été supérieure à 1000 hommes.

4 août 1870.	Wissembourg.	1,528
6 —	Reischoffen.	10,530
» »	Spickeren.	4,866
14 août.	Borny.	4,993
16 —	Gravelotte, Vionville.	14,820
18 —	Amanvillers.	20,587
30 —	Beaumont.	3,322
31 —	Noisseville, Metz.	2,990
1er septembre.	Sedan.	9,032
7 octobre.	Bellevue, Metz.	1,188
9 novembre.	Coulmiers.	1,223
27 —	Amiens.	1,234
30 —	Champigny, Paris.	2,471
2 décembre.	Champigny, Paris.	3,554
» »	Orgères, Orléans.	4,119
4 décembre.	Orléans.	1,003
8, 9, 10 —	Beaugency.	3,405
10, 11, 12 janvier 1871.	Le Mans.	2,125
15, 17 —	Ligue de la Lizaine, Est.	1,541
19 —	Saint-Quentin.	2,388

Nous ajouterons, comme renseignement, les pertes suivantes, d'après le Dr Engel.

Siége de Paris.   11,563
— de Belfort.   1,500
— de Strasbourg.   889
— de Toul.   247
— de Verdun.   308
— de Laon.   114
— de Bitche.   86
Blocus de Metz, sans les grandes batailles.   5,483

Pertes générales des armées allemandes,

d'après M. le Dr ENGEL, traduct. de M. le Dr MORACHE. *Rec. de mêm. de méd. et de chirurg. milit.* 156e fasc.

	PERTES DU CHAMP DE BATAILLE.			Proport. par rapport à l'effectif.	Morts de blessures jusqu'au 34 mai 74.
	Effectif.	Blessés.	Morts.		
Prussiens.	695,957	97,113	18,411	14,0	21,906
Saxons	42,502	6,858	1,318	16,4	1,492
Hessois	15,396	2,214	534	14,4	584
Bavarois.	105,413	15,666	2,301	14,9	3,062
Wurtembergeois.	28,781	2,631	753	9,1	790
Badois.	25,918	3,885	692	13,1	792
Effectif total au 1er février..	913,967	127,867	24,009	14,9	28,596
TOTAL.				180,472	

Tués pendant le combat.   15,472
Morts, suites de blessures.   10,710
Dyssenterie   2,000
Fièvre typhoïde (typhus).   6,965
Fièvre gastrique.   159
Variole.   261
Appareil pulmonaire.   500
Autres maladies aigues.   521

Maladies chroniques.   778
Morts subites.   94
Morts sans indication de cause..   975
Accidents..   316
Suicides.   30
Disparus, non retrouvés et devant être
    considérés comme tués..   4,009

Les pertes par maladies (12,174) ont été, contrairement à ce qui s'observe généralement pendant la guerre, inférieures aux pertes par le feu, ce résultat doit être attribué aux soins hygiéniques dont le commandement a su entourer les troupes, à leur copieuse alimentation, enfin au chiffre considérable des tués dans les combats du mois d'août.

Pertes des armées allemandes, d'après M. le capitaine LECLERC, du 101e de ligne.

	Offic.	Troupe.	Total.
Tués..	1,031	16,541	17,572
Morts de blessures.	657	10,142	10,799
Accidents et suicides.	12	334	346
Disparus à fin décembre 1872.	3	4,023	4,026
Morts de maladies aiguës.	132	10,272	10,404
Morts de maladies chroniques..	15	765	780
Morts de maladies diverses.	60	1,009	1,069
	1,910	43,086	44,996

D'après M. Leclerc le chiffre total des pertes allemandes, tués, blessés disparus est de 129,250, y compris les contingents qui entrent dans le total pour :

	Offic.	Troupe.	Total.
Bavière.	280	2,766	3,046
Saxe.	84	1,234	1,318
Hesse.	37	497	534
Bade.	40	741	781
Wurtemberg.	25	728	753
	386	5,966	5,432

Pertes des armées françaises.

Nous ne serons guère plus affirmatif sur le chiffre exact des pertes des armées françaises pendant cette guerre qui a présenté de nombreux désordres, il y a cependant des chiffres qui ont un caractère officiel, je veux parler des décès. Les actes de décès ou de disparition ont été réunis et classés au ministère de la guerre. La Société française de secours aux blessés a voulu aussi de son côté, depuis le début des hostilités, rassembler tous les renseignements sur le sort de tous ceux qui, à divers titres, ont fait partie de nos armées ; M. le comte de Madre, chef du bureau des renseignements, s'est voué à ce service avec un dévouement et une activité qui ont trouvé leur récompense dans la satisfaction, qui lui était réservée, de donner aux familles inquiètes les renseignements sur leurs parents. Après les hostilités ces renseignements ont été complétés par le dépouillement des listes nominatives des tués, blessés, opérés, malades et morts aux hôpitaux et aux ambulances. Toutes ces listes ont permis d'établir des fiches, qui au nombre de plus de six cent mille, ont été classées par ordre alphabétique ; après avoir séparé toutes celles qui faisaient double emploi, ces fiches sont, depuis deux mois, déposées au bureau des archives du ministère de la guerre.

Blessés et malades entrés aux ambulances ou hôpitaux :

Blessés avec renseignements individuels.	82,861	} 131,100 ?
Blessés sans renseignements certains ou suffisants	48,239 ?	
Plaies de marche (chaussure).	11,421	} 339,421 ?
Malades et congelés (chaussures et vêtements insuffisants).	328,000 ?	
	470,521 ?	

Il est navrant de placer à côté de ces pertes les résultats de la campagne de Crimée où sur 95,615 décès, nous en avions eu 20,240 par le feu et 75,375 par maladies. — Dr MORACHE.

Les hommes entrés plusieurs fois aux ambulances ou aux hôpitaux, soit directement, soit par suite d'évacuation, ne sont comptés qu'une fois.

Sur le nombre des blessés, on compte jusqu'au 1er avril 1873, date de la clôture de nos recherches : pensionnés ou secourus par gratification renouvelable.

Amputés.	3,062	} 18,103.
Blessés.	15,041	
Sur le nombre des malades.	585	
— des congelés.	389	
	19,077	

Pertes de l'armée de Metz jusqu'à la capitulation.

Tués ou blessés.

Généraux.	25
Officiers.	2,099
Troupe.	40,359
Total.	42,483

Pertes de la marine, infanterie, équipages de la flotte et artillerie.

	Infanterie.	Équipages.	Artillerie.
Tués, disparus, morts de blessures ou de maladies.	1,173	937	221
Blessés.	5,174	1,200 ?	152
	6,357	2,137 ?	373
		8,757	

Total général des pertes des français pendant la guerre.

	Tués ou disparus morts de blessures ou de maladies.	Blessés par le feu de l'ennemi.	Plaies de marche.	Malades et congelés.
Armées de terre	136,540 ?	131,100 ?	11,421	328,000 ?
Marine	2,331	6.526	»	»
	140,871	143,066	11,421	328,000 ?

Total des pertes des armées françaises (armées de terre) :

Tués, disparus, morts de blessures ou de maladies.		136,540 ?
— Dont disparus et considérés comme morts.	11,914 ?	
		136,540 ?

Dans ce chiffre de mortalité, sont compris :	2,881	officiers tués ou morts de blessures ou de maladies, et 96 disparus.
	17,240 ?	morts en captivité en Allemagne.
	1,701	morts pendant l'internement en Suisse.
	124	morts pendant l'internement en Belgique.
	21,646	

Nature des blessures et des maladies, chez les militaires français, entrés aux ambulances ou aux hôpitaux avec renseignements (armées de terre).

Blessures de la tête.

	Entrés.	Dont pensionnés ou secourus temporairement		Entrés.	Dont pensionnés ou secourus temporairement
Contusions	837	5	Report.	3,153	106
Plaies contuses.	2,082	47	Fractures de la table ex-		
Plaies compliquées. . . .	234	54	terne.	1,043	77
A reporter. . . .	3,153	106	Fractures et pénétration ?	526	55
				4,722	238

Blessures de la face.

	Entrés.	Dont pensionnés		Entrés.	Dont pensionnés
Contusions.	518	1	Report	3,044	858
Plaies contuses.	984	32	Fractures des deux maxil-		
Plaies compliquées. . .	528	157	laires.	117	34
Fractures du maxillaire			Perte d'un œil.	388	363
supérieur.	466	71	» des deux yeux. . .	58	30
Fractures du maxillaire			» de l'usage d'un œil.	214	202
inférieur.	548	597	» de l'usage des deux		
A reporter. . . .	3,044	858	yeux.	12	5
				3,633	1,192

Blessures de la région cervicale.

	Entrés.	Dont pens.		Entrés.	Dont pens.
Contusions.	111	»	Report.	357	30
Plaies contuses.	246	30	Plaies compliquées. . . .	448	56
A reporter. . . .	357	30	Fractures de vertèbres. .	216	8
				1,021	94

Total des blessures de la tête et du cou. 9,376

Blessures du thorax.

	Entrés.	Dont pens.		Entrés.	Dont pens.
Contusions.	1,028	5	Report.	3,730	175
Plaies contuses.	2,366	159	Fractures de côtes. . . .	533	73
Plaies compliquées. . .	336	11	Plaies pénétrantes. . . .	3,028	352
A reporter. . . .	3,730	175	Fractures de vertèbres. .	392	14
				7,683	614

Blessures de l'abdomen.

	Entrés.	Dont pens.		Entrés.	Dont pens.
Contusions.	126	»	Report.	1,604	28
Plaies contuses.	1,478	28	Plaies compliquées. . . .	362	30
A reporter. . . .	1,604	28	Plaies pénétrantes. . . .	3,987	86
				5,953	144

Blessures de la région sacro-lombaire.

	Entrés.	Dont pens.		Entrés.	Dont pens.
Contusions.	496	3	Report. . . .	1157	129
Plaies contuses.	325	70	Fractures de vertèbres. .	264	14
Plaies compliquées. . .	336	56	Fractures du sacrum. . .	182	10
A reporter. . . .	1157	129		1,603	153

Blessures de la région iliaque et fessière.

	Entrés.	Dont pens.		Entrés.	Dont pens.
Contusions.	1,066	2	Report.	3,363	249
Plaies contuses	1,542	152	Fractures de la crète		
Plaies compliquées. . .	368	86	iliaque.	203	31
Plaies pénétrantes. . .	387	9	Fractures de l'os iliaque.	564	101
A reporter. . . .	3,363	249		4,130	381

Blessures de la région inguinale.

	Entrés.	Dont pensionnés ou secourus temporairement.		Entrés.	Dont pensionnés ou secourus temporairement,
Contusions.	86	1	*Report.*	170	22
Plaies contuses.	84	21	Plaies compliquées. . . .	268	29
A reporter. . . .	170	22		438	51

Blessures de la région génitale.

Contusions.	31	»	*Report.*	124	14
Plaies contuses.	93	14	Plaies compliquées. . . .	96	44
A reporter. . . .	124	14		220	58

Blessures de la région ano-périnéale.

Plaies contuses.	52	8	Plaies compliquées. . . .	164	20

Total des blessures du tronc. . . . . 20,243.

Blessures de la région scapulo-humérale.

Contusions.	107	»	*Report.*	2,034	740
Plaies contuses.	749	293	» de la clavicule.	203	105
Plaies compliquées. . . .	645	163	» de l'épaule. .	208	25
Plaies axillaires.	307	111	Luxations.	48	7
Fractures de l'omoplate.	226	173		2,493	877
A reporter. . . .	2,034	740			

Blessures du bras.

Contusions.	243	»	*Report.*	3,537	737
Plaies contuses.	1,066	353	Fractures simples. . . .	775	573
Plaies compliquées. . . .	1,082	244	Fractures de la tête ou du		
Fractures comminutives.	1,296	140	col de l'humérus. . . .	203	88
A reporter. . . .	3,537	737		4,635	1,398

Blessures du coude.

Contusions.	208	4	*Report.*	1,166	357
Plaies contuses.	435	195	Fractures.	546	236
Plaies compliquées. . . .	523	158	Luxations.	17	10
A reporter. . . .	1,166	357		1,729	603

Blessures de l'avant-bras.

Contusions.	821	»	*Report.*	2,824	750
Plaies contuses.	542	211	Fractures du radius. . . .	422	266
Plaies compliquées. . . .	826	198	Fractures du cubitus. . .	733	262
Fractures des deux os. .	635	341	Luxations.	14	3
A reporter. . . .	2,824	750		3,993	1,281

Blessures du poignet.

Contusions.	48	»	*Report.*	457	171
Plaies contuses.	282	80	Fractures.	203	87
Plaies compliquées . . .	127	88	Luxations.	64	13
A reporter. . . .	457	171		724	271

Blessures du métacarpe.

Contusions.	164	8	*Report.*	1,314	739
Plaies contuses.	768	474	pien.	357	169
Plaies compliquées. . . .	382	257	Fractures de plusieurs		
Fractures d'un métacar-			métacarpiens.	466	300
A reporter. . . .	1,314	739		2,137	1,208

Blessures des doigts.

	Entrés.	Dont pensionnés ou secourus temporairement.		Entrés.	Dont pensionnés ou secourus temporairement.
Contusions.	9	»	Report.	2,813	157
Plaies contuses.	2,044	17	» de phalanges. .	684	451
Plaies compliquées. . . .	243	7	Un doigt emporté.	288	280
Fractures de doigts. . . .	526	133	Plusieurs doigts emportés.	92	84
A reporter. . . .	2,813	157		3,877	972

Total des blessures du membre supérieur.   19,588

Blessures de la région coxo-fémorale.

	Entrés.	Dont pensionnés.		Entrés.	Dont pensionnés.
Contusions.	167	1	Report.	365	20
Plaies contuses.	208	19	Plaies compliquées. . . .	112	24
A reporter. . . .	365	20	Luxations.	21	13
				508	57

Blessures de la cuisse.

	Entrés.	Dont pensionnés.		Entrés.	Dont pensionnés.
Contusions.	234	»	Report.	5,371	1,278
Plaies contuses.	3,426	945	Fractures simples du fé-		
Plaies compliquées. . . .	1,231	272	mur.	173	55
Fractures de la tête du			Fractures comminutives.	1,084	309
fémur.	114	4	Fractures au 1/3 sup . .	468	91
Fractures du col du fémur.	185	34	» au 1/3 moyen..	596	60
Fractures du grand tro-			» au 1/3 infér.. .	421	118
chanter.	181	23		8,113	1,911
A reporter.	5,371	1,278			

Blessures du genou.

	Entrés.	Dont pensionnés.		Entrés.	Dont pensionnés.
Contusions.	226	15	Report.	1,508	417
Plaies contuses.	660	220	Fractures de la rotule.. .	96	50
Plaies compliquées. . . .	437	142	Fractures du genou . . .	353	18
Fractures des condyles. .	185	40	Luxations.	6	6
A reporter.	1,508	417		1,963	491

Blessures de la jambe.

	Entrés.	Dont pensionnés.		Entrés.	Dont pensionnés.
Contusions.	386	7	Report.	7,006	1,597
Plaies contuses..	2,942	778	Fractures du tibia. . . .	676	312
Plaies compliquées.. . . .	1,733	247	Fractures du péroné. . . .	367	201
Fractures des deux os. . .	1,945	565		8,049	2,110
A reporter.	7,006	1,597			

Blessures de l'articulation tibio-tarsienne.

	Entrés.	Dont pensionnés.		Entrés.	Dont pensionnés.
Contusions.	68	2	Report.	373	158
Plaies contuses.	116	82	Fractures de l'articulation	255	33
Plaies compliquées. . . .	189	74	Fractures des malléoles.	146	68
A reporter. . . .	373	158	Entorses.	432	19
				1,206	278

Blessures du tarse.

	Entrés.	Dont pensionnés.		Entrés.	Dont pensionnés.
Contusions.	83	»	Report.	394	46
Plaies contuses..	185	15	Fractures du calcanéum .	177	106
Plaies compliquées.. . . .	126	31	— des os du tarse.	168	90
A reporter.	394	46		739	242

Blessures du métatarse.

	Entrés.	Dont pensionnés ou secourus temporairement.		Entrés.	Dont pensionnés ou secourus temporairement.
Contusions.	121	»	Report.	674	296
Plaies contuses..	343	176	Fractures de plusieurs		
Plaies compliquées.	116	74	métatarsiens.	206	137
Fractures du 1ᵉʳ métatarsien.	94	46	Luxations.	2	2
A reporter.	674	296		882	435

Blessures des orteils.

	Entrés.	Dont pensionnés ou secourus temporairement.		Entrés.	Dont pensionnés ou secourus temporairement.
Contusions.	43	»	Report.	456	17
Plaies contuses..	154	4	1 orteil emporté.	59	14
Plaies compliquées.. . . .	166	3	Plusieurs orteils emportés.	67	11
Fractures d'orteils. . . .	93	10	Phalanges écrasées.. . . .	194	12
A reporter.	456	17		776	54

TOTAL des blessures du membre inférieur. 22,236

		Dont pensionnés ou secourus temporairement.			Dont pensionnés ou secourus temporairement.
Plaies de marche.	11,421	»	Report.	11,421	111
Congélations :			par mortification..	?	»
			des orteils des deux pieds...	?	26
des mains.	?	8	— d'un pied.	?	41
Accidents divers, hémiplégie, atrophie..	?	103	des phalanges des deux pieds..	?	120
Élimination, chute d'orteils...	?	»	— d'un pied . . .	?	72
			du gros orteil.	?	19
A reporter..	11,421	111		11,421	289

Maladies.

		Dont pensionnés ou secourus temporairement.			Dont pensionnés ou secourus temporairement.
Variole.	?	»	Report.	?	349
Perte d'un œil.	?	28	Dyssenterie.	?	2
— des yeux..	?	16	Hémiplégie, paraplégie. . . .	?	17
— de l'usage d'un œil. . . .	?	29	Arthrites diverses.	?	39
— — des deux yeux.	?	15	Hydarthrose du genou.. . . .	?	13
Accidents divers graves. . . .	?	10	Coxalgie.	?	22
Ophthalmie.	?	»	Abcès, phlegmon.	?	22
Perte de l'usage d'un œil. . .	?	40	Otorrhée.	?	6
— — des yeux.. .	?	65	Hernie.	?	9
Rhumatisme, sciatique. . . .	?	47	Insolation.	?	4
Bronchite chronique.	?	33	Folie..	?	2
Pleurésies.	?	18	Anémie..	?	3
Phthisie.	?	22	Mal de Pott.	?	3
Affection du cœur.	?	18	Maladies diverses.	?	64
Fièvre typhoïde.	?	8		?	385
A reporter.	?	349			

Nous avons perdu, par suite de maladie, et nous pouvons dire par suite de
blessures, plus d'hommes que les Allemands, cela s'explique assez par la différence des situations hygiéniques. L'ennemi avait toutes ses communications libres
avec l'Allemagne, il en recevait des vivres indépendamment de ceux qu'il nous
prenait, des vêtements, des chaussures, tout ce qui constitue le ravitaillement ; il
n'a pas, comme nous, été décimé par la variole, il a fait à son gré l'évacua-

tion de ses ambulances, il n'a souffert de l'encombrement, que lorsque ses blessés ont été obligés de partager, momentanément, les locaux de nos hôpitaux temporaires, et encore, nous ne saurions trop le dire, cet ennemi s'emparait inhumainement et en violation de la Convention de Genève, des lits préparés pour nos soldats qu'il reléguait sur une couche de paille, bientôt infectée; c'était, comme il osait le dire, bien suffisant pour des vaincus !

En terminant cette introduction, nous croyons devoir dire que nous désirions consacrer un chapitre au service pharmaceutique qui a montré beaucoup de zèle et de dévouement pendant cette guerre; mais nous avons déjà dépassé les limites qui nous sont imposées. Nous ferons cependant observer que les pharmaciens devraient s'occuper un peu plus, en tout temps, de petite chirurgie, ils seraient alors appelés à venir en aide aux chirurgiens à la suite des grandes batailles et pourraient être chargés d'un grand nombre de blessures qui ne demandent qu'un pansement simple. La pharmacie, on peut le dire, n'est généralement utile que dans les hôpitaux.

Dans les ambulances du champ de bataille, on n'emploie pas de médicaments, et la boisson la meilleure est de l'eau vineuse froide ou chaude, suivant la saison; il y a bien à faire, par exception, quelques infusions chaudes, mais ces tisanes peuvent être préparées, partout, par un tisanier intelligent, sans l'intervention du pharmacien. Cependant, nous devons faire observer qu'à la guerre, l'imprévu est la règle, et que telle ambulance attachée à un corps d'armée peut être, d'un moment à l'autre, transformée en hôpital temporaire et avoir dès lors besoin d'une pharmacie. Nous pourrions traiter cette question plus complétement, mais nous sommes réduit à présenter, sous forme sommaire et parfois trop écourtée, bien d'autres sujets qui demanderaient de grands développements et nous nous excuserons de suite des oublis que nous aurions pu commettre dans le remaniement qu'il nous a fallu faire au dernier moment et à la hâte pour nous conformer aux exigences d'un budget dont les limites ne pouvaient être dépassées.

Nous devons témoigner ici notre reconnaissance à notre excellent confrère, M. le Dr Feulard, qui a été chargé d'inspecter les locaux proposés pour les ambuces de Paris, et qui s'est acquitté de cette mission avec un zèle au-dessus de tout éloge; à M. Moreau, gendre du Dr Nélaton, que nous avons eu le malheur de perdre, et que nous regretterons toujours. M. Moreau a bien voulu nous servir de secrétaire pendant toute la durée de la guerre et se charger d'une grande partie de la correspondance considérable à laquelle je n'aurais pu suffire; enfin, je dois remercier aussi M. Benjamin Dupont, qui nous a aussi servi de secrétaire après la guerre, et nous a rendu de grands services par son intelligente activité et son dévouement. Il a fait le classement par ordre alphabétique de toutes les fiches établies pour notre statistique, après avoir supprimé toutes celles qui faisaient double ou triple emploi.

Nous donnons les tables des statistiques des campagnes de Crimée et d'Italie, pour éviter d'avoir à répéter dans ces nouveaux volumes les observations qui sont communes à toutes les guerres.

TABLE DES MATIÈRES DU RAPPORT SUR LA CAMPAGNE DE CRIMÉE.

TABLE DES MATIÈRES DU RAPPORT SUR LA CAMPAGNE D'ITALIE.

TOME PREMIER.

TOME DEUXIÈME.

Avec un atlas de 118 planches représentant la situation de chaque jour des armées en
présence, les combats et les batailles, les projectiles déformés dans les tissus et
extraits des blessures, enfin les projectiles nouveaux en usage dans les armées
d'Europe et d'Amérique.

TABLE DES MATIÈRES DU VOLUME DE LA MORTALITÉ DANS L'ARMÉE.

FAITS PRINCIPAUX DE LA CAMPAGNE.

Nous n'avons nulle intention de faire l'histoire de cette malheureuse guerre; nous nous proposons seulement de présenter très-sommairement les faits qui peuvent le plus intéresser nos lecteurs. Ces faits, comprenant tout le théâtre de la guerre, sont rassemblés jour par jour et laissent voir ce qui se passait à la même date sur tous les points de la France successivement envahis. Nous avons cru devoir être sobre de citations personnelles, n'ayant aucune autorité pour distribuer ou la louange ou le blâme.

PERTES DES ARMÉES FRANÇAISE ET ALLEMANDE

D'APRÈS LES RAPPORTS DES CHEFS DE CORPS FRANÇAIS ET LES TRAVAUX DU DOCTEUR ENGEL, DIRECTEUR DES BUREAUX DE LA STATISTIQUE MILITAIRE A BERLIN, TRAVAUX QUI SERVENT DE BASE AUX APPRÉCIATIONS DU RAPPORT DU GRAND ÉTAT-MAJOR GÉNÉRAL PRUSSIEN.

La différence quelquefois considérable des tués ou blessés, Français et Allemands, dans la même affaire, s'explique généralement par la différence des positions. Les uns retranchés, abrités, doivent naturellement subir moins de pertes que ceux qui se trouvent à découvert.

Dans les batailles et combats, nous indiquons les positions principales, souvent nombreuses des lignes occupées par l'ennemi et par nos troupes, ainsi que celles sur lesquelles des diversions ont été faites.

Les pertes des Français sont rarement indiquées par les rapports, et nous ne pouvons toujours les donner, même approximativement; celles de l'ennemi sont détaillées pour toutes les affaires. Les chiffres sont-ils exacts? Nous les reproduisons d'après la publication allemande, sans accepter aucune responsabilité. Nous devons même faire observer que, quoique nous ne doutions pas de la conscience avec laquelle les statistiques allemandes sont faites, nous croyons qu'il y a des erreurs; il y a évidemment des omissions par suite de l'absence de renseignements complets. Nous ne citerons qu'un exemple d'erreur évidente, car nous manquons de moyens de contrôle, et, s'ils existaient, les rectifications exigeraient un énorme travail.

1.

D'après le bureau de statistique de Berlin, les Prussiens ont perdu, le 26 janvier 1871, à l'assaut des Perches, devant Belfort :

41 tués, 154 blessés et 96 disparus (prisonniers).

Tandis que le colonel Denfert-Rochereau dit, page 343 : « Le nombre des prisonniers s'élevait à 225 *ramenés en ville*, dont 7 officiers (2 blessés), 13 sous-officiers, 179 soldats valides et 26 blessés. » Total , 225.

Pour ne nous occuper que des prisonniers, nous trouvons qu'il y en a 131 d'oubliés.

On n'invente pas des chiffres, aussi nous abstenons-nous, quand nous n'avons aucune donnée positive sur nos pertes.

Nous manquons aussi de renseignements complets sur les pertes de l'infanterie de marine, si ce n'est à Paris, et nous ne pouvons parler que de ceux de ces militaires qui ont été soignés dans nos ambulances.

Enfin, nous avons dû commettre quelques erreurs ou faire des omissions involontaires, malgré tout le soin que nous avons mis dans nos recherches, ou volontaires pour ne pas dépasser les limites qui nous ont été tracées.

Sous le nom de disparus, on comprend les prisonniers et les hommes tués et non retrouvés.

La guerre n'était pas encore officiellement déclarée que déjà l'ennemi se livrait à des démonstrations hostiles. Ainsi, le 16 juillet, la partie badoise du pont tournant de Strasbourg à Kelh est repliée sur la rive allemande ; le lendemain, on replie aussi la partie de ce pont sur la rive française.

17 JUILLET. — Le conseil de la Société française de secours aux blessés des armées de terre et de mer, après avoir été reçu au château de Saint-Cloud par l'Impératrice, se déclare en permanence et siégera deux fois par jour.

19 JUILLET. — Le secrétaire de l'ambassade française à Berlin remet officiellement la déclaration de guerre de la France à la Prusse.

22 JUILLET. — Destruction, par l'ennemi, de la pile qui supportait le segment mobile du pont de Kelh et coupure du pont du chemin de fer sur la Kintzig.

23 JUILLET. — Reconnaissance par un détachement ennemi en avant de Sarrelouis.
Ce détachement a un homme tué et deux blessés, dont un officier.

24 JUILLET. — Les bâtiments de l'escadre sortent de Cherbourg ; l'amiral prévoit de grandes difficultés ; beaucoup de points à aborder ne sont praticables que pour des navires à faible tirant d'eau.

25 JUILLET. — Quatre officiers et huit cavaliers (dragons badois) en reconnaissance s'arrêtent dans une ferme, à Schirlenhof, entre Wœrth et Niederbronn ; ils sont surpris par une patrouille de chasseurs à cheval français. L'un des officiers parvient à s'échapper ; les trois autres et quatre dragons sont tués ou blessés. Ces derniers, prisonniers, sont conduits à Metz.

26 JUILLET. — Une patrouille de uhlans s'avance jusqu'à Saint-Arnual (Saarbruck) ; elle a un homme blessé.

27 JUILLET. — Une reconnaissance d'infanterie badoise dans la même direction a aussi un homme blessé.

28 JUILLET. — Une patrouille de uhlans vers Spickeren a un homme tué.

L'escadre remontant vers le Nord atteint la pointe de Skagen.

29 JUILLET. — L'empereur Napoléon, à Metz, prend le commandement de l'armée. Les troupes occupent provisoirement les positions suivantes :

		Effectif.
1er corps, maréchal MAC-MAHON, de Strasbourg à Reischoffen.		37,000 hommes.
2e — général FROSSARD, Saint-Avold et Forbach.		23,400
3e — maréchal BAZAINE, Boulay, Boucheporn.		35,800
4e — général LADMIRAULT, Thionville, Kédange.		26,000
5e — général DE FAILLY, Sarreguemines, Bitche.		23,000
6e — maréchal CANROBERT, Châlons, Soissons, Paris.		30,000
7e — général FÉLIX DOUAY, Belfort.		10,000
Garde impériale, général BOURBAKI, Nancy, Metz.		20,000
Réserve de cavalerie, Lunéville.		4,000
		209,200

Déjà quelques cas de dyssenterie se montrent dans les troupes aux environs de Metz.

L'ennemi occupe la rive gauche du Rhin, de Landau à Bingen, avec une division de cavalerie à Kaiserlautern et une avant-garde près de Trèves, Sarrelouis, Neukirchen et Sarrebruck.

L'effectif des armées allemandes avec leur rapide mobilisation, comprend, d'après le rapport du grand état-major général prussien, page 65 :

	Hommes.	Chevaux.
Troupes de l'Allemagne du Nord.	982,064	209,403
— de la Bavière.	128,964	24,056
— du Wurtemberg.	37,180	8,876
— du duché de Bade.	35,181	8,038
	1,183,389	250,373

2 AOUT. — **Saarbruck.** — Vers 10 heures du matin. Combat de Saarbruck (Malstadt, Saint-Johann).

PERTES. — FRANÇAIS.	Officiers.	Troupe.	ALLEMANDS.	Officiers.	Troupe.
Tués.	2	8	Tués.	»	8
Blessés.	4	72	Blessés.	4	71
Disparus.	»	»	Disparus.	»	5
	6	80 Total. 86		4	84 Total. 88

4 AOUT. — Départ de Paris pour Nancy-Metz de la première ambulance de la Société française de secours aux blessés; Dr Lefort, chirurgien en chef. Elle comprend, en outre, 1 chirurgien en second, 4 chirurgiens, 10 aides, 12 sous-aides, 1 aumônier, 1 pasteur, 3 comptables et 64 infirmiers, avec un matériel considérable et les voitures nécessaires pour le transporter.

17 ambulances organisées par la Société française de secours aux blessés partiront successivement, dans le mois d'août et les premiers jours de septembre, pour suivre les divers corps d'armée, après avoir pris les ordres des chefs de ces corps.

A l'exception de deux ou trois d'entre elles, dont la composition reçut un développement trop considérable, voici de quels éléments était formée une ambulance de campagne : elle avait un personnel de 15 chirurgiens au plus, (1 chirurgien en chef, des chirurgiens aides et sous-aides, 1 aumônier), 1 pasteur; elle comprenait de 20 à 35 infirmiers.

Quant au matériel, il se composait en général de 2 voitures; elles contenaient de 60 à

100 brancards, de 4 à 6 tentes, capables d'abriter chacune 20 lits; des vivres, du vin, de l'eau-de-vie et des fourrages pour huit jours. Suivait un caisson, renfermant des coffres remplis de linge, de compresses, de charpie, des boîtes à amputation et à résection, de couteaux de rechange, et enfin une pharmacie de campagne.

DÉLÉGATION DE BRUXELLES. M. le colonel Hubert-Saladin, président. — « Par suite de l'investissement de Paris, le conseil ne pouvait plus avoir de relations avec l'extérieur : une commission constituée à Bruxelles fut chargée spécialement de le représenter auprès de nos ambulances de l'Est; elle intervint avec autant de résolution que de prudence et, sous la prévision des charges énormes qui devaient peser sur la société et qu'affirmaient toutes les correspondances, elle décida le licenciement des infirmiers et la reconstitution des ambulances sur de nouvelles bases. L'expérience avait appris qu'il était plus facile et plus sûr de choisir pour infirmiers les habitants du pays ou même au besoin les soldats convalescents dont on avait reconnu l'aptitude.

Le licenciement s'opéra sans difficultés, on ne conserva que les hommes qui avaient montré dans le service une vocation véritable. Plusieurs ambulances avaient pris les devants et étaient en route vers les armées qui se levaient pour marcher au secours de Paris; l'une d'elles s'était rendue à Thionville, dans l'espérance de gagner Metz où elle ne put entrer qu'après la capitulation; quatre furent reconstituées par les soins de la délégation de Bruxelles à l'aide d'un don de 100,000 francs offert par le comité anglais. Dans cette nouvelle organisation, le personnel et le matériel étaient très-restreints; l'ambulance fut divisée en sections, dont chacune pouvait se détacher des autres et opérer à part; ce qui donna plus de facilité dans les mouvements, une action plus rapide et plus étendue, et une notable économie. Deux des ambulances reconstituées se dirigèrent vers l'armée du Nord, deux vers l'armée de la Loire, où se trouvaient déjà celles qui les avaient devancées. »

Wissembourg, vers midi. Combat de Wissembourg (Lauterbourg, Schaffenbourg). Surprise de nos troupes au bivouac, 3 heures de combat; nous avons à lutter 1 contre 6.

PERTES.—FRANÇAIS.	Officiers.	Troupe.	ALLEMANDS.	Officiers.	Troupe.
Tués.. . . }	»	1,200	Tués. . . .	19	274
Blessés. . . }			Blessés. . .	40	1,042
Disparus . .	»	892	Disparus. .	»	153
Total. . . . 2,092				59	1,469 Total. 1,528

« Le 4 août à 5 heures et demie du matin, un détachement français avait été envoyé en reconnaissance; il rentrait sans avoir aperçu aucun indice de la marche de l'ennemi; les troupes étaient donc occupées, soit à préparer leur repas, soit à pourvoir à leurs divers besoins, quand tout à coup, vers 8 heures et demie, une batterie bavaroise gravit la hauteur au sud de Schweigen et ouvre son feu sur Wissembourg..... Vers 11 heures du matin, des forces allemandes bien supérieures se trouvaient formées en face de la division française disséminée, pendant que d'autres masses encore s'acheminaient vers le champ de bataille. » DE MOLTKE.

[Nous avons réuni à la suite de ce chapitre et jour par jour tous les petits combats sans importance, en indiquant les pertes de l'ennemi d'après les rapports du bureau de statistique militaire de Berlin; nous regrettons beaucoup de ne pouvoir pas indiquer toujours nos pertes avec la même précision.]

6 AOUT. — **Froeschwiller**, 7 heures du matin, fusillade d'avant-postes; 9 heures, engagement général. Froeschwiller (Reischoffen, Wœrth, Gunstett, Langensalzbach, Elsasshausen, Morsbronn).

PERTES.—FRANÇAIS.	Officiers.	Troupe.	ALLEMANDS.	Officiers.	Troupe.
Tués. . . . }	»	11,000	Tués. . . .	132	1,493
Blessés. . . }			Blessés. . .	305	7,153
Disparus. .	»	6,000	Disparus. .	2	1,442
Total. . . . 17,000				439	10,088 Total. 10,527

Efforts acharnés de part et d'autre, trois charges brillantes de cuirassiers français, à midi et demi, 1 heure et demie, 3 heures et demie, sur un terrain coupé de houblonnières à Morsbronn.

« La brigade de cuirassiers (général Michel), qui se trouvait en arrière de l'aile droite, dans le ravin à l'est d'Eberbach, s'ébranle vers Morsbronn : or, le terrain, qu'on avait probablement négligé de reconnaître à l'avance, était particulièrement défavorable à la cavalerie: des rangées d'arbres, des souches coupées à fleur de sol, de profonds fossés, mettaient obstacle au mouvement de masses compactes, tandis que les pentes adoucies et d'ailleurs complétement découvertes des collines ménageaient à l'infanterie toute l'action de son feu.

« Néanmoins la brigade s'avance en échelons par la droite, ayant en première ligne le 8°, puis le 9° et le 4° cuirassiers, puis enfin des fractions du 6° lanciers.

« Cette masse de plus d'un millier de chevaux s'élance à l'aventure sur Morsbronn, sans apercevoir tout d'abord aucun adversaire. Ses escadrons supportent avec un admirable courage la fusillade que l'infanterie, postée à l'Albrechtshauserhof, dirige contre leur gauche, pendant que, lancés à toute vitesse, ils cherchent à joindre l'adversaire, en voie de formation à Morsbronn.

« ..... Une autre charge, près d'Elsasshausen, se faisait sur un terrain excessivement défavorable, car de nombreux fossés, bordés d'arbres à hauteur d'homme, gênaient les mouvements des masses de cavalerie, tandis que l'infanterie allemande trouvait un appui dans les vignes et les houblonnières entourées de clôtures. Les 1er, 2e, 3e et 4e cuirassiers s'engagent sur ce mauvais terrain. » DE MOLTKE.

Nos troupes, en retraite désordonnée, se dirigent d'abord sur Reischoffen et plus tard sur Saverne et Niederbronn. « Tous les corps confondus forment une cohue sans nom ; l'ennemi a gagné du terrain, et ses projectiles, avec un grondement sinistre, creusent dans cette foule des sillons sanglants ; le terrain que nous traversons est couvert de mourants et de blessés; ceux-ci, les plus malheureux, nous supplient de ne pas les abandonner et de les emporter. Que faire ? Le cœur déchiré, on détourne les yeux, on cherche à éviter un si horrible spectacle qui se reproduit à chaque pas. » DAVID, chef de bataillon au 45e de ligne.

Spickeren. — Bataille de Spickeren (Forbach, Styring-Wendel).

PERTES.—FRANÇAIS.	Officiers.	Troupe.	ALLEMANDS.	Officiers.	Troupe.		
Tués. . . .	37	283	Tués.. . .	61	801		
Blessés. . .	168	1,494	Blessés. .	134	3,498		
Disparus. .	44	2,032	Disparus .	»	372		
	249	3,829	Total. 4,078	195	4,671	Total. 4,866

8 AOUT. — PARIS. — Le commandement des forts confiés aux marins est donné au vice-amiral de la Roncière le Noury ; il a sous ses ordres les contre-amiraux Pothuau et Saisset : ces forts sont ceux de Romainville, Noisy, Rosny, Ivry, Bicêtre, Montrouge, les batteries de Saint-Ouen et de Montmartre.

Une flottille de cannonnières et de batteries cuirassées, qui était destinée à agir sur le Rhin, est expédiée à Paris pour agir sur la Seine.

EST. — Les Badois (cavalerie) arrivent aux environs de Strasbourg et devant Phalsbourg et Bitche.

10 AOUT. — EST. — Investissement de Phalsbourg, qui a 1,800 hommes de garnison, troupes de ligne et gardes mobiles de la Meurthe. Bombardement. — Occupation de la Petite-Pierre par l'ennemi.

11 AOUT. — STRASBOURG. — Investissement de Strasbourg (les Badois).

METZ mis en état de siége ; l'armée française, refoulée de la frontière, arrive sous Metz et prend position entre les forts Queuleu et Saint-Julien.

12 AOUT. — PARIS. — Départ de Paris de la deuxième ambulance de la Société française de secours aux blessés, Dr Sée, chirurgien en chef. Elle se compose, en outre, de 4 chirurgiens, 10 aides, 12 sous-aides, 1 aumônier, 1 pasteur et 3 agents comptables; destination, Metz.

THIONVILLE. — Les Allemands se présentent devant Thionville, qui compte 3,500 hommes de garnison, troupe de ligne et gardes mobiles.

Le maréchal Bazaine est nommé commandant en chef de l'armée du Rhin.

13 AOUT. — PARIS. — Par décision du vice-amiral de la Roncière le Noury, les forts seront tenus comme des vaisseaux ; des infirmeries de 24 lits au moins par fort sont disposées et munies du personnel et du matériel nécessaires ; un aumônier de la marine est attaché à chaque fort.

EST. — Les Allemands occupent Nancy, et envoient des avant-gardes à Pont-à-Mousson.

MARSAL. — Bombardement de Marsal, 305 hommes de garnison, sans artilleurs, un habitant blessé.

STRASBOURG. — Reconnaissances parties de Strasbourg sur Neuhof et Altkirch, engagements en avant des glacis.

14 AOUT. — PARIS. — Départ de Paris de la troisième ambulance de la Société française de secours aux blessés, Dr Ledentu, chirurgien en chef. Destination : Verdun.

METZ. — L'Empereur quitte Metz et se dirige sur Verdun.

Borny. — Combat de Borny (Pange), Nouilly, Mey, Vantoux, de 4 à 8 heures du soir. Courcelles-Chaussy, Charly, Colombey, Jury, Mercy-le-Haut, Peltre, Magny.

PERTES.—FRANÇAIS.	Officiers.	Troupe.	ALLEMANDS.	Officiers.	Troupe.
Tués. . . .	42	335	Tués. . . .	58	941
Blessés. . .	157	2,484	Blessés. . .	119	3,615
Disparus. .	1	389	Disparus .	»	260
	200	3.408 Total. 3,608		177	4,816 Total. 4,993

Détail des pertes des Français par corps d'armée.

3e CORPS.	Officiers.	Troupe.	4e CORPS.	Officiers.	Troupe. Report 2,848
Tués. . . .	23	260	Tués. . . .	19	75
Blessés. . . .	122	2,014	Blessés. . . .	35	470
Disparus. . .	1	428	Disparus. . .	»	161
	146	2,702 = 2,848		54	706 = 706 = 3,608

A Metz, la caserne de Coislin est convertie en ambulance, les blessés y sont apportés ainsi qu'à la caserne du génie.

STRASBOURG. — Reconnaissance sur la rive gauche de l'Ill, la ville reçoit les premiers obus.

PHALSBOURG. — Bombardement.

TOUL. — Investissement ; la ville a 2,000 hommes de garnison, gardes mobiles et sédentaires, sans artilleurs.

15 AOUT. — Reddition de Marsal.

16 AOUT. — **Gravelotte**. — Bataille de Rézonville (Gravelotte, Doncourt, Vionville, Mars-la-Tour, Tronville, Flavigny), de 10 heures à 8 heures du soir.

PERTES.—FRANÇAIS.	Officiers.	Troupe.	ALLEMANDS.	Officiers.	Troupe.
Tués. . . .	147	1,220	Tués. . . .	198	3,001
Blessés. . .	597	9,525	Blessés. . .	381	9,901
Disparus. .	93	5,379	Disparus .	2	1,247
	837	16,124 Total. 16,959		581	14,239 Total. 14,820

Charge brillante des cuirassiers de la garde. Deux autres charges moins meurtrières, la dernière corps à corps (cavalerie Ladmirault).

Détail des pertes des Français par corps d'armée, les pertes de quelques fractions non comprises, d'après M. Fay, lieutenant-colonel d'état-major.

2e CORPS.	Officiers.	Troupe.		Report		13,549
Tués. . . .	30	325				
Blessés. . .	454	2,282		GARDE IMPÉRIALE.	Officiers.	Troupe.
Disparus. .	17	2,480 = 3,085		Tués.	18	170
3e CORPS.				Blessés. . . .	117	1,768
Tués. . . .	14	73		Disparus. . .	25	443 = 2,381
Blessés. . .	35	548		CAVALERIE DE RÉSERVE.		
Disparus. .	0	127 = 748		Tués.	0	7
4e CORPS.				Blessés.	21	43
Tués. . . .	39	152		Disparus. . . .	0	38 = 88
Blessés. . .	131	1,579		ARTILLERIE.		
Disparus. .	30	527 = 2.258		Tués.	2	13
6e CORPS.				Blessés. . . .	4	72
Tués. . . .	44	482		Disparus. . . .	0	19 = 104 = 2,573
Blessés. . .	135	3,231				
Disparus. .	21	1,745 = 5,458 = 13,549		Total.		16,122

Pendant le jour les blessés, en grand nombre, sont évacués sur Metz.

Les Allemands s'emparent de Mars-la-Tour.

STRASBOURG. — Sortie de Strasbourg en reconnaissance sur Neuhorf et Altkirch (2 bataillons, 2 escadrons, corps de douaniers).

L'ennemi se présente devant Toul et se retire après 3 heures de feu, mais commence le blocus et le bombardement.

PERTES. — ALLEMANDS.	Officiers.	Troupe.	
Tués. . . .	4	30	
Blessés. . .	10	149	
Disparus. . .	»	7	
	14	186	Total. 200

17 AOUT. — PARIS. — Départ de la quatrième ambulance de la Société française de secours aux blessés, Dr Pamard, chirurgien en chef; 4 chirurgiens, 6 aides, 8 sous-aides, 2 aumôniers, 1 pasteur et 3 agents comptables. Destination : Reims et Châlons.

Le général Trochu est nommé, par décret impérial, gouverneur de Paris.

Strasbourg. — Investissement complet de Strasbourg. Sortie, reconnaissance du 87e de ligne, sur Schiltisheim. 25 tués ou blessés.

Les Allemands sont devant Verdun, qui compte 4,200 hommes de garnison, jeunes soldats, mobiles et gardes nationaux.

L'ennemi commence l'établissement d'un chemin de fer de Remilly à Pont-à-Mousson, 33 kilomètres; il sera mis en service le 26 septembre.

METZ. — Les blessés du 16 août à Rézonville, et qui étaient restés dans ce village et à Vionville, sont au pouvoir de l'ennemi, faute de moyens de transport. D'autres blessés avaient été réunis à la ferme de Mogador; ils ont été transportés à Metz dès le matin du 17. Mais il en reste encore qui seront ramenés pendant la nuit par les voitures de la Société française de secours aux blessés; ces voitures sortent de Metz à 2 heures du matin.

Petite rencontre au bois de Vaux.

PERTES. — ALLEMANDS.	Offic.	Troupe.	
Tués. . . .	2	17	
Blessés. . .	4	55	
Disparus. .	»	1	
	6	73	Total. 79

18 AOUT. — **Saint-Privat**. — Bataille de Saint-Privat-la-Montagne (lignes d'Aman-villers) (Gravelotte pour les Prussiens), de 11 heures du matin à 8 heures et demie du soir.

PERTES.—FRANÇAIS.	Officiers.	Troupe.	ALLEMANDS.	Officiers.	Troupe.
Tués. . . .	88	1,086	Tués. . . .	292	4,157
Blessés. . .	396	6,315	Blessés. . .	526	14,663
Disparus. .	111	4,309	Disparus. .	1	948
	595	11,680 Total. 12,275		819	19,768 Total. 20,587

Tout l'effort de l'ennemi a principalement porté sur les 4e et 6e corps, dont l'effectif ne représente que 50,000 hommes. — La garde prussienne a surtout beaucoup perdu.

Détail des pertes des Français, par corps d'armée.

2e CORPS.	Officiers.	Troupe.		Report.	2,781
Tués.	3	57	4e CORPS.	Officiers.	Troupe.
Blessés. . . .	24	342	Tués.	45	450
Disparus. . . .	0	195	Blessés. . . .	184	3,095
	27	594 Total. 621	Disparus. . . .	17	1,016
				246	4,561 Total. 4,807
3e CORPS.					
Tués.	16	206	6e CORPS.		
Blessés. . . .	79	1,399	Tués.	24	345
Disparus. . .	15	445	Blessés. . . .	109	1,477
	110	2,050 Total. 2,160	Disparus. . . .	79	2,653
				212	4,475 Total. 4,687
	A reporter. . .	2,781		Total général. . .	12,275

Deux ambulances militaires établies à Saint-Privat sont prises par l'ennemi ; le personnel est rendu successivement dans l'espace de 10 jours.

19 AOUT. — METZ. — Le jardin Fabert et le gymnase sont mis à la disposition de l'ambulance n° 1 de la Société française de secours aux blessés. Quelques-uns des blessés qui se trouvaient sous les tentes de l'esplanade et au Saulcy sont évacués sur cette ambulance.

Tous les corps reçoivent l'ordre de se rapprocher du canon de Metz. — Violent orage vers deux heures, fâcheuse complication pour le mouvement des troupes et l'installation des bivouacs.

20 AOUT. — PARIS. — Départ de Paris de la cinquième ambulance de la Société française de secours aux blessés, Dr Trélat, chirurgien en chef ; 4 chirurgiens, 12 aides, 24 sous-aides, 2 aumôniers, 6 agents comptables et 117 infirmiers. Destination : Reims.

EST. — L'armée du maréchal Mac-Mahon arrive au camp de Châlons.

Il y a encore à Reischoffen beaucoup d'officiers blessés qui sont soignés par des médecins de l'armée.

STRASBOURG. — La place bombarde Kehl, où se trouvent des troupes et des magasins. Les Allemands se plaignent de ce bombardement !!

L'ennemi attaque le petit fort du Pâté en avant de la porte Nationale ; il est repoussé. Nous avons 12 blessés.

21 AOUT. — PARIS. — Départ de l'ambulance suisse, dirigée par la Société française de secours aux blessés, Dr Rouge, chirurgien en chef ; 16 chirurgiens, aides et sous-aides, 1 aumônier, 1 pasteur et 14 infirmiers. Destination : Reims.

Deux frégates françaises, en vue de Dantzig, échangent quelques coups de canon avec une corvette prussienne qui se retire.

22 AOUT. — PARIS. — Départ de la sixième ambulance de la Société française de secours aux blessés, Dr Piotrowski, chirurgien en chef ; 4 chirurgiens, 8 aides, 8 sous-aides, 2 aumôniers, 1 pasteur et 4 agents comptables. Destination : Reims.

METZ. — On découvre, dans les magasins de la gare, 4 millions de cartouches dont on ignorait l'existence.

23 AOUT. — VERDUN. Après un premier bombardement, la place, sommée, refuse de capituler.

BITCHE. — Canonnade contre la ville.

24 AOUT. — STRASBOURG. — Sortie d'un détachement de douaniers, en avant de la porte de Saverne; ils ramènent quelques prisonniers.

Le bombardement commence avec une grande violence et allume partout des incendies. La bibliothèque, le musée sont en feu, le temple neuf est détruit.

Pendant la nuit, l'ennemi s'empare de la gare du chemin de fer.

VERDUN. — Bombardement. La ville reçoit 700 projectiles.

25 AOUT. — PARIS. — Départ de la septième ambulance de la Société française de secours aux blessés, D' Desprès, chirurgien en chef; 2 chirurgiens, 5 aides, 12 sous-aides, 2 aumôniers, 1 pasteur et 3 agents comptables. Destination : Sedan.

STRASBOURG. — Continuation du bombardement, toute la ville est criblée de projectiles, la cathédrale est en feu. Evacuation de l'hôpital militaire dans le sous-sol du château.

Capitulation de Vitry.

La cavalerie prussienne rencontre à Épense, à l'est de Châlons, un détachement de 1000 gardes mobiles, ayant quitté Vitry à l'approche de l'ennemi : quelques gardes mobiles sont tués ou blessés; les autres, dispersés, sont faits prisonniers.

26 AOUT. — STRASBOURG. — Le bombardement reprend avec fureur. Arrivée d'un parlementaire prussien.

METZ. — Petit combat : Aubigny, Colombey, Noisseville, Nouilly, Villers-l'Orme, Rupigny, Malroy, Lorry.

PERTES.—ALLEMANDS.	Officiers.	Troupe.
Tués.	1	13
Blessés. . . .	1	35
Disparus. . .	»	»
	2	48 Total. 50

27 AOUT. — PARIS. — Départ de la huitième ambulance de la Société française de secours aux blessés. D' Tardieu, chirurgien en chef; 4 chirurgiens, 6 aides, 12 sous-aides, 2 aumôniers, 1 pasteur et 3 agents comptables, destination : frontière belge; et de l'ambulance néerlandaise, D' Van der Horst, chirurgien en chef; 4 chirurgiens, 2 aides, 3 sous-aides, 1 aumônier et 1 comptable; destination : Mézières.

STRASBOURG. — Des postes de secours pour les blessés sont établis dans diverses parties de la ville. 50 hommes tués ou blessés.

METZ. — Pluie continue, le banc Saint-Martin est un lac.

BUZANCY. — Combat de Buzancy; nous perdons beaucoup de prisonniers.

28 AOUT. — PARIS. — Départ de l'ambulance anglo-américaine, D' Sims, chirurgien en chef, 8 chirurgiens, 5 aides et 5 sous-aides. Destination : Mézières.

STRASBOURG. — Le bombardement continue. Combat près des portes de Saverne et de l'Hôpital; la garde nationale vient en aide à la garnison; il y a par jour environ 50 hommes hors de combat. Une bombe tombe sur un pensionnat de jeunes filles, arrive jusque dans la cave où les enfants sont réfugiées, 6 sont tuées, les autres blessées.

CHAUVENCY, MONTMÉDY. — Rencontres.

29 AOUT. — PARIS. — Expulsion des Allemands.

EST. — Le quartier général impérial français est à Raucourt.

I. 2

STRASBOURG. — Ouverture de la première parallèle contre le front de la porte de Pierre.

NOUART. — Combat de Nouart (Sedan), Barricourt, Autruche, Voncq (Vouziers).

PERTES.—ALLEMANDS. Officiers. Troupe.

	Officiers	Troupe
Tués.	2	64
Blessés. . . .	8	282
Disparus. . .	»	14
	10	360 Total. 370

30 AOUT. — PARIS. — Installation de la grande ambulance du Palais de l'Industrie, par la Société française de secours aux blessés (600 lits), sous la direction médicale et administrative du Dr Chenu.

Beaumont.—Combat de Beaumont (Mouzon). Le 5e corps est surpris pendant la soupe.

PERTES.—FRANÇAIS. Officiers. Troupe.   ALLEMANDS. Officiers. Troupe.

	Officiers	Troupe		Officiers	Troupe
Tués.	»	} 4,800	Tués. . . .	36	526
Blessés. . . .		}	Blessés. . .	, 93	2,641
Disparus. . .	»	3,000	Disparus. .	»	226
	»	4,800		129	3,393 Total. 3,522

TOUL. — Bombardement.

31 AOUT. — PARIS. — Départ de la neuvième ambulance de la Société française de secours aux blessés, Dr Jolyet, chirurgien en chef, 4 chirurgiens, 7 aides, 10 sous-aides, 2 aumôniers, 1 pasteur et 4 agents comptables. Destination : Reims.

EST. — Avant-gardes, reconnaissances de l'ennemi aux environs de Sedan, Francheval, Rubécourt, Douzy, Remilly-sur-Meuse, Frenois, Mézières, Dom-le-Mesnil, les Ayvelles.

ALLEMANDS. Officiers. Troupe.

	Officiers	Troupe
Tués.	1	13
Blessés.. . . .	4	26
Disparus. . . .	»	2
	5	41 Total. 46

METZ. — **Noisseville, Servigny**. — Bataille de Noisseville, Sainte-Barbe, Servigny, Chieulles, Rupigny, Flanville, Montoy, Retonfay, Poix, Peltre, Mercy-le-Haut, Aubigny, Marcilly, Coincy, Colombey, Failly, Charly, Malroy, de 4 heures à 11 heures du soir. Prise et reprise de Servigny. Luttes corps à corps.

PERTES.—FRANÇAIS. Officiers. Troupe.   ALLEMANDS. Officiers. Troupe.

	Officiers	Troupe		Officiers	Troupe
Tués.	29	285	Tués. . . .	25	592
Blessés. . . .	112	2,379	Blessés.. . .	74	2,028
Disparus. .	4	733	Disparus. . .	1	270
	145	3,397 Total. 3,542		100	2,890 Total. 2,990

Détail des pertes, par corps d'armée.

GARDE.	Officiers.	Troupe.	4e CORPS.	Officiers.	Troupe. Report. 2,247
Tués.	»	»	Tués. . . .	6	71
Blessés. . . .	·	2	Blessés. . . .	25	622
Disparus. . . .	»	» = 2	Disparus. . . .	1	186 = 911
2e CORPS.			**6e CORPS.**		
Tués.	»	8	Tués. . . .	3	42
Blessés. . . .	4	96	Blessés. . . .	16	223
Disparus. . . .	»	22 = 122	Disparus. . . .	1	103 = 388 = 1,299
3e CORPS.					
Tués. . . .	20	464			Total. . . . 3,546
Blessés.	67	1,448			
Disparus. . . .	2	422 = 2,123 = 2,247			

PHALSBOURG. — Bombardement.

1er SEPTEMBRE. — PARIS. — Départ de la dixième ambulance de la Société française de secours aux blessés, Dr Sautereau, chirurgien en chef, 4 chirurgiens, 5 aides, 3 sous-aides et 1 aumônier. Destination : Reims.

Ouverture de la grande ambulance du palais de l'Industrie.

Sedan. — Bataille de Sedan (Givonne, Floing, Illy, Lamoncelle, Daigny, la Chapelle).

Les effectifs en présence sont pour les Français 120,000 hommes, pour les Allemands 190,000 hommes?

Le 1er corps Bavarois attaque Bazeilles à 4 heures du matin. Il entre dans le village, en est chassé; il revient avec des forces plus considérables; les nôtres se replient; combats de rues et de maisons: atrocités de l'ennemi sur les femmes, les enfants, les vieillards. Incendies.

Le maréchal de Mac-Mahon gravement blessé, vers 7 heures, par un éclat d'obus, donne le commandement au général Ducrot. Le général de Wimpfen, plus ancien de grade, réclame ce commandement; déplorables effets de ces changements dans une matinée et pendant une situation aussi compromise.

A 10 heures le village est au pouvoir de l'ennemi qui s'empare aussi de Balan.

L'infériorité numérique ne nous permet pas de nous garder suffisamment.

BAZEILLES. — « Deux fois le village est pris et repris par les Bavarois, une troisième attaque fut plus heureuse pour eux, mais ne put réussir que pas à pas et maison par maison. L'ennemi exaspéré de la résistance met le feu aux habitations, et, oubliant les derniers sentiments d'humanité, massacre sans pitié tout être vivant qui s'offre à ses coups.

« Femmes, vieillards, enfants, tout ce qui sortait des caves ou se montrait quelque part, était fusillé ou lardé à coups de baïonnette. Chez tous les peuples, ces actes barbares cessent au moins après la lutte. Ici, la fureur sanguinaire du vainqueur ne fit que redoubler, et les Bavarois du général von der Tann eurent à cœur, dans la soirée et le lendemain, de parfaire leur féroce ouvrage. Toutes les maisons furent détruites; des enfants en bas âge, qu'on trouva errants après le combat, eurent la tête broyée contre les pans de muraille; une jeune fille fut indignement violée et massacrée ensuite; les hommes et les femmes survivant au milieu de ces ruines, quel que fût leur âge, furent froidement conduits au supplice et fusillés sans la moindre pitié. Du village de Bazeilles, il ne reste plus que des ruines et le souvenir; mais ce qui restera encore, ce sera la flétrissure imprimée sur les mains des bourreaux. Les Huns d'Attila n'avaient pas atteint tant de barbarie; et la tache de sang qui souillera désormais l'uniforme bleu des soldats bavarois suffira à ternir la victoire des Allemands. Sedan peut valoir Iéna ; nous avons eu nos revers, comme nous avions eu nos triomphes; mais nous n'avons pas un Bazeilles dans notre histoire ! Quand un peuple a une pareille infamie dans ses annales, il semble que l'opinion publique doive au moins en réprouver les auteurs ! Mais les Allemands sont trop civilisés pour penser et agir ainsi; afin de mettre le comble à tant d'horreurs, un historien allemand a écrit : *les cruautés des Bavarois, à Bazeilles, sont parfaitement justifiées par la conduite des habitants du village, toute autre troupe aurait agi de même.* Avis à leurs futurs ennemis. Et maintenant à la postérité de juger ! » V. D., officier d'état-major.

Dans la journée de Sedan, brillants faits d'armes, combats de désespoir, mais aussi absence de direction et perte de la confiance dans la direction. Ouragan d'obus, de mitraille et de balles; charges de nos cuirassiers et de nos chasseurs ; sacrifice inutile !

Capitulation, le drapeau blanc est placé aux portes de la ville; l'empereur prisonnier avec toute l'armée, 83,000 hommes dont 4,000 officiers.

3,000 hommes parviennent à se retirer en Belgique; d'autres disent un plus grand nombre.

Le château de Wilhelmshoe est désigné comme résidence de captivité pour l'Empereur.

Effectif du 1er corps, 942 officiers, 29,827 hommes de troupe.

Pertes, 248 officiers, 10,737 hommes tués ou blessés.

PERTES. — FRANÇAIS.   ALLEMANDS.

Offic. et troupe.

		Tués.	Blessés.	Disparus.	Total.
Tués et blessés.	14.000				
Disparus. . . .	?				
	5e corps d'armée.	178	809	112	1,099
	11e corps d'armée.	219	1,136	723	2,078
	1er corps bavarois.	327	1,399	487	2,213
	2e corps bavarois.	197	1,335	652	2,201
	12e corps d'armée.	252	978	133	1,363
	Garde.	87	479	»	566
	4e corps d'armée.	50	287	»	337
		1,310	6,443	2,107	9,860

Dont *118* officiers tués, *303* blessés et *1* disparu, d'après le Dr Engel.

STRASBOURG. — Feu de toutes les batteries ennemies et sortie pendant la nuit.

2 SEPTEMBRE. — PARIS. — L'ambulance du Palais de l'Industrie reçoit les premiers blessés.
STRASBOURG. — Ouverture de la deuxième parallèle.
De grand matin, sortie des assiégés sur la Rotonde et Chronigburg.

FRANÇAIS. Officiers et soldats.   ALLEMANDS.   Officiers. Troupe.

FRANÇAIS. Officiers et soldats.		ALLEMANDS.	Officiers.	Troupe.
Tués.	13	Tués. . . .	4	26
Blessés.	74	Blessés. . .	3	63
Disparus.	21	Disparus. . .	1	6
	108		8	95 Total. 103

EST. — Pendant la nuit le 13e corps commence son mouvement de retraite de Mézières, sur Saulce-aux-Bois, Novion-Porcien, Seraincourt, Moncornet, Marle, Laon. Quelques escarmouches à Chaumont-Porcien, Villers et à Mohon; environ 40 blessés. Une division se dirige sur Reims, une autre sur Laon, tandis que l'autre division suit la marche indiquée ci-dessus.
SEDAN. — 12,000 blessés français se trouvent à Sedan ou dans les environs.

3 SEPTEMBRE. — L'armée prisonnière est envoyée au camp de Glaires, nommé camp de la Misère.
On apprend à Paris le désastre de Sedan.

4 SEPTEMBRE. — PARIS. — Départ de la onzième ambulance de la Société française de secours aux blessés, Dr Tillaux, chirurgien en chef, 10 aides, 2 aumôniers, 1 pasteur et 2 agents comptables, destination, Sedan; — de l'ambulance dite de Colmar, Dr Hummel, chirurgien en chef; la petite ambulance de Colmar se compose de 2 chirurgiens, 1 aide, 2 pharmaciens et 6 infirmiers, destination, Sedan. — Enfin, départ de l'ambulance turinoise, Dr Spantigati, chirurgien en chef, 5 chirurgiens, 5 sous-aides, 1 aumônier et 3 agents comptables. Destination: suivre l'armée.
Gouvernement de la défense nationale. Déchéance de l'empereur Napoléon III et de sa dynastie. Proclamation de la République à l'Hôtel de Ville. Départ de Sa Majesté l'Impératrice. Le Corps législatif est dissous, le Sénat est supprimé.
EST. — L'ennemi se représente devant Toul.

5 SEPTEMBRE. — PARIS. — Ouverture de l'ambulance des Tuileries, établie sur la demande et aux frais de Sa Majesté l'Impératrice, avec le concours de la Société française de secours aux blessés, Dr Péan, chirurgien en chef, 2 aides, 3 sous-aides, 1 pharmacien et 1 comptable.
EST. Le maréchal Mac-Mahon est transporté dans un château, à Pourru-aux-Bois.
Le roi de Prusse entre à Reims.
Première évacuation des prisonniers de Sedan.
MONTMÉDY. — Bombardement pendant 7 heures, 2,000 obus.
1 tué et 2 blessés civils.
4 tués et 10 blessés militaires.

6 SEPTEMBRE. — PARIS. — Arrivée des premières troupes du 13e corps.

Les bataillons de la garde nationale sont portés de 60 à 254.

PROVINCE. — L'ennemi est signalé dans le département de Seine-et-Marne.

LAON. — Sommation de se rendre.

8 SEPTEMBRE. — PARIS. — Départ de la douzième ambulance de la Société française de secours aux blessés, Dr Anger, chirurgien en chef, 3 chirurgiens, 12 aides ou sous-aides, 2 aumôniers, 1 pasteur et 3 agents comptables. Cette ambulance, dite de lord Herford, a été organisée et entretenue au frais de lord Herford, et encouragée par sir Richard Wallace, dont la générosité a été inépuisable pendant la guerre. Destination : rejoindre l'armée.

EST. — L'ennemi est à Saint-Dizier et à Vitry.

9 SEPTEMBRE. — PARIS. — Arrivée de la dernière partie du 13e corps. Les troupes de ce corps sont cantonnées avenue de la Grande-Armée, depuis l'Arc-de-Triomphe jusqu'au pont de Neuilly. Pendant sa retraite ce corps a perdu, dans diverses rencontres, environ 350 hommes, tués, blessés ou disparus.

Départ, par la gare de Lyon, du 1er bataillon (1300 hommes) des francs-tireurs de Paris.

LAON. — Reddition de Laon. Le garde du génie Henrion met le feu à la poudrière de la citadelle, 300 gardes mobiles sont tués ou blessés, ainsi qu'une centaine de Prussiens.

ALLEMANDS.	Officiers.	Troupe.
Tués.	2	39
Blessés. . .	7	64
Disparus. .	»	1
	9	101 Total. 113

METZ. — L'ennemi commence une violente canonnade sur toute la ligne.

10 SEPTEMBRE. — EST. — L'ennemi est à Château-Thierry, Montmirail et Sézanne.

11 SEPTEMBRE. — PARIS. — Le 13e corps quitte l'avenue de la Grande-Armée pour s'établir depuis Sèvres jusqu'à Saint-Ouen.

EST. — L'ennemi entre à Coulommiers et à Meaux.

TOUL. — Tentative de surprise par l'ennemi qui est repoussé après combat. Cette place retiendra l'ennemi pendant 49 jours.

BITCHE. — Bombardement.

12 SEPTEMBRE. — PARIS. — Nivellement des approches des forts; on abat les maisons et les arbres qui peuvent gêner la défense et favoriser les attaques de l'ennemi dans la zone militaire. On relie les forts entre eux par des tranchées et des travaux de défense depuis le canal de l'Ourcq jusqu'au fort de Nogent.

SOISSONS. — Soissons menacé a comme garnison 4,000 hommes de ligne et de garde mobile.

L'ennemi arrive à Nogent-sur-Seine.

Investissement de Toul.

STRASBOURG. — Une délégation de la Société internationale de secours de Bâle se rend au quartier général prussien, demande et obtient la permission d'entrer dans la place et de faire sortir pour les emmener, 800 personnes environ, inutiles à la défense.

13 SEPTEMBRE. — PARIS. — Grande revue passée par le gouverneur de Paris. La garde mobile forme quatre divisions.

Sur la demande de M. l'intendant général Wolf, la Société française de secours aux blessés organise de suite et envoie une ambulance à chacune de ces divisions.

Ambulance de la 1re division, Dr Magdelain et 4 aides. Destination : Villejuif.

—   2e   —   Dr Wollaston et 4 aides. Destination : Courbevoie.

Ambulance de la 3e division, Dr Weissenthanner et 4 aides. Destination : Ivry.
—   4e   —   Dr Estachy et 4 aides. Destination : Montrouge.

90 bataillons de la garde mobile sont concentrés sous Paris; mais cela ne constitue pas une armée. Les cadres laissent beaucoup à désirer, il n'y a ni discipline, ni cohésion, ni confiance dans les officiers. L'équipement est incomplet, l'habillement se réduit à des blouses de toile, la chaussure insuffisante laisse beaucoup à désirer.

STRASBOURG. — Ouverture de la troisième parallèle.

Les délégués suisses de Bâle reviennent à Strasbourg.

METZ. — Il y a dans les ambulances de la troupe campée sous Metz 811 malades, et dans les hôpitaux ou dans la ville, 13,806 blessés ou malades, total : 14,617, dont 391 officiers.

14 SEPTEMBRE. — PARIS. — Les bâtiments de la flottille réunis à Saint-Cloud, sont prêts à fonctionner. Ils forment deux divisions : l'une de deux batteries, trois canonnières et trois vedettes, se rendront du côté de Bercy; l'autre de trois batteries, six canonnières et trois vedettes au quai de Javel.

EST. — L'ennemi est à Nangis et à Senlis.

15 SEPTEMBRE. — PARIS. — Le 13e corps quitte ses positions de Sèvres à Saint-Ouen et se porte entre Vincennes et Charenton, encombrement des rues et des routes à la sortie de Vincennes.

L'ennemi est en vue de Paris, il est à Lagny et à Claye. — Neuilly-sur-Marne, Créteil et Joinville-le-Pont. — Villers-Cotterets, Nanteuil, Dammartin, le Plessis-aux-Bois.

STRASBOURG. — Départ d'une colonne d'émigrants avec les délégués de Bâle. Le feu de l'ennemi reprend dans la journée. 9 victimes.

COLMAR. — Occupation de Colmar par l'ennemi.

PHALSBOURG. — Bombardement.

16 SEPTEMBRE. — PARIS. — Les habitants des environs commencent à se réfugier dans l'enceinte.

Pendant la nuit, reconnaissance entre Bonneuil et Choisy-le-Roi.

PERTES.	FRANÇAIS.		ALLEMANDS.	
Tués.	6	Tués.	*58*
Blessés.	38	Blessés.	*442*

PARIS. — Les bâtiments de la flottille occupent les postes indiqués le 14 Deux bâtiments restent à Saint-Cloud pour protéger la ville.

En aval des fortifications, deux batteries flottantes et deux canonnières protégent les ponts de bateaux établis sur la Seine.

METZ. — On apprend officiellement le désastre de Sedan et la révolution du 4 septembre.

17 SEPTEMBRE. — PARIS. — L'ambulance n° 12 (Dr Anger), de la Société française de secours aux blessés est faite prisonnière. Elle est rendue cependant sous promesse de se taire sur ce qu'elle avait pu voir des forces et des positions de l'ennemi; elle doit se rendre à Bourg-la-Reine et de là à Versailles, où on lui donnera un laissez-passer pour rentrer à Paris.

Organisation des ambulances de rempart.

AMBULANCES DES GARES DE PARIS. — Beaucoup de blessés, envoyés de nos armées, arrivaient à Paris dans un état d'épuisement trop profond, pour qu'il n'y eût pas péril à les transporter aussitôt dans les ambulances centrales. La Société française de secours aux blessés institua, pour les recevoir, des ambulances provisoires dans chacune des gares de nos lignes de chemins de fer. C'était, pour nos soldats, une sorte de halte réparatrice, où, sous la direction des médecins, les frères des Écoles chrétiennes et des infirmiers de la Société leur donnaient les soins les plus vigilants; de là, ils étaient répartis dans les hôpitaux et les ambulances à l'aide de nos voitures.

L'ennemi se montre sur les hauteurs de Clamart. — Des forts de l'est on l'aperçoit aussi à Bondy, au Raincy et Avron.

Pendant la nuit la garde nationale des remparts ouvre un feu inutile sur un ennemi supposé. Quelques projectiles arrivent sur les campements du 13e corps, tuent un homme et en blessent deux autres.

L'ennemi commence l'établissement d'un pont près de Villeneuve-Saint-Georges; ses lignes s'étendent de Villeneuve à Pontoise.

Reconnaissance sur le carrefour Pompadour par les éclaireurs Franquetti; rencontre avec l'ennemi (hussards de la garde).

Encombrement des abords de Paris par les populations qui s'y réfugient; vieillards, femmes et enfants arrivent avec bétail, provisions de toutes sortes et mobilier.

Combat de Bonneuil, Montmesly, Créteil.

FRANÇAIS.		ALLEMANDS.	Officiers.	Troupe.
Tués.	8	Tués.	1	11
Blessés.	37	Blessés.	3	44
	45	Disparus.	»	4
			4	59	Total. 63

Rencontre des francs-tireurs et des mobiles avec l'ennemi à Thiais.—ALLEMANDS : tués, 6, blessés, ?

STRASBOURG.— Départ d'une nouvelle colonne d'émigrants; jusqu'à ce jour, 2,500 personnes ont pu quitter la ville.

Le chemin de fer d'Orléans est coupé entre Ablon et Athis.

18 SEPTEMBRE. — PARIS. — Ouverture de l'ambulance du Corps législatif par la Société française de secours aux blessés. Dr Mundy, chirurgien en chef, avec plusieurs aides autrichiens. — 50 lits.

Dernier départ régulier de la poste aux lettres.

L'ennemi coupe les derniers fils télégraphiques; les communications de Paris avec l'extérieur sont complétement interrompues.

Ambulances volantes. — L'investissement de Paris allait être complet et la Société française de secours aux blessés allait être isolée. C'est alors que le conseil central trouva le moyen de maintenir, par la création de dix Délégations provinciales, un lien sensible entre lui et le reste de la France. Ses mandataires, munis la plupart de puissantes ressources, allèrent activer dans les départements la création d'ambulances et de comités nouveaux; et, sur tous les points éprouvés, le Conseil envoya une large part de ses fonds, à nos ambulances de Metz et de la frontière belge, à nos blessés, à nos prisonniers comme à nos villes dévastées. Pendant ce temps, la Société organisa de nouvelles ambulances, assez nombreuses et d'une marche assez rapide pour se porter sur tous les champs de bataille que les armées trouveraient sous les murs de Paris.

Le personnel d'une ambulance volante comprenait 1 chirurgien-chef, 2 aides, 3 délégués, 1 aumônier et 10 ou 12 infirmiers.

Le matériel se composait d'une seule voiture; on y plaçait des vivres pour trois jours, deux caisses de charpie, de compresses, de linge, et une boîte à amputations.

C'est dans de telles conditions que furent organisées successivement douze ambulances volantes sous la direction du Dr Chenu.

La 1re ambulance avait pour médecin M. le Dr BÉHIER;

La 2e, M. le Dr BLAIN DES CORMIERS;

La 3e, M. le Dr LEGRAS;

La 4e, M. le Dr *** (Révoqué);

La 5e, M. le Dr LASKOWSKI;

La 6e, M. le Dr LEROY;

La 7ᵉ, M. le Dʳ Piton ;

La 8ᵉ, M. le Dʳ Poumeau ;

La 9ᵉ, M. le Dʳ Brousse ;

La 10ᵉ, M. le Dʳ Saint-Martin ;

La 11ᵉ, M. le Dʳ Pasquet-Labroue ;

La 12ᵉ, M. le Dʳ Milliot ;

L'ambulance 12 *bis* (dite *Ambulance de la Porte Saint-Martin*), M. le Dʳ Fano ;

L'*Ambulance centrale*, M. le Dʳ Planchon.

De plus, deux ambulances de campagne avaient pu rentrer dans Paris avant l'investissement ; elles revenaient de Sedan ; c'était la 8ᵉ, qui, sous la direction de M. le Dʳ Tardieu, avait soigné 2,181 malades ou blessés ; la 12ᵉ (dite de *Lord Hertford*), qui, sous la direction de M. le Dʳ Anger, avait soigné 1,700 malades ou blessés. Ces deux ambulances prirent part à tous les combats qui se livrèrent autour de Paris.

Il en est de même des quatre ambulances affectées au service des quatre divisions de la garde mobile.

L'ambulance de M. le Dʳ Anger devint l'ambulance du quartier général du 3ᵉ corps.

Chaque jour, pendant toute la durée du siége, trois ou quatre ambulances volantes, accompagnées de voitures de transport spéciales, étaient dirigées sur les points où la fusillade se faisait entendre.

Chaque jour aussi, deux ambulances volantes parcouraient la ligne des forts, les ambulances divisionnaires ou centrales, pour recevoir les blessés, les malades, et les diriger sur les hôpitaux et les ambulances de l'intérieur.

Nous aimons à rappeler ici que, plus d'une fois, deux médecins anglais, membres provisoires de notre Conseil, M. le Dʳ Gordon et M. le Dʳ Wyatt, et, tout particulièrement, M. le Dʳ (autrichien) Mundy, directeur de l'ambulance du Corps législatif, accompagnèrent nos ambulances sur le champ de bataille.

Parmi les brancardiers, il importe de citer les corps de Belges, d'Espagnols, d'Italiens, et tout particulièrement un corps de 300 brancardiers suisses, qui s'étaient offerts gratuitement à la Société.

Voici, dans son plan définitif, comment se réglait le service des ambulances volantes un jour de combat :

L'inspecteur-directeur général, accompagné de plusieurs estafettes, volontaires dévoués : MM. Soufron, Blount, Tiby, Leroy d'Étioles, et MM. Albert et Alexandre Ellissen, chefs du mouvement, emmenait vers le lieu de la lutte la plus grande partie de ses ambulances ; il les faisait suivre par 100 ou 150 voitures, les unes d'un modèle spécial appartenant à la Société, les autres empruntées au chemin de fer de l'Ouest.

Il ne laissait au Palais de l'Industrie que quatre ambulances volantes, en réserve pour des cas imprévus.

Arrivés près du champ de bataille, il choisissait un emplacement dont il faisait une sorte de quartier général, et où s'arrêtaient momentanément les voitures et les ambulances.

Là s'établissait aussitôt une ambulance, dite *ambulance centrale*, où tous les blessés devaient être dirigés et devaient recevoir les premiers soins.

Enfin le personnel hospitalier avait ordre de profiter du premier instant de calme pour prendre les aliments nécessaires, et pour donner la ration aux chevaux, afin qu'au moment décisif tout fût prêt pour agir.

Après avoir amené le personnel et les voitures sur le point le plus rapproché de nos lignes, et formé un parc de toutes les voitures de transport, le directeur des ambulances parcourait le champ de bataille avec ses estafettes, et, d'après le nombre des blessés qu'il rencontrait ou qu'on lui signalait, il faisait porter au parc l'ordre d'envoyer des voitures de transport vers les lieux indiqués. Une escorte de brancardiers les accompagnait, on y plaçait les blessés et on les conduisait ainsi à l'ambulance centrale. Là, ceux d'entre eux qui n'auraient pu soutenir un transport plus long, étaient retenus et soignés ; les autres étaient conduits à Paris; les blessés le plus *grièvement atteints* étaient répartis dans les ambulances de la Société, dans les hôpitaux civils et militaires; les autres, dans les ambulances privées.

Les voitures qui les avaient amenés à Paris, revenaient aussitôt au quartier général pour de nouveaux besoins. Quant aux morts, les ambulances retournaient le lendemain sur le champ de bataille, et faisaient enterrer avec grand soin les cadavres des hommes et des chevaux.

Pendant la nuit, la garde nationale des remparts recommence sa folle fusillade dans le vide.

Rencontre aux environs de Créteil.

Reconnaissance entre le Plessis-Piquet et la ferme de Trévaux.

Le quartier général prussien est à Meaux.

Toul est bombardé pendant deux heures par de l'artillerie de campagne (pour en rendre le séjour désagréable!) (grand duc de Mecklembourg-Schwerin).

19 septembre. — Paris. — L'investissement est complet.

Création du corps d'artillerie de la garde nationale. Formation des cours martiales.

Combats de Châtillon et de Villacoublay. L'ennemi s'empare de la redoute du moulin de la Tour, en avant de Châtillon; après combat, panique qui nuit beaucoup à la défense; des fuyards rentrent à Paris, descendent le boulevard Saint-Michel: ils sont arrêtés et conduits à la prison militaire.

L'ennemi, occupant le village de Bondy, reçoit le feu des forts de l'Est.

Engagement devant le Moulin-Saquet.

Sortie des ambulances volantes de la Société française de secours aux blessés.

Les positions de Châtillon, Clamart et Meudon restent occupées par l'ennemi.

Feu d'artillerie des Hautes-Bruyères sur Bourg-la-Reine, et du fort de Montrouge sur Bagneux.

Pertes de la journée à Bougival, Rueil, Villacoublay, Sèvres, Meudon, Petit-Bicêtre, Plessis-Piquet, Sceaux, Bourg-la-Reine, Villejuif, Vitry, Créteil, Chevilly, Bric-sur-Marne, Labarre, Pierrefitte, Saint-Denis, Chatillon :

Français.	Officiers.	Troupe.		Allemands.	Officiers.	Troupe.
Tués. . . .	8	89		Tués..	7	98
Blessés . . .	21	343		Blessés	16	360
Disparus..	»	8		Disparus . . .	»	26
	29	440	Total. 469		23	484	Total. 507

Tours. — Une section du ministère de la guerre (bureaux) est installée.

20 septembre. — Paris. — Ouverture de l'ambulance d'Autriche-Hongrie (prince de Metternich). Dr Mundy, chirurgien en chef; Dr Arendrup, suppléant. Annexe de l'ambulance du Corps législatif.

La Société française de secours aux blessés donne à la mairie centrale, 60,000 kilogrammes de linge, 200 pièces de vin et 20 fûts d'eau-de-vie.

Canonnade des forts sur l'ennemi.

L'ennemi se concentre à Bondy et établit des batteries à Drancy.

Par ordre supérieur, nos troupes se retirent du Moulin-Saquet, de Villejuif et des Hautes-Bruyères.

La chute du pont de Billancourt, interceptant le parcours de la Seine pour la flottille, un passage est établi à l'aide de la mine.

21 septembre. — Paris. — L'ennemi occupe le Pecq, Bougival, Choisy-le-Roi, l'Hay, Chevilly, Cachan et Dugny.

Escarmouches, près de Montrouge.

1. 3

Strasbourg. — L'ennemi s'approche des remparts et est reçu par une vigoureuse fusillade.

22 septembre. — Paris. — L'ennemi occupe Bas-Meudon, Brimborion, Chatou, Saint-Germain, Villejuif et Port-Marly.

Engagement devant Villejuif; 20 hommes tués ou blessés.

Metz. — Combat de Lauvallier. 3ᵉ corps. — *Pertes.* Tués, 1 officier et 12 hommes; blessés, 7 officiers et 96 hommes; disparus, 4 hommes; total, 112. Sortie pour enlever de la paille.

Pendant la nuit il y a eu combat aux environs de Woippy.

Il y a dans les ambulances sous Metz 1492 malades, et aux hôpitaux et dans la ville 12,806 blessés et malades. Total 14,298. Moyenne des décès par jour : 70.

Paris. — Sortie sur le Moulin-Saquet et les Hautes-Bruyères, qui sont occupées par nos troupes. 70 hommes tués ou blessés.

Bitche. — Du 11 au 22 septembre, bombardement : 2,000 projectiles ont été tirés sur la ville, 8 habitants sont tués, 7 autres sont blessés, 12 militaires sont tués.

23 septembre. — Paris. — L'ambulance nº 12 (lord Herford), prisonnière, est autorisée à rentrer à Paris.

Combats de Villejuif, Bagneux, l'Hay, Vitry, le Bourget, Montmagny, Pierrefitte. Les forts de Bicêtre et d'Ivry tirent sur Villejuif.

Nous occupons le Moulin-Saquet, Villejuif et les Hautes-Bruyères.

Reconnaissance sur le Bourget et Drancy.

Départ du premier ballon.

Arrêté portant que le drapeau de la Société de Genève ne doit être arboré que sur les maisons ayant au moins six blessés.

Reconnaissance sur Drancy et Pierrefitte; l'ennemi est délogé de Drancy et refoulé vers le Bourget.

On constate que onze éclaireurs de la Seine sont blessés aux yeux par le crachement des fusils à tabatière, comme on avait précédemment constaté que des gardes mobiles avaient reçu des fusils Chassepot incomplets.

Pertes de la journée :

Français.	Officiers.	Troupe.	Allemands.	Officiers.	Troupe.
Tués.	»	11	Tués.	1	27
Blessés.	3	86	Blessés. . . .	6	146
Disparus. . . .	»	»	Disparus. . . .	»	6
	3	97 Total. 100		7	179 Total. 186

Est. — Vers 4 heures du soir, capitulation de Toul. Après bombardement, commencé dès le matin, avec pièces de siége, incendies sur plusieurs points. Depuis le 30 août, jusqu'à ce jour, la ville a reçu 12,000 projectiles.

Metz. — Sortie sur Vany, Chieulles, les Petites-Maxes et Peltre.

Pertes. — Français. Officiers. Troupe.

	Officiers.	Troupe.
Tués.	1	5
Blessés. . . .	2	61
Disparus . . .	»	2
	3	68 Total. 71

24 septembre. — Paris. — Les drapeaux et les brassards d'ambulances sont distribués par les mairies.

Les décès dans Paris s'élèvent, pour la semaine, à 1265 dont 158 par variole.

Pendant la nuit du 23 au 24, l'ennemi cherche à réoccuper Villejuif. Attendu à bonne portée, il est repoussé et laisse 10 blessés et 10 tués.

Dès le matin, les forts du Sud ouvrent le feu sur les Hautes-Bruyères pour protéger un mouvement convenu la veille. Nous occupons la redoute ; pertes sensibles en hommes et en chevaux d'artillerie.

La flottille descend à Suresnes pour battre un versant de Saint-Cloud et protéger le barrage de Suresnes qui assure la circulation sur la Seine.

PHALSBOURG. — Bombardement, 9,000 projectiles, 7 habitants tués et 15 blessés.

25 SEPTEMBRE. — Six des bâtiments de la flottille sont désarmés; les équipages établissent une batterie au Point du Jour, et vont en partie renforcer le fort de Vanves.

L'ennemi cherche à établir des ouvrages sous le moulin d'Orgemont; la batterie de Saint-Ouen ouvre son feu et disperse les travailleurs.

Reconnaissance sur Bondy; le village est enlevé, et l'on y met le feu.

STRASBOURG. — L'ennemi a en batterie 300 bouches à feu (dont 100 mortiers).

METZ. — Variole, dyssenterie, scorbut.

Beaucoup d'amputés guéris ou en voie de guérison succombent chaque jour, soit à la diarrhée, soit à l'état typhoïque. Tel est le résultat déplorable de la réunion dans les mêmes établissements de fiévreux et de blessés.

L'infection purulente enlève aussi un grand nombre de blessés. Peu d'amputations ou d'opérations graves réussissent.

Il y a environ 2,000 hommes soignés chez les habitants.

EST. — Investissement de Verdun.

26 SEPTEMBRE. — PARIS. — Concentration de l'ennemi à Bondy (qu'il occupe de nouveau), ainsi qu'à Dugny et Gonesse.

Violente canonnade sur les travailleurs ennemis.

VERDUN. 2e bombardement : 2,500 projectiles tirés sur la place.

27 SEPTEMBRE. — PARIS. — Le bétail est réparti (500 bœufs et 40,000 moutons), par jour, entre les bouchers suivant leur clientèle.

STRASBOURG. — Tous les édifices du front ouest sont détruits. Deux brèches sont praticables; vers 5 heures du soir, le drapeau parlementaire est hissé sur la cathédrale.

Pendant le siège, les Allemands accusent une perte de 45 officiers et 750 hommes.

METZ. — Combats de Peltre et de Ladonchamps, fourrage sur Colombey, les Maxes et le château de Mercy.

Les Prussiens incendient Colombey, les Maxes, Peltre et Ladonchamps, le château de Mercy, les Petites-Tapes et la Maison-Rouge, pour punir les malheureux habitants de ces villages. Est-ce de la barbarie, est-ce de la guerre ? le mouvement n'était-il pas des plus légitimes de la part de Français? les pauvres habitants inoffensifs devaient-ils être les victimes? Ils n'ont joué qu'un rôle passif.

PERTES.—FRANÇAIS.	Officiers.	Troupe.		ALLEMANDS.	Officiers.	Troupe.	
Tués.. . . .	2	43		Tués..	3	47	
Blessés	9	306		Blessés.. . . .	4	161	
Disparus. . .	»	19		Disparus . . .	»	26	
	11	368	Total. 379		7	234	Total. 241

Détail des pertes.

2e CORPS.	Officiers.	Troupe.	3e CORPS.	Officiers.	Troupe.	6e CORPS.	Officiers.	Troupe.
Tués. . . .	1	28		»	8		1	7
Blessés. . .	3	158		6	82		»	66
Disparus . .	»	18		»	»		»	1
	4	204		6	90		1	74 Total. 379

Les sorties des 22, 23 et 27 donnent en total :

	Officiers.	Troupe.
Tués ou blessés.	28	635

EST. — Occupation de Clermont par les Allemands.

TOULON. — Les zouaves pontificaux français arrivent; ils sont dirigés sur Tarascon. Le colonel de Charette est appelé à Tours.

28 SEPTEMBRE. — STRASBOURG. — Capitulation après 46 jours de siége, dont 37 de bombardement. 193,722 projectiles lancés sur la place. La garnison a tiré 27,000 coups de canon.

600 maisons sont détruites, 300 habitants tués, 800 blessés, 700 militaires tués ou blessés.

Noble ville, la France partage tes regrets comme elle partage tes douleurs; elle a admiré ton courage et ton dévouement.

PONTOISE est occupé par les Prussiens.

NEVERS. — Les troupes en formation sont dans le plus misérable état; le 18e mobiles, vêtu de blouses et de pantalons de coton, manque de souliers; le bataillon de zouaves a la moitié de ses hommes vêtus de blouses grises, de pantalons de toile et de chapeaux de paille.

29 SEPTEMBRE. — PARIS. — Réquisition des farines et des blés.

CHATEAUDUN. — Arrivée des francs-tireurs de Paris.

BITCHE fait une sortie heureuse.

30 SEPTEMBRE. — PARIS. — Combats de Chevilly et de l'Hay (Villejuif, Thiais, Choisy-le-Roi, Boissy-Saint-Léger, Champigny, Bondy, Drancy).

Sortie de six ambulances de la Société française de secours aux blessés, qui ramènent les victimes à l'ambulance du Palais de l'Industrie.

L'ennemi s'empare de quelques mulets de cacolets chargés de blessés.

Suspension d'armes pour enterrer les morts et relever les blessés jusqu'au lendemain 8 heures; cette suspension est prolongée jusqu'à midi.

Un bataillon de la Côte-d'Or a 8 officiers et 32 hommes tués ou blessés.

Sortie sur Créteil, prise de la ferme de Notre-Dame des Mèches.

Reconnaissances en avant d'Issy, sur Meudon, Clamart, Châtillon et Bagneux.

PERTES.—FRANÇAIS.	Officiers.	Troupe.	ALLEMANDS.	Officiers.	Troupe.
Tués . . . . ⎫			Tués	7	116
Blessés. . . . ⎬	?	1,988	Blessés	12	268
Disparus. . . ⎭			Disparus. . .	»	1
				19	385 Total. 404

L'ennemi, resté maître des villages de l'Hay, Chevilly, Thiais et Choisy-le-Roi, avait crénelé les maisons et fait des travaux de terrassement pour protéger ses communications avec Versailles.

Dès le matin, le fort d'Ivry ouvre son feu sur Choisy et celui de Montrouge sur l'Hay pour préparer la sortie dont, au dire de prisonniers, l'ennemi était prévenu dès la veille. Les troupes du 13e corps s'avancent et engagent l'action sur Chevilly, le Moulin-Saquet et l'Hay. L'ennemi reçoit des renforts, et à 9 heures le fort de Montrouge reprend son feu sur l'Hay, et celui de Bicêtre sur Chevilly.

Engagement sérieux du côté de Charenton.

30 boucheries de cheval sont ouvertes.

PROVINCE. — Seine-et-Oise, petits engagements aux environs d'Herbeville, des Alluets et de Maule.

BEAUVAIS est occupé par les Prussiens.

1er OCTOBRE. — PARIS. — Reconnaissance sur Bondy et Drancy.

Les décès de la semaine s'élèvent à 1272 dont 220 par variole.

STRASBOURG. — Départ des troupes allemandes destinées à opérer dans les Vosges, contre francs-tireurs et gardes mobiles.

METZ. — Le nombre des hommes en traitement dans les hôpitaux est de 14,514 dont 8,581 blessés.

Reconnaissance sur Lessy et le Chalet-Billaudel, rencontre de tirailleurs.

	Officiers.	Troupe.
Tués.	»	9
Blessés . . .	1	65
Disparus. . .	»	3
	1	77 Total. 78

2 OCTOBRE. — PARIS. — Reconnaissance sur Montretout.

400,000 hommes, dit-on, sont armés dans Paris ! ! !

Le corps du général Guilhem, déjà enterré à Rungis, est rendu à l'ambulance volante, nº 1, de la Société française de secours aux blessés; il est déposé à la chapelle de l'ambulance du Palais de l'Industrie.

RAMBOUILLET. — Rencontre de l'ennemi avec gardes mobiles.

METZ. — Reconnaissance offensive, par la garde, sur Ladonchamps, dont elle s'empare. Woippy, Saint-Remy, Bellevue, Semécourt, Marly, Noisseville.

PERTES.—FRANÇAIS.	Officiers.	Troupe.		ALLEMANDS.	Officiers.	Troupe.
Tués.	2	14		Tués.	2	23
Blessés. . . .	7	73		Blessés. . . .	4	82
Disparus. . .	»	»		Disparus. . .	»	21
	9	87 Total. 96			6	126 Total. 132

3 OCTOBRE. — PARIS. — Manifestation à l'Hôtel de Ville, par Flourens et les bataillons de Belleville.

METZ. — Incendie par les Allemands du village de Sainte-Ruffine, où se trouvent des magasins français, comme représaille de l'appui donné par le fort Saint-Quentin. Le fort Saint-Quentin dirige son feu sur Ars-sur-Moselle où se trouvent des magasins allemands.

Violente canonnade de l'ennemi sur Ladonchamps et Saint-Éloy; nos troupes font quelques ouvrages qui les mettent à l'abri et se relient à Woippy. L'ennemi se représente vers 4 heures; tentative d'assaut; il est repoussé, les Prussiens brûlent le village de Saint-Remy.

Tués et blessés, 2 officiers, 87 hommes.

4 OCTOBRE. — Les Allemands font une reconnaissance sur Chartres, combat au bois de Saint-Hilarion.

L'ennemi arrive à Epernon (Eure-et-Loir).

5 OCTOBRE. — METZ. — Les ambulances divisionnaires évacuent leurs malades et leurs blessés sur Metz, comme si l'armée devait faire un mouvement.

Évaluation de nos pertes jusqu'à ce jour, devant Metz, par le maréchal Bazaine : 25 généraux, 2,099 officiers, 40,339 hommes de troupe.

ARMÉE DE LA LOIRE. — Arrivée à Toury (Eure-et-Loir), d'une partie de l'armée de la Loire (15º corps).

L'ennemi attaque Pacy et Aigleville (Eure); retraite des Français.

Une avant-garde prussienne arrive jusqu'à Evreux.

6 OCTOBRE. — PARIS. — Le roi de Prusse établit son quartier général à Versailles.

METZ. — Tentative de l'ennemi sans résultat sur les villages de Lessy, Chazelle et Scy.

TOURY. — Combat de Toury.

Engagement des francs-tireurs des Vosges avec des Badois, entre Raon-l'Étape et Saint-Dié, Étival, Saint-Remy, Nompatelize, la Bourgonce.

PERTES. FRANÇAIS.	ALLEMANDS.	Officiers.	Troupe.
Tués, blessés, disparus, 822 officiers et troupe.	Tués.	3	85
	Blessés.	18	192
	Disparus. . . .	»	5
		21	382 Total. 403

7 OCTOBRE. — PARIS. — Occupation de Cachan par nos troupes.

METZ. — Attaque sans succès de l'ennemi sur **Ladonchamps**, mais il revient en force dans la soirée et reprend la position.

De 1 heure et demie à 6 heures du soir, sortie sur Bellevue, Saint-Remy, les Tapes, avec diversion sur Grimont, Chieulles, Vany, bois de Vigneulles, Saulny, Woippy, Semécourt, etc.

PERTES, d'après une note du général Coffinières.

FRANÇAIS.	Officiers.	Troupe.	ALLEMANDS.	Officiers.	Troupe.
Tués.	11	90	Tués. . . .	18	207
Blessés. . . .	53	981	Blessés. . . .	36	910
Disparus. . .	»	122	Disparus. . .	3	414
	64	1,193 Total. 1,257		57	1,531 Total. 1,588

Des ambulances françaises se trouvaient à Woippy, Maison-Rouge et Grange-aux-Dames. Pendant la nuit, l'ennemi incendie le village des Tapes.

L'ennemi s'est montré à Villers-les-Plenoy, Franlonchamps, Malroy, Rupigny, Villers-l'Orme, Failly, Poix, Servigny, Noisseville, Merci-le-Haut et Marly-sur-Seille.

Détail des pertes du 7, par corps d'armée.

3ᵉ CORPS.	Offic.	Troupe.	6ᵉ CORPS.	Offic.	Troupe.	Report. 282
Tués.	»	12	Tués.	2	13	
Blessés. . . .	4	99	Blessés. . . .	13	206	
Disparus. . . .	»	1 = 116	Disparus. . . .	»	53 = 289	289
4ᵉ CORPS.			GARDE (Voltigeurs).			
Tués.	»	10	Tués.	9	55	
Blessés. . . .	4	136	Blessés. . . .	30	540	
Disparus. . .	»	16 = 166	Disparus. . .	»	52 = 686	686
		282				Total. 1,257

NEUF-BRISACH. — Pendant la nuit, bombardement; la place a refusé de se rendre et tient bon; incendie.

1 habitant tué et 39 blessés.

L'ennemi laisse un détachement en observation devant la place, et ses principales forces se dirigent sur Schelestadt.

8 OCTOBRE. — PARIS. — Manifestation à l'Hôtel de Ville pour demander la proclamation de la Commune; la garde nationale, accourue, fait évacuer la place et arrête cette manifestation.

Reconnaissance sur la Malmaison par Nanterre et Rueil.

Reconnaissance dans la plaine de Gennevilliers; fusillade d'une rive à l'autre de la Seine entre Bezons et Argenteuil; nous avons 2 tués et 11 blessés.

Reconnaissance sur Bondy, qui reste occupé jusqu'à la nuit, malgré les barricades et les retranchements de l'ennemi qui se retire dans les bois.

ABLIS. — Pendant la nuit, un escadron de hussards prussiens resté à Ablis, est surpris par des francs-tireurs et en partie détruit. Le lendemain, l'ennemi mettra le feu à Ablis, parce qu'il prétend que les habitants ont favorisé cette surprise en servant de guides.

METZ. — Réunion du conseil des officiers généraux chez les commandants de corps d'armée pour résolutions à prendre.

Mortalité considérable dans les chevaux ; beaucoup déjà avaient été abattus; épuisement des moyens de transport.

ORLÉANS. — L'ennemi tente de s'emparer de la ville ?

TOURS. — Les zouaves pontificaux du colonel de Charette arrivent à Tours : ils prennent officiellement le nom de Volontaires de l'Ouest ; ils partiront demain pour Fontainebleau.

9 OCTOBRE. — PARIS. — Les décès de la semaine s'élèvent à 1483 dont 212 par variole.

METZ. — Continuation du feu régulier de l'ennemi sur Ladonchamps.

NEUF-BRISACH est investi. Le fort Mortier, après bombardement de 6 jours et nuits, capitule.

GISORS (Eure) est occupé par l'ennemi.

10 OCTOBRE. — PARIS.— Reconnaissance sur la maison Millaud, route d'Orléans; elle reste occupée par les gardes mobiles et mise en état de défense.

Petit combat près de Maison-Blanche.

METZ. — Malgré le rationnement, il n'y a presque plus de vivres ; le typhus, la variole et la dyssenterie font de grands ravages. Un mécontentement général contre le commandement ne se dissimule pas. — Pluie diluvienne.

TOURS. — La délégation nomme Gambetta ministre de la guerre, et un ingénieur des mines est nommé son délégué. Mauvaise impression sur les officiers de l'armée auxquels il va donner des ordres. « Il allait froisser l'armée, chaque jour, par sa dureté, ses manières, ses paroles hautaines, son ignorance complète des principes de la hiérarchie qu'il était d'ailleurs bien décidé à fouler aux pieds..... Voilà une longue leçon sur l'art de faire la guerre, donnée par un ingénieur des mines, improvisé professeur de tactique et de stratégie. Du premier jour de son entrée en fonctions, il croit avoir trouvé le moyen de vaincre les Prussiens, de les prendre entre deux feux et de leur infliger de cruelles surprises. » D'AURELLES DE PALADINES.

ARMÉE DE LA LOIRE. — Artenay (combat d') ; (Nottonville, Varize, Trinay, Villereau. Chilleurs-aux-Bois). — Bonne résistance jusqu'à 2 heures, puis retraite sur la forêt d'Orléans.

ALLEMANDS.	Officiers.	Troupe.
Tués.	2	29
Blessés.	3	180
Disparus. . .	»	19
	5	228 Total. 233

11 OCTOBRE. — ORLÉANS. — Combat sur la route de Chevilly. Retraite de nos troupes sur la rive gauche de la Loire. Bombardement de la ville par les batteries allemandes établies à Ingré.

Première occupation d'Orléans par l'ennemi, après combat de rues.

ALLEMANDS.	Officiers.	Troupe.
Tués.	14	159
Blessés.	15	617
Disparus. . . .	»	87
	59	863 Total. 922

VOSGES. — Pendant la nuit, combat à Rambervillers, Brouveulières, Bruyères.

PERTES.—FRANÇAIS.	Officiers.	Troupe.	ALLEMANDS.	Officiers.	Troupe.
Tués.	»	7	Tués.	»	4
Blessés. . . .	»	8	Blessés. . . .	1	30
Disparus. . . .	»	30	Disparus. . .	»	»
	»	45		1	34 Total. 38

MONTMÉDY. — Sortie.

STENAY. — Surprise de l'ennemi.

ALLEMANDS.	Officiers.	Troupe.
Tués	»	2
Blessés	»	2
Disparus . . .	1	100
	1	104 Total. 105

12 OCTOBRE. — PARIS. — Reconnaissance sur Avron; mobiles du Tarn, chasseurs et spahis.

Reconnaissance au delà de la Malmaison. Mobiles du Morbihan et éclaireurs de Paris.

ÉPINAL. — Après plusieurs engagements, l'ennemi arrive devant Épinal.

SCHELESTADT. — Sommation de rendre la place; refus.

13 OCTOBRE. — PARIS. — Incendie du château de Saint-Cloud. La lanterne de Diogène est renversée.

Combat de Bagneux (Châtillon, Clamart, Saint-Cloud, Chevilly, Choisy-le-Roi, Montmesly, Bonneuil, Cœuilly, Noisy, Villemonble). Trois colonnes se dirigent : celle de droite, sur Clamart, dont elle s'empare; celle du centre, sur Châtillon; celle de gauche sur Bagneux, qui est enlevé après vigoureuse résistance.

PERTES.--FRANÇAIS.	Officiers et troupe.	ALLEMANDS.	Officiers.	Troupe.
Tués	30	Tués	3	58
Blessés	86	Blessés	5	258
Disparus . . .	»	Disparus . . .	1	59
	116		9	375 Total. 384

METZ. — L'ennemi demande un armistice pour enterrer les morts du 7.

VERDUN. — Commencement du siége.

14 OCTOBRE. — PARIS. — Armistice de 11 heures à 5 heures du soir, en avant des forts du Sud, pour enterrer les morts.

Reconnaissance sur Maison-Blanche; l'ennemi est délogé.

Reconnaissance par infanterie de marine et marins sur Bondy.

SOULTZ est attaqué; sérieux engagement; l'ennemi se retire.

BELFORT. — Garibaldi arrive à Belfort, et part le même jour pour Dôle.

15 OCTOBRE. — PARIS. — Les décès de la semaine s'élèvent à 1610 morts dont 314 par variole.

Le fort de Romainville fait feu sur la ferme de Groslay; celui de Noisy, sur le pont de la Poudrette, et celui de Rosny sur le Raincy.

Les éclaireurs de la Seine sortent de Bondy et échangent une vive fusillade avec l'ennemi. 2 tués, 5 blessés.

16 OCTOBRE. — PARIS. — Formation de bataillons mobiles de la garde nationale.

SOISSONS. — Capitulation de Soissons après trois semaines de siége, de bombardement et d'incendies. 17 habitants tués pendant le bombardement.

METZ. — Le ban Saint-Martin n'est qu'une flaque d'eau et de boue au milieu de laquelle s'élèvent comme des îlots les pauvres petites tentes de toile qui servent d'abris à nos hommes.

Depuis huit jours les ambulances reçoivent en moyenne 100 malades par jour et perdent surtout parmi les blessés 50 ou 60 morts. Le nombre des hommes en traitement dans la place est de 15,343 dont 7600 blessés.

17 OCTOBRE. — PARIS. — Souscription pour la fabrication de 1500 canons.

MONTDIDIER. — Petit engagement.

SALBRIS. — Établissement de trois divisions au camp de Salbris.

AMBOISE. — Messe à l'église d'Amboise pour le corps des volontaires de Cathelineau. Mme de Cathelineau a organisé une ambulance pour le corps commandé par son mari.

18 OCTOBRE. — PARIS. — Réquisition des fourrages. Rationnement de la viande, 100 grammes par jour et par personne.

Incendie d'une partie de la forêt de Bondy.

L'ennemi, vers 10 heures du soir, attaque nos avant-postes de la vallée de la Bièvre. Ils sont repoussés. Les tués et les blessés prussiens restent sur place.

CHATEAUDUN.—Héroïque défense de la ville, prise par l'ennemi après bombardement et incendies, combats de rues.

PERTES.—FRANÇAIS.	ALLEMANDS.	Officiers.	Troupe.
290.	Tués.	3	21
	Blessés.	3	82
	Disparus. . . .	»	2
		6	105 Total. 111

SCHELESTADT. — Nouveau bombardement de Schelestadt.

19 OCTOBRE. — L'ennemi occupe Châteaudun.

L'ennemi arrive devant Vesoul.

20 OCTOBRE. — PARIS. — Institution d'une commission supérieure des ambulances.

Reconnaissance sur la ferme de Groslay, d'où on déloge l'ennemi après vive fusillade.

Un grand nombre de maraudeurs sort toujours de Paris et rapporte, il est vrai, une grande quantité de légumes; mais il y a parmi eux des voleurs qui vont fouiller les maisons abandonnées.

21 OCTOBRE. — PARIS. — Combat de la Jonchère (la Malmaison, Bougival, Saint-Cloud, Villeneuve, Bellevue). — Démonstration sur Chevilly, la Belle-Épine, Formerie, Champigny, le Plant, Argenteuil.

Sortie de huit ambulances de la Société française de secours aux blessés.

L'ennemi se prépare à faire partir ses bagages de Versailles.

PERTES.—FRANÇAIS.	Officiers.	Troupe.	ALLEMANDS.	Officiers.	Troupe.
Tués.	2	32	Tués.	7	62
Blessés. . . .	15	230	Blessés. . . .	11	375
Disparus. . .	11	153	Disparus. . . .	»	18
	28	415 Total. 443		18	455 Total. 473

Reconnaissance sur Drancy. Démonstration sur Arcueil.

L'ennemi fait sauter le pont du chemin de fer d'Argenteuil.

Le soir, incendies à Chevilly, l'Hay et Bourg-la-Reine.

PROVINCE. — Engagement à Grandpuits (Seine-et-Marne).

Engagement à Nangis, avec francs-tireurs et Prussiens venus en réquisition.

L'ennemi occupe Chartres.

22 OCTOBRE. — PARIS. — Réquisition de 100 omnibus pour le transport des blessés.

ARMÉE DE LA LOIRE. — L'ennemi arrive sur l'Ognon (Haute-Saône), à Pin, Etuz et Voray (Auxon), près Cussey.

Combat de Voray (Buthiers, Cussey, Châtillon-le-Duc, Auxon-Dessus.)

FRANÇAIS. — 195 hommes hors de combat.	ALLEMANDS.	Officiers.	Troupe.
	Tués.	1	21
	Blessés. . . .	5	99
	Disparus. . . .	»	5
		6	125 Total. 131

23 octobre. — Paris. — Les décès de la semaine s'élèvent à 1746 dont 360 par variole.

Schelestadt. — Nouveau bombardement ; beaucoup de maisons détruites.

Nord. — Combat de Formerie; 25 blessés sont évacués sur Amiens et Rouen.

Orléans. — *Lettre de Monseigneur Dupanloup, évêque d'Orléans, au commandant des troupes bavaroises.*

MONSIEUR LE COMMANDANT,

« J'ai l'honneur de vous adresser le texte de la convention de Genève que j'ai le regret de n'avoir pu me procurer plus tôt.

« Vous trouverez à l'article 6 et à l'article additionnel 5 les deux textes précis et formels qui établissent la thèse que j'ai eu l'honneur de soutenir hier devant vous.

« C'est ici une simple question de bonne foi, et par conséquent une question d'honneur.

« Pour moi, il n'y a pas de discussion possible. Les textes sont parfaitement clairs, péremptoires, et cela dans une convention solennelle, signée par tous les souverains de l'Europe, y compris Sa Majesté le roi de Prusse.

« Comme j'ai eu l'honneur de l'écrire à Son Excellence le général de Tann, « l'article 6 de la convention n'avait fait du renvoi des blessés qu'une obligation facultative. » L'article disait : « *pourront être renvoyés* ». C'était un vœu, ce devait être une faveur ; ce n'était ni pour les uns un droit strict, ni pour les autres un devoir rigoureux (article 6, §§ 3 et 4).

« L'humanité des hautes parties contractantes les a décidées à en faire un article rigoureusement obligatoire. L'article 5 additionnel ne dit plus seulement « *pourront* » mais « *devront* », à la seule condition pour les blessés de ne pas reprendre les armes pendant la guerre.

« Voilà ce qui me fait dire, Monsieur le Commandant, que c'est ici une question de bonne foi, et par conséquent une question d'honneur sur laquelle il n'y a pas de discussion possible.

« Voilà pourquoi, permettez-moi de l'ajouter, enlever les blessés français plus ou moins guéris des ambulances, les faire prisonniers quand la convention déclare qu'ils sont libres et qu'on *doit* les renvoyer dans leur pays, et au lieu de cela les faire partir pour la Prusse, c'est une violation, je ne dis pas seulement de l'humanité, mais de la foi jurée ; c'est un abus de la force que je reprocherais avec toute l'énergie dont je suis capable aux yeux de l'Europe et du monde entier si les Français s'en rendaient coupables envers les blessés prussiens.

« Veuillez bien remarquer, Monsieur le Commandant, que ce n'est pas ici la question des officiers pris sur le champ de bataille et relâchés sur parole : de ceux-ci la convention de Genève ne s'est occupée en rien. C'est la question des blessés dont la convention de Genève a réglé le sort selon les lois de l'humanité et aux applaudissements de l'Europe.

« Que tels ou tels aient manqué à leur parole, je l'ignore, et si cela était, je les blâmerais sévèrement : ou on ne donne pas sa parole, ou quand on la donne, on la tient. Mais n'importe, tels ou tels torts individuels ; cela ne peut détruire un traité, une convention solennelle. Ce que j'affirme là est aussi clair que le jour.

« Je demande donc deux choses :

« 1° Que tout enlèvement de blessés français soit arrêté ;

« 2° Que tous nos blessés français guéris reçoivent les saufs-conduits nécessaires pour être transportés à nos frais là où ils pourront être dirigés vers leur pays.

« Et enfin, si malgré la clarté péremptoire de mes raisons, je n'obtenais pas la justice que je réclame, je demande que Sa Majesté le roi de Prusse soit immédiatement informée, et j'irai moi-même au quartier général, s'il le faut.

« Veuillez agréer, Monsieur le Commandant, l'hommage de ma haute considération,

« ✝ FÉLIX, Évêque d'Orléans. »

24 OCTOBRE.— PARIS. — La Société française de secours aux blessés vote une somme de 25,000 francs pour les blessés de Châteaudun, comme elle a voté des sommes beaucoup plus considérables (100,000 fr.) pour les victimes de Strasbourg et (110,000 fr.) pour celles de Metz.

SCHELESTADT. — Continuation du feu, capitulation. A reçu 10,000 projectiles, 12 habitants tués.

LA FÈRE. — Investissement, bombardement.

GRAY. — Concentration de troupes, général Werder.

MONTEREAU est occupé par l'ennemi.

25 OCTOBRE. — PARIS. — Reconnaissance partie du fort de Charenton sur Créteil.
Apparition du scorbut à la maison de correction de la rue de la Santé.
Toujours des incendies à Saint-Cloud.
Engagement à Nogent-sur-Seine.

METZ. — Le général de division de Cissey a une entrevue au château de Frascati avec le général Stiehl, chef d'état-major du prince Frédéric-Charles, pour demander de séparer le sort de l'armée sous Metz de celui de la place : pas de succès.

26 OCTOBRE. — PARIS. — Réduction de la consommation du gaz.
Un grand nombre d'étrangers sortent de Paris pour parlementer à Créteil; ils rentrent le lendemain.

METZ. — Dans la soirée, négociations pour capituler, au château de Frascati, entre les généraux Jarras et Stiehl.

NEUF-BRISACH. — Les Prussiens quittent Schelestadt pour revenir devant Neuf-Brisach.

LANGRES. — Aux environs de Langres des détachements ennemis livrent de petits combats et exercent des violences inutiles sur les habitants, dont plusieurs sont fusillés.

GRAY. — L'ennemi est à Gray.

27 OCTOBRE. — PARIS. — Feu du Mont-Valérien et de la batterie Mortemart sur Brimborion et l'orangerie de Saint-Cloud.

Feu des forts de Vanves et d'Issy sur les travailleurs ennemis qui sont à la Tour des Anglais et au moulin de Châtillon.

METZ. — Reddition de la place. La capitulation signée au château de Frascati pour être mise à exécution le 29 à midi.

« Pauvre ville! Pauvre armée! Toutes deux cependant étaient dignes d'un autre sort, toutes deux avaient su s'élever à la hauteur des circonstances, et, jusqu'au dernier jour, faire preuve de courage devant l'ennemi, de patience dans la misère et de fermeté dans le malheur! »

28 OCTOBRE. — PARIS. — 1er combat du Bourget (Saint-Cloud, Thiais, Choisy-le-Roi, Pontiblon, Montmagny). Les francs-tireurs contribuent à débusquer l'ennemi.—Dans l'après-midi, tentative des Allemands, venus en force de Gonesse, pour reprendre le Bourget.

ALLEMANDS.	Officiers.	Troupe.
Tués.	1	16
Blessés. . . .	2	39
Disparus. . . .	»	11
	3	66 Total. 69

Les ambulances de la Presse ont été envoyées au Bourget. Elles se sont établies à la Courneuve.

Un détachement pénètre à Drancy, établit des barricades et fait créneler les murs.
Un autre détachement réoccupe Bondy.

CHOISY. — Les guérillas de l'Ile-de-France ont un engagement avec les Bavarois. Ils ont 2 tués et 5 blessés.

METZ. — La garde impériale est licenciée et versée dans les différents corps.

29 OCTOBRE. — PARIS. — Décret. A l'avenir la Légion d'honneur sera exclusivement réservée à la récompense des services militaires et des actes de bravoure et de dévouement accomplis devant l'ennemi.

Les décès de la semaine s'élèvent à 1878 dont 378 par variole.

Pendant la nuit, tentative des Prussiens pour reprendre le Bourget; ils sont repoussés (vive canonnade).

METZ. — Les Prussiens occupent les portes de la ville et les forts détachés. Vers midi, l'armée française s'éloigne de la place dans toutes les directions pour se rendre à des bivouacs désignés, et partir de là, pour l'Allemagne, comme prisonniers, 147,838 hommes.

Le maréchal Bazaine quitte Metz pour aller se constituer prisonnier au château de Frascati; il est envoyé à Cassel.

L'armée compte 42,462 tués, blessés ou disparus, parmi lesquels, 26 généraux et 2,097 officiers.

Il y a à Metz 15,811 malades ou blessés.

30 OCTOBRE. — PARIS. — 2e combat du Bourget; repris par les Prussiens en force considérable.

Sortie des ambulances de la Presse et de six ambulances de la Société française de secours aux blessés.

Nous perdons beaucoup de prisonniers qui, coupés du corps principal, sont restés entre les mains de l'ennemi.

ALLEMANDS.	Officiers.	Troupe.
Tués. . . .	15	83
Blessés.. . .	16	211
Disparus.. .		15
	31	442 Total. 473

DIJON. — L'ennemi se dirige sur Dijon et arrive à Arc-sur-Tille.

Combat de Saint-Apollinaire, près Dijon. Les Prussiens lancent des grenades sur la ville et mettent le feu sur plusieurs points.

PERTES. — FRANÇAIS.		ALLEMANDS.	Officiers.	Troupe.
Tués.	160	Tués.	»	*63*
Blessés.	300	Blessés.	*10*	*192*
Disparus.	103	Disparus.	»	*3*
	563		*10*	*258* Total. *268*

Retraite sur Dijon.

Les ouvriers de Dijon veulent défendre la ville. Bataillons de marche arrivent à Dijon et réunis aux mobiles de la Lozère, de la Côte-d'Or et aux gardes nationaux mobilisés, se disposent à la résistance.

Combat de Magny-Saint-Médard entre l'avant-garde et les Badois. Nos troupes occupent les faubourgs de Dijon, qui sont attaqués par les Badois, vers 3 heures; combat sérieux; ces derniers subissent des pertes sensibles.

Les Badois canonnent Dijon; vers 7 heures la ville est en feu.

Les troupes françaises quittent Dijon pendant la nuit et, le lendemain, la ville capitule.

31 OCTOBRE. — PARIS. — Envahissement de l'Hôtel de Ville, plusieurs membres du gouvernement, prisonniers, sont délivrés par les gardes mobiles bretons.

DIJON. — Entrée des Prussiens dans la ville.

1er NOVEMBRE. — PARIS. — La Société française de secours aux blessés adopte un nouveau modèle de voitures (voitures-lits), pour le transport des grands blessés.

L'ennemi se montre en masse entre Blancmesnil et Drancy.

2 NOVEMBRE. — Décret de la délégation de Tours prescrivant la mobilisation de tous les hommes de 20 à 40 ans.

BELFORT. — Engagements à Roppe, Grosmagny et Eloye; nos troupes se replient sur Belfort; elles ont perdu 165 tués, blessés ou disparus.

Nos troupes détruisent le viaduc de la Largue (voie ferrée de Dannemarie).

Investissement de Belfort.

NEUF-BRISACH.—Feu contre la place et le fort Mortier, situé sur le Rhin. Incendie des deux tiers de la ville.

1 habitant tué et 39 blessés.

VESOUL. — L'ennemi venant de Gray entre à Vesoul.

3 NOVEMBRE. — PARIS. — Le général Clément Thomas est nommé au commandement en chef de la garde nationale.

Des canons avec blindage sont placés sur des trucks du chemin de fer d'Orléans, et traînés par des chevaux. Plus tard, une locomobile cuirassée opérera la traction.

BELFORT. — Les abords de la place sont occupés par la garnison.

4 NOVEMBRE. — METZ. — L'ambulance du jardin Fabert est évacuée par ordre de l'autorité prussienne.

BELFORT. — La place est invitée à se rendre; lettre du général prussien de Treskow au colonel Denfert-Rochereau, et réponse. Ces pièces méritent une citation :

TRÈS-HONORÉ ET HONORABLE COMMANDANT,

« Je me fais un honneur de porter très-respectueusement à votre connaissance la déclaration suivante :

« Je n'ai pas l'intention de vous prier de me rendre la place de Belfort ; mais je vous laisse le soin de juger s'il ne conviendrait pas d'éviter à la ville toutes les horreurs d'un siége, et si votre conscience, votre devoir ne vous permettraient pas de me livrer la forteresse dont vous avez le commandement.

« Je n'ai d'autre intention, en vous envoyant cet écrit, que de préserver, autant que possible, la population du pays des horreurs de la guerre. C'est pourquoi je me permets de vous prier, dans la limite de vos pouvoirs, de faire connaître aux habitants que celui qui s'approchera de la ligne d'investissement à portée de mes canons, mettra sa vie en danger.

« Les propriétaires des maisons situées entre la place et notre ligne d'investissement doivent se hâter de mettre tout leur mobilier en lieu sûr, car d'un instant à l'autre, je puis être obligé de réduire les maisons en cendres.

« Je saisis cette occasion de vous assurer de mon estime toute particulière, et j'ai l'honneur d'être votre très-dévoué serviteur,

« Général royal prussien, commandant les forces prussiennes concentrées devant Belfort,   Général DE TRESKOW. »

Il lui fut immédiatement répondu la lettre suivante que remporta son parlementaire :

« GÉNÉRAL,

« J'ai lu avec toute l'attention qu'elle mérite la lettre que vous m'avez fait l'honneur de m'écrire avant de commencer les hostilités.

« En pesant dans ma conscience les raisons que vous me développez, je ne puis m'empêcher de trouver que la retraite de l'armée prussienne est le seul moyen que conseillent à la fois l'honneur et l'humanité, pour éviter à la population de Belfort les horreurs d'un siége.

« Nous savons tous quelle sanction vous donnerez à vos menaces, et nous nous attendons, Général, à toutes les violences que vous jugerez nécessaires, pour arriver à votre but ; mais nous connaissons aussi l'étendue de nos devoirs envers la France et la République, et nous sommes décidés à les remplir.

« Veuillez agréer, Général, l'assurance de ma considération très-distinguée,

« DENFERT-ROCHEREAU. »

5 NOVEMBRE. — PARIS. — Les décès de la semaine s'élèvent à 1762 dont 380 par variole.

6 NOVEMBRE. — Trois armées, sous le commandement du général Trochu, sont formées pour la défense de Paris.

1re armée, général Clément Thomas : 266 bataillons de la garde nationale sédentaire, service de Paris et des remparts, environ 150,000 hommes.

2e armée, général Ducrot : trois corps, environ 90,000 hommes.

3e armée, général Trochu, sept divisions : régiments de marche, infanterie de marine et marins, gardes mobiles, garde nationale mobilisée, gardes forestiers et douaniers.

Un corps d'armée sous les ordres de l'amiral de la Roncière le Noury.

Un corps d'armée à Vincennes.

7 NOVEMBRE. — PARIS. — Ambulance du Palais de l'Industrie. Elle contenait 600 lits, espacés largement, dans les grandes salles de l'exposition des tableaux. Elle a reçu 646 officiers et soldats, tous blessés très-grièvement. Dans le mois d'octobre, elle a reçu, par évacuation de diverses petites ambulances de la ville, 17 blessés atteints de gangrène généralisée et pour lesquels les ressources de l'art étaient impuissantes.

Les blessés et malades, à l'exception de trois qu'il n'était pas possible de transporter, sont évacués sur l'ambulance du Grand-Hôtel. Le service médico-chirurgical a été fait par MM. les Dʳˢ Nélaton, Guyon, Boinet, Raynaud, Lannelongue, Duplay, Perdrigeon, Marcy, Bernutz, Canuet et Dusseris.

Le nombre des journées de traitement est de 8,825. La durée moyenne du traitement a été de 14 jours. 90 hommes sont morts en y comprenant 17 hommes entrés mourants, soit une moyenne de 13,93 pour cent.

Ouverture de l'ambulance du GRAND-HOTEL, sous la direction du Dʳ Chenu; les rideaux et les tapis de toutes les chambres sont préalablement enlevés et le transport des blessés de l'ambulance du Palais de l'Industrie ne commence que lorsque cette opération est complètement terminée.

MASSACRE DE BERTHENAY, près Chaumont. « 50 gardes mobilisés de la Haute-Saône sont entourés près du bois de la Tillaude, par un escadron de dragons poméraniens. Un coup de fusil part et blesse un cheval. Aussitôt les dragons se ruent sur les mobilisés *désarmés* et les massacrent à coups de sabre et de révolver; 43 sont mortellement blessés, plusieurs n'avaient plus figure humaine. Ils restent pendant deux jours sans sépulture. Quelques-uns, laissés pour morts, sont ramenés par un habitant de Chaumont. »

ARMÉE DE LA LOIRE. — Combat de Vallière et Saint-Laurent-des-Bois, près de la forêt de Marchenoir.

PERTES.	FRANÇAIS.	ALLEMANDS.
	4 tués et 40 blessés.	*83 tués ou blessés abandonnés par l'ennemi.*

L'armée de la Loire occupe une ligne depuis Mer jusqu'à Morée et la forêt de Marchenoir.

Combat de Binas et Chantôme (Loir-et-Cher).

ALLEMANDS.	Officiers.	Troupe.
Tués.	*1*	*8*
Blessés.	*1*	*64*
Disparus. . . .	*1*	*83*
	3	*155* Total. *158*

Combat de Bologne (Haute-Marne), avec mobiles venus de Langres.

CHATEAUDUN. — Reconnaissance sur Châteaudun, par les francs-tireurs de Paris et les mobiles du Gers. Les cuirassiers blancs ont 25 tués ou blessés.

8 NOVEMBRE. — PARIS. — Réquisition du gros bétail.

L'ennemi est inquiété jour et nuit dans ses positions. Dans ce but, Bicêtre, les Hautes-Bruyères, Vanves et le Mont-Valérien lancent dans ses lignes un grand nombre d'obus.

Nouvelle sortie d'étrangers par Charenton et Créteil.

ORLÉANS. — Dans la soirée, l'ennemi sort de la ville et n'y laisse qu'un fort détachement d'infanterie. Il s'établit sur la route d'Orléans à Châteaudun, son avant-garde près de Coulmiers et de Huisseau.

DIJON occupé par les troupes de Garibaldi.

VERDUN. — Capitulation de la place.

9 NOVEMBRE. — PARIS. — Engagement en avant des Hautes-Bruyères.

ARMÉE DE LA LOIRE. — Bataille de **Coulmiers**, 7 heures de combat (Meuny, Orléans, Patay, Epieds, Cheminiers, Gémigny, Vaurichard).

1° Bacon pris d'assaut par nos troupes après combat d'une heure ;

2° Château de la Renardière, châteaux de Huisseau et Grand-Lus enlevés vers midi ;

3° Gémigny, Rosières, Champs, Ormeteau, Saint-Sigismond ;

4° Coulmiers, emporté d'assaut.

L'ennemi se met en retraite sur Janville, Toury, Etampes, Saint-Paravy et Patay.

PERTES.— FRANÇAIS.	Officiers.	Troupe.	ALLEMANDS.	Officiers.	Troupe.
Tués	5	} 881	Tués	9	60
Blessés.	37		Blessés . . .	30	503
Disparus.	»	»	Disparus . . .	13	608
	42	881	Total. 923	52	1,171	Total. 1,223

ORLÉANS. — Évacuation de la ville par l'ennemi, qui y laisse environ 1,000 malades ou blessés. Les ambulances et les hôpitaux sont encombrés de varioleux. Le château du Grand-Lus sert d'ambulance.

Les mobiles de la Sarthe comptent 218 hommes tués ou blessés.

Pendant la nuit, les ambulances se dirigent encore sur le champ de bataille (il faisait un temps affreux) ; elles le parcourent en tous sens pour recueillir les blessés et enlever les morts. « Beaucoup de blessés s'étaient traînés dans les fermes voisines, pour y chercher un abri. Malheureusement, quelques-uns avaient dû succomber, faute des soins immédiats qu'on n'avait pu leur donner. » D'Aurelles de Paladines.

MONTBÉLIARD. — L'ennemi occupe le château de Montbéliard.

10 NOVEMBRE.—PARIS.—Tous les jours, il y a échange de coups de fusil aux avant-postes.

ORLÉANS. — Occupation de la ville par nos troupes ; les volontaires de Cathelineau sont arrivés. Messe d'action de grâces. « Cathelineau s'avance vers l'autel, lève son épée et dit à haute voix : Tout pour Dieu et pour la Patrie ! »

BELFORT. — Sortie sur Chalonvillars. 15 tués ou blessés. La variole sévit avec une grande intensité.

NEUF-BRISACH. — Capitulation.

11 NOVEMBRE. — PARIS. — Pendant la nuit, vive fusillade dans la vallée de Cachan.

BELFORT. — Reconnaissance sur Sévenans.

« Le temps est affreusement mauvais, il tombe alternativement de la neige et de la pluie. Au Mont, les troupes souffraient considérablement ; la variole, fléau plus terrible que la guerre, faisait de nombreuses victimes. Les malheureux soldats couchaient au Mont sans abri, sous des tempêtes de neige ou de pluie, dans une boue tenace et si profonde qu'on avait toutes les peines du monde à circuler, surtout avec les mauvaises chaussures de la troupe. On ne pouvait renouveler la paille de couchage transformée en fumier, car on en manquait dans la place. Enfin, pour comble, il était défendu expressément d'allumer des feux la nuit ; en sorte que, vêtus de mauvaises vareuses, mouillés et grelottants sous un vent froid et humide, les hommes ne pouvaient se chauffer qu'avec quelques restes de brasier sans flammes. » D'Enfert.

12 NOVEMBRE. — PARIS. — Les décès sont au nombre de 1,855, dont 419 par variole.

SAINT-CLOUD. — Rencontre d'une patrouille ennemie sur la place de l'hospice avec les volontaires de Néverlée ; la patrouille est enveloppée ; elle perd cinq hommes tués et un blessé.

13 NOVEMBRE. — THIONVILLE est investi.

14 NOVEMBRE. —PARIS.—Le conseil de la Société française de secours aux blessés décide que des membres artificiels seront délivrés gratuitement aux amputés par les soins de M. le

comte de Beaufort, notre secrétaire général, et l'habile inventeur de plusieurs appareils prothétiques. La Société a délivré pour environ 12,000 fr. de ces appareils.

Reconnaissance derrière Drancy, vers la voie ferrée de Soissons, par éclaireurs à cheval
de la Seine; l'ennemi perd quelques prisonniers et quitte sa position.

Armée de la Loire. — Reconnaissance sur Viabon (Eure-et-Loir), d'où un régiment de
uhlans est délogé.

Dijon. — L'ennemi se représente devant la ville; les troupes de Garibaldi se retirent.

15 novembre. — Paris. — Fermeture de l'ambulance établie aux Tuileries (Dr Péan, chirurgien en chef) par la Société française de secours aux blessés. Cette ambulance a reçu
117 blessés ou malades, officiers pour au moins moitié. Le nombre des journées de traitement
est de 1,605.

Violente canonnade du Mont-Valérien et du Point-du-Jour.

Belfort. — Reconnaissance sur Bessoncourt ; démonstration sur Roppe et Denney.

Pertes. — Français.   Officiers. Troupe.

Tués. . . . . 3 }
Blessés. . . . . . . 3 }   130

16 novembre. — Montmédy. — Investissement.

La Fère. — Investissement.

Armée de la Loire. — La Maladrerie, Orgères, Santilly.

17 novembre. — Paris. — Les portes de la ville seront désormais fermées à 5 heures
du soir.

Les bouchers remplacent par la viande salée la viande fraîche qui commence à manquer.

18 novembre. — Paris. — Les maraudeurs sortis de Paris reçoivent des coups de fusil
des avant-postes prussiens ; plusieurs sont blessés, on dit que quelques-uns ont été tués.

Dreux. — Combat entre Château-Neuf et Fontaine-les-Ribouts. — La Loupe, Torçay,
Château-Traineau, Digny, Saint-Gland.

Pertes. — Français.

300 hommes hors de combat ?

Allemands.	Officiers.	Troupe.
Tués.	»	17
Blessés. . . .	1	44
Disparus. . .	»	1
	1	62 Total. 63

19 novembre. — Paris. — Les décès sont au nombre de 2,064 dont 431 par variole.

La Société française de secours aux blessés organise un service des funérailles pour les
hommes morts dans ses ambulances.

Chatillon-sur-Seine (Côte-d'Or). — Les Allemands établis à Châtillon sont surpris pendant
la nuit par un fort détachement et se retirent, après combat, sur Château-Villain.

Pertes.—Garibaldiens. Officiers. Troupe.

			Allemands.	Officiers.	Troupe.
Tués. . . . . }		89 hommes?	Tués.	1	12
Blessés. . . . . . . }			Blessés.	2	12
Disparus.	»		Disparus.	5	123
				8	117 Total. 155

20 novembre. — Paris. — Combat d'avant-postes à Villetaneuse.

Dijon. — Combat dans les montagnes de Gevrey par les francs-tireurs.

Thionville. — Le siége de la place commence.

21 novembre. — Paris. — Fusillade, vers minuit, en avant des Hautes-Bruyères et de
Cachan.

I.   5

La Loupe. — Petits engagements aux environs.

Audincourt (Doubs). — Engagement ; on entend le canon à Belfort, dans la direction d'Audincourt.

22 novembre. — Thionville. — Dès le matin, bombardement.

Nogent-le-Rotrou. — L'ennemi occupe la ville.

23 novembre. — Belfort. — Nouvelle sortie sur Bessoncourt. — Démonstration sur le Mont et Essert, comme diversion. Attaque du Mont par l'ennemi. Combats à Cravanches, Offemont, Savenans, Botans. L'investissement de la place est resserré.

Voujeaucourt. — Engagement entendu à Belfort, dans la direction de Montbéliard.

Nord. — Engagement au Quesnel, route de Roye à Amiens.

24 novembre. — Paris. — Sortie sur Bondy, par le 72e bataillon de la garde nationale. Les barricades sont enlevées, franchies et dépassées jusque sur la route de Metz et le canal de l'Ourcq. L'ennemi arrive en force et commence une vive fusillade. Nos troupes se replient et comptent 4 blessés.

Thionville. — Capitulation. A reçu 25,000 projectiles.

Patay. — Une reconnaissance partie de Patay a un engagement à Baignaux.

Saint-Calais. — Incendié par l'ennemi.

Ladon. — Combat (Neuville-aux-Bois, Santeau, Bois-Commun, Montbarrois, Bellegarde, Maizières, Beaune-la-Rolande). L'ennemi occupe Ladon ; nos troupes se retirent sur Bellegarde.

Pertes. — Français.	Officiers.	Troupe.	Allemands.	Officiers.	Troupe.	
Tués	28		Tués	2	32	
Blessés	195		Blessés	5	187	
Disparus	»		Disparus	1	28	
	223			8	247	Total. 255

Belfort. — Nouvelle attaque du Mont par les Prussiens, qui s'en emparent. A la suite du séjour dans les bois, sans abris, de l'eau et de la boue jusqu'aux genoux, les hommes affaiblis comptaient beaucoup de malades. Le nombre des varioleux était considérable.

Ruses de l'ennemi. — Il avait donné à quelques hommes des pantalons garance et leur faisait crier : *Ne tirez pas !* Enfin, il faisait exécuter par ses clairons *notre sonnerie de retraite.*

Les premiers obus tombent dans la ville. Sortie sur Valdoye et Chèvremont.

Les pertes du 23 et du 24 sont de 57 hommes tués ou blessés.

Phalsbourg est encore bombardé.

25 novembre. — Formation de plusieurs camps d'instruction.

Belfort. — Fusillade du côté du Mont et à Essert. Engagements à Offemont, Danjoutin, Pérouse et Bavilliers.

Armée de la Loire. — Combat de Yèvres, près de Brou. Les volontaires de l'Ouest et les marins forment l'avant-garde ; les volontaires de l'Ouest entrent les premiers à Yèvres et marchent sur Brou ; ils ont eu 13 hommes hors de combat. L'ennemi se replie sur Illiers. Les troupes rentrent à Châteaudun.

Une reconnaissance partie de Patay repousse l'ennemi de Morvilliers et du Mesnil. Engagement des garibaldiens, qui cherchent à se porter par la vallée de l'Ouche de Vélars sur Plombières-les-Dijon.

26 novembre. — Chateaudun. — Retour de l'ennemi à Châteaudun ; il y commet des cruautés. Retraite de nos troupes sur Ecoman et Marchenoir.

Dijon. — L'ennemi, établi à Daix et à Talant (Côte-d'Or), est attaqué par les garibaldiens qui se retirent à Autun.

Armée de la Loire. — Petit combat d'avant-postes à Lorcy, environs de Montargis.

27 NOVEMBRE. — PARIS. — Les décès de la semaine sont au nombre de 1,927, dont 386 par variole.

Feu de tous les forts du Sud sur les points où l'on sait l'ennemi.

Pendant la nuit, sortie dans la direction de Choisy-le-Roi.

Fermeture des portes de Paris pendant le jour.

NORD. — Combat entre Dury et Amiens. — **Villers-Bretonneux,** Corbie, Boves, Hébécourt, Pont-de-Metz, Gentelles.

PERTES.—FRANÇAIS.	Officiers.	Troupe.	ALLEMANDS.	Officiers.	Troupe.	
Tués.		266	Tués.	13	168	
Blessés.		1,117	Blessés. . . .	43	979	
Disparus. . . .		769	Disparus. . . .	»	31	
		2,152		56	1,178	Total. 1,234

ORLÉANS. — Messe célébrée par Monseigneur Dupanloup pour appeler les bénédictions de Dieu sur l'armée de la Loire et sur la France.

LA FÈRE. — Occupation par l'ennemi.

PAQUES (Côte-d'Or). — Engagement des garibaldiens avec l'ennemi. Les Prussiens se retirent à Autun ; ils comptent 400 morts ou blessés et perdent environ 200 prisonniers.

28 NOVEMBRE. — PARIS. — Dispositions pour une grande sortie sous les ordres du général Ducrot. Les préparatifs pour jeter des ponts sur la Marne rencontrent des difficultés insurmontables; le courant de la rivière est considérablement augmenté par les débris du pont de Joinville, qui rétrécissent le passage de l'eau.

Les marins occupent le plateau d'Avron et commencent des ouvrages. A 1 heure du matin ils ouvrent un feu d'artillerie sur les positions occupées par l'ennemi.

ARMÉE DE LA LOIRE. — **Beaune-la-Rolande.** — Combat, 8 heures du matin. Courcelles, la Pierre-Percée, Suis-la-Lande, Corbeilles, Juranville, Lorcy, Saint-Loup, Nancray, Batilly, Maizières), retraite sur Bellegarde, Ladon et Bois-Commun.

PERTES.—FRANÇAIS.	Officiers.	Troupe.	ALLEMANDS.	Officiers.	Troupe.	
Tués.		266	Tués.	5	105	
Blessés.		1,100 ?	Blessés. . . .	21	624	
Disparus. . . .		»	Disparus.. . . .	2	116	
Total. . .		1,366		28	845	Total. 873

Le 3e zouaves de marche, compte 17 officiers tués ou blessés.

Le corps Cathelineau et un corps de Bretons gardent les défilés qui conduisent d'Etampes, Pithiviers et Montargis à Orléans.

AMIENS est occupé par l'ennemi, moins la citadelle.

BELFORT. — L'ennemi occupe Bavilliers après une vive canonnade.

29 NOVEMBRE. — PARIS. — Combat de l'Hay et de la gare aux bœufs comme diversion au mouvement principal qui devait se faire en avant de la Marne et qui est retardé d'un jour sans qu'il ait été possible de faire connaître ce retard aux troupes chargées de ces diversions (Bourg-la-Reine, la Rue, Chevilly, la Belle-Epine, Choisy-le-Roi.)—Démonstration sur la Malmaison, Montretout, Saint-Cloud, Vaucresson, Ville-d'Avray, Ormesson, Maison-Blanche et Argenteuil.

Une partie des troupes d'attaque a reçu l'ordre de porter sur la poitrine, comme un plastron, qui doit amortir l'effet des balles, la couverture pliée en quatre et doublée de la tente-abri.

Sortie de six ambulances volantes de la Société française de secours aux blessés.

PERTES.—FRANÇAIS.			ALLEMANDS.	Officiers.	Troupe.	
30 officiers	} tués ou blessés.		Tués.	4	34	
983 hommes			Blessés.. . . .	3	127	
			Disparus.. . .	»	1	
				7	162	Total. 169 ?

ARMÉE DE LA LOIRE. — Combat d'avant-postes ; Villamblain, Tournoisis, la Chapelle-Onzerain.

VARIZE. — Combat (Maury, Villentiers, Château-de-Brissac); une compagnie de francs-tireurs girondins est presque entièrement mise hors de combat dans le parc du château de Varize.

PERTES.—FRANÇAIS.	Officiers.	Troupe.		ALLEMANDS.	Officiers.	Troupe.
Tués	20			Tués ou blessés.	*11*	*450*
Blessés	137	Total. 157				

AMIENS. — Capitulation de la citadelle.

SOMBERNON (Côte-d'Or). — Occupation par l'ennemi, après engagement.

ETREPAGNY (Eure). — Deux reconnaissances de l'ennemi parties de Gisors et de Saint-Clair dans la direction d'Ecouis, viennent s'établir, d'abord à Etrepagny, à Eragny et aux Tillières-en-Vexin. « Malgré toutes les précautions prises, ces deux reconnaissances sont surprises pendant la nuit, grâce à la *perfide connivence des habitants!!!* l'attaque fut tellement soudaine que les Allemands, réunis à la hâte en petits groupes, parvinrent à grand'peine à se frayer un chemin vers le dehors, en laissant aux mains des assaillants un grand nombre de morts, de blessés et de prisonniers, ainsi qu'une bouche à feu. » Blume, major, à l'état-major prussien.

PERTES.—FRANÇAIS.		ALLEMANDS.	Officiers.	Troupe.
		Tués	*1*	*17*
103 hommes hors de combat.		Blessés	*3*	*29*
		Disparus	*2*	*102*
			6	*148* Total. *154?*

30 NOVEMBRE. — PARIS. — L'armée passe la Marne dès le matin sur les ponts de bateaux dont l'établissement avait été retardé par une crue subite de la rivière. L'action s'engage sur une grande étendue. Villiers, Champigny, Bry-sur-Marne. — Démonstration sur Garches, la Rue, Chevilly, Choisy-le-Roi, Montmesly, Bonneuil, Cœuilly, Stains, Epinay, Argenteuil.

Sortie de dix ambulances volantes de la Société française de secours aux blessés; l'ambulance centrale s'établit à Joinville-le-Pont ; les autres ambulances passent la Marne et s'établissent à la fourche des routes de Champigny et de Bry-sur-Marne.

L'ennemi occupe en force les hauteurs de Villiers; il est atteint par les gros projectiles des batteries d'Avron, de Rosny, de Nogent, de la Faisanderie et par celui des wagons blindés. Dès 9 heures et demie, nos troupes marchent sur Villiers et Cœuilly, malgré un feu roulant d'artillerie et une vive fusillade. Elles gravissent les hauteurs; de fortes colonnes d'Allemands arrivent de Chelles et sont ébranlées par le feu des batteries d'Avron.

Vers deux heures, le fort de la Briche et les batteries établies sur la rive droite de la Seine, ouvrent leurs feux sur EPINAY, pour préparer l'attaque de cette position. Nos troupes, en colonnes d'attaque, masquées près d'Epinay dans des replis de terrain, s'avancent et, après une vive fusillade et un combat de rues, occupent le village. Une batterie flottante, par la direction de son feu, arrête les renforts de l'ennemi venant d'Enghien. Néanmoins, par ordre du gouverneur, cette position ne doit pas être gardée, et nos troupes rentrent à Saint-Denis avant la nuit. Nos pertes sont : tués, 36 dont 3 officiers; blessés, 237 dont 19 officiers.

Affaire principale, VILLIERS.

PERTES—FRANÇAIS.	Officiers.	Troupe.		ALLEMANDS.	Officiers.	Troupe.
Tués	25	428		Tués	*23*	*406*
Blessés	86	1,544		Blessés	*73*	*1,648*
Disparus	»	?		Disparus . . .	*2*	*319*
	111	1,972? Total. 2,083?			*98*	*2,373* Total. *2,471*

ARMÉE DE LA LOIRE.—Combat : Neuville-aux-Bois, Nancray, Chambon, Montbarrois, Ormes. SAINT-LOUP, Bois-Commun, Maizières, les Cotelles, Juranville, Lorcy.

FRANÇAIS. Officiers et soldats.		ALLEMANDS.	Officiers.	Troupe.
Tués.		Tués.	4	42
Blessés.	488	Blessés. . . .	11	301
Disparus.		Disparus. . .	»	61
			15	404 Total. 419

1er DÉCEMBRE. — PARIS. — Petites affaires d'avant-postes. Une suspension des hostilités est décidée sur les instances d'un délégué de la Société française de secours aux blessés, de trois heures à la nuit pour relever les blessés et enterrer les morts.

ARMÉE DE LA LOIRE. — Combat de VILLEPION (Villevé, Artenay, Guillonville, Gommiers, Faveroles, Nonneville, Terminiers, Muzelles, ferme Gaillard, ferme Bourneville).

PERTES. — FRANÇAIS. Officiers. Troupe.		ALLEMANDS.	Officiers.	Troupe.
Tués		Tués.	5	55
Blessés.	1072.	Blessés. . . .	29	626
Disparus.		Disparus. . .	5	199
			39	880 Total. 919

Froid excessif. Les trois bataillons de mobiles de la Haute-Loire n'ont pour tout vêtement que des pantalons et des blouses de toile, hors de service (général Crouzat).

AUTUN. — Commencement de combat devant Autun ; l'ennemi se retire par ordre, dit-on.

2 DÉCEMBRE. — PARIS. — CHAMPIGNY. — Choisy-le-Roi, Cœuilly, Bry-sur-Marne, le Plant, Noisy-le-Grand. Les Allemands, pendant la journée du 1er, ont établi des travaux de défense, crénelé les murs et ouvert des meurtrières dans les maisons.

PERTES.—FRANÇAIS.	Officiers.	Troupe.	ALLEMANDS.	Officiers.	Troupe.
Tués. . . .	72	936	Tués. . . .	46	553
Blessés. . .	342	4,680	Blessés. . .	111	2,147
Disparus. .	»	»	Disparus .	2	695
	414	5,616 Total. 6,030		159	3,395 Total. 3,554 ?

Détail des pertes des Français.

2e ARMÉE.	Officiers.	Troupe.	3e ARMÉE.	Officiers.	Troupe.	ARMÉE DE S.-DENIS.	Officiers.	Troupe.
Tués. . .	61	711	Tués. .	8	192	Tués.	3	33
Blessés. .	301	4,098	Blessés.	22	364	Blessés. . . .	19	218
	362	4,809		30	556		22	251 Tot. 6,030

Les ambulances de la Société française de secours aux blessés, après avoir conduit à Paris les blessés relevés par elles, sont revenus à Joinville-le-Pont. Beaucoup de blessés ont été transportés à Paris par les bateaux-mouches.

ARMÉE DE LA LOIRE. — Bataille de LOIGNY. — De 9 heures du matin à 6 heures du soir. Argères, Bazoches-les-Hautes, la Maladrerie, Bourneville, Artenay, Château-Goury, Lumeau, Poupry, Artenay, Bazoches-les-Gallerandes, Aschères, Morat, Ecuillon, Neuvilliers, Patay, Villeprévôt.

L'ennemi, délogé d'abord de Château-Goury, reprend cette position et la perd de nouveau. « La situation de l'armée de la Loire est compromise, grâce aux conceptions insensées des stratégistes de Tours. Deux corps d'armée, le 18e et le 20e, sont dirigés par le délégué à la guerre. » On n'avait pu ramener que bien peu de blessés; les autres étaient restés sans secours couchés sous la neige qui ne cessait de tomber : combien expirèrent sans doute pendant cette cruelle nuit et combien de nobles victimes sur ce champ des morts ! »

Dès qu'on le put, les blessés ont été transportés à Loigny incendié, dans les maisons et les granges; des secours sont venus de Janville et de Chartres. Quelques jours après, les blessés ont été évacués sur Janville, Voves, Chartres et villes voisines, ainsi qu'à Orléans.

PERTES.—FRANÇAIS.	Officiers.	Troupe.	ALLEMANDS.	Officiers.	Troupe.
Tués. . . .	47	628	Tués.. . .	*38*	*542*
Blessés. . .	141	3,525	Blessés. .	*136*	*2,833*
Disparus. .	»	»	Disparus.	*4*	*566*
	188	4,154 Total. 4,342		*178*	*3,941* Total. *4,119*

« 11 officiers et 207 hommes des volontaires de l'Ouest ne répondent pas à l'appel du soir, sur 300 partis le matin.

MARINE. — Les forces navales, forcées par le mauvais temps, rentrent à Cherbourg; elles ont fait quelques prises de navires de commerce.

Arrivée à Saint-Péravy d'environ 400 cavaliers volontaires arabes.

3 DÉCEMBRE. — PARIS. — Le nombre des décès de la semaine est de 2,282 dont 370 par variole.

L'armée repasse la Marne, dont les ponts sont repliés, et vient bivouaquer au bois de Vincennes.

BELFORT. — Ouverture du feu sur la ville (pluie de projectiles); les habitants se refugient dans les caves et n'en sortiront qu'après 73 jours de bombardement, le 14 février. Les Allemands perdent dans cette journée 92 hommes. 1 officier tué et 2 blessés; 16 hommes tués; 72 blessés et 1 disparu.

ARMÉE DE LA LOIRE. — Combat, ARTENAY, Loigny, Sougy, Lumeau, Chevaux, Chameul, Trogny, Donzy, Chevilly, Poupry, Villereau, Arblay-Ferme, Neuville-aux-Bois, Teillay, Saint-Benoît, Crottes, Aschères, Labrosse, Mareau-aux-Bois, Santeau, Chilleurs-aux-Bois, Loury. A Chevilly, panique. « Ces hommes, après tant de preuves de bravoure, en proie à une de ces terreurs paniques que ne comprendront jamais ceux qui n'ont pas assisté à ce navrant spectacle de la faiblesse humaine. » D'Aurelles de Paladines.— La route d'Orléans est couverte de fuyards qui n'écoutent plus la voix de leurs officiers, la démoralisation est partout. Retraite sur Cercottes.

PERTES.—FRANÇAIS.	Officiers.	Troupe.	ALLEMANDS.	Officiers.	Troupe.
Tués.	14	146	Tués.	*12*	*132*
Blessés. . .	47	724	Blessés. . . .	*38*	*569*
Disparus. . .	»	»	Disparus. . .	»	*8*
	61	870		*50*	*709* Total. *759*

VANDENESSE (Côte-d'Or). — Combat : Châteauneuf, Sombernon.

PERTES. — FRANÇAIS.		ALLEMANDS.	Officiers.	Troupe.
		Tués. . . .	*1*	*16*
?		Blessés. . .	*3*	*70*
		Disparus. .	*6*	*67*
			10	*153* Total. *163*

4 DÉCEMBRE. — ORLÉANS. — Bricy, Ormes, Bucy-Saint-Liphard, Chevilly, Gidy, CERCOTTES, la Montjoie, Saint-Jean-de-Ruelle, Chézy, Pont-aux-Moines, Saint-Jean-de-Brayes, Saint-Loup, Chanteau.

PERTES.—FRANÇAIS.		ALLEMANDS.	Officiers.	Troupe.
		Tués.. . . .	*11*	*122*
1,100 ? hors de combat.		Blessés. . .	*42*	*737*
		Disparus. .	»	*91*
			53	*950* Total. *1003*

Pendant la nuit, évacuation, par ordre supérieur, de la ville par nos troupes. Retraite sur Beaugency et Blois. L'ennemi entre dans la ville vers minuit.

BELFORT. — Incendie, par un obus, du magasin des fourrages militaires.

NORD. — Combats de Forges et de Buchy (Seine-Inférieure).

5 DÉCEMBRE. — PARIS.— Des maraudeurs, la plupart de la garde mobile, franchissent les avant-postes et vont à Rueil, où ils se grisent et dévastent les propriétés. A ce sujet, le commandant du Mont-Valérien obtient du gouverneur de Paris l'autorisation d'instituer une cour martiale pour réprimer des méfaits qui ce commettent dans le ressort de son commandement.

6 DÉCEMBRE. — BELFORT. — L'ennemi rassemble des forces dans le bois de Bavilliers.

L'ennemi attaque les postes d'Andelnans et de Froideval après un bombardement très-vif (5,000 projectiles). Ces positions ne peuvent être prises.

Le commandement en chef de l'armée de la Loire est supprimé. Formation de deux armées : la première, 15e, 18e et 20e corps, sous les ordres du général Bourbaki; la seconde, 16e et 17e corps, sous ceux du général Chanzy.

Madame de Cathelineau est faite prisonnière avec son ambulance.

7 DÉCEMBRE. — PARIS. — Un bataillon de la garde nationale de Belleville, sous le commandement de Flourens, et envoyé sur sa demande aux postes avancés de Créteil, a été pris de panique pendant la nuit et a quitté son poste sans avoir été attaqué. « Après plusieurs actes d'insubordination et des faits que la garde nationale tout entière répudie, le commandant supérieur propose la dissolution des tirailleurs de Belleville. Le gouvernement, ému de ces actes inqualifiables d'indiscipline, a rendu le décret suivant :

« Le bataillon dit des tirailleurs de Belleville est dissous.

« Les hommes appartenant à ce bataillon sont tenus de remettre leurs armes et leur équipement entre les mains du commandant de l'artillerie du 3e secteur, dans le délai de trois jours, sous peine d'être poursuivis.

« Les hommes ayant fait partie du bataillon dissous et qui méritent par leur conduite d'être maintenus dans la garde nationale, composeront le noyau d'un nouveau bataillon formé par les soins du général commandant supérieur. »

Le rapport officiel des dernières opérations militaires donne les chiffres suivants de nos pertes depuis le 29 novembre : tués, 1008 dont 72 officiers; 5,022 blessés dont 342 officiers.

MEUNG (Loiret). — Combat. — Le Bardon, Langlochère, Messas, Baulle, Lailly, Bacon, Ouzouer-le-Marché, Nevoy.

PERTES.— FRANÇAIS.

142 ? hommes hors de combat.

ALLEMANDS.	Officiers.	Troupe.
Tués.	2	75
Blessés. . . .	13	250
Disparus. . .	»	37
	15	362 Total. 377

ROUEN. — Occupé par les Allemands.

8 DÉCEMBRE. — ARMÉE DE LA LOIRE. — Combat. — Beaugency, Binas, Lecoudray-Château, Villermain, Jouy, Launay, Cravant, Beaumont, Meung, Messas, Lailly.— Villorceau, Villevert, Cernay, le Méc, Vernon, Villechaumont, Poisly, Lorges, Villesiclaire, Chantôme.

PERTES.— FRANÇAIS.

2,000 ? hommes hors de combat.

ALLEMANDS.	Officiers.	Troupe.
Tués.	20	236
Blessés.	81	1,434
Disparus. . . .	»	679
	101	2,349 Total. 2,450

Beaugency, évacué par ordre du délégué à la guerre, contrairement à l'ordre donné par le général en chef, est occupé par l'ennemi. « Cet incident change une victoire en défaite. »

L'ennemi entre à Vierzon.

BELFORT. — Dans la soirée, l'ennemi attaque de nouveau Andelnans, s'en empare et en est bientôt délogé.

9 DÉCEMBRE. — La délégation du gouvernement a quitté Tours pour Bordeaux.

BELFORT.—Bombardement du camp retranché. L'ennemi tente une surprise contre Bellevue; il est fusillé à bout portant; on relève les blessés et les morts, qui sont portés à l'hôpital du faubourg. — Engagement du côté de l'Arsot et dans les carrières d'Offemont.

BEAUGENCY. — Cravant, Beaumont, Cernay. — Vernon, Bonvalet, Villemarceau, ferme Boynes, ferme de Feularde.

PERTES.— FRANÇAIS.

550 hommes hors de combat.

ALLEMANDS.	Officiers.	Troupe.
Tués.	4	67
Blessés.	12	451
Disparus. . . .	3	44
	19	562 Total. 581

HAM. — Reprise de Ham, par nos troupes et par capitulation, 182 prisonniers dont 3 officiers.

PERTES.— FRANÇAIS.

116 hommes de combat.

ALLEMANDS.	Officiers.	Troupe.
Tués.	»	2
Blessés.. . .	»	9
Disparus.. .	3	182
	3	193 Total. 196

10 DÉCEMBRE. — PARIS. — Les décès s'élèvent au nombre de 2,684 dont 381 par variole. La ration de viande de cheval est fixée à 30 grammes par jour.

BEAUGENCY. — Cravant, Beaumont, Cernay, Origny, Villorceau, Villejouan, Messas, Vernon, Loynes, Villemarceau.

PERTES.— FRANÇAIS.

400 hommes hors de combat.

ALLEMANDS.	Officiers.	Troupe.
Tués.	3	47
Blessés.. . . .	3	170
Disparus.. . .	1	150
	7	367 Total. 374

BELFORT. — Engagement à l'Arsot.

11 DÉCEMBRE. — BELFORT. — Sortie des assiégés sur l'Arsot. Une compagnie d'éclaireurs a refusé de marcher. Le capitaine qui la commande est chassé de Bellevue, sa compagnie est dissoute et versée dans d'autres compagnies.

ARMÉE DE LA LOIRE. — Retraite sur Vendôme.

Engagement à la ferme de Mortais en avant de Seris (Loir-et-Cher).

12 DÉCEMBRE. — PARIS. — D'après le recensement des ambulances privées, on constate l'existence de 25,826 lits pour les blessés.

BELFORT. — Ouverture de la 2e parallèle contre Bellevue.

PHALSBOURG. — Plus de vivres; la place, après 80 jours de siége, ouvre ses portes à l'ennemi sans capituler et sans se rendre.

MONTMÉDY. — Bombardement.

HAM. — Un détachement ennemi, avec artillerie, se porte en reconnaissance sur Ham; il est repoussé et bat en retraite sur la Fère.

ARMÉE DE LA LOIRE. — Continuation de la retraite, engagements de Maves et de Nuisement. Evacuation de Blois par nos troupes.

13 DÉCEMBRE. — ARMÉE DE LA LOIRE.—Le mouvement de retraite sur Vendôme est achevé. Les blessés et les malades qui se trouvent à Vendôme sont évacués sur Tours, le Mans et les villes au delà de la Loire.

Engagement d'arrière-garde près d'Oucques (Loir-et-Cher).

L'ennemi occupe Blois.

BELFORT. — Sortie sur le bois de Bavilliers, les retranchements sont enlevés. Retour offensif de l'ennemi vers six heures du soir; il occupe Bosmont et Andelnans. Tentative de l'ennemi sur Danjoutin; il est repoussé. Bavilliers, Danjoutin, Andelnans, Eloye.

PERTES.— FRANÇAIS.	ALLEMANDS.	Officiers.	Troupe.
?	Tués.	»	9
	Blessés. . . .	2	58
	Disparus. . .	1	10
		3	77 Total. 80

14 DÉCEMBRE. — MONTMÉDY. — Capitulation. La place est occupée par l'ennemi.

BELFORT. — L'ennemi occupe le bois de Bavilliers et attaque encore Danjoutin. Pertes du 12 au 14, 146 tués, blessés ou disparus.

ARMÉE DE LA LOIRE. — Combat. — Paltouet, FRÉTEVAL, Morée (Loir-et-Cher).

PERTES.— FRANÇAIS.	ALLEMANDS.	Officiers.	Troupe.
250 hommes hors de combat.	Tués.	2	33
	Blessés.. . . .	3	76
	Disparus. . . .	»	24
		5	133 Total. 138

15 DÉCEMBRE. — PARIS. — Réquisition des chevaux et mulets. — On se préoccupe plus de la question alimentaire que du bruit du canon, auquel on s'est habitué.

ARMÉE DE LA LOIRE. — Combat, Fréteval, VENDÔME, Rocé, Coulommiers (Loir-et-Cher), Laguignetière, Sainte-Anne. — Plateau du Temple, Bel Essort.

PERTES.— FANÇAIS.	ALLEMANDS.	Officiers.	Troupe.
300 hommes hors de combat.	Tués. . . .	1	26
	Blessés. . .	3	133
	Disparus. .	1	25
		5	184 Total. 189

16 DÉCEMBRE. — PARIS — Les usines à gaz ne fournissent plus l'éclairage à la ville, ni aux magasins. Des lampes à l'huile de pétrole sont placées dans les lanternes des réverbères et dans les boutiques.

VENDÔME. — L'ennemi occupe Vendôme, évacué par nos troupes.

LONGEAU (Haute-Marne). — Engagement; nous avons environ 200 hommes hors de combat ; on dit que les pertes de l'ennemi sont de 150 hommes.

17 DÉCEMBRE. — PARIS. — Le nombre des décès de la semaine est de 2,728 dont 391 par variole.

Le général Clément Thomas adresse au gouverneur de Paris, au sujet du 200e bataillon de la garde nationale, sorti pour aller occuper les avants-postes de Créteil, le rapport suivant : « Chef de bataillon ivre, la moitié au moins des hommes ivres ! Impossible d'assurer le service avec eux, obligation de faire relever leurs postes. Dans ces conditions, la garde nationale est une fatigue et un danger de plus. »

I.   6

Droué (Loir-et-Cher). — Combat.

PERTES.	FRANÇAIS.		ALLEMANDS.	Officiers.	Troupe.
Tués	14		Tués	1	6
Blessés	38		Blessés	»	10
	Total. 49		Disparus	»	20
				1	36	Total. 37

Engagement à Poislay et à Fontenelle (Loir-et-Cher).

Engagements à Pesmes, près Dôle, et entre Vosnes et Vougeot.

BELFORT. — Une députation suisse venant de Porrentruy au nom du président de la confédération, propose de se charger des victimes inoffensives de Belfort et de leur transport à Porrentruy, femmes, enfants, vieillards ; cette demande reste sans réponse.

18 DÉCEMBRE. — PARIS. Reconnaissance sur Aulnay. — Le froment n'entre plus que pour un tiers dans la fabrication du pain.

ARMÉE DE LA LOIRE. — En retraite sur le Mans.

BELFORT. — Bombardement de Danjoutin.

LANGRES. — Rencontres autour de Langres.

PÉRONNE. — L'ennemi devant Péronne.

NUITS. — Combat. Boncourt-le-Bois, Villars-Fontaine, Chevrey.

PERTES.—FRANÇAIS.		ALLEMANDS.	Officiers.	Troupe.
		Tués	16	200
?		Blessés	46	671
		Disparus	»	21
			52	872	Total. 944

19 DÉCEMBRE — PARIS. — A partir de ce jour, toutes les portes de la ville seront fermées à midi.

La variole continue à faire de nombreuses victimes dans les hôpitaux et les ambulances encombrés de malades et de blessés.

ARMÉE DE LA LOIRE. — L'armée prend ses positions de défense autour du Mans.

20 DÉCEMBRE. — ARMÉE DU NORD. — Combat de Querrieux, près d'Amiens.

PERTES.— FRANÇAIS.		ALLEMANDS.	Officiers.	Troupe.
		Tués	»	9
47 hommes hors de combat.		Blessés	2	58
		Disparus	»	2
			2	69	Total. 71

MONNAIE, près TOURS. — Combat.

BELFORT. — Sortie de la place en avant de Bellevue et sur les batteries d'Essert. L'ennemi a jusqu'ici tiré sur les forts et la ville 50,000 projectiles.

Presque tous les amputés meurent de complications ; la variole et la fièvre typhoïde font de nombreuses victimes. Beaucoup de cas de congélation ; on fait des guêtres avec la toile des sacs à farine.

21 DÉCEMBRE. — PARIS. — Attaque du BOURGET. — Aulnay, le Raincy, Clichy, Livry, Sévran, Blanc-Ménil, Dugny, Bonneuil, Stains, Pierrefitte, Épinay, le Marais-Château, Bezons. — Occupation de Ville-Evrard et de Maison-Blanche. — Démonstration sur Montretout, Buzenval et Longboyau. — Le Bourget est attaqué par trois colonnes de l'armée de Saint-Denis, marins, troupe de ligne et gardes mobiles.

PERTES.—FRANÇAIS.	Officiers.	Troupe.	ALLEMANDS.	Officiers.	Troupe.
Marins.	8	234	Tués.	3	65
134ᵉ et 138ᵉ de ligne. . . .	16	365	Blessés.	13	382
Francs-tireurs de la Presse.	2	35	Disparus. . . .	»	120
10ᵉ,12ᵉ,13ᵉ bat. gardes mob.	10	?		16	567 Total. 583
	36	654 Total. 690			

Sortie de dix ambulances volantes de la Société française de secours aux blessés et des ambulances de la Presse; celles-ci stationnent à la Courneuve et à la Croix de Flandres.

Ville-Evrard et Maison-Blanche restent occupées par nos troupes. — Pendant la soirée, des soldats ennemis, cachés dans les caves de Ville-Evrard, sortent et attaquent nos postes, mais ils sont bientôt repoussés et faits prisonniers.

22 DÉCEMBRE. — PARIS. — Evacuation de Ville-Evrard par nos troupes sous un feu très-vif partant de Noisy.

Froid intense; la terre, gelée, ne se prête pas aux travaux. Congélations nombreuses.

La brigade Salmon (capitaine de vaisseau) a 1 tué, 28 blessés et 7 disparus.

VENDÔME. — Combat de Montoire.

23 DÉCEMBRE. — ARMÉE DU NORD. — PONT-NOYELLES. — Combat. — Hallue, Beaucourt, Montigny, Béhencourt, Saint-Gratien, Fréchencourt, Querrieux, Bussy, Daours.

Retraite sur la ligne Arras-Douai.

Un bataillon de mobilisés, cantonné à Souchez, au nord d'Arras, et sans cartouches, est dispersé par des uhlans et perd beaucoup de prisonniers.

PERTES.—FRANÇAIS.	Officiers.	Troupe.	ALLEMANDS.	Officiers.	Troupe.
Tués.	3	136	Tués.	6	79
Blessés. . . .	45	860	Blessés. . . .	32	664
Disparus. . .	»	1,000	Disparus. . .	»	84
	45	1,996 Total. 2,046		38	827 Total. 864

24 DÉCEMBRE. — PARIS. — Le nombre des décès est de 2,728 dont 388 par variole. Le froid est exceptionnellement intense, toujours beaucoup de cas de congélation; les troupes souffrent considérablement. Les bâtiments de grand'garde qui observent Choisy sont pris par les glaces dans l'écluse; il faut quinze jours de rudes travaux et l'emploi de la dynamite pour que la flotille puisse être débloquée.

CHARTRES. — L'ennemi prend ses cantonnements à Chartres.

25 DÉCEMBRE. — ARMÉE DE LA LOIRE. — L'ennemi, après un court engagement, pille Saint-Calais et frappe une contribution de 17,000 francs.

BELFORT. — Ouverture du feu d'une nouvelle batterie ennemie sur les Hautes-Perches.

26 DÉCEMBRE. — PARIS. — Nos troupes (gardes mobiles) enlèvent le parc de Maison-Blanche, malgré une vive fusillade; elles abattent le mur du parc, but de l'opération, et se replient. Nos pertes sont d'un homme tué et 8 blessés dont un officier.

SOCIÉTÉ FRANÇAISE DE SECOURS AUX BLESSÉS. — Formation d'une commission de baraquement pour les blessés.

27 DÉCEMBRE. — PARIS. — L'ennemi démasque plusieurs batteries de gros calibre et ouvre dès le matin le feu avec la plus grande violence sur les forts de Noisy, de Rosny, de Nogent et sur les positions d'Avron.

Nous avons (infanterie de marine) 8 tués et 42 blessés dont 5 officiers. — Un obus pénètre dans une maison d'Avron où déjeunaient les officiers du 6ᵉ bataillon des mobiles de la Seine; plusieurs sont tués ou blessés.

Tous les jours les ambulances de la Société française de secours aux blessés vont, sous les forts, chercher les blessés.

VENDÔME. — Combat de Saint-Quentin-Montoire. — Les Roches, Troo, Sougé.

PERTES.—FRANÇAIS.	ALLEMANDS.	Officiers.	Troupe.
	Tués......	1	6
200? hommes hors de combat.	Blessés....	4	50
	Disparus....	3	78
		8	134 Total. 142

PÉRONNE. — Investissement.

Madame Cathelineau, prisonnière, rejoint à Vibraye avec son ambulance.

28 DÉCEMBRE. — PARIS. — Continuation du bombardement des forts; 1 tué et 10 blessés (marins); le feu sur les positions d'Avron est très-vif; on indique les pertes suivantes : 3 marins tués, 5 blessés; infanterie de marine, 14 blessés; 137e de ligne, 3 tués, 29 blessés, 7 disparus, total 61. Nos hommes sont accroupis dans les tranchées remplies de neige. Pendant la nuit, désarmement d'Avron, moins deux pièces qui seront ramenées demain.

BELFORT. — Ouverture du feu de nouvelles batteries établies en avant de Bavilliers. Le tir est dirigé sur le Château et Bellevue, les Perches, la Miotte et la Justice.

PÉRONNE.—Ouverture du feu, dirigé sur l'église et l'hôpital, suffisamment indiqués par le drapeau de Genève.

29 DÉCEMBRE. — PARIS. — Continuation du feu sur les forts et sur Avron, que l'ennemi croit encore occupé.

PERTES.—FRANÇAIS. Fort de Nogent. 14 blessés.	Bondy..... 2 tués et 6 blessés.
Fort de Rosny. 3 tués et 9 blessés.	Noisy..... 1 blessé.

« Le rapport officiel estime à 5 ou 6,000 le nombre des projectiles lancés par les batteries de l'ennemi.

30 DÉCEMBRE. — PARIS. — Le bombardement continue sur les forts. On y compte 5 blessés.

PÉRONNE. — La place, jusqu'à ce jour a reçu 10,000 gros projectiles.

MÉZIÈRES ET CHARLEVILLE. — Bombardement : 12,000 gros projectiles, 15 habitants tués, 6 morts de blessures, 32 morts sous les décombres.

31 DÉCEMBRE. — PARIS. — Le nombre des décès de la semaine est de 3,280 dont 454 par variole.

Continuation du bombardement sur les forts. Des projectiles arrivent à Groslay, Drancy, Bobigny, Bondy et Noisy-le-Sec.

Décret portant que toutes les sociétés de secours aux blessés doivent s'affilier à la Société française de secours aux blessés dont le siège principal est à Paris et qui a été reconnue d'utilité publique.

On abat à coups de fusil les éléphants du Jardin des Plantes, qui absorbent plus de fourrages qu'on ne peut leur en donner; leur chair est débitée aux restaurateurs et aux bouchers.

VENDÔME. — Combat. — Azay, Danzé, Espéreuse, Villiers, les Roches.

PERTES.—FRANÇAIS.	ALLEMANDS.	Officiers.	Troupe.
	Tués.....	2	24
260? hommes hors de combat.	Blessés....	6	99
	Disparus...	1	34
		9	157 Total. 166

COURTALAIN. — Combat. L'ennemi est repoussé et abandonne beaucoup de blessés dans la ville.

BRIARE. — Combat. Retraite de l'ennemi sur Gien.

PERTES.—FRANÇAIS.		ALLEMANDS.	Officiers.	Troupe.
		Tués. . . .	1	|14
?		Blessés. . .	1	31
		Disparus. .	»	8
			2	53 Total. 55

BELFORT. — Feu d'une violence extrême sur la ville. Émission de papier-monnaie à cours forcé.

1er JANVIER. — PARIS. — La charpie devient rare ; on utilise pour la remplacer avec certains avantages les vieilles cordes goudronnées de la marine.

Pendant la nuit, l'ennemi fait sauter la Tour aux Anglais et la maçonnerie du réservoir.

MÉZIÈRES. — Capitulation.

2 JANVIER. — PARIS. — Le feu de l'ennemi (600 obus) a été particulièrement dirigé sur le fort de Nogent ; il n'a produit aucun dégât, et 1 homme a été blessé légèrement.

ARMÉE DU NORD. — BAPAUME. — Combat. Achiet-le-Grand, Sapignies, Béhagnies, Vaulx-Francourt, Avesnes.

PERTES.	FRANÇAIS.	ALLEMANDS.	Officiers.	Troupe.
		Tués.	»	11
	100 tués ou blessés.	Blessés.	7	69
		Disparus. . . .	»	21
			7	101 Total. 108

PÉRONNE. — Le corps d'observation ennemi devant Péronne est attaqué ; nous perdons environ 150 prisonniers.

MÉZIÈRES. — Occupation de Mézières par l'ennemi.

3 JANVIER. — PARIS. — Sortie du bataillon Poulizac sur Groslay ; il surprend un poste allemand établi dans des maisons du chemin de fer de Soissons, tue un certain nombre d'hommes et ramène 6 prisonniers. Il a 3 blessés dont un officier.

L'ambulance de la route de Saint-Denis, maison Violet, est rappelée à Paris par la Société française de secours aux blessés.

Continuation du bombardement sur les forts de l'Est.

ARMÉE DU NORD. — BAPAUME. Combat à 9 heures du matin. — Biefvillers, Grevillers, Sapignies, Béhagnies, Favreuil, Tilloy, Ligny.

PERTES.—FRANÇAIS.	Officiers.	Troupe.	ALLEMANDS.	Officiers.	Troupe.
Tués.	9	174	Tués.	10	82
Blessés. . . .	21	1,095	Blessés. . . .	25	526
Disparus. . . .	3	300	Disparus. . . .	»	119
	43	1,569 Total. 1,612		35	727 Total. 762

Les pertes des Français comprennent probablement la journée du 2.

Nous comptons, dit-on, un assez bon nombre de déserteurs à l'intérieur.

L'ennemi se retire sur Saint-Quentin, Péronne et Amiens.

4 JANVIER. — PARIS. — Continuation du feu sur les forts de l'Est. Le fort de Nogent a reçu plus de 1200 obus qui n'ont pas produit grand effet.

Les obus commencent à tomber sur Issy et Vaugirard.

Armée du Nord. — Maison Brulet. Combat; Moulineaux, château Robert-le-Diable, Saint-Ouen de Thouberville, Bourg-Théroulde, la Londe (Seine-Inférieure).

PERTES.—FRANÇAIS.	ALLEMANDS.	Officiers.	Troupe.
	Tués.	2	22
?	Blessés. . . .	2	139
	Disparus. . .	»	7
		4	168 Total. 172

5 janvier. — Paris. — Bombardement. Quelques obus arrivent dans le quartier Saint-Jacques.

Continuation du bombardement des forts de l'Est. Les forts d'Issy, de Vanves et de Montrouge sont bombardés avec une extrême violence, ainsi que les redoutes des Hautes-Bruyères et du Moulin-Saquet.

Nos pertes sur cet immense développement sont : 9 tués et 46 blessés dont 4 officiers.

Combat. La Celle-Saint-Cloud, Vaucresson, Meudon, Noisy-le-Sec, Bondy.

PERTES.—FRANÇAIS.	ALLEMANDS.	Officiers.	Troupe.
	Tués.	1	8
90 hommes hors de combat.	Blessés . . .	3	47
	Disparus. . .	1	3
		5	58 Total. 63

Armée du Nord. — Rocroy. — Capitulation après bombardement de 5 heures et demie. Incendie. 2,000 projectiles.

Armée de la Loire. — Villeporcher. — Rencontre d'avant-gardes, et combat dans la forêt de Vendôme.

6 janvier. — Paris. — Continuation du bombardement. Des obus tombent dans le jardin du Luxembourg, où se trouve une ambulance baraquée et un magasin à poudre et dans le voisinage de l'hôpital du Val-de-Grâce; pas de dommages sérieux.

Le fort de Montrouge a 1 marin tué et 3 blessés. Un hangard s'écroule, les casernes sont percées à jour.

Nogent-le-Rotrou. Combat. La Fourche, Marolles, Maclet.

PERTES. — FRANÇAIS.	Officiers.	Troupes.	ALLEMANDS.	Officiers.	Troupe.
Tués.		47	Tués.	2	37
Blessés.		146	Blessés. . . .	3	82
Disparus.		44	Disparus. . .	»	40
		237		5	159 Total. 164

Armée de la Loire. — Vendôme. — Combat : Espéreuse, Azay, Mazangé, Gué-du-Loir, Villiers les Roches, Montoire, Saint-Amand, Vilthion, Villechauve, Château-Renault, Ville porcher.

PERTES.—FRANÇAIS.	Officiers.	Troupe.	ALLEMANDS.	Officiers.	Troupe.
Tués.	10	66	Tués.	9	61
Blessés	22	429	Blessés.	24	418
Disparus. . .	»	»	Disparus . . .	»	28
	32	495 Total. 627		33	507 Total. 540

Belfort. — Une députation suisse, venant de Porrentruy, fait une nouvelle tentative pour obtenir la sortie de la place, des femmes, des vieillards et des enfants. Cette démarche n'a pas plus de succès que celle du 17 décembre.

7 janvier. — Paris. — 3,680 décès dans la semaine, dont 329 par variole.

Le tir sur Paris est continu même pendant la nuit. Plusieurs incendies, à Grenelle et à

Vaugirard. Des obus tombent sur les places Saint-Sulpice et de l'Observatoire, sur les rues du Val-de-Grâce, Soufflot et Gay-Lussac et sur les hauteurs du boulevard Saint-Michel.

Les forts de Nogent et de Rosny ont peu souffert du feu de l'ennemi. Le fort de Noisy a tiré sur les batteries prussiennes, et ce tir a été très-heureux. Le chef du poste télégraphique de Bondy signale le transport des morts et des blessés ennemis.

Les forts d'Issy, Vanves et Montrouge ont été bombardés avec une grande violence, mais sans grands dégâts. 4 hommes tués et 9 blessés.

Les batteries ennemies de Meudon ont tiré sur les 6ᵉ et 7ᵉ secteurs. Plusieurs personnes de la population civile ont été blessées au Point du Jour et à Boulogne.

Armée de la Loire. — Vendôme. — Combat. Pont de Braye, Bellacourt, Epuisay, le Poirier, Sargé, Savigny, Montoire, Saint-Arnoult.

Pertes.--Français.	Officiers et troupe.		Allemands.	Officiers.	Troupe.	
Tués.	12		Tués..	1	12	
Blessés.	88		Blessés. . . .	1	44	
Disparus. . . .	86		Disparus.. . .	»	1	
	186			2	57	Total. 59

Vibraye. Ruillé, Chahaignes (Sarthe). Combats, 126 français tués ou blessés.

Le corps Cathelineau a eu à Vibraye 20 hommes hors de combat.

Nogent-le-Rotrou. — Combat du Theil.

Belfort. — Attaque de Danjoutin, dont l'ennemi s'empare. Deux compagnies de mobiles se laissent surprendre. La garnison de Danjoutin est prisonnière. Nous perdons 698 hommes, officiers et troupe, tués, blessés ou disparus.

Ouverture du feu de nouvelles batteries ennemies. Recrudescence du feu.

Isle-sur-le-Doubs. — Engagement des francs-tireurs des Vosges avec l'ennemi.

8 janvier. — Paris. — Continuation du bombardement et sans relâche, surtout sur les forts du Sud et le 6ᵉ secteur. Le fort de Montrouge a 1 homme tué, 13 blessés dont un médecin de la marine.

« En voyant que l'ennemi prend l'hôpital du Val-de-Grâce pour objectif, le gouverneur y fait transporter tous les blessés allemands prisonniers, et il fait part de cette décision aux généraux allemands. »

La population demande une grande sortie, un grand effort énergiquement conduit.

Armée de la Loire. — Vancé (Sarthe). — Combat. Les Arabes du goum fortement engagés, comptent une centaine d'hommes hors de combat. L'ennemi entre à Saint-Calais.

Belfort. — Les pertes de l'ennemi dans les journées du 7 et du 8 sont de 1 officier et 19 hommes tués ; 2 officiers et 78 hommes blessés. Total 100.

9 janvier. — Paris. Le bombardement porte toujours sur le 6ᵉ secteur, et commence à se faire sentir au faubourg Saint-Germain. Le feu sur le Val-de-Grâce paraît arrêté, mais il est assez vif sur le Luxembourg, le Panthéon et le 9ᵉ secteur. Plusieurs obus sont tombés sur l'hospice de la Pitié.

Le fort de Noisy compte 5 blessés, et celui de Montrouge 8.

Attaque du Moulin-de-Pierre. Le gabionnage d'une batterie ennemie, en construction, est bouleversé. Nous avons 5 blessés et nous ramenons 21 prisonniers.

Armée de l'Est. — **Villersexel.** — Combat. Marat, Moimay.

Français.	Officiers.	Troupe.	Allemands.	Officiers.	Troupe.	
			Tués.	6	55	
Tués ou blessés.	27	627	Blessés. . . .	8	249	
			Disparus. . .	»	106	
				14	410	Total. 424 ?

BELFORT. — On entend à Belfort le canon de Villersexel.

ARMÉE DE LA LOIRE. — CONNERÉ.— Combat.—Thorigné, Croset, la Belle-Inutile, Ardenay, Montreuil-le-Henri. — Le Breil, l'Homme, Brives, Saint-Georges, Saint-Pierre-du-Lorouer, la Martinière.

PERTES.—FRANÇAIS.	Officiers.	Troupe.	ALLEMANDS.	Officiers.	Troupe.	
Tués.	24		Tués.	2	44	
Blessés . . .	98		Blessés. . . .	12	266	
Disparus. . .	756		Disparus. . .	»	14	
	878			14	324	Total. 338

PÉRONNE.— Capitulation après bombardement depuis le 2.— 20,000 projectiles. 70 maisons ruinées, pas de maisons intactes. La variole sévit dans la ville investie depuis le 27 décembre. 4 habitants tués, 15 blessés. Troupe, 13 tués et 60 blessés.

10 JANVIER. — PARIS. — Chaque nuit les forts réparent les avaries. L'ennemi tire des bombes ogivales qui font beaucoup de mal.

« Après un investissement de plus de trois mois, l'ennemi a commencé le bombardement de nos forts le 30 décembre et six jours après celui de la ville. Une pluie de projectiles, dont quelques-uns pesant 94 kilogrammes, apparaissant pour la première fois dans l'histoire des siéges, a été lancée sur la partie de Paris qui s'étend depuis les Invalides jusqu'au Muséum. Le feu a continué jour et nuit, sans interruption, avec une telle violence, que dans la nuit du 8 au 9 janvier, la partie de la ville située entre Saint-Sulpice et l'Odéon recevait un obus par chaque intervalle de deux minutes. Tout a été atteint : nos hôpitaux regorgeant de blessés, nos ambulances, nos écoles, les musées et les bibliothèques, les prisons, l'église Saint-Sulpice, celles de la Sorbonne et du Val-de-Grâce, un certain nombre de maisons particulières. Des femmes ont été tuées dans la rue, d'autres dans leur lit ; des enfants ont été saisis par des boulets dans les bras de leur mère. Une école de la rue de Vaugirard a eu 4 enfants tués et 5 blessés par un seul projectile. » (Journal officiel.)

Protestations des médecins des hôpitaux contre tant de cruautés.

Reconnaissance sur les positions de l'ennemi, ligne de Soissons.

Reconnaissance en avant du fort d'Issy sur le Moulin-de-Pierre.

ARMÉE DE LA LOIRE. — Combat. — CHANGÉ, Chanteloup, la Chapelle Saint-Remy, Beillé, les Belles, Conneré, Montfort, Saint-Mars-la-Bruyère. — Champagné, Villiers, Ardenay, Saint-Hubert-des-Roches, Gué-la-Hart, Parigné-l'Évêque, Château-Paillières. — Les volontaires de l'Ouest soutiennent la retraite et arrivent à Parigné-l'Évêque.

PERTES.—FRANÇAIS.	Officiers.	Troupe.	ALLEMANDS.	Officiers.	Troupe.	
Tués.	6		Tués.	9	83	
Blessés. . . .	51	1,370	Blessés. . . .	26	431	
Disparus. . .	»		Disparus. . .	»	36	
				35	550	Total. 585 ?

« De 60,000 hommes que les mobiles bretons pouvaient facilement fournir, s'ils avaient été organisés, on ne peut en avoir que 9 à 10,000, mal armés de fusils de divers modèles, sans cadres, mal vêtus et sans munitions.

NORD. — BAPAUME. — Un escadron de uhlans est surpris dans une ferme, près d'Ervillers, par des francs-tireurs et ils ont plusieurs tués et blessés.

11 JANVIER. — PARIS. — Continuation du bombardement ; les forts du Sud et principalement celui d'Issy sont l'objectif de l'ennemi.

Il y a plus de 600 malades et blessés à la maison de la Légion d'honneur à Saint-Denis ; ils y sont très-exposés ; l'amiral demande leur évacuation sur Paris.

A Port-à-l'Anglais, les canonnières sont prises dans les glaces, et de grands efforts sont faits pour les dégager.

Les forts de l'Est ont 7 blessés, le fort de Montrouge 8, et le fort de Vanves a 1 tué et 10 blessés.

ARMÉE DE LA LOIRE. — LE MANS. — Bataille : La Chapelle, Savigné-l'Évêque, Saint-Célerin, Point du Jour, Conneré, Pont-de-Gesnes, Montfort, Champagné, Villiers, Châteaux-des-Arches, Changé, les Noyers-Château, Plateau-d'Auvours, Mulsanne, les Tuileries, Vert-Galant, Ecommoy.

1º Engagement à Colcom et au Chêne. 2º Chanteloup. 3º Plateau d'Auvours (volontaires de l'Ouest). 4º Pont-d'Yvré. 5º La Tuilerie. Cette dernière position perdue, efforts sans succès pour la reprendre. Retraite sur le Mans.

PERTES.—FRANÇAIS.	Officiers.	Troupes.		ALLEMANDS.	Officiers.	Troupe.
Tués.				Tués.	17	272
Blessés. . . .		2,200 ?		Blessés	38	857
Disparus. . .				Disparus . . .	2	116
					57	1,245 Total. 1,302

12 JANVIER. — PARIS. — Bombardement toujours incessant, sur la ville et particulièrement sur le quartier Saint-Sulpice et Grenelle.

Fort de Montrouge. 3 marins tués et trois blessés.

ARMÉE DE LA LOIRE. — LE MANS, — Ballon, Courcebœuf, la Croix, Savigné-l'Évêque, Montfort, Saint-Corneille, Fatines, Yvré-l'Évêque, Château-des-Arches, les Noyers-Château, Changé, le Tertre, Ruaudin.—Pont de Pontlieue.

PERTES.—FRANÇAIS.		ALLEMANDS.	Officiers.	Troupe.
		Tués.	7	66
550? hommes hors de combat.		Blessés.	6	231
		Disparus. . . .	»	28
			13	325 Total. 338?

Le pont de Pontlieue est défendu par un régiment de gendarmerie à pied, qui a perdu 2 officiers et 83 hommes, tués ou blessés.

Évacuation du Mans, ordre de retraite sur la Mayenne.

L'ennemi entre au Mans.

13 JANVIER. — PARIS. — Les décès de la semaine s'élèvent au nombre de 4,182, dont 339 pour variole.

Bombardement incessant et très-violent de 10 heures à minuit.

2 officiers de marine, 5 matelots et 1 homme du génie sont blessés dans les forts.

Du 5 au 13, on compte dans la population 189 victimes; 51 tués, dont 18 enfants, 12 femmes et 21 hommes. 138 blessés, dont 21 enfants, 45 femmes et 72 hommes.

Nouvelles protestations des médecins de l'hôpital Necker et de celui des Jeunes Aveugles.

Tentatives de l'ennemi sur plusieurs points des tranchées qui relient les forts entre eux. Il est partout repoussé et nous abandonne quelques blessés.

Sortie sur le Moulin-de-Pierre. Nos troupes, après avoir essuyé une violente fusillade, rentrent dans nos lignes.

ARMÉE DE LA LOIRE. — Ordre de suspendre la retraite sur la Mayenne ; l'armée est sur la rive droite de la Sarthe.

ARMÉE DE L'EST. — ARCEY. — Combat. Chavanne, Champey, Sainte-Marie. L'ennemi est délogé.

I.

7

PERTES.—FRANÇAIS.

200 hommes hors de combat.

ALLEMANDS.	Officiers.	Troupe.
Tués	2	17
Blessés	4	171
Disparus . . .	3	61
	9	249 Total. 258

CAMP DE CONLIE (Sarthe). — Pillage du camp, par les mobiles et les mobilisés.

14 JANVIER. — PARIS. — Le bombardement devient plus violent ; la voûte de Saint-Sulpice est percée par un obus à 3 heures du matin.

CAMP DE CONLIE. — Le camp est occupé par l'ennemi.

NORD. — Albert est abandonné par l'ennemi à l'approche de nos troupes. Rencontres à Bonavy, le Catelet, Bellicourt et Noroy (Aisne).

ARMÉE DE LA LOIRE. — Combat de Longne et de CHASSILLÉ (Sarthe). Attaque de BRIARE ; l'ennemi se retire sur Ouzouer-sur-Loire et jusqu'à Gien.

ARMÉE DE L'EST. — Engagement d'avant-postes à Bart et Dungs (Doubs).

15 JANVIER. — PARIS. — Toujours le bombardement et réponse des forts du Sud et des 6e, 7e et 8e secteurs.

Sortie pendant la nuit sur Beauséjour, dont les murs sont abattus, ainsi que quelques maisons qui protégeaient l'ennemi.

Petit engagement au pont de Champagny. (Mobiles de l'Hérault.)

Le fort de Montrouge est criblé de projectiles ; il y a 1 officier de marine, 9 marins et 2 gardes nationaux blessés.

ARMÉE DE L'EST. — Combat jusqu'au 17. Frahier, Chenebier, Chagey, Luze, Champey, Champagney, Plancher-Bas, Héricourt, Bussurel, Sainte-Suzanne, Courcelles, Montbéliard, Montchevis, Montbouton, Grand-Charmont, Béthoncourt, Dasle, Vaudoncourt, Croix. Lignes de la Lisaine.

PERTES.—FRANÇAIS.

1,400 ? hommes hors de combat.

ALLEMANDS.	Officiers.	Troupe.
Tués	12	224
Blessés	40	1,038
Disparus . . .	»	227
	52	1,489 Total. 1,542

BELFORT. — On entend la canonnade et même la fusillade dans la direction de Montbéliard. — Trois reconnaissances sortent des ouvrages : la 1re, sur la forêt d'Arsot et les carrières d'Offemont, la 2e sur Chèvremont, la 3e sur Essert et Bavilliers.

ARMÉE DE LA LOIRE. — Saint-Jean-sur-Erve, Sillé-le-Guillaume ; petits combats. L'ennemi se retire sur Conlie. Nous avons 11 tués ou blessés.

ALENÇON. — Engagement de courte durée en avant d'Alençon.

Nous avons 40 artilleurs et 120 francs-tireurs tués ou blessés.

ARMÉE DU NORD. — SAINT-QUENTIN. — La position est reprise par nos troupes.

16 JANVIER. — PARIS. — Victimes du bombardement du 13 au 16 dans la population : 29 tués, dont 7 enfants, 3 femmes et 19 hommes. 56 blessés dont 6 enfants, 20 femmes et 30 hommes.

Toujours le bombardement. Le fort de Montrouge a 6 tués dont 1 officier de marine et 7 blessés.

BELFORT. — Pendant la nuit, fusillade vers Essert ; on entend le canon de l'armée de l'Est dans les directions d'Héricourt, de Montbéliard et de Chalonvillars.

AVALLON (Yonne). — L'ennemi avait perdu un certain nombre d'hommes devant Avallon ; il revient en force et lance des projectiles sur la ville, dont il s'empare. Deux bataillons de mobiles se retirent dans les bois après perte d'environ 120 hommes.

SAINT-QUENTIN. — Nos troupes se portent sur Saint-Quentin, d'où l'ennemi, après un court engagement, se retire sur Ham.

SOULGÉ (Mayenne). — Petit engagement d'un escadron de chasseurs d'Afrique avec dragons ennemis.

17 JANVIER. — PARIS. — Victimes du bombardement du 16 au 17. 1 homme tué et 2 blessés, 4 femmes blessées.

Échange de feux d'artillerie des forts avec l'ennemi. Le fort de Montrouge a 1 officier de marine tué.

La redoute du Moulin-Saquet a été canonnée par une batterie de campagne à laquelle notre artillerie de position a fait éprouver en hommes et en chevaux des pertes sérieuses. La batterie démontée se retire et laisse hommes et chevaux sur le terrain.

VENDÔME. — L'ennemi est à Vendôme.

BELFORT. — On entend encore le canon lointain, et il semble rester stationnaire.

18 JANVIER. — PARIS. — Victimes du bombardement du 17 au 18. 4 hommes, 1 femme et 1 enfant tués. 5 hommes, 7 femmes et 2 enfants blessés.

Deux petits postes à Groslay et à Drancy sont enlevés par l'ennemi. 3 gardes mobiles sont tués, 17 sont blessés, ainsi que 9 marins.

Le bombardement continue. Au fort de Montrouge, 1 employé du télégraphe est blessé dans sa casemate, et ses appareils sont en partie détruits. Tués, 3, et 16 blessés.

ARMÉE DE LA LOIRE. — Combat de Sainte-Melaine, Bonchamps, lignes de la Mayenne.

PERTES. — FRANÇAIS.	Officiers.	Troupe.	ALLEMANDS.	Officiers.	Troupe.
Tués.	1	} 27	Tués.		} 8
Blessés. . . , . .	1		Blessés.		
Disparus.	»	»	Disparus.		
		Total. 29			Total. 8

ARMÉE DE L'EST. — Combat. Delle-Montbéliard, Luze, Saint-Valbert, Héricourt, Valentigney, Bondeval, Hérimoncourt, Abbevillers, Tulay, Roches. (Lignes de la Lisaine.)

PERTES. — FRANÇAIS.	Officiers.	Troupe.	ALLEMANDS.	Officiers.	Troupe.
Tués		} 160 ?	Tués. . . . ·	»	29
Blessés.			Blessés. . . .	7	116
Disparus.			Disparus. . .	»	5
				7	150 Total. 157

ARMÉE DU NORD. — VERMAND. — Saint-Quentin, Pœuilly, Tertry, Caulaincourt, Trescon, Beauvois, Essigny-la-Grande, Montescourt.

PERTES. — FRANÇAIS.	Officiers.	Troupe.	ALLEMANDS.	Officiers.	Troupe.
Tués.		} 220 ?	Tués.	1	16
Blessés.			Blessés. . . .	7	115
Disparus.			Disparus. . .	»	1
				8	132 Total. 140

19 JANVIER. — PARIS. — **Buzenval,** bataille. La Malmaison, Bougival, Garches, Montretout, Saint-Cloud, Vaucresson, Sèvres. — Choisy-le-Roy, le Raincy, Groslay, Drancy, Argenteuil, Bezons, Chatou.

« Concentration très-difficile et laborieuse, pendant une nuit obscure. Retard de 2 heures sur la colonne de droite. Cette journée, heureusement commencée, n'a pas eu l'issue que nous pouvions espérer. L'ennemi, que nous avions surpris le matin, par la soudaineté de l'entreprise, a, vers la fin du jour, fait converger sur nous des masses d'artillerie et ses réserves d'infanterie. »

Dix ambulances de la Société française de secours aux blessés, ont donné leurs soins aux blessés qui ont été ramenés en grande partie par elles à Paris pendant toute la journée.

Dans cette bataille nous avons eu la douleur de perdre un vaillant colonel des mobiles du Loiret, Philippe de Montbrison, notre ami, frappé mortellement, et un grand peintre, Regnault, tué par une balle à la tête dans le parc de Buzenval,

L'armée formait trois colonnes principales composées de troupes de ligne, de garde mobile et de garde nationale mobilisée encadrées dans les brigades de l'armée. La colonne de gauche doit enlever la redoute de Montretout, les maisons de Béarn, Pozzo di Borgo, Armingaud et Zimmermann; celle du centre a pour objectif le plateau de la Bergerie, enfin celle de droite doit s'avancer sur le parc de Buzenval, attaquer Longboyau et se porter sur le haras Lupin. Cette colonne, ayant 12 kilomètres à faire pendant la nuit par des routes obstruées, n'arrive qu'après l'attaque commencée à la gauche et au centre.

La gauche s'empare des positions indiquées; le centre arrive sur les crêtes de la Bergerie, et la droite s'engage sur Longboyau, où elle rencontre une grande résistance de l'ennemi; retranché et protégé par des murs, des maisons crénelées et des batteries formidables. Maîtres des crêtes, nous nous y maintenons. Vers 3 heures, retour offensif de l'ennemi, qui force nos troupes à perdre du terrain ; cependant elles se reportent en avant vers la fin de la journée.

Des wagons blindés, sur la ligne ferrée de Saint-Germain en avant de la Folie, ont pris part au combat et ont eu quelques avaries, 1 tué et plusieurs blessés; les wagons rentrent le soir à la gare d'Orléans pour réparations.

Ordre de retraite. Cet ordre ne parvient pas partout; ainsi ce n'est qu'à 1 heure de la nuit qu'un fort détachement (3,000 hommes) occupant la villa Béarn est averti et peut rejoindre; un bataillon de mobiles de la Loire-Inférieure, resté vers la maison Zimmermann, aux extrêmes avancées, est fait prisonnier.

PERTES.—FRANÇAIS.	Officiers.	Troupe.	ALLEMANDS.	Officiers.	Troupe.
Tués		2,400 hommes.	Tués.	7	109
Blessés.		Déclaration du Gou-	Blessés. . . .	22	535
Disparus.		vernement.	Disparus. . .	»	63
				29	707 Total. 736 ?

Le rapport de l'état-major de la garde nationale indique, tués, 283 ; blessés, 1183 ; disparus, 165. Total, 1631.

Fort de VANVES. — Depuis 15 jours le fort compte 12 tués et 70 blessés.

HAUTES-BRUYÈRES. — Tués, 2 hommes; blessés, 13, dont 5 matelots et 1 officier.

Fort de MONTROUGE. — Blessés: 2 officiers de marine, 13 marins et 2 brancardiers de la Société française de secours aux blessés.

ARMÉE DU NORD. — **Saint-Quentin.** — Bataille. Vermand, Caulaincourt, Beauvois, Essigny, Gauchy, Fayet, Francilly, Salency, Savy.

L'armée française établie à l'ouest et au sud de Saint-Quentin est attaquée par des forces considérables, et, après combat de sept heures, se retire sur Cambrai et le Cateau.

PERTES.—FRANÇAIS.	Officiers.	Troupe.	ALLEMANDS.	Officiers.	Troupe.
Tués		4,000 hommes hors de	Tués.	23	374
Blessés.		combat.	Blessés. . . .	63	1,994
Disparus			Disparus. . .	»	134
				86	2,502 Total. 2,588

ARMÉE DE L'EST. — Combats : — Lyoffans, Sainte-Marie.

BELFORT. — On n'entend plus le bruit du canon de l'armée de l'Est ; redoublement de l'activité de l'assiégeant.

LONGWY. — Bombardement.

ARMÉE DE LA LOIRE. — Tours est occupé par l'ennemi, sans résistance.

20 JANVIER. — PARIS. — Victimes du bombardement : 2 femmes et 7 hommes blessés. Armistice vers midi pour la recherche des blessés et des morts et l'enterrement de ces derniers.

FORT LABRICHE. — « Ce fort reçoit depuis quelques jours pendant toute la journée des balles de fusil de rempart, tirées d'Epinay; elles ne laissent pas d'être gênantes. Ces balles de forme d'olive ne produisent aucun sifflement. »

FORT DE MONTROUGE. — Feu violent de l'ennemi, 2 marins blessés.

FORT DE LA DOUBLE-COURONNE.— L'eau des fossés est gelée, il faut briser la glace pendant la nuit. Les obus qui tombent sur cette glace la broient et lancent de nombreux morceaux qui font mitraille et rendent le séjour de l'ouvrage et du chemin couvert doublement dangereux.

LANDRECIES. — Bombardement.

BELFORT. — Explosion d'une poudrière du château, 26 tués ou blessés dont 1 officier.

L'ennemi s'empare du village de Pérouse, après avoir été repoussé plusieurs fois.

Ruses des Prussiens. « Ils se disposent sur deux lignes : la première s'avance en rampant jusqu'à cent mètres environ du point attaqué, et se couche pour rester inaperçue ; la deuxième se tient à trois ou quatre cents mètres en arrière. A un signal convenu, la plus éloignée pousse des cris, des hourras, des vociférations pour effrayer les sentinelles ou du moins pour attirer leur attention sur elle. Pendant que, exclusivement occupés de cette ligne encore éloignée, les troupes que l'émotion n'a pas encore mises en fuite appellent aux armes ou font feu, la ligne la plus rapprochée s'avance encore à la faveur de la nuit, et, s'exprimant en français, fait croire aux troupes qui sortent des postes et qui se cherchent, que leurs compagnies viennent d'arriver à leur aide. *Allons,* crient les Prussiens, *à moi les mobiles, par ici la 1re compagnie, par ici la 6e, à moi, formez-vous. France, à moi, à moi!* Les gardes mobiles se dirigent à la hâte et en toute confiance vers l'endroit où ils s'entendent ainsi appeler, et se trouvent là en présence des Prussiens qui les font prisonniers; surprise qui du reste permet à la ligne la plus éloignée, et qui continue ses cris, de s'avancer à son tour sur le point privé de défenseurs, et de s'en rendre maîtresse.

Ces sections de troupes prussiennes parlant français sont même toutes formées et recrutées à l'avance..... toutes ces ruses furent signalées par la voie de l'ordre, afin de tenir tous les autres postes de la place en garde contre les surprises qui pourraient en résulter. » Denfert-Rochereau.

PERTES.—FRANÇAIS.	Officiers.	Troupe.	ALLEMANDS.	Officiers.	Troupe.
Tués			Tués. . . .	3	37
Blessés.	3	101	Blessés. . . .	4	148
Disparus. . . .			Disparus . . .	»	2
				7	187 Total. 194

DÔLE. — La ville est occupée par l'ennemi; perte d'un convoi de wagons chargés de vivres.

21 JANVIER. — PARIS. — Victimes du bombardement : 5 tués et 9 blessés.

Les décès de la semaine sont au nombre de 4,465 dont 380 par variole.

Rationnement du pain à 300 grammes par adulte et à 150 grammes par enfant.

Affiche : le Gouvernement de la défense nationale a décidé que le commandement en chef de l'armée de Paris serait désormais séparé de la présidence du gouvernement.— M. le général de division Vinoy est nommé commandant en chef de l'armée de Paris. — Le titre et les fonctions de gouverneur de Paris sont supprimés.—M. le général Trochu conserve la présidence du gouvernement. »

Violente canonnade entre les forts du Sud, les 6e, 7e, 8e secteurs et les batteries ennemies de Châtillon, Clamart, Bagneux, Meudon et Breteuil.

Dès le matin, vers 9 heures, bombardement de SAINT-DENIS et des forts qui couvrent la ville; le feu paraît dirigé sur la cathédrale. Plusieurs incendies. Les habitants se retirent sur Paris ou s'établissent dans les caves. Ce qui reste de malades et de blessés est évacué sur Paris.

Le fort de la Briche a 2 tués et 10 blessés; celui de la Double-Couronne, 8 tués et 18 blessés. Fort de l'Est, 6 tués et 18 blessés. Aubervilliers, 1 ouvrier civil tué. Montrouge, 1 tué et 2 blessés.

DIJON. — TALANT, combat. — Messigny, Daix, Fontaine.

PERTES.—FRANÇAIS.	ALLEMANDS.	Officiers.	Troupe.
	Tués.	6	77
?	Blessés. . . .	10	222
	Disparus. . .	»	23
		16	322 Total. 338

22 JANVIER. — PARIS. — Victimes du bombardement, 1 tué, 2 blessés.

Démonstration sur l'Hôtel de Ville, 5 tués, 18 blessés. « Cette nuit, une poignée d'agitateurs a forcé la prison de Mazas et délivré les détenus, parmi lesquels Flourens. Ces mêmes hommes ont tenté d'occuper la mairie du 20e arrondissement. »

Le fort de Vanves et le bastion 73 engagent un combat d'artillerie avec la batterie de la Savonnerie et éteignent son feu.

Les forts de l'Est, de la Briche surtout et l'ouvrage de la Double-Couronne sont couverts d'obus, ainsi que Saint-Denis; presque tous les fils télégraphiques sont coupés par le bombardement, 15 blessés.

BELFORT. — Ouverture de la 1re parallèle contre les Perches dans la nuit du 21 au 22.

23 JANVIER. — PARIS. — Victimes du borbardement. Tués, 3 enfants, 3 femmes, 4 hommes; blessés, 4 enfants, 6 femmes, 16 hommes. Total, 36.

Pendant la nuit, bombardement sur Vaugirard et Grenelle, feu plus vif dès le matin.

Continuation du feu sur Paris et Saint-Denis.

Le fort d'Issy a subi quelques dégâts.

Le fort de la Briche a reçu environ mille projectiles.

Le fort de la Double-Couronne a 2 officiers tués; 1 officier et 3 hommes blessés.

Le fort de l'Est, 1 tué et 7 blessés; celui de Montrouge, 7 blessés.

Notre situation défensive est loin de s'améliorer, les forts ont éprouvé quelques dégâts.

DIJON. — Nouvelle attaque de Dijon par l'ennemi.

PERTES.—FRANÇAIS.	ALLEMANDS.	Officiers.	Troupe.
	Tués. . . .	4	82
?	Blessés. . .	12	217
	Disparus. .	»	20
		16	359 Total. 375

24 JANVIER. — PARIS. — Victimes du bombardement. Tués, 3 enfants, 3 femmes, 1 homme; blessés, 1 femme et 4 hommes.

La qualité du pain devient de plus en plus mauvaise; le grain est à peine écrasé, les grains d'avoine et de seigle y sont presque entiers; on y trouve trop de fragments de paille.

Le bombardement de Saint-Denis devient très-violent, ainsi que celui des forts.

Forts de la Briche, 2 blessés; de la Double-Couronne, 3 tués et 5 blessés; de l'Est, 6 blessés; d'Aubervilliers, 3 blessés; de Montrouge, 3 blessés. Total. 22.

Le 6e secteur, Passy et le Point du Jour ont beaucoup à souffrir du feu des batteries de Meudon et de Breteuil.

Forts de Vanves, 1 blessé ; d'Aubervilliers, 3 blessés; de la Briche, 6 blessés.

Le bombardement continue sur la Boucle-de-Marne, Gravelle, la Faisanderie et le fort de Vincennes. — Deux batteries nouvelles ouvrent leur feu sur Drancy.

25 JANVIER. — PARIS. —Victimes du bombardement : tués, 2; blessés, 22.

Le feu de l'ennemi a été très-violent contre le fort d'Issy, Vincennes et Saint-Denis.

Forts d'Issy, 1 blessé ; Montrouge, 4; Vincennes, 7; Nogent, 1 ; Double-Couronne, 2 ; de l'Est, 7 ; de la Briche, 3; Aubervilliers, 1 tué.

Le clocher de Saint-Denis reçoit un grand nombre d'obus.

« 300 mobiles du 13ᵉ bataillon de la Seine manquent pendant la nuit à la grand'garde de la Courneuve, la discipline ne peut s'implanter dans ces corps de mobiles de la Seine. »

LONGWY. — Capitulation après bombardement.

ROUEN. — L'ennemi occupe Rouen.

26 JANVIER. — PARIS. — Victimes du bombardement : 1 femme et 2 hommes tués; 2 enfants, 3 femmes, 17 hommes blessés.

« Anxiété générale, anxiété plus vive et plus poignante que jamais. »

SAINT-DENIS. — Tir d'une violence extrême sur Saint-Denis.

FORTS : la Briche, 2 blessés ; de l'Est, 3 blessés; Montrouge, 1 tué et 4 blessés.

Vers 9 heures du soir, dépêche : suspension d'armes à minuit. — « Chacun l'a compris, la fin de la lutte est proche ; on n'ignore pas que l'approvisionnement des vivres de Paris est arrivé à son terme extrême. Le sacrifice sera d'autant plus sensible pour les forts qu'arment nos marins, que ceux-ci se savent approvisionnés en vivres et en munitions pour une résistance prolongée.

BELFORT. — Déserteurs nombreux.

Vers sept heures du soir. — Tentative d'assaut des Perches, vigoureusement repoussée; la garnison fait 225 prisonniers dont 7 officiers qui sont enfermés dans la prison de la ville. L'ennemi laisse beaucoup de morts et de blessés sur les glacis des Perches, « on compte 672 Allemands tués ou blessés. » Denfert-Rochereau.

« Une colonne ennemie eut le temps d'avancer et de se jeter dans le fossé, avant que nos défenseurs fussent arrivés sur les parapets...

« Le feu avait cessé, mais la colonne prusienne engagée dans les fossés ne pouvait toujours ni escalader l'escarpe, ni se sauver en remontant la contrescarpe. Les défenseurs de l'intérieur du fort, qui ne les voyaient pas dans les angles où ils s'étaient réfugiés, mais qui les entendaient, montèrent sur les plongées, s'y rangèrent en ligne, et l'officier commandant, capitaine Duplessis, les somma de déposer les armes et de se rendre sous la menace de feux de peloton. Ils jetèrent leurs armes et se rendirent à discrétion.

« A huit heures et demie l'attaque était complétement repoussée sur toute la ligne avec pertes énormes pour l'ennemi, et les prisonniers ramenés directement des fossés en ville sous la garde d'une compagnie prise en dehors de la garnison des forts. Les commandants ne voulurent pas, en effet, les laisser pénétrer chez eux, craignant, vu leur nombre, qu'en cas de reprise de l'attaque, ils ne pussent faire équilibre à leurs garnisons mêmes.

« Le nombre des prisonniers s'élevait à 225 dont 7 officiers (2 blessés), 13 sous-officiers, 179 soldats valides et 26 blessés. » Denfert-Rochereau.

PERTES.— FRANÇAIS.	Officiers.	Troupe.	ALLEMANDS.	Officiers.	Troupe.
Tués ou disparus . . .	13		Tués.	*3*	*38*
Blessés.	41		Blessés. . . .	*4*	*150*
			Disparus. . .	*1*	*95*
				8	*283* Total. *291 ???*

Ce chiffre, indiqué par le Dr Engel, des pertes de l'ennemi devant les Perches est inférieur au chiffre réel, comme nous l'avons dit page 2, comme exemple, et nous pourrions citer d'autres exemples aussi évidents.

PERTES DES ALLEMANDS rectifiées d'après le colonel Denfert-Rochereau.
Trouvés sur les   glacis des Perches :

Tués ou blessés. *672*
Prisonniers. *225*

                 897 au lieu de *291*. Différence *606*.

SALINS. — Occupation par l'ennemi de Salins et d'Arbois après engagement.

PERTES.—FRANÇAIS.	ALLEMANDS.	Officiers.	Troupe.
	Tués.	»	*9*
? Blessés. . . .	*3*	*97*
	Disparus. . .	»	»
		3	*106* Total. *109*

27 JANVIER. — PARIS. — Victimes du bombardement : 1 enfant, 1 femme, 2 hommes tués; 3 enfants, 2 femmes et 4 hommes blessés.

Fermeture, pour travaux d'assainissement, de l'ambulance établie, par la Société française de secours aux blessés, au Corps législatif ; ses blessés sont évacués sur l'ambulance des Tuileries. Elle contenait 50 lits. Elle a reçu 247 blessés ou malades : 29 sont morts, soit 11,74 pour cent. Cette ambulance a été de nouveau ouverte le 8 février suivant.

Le feu a cessé de part et d'autre à minuit.

Paris se réveille au milieu d'un silence auquel il n'était plus habitué depuis le commencement du bombardement ; il a bien vite compris toute l'étendue de son désastre et courbe la tête sous le poids de son malheur.

JOURNAL OFFICIEL.

« Tant que le Gouvernement a pu compter sur l'arrivée d'une armée de secours, il était de son devoir de ne rien négliger pour prolonger la défense de Paris.

« En ce moment, quoique nos armées soient encore debout, les chances de la guerre les ont refoulées, l'une sous les murs de Lille, l'autre au delà de Laval; la troisième opère sur les frontières de l'Est. Nous avons dès lors perdu tout espoir qu'elles puissent se rapprocher de nous, et l'état de nos subsistances ne nous permet plus d'attendre.

Dans cette situation, le Gouvernement avait le devoir absolu de négocier. Les négociations ont lieu en ce moment. Tout le monde comprendra que nous ne pouvons en indiquer les détails sans de graves inconvénients. Nous espérons pouvoir les publier demain. Nous pouvons cependant dire dès aujourd'hui que le principe de la souveraineté nationale sera sauvegardé par la réunion immédiate d'une assemblée ; que l'armistice a pour but la convocation de cette assemblée ; que pendant cet armistice, l'armée allemande occupera les forts, mais n'entrera pas dans l'enceinte de Paris ; que nous conserverons notre garde nationale intacte et une division de l'armée, et qu'aucun de nos soldats ne sera emmené hors du territoire. »

On négocie, comme le prouve la déclaration suivante du gouvernement :

« Citoyens,

« La convention qui met fin à la résistance de Paris n'est pas encore signée, mais ce n'est qu'un retard de quelques heures.

« Les bases en demeurent fixées telles que nous les avons annoncées hier :

« L'ennemi n'entrera pas dans l'enceinte de Paris ;

« La garde nationale conservera son organisation et ses armes;

« Une division de douze mille hommes demeure intacte ; quant aux autres troupes, elles resteront dans Paris, au milieu de nous, au lieu d'être, comme on l'avait d'abord proposé, cantonnées dans la banlieue. Les officiers garderont leur épée.

« Nous publierons les articles de la convention aussitôt que les signatures auront été échangées, et nous ferons en même temps connaître l'état exact de nos subsistances.

« Paris veut être sûr que la résistance a duré jusqu'aux dernières limites du possible. Les chiffres que nous donnerons en seront la preuve irréfragable, et nous mettrons qui que ce soit au défi de les contester.

« Nous montrerons qu'il nous reste tout juste assez de pain pour attendre le ravitaillement, et que nous ne pouvions prolonger la lutte sans condamner à une mort certaine deux millions d'hommes, de femmes et d'enfants.

« Le siége de Paris a duré quatre mois et douze jours ; le bombardement, un mois entier. Depuis le 15 janvier la ration de pain est réduite à 300 grammes ; la ration de viande de cheval, depuis le 15 décembre, n'est que de 30 grammes. La mortalité a plus que triplé. Au milieu de tant de désastres, il n'y a pas eu un seul jour de découragement.

« L'ennemi est le premier à rendre hommage à l'énergie morale et au courage dont la population parisienne tout entière vient de donner l'exemple. Paris a beaucoup souffert ; mais la République profitera de ses longues souffrances, si noblement supportées. Nous sortons de la lutte qui finit, retrempés pour la lutte à venir. Nous en sortons avec tout notre honneur, avec toutes nos espérances, malgré les douleurs de l'heure présente ; plus que jamais nous avons foi dans les destinées de la patrie. »

28 janvier. — Paris. — Victimes du bombardement, note récapitulative et rectificative :

Tués. . . 97 dont 31 enfants, 23 femmes et 43 hommes.
Blessés. . 278 dont 36 enfants, 90 femmes et 152 hommes. Total 375.

Les décès de la semaine s'élèvent à 4,376 dont 327 par variole.

« L'obus qui a pénétré le plus avant dans Paris est tombé près du pont Notre-Dame, il devait venir d'une batterie de Bagneux, à une distance de 7,600 mètres. »

Armistice de 21 jours commençant le même jour pour Paris et 3 jours après pour les départements à l'*exception* de ceux du Doubs, du Jura et de la Côte-d'Or.

D'après M. le colonel du génie Prévost, les Prussiens ont dû tirer pendant tout le siége, tant sur la ville que sur les forts, batteries et positions fortifiées aux abords de la place, environ 250,000 projectiles de toute nature et de tout calibre, sans compter ceux tirés contre les sorties.

Prauthoy (Haute-Marne). — Combat.

PERTES.— FRANÇAIS.	ALLEMANDS.	Officiers.	Troupe.
?	Tués.	1	27
	Blessés. . . .	3	62
	Disparus. . .	»	4
		4	93 Total. 97

29 janvier. — Paris. — Par ordre, l'évacuation des forts et la rentrée des troupes dans l'enceinte doivent avoir lieu aujourd'hui même.

Armée de l'Est. — Combat de Sombacourt et de Chaffois (Doubs).

PERTES.— FRANÇAIS.	ALLEMANDS.	Officiers.	Troupe.
?	Tués.	2	10
	Blessés. . . .	3	45
	Disparus. . .	»	»
		5	55 Total. 60

I.

30 JANVIER. — ARMÉE DE L'EST. — Combat de FRASNES (Doubs).

Combats de la PLANÉE ; Vaux, défilé des Granges-Sainte-Marie ; nous perdons beaucoup de prisonniers.

31 JANVIER. — PARIS. — Fermeture de l'ambulance d'Autriche-Hongrie. Cette ambulance a reçu 42 blessés ou malades et compte 1 mort.

BELFORT. — Feu de l'ennemi très-vif sur la ville.

Dans la matinée du 31 un obus de l'ennemi pénètre dans la prison de la ville où se trouvent les prisonniers de guerre, 4 sont tués, et 16 sont blessés.

1er FÉVRIER. — ARMÉE DE L'EST. — Convention entre le général Clinchant et le général suisse Herzog, pour l'entrée de l'armée de l'Est en Suisse.

PONTARLIER. — Combat. LA CLUSE.

PERTES.— FRANÇAIS.	ALLEMANDS.	Officiers.	Troupe.
	Tués.	6	101
?	Blessés. . . .	11	215
	Disparus. . .	»	16
		17	332 Total. 349

L'armée de l'Est franchit la frontière.

« Le vaillant peuple Suisse avait pris pour devise : HORREUR DE LA GUERRE ET CHARITÉ.

« L'éloge de la Suisse n'est plus à faire, ses actes parlent trop éloquemment pour elle.

« Le 1er février, par un froid de plus de 10 degrés, relativement doux pour des hommes qui avaient supporté pendant six semaines de 18 à 20 degrés de froid, 90,000 soldats et 14,000 chevaux se précipitaient en Suisse, pêle-mêle, par les routes des Rousses, des Fourgs et des Verrières. Dans quel état ? On le sait. La plupart n'étaient plus vêtus qu'avec des couvertures et ils étaient encore moins chaussés. 6,000 envahissaient immédiatement les hôpitaux suisses et y apportaient toutes les maladies qui sont le fléau des armées en campagne. En outre, sur toute la frontière française, peu de maisons qui ne fussent converties en ambulances. Qu'on ajoute à ces 90,000 hommes les 40,000 soldats que la Suisse avait dû lever pour faire respecter sa neutralité, et l'on aura une idée des charges qui ont dû peser sur ces populations dévouées, dans un pays qui compte deux millions et demi d'habitants.

Un journal allemand, comparant la Suisse à une maîtresse de pension, se demandait où elle pourrait trouver assez de soupe et assez de cuillères pour satisfaire à tout ce monde.

La Suisse a répondu noblement en faisant des prodiges de sacrifice et en partageant sa charité inépuisable entre les internés français ou allemands.

Pour faire face aux premières dépenses, un emprunt de 15 millions était largement couvert en trois jours. Quant aux sommes véritablement colossales données par les particuliers, on ne saurait les évaluer. Nous nous contenterons de dire qu'on ne pouvait à cette époque, ouvrir un journal suisse sans y trouver de longues listes de souscriptions. Nous rappelons les principales :

1° Pour les soldats suisses malades ou blessés ; 2° pour les Allemands expulsés de France ; 3° pour les blessés des deux pays belligérants ; 4° pour les prisonniers français ; 5° pour les paysans français de l'Est, littéralement sans pain ; 6° pour les internés français en Suisse ; 7° pour les Suisses à Paris ; 8° pour les veuves des soldats allemands.

Nous ne pouvons tout dire, mais le fait suivant, que nous choisissons entre tant d'autres, permettra de soupçonner quelle a été la générosité de ce peuple dont tous les citoyens luttaient d'abnégation et de dévouement, en face du spectacle le plus désolant pour l'humanité :

Deux Alsaciens, deux vieillards, ruinés par la guerre et émigrés pendant le siége de Strasbourg, grâce à l'intervention suisse, trouvaient pendant cinq mois, chez le président du tribunal civil de Bienne, qui en a secouru bien d'autres, la plus libérale hospitalité, et, les larmes aux yeux, nous montraient au moment de leur départ, un porte-monnaie bourré d'or, qu'ils venaient de découvrir dans leur valise.

Ces faits se passent de commentaires, et quand nous aurons dit que les pauvres habitants des montagnes n'étaient pas moins empressés que la population des villes à se précipiter sur le passage des longues colonnes d'émigrés alsaciens ou allemands ou d'internés français; quand nous aurons dit que dans telles villes que nous pourrions citer il eût été impossible de trouver à acheter une paire de chaussettes, un caleçon, etc..., parce que tout avait été donné aux Français, on comprendra que la charité suisse ait été à la hauteur des immenses besoins qu'elle avait à secourir immédiatement.

Dès le jour même de leur entrée en Suisse, nos 90,000 hommes mourant de faim et de froid, et ce n'est pas hélas! une figure de rhétorique, étaient abondamment pourvus de subsistances de toute sorte; et tout le monde a pu voir sur les bords du lac de Neufchâtel des messieurs en habit noir s'empressant à qui mieux mieux de porter des bottes de foin à nos chevaux, pour les empêcher, mais trop tard, de dévorer l'écorce des arbres de la magnifique promenade.

Le 8 février tous les internés, qui étaient descendus comme une avalanche sur les villages du Val-Travers et de la vallée des Dappes, étaient rendus à leurs lieux d'internement respectifs où on les faisait nettoyer et habiller des pieds à la tête. En route, ils avaient déjà trouvé tout ce qui leur fallait pour braver les atteintes du froid. A la traversée d'une ville, voire même d'un village, un homme sans coiffure ou sans souliers ne restait pas dix minutes sans rencontrer plus d'offres qu'il n'y avait de demandes.

Aux blessés et aux malades, il appartient de dire avec quelle sollicitude ils ont été soignés. On se les disputait, de même qu'on se disputait les internés. Combien de pétitions le conseil fédéral n'a-t-il pas reçues de villes qui réclamaient des internés et qu'il a été impossible de satisfaire parce que celles qui les possédaient ne voulaient pas les laisser partir.

Les dames suisses, non contentes de se multiplier dans les hôpitaux, avaient transformé leurs maisons en ambulances. Femmes, jeunes filles, toutes voulaient panser les blessés, laver les pieds gelés, et tout le monde connaît, à Neufchâtel, une jeune fille de l'une des premières familles du pays, qui, pour son compte, avait entrepris la guérison d'une douzaine d'artilleurs, qu'elle réexpédiait pour la France, en aussi bon état que possible, après les avoir installés elle-même et elle seule en wagon, et les avoir comblés de libéralités.

Mais nous n'en finirions pas sur ce chapitre. On sait que, — tandis que la Suisse pratiquait une si large hospitalité envers l'armée de l'Est, à laquelle elle s'était dévouée jusqu'à commencer de l'instruire, — elle dirigeait des convois de vivres sur la région affamée de Montbéliard, elle expédiait des secours aux Suisses enfermés dans Paris, elle entretenait une ambulance dans chacune des armées belligérantes, elle nourrissait enfin des milliers d'Alsaciens et de Lorrains émigrés.

Nous avons dit avec quelle prodigalité, qui n'a d'égale que la simplicité avec laquelle ont été faites toutes ces grandes choses, elle a su accomplir les devoirs qu'elle s'était volontairement imposés. Elle a sans doute été sensible aux témoignages multipliés de reconnaissance qui ne pouvaient pas manquer de lui venir de la France; mais si l'on veut savoir — et cela suffira pour la juger — quel est entre tous celui qu'elle prise le plus, si l'on veut savoir ce qui a fait sa force, ce qui a rendu capable de tels prodiges cette nation de moins de trois millions d'hommes, si grande par le cœur, on le trouvera dans ce dernier conseil qu'elle adressait à nos soldats au moment de leur départ: *instruisez-vous.* »

3 FÉVRIER. — BELFORT. — Commencement de l'évacuation du matériel des Perches sur la ville.

4 FÉVRIER. — PARIS. — Arrivée du premier convoi de vivres envoyés par l'Angleterre qui s'était déjà montrée si généreuse envers nous.

5 FÉVRIER. — BELFORT. — Incendie de la salle du théâtre.

6 FÉVRIER. — BELFORT. — A la suite de la mort et des blessures occasionnées par un obus tombé dans la prison, occupée par les prisonniers de guerre, une demande est adressée au général de Treskow, par le capitaine prussien, Heinsius, le plus élevé en grade et au nom de tous les prisonniers, pour obtenir une sorte d'échange en laissant sortir de la place les femmes, les enfants et les vieillards. — Réponse du général : — « Il m'est impossible de donner suite à votre demande. Il dépendait de vous de vous rendre prisonnier ou non, ayant pris le premier parti, vous devez en supporter les conséquences. »

7 FÉVRIER. — BELFORT. — La garde de chaque fort est, par ordre, réduite à une seule compagnie.

8 FÉVRIER. — PARIS. — Réouverture de l'ambulance du Corps législatif, Dr Nélaton, chirurgien en chef; Dr Hottot, suppléant.

BELFORT. — L'ennemi occupe les hautes et basses Perches.

9 FÉVRIER. — PARIS. — Désarmement de l'armée et de la garde nationale.

BELFORT. — Le bombardement reprend avec une violence extrême. Pluie de fer qui pendant cinq jours s'abattra sur la ville, le château et la justice.

10 FÉVRIER. — BELFORT. — Ouverture du feu de nouvelles batteries ennemies.

13 FÉVRIER. — BELFORT. — Pendant la nuit précédente, incendie de l'école communale des filles.

Dès le premier jour du bombardement, l'église paroissiale avait été particulièrement atteinte par l'ennemi, notamment pendant les heures présumées des offices. Pendant le bombardement, cette église a reçu plus de 1500 projectiles.

Sommation par l'ennemi de rendre la place sous menace d'un bombardement formidable. — Pas de réponse.

Vers le soir, l'ordre du gouvernement de rendre la place est communiqué au commandant par le général de Treskow. Le colonel Denfert-Rochereau demande d'attendre un AVIS DIRECT de son gouvernement et, en attendant, une suspension des hostilités.

Vers le soir, communication officielle : le commandant de Belfort est autorisé, vu les circonstances, à consentir à la reddition de la place. La garnison sortira avec les honneurs de la guerre, et emportera les archives de la place. Elle ralliera le poste français le plus voisin.

L'ennemi pendant la durée du siége a tiré 500,000 gros projectiles.

La place a répondu par 86,200 projectiles et usé 1,200,000 cartouches.

Il y a eu 262 décès civils dont 50 par le feu de l'ennemi.

Les décès militaires sont : par suite de blessures	351	
« de variole	226	906
« fièvre typhoïde	228	
« maladies diverses	101	
tués ou disparus	1,444	1,444

Total 2,350

16 FÉVRIER. — PARIS. — Les secteurs vont être supprimés, la garde nationale, affranchie de la précieuse direction qu'elle y recevait, sera désormais livrée à elle-même.

17-18 FÉVRIER. — BELFORT. — La garnison forte encore de 12,000 hommes sort de la place dans la direction de Montbéliard-Grenoble.

28 FÉVRIER. — PARIS. — Manifestation devant l'Ecole-Militaire et devant la caserne de la Pépinière.

« Sur ce dernier point les grilles sont brisées par les émeutiers qui se précipitent dans l'intérieur de la caserne et cherchent à entraîner les marins qui s'y trouvent au nombre de 1800 sans armes; 8 seulement manquent à l'appel du soir. »

1er MARS. — PARIS. — Un corps de Prussiens et de Bavarois entre à Paris et occupe la partie désignée de la ville conformément à la convention ; cette occupation finira le 3.

7 MARS. — PARIS. — Évacuation de l'ambulance du GRAND HÔTEL, sur les baraques du Cours-la-Reine.

Cette ambulance contenait 500 lits placés aux 2e et 3e étages, tous deux au-dessus de la toiture vitrée de la cour.

Elle a reçu successivement 995 blessés, parmi les plus gravement atteints.

Le service médico-chirurgical a été fait par MM. Nélaton, Guyon, Boinet, Raynaud, Lannelongue, Jules Guérin, Péan, Dubrisay, Legendre, Blot, Srimpton et Dusseris.

Le nombre des journées de malades s'est élevé à 27,034.

La durée moyenne du traitement a été de 30 jours.

L'ambulance a perdu 220 hommes en y comprenant ceux qui, ramenés du champ de bataille, ne sont entrés que pour mourir dans les 48 ou 72 heures, soit une moyenne de 22,16 0/0.

Cette ambulance fut, pendant la guerre, l'objet de bien des calomnies.

Le bruit courut, par exemple, que, dans l'ignorance des principes élémentaires de l'hygiène, on avait laissé dans les chambres des malades des tapis et des rideaux qui absorbaient les miasmes ; or, rideaux et tapis avaient été enlevés de toutes les chambres réservées au traitement médico-chirurgical, avant qu'un seul blessé entrât dans l'ambulance.

Un autre jour, le Dr Chenu, directeur général des ambulances, fut appelé par M. Cresson, préfet de police. Il avait été dit que, le soir et la nuit, le public pouvait voir des flammes de punch briller aux fenêtres de l'ambulance. De là, scandale ! Le docteur expliqua que, jour et nuit, s'entretenaient derrière les fenêtres extérieures de l'hôtel des lampes à esprit de vin, sur lesquelles les infirmiers de service réchauffaient à toute heure les cataplasmes et les tisanes. C'était tout le secret des flammes de punch !

Le directeur des ambulances négligea de démentir tous ces bruits ; il avait alors des soucis plus pressants.

8-9 MARS. — PARIS. — Les marins de Cherbourg, de Brest et de Rochefort quittent Paris pour se rendre à leurs ports. Ceux de Toulon ne partiront que le 15, lorsque le chemin de fer de Paris-Lyon-Méditerranée aura repris son service.

10 MARS. — PARIS. — L'Assemblée nationale décide qu'elle se transportera à Versailles, où elle tiendra sa première séance le 20.

18 MARS. — PARIS. — La Commune est maîtresse de Paris. — Assassinat des généraux Lecomte et Clément Thomas.

19 MARS. — PARIS. — Le comité central de la garde nationale occupe l'hôtel de ville.

Le Gouvernement se retire à Versailles.

22 MARS. — PARIS. — Manifestation de l'ordre à la place Vendôme. Cette manifestation est brutalement refoulée ; il y a quelques tués et des blessés, parmi lesquels nous citerons notre ami, M. Rodolphe Hottinguer, banquier.

24 MARS. — PARIS. — La Société française de secours aux blessés vote une somme de 10,000 francs pour l'assainissement des champs de bataille autour de Paris.

2 AVRIL. — Engagement d'un détachement de l'armée de Versailles avec l'insurrection à Courbevoie.

3 AVRIL. — L'armée de Versailles occupe le plateau de Châtillon.

6 AVRIL. — Arrestation de Monseigneur l'archevêque Darboy comme otage ; il est envoyé au dépôt de la Conciergerie, cellule n° 123, et de là conduit à Mazas, avec M. Bonjean arrêté aussi comme otage.

7 AVRIL. — Fort engagement à Neuilly.

Le Dr Chenu est arrêté et conduit au dépôt de la Conciergerie : il remplace Monseigneur l'archevêque Darboy, dans la cellule n° 123; son fils, capitaine au 72° bataillon de la garde nationale de Passy, est arrêté le même jour, parce qu'il porte le même nom, et est placé à la cellule 117. — Ils seront délivrés par ordre du ministre de la guerre et de Raoul Rigault.

MARCHE DE L'ARMÉE.

11 AVRIL. — Commencement des opérations du SIÉGE DE PARIS par l'armée française.

14 AVRIL. — Occupation du village de Colombes et prise de la redoute de Gennevilliers.

Le matériel de la Société française de secours aux blessés est mis sous la surveillance de Roussel, médecin, délégué de la commune.

15 AVRIL. — Le conseil de la Société française de secours aux blessés, sérieusement menacé dans sa liberté d'action, décide qu'il cessera de siéger jusqu'à nouvel ordre et ses membres se séparent. M. le comte de Beaufort déclare qu'il restera à Paris où il représentera le conseil.

Sorti de la Conciergerie et ne voulant pas quitter les blessés de ses ambulances, le Dr Chenu fait la même déclaration.

Quelques-uns des membres du conseil se rendent à Versailles et y organisent des moyens de secours pour l'armée. On fit construire de vastes baraquements pour loger le matériel indispensable, la lingerie et les chevaux que la compagnie de l'Ouest voulut bien prêter. Des hôpitaux provisoires sont établis à Sceaux, Meudon, Bièvres, Jouy en Josas, Chaville, Viroflay, Ville-d'Avray, Saint-Cloud, la Fouilleuse, Puteaux, Colombes, Nanterre et Bougival ; de plus quelques ambulances volantes ont été organisées et mises à la disposition de l'intendance militaire.

17 AVRIL. — Prise du château de Bécon et de la gare d'Asnières; occupation de Bois-Colombes.

20 AVRIL. — Occupation de Bagneux.

25 AVRIL. — Ouverture du feu sur les forts d'Issy et de Vanves.

Arrivée à l'ambulance du Cours-la-Reine de 80 filles incurables, transportées de Neuilly par les voitures de la Société française de secours aux blessés, avec les sœurs qui en ont la direction. Elles reçoivent une bonne nourriture, les soins les plus empressés, et dans la soirée elles sont conduites dans un couvent.

26 AVRIL. — Le village des Moulineaux est enlevé.

29 AVRIL. — Prise du cimetière et du parc d'Issy. Occupation de la ferme Bonamy devant le fort de Vanves. — 30 tués et 75 prisonniers insurgés.

1er MAI. — Attaque de la gare de Clamart et du château d'Issy.

2 MAI. — COMMUNE DE PARIS. — Inspection générale des ambulances. — Circulaire aux chefs des ambulances.

CITOYEN DIRECTEUR,

« Suivant les instructions du général, délégué à la guerre, tous les militaires sortant (sans exception de grades), qui doivent être incorporés dans la garde nationale, doivent être présentés sous vos auspices à la mairie de votre arrondissement, à moins qu'ils manifestent eux-mêmes une préférence pour un bataillon.

Dans ce cas vous auriez l'obligeance de les faire accompagner à la mairie à laquelle appartiendrait le bataillon de leur choix. — Si, au contraire, ils ne veulent point faire partie de la garde nationale, il faut les envoyer sous escorte à la caserne de la garde nationale (caserne du Prince-Eugène). — Veuillez, Citoyen directeur, prendre bonne note du présent avis, en ayant soin, chaque fois que l'occasion se présentera, de nous informer de la décision prise par les intéressés. »

Le secrétaire général,
Signature (illisible).

NOTE. — Il est bien entendu que les gardes mobiles sont également soumis à cette mesure.

3 MAI. — Attaque de la redoute du Moulet-Saquet. 250 tués et 300 prisonniers insurgés.

5 MAI. — Roussel, le médecin délégué de la commune pour la surveillance du matériel de la Société française de secours aux blessés, est révoqué.
Occupation définitive de la gare de Clamart.

8 MAI. — Occupation de l'église d'Issy et de l'extrémité du parc des aliénés. — Ouverture du feu sur le Point du Jour.

9 MAI. — Prise du fort d'Issy; occupation de Sèvres et de Saint-Cloud.

10 MAI. — COMMUNE DE PARIS. — Inspection générale des ambulances. — Nouvelle circulaire.

CITOYEN DIRECTEUR, MÉDECIN EN CHEF,

« Le Citoyen délégué à la guerre vient de me prescrire l'envoi aux casernes du Prince-Eugène ou de Reuilly, de tout militaire sortant des hospices militaires ou ambulances. — En même temps la commission exécutive et le comité de sûreté générale me signalent les faits les plus graves. — Des soldats de la ligne quittent les hôpitaux ou ambulances, soit par billet de sortie, soit à l'aide d'un congé de convalescence, sortent de Paris, et bon nombre d'entre eux, arrêtés en chemin, auraient été dirigés sur l'armée de Versailles. — J'appelle votre attention toute particulière sur ces faits très-graves et je vous rends personnellement responsable de l'exécution, en ce qui vous concerne, des prescriptions de la délégation de la guerre. — Toute infraction sera immédiatement déférée à qui de droit et le coupable sera considéré comme ayant des intelligences avec l'ennemi. »

L'inspecteur général des ambulances.
Signature (illisible).

10 MAI. — Enlèvement des barricades en avant de Bourg-la-Reine. — Occupation du village de Vanves.

12 MAI. — Enlèvement d'une barricade à Vanves. Prise du couvent des Oiseaux et du séminaire d'Issy. Occupation de l'hospice des Petits-Ménages et des bâtiments du lycée Louis-le-Grand.

13 MAI. — Occupation du fort de Vanves. — Les attaques de gauche prolongent leurs tranchées jusque derrière les buttes Montmartre. — Les troupes s'établissent à Longchamps.

16 MAI. — Renversement de la colonne Vendôme.

17 MAI. — Explosion de la cartoucherie Rapp. 200 victimes, hommes, femmes et enfants, sont amenées à l'ambulance du Cours-la-Reine par les voitures de la Société française de secours aux blessés, sous la conduite de M. le comte de Beaufort qui s'est porté immédiatement sur le lieu du sinistre avec nos voitures toujours attelées. Beaucoup de ces malheureux ont des brûlures plus ou moins graves ; une salle de l'ambulance est aussitôt ouverte pour les recevoir et, faute de place, quelques-uns sont provisoirement couchés dans les salles des blessés. Tous sont pansés et ceux qui désirent rentrer chez eux reçoivent un secours en argent.

18 MAI. — Prise du moulin de Cachan et des dernières barricades en avant de Bourg-la-Reine. 103 tués et 48 prisonniers insurgés.

19 MAI. — Prise d'Asnières.

20 MAI. — Ratifications de la paix échangées à Francfort.

ARMÉE DE VERSAILLES. — Ouverture du feu des batteries de brèche, et préparatifs pour l'assaut.

Les insurgés abandonnent le Point du Jour ; M. Ducatel prévient les gardes de tranchée que la porte de Saint-Cloud est libre.

21 MAI. — Deux compagnies du 37e de ligne entrent dans la place et sont suivies de près par deux brigades d'abord et une division bientôt après. Ces troupes se dirigent sur le Trocadéro où elles s'établissent et font 1500 prisonniers.

Une autre division s'empare des portes d'Auteuil, de Passy et du château de la Muette.

Une brigade traverse le pont viaduc, s'empare du quartier de Grenelle au moment où viennent la rejoindre les troupes entrées par la porte de Sèvres.

Le maréchal Mac-Mahon établit son quartier général au Trocadéro.

22 MAI. — *Rive droite.* — Occupation du rond point de l'Etoile, du haut des Champs-Elysées, du palais de l'Industrie et de l'Elysée.

Enlèvement de la barricade de la place Dauphine et de la place d'Eylau.

Occupation de la caserne de la Pépinière et de l'église Saint-Augustin.

Enlèvement de la barricade au débouché des rues d'Anjou et de Suresnes.

Occupation du parc Monceau, du collége Chaptal, de la gare Saint-Lazare, de la place Wagram, de la porte des Ternes, de la porte Bineau et de celle d'Asnières.

Prise du rond point d'Inkermann, de Levallois-Perret et de la porte Maillot.

Rive gauche. — Enlèvement de barricades à Grenelle. Occupation du Champ de Mars, de l'Ecole militaire, du ministère des affaires étrangères et du palais du Corps législatif.

Occupation de la porte de Vanves, de la place Breteuil et de la gare Montparnasse.

Ambulances du Cours-la-Reine et du palais de l'Industrie.

Dès la première heure, un bataillon de chasseurs à pied, le 26e, et de l'artillerie descendent du Trocadéro et suivant le quai du Cours-la-Reine, ont à supporter une fusillade vive et continue venant de la place et du pont de la Concorde, du quai de la rive gauche et du ministère des affaires étrangères ainsi que du quai et de la place des Invalides.

Les chasseurs à pied, en tirailleurs sur le quai devant l'ambulance, et l'artillerie en position aussi sur le quai, à la hauteur de l'avenue d'Antin, font feu sur les positions occupées par les insurgés, 18 chasseurs sont tués ou blessés devant la porte de l'ambulance ; ils sont immédiatement relevés et portés par nos brancardiers dans nos baraques, malgré une grêle de balles et d'obus. Les projectiles en traversant les touffes des arbres déjà couverts de feuilles sur toute la longueur du quai, abattent les branches et donnent au sol, qui en est jonché, l'apparence d'un taillis de deux ans. Il en est de même dans l'enceinte de l'ambulance; les pelouses présentent le même aspect que le quai. M. l'amiral Pothuau et plusieurs officiers généraux pénètrent dans l'ambulance et sont témoins de ce combat. Bientôt toutes les baraques et les grandes tentes sont percées par les balles et les obus; elles ne sont plus tenables. Le moment était critique, il fallait enlever les blessés au nombre de 548 (246 militaires ou gardes mobiles du premier siège, 286 fédérés et 12 chasseurs à pied, entrés depuis le matin), et les transporter en toute hâte dans l'intérieur du palais de l'Industrie, dans les nombreuses stalles-écuries, protégées par les fermes en fer qui soutiennent l'étage. — Pour rendre possible cette translation dangereuse, huit voitures d'ambulances sont traînées à bras en avant des deux baraques établies en longueur, depuis le Cours-la-Reine jusqu'au palais de l'Industrie. Placées les unes à la suite des autres et serrées autant que possible, elles constituent un long pare-balles qui est complété à l'aide de matelas, de tables, de banquettes, et qui protège les baraques et les intervalles qui les séparent; mais les obus continuent à pleuvoir sans cesse, venant je ne sais d'où.

Cette opération, promptement terminée, les baraques sont évacuées et les blessés portés à l'abri, au palais de l'Industrie, par es infirmiers de service et surtout par les dames surveillantes qui ont montré un courage et un dévouement qui faisaient l'admiration de tous.

M. l'amiral Pothuau et les officiers généraux restés dans les avenues de l'ambulance pour diriger et suivre les mouvements des troupes qui n'avançaient que lentement en présence des difficultés de la place de la Concorde et des barricades formidables qui s'y trouvaient, se réunissent dans ma baraque où je leur offre, à leur grande satisfaction, un déjeuner de campagne qu'ils n'auraient pu trouver, comme on le pense bien, nulle part ailleurs. Pendant le déjeuner plusieurs balles traversent ma baraque et un éclat d'obus y pénètre par la toiture : aucun des convives ne se dérange; on est tellement habitué à ces surprises qu'elles n'étonnent plus personne.

Pendant cette journée et celle du lendemain l'ambulance reçoit encore un grand nombre de projectiles. Aucune baraque n'est intacte, et le palais de l'Industrie est criblé d'obus qui ne trouvant aucune résistance dans la toiture vitrée, viennent éclater dans le jardin. 5 infirmiers ont été frappés par des éclats d'obus en relevant les blessés ; 3 dans la grande avenue des Champs-Elysées (2 ont dû subir immédiatement l'amputation de la jambe) et 2 en rapportant les blessés du quai du Cours-la-Reine. Notre ambulance s'est trouvée pendant une partie de la journée prise entre deux feux, ce qui explique le nombre considérable de projectiles reçus par elle.

23 MAI. — Incendies des bâtiments de la Légion d'honneur, de la Cour des comptes et des Tuileries.

Attaque et enlèvement des buttes Montmartre.

Rive droite. — Occupation de la place Saint-Georges, Notre-Dame-de-Lorette, faubourg Montmartre. — Mairie du 9ᵉ arrondissement, Opéra, place de la Madeleine et rue Royale.

Rive gauche. — Occupation du boulevard du Maine, du cimetière Montparnasse, de la place Saint-Pierre, place d'Enfer, marché aux chevaux.

Prise de la caserne Babylone, de l'Abbaye-aux-Bois, du carrefour de la Croix-Rouge, des barricades des rues Martignac, Belle-Chasse, Grenelle et rue de Rennes.

Occupation du Ministère de la guerre et du bureau central du télégraphe.

24 MAI. — Massacre des otages!!!

Rive droite. — Incendies du Ministère des finances, du Palais-Royal, de l'Hôtel-de-Ville et du théâtre Lyrique.

I. 9

Occupation de la place Vendôme, du Palais-Royal et des Tuileries, de la Banque, de la Direction des postes, de l'église Saint-Eustache, de l'Hôtel-de-Ville, de la caserne, du Comptoir d'escompte, du Conservatoire de musique, de la porte Saint-Denis.

Enlèvement du square Montholon, de la caserne de la Nouvelle-France, de la gare du Nord.

Rive gauche. — Prise du Luxembourg et des barricades de la rue Soufflot; occupation du Val-de-Grâce, du boulevard Saint-Germain, du lycée Louis-le-Grand, de la place Maubert et du Panthéon.

25 MAI. — Prise et occupation des forts de Bicêtre et d'Ivry. — La butte aux Cailles, les Gobelins, la mairie du 13ᵉ arrondissement, barricades de la place Jeanne-d'Arc, Halle aux Vins, Jardin des Plantes, gare d'Orléans, ouvrages du pont d'Austerlitz, Bercy, gare de Lyon et Mazas. — Place Royale, barricades des rues de la Cerisaie et Saint-Antoine. — Imprimerie Nationale, mairie du 10ᵉ arrondissement, barricades du boulevard et caserne du Prince-Eugène. — Barricades du carrefour des boulevards de Strasbourg et de Magenta; église Saint-Laurent, hôpital Saint-Martin, entrepôt de la Douane. — Barricades des rues Montorgueil, des Gravilliers, Meslay, église Notre Dame-des-Champs, Conservatoire des Arts-et-Métiers, Magasins-Réunis.

26 MAI. — Prise de la Bastille, de la gare de Vincennes. — Barricades du boulevard Mazas, des rues de la Roquette, de Charonne, du faubourg Saint-Antoine et de la place du Trône.

27 MAI. — Prise des buttes Chaumont et du Père-Lachaise.

28 MAI. — Prise de la barricade de la rue Haxo, où l'on fait 2,000 prisonniers, de la Roquette, où se trouvent encore 169 otages (64 avaient été fusillés l'avant-veille).

GRANDE-GERBE. — Ouverture de l'ambulance de la Grande-Gerbe, à Saint-Cloud.

M. le Dʳ Baron Mundy, médecin en chef, directeur, avec des aides autrichiens, ses compatriotes.

Cette ambulance, organisée pour la saison d'été, a fonctionné du 28 mai au 15 octobre. Elle a reçu 236 blessés ou malades; elle a perdu 28 hommes, soit une moyenne de 11,86 pour cent.

Le nombre des journées de traitement s'élève à 10,335.

Le 15 octobre, le conseil de la Société française de secours aux blessés décide que l'ambulance de la Grande-Gerbe sera donnée avec tout son matériel à l'État, afin de pouvoir l'utiliser au profit des malades ou convalescents de l'armée. L'avis en est immédiatement donné au président de la République et au ministre de la guerre.

M. le Président de la République française écrivit aussitôt la lettre suivante à M. le Président de la Société de secours :

Paris, 20 octobre 1871.

MON CHER COMTE DE FLAVIGNY,

J'ai reçu la lettre que vous m'avez adressée au nom de la Société de secours aux blessés militaires, et je vous aurais répondu le jour même si les affaires ne se multipliaient, tous les jours, bien au delà du temps que j'ai à leur donner. Mais je serais ingrat si je laissais écouler un jour de plus sans vous témoigner en mon nom, et surtout au nom de l'État, ma profonde gratitude pour le don généreux que votre noble Société vient de faire à l'armée. Vous nous donnez à la fois un supplément de ressources fort important et un modèle accompli de tout ce que la charité sociale et libre peut faire pour soulager les victimes de la guerre. La science, la richesse, l'humanité ne peuvent faire ni mieux ni plus que vous n'avez fait pour sauver à la fois la vie, et, s'il est possible, la validité des hommes atteints par le fer et le feu. Je l'ai profondément admiré en le visitant, et je n'ai pas moins admiré les hommes qui se servaient si bien de ce beau matériel.

Je suis si pénétré de la pensée qu'il faut conserver cette œuvre accomplie avec son caractère actuel, que j'ai prescrit au génie d'examiner s'il ne vaut pas mieux, au lieu de la transformer en hôpital d'hiver, la consacrer comme hôpital de printemps et d'été, saison de huit mois au moins, et où les malades abondent plus qu'en hiver. Quelque décision qui intervienne, le caractère de cette création sera respecté, et une inscription rappellera le don et ses généreux auteurs. Je vous prie donc de remercier votre Conseil de ses efforts pour l'armée française, pour l'humanité en général, et je vous remercie vous-même de l'habile et patriote direction que vous avez imprimée à ses travaux. Quant à mon amitié personnelle pour vous, je n'ai pas besoin de vous en renouveler l'expression, que j'ai eu tant de motifs et d'occasions de vous adresser tant de fois.

Recevez-en, en tout cas, la nouvelle et bien sincère assurance.

Signé : A. THIERS,
Président de la République française.

De son côté, M. le ministre de la guerre écrivit à M. le Président de la Société la lettre suivante :

MONSIEUR LE PRÉSIDENT,

J'ai reçu la lettre que vous m'avez fait l'honneur de m'écrire à l'occasion de l'offre que la Société de secours aux blessés a faite, par votre entremise, à M. le Président de la République, de l'abandon gratuit, au profit de l'armée, de l'ambulance de la Grande-Gerbe et de tout son matériel.

La Société de secours ne pouvait couronner plus dignement que par cette offrande l'œuvre de patriotisme et d'humanité dans laquelle elle a fait preuve de tant de zèle et de dévouement pendant la guerre, et je suis certain d'être le fidèle interprète des sentiments de toute l'armée, en vous priant de transmettre à tous les donateurs l'expression de sa reconnaissance.

Vous voudrez bien, en même temps, leur donner l'assurance que les désirs que vous m'avez exprimés, en leur nom, seront scrupuleusement accomplis, et que je me ferai personnellement un devoir de conserver à l'ambulance de la Grande-Gerbe le caractère particulier qu'y a attaché leur persévérante initiative.

Je donne des ordres pour que l'administration militaire prenne immédiatement possession de cet établissement, et pour qu'il y soit placé tout de suite une inscription qui rappellera, ainsi que vous en avez eu la pensée, le don que, après l'avoir fondé, la Société de secours en a fait à l'armée.

Agréez, Monsieur le Président, l'assurance de ma haute considération.

Le Ministre de la guerre,
Signé : général de CISSEY.

29 MAI. — Occupation du fort de Vincennes.

« Les guerres de rues sont généralement désastreuses et excessivement meurtrières pour l'assaillant; mais on a tourné toutes les positions, pris les barricades à revers, et nos pertes, quoique sensibles, ont été relativement minimes, grâce à la sagesse et à la prudence de nos généraux, à l'élan et à l'intrépidité des soldats et de leurs officiers. »

Les pertes pour toute la durée des opérations, s'élèvent à 7,817 hommes tués, blessés ou disparus, ainsi qu'il suit :

	OFFICIERS.		TROUPE.		
	Tués.	Blessés.	Tués.	Blessés.	Disparus.
Officiers généraux et d'état-major	5	10	»	»	»
Infanterie.	63	353	698	1,201	162
Infanterie de marine et fusiliers marins.	2	8	14	285	»
Équipages de la flottille et canonniers marins . . .	1	3	5	32	»
Cavalerie. . . . ʃ	1	4	3	48	7
Artillerie.	6	35	41	318	8
Génie.	5	8	20	163	3
Troupe d'administration	»	»	1	11	3
Gendarmerie.	2	10	12	16	»
	85	451	794	6,324	183

30 MAI. — Lettre du maréchal Mac-Mahon, au Dr Chenu.

30 mai 1871.

MONSIEUR LE DOCTEUR,

J'ai fort à cœur de vous témoigner toute ma reconnaissance pour les services si dévoués que vous avez rendus à l'armée, et pendant le siége de Paris, et durant les cruelles péripéties de ces derniers jours. Ces services sont du nombre de ceux qu'on ne peut oublier, et je vous donne l'assurance qu'ils ne sortiront pas de ma mémoire.

Je sais combien vous vous êtes distingué par une bravoure personnelle au-dessus de tout éloge, et je vous prie de recevoir mes bien sincères félicitations.

Recevez, Monsieur le Docteur, avec mes meilleurs sentiments, l'expression de ma considération la plus distinguée.

Signé : Maréchal DE MAC-MAHON.

1ᵉʳ JUIN. — La libre sortie de Paris et l'entrée sont rétablies.

5 JUIN.—Le conseil de la Société française de secours aux blessés, rentré à Paris, reprend ses séances.

15 JUIN. — Le ministre de la guerre charge la Société de secours aux blessés du rapatriement des blessés et malades français prisonniers en Allemagne.

26 JUIN. — Évacuation des blessés de l'ambulance du Cours-la-Reine, et de celle du Corps législatif, sur l'ambulance de la Grande-Gerbe. — Depuis le 30 mai, des blessés de l'ambulance du Cours-la-Reine étaient, chaque jour, évacués sur les hôpitaux de la province, et ils recevaient tous un secours de route qui variait de 3, 5 ou 25 francs, suivant la distance à parcourir.

28 JUIN. — Fin des évacuations et fermeture de l'ambulance du Cours-la-Reine.

Ambulance du Cours-la-Reine, sous la direction du Dʳ Chenu. Le service a été fait par MM. Guyon, Boinet, Raynaud, Liégeois, Vidal, Dubrisay, Gillette, Delens, Laskowski, Dusseris, de Séré.

Cette ambulance a reçu 1,127 blessés ou malades; elle en a perdu 206, soit une moyenne de 18,27 pour cent.

La moyenne du séjour de chaque homme dans les trois ambulances du Palais de l'Industrie, du Grand-Hôtel et du Cours-la-Reine a été de 20 jours.

L'ambulance du Cours-la-Reine a compté, parmi les 1,127 blessés qu'elle a recueillis 925 blessés grièvement, et 202 atteints légèrement.

La durée de leur traitement a compris 7,772 journées.

Sur ce nombre, sont sortis : par billet. . . . . 183 blessés.
   —   —   par évacuation . . . . 695 —
Sont morts.. 150
Se sont évadés le 22 mai, dès le matin 119

Du 19 au 22 mai, le directeur avait fait disposer, pendant les nuits, dans le jardin Musard, alors abandonné, 17 grandes tentes en prévision des futurs blessés de l'armée régulière. Dans la dernière nuit, 340 lits furent dressés sous ces tentes.

Pour avoir la moyenne exacte de la mortalité au Palais de l'Industrie, au Grand-Hôtel et au Cours-la-Reine, il importe de déduire du nombre des blessés, traités dans ces trois ambulances, ceux qu'elles reçurent mourants :

Morts le jour de leur entrée. 54
  — le 2ᵉ jour. 39
  — le 3ᵉ jour. 25
  — le 4ᵉ jour. 17
                             Total. 135

Déduction faite de ce total, il reste un nombre de 2,616 blessés, qui, comparé au nombre des morts, soit 379 pour ces trois ambulances, — donne sous le rapport de la mortalité, une moyenne générale de 14,48 pour cent.

Pendant le fonctionnement de ces grandes ambulances, le service de la garde a été confié à M. le Dʳ Bidart, aide de M. Guyon, et à deux sous-aides. Celui de la pharmacie a été assuré par M. Dorvault, pharmacien en chef, et MM. Petit et Malenfant.

Ambulance du Corps législatif.—Fermeture. Dʳ Nélaton, chirurgien en chef; Dʳ Hottot, suppléant.

Ouverte pour la seconde fois, le 8 février 1871, cette ambulance a reçu jusqu'au 26 juin, 76 blessés, dont 7 officiers, 53 sous-officiers et soldats et 16 gardes nationaux.

Le nombre des décès a été de 12, abstraction faite d'un soldat tué par accident, et deux malades atteints d'affections organiques incurables; la moyenne de la mortalité a été de 12,50 pour cent.

PERTES DES ALLEMANDS

D'APRÈS M. LE DOCTEUR ENGEL, DIRECTEUR DU BUREAU DE STATISTIQUE MILITAIRE, A BERLIN,

DANS DIVERSES RENCONTRES, ESCARMOUCHES, PATROUILLES, RECONNAISSANCES, AVANT-GARDES ET PETITS

ENGAGEMENTS.

JUILLET.   Total.
24. Sarrelouis, reconnaissance (infanterie), 1 tué, 2 blessés   3
25. Niederbroon, reconnaissance (dragons), 2 tués, 6 disparus   8
26. Saint-Arnual, patrouille (uhlans), 1 blessé.   1
27.   Id.   reconnaissance (infanterie), 1 blessé   1
28. Spickeren, patrouille (uhlans), 1 tué.   1
30. Saint-Arnual patrouille (uhlans), 1 tué.   1
AOUT.
 4. Motheren, Munchhausen, patrouille et reconnaissance (infanterie, dragons), 2 tués, 1 blessé . .   3
 5. Saarbruck, Seltz, Oberdorf, Gunstedt, patrouille, avant-garde (infanterie, uhlans, dragons),
       1 tué, 5 blessés.   6
 6. Rimling, Neukirken, reconnaissance (hussards), 2 tués, 2 blessés.   4
 7. Roosbruck, Forbach, patrouille (infanterie, uhlans), 4 blessés.   4
    Bitche, reconnaissance (dragons), 4 tués, 6 blessés.   10
    Buchsweiler, Steinburg, avant-garde (hussards), 2 tués, 2 blessés   4
    Haguenau, reconnaissance (dragons), 1 tué, 1 blessé.   2
    Kaiserlautern (Marche vers) (infanterie), 1 tué.   1
 8. Steinburg, reconnaissance (uhlans), 2 tués.   2
    Bitche, reconnaissance (artillerie), 1 tué, 4 blessés.   5
 9. Boulay, Saint-Avold, reconnaissance (uhlans), 1 tué   1
    Grostenquin (cuirassiers, uhlans), 4 blessés.   4
    Differte, Porcelette (infanterie), 1 blessé.   1
    Sarreguemines (infanterie), 1 tué.   1
    Lichtemberg (infanterie, artillerie), 12 tués, 28 blessés, 3 disparus   43
10. Phalsbourg, bombardement (infanterie, artillerie), 1 blessé, 1 disparu.   2
11. Kiel, explosion de torpilles (marine), 7 tués, 7 blessés.   14
12. Pont-à-Mousson (Occupation de) (dragons), 5 tués, 3 blessés, 10 disparus   18
    Frouard (hussards), 2 blessés.   2
    Phalsbourg (infanterie), 7 tués, 13 blessés.   20
    Strasbourg (infanterie), 1 tué.   1
13. Ars-la-Quenexy, Jury (infanterie, dragons, hussards), 3 tués, 9 blessés, 1 disparu.   13
    Pont-à-Mousson, Dieulouart (dragons, hussards), 5 blessés, 19 disparus   24
    Strasbourg, Sainte-Hélène (infanterie), 7 tués, 11 blessés   18
14. Magny-sur-Seille, Metz (infanterie, artillerie, uhlans), 1 blessé.   1
    Phalsbourg (infanterie, artillerie), 2 blessés.   2
    Niederhausbergen, Strasbourg (infanterie, génie, dragons), 2 tués, 8 blessés.   10
    Explosion de torpilles, le Weser (marine), 1 blessé   1
15. Diane-Capelle, Saarburg (génie), 1 tué.   1
    Metz, Vionville, Jarny, reconnaissance (infanterie, artillerie, dragons, uhlans, hussards), 4 tués,
       9 blessés, 2 disparus.   15
    Konigshofen, Strasbourg (infanterie), 1 blessé.   1
    Thionville, reconnaissance (infanterie), 5 blessés.   5
16. Phalsbourg (infanterie), 1 blessé.   1
    Ruprechtsau, Strasbourg (infanterie), 1 blessé.   1
    Metz, environs (artillerie), 5 blessés.   5
17. Phalsbourg (infanterie), 1 blessé.   1
    Ruprechtsau, Strasbourg (infanterie), 1 blessé.   1
    Thanville (Schelestadt) (dragons), 2 tués, 1 blessé, 6 disparus.   9
    Geestemunde, explosion de torpilles (marine), 2 tués   2
18. Verdun (près de), patrouille (uhlans), 1 tué   1
    Schiltigheim, Strasbourg (infanterie), 2 blessés, 1 disparu.   3

Aout.   Total.

19. Metz, Jussy, Saint-Hubert, Augny, Marly, Montigny (infanterie, dragons, uhlans), 5 tués,
    9 blessés. 14
    Chevillon, Saint-Dizier (hussards), 3 blessés. 3
    Id.   patrouille (dragons), 1 blessé, 1 disparu. 2
    Konigshoffen, Strasbourg (infanterie), 5 blessés. 5
20. Sous Metz (infanterie, dragons), 2 tués, 2 blessés. 4
    Sous Strasbourg (infanterie), 1 tué, 4 blessés. 5
    Sainte-Blaise-la-Roche, Schirmeck (dragons), 1 blessé. 1
21. Metz, Saint-Remy (dragons), 2 tués, 1 blessé. 3
    Konigshoffen, Lingolsheim, Strasbourg (infanterie), 1 tué, 2 blessés. 3
22. Metz, Gravelotte (infanterie, hussards), 1 blessé. 1
    Ritt, Vassy (uhlans), 1 disparu. 1
    Toul (infanterie), 1 blessé. 1
    Konigshoffen, Strasbourg (infanterie), 1 tué, 1 blessé 2
23. Chatel-Saint-Germain; Metz (infanterie), 1 blessé. 1
    Vitry-le-Français (uhlans), 2 blessés. 2
    Toul (infanterie), 1 tué, 2 blessés. 3
    Bitche (infanterie, artillerie), 6 blessés 6
    Sivry-la-Perche, Verdun (hussards), 1 blessé. 1
    Strasbourg (infanterie), 1 tué, 2 blessés. 3
23-24. Toul (infanterie), 1 tué, 1 blessé. 2
    Strasbourg (infanterie), 3 tués, 17 blessés. 20
    Saulny, Metz (infanterie, hussards), 1 tué, 1 blessé. 2
    Verdun (infanterie, artillerie, uhlans), 3 tués, 18 blessés, 1 disparu 22
    Pontvarin, Vassy-sur-Bloule (hussards), 1 tué, 2 blessés. 3
    Strasbourg (infanterie, génie, artillerie), 14 tués, 24 blessés, 6 disparus. 44
    Phalsbourg (infanterie), 2 blessés. 2
25. Vaux. Metz (infanterie), 2 tués, 6 blessés. 8
    Terville, Thionville (infanterie), 1 blessé. 1
    Sivry-sur-Antes (Sainte-Menehould) (uhlans), 3 tués, 2 blessés 5
    Villers (hussards), 1 tué. 1
    Strasbourg (infanterie, artillerie), 5 tués, 13 blessés 18
    Wilhemshafen, explosion de torpilles (marine), 7 blessés. 7
26. Thionville (infanterie), 1 disparu. 1
    Marche sur Veauhecourt (infanterie), 1 disparu 1
    Verdun (infanterie), 1 disparu 1
    Grandpré et Buzancy (infanterie, hussards), 3 blessés 3
    Épernay (uhlans), 2 tués, 4 blessés. 6
    Strasbourg, Kelh (artillerie), 2 tués, 3 blessés 5
27. Phalsbourg (infanterie), 3 blessés 3
    Colombey, Aubigny, Ars-la-Quenexy (Metz) (infanterie, dragons), 1 tué, 2 blessés 3
    Buzancy (infanterie), 12 tués, 19 blessés 31
    Ligny (Bar-le-Duc) (cavalerie?), 1 blessé. 1
    Phalsbourg (infanterie, dragons), 4 blessés 4
28. Mercy-le-Haut (Metz) (infanterie, dragons), 1 tué, 1 blessé. 2
    Chauvency, Montmédy (infanterie), 1 tué, 1 blessé. 2
    Falaise, Vouziers (uhlans), 3 tués 3
    Bar-le-Buzancy (hussards), 1 tué, 1 blessé. 2
    Verdun (près) (train), 2 blessés. 2
    Strasbourg (infanterie, artillerie), 2 tués, 12 blessés 14
29. Magny-sur-Seille, les Maxes, Metz (infanterie), 1 tué, 3 blessés 4
    Charny-sur-Meuse (dragons), 2 tués, 2 blessés. 4
    Strasbourg (infanterie, artillerie), 5 blessés. 5
30. Metz, Rozerieulles, les Maxes, Lagrange-aux-Bois (infanterie), 4 tués, 2 blessés, 1 disparu. . 7
    Bettainvillers, Briey (dragons), 1 disparu 1
    Saint-Mihiel (train), 2 blessés. 2
    Carignan, patrouille (uhlans), 1 disparu 1

Aout.   Total.

Audun-le-Tiche (hussards), 7 tués, 3 blessés, 7 disparus. 17

Challerange, Vouziers (dragons), 1 tué. 1

Strasbourg (infanterie), 1 tué, 8 blessés, 1 disparu. 10

31. Lamouilly (Montmédy) (hussards), 1 blessé. 1

Poix, Mézières (uhlans), 1 tué, 3 blessés. 4

Strasbourg, Neudorf (infanterie), 3 blessés, 1 disparu 4

Metz, Saulny (infanterie), 1 tué, 2 blessés. 3

Septembre.

1er. Marche sur Mézières (infanterie), 1 tué, 5 blessés 6

Sainte-Menehould (infanterie), 1 blessé. 1

Marche sur Verdun et Nancy (dragons), 1 tué, 13 blessés, 2 disparus. 16

Strasbourg (infanterie), 1 tué, 12 disparus. 13

2. Metz, les Tapes, Longeau (infanterie, uhlans), 1 tué, 4 blessés. 5

Sedan (infanterie), 1 disparu. 1

Puiseux (Rethel) (artillerie, cuirassiers), 2 tués. 2

Pirmasens, Verdun (dragons), 1 blessé. 1

Jandun, Mézières (uhlans), 3 blessés, 1 disparu 4

Thionville (infanterie), 2 blessés 2

Strasbourg (infanterie), 10 blessés. 10

3. Chatel, les Maxes (Metz) (infanterie), 1 tué, 1 blessé. 2

Montmédy, reconnaissance (uhlans), 1 tué 1

Faissault, (Rethel) (uhlans), 1 tué 1

Busancy (infanterie), 1 tué, 4 blessés. 5

Strasbourg (infanterie, artillerie), 2 tués, 16 blessés 18

Toul (infanterie), 1 blessé. 1

4. Metz, Mercy-le-Haut, Aubigny (infanterie), 1 tué, 3 blessés. 4

Lavannes, (Reims (hussards), 1 tué 1

Strasbourg (infanterie), 3 tués, 8 blessés. 11

Bitche (infanterie), 7 tués, 31 blessés. 38

Tréveray (Bar-le-Duc) (infanterie), 2 blessés 2

Vaucouleurs (infanterie), 1 blessé, 37 disparus. 38

4-5. Metz, Aubigny (infanterie), 1 blessé. 1

Strasbourg (infanterie), 8 blessés. 8

5. Metz, Rozerieulles (infanterie), 5 blessés. 5

Montmédy (artillerie), 1 tué, 3 blessés. 4

Mouzon, Yoncq (infanterie), 1 disparu 1

Strasbourg (infanterie, artillerie), 1 tué, 12 blessés. 13

6. Metz, les Tapes, Peltre, Mercy-le-Haut, Colombey (infanterie), 3 tués, 5 blessés. 8

Sommauth (Quatrechamps) (infanterie), 1 disparu. 1

Laon, reconnaissance (uhlans), 1 blessé 1

Strasbourg (infanterie, artillerie), 3 tués, 7 blessés. 10

Konigsmachern (infanterie), 6 disparus. 6

7. Metz, Mercy-le-Haut, la Grange-aux-Bois, Ars-la-Quenexy, Colombey (infanterie, uhlans),

2 tués, 6 blessés 8

Laon, reconnaissance (uhlans), 1 blessé 1

Strasbourg (infanterie, artillerie), 2 tués, 5 blessés. 7

8. Metz, Saulny, Mercy-le-Haut (infanterie), 3 blessés. 3

Strasbourg (infanterie), 2 tués, 4 blessés. 6

Bitche (infanterie), 1 tué 1

8-9. Strasbourg (infanterie), 1 tué. 1

9. Metz, Belle-Croix, Mercy-le-Haut, la Grange-aux-Bois, Saulny, Chatel-Saint-Germain (in-

fanterie), 1 tué, 22 blessés. 23

Reims (dragons), 3 blessés 3

Strasbourg (infanterie, artillerie), 3 tués, 5 blessés. 8

Toul (infanterie), 3 blessés. 3

10. Metz, Pouilly (dragons), 1 blessé 1

Acy (patrouille) (cuirassiers), 1 disparu 1

SEPTEMBRE.	Total.
10. Lafère (cuirassiers), 1 disparu	1
Strasbourg, Konigshofen, Neudorf (infanterie, 3 tués, 12 blessés	15
Toul (infanterie), 2 blessés	2
11. Marly, (Metz) (infanterie), 2 blessés	2
Strasbourg, Neudorf (infanterie, artillerie), 2 tués, 14 blessés.	16
Ittersweiler (Schelestadt), patrouille (infanterie), 1 tué, 1 blessé	2
Toul (infanterie), 2 blessés	2
Bitche (infanterie), 2 tués, 7 blessés	9
12. Metz, Lagrange-aux-Bois, Chatel-Saint-Germain (infanterie), 2 blessés.	2
Strasbourg, Konigshofen (infanterie, artillerie), 2 tués, 8 blessés, 1 disparu.	11
12-13.Strasbourg (infanterie) 2 tués, 7 blessés.	9
Un escadron bavarois (cavalerie), 5 tués, 1 blessé, 5 disparus	11
13. Metz (infanterie), 1 blessé	1
Meaux, patrouille (hussards), 1 blessé, 2 disparus	3
Toul (infanterie), 2 tués, 15 blessés	17
Strasbourg, Konigshofen (infanterie, artillerie), 2 tués, 6 blessés	8
Artzenheim, (Neufbrisach), (infanterie, dragons), 1 tué, 6 blessés, 5 disparus.	12
13-14.Strasbourg (infanterie), 1 tué, 8 blessés	9
14. Metz, Villers-la-Quenexy, la Grange-aux-Bois, Chieulles, Saulny (infanterie, dragons), 1 tué, 3 blessés	4
Meaux (infanterie), 1 blessé.	1
Sézanne (Provins), reconnaissance (dragons), 1 blessé, 14 disparus	15
Belleray (Verdun) (infanterie), 1 tué, 2 blessés	3
Phalsbourg (infanterie), 2 blessés, 2 disparus	4
Strasbourg, (Neudorf) (infanterie, artillerie), 3 tués, 34 blessés	37
Neufbrisach, (avant-garde) (dragons), 1 tué, 1 blessé, 1 disparu.	
15. Thionville, (patrouille) (infanterie), 1 tué	1
Roissy, (Paris) (hussards), 1 disparu	1
Paris (uhlans), 1 tué, 2 blessés	3
Toul (infanterie), 2 blessés	2
Verdun, (Moxeville) (infanterie), 5 tués, 6 blessés, 2 disparus	13
Strasbourg, Neudorf (infanterie, artillerie), 6 tués, 30 blessés, 1 disparu.	37
Rothau, (Schirmeck) (dragons), 1 tué.	1
Baalon (Stenay) (infanterie), 1 tué, 8 blessés	9
Explosion de torpilles (marine), 2 tués	2
16. Metz, Mercy-le-Haut, la Grange-aux-Bois, Saulny, Rozerieulles (infanterie), 2 tués, 2 blessés.	4
Strasbourg (infanterie, génie, artillerie), 1 tué, 13 blessés	14
16-17.Strasbourg (infanterie), 9 blessés	9
17. Metz, Noisseville (infanterie), 2 blessés.	2
Villeneuve-Saint-Georges (Paris) (génie), 1 blessé	1
Joinville-le-Pont (Paris) (infanterie), 1 blessé	1
Fontainebleau, reconnaissance (hussards), 30 disparus	30
Toul (infanterie), 1 tué, 2 blessés	3
Strasbourg, Schiltigheim (infanterie), 3 tués, 13 blessés	16
Muntzenheim (Colmar) (dragons), 5 disparus.	5
18. Metz (infanterie), 1 tué, 1 blessé.	2
Paris, Bicêtre, Choisy-le-Roi, Mesly (infanterie, dragons), 7 blessés, 2 disparus.	9
Le Bourget, reconnaissance (Paris) (uhlans) 1 tué.	1
Dannemois (Milly, Seine-et-Oise) (hussards), 3 tués, 3 blessés, 1 disparu	7
Haudainville (Verdun) (infanterie), 2 tués, 7 blessés	9
Strasbourg (infanterie, génie), 2 tués, 7 blessés.	9
Muntzenheim (Colmar) (infanterie), 2 disparus.	2
19. Metz, Servigny (infanterie), 1 blessé	1
Strasbourg, Gonigshofen, (tranchées) (infanterie, génie), 3 tués, 20 blessés, 1 disparu.	24
20. Metz, Tournebride (infanterie), 1 blessé.	1
Paris, Bondy, Stains (infanterie) 4 blessés.	4
Strasbourg, (tranchées) (infanterie, génie, artillerie), 4 tués, 27 blessés	31

I.   10

Septembre,   Total.

20. Konigsmachern (infanterie), 1 tué, 2 disparus 3

Metz, Peltre, Noisseville, Servigny, Woippy (infanterie), 4 tués, 15 blessés, 2 blessés. 21

21. Arrancy (Longuyon) (infanterie, dragons), 5 tués, 1 blessé 26 disparus 32

Paris, Bagneux, Vitry, Saint-Denis (infanterie), 23 blessés 23

Fismes (Marne) (infanterie), 1 blessé. 1

Toul (infanterie), 2 blessés. 2

Strasbourg (lunette 53) (infanterie, génie), 4 tués, 33 blessés 37

id.   (lunette 52) (infanterie, artillerie), 12 tués, 31 blessés 43

22. Metz, Peltre, Ars-la-Quenexy, Colombey, Lauvallier, Montoy, Jusly (infanterie), 12 tués,

35 blessés, 7 disparus. 54

Paris, Créteil, Mesly, carrefour Pompadour (infanterie), 6 blessés. 6

Mézières (réquisition) (uhlans), 2 tués. 2

Compiègne (infanterie), 1 blessé. 1

Toul, faubourg-sur-Erve (infanterie), 1 tué 1

Strasbourg (infanterie, génie, artillerie), 2 tués, 6 blessés. 8

Mutzig, Strasbourg (infanterie), 3 blessés 3

Bremenil (Meurthe) (infanterie), 1 blessé 1

22-23. Strasbourg (infanterie, artillerie), 5 tués, 17 blessés. 22

23. Metz, Thibault-Ferme, Villers-l'Orme, Rupigny, Poix, Jussy (infanterie, dragons), 12 tués,

32 blessés, 1 disparu 45

Mantes, reconnaissance (dragons), 1 blessé 1

Pontoise, réquisition (infanterie), 1 blessé 1

Pithiviers, Marceau-aux-Bois, reconnaissance (cuirassiers, hussards, dragons), 3 tués, 3 blessés. 6

Toul, Faubourg-sur-Erve (infanterie), 1 blessé. 1

Strasbourg (infanterie, artillerie), 14 blessés. 14

Celles, Raon-l'Etape, reconnaissance (infanterie), 1 tué, 5 blessés, 1 disparu 7

Beugneux-s.-Soissons (uhlans), 5 blessés, 1 disparu. 6

23-24. Strasbourg (infanterie, artillerie), 14 blessés 14

24. Metz, Nouilly (infanterie), 2 tués, 3 blessés. . . . .

Paris, Chevilly, Créteil (infanterie), 2 tués, 7 blessés. 9

Soissons (infanterie, dragons), 2 tués, 24 blessés 26

Verdun (infanterie), 1 tué, 3 blessés. 4

Strasbourg, Neudorf (infanterie, génie, artillerie), 5 tués, 29 blessés. 34

25. Metz, Saulny, Sainte-Agathe (infanterie), 4 blessés. 4

Paris, Chevilly, Noisy, Saint-Denis, Montmorency (infanterie, hussards), 3 tués, 3 blessés . . 6

Fimes (Reims) (infanterie), 1 tué 1

Rambouillet, la Verrière, Rochefort, patrouille (cuirassiers, uhlans), 1 blessé 1

Vrigny (Loiret) (uhlans), 1 blessé, 2 blessés. 3

Vauxbuin (Soissons) (infanterie), 1 blessé. 1

Strasbourg, tranchées (infanterie, génie, artillerie), 1 tué, 22 blessés. 23

26. Strasbourg, tranchées (infanterie, génie, artillerie), 6 tués, 1 blessé 7

Vauciennes (infanterie), 1 tué, 1 blessé 2

Metz, Chatel-Saint-Germain (infanterie), 2 tués, 2 blessés. 4

Paris, Chevilly, Pierrefitte (infanterie, chevau-légers), 1 tué, 2 blessés. 3

Meriel, l'Isle-Adam, (infanterie) (rencontre) 4 blessés. 4

Creil (uhlans), 1 blessé 1

Villiers-Saint-Georges (dragons), 6 disparus 6

Le Bourg-Neuf, Saint-Benoit (uhlans), 2 blessés. 2

Artenay et Chevilly (cuirassiers, uhlans), 3 tués, 13 blessés. 16

Vrigny, Boynes (Pithiviers) (uhlans), 2 blessés. 2

Champeucil, Milly (Corbeil) (hussards), 1 tué, 4 tués. 5

Boissy-le-Cuté (Seine-et-Oise), (avec francs-tireurs) (hussards), 1 blessé 1

Soissons (infanterie), 11 blessés. 11

Verdun (artillerie), 1 tué, 3 blessés. 4

Thionville (infanterie), 1 tué, 5 blessés, 5 disparus. 11

Strasbourg, Schiltgheim, tranchées (infanterie, génie, artillerie), 15 tués, 42 blessés. . . . 57

27. Paris, Neuilly-sur-Marne, Dugny (infanterie), 1 tué, 3 blessés. 4

SEPTEMBRE.   Total.

27. L'Isle-Adam (infanterie), 1 tué, 8 blessés 9
   Thionville (infanterie), 1 blessé 1
   Strasbourg (infanterie, génie), 1 tué, 5 blessé 6
   Raon-l'Etape (infanterie), 1 blessé 1
28. Metz, Maison-Rouge, Lauvallier (infanterie), 2 tués, 5 blessés, 4 disparus 11
   Paris, Bagneux, Thiais, Choisy-le-Roi, Boissy, Saint-Léger (infanterie), 1 tué, 3 blessés. . . 4
   Bois d'Amont (Jura) (infanterie et dragons), 1 tué, 3 blessés 4
   Soissons (infanterie), 1 tué, 1 blessé 2
   Strasbourg (infanterie), 1 tué, 2 blessés 3
   Schelestadt (Ebersheim) (infanterie), 1 tué, 3 blessés 4
29. Metz, Lauvallier, Vantoux (infanterie), 1 tué, 2 blessés 3
   Paris, Bagneux, Choisy-le-Roi, Stains (infanterie), 7 blessés 7
   L'Isle-Adam (infanterie), 3 tués, 19 blessés 22
   Les Alluets (dragons), 1 blessé 1
   Ecquevilly (hussards), 1 blessé 1
   Ferme Lamget (hussards). 1 disparu 1
   Chatelet (Fontainebleau), patrouille (hussards), 1 tué, 3 blessés 4
   Bitche (infanterie), 2 tués, 4 blessés 6
   Strasbourg, patrouille (infanterie), 1 blessé 1
30. Metz, Marly, Peltre, Villers-l'Orme (infanterie), 1 tué, 4 blessés 5
   Bitche (infanterie, chevau-légers), 2 tués, 4 blessés 6

OCTOBRE.

1er. Metz, Chatel-Saint-Germain (infanterie), 2 tués, 4 blessés 6
   Paris, Champigny, Bondy, Drancy (infanterie), 1 tué, 2 blessés 3
   Melun, marche sur, francs-tireurs (infanterie), 2 blessés 2
   Marolles (infanterie, hussards), 3 blessés 3
   Artenay, Neuville (Orléans), reconnaissance (uhlans, hussards), 1 tué, 1 blessé, 2 disparus. . 4
   Saint-Léger-aux-Bois (Condé sur Vègre) (hussards), 2 tués, 5 blessés 7
   Vitry-les-Reims (uhlans), 1 blessé 1
   Verdun (infanterie), 6 blessés 6
   Bitsche (infanterie), 1 tué 1
2. Paris, Choisy-le-Roi, Malnoue (infanterie, artillerie), 5 blessés 5
   Gournay (Rouen) (uhlans), 1 blessé, 1 disparu 2
   Soissons (infanterie), 1 blessé 1
   Verdun, Fleury (infanterie), 1 tué, 9 blessés, 1 disparu 11
3. Metz, Ars, Pouilly, Peltre, Servigny, les Tapes, Bellevue (infanterie, dragons), 5 tués, 7 blessés. 12
   Thionville, Hétange, Maison-Rouge (infanterie, cavalerie), 1 tué, 7 blessés 8
   Paris, Choisy-le-Roi, Cucilly, le Bourget (infanterie), 1 tué, 2 blessés 3
   Fontainebleau, patrouille (cavalerie), 1 blessé 1
   Allaines, Toury (Artenay) (cavalerie), 1 tué, 2 blessés, 1 disparu 4
   Maurepas (Versailles) (cavalerie), 2 blessés 2
   Etouvelles, Laon (cavalerie), 1 blessé 1
   Soissons (infanterie), 7 blessés, 6 disparus 13
   Verdun, Maison-Rouge, Billemont (infanterie), 1 tué, 3 blessés 4
4. Metz, Tournebride, Ars-Laquenexy, Montoy (infanterie), 1 tué, 5 blessés, 8 disparus 14
   Paris, Bellevue (infanterie), 1 tué, 2 blessés 3
   Epernon (infanterie, artillerie, hussards), 7 tués, 24 blessés, 1 disparu 32
   Schirmeck (infanterie), 4 blessés 4
   Balgan, Neufbrisach (infanterie), 1 tué 1
5. Metz, Augny, Coincy, Poix (infanterie) . . . .
   Paris, Saint-Cloud (infanterie), 3 blessés 3
   Héricourt, Gournay, patrouille (infanterie, uhlans), 3 blessés 3
   Rambouillet, patrouille (cavalerie), 1 blessé 1
   Toury, Jauville, patrouille (cavalerie), 2 blessés 2
   Verdun, Billemont (infanterie), 1 blessé 1
   Brouenne, Montmédy (infanterie), 1 tué, 1 blessé 2
   Raon-l'Etape (infanterie), 2 blessés 2

Octobre.   Total.

5. Nambscin (Neufbrisach) (infanterie), 2 disparus 2
6. Metz, Peltre, Marly, Frescati, Ars, Scy, Jussy, Lessy, Chatel (infanterie), 3 tués, 29 blessés,
    1 disparu. 33
    Paris, la Belle-Epine, Chevilly, Drancy, Stains (infanterie), 2 tués, 3 blessés, 2 disparus. . . 7
    Toury (cuirassiers), 1 blessé. 1
    Garancières (Seine-et-Oise) (uhlans), 1 blessé. 1
    Gallardon (Chartres) (hussards), 1 blessé. 1
    Escardes (Marne) (infanterie), 1 disparu. 1
    Verdun (infanterie), 1 blessé. 1
    Schirmeck (cavalerie), 1 blessé. 1
7. Thionville, Maison-Rouge, Guénange (infanterie), 1 tué, 2 blessés. 3
    Paris, Chevilly, Cœuilly, Choisy-le-Roi (infanterie), 10 tués, 29 blessés. 39
    Pithiviers (dragons), 1 disparu. 1
    Angerville, patrouille (uhlans), 1 tué. 1
    Etampes (hussards), 1 blessé. 1
    Condé sur Vègre (hussards), 1 blessé. 1
    Neufbrisach (artillerie), 3 blessés 3
8. Metz, Colombey, Bellevue, Ladonchamps (infanterie), 1 tué, 15 blessés, 7 disparus. 23
    Paris, ferme de la Tuilerie, Bondy, Pierrefitte. Montmagny (infanterie), 3 tués, 8 blessés, 11
    Boissy-la-Rivière (Seine-et-Oise) (hussards), 1 tué. 1
    Fontaine-la-Rivière, Etampes (infanterie, uhlans, dragons), 1 tué, 4 blessés. 5
    Cherisy (Dreux) (hussards), 1 disparu. 1
    Ablis (infanterie, hussards), 6 tués, 5 blessés, 68 disparus. 79
    La Grange-Menan (infanterie), 1 blessé, 2 disparus. 3
    Saint-Quentin (infanterie), 1 tué, 13 blessés, 7 disparus. 21
    Soissons (infanterie), 1 tué, 5 blessés. 6
    Verdun (infanterie), 1 blessé. 1
    La Bourgonce (Raon-l'Etape) (dragons), 1 blessé. 1
    Labrosque (Schirmeck) (infanterie), 3 disparus. 3
    Neufbrisach (infanterie), 1 disparu 1
9. Metz, Tournebride, Orly (infanterie), 1 tué, 2 blessés, 2 disparus. 5
    Moyeuvre-Grande (infanterie), 1 blessé. 1
    Paris, Saint-Cloud, Choisy-le-Roi, Champigny (infanterie) 3 tués, 4 blessés, 1 disparu. . . . 8
    Eragny, Pontoise (infanterie), 1 blessé. 1
    Cherisy, reconnaissance (infanterie), 1 tué, 1 blessé, 10 disparus. 12
    Chailly en Bière (Melun), patrouille (infanterie), 2 blessés. 2
    Malesherbes, patrouille (hussards), 1 disparu. 1
9. Chartres, patrouille (hussards), 1 blessé. 1
    Cuffies, Soissons (infanterie), 1 blessé. 1
    Rambervillers (infanterie), 12 tués, 49 blessés. 61
10. Metz, Tournebride, Orly, Colombey, petites Tapes, Bellevue (infanterie), 2 tués, 18 blessés. . 20
    Paris, Bonneuil, Bondy, Livry, (infanterie, artillerie), 3 tués, 8 blessés 11
11. Dreux, patrouille (uhlans), 1 tué, 1 blessé. 2
    Septeuil, patrouille (hussards), 1 tué. . . . . , ... 1
    Port-Villez (hussards), 1 blessé, 2 disparus. 3
    Soissons (infanterie), 3 blessés. 3
    Arnould (Vosges) (infanterie), 1 tué, 7 blessés. 8
    Metz, Noisseville (infanterie), 1 tué, 1 disparu. 2
    Paris, Bougival, Brie-sur-Marne, Drancy (infanterie), 2 tués, 15 blessés. 17
    Soissons, Villeneuve, Margival (infanterie), 2 tués. 2
    Verdun, Thierville (infanterie), 3 tués, 1 blessé. 4
    Etain, Damvillers (infanterie), 1 blessé. 1
12. Metz, Tournebride, Frescati, Aubigny, Montoy, Servigny (infanterie), 3 tués, 15 blessés. . . . 18
    Paris, l'Hay, Thiais (infanterie), 1 tué, 4 blessés. 5
    Breteuil (Amiens) (infanterie, uhlans), 1 tué, 3 blessés. 4
    Saint-Germain en Laye (hussards), 1 tué, 1 blessé. 2
    Aschères, Artenay (hussards), 1 blessé. 1

OCTOBRE.   Total.
12. Signy-l'Abbaye (Mézières) (dragons), 2 blessés.   2
    Soissons (infanterie), 2 tués, 9 blessés.   11
    Verdun, Jardin-Fontaine (infanterie), 1 tué, 18 blessés.   19
    Aumontzey (Bruyères) (infanterie), 1 tué.   1
    Epinal (infanterie), 1 tué, 3 blessés.   4
13. Fontainebleau (infanterie), 3 blessés, 1 disparu.   4
    Châteaudun (cavalerie), 1 disparu.   1
    Soissons (infanterie), 5 blessés.   5
    Verdun (infanterie), 7 tués, 46 blessés.   53
    Pouxeux (Epinal) (dragons), 3 blessés, 1 disparu.   4
    Les forges (Epinal) (infanterie) (infanterie, dragons), 1 tué, 2 blessés.   3
14. Metz, Augny, Chatel, Saulny, Bellevue (infanterie), 3 tués, 7 blessés.   10
    Paris, Saint-Cloud, Bonneuil, Gagny, Raincy, Bondy (infanterie), 2 tués, 8 blessés.   10
    Ecouis (Rouen) (uhlans), 2 tués, 2 blessés.   4
    Chartres, patrouille (hussards), 2 blessés, 3 disparus.   5
    Varize, réquisition (uhlans), 2 tués.   2
    Laferté-Saint-Aubin (cuirassiers), 1 blessé.   1
    Soissons, Verrerie (infanterie), 2 blessés.   2
    Verdun (infanterie), 3 tués, 34 blessés.   37
    Guebwiller (infanterie, artillerie), 4 blessés.   4
15. Metz, Noisseville, Saulny, Chatel (infanterie), 3 blessés.   3
    Paris, Rueil, Meudon, Bonneuil, Raincy, Bondy (infanterie), 4 tués, 3 blessés.   3
    Melun (infanterie), 1 blessé, 1 disparu.   2
    Mantes, patrouille (uhlans), 2 blessés.   2
    Soissons (infanterie), 1 tué, 1 blessé.   2
    Verdun, Jardin-Fontaine (infanterie), 1 blessé.   1
    Neufbrisach, Wolfgantzen (infanterie), 4 tués, 6 blessés, 7 disparus.   17
16. Metz, Colombey, Servigny, Villers-l'Orme, Saulny, Chatel (infanterie), 3 tués, 7 blessés, 2
    disparus.   12
    Paris, Saint-Cloud, Sèvres, Clamart, Bondy, Argenteuil (infanterie), 2 tués, 8 blessés, 1 disparu.   11
    Fontenay-Saint-Père, Mantes (Uhlans), 2 tués, 2 blessés.   4
    Lailly, Beaugency (hussards), 1 disparu.   1
    Soissons, Bois-Saint-Jean (infanterie), 1 tué, 1 blessé.   2
    Nancy (infanterie), 1 blessé.   1
17. Metz, Peltre, Saulny (infanterie), 2 blessés.   2
    Thionville, Hettange-Grande, Maison-Rouge, Lagrange (infanterie), 21 blessés, 7 disparus. .   28
    Paris, Bellevue, Epinay (infanterie), 3 tués, 3 blessés.   6
    Condé-sur-Vègre (hussards), 1 blessé.   1
    Nogent-l'Artaud, Château-Thierry, etc. (infanterie), 2 tués, 2 blessés, 4 disparus.   8
18. Metz, Noisseville, Vany, Longeau (infanterie, dragons), 6 blessés.   6
    Bréhain-la-Cour, Bricy (uhlans), 1 tué, 4 blessés, 1 disparu.   6
    Paris, l'Hay, Chevilly, carrefour Pompadour, Argenteuil (infanterie, artillerie), 1 tué, 10
    blessés.   11
    Houdan, patrouille (uhlans, hussards), 2 blessés.   2
    Melun, reconnaissance (dragons), 1 tué, 2 disparus.   3
19. Metz, Peltre, Colombey, Chatel-St-Germain (infanterie), 5 blessés.   5
    Paris, Sèvres, l'Hay, Bièvre, Bellepine, Pierrefitte, Chatou (infanterie), 2 tués, 23 blessés. .   25
    Roinville, Dourdan (hussards), 1 tué.   1
    Gallardon, Chartres (hussards), 1 disparu.   1
    Chartres, patrouille (uhlans), 1 disparu.   1
    Châteauneuf (Orléans), patrouille, reconnaissance (hussards), 1 blessé.   1
    Lailly (Orléans) (hussards), 3 disparus.   3
    Binas (Orléans) (hussards), 1 blessé.   1
    Schelestadt (infanterie), 1 disparu.   1
20. Metz, Ars-Laquenexy, Nouilly, Bellevue (infanterie), 1 tué, 2 blessés   3
    Paris, la Belle-Epine, Pierrefitte, Montmagny, Argenteuil (infanterie), 2 tué, 9 blessés. . . .   11
    Villegats, Cravant (Mantes) (hussards), 2 tués.   2

OCTOBRE.   Total.

20. Epernon, patrouille (hussards), 1 blessé 1
Chartres, patrouille (uhlans), 2 blessés 2
Beaugency, Orléans, patrouille (hussards), 1 blessé, 2 disparus 3
Thierville, Verdun (infanterie), 2 tués, 3 blessés, 5 disparus 10
Schelestadt, Chatenois (infanterie), 4 tués, 5 blessés 9
Comboing, Lefayl-Billot (infanterie), 1 blessé 1
21. Metz, Aubigny, Nouilly, Saulny, Chatel, Longeau, Rozerieulles (infanterie), 3 tués, 3 blessés,
1 disparu 7
Grandpuits, réquisition (infanterie), 3 tués, 5 blessés 8
Saint-Prest et Jouy, Chartres (infanterie, hussards), 3 tués, 7 blessés 10
Iloux, Maintenon (husssards), 1 blessé 1
Oiselay, Velloreille (Gray) (infanterie), 3 disparus 3
Thionville (infanterie), 1 blessé 1
22. Metz, Montoy (infanterie), 1 blessé 1
Paris, Larue, Montmesly, Drancy, Argenteuil (infanterie), 4 tués, 9 blessés 13
Montereau, Melun, Marche (infanterie), 1 disparu 1
Cravant et Villegats (Mantes) (infanterie, artillerie, hussards), 4 tués, 5 blessés, 4 disparus . . 13
Vernon (infanterie, uhlans), 1 tué, 3 blessés 4
Orléans (infanterie), 3 blessés 3
Sully (Orléans) (hussards), 1 blessé, 1 disparu 2
Binas (Orléans) (hussards), 1 disparu 1
Schelestadt (artillerie), 2 tués 2
Thionville (infanterie), 1 blessé 1
23. Paris (infanterie), 1 tué 1
Amiens à Clermont, patrouille (infanterie), 1 blessé 1
Artenay, patrouille (hussards), 1 disparu 1
Issancourt, Mézières (uhlans) 1 blessé 1
Thionville (infanterie), 1 blessé 1
Schelestadt (infanterie, artillerie), 4 tués, 8 blessés 12
24. Grandpré (infanterie), 1 tué 1
Besançon, Châtillon-le-Duc (infanterie), 6 tués, 22 blessés, 8 disparus 36
Bois-de-Pesmes, Dôle (infanterie), 2 tués, 4 blessés, 1 disparu 7
Metz, Colombey (infanterie), 1 blessé 1
Paris, Garches, Chevilly, Choisy-le-Roi, Bondy, Bezons (infanterie), 4 tués, 4 blessés . . . 8
Clermont, Beauvais (infanterie), 1 blessé 1
Dreux, Marcheville-Moutier-Brulé (infanterie, uhlans), 1 tué, 2 blessés 3
Binas, Orléans (hussards), 3 disparus 3
Ourcelle, Beaugency, requisition (hussards), 2 tués, 1 blessé 3
Thionville (infanterie), 1 blessé 1
La Vaivre (infanterie), 1 tué, 3 blessés 4
Beaujean (dragons), 1 blessé 1
25. Paris, Choisy-le-Roi, Montmagny (infanterie), 1 tué, 2 blessés 3
Nogent-sur-Seine (infanterie), 10 tués, 43 blessés, 1 disparu 54
Orléans (infanterie), 2 blessés 2
Binas, Orléans (artillerie, hussards), 1 tué, 10 blessés 11
Ourcelle, Beaugency (hussards), 1 blessé 1
Lannois, Mézières (dragons), 2 tués, 7 disparus 9
Thionville, Maison-Rouge (infanterie), 1 blessé 1
26. Paris (infanterie), 3 blessés 3
Vannes (Orléans) (hussards), 3 disparus 3
Gray, Oyrières, Mantoche, Essertenne (infanterie), 1 tué, 4 blessés 5
27. Metz, Servigny (infanterie), 1 tué 1
Paris, Saint-Cloud, Choisy-le-Roi, Champigny (infanterie), 3 blessés 3
Tigy, Orléans (hussards), 1 blessé, 5 disparus 6
Sainte-Seine-sur-Vingeanne, Faby, Auvet (infanterie, dragons), 2 tués, 5 blessés 7
Noiron, Gray (infanterie), 2 blessés, 1 disparu 3
Mantoche, Essertenne, Talmay (Gray) (infanterie), 1 tué, 19 blessés 20

OCTOBRE.   Total.

28. Formerie, Rouen (infanterie, artillerie, uhlans), 9 tués, 9 blessés, 1 disparu. 19

Verdun, Thierville, Barthelemy, Fleury, Belleville (infanterie), **8 tués, 33 blessés, 34 disparus.** 75

Metz, Corny (infanterie), 1 disparu. 1

Thionville (infanterie), 1 blessé. 1

29. Paris, l'Hay, Chevilly, la Belle-Épine, Choisy-le-Roi, la Folie, Pompadour, Pierrefitte (infanterie), 1 tué, 11 blessés. 12

Verdun, Jardin-Fontaine (infanterie), 1 blessé. 1

Thionville, Veymerange (infanterie), 1 blessé. 1

Colmar, Ensisheim (infanterie), 8 disparus. 8

30. Mainneville (Eure) (uhlans), 1 disparu. 1

Lailly, Orléans (hussards), 2 blessés. 2

Verdun, Barthelemy (infanterie), 2 tués, 3 blessés. 5

Renève-sur-l'Église, Gray (infanterie), 1 blessé. 1

Gebersweiher (infanterie), 2 blessés, 1 disparu. 3

Egisheim (infanterie), 1 blessé, 2 disparus. 3

31. Paris, l'Hay, Épinay (infanterie), 3 tués, 5 blessés. 8

Montdidier (Amiens) (infanterie), 1 tué. 1

Bonnières (Seine) (hussards), 1 tué, 3 disparus. 4

Bréval (Mantes) (hussards), 2 tués, 1 blessé, 1 disparu. 4

Anet (Dreux) (uhlans), 2 disparus. 2

Dreux (près de) (uhlans), 1 tué, 2 disparus. 3

Courville (Chartres) (cuirassiers), 1 tué. 1

Illiers (Chartres) (hussards), 3 disparus. 3

Orléans (cuirassiers), 1 tué. 1

Neufbrisach (Wiedensohlen) (infanterie), 1 tué 1

Sulz (Colmar) (infanterie), 1 tué, 2 blessés. 3

NOVEMBRE.

1er. Paris, Villiers (infanterie), 4 blessés. 4

Gommecourt (Mantes) (uhlans), 1 blessé. 1

Strasbourg (infanterie), 1 disparu. 1

Mirebeau-sur-Bèze (dragons), 1 blessé. 1

Lebas (artillerie) 1 blessé. 1

2. Paris, Vaucresson, le Bourget, Argenteuil (infanterie), 1 tué, 9 blessés. 10

Maignelay, Montdidier (infanterie), 2 tués, 1 disparu. 3

Boisemont, les Andelys, patrouille (uhlans), 1 disparu. 1

Vienne-en-Val (Orléans) (hussards), 1 blessé. 1

Verdun, Thierville (infanterie, hussards), 3 blessés. 3

Neufbrisach (infanterie), 4 blessés 4

Les Errues, Rougemont, Grosmagny (infanterie), 3 tués, 7 blessés. 10

3. Paris, Choisy-le-Roi (infanterie), 2 blessés. 2

Orléans (infanterie, chevau-légers), 1 tué, 1 blessé, 1 disparu. 3

Lailly (Orléans) (hussards), 1 disparu. 1

Bonneval, Courville (Chartres) (infanterie, hussards), 3 tués, 2 blessés. 5

Menerville, Boissy-Mauvoisin (Mantes) (hussards), 2 tués, 1 blessé. 3

Les Andelys, Boisemont (uhlans), 1 blessé, 2 disparus. 3

Formerie (Rouen) (uhlans), 1 disparu. 1

Abbeville (uhlans), 1 tué. 1

Neufbrisach (artillerie), 4 tués, 8 blessés 12

Éloie (Belfort) (infanterie), 1 blessé. 1

En marche (?) (infanterie), 1 blessé. 1

4. Paris, le Plant, Bric-sur-Marne (infanterie), 2 blessés. 2

Gommecourt (uhlans), 1 blessé. 1

Orléans (chevau-légers), 1 blessé 1

Neufbrisach, fort Mortier, Ritt (infanterie), 1 tué, 4 blessés 5

5. Paris, Bougival, l'Hay, Choisy-le-Roi, Chennevières (infanterie), 2 tués, 4 blessés. 6

Étrepagny (Rouen) (uhlans), 1 disparu. 1

Dreux (uhlans), 1 blessé, 1 disparu. 2

NOVEMBRE.   Total.

5. Les Chatelliers-Notre-Dame (uhlans) 1 tué. 1
     Illiers (hussards), 1 blessé. 1
     Château de la Renardière (cuirassiers), 3 disparus. 3
     Orléans (chevau-légers), 1 blessé. 1
     Neufbrisach (infanterie), 1 tué, 3 blessés 4
     Saint-Loup-les-Gray (dragons), 4 disparus. 4
     Pontailler et Varois (dragons), 1 blessé. 1
     Genlis (infanterie), 1 tué, 5 blessés. 6
     Brazey (infanterie) 1 tué, 2 blessés. 3
6. Paris, l'Hay, Choisy-le-Roi (infanterie), 2 blessés. 2
     Creil (uhlans), 1 blessé. 1
     Gommecourt (uhlans), 2 blessés, 3 disparus. 5
     Châteauneuf-en-Thymerais (cuirassiers), 1 tué, 3 blessés. 4
     Courville (uhlans), 1 blessé. 1
     Bacon (Orléans) (uhlans), 3 disparus 3
     Orléans (cuirassiers), 2 blessés. 2
     Crésancey (Gray) (dragons), 1 tué. 1
     Arcey (Dijon) (dragons), 1 blessé. 1
7. Paris, Choisy-le-Roi (infanterie), 3 blessés. 3
     Forêt de la Folie (uhlans), 1 blessé. 1
     Boncourt (Anet) (uhlans), 1 tué, 1 blessé. 2
     Illiers (uhlans, dragons), 1 tué, 1 blessé, 3 disparus. 5
     Metz, Mézières, Marche (dragons), 2 tués, 3 disparus. 5
     Brethenay, Chaumont (dragons), 1 blessé. 1
     Belfort, Sevenans, Botans (infanterie), 1 tué, 1 blessé. 2
     Geney (Isle-sur-le Doubs) (infanterie), 1 blessé. 1
8. Paris, Bezons, Saint-Cloud, Vaucresson, la Belle-Épine (infanterie), 7 blessés. 7
     Bazincourt (uhlans), 1 blessé. 1
     Fontainebleau (dragons), 1 tué. 1
     Strasbourg (infanterie), 1 blessé. 1
     Neufbrisach (infanterie), 3 blessés 3
     La Marche-sur-Saône (infanterie), 1 tué. 1
9. Paris, Chevilly, l'Hay (infanterie), 2 tués, 1 blessé. 3
     Marcilly-sur-Eure (infanterie), 4 blessés. 4
     Patay (uhlans), 1 disparu. 1
     Melun (dragons), 1 blessé. 1
     Thionville, Helpert (infanterie), 1 blessé 1
     Neufbrisach (infanterie), 1 blessé 1
     Saint-Seine, Dijon (dragons), 1 disparu. 1
10. Paris, Montretout, Bellevue (infanterie), 1 tué, 1 blessé. 2
     Maintenon (uhlans), 1 tué, 1 blessé. 1
     Hébécourt, Gisors (uhlans), 1 tué. 1
     Marche (en) (infanterie), 1 blessé. 1
     Neufbrisach (infanterie), 2 blessés 2
11. Paris, Champigny, Stains, Pierrefitte (infanterie), 2 tués, 2 blessés 4
     Dreux (cuirassiers), 3 tués, 2 disparus 5
     Bally (Janville) (cuirassiers), 2 blessés, 2 disparus 4
     Belfort, Chalon-Villars (uhlans), 1 blessé. 1
12. Paris, Saint-Cloud, Choisy-le-Roi (infanterie), 2 tués, 1 blessé, 1 disparu 4
     Mantes (infanterie), 1 blessé. 1
     Bonneval (hussards, cuirassiers), 3 blessés, 2 disparus. 5
     Saint-Aubin-des-Bois (Chartres) (cuirassiers), 1 tué. 1
     Thionville (infanterie), 1 tué, 2 blessés. 3
     Marins, rencontre avec le Météore et le Bouvet (marins), 2 tués, 1 blessé 3
13. Varnecourt, Fagnon (Mézières) (infanterie), 2 tués, 15 blessés 17
     Paris, Saint-Cloud, l'Hay, Thiais, La Folie (infanterie), 2 tués, 7 blessés. 9
     Achy (Beauvais) (uhlans), 1 tué, 1 blessé. 2

NOVEMBRE. Total.

13. Bonneval (dragons), 1 blessé 1
   Orgères (cuirassiers), 2 disparus 2
   Terminiers (uhlans), 1 disparu 1
   Stenay (dragons), 1 tué, 6 disparus 7
   Auxonne, reconnaissance (infanterie), 1 tué, 3 disparus 4
   Dôle, reconnaissance (infanterie), 1 blessé, 1 disparu. 2
   Rouffange (Besançon) (infanterie), 2 blessés. 2
14. Mézières, Lafrancheville (infanterie), 1 tué, 7 blessés. 8
   Paris, Choisy-le-Roi, Champigny, Drancy (infanterie), 1 tué, 6 blessés, 2 disparus. 9
   Belle-Côte (Mantes) (hussards), 1 blessé 1
   Boissy-Mauvoisin, Gilles (hussards), 1 blessé, 1 disparu 2
   Bu (Dreux) (uhlans), 2 tués, 1 blessé 3
   Bonneval (cuirassiers), 1 disparu 1
   Artenay (hussards), 1 blessé. 1
   Nemours (uhlans), 3 blessés, 41 disparus. 44
   Belfort, Lachapelle (infanterie), 1 blessé. 1
15. Mézières, Etion (infanterie), 1 blessé 1
   Marche de Pierrepont à Valenton-Ferme (infanterie), 1 disparu. 1
   Chablis (dragons), 1 tué, 1 blessé. 2
   Langres, reconnaissance (infanterie), 1 blessé. 1
   Paris, Bellevue, Choisy-le-Roi, Champigny, le Plant (infanterie), 4 blessés, 2 disparus. . . . 6
   Bu, patrouille (uhlans), 1 tué, 1 blessé. 2
16. Lebrieul, la Ronse (Chartres) (hussards), 2 tués, 2 blessés 4
   Bonneval (uhlans), 1 disparu. 1
   Beaumont en Gatinais (Pithiviers) (cuirassiers), 2 disparus. 2
   Ensisheim (infanterie), 1 disparu. 1
   Belfort, Sevenans, Bessoncourt, Roppe (infanterie), 3 tués, 5 blessés. 8
   Auxonne (infanterie), 1 blessé. 1
   Cîteaux (Dijon) (dragons), 1 blessé, 1 disparu. 2
   Mézières, Etion, le Theux, Mohon (infanterie), 1 tué, 6 blessés. 7
   Harcy, Rimogne (Mézières) (infanterie), 1 tué, 2 blessés. 3
   La Fère, patrouille (infanterie), 1 blessé. 1
   Montmédy, Chauvancy (infanterie), 2 tués, 5 blessés. 7
   Veymerange, Thionville (infanterie), 1 blessé. 1
   Langres, reconnaissance (infanterie), 1 tué, 3 blessés. 4
   Paris, Vaucresson, la Tuilerie, Champigny (infanterie), 4 tués, 2 blessés. 6
   Bréval, Mantes (hussards), 1 blessé. 1
   Viabon, Orgères (uhlans), 3 disparus. 3
   Villereau, Arthenay (cuirassiers), 1 disparu. 1
   Pithiviers (uhlans), 1 tué. 1
   Quincey (Nuits) (dragons), 1 tué. 1
17. Danicy (la Fère) (infanterie), 1 blessé. 1
   Saint-Laurent, Mézières (infanterie, dragons), 3 tués, 10 blessés. 13
   Chablis (dragons), 1 blessé. 1
   Paris, l'Hay, Choisy-le-Roi, Chenevières, Ville-Evrard (infanterie), 1 tué, 7 blessés. 8
   Enghien (infanterie), 1 tué. 1
   Gilles (Mantes) (hussards), 1 blessé. 1
   Gressey (Houdan) (infanterie), 3 blessés. 3
   Berchères sur-Vègre (uhlans), 2 tués, 2 blessés. 4
   Dreux, Nuisement (Infanterie, artillerie, dragons, uhlans), 7 tués, 38 blessés, 2 disparus. . . 47
   Saint-Lubin de Cravant, Dreux (infanterie), 1 tué, 1 blessé. 2
   Châteauneuf en Thymerais (cuirassiers), 1 blessé. 1
   Landelles, patrouille (hussards), 3 tués, 6 blessés. 9
   Illiers, reconnaissance (dragons), 4 blessés, 1 disparu. 5
   Ascoux, Chelliers (cuirassiers), 1 tué, 1 blessé. 2
   Tionville (infanterie), 2 tués, 8 blessés. 10
   Château-Landon (dragons), 1 tué, 2 disparus. 3

I. 11

NOVEMBRE.   Total.

17. Dannemarie (infanterie), 1 tué. 1
 Montigny, Montereau (infanterie), 3 tués, 7 blessés, 1 disparu. 11
18. Paris, Malmaison, Vitry-sur-Seine, Choisy-le-Roi. Bry-sur-Marne (infanterie), 1 tué, 4 blessés. 5
 Gilles (Mantes) (hussards), 2 blessés. 2
 Marcilly (dragons), 1 blessé. 1
 Saint-Remi-sur-Avre (Nonancourt) (dragons), 1 tué. 1
 Illiers, reconnaissance (dragons), 1 blessé. 1
 Bonneval (uhlans), 1 blessé. 1
 Artenay (hussards), 1 tué. 1
18. Saint-Germain-des-Prés, Montargis (uhlans), 2 tués, 1 blessé. 3
 Saint-Jean-de-Losne, Dijon (dragons), 1 blessé. 1
 Sedan (près de) (infanterie), 1 blessé. 1
19. La Fère, Terniers (infanterie), 1 blessé. 1
 Ham, patrouille et reconnaissance (uhlans), 1 blessé, 2 disparus. 3
 Thionville (artillerie), 1 tué, 2 blessés. 3
 Pithiviers, four à chaux (dragons), 1 blessé. 1
 Montargis (infanterie), 1 tué, 1 disparu. 2
 Paris (infanterie), 1 blessé. 1
 Milly, Beauvais (uhlans), 1 disparu. 1
 Evreux, Verneuil (infanterie, artillerie, cuirassiers, dragons), 2 tués, 3 blessés, 4 disparus. . 9
 Saint-Ouen, Marchefroy, Anet (hussards), 1 tué, 1 disparu. 2
 Marcilly-sur-Eure (dragons), 1 blessé. 1
 Digny, la Loupe (infanterie, génie), 1 disparu. 1
 La Madeleine-Bouvet (infanterie), 1 disparu. 1
 Broin, Nuits (infanterie), 1 tué. 1
20. Beaune-la-Rolande, Naneray, Chilleurs, Laneuville-aux-Bois, reconnaissance (infanterie, dra-
  gons), 3 tués, 7 blessés. 10
 Montargis (infanterie), 1 blessé. 1
 Chevillon, Joigny (infanterie), 1 blessé. 1
 Paris, Saint-Cloud, Sèvres, Choisy-le-Roi (infanterie), 1 tué, 6 blessés. 7
 Charmoy (uhlans), 1 blessé. 1
 Illiers (uhlans), 2 blessés, 1 disparu. 3
 Carignan (Sedan) (uhlans), 1 disparu. 1
 Nuits (infanterie, dragons), 3 tués, 4 blessés. 7
21. Paris, l'Hay, Rueil, Choisy-le-Roi, Champigny (infanterie, artillerie), 2 tués, 18 blessés. . . 20
 La Loupe (uhlans), 1 tué, 1 disparu. 2
 La Madeleine-Bouvet, Bretoncelles, la Fourche, Thirion-Gardais (infanterie, artillerie, hussards),
  5 tués, 28 blessés. 33
 Bonneval (cuirassiers), 3 blessés. 3
 Santilly, Artenay (hussards), 3 tués, 2 blessés, 5 disparus. 10
 Vrigny, Pithiviers (uhlans), 2 blessés. 2
 Saint-Symphorien, Dôle (infanterie), 1 tué, 1 blessé 2
 Metz, fort de Plappeville, explosion (infanterie, artillerie), 34 tués, 27 blessés. 61
22. Ham, reconnaissance (uhlans), 1 blessé. 1
 Montdidier, patrouille (uhlans), 4 disparus. 4
 Paris, l'Hay, Bonneuil (infanterie, artillerie), 1 tué, 3 blessés. 4
 Vernon (infanterie, hussards), 3 tués, 6 blessés, 1 disparu. 10
 Bellème, Nogent-le-Rotrou (infanterie, uhlans), 3 tués, 7 blessés. 10
 La Ferté-Bernard (infanterie, hussards), 1 tué, 5 blessés. 6
 Beaumont-les-Autels (hussards), 1 tué. 1
 Saint-Germain (uhlans), 1 blessé. 1
 Chambœuf, Dijon (infanterie), 3 tués, 11 blessés, 11 disparus. 25
 Vougeot, Nuits (infanterie), 1 blessé. 1
 Thionville (infanterie), 1 tué, 5 blessés. 6
23. Lequesnel (uhlans), 2 tués, 1 blessé. 3
 Fargniers, la Fère (infanterie), 1 tué, 1 blessé. 2
 Paris, Ville-d'Avray, Villemomble, le Marais-Château (infanterie), 1 tué, 3 blessés. 4

	Total.
NOVEMBRE.	
23. Blaru, Vernon (infanterie), 1 blessé.	1
Grossœuvre, Evreux (uhlans), 1 blessé.	1
Dreux (uhlans), 2 disparus.	2
Bonneval (cuirassiers), 1 tué, 1 disparu.	2
Belfort, Cravanche, Vetrigne, Essert (infanterie), 4 tués, 31 blessés.	35
Voujaucourt, Montbéliard (infanterie, génie), 2 tués, 8 blessés.	10
Lure (dragons), 1 tué.	1
24. La Fère (infanterie), 1 blessé.	1
Mézières, Maison-Blanche, Montdidier (infanterie, uhlans), 3 tués, 18 blessés, 4 disparus.	25
Vigneulles, Montmédy (infanterie), 32 disparus.	32
Artenay, reconnaissance (infanterie), 1 tué, 2 blessés.	3
Bois d'Orléans, reconnaissance (infanterie, dragons), 3 tués, 45 blessés, 8 disparus.	56
Paris, Choisy-le-Roi, Bondy (infanterie), 5 blessés.	5
Belfort, Cravanche, Valdoye, Chevremont (infanterie, artillerie), 1 tué, 22 blessés.	23
Batterans, Gray (infanterie), 1 disparu.	1
Barois (Côte-d'Or) (infanterie), 1 blessé.	1
Clémencey, Gevrey (infanterie), 2 tués.	2
Thionville (infanterie, artillerie), 2 blessés.	2
Phalsbourg (infanterie), 1 tué, 2 blessés.	3
25. Morcuil, reconnaissance (hussards, uhlans), 2 blessés, 1 disparu.	3
Hailles, Courmelles (hussards), 2 blessés.	2
Cachy (uhlans), 1 blessé.	1
Paris, Garches, Thiais, Saint-Denis (infanterie), 1 tué, 3 blessés.	4
Villeneuve-en-Chevrie (Mantes) (hussards), 2 blessés.	2
Brou, Yèvres (dragons, hussards, uhlans), 1 tué, 2 blessés, 1 disparu.	4
Châteaudun (cuirassiers), 1 blessé, 5 disparus.	6
Lumeau, Artenay (hussards), 1 blessé.	1
Orléans (infanterie), 3 blessés.	3
Bout-de-la-Ville (dragons), 1 blessé.	1
Escrennes, Pithiviers (uhlans), 1 blessé.	1
Auxon (infanterie), 9 tués, 5 blessés, 4 disparus.	18
Chagey-les-Ports (uhlans), 1 blessé.	1
Velars-sur-Ouche (infanterie), 2 tués, 6 blessés.	8
26. Domart-sur-la-Luce, Berteaucourt (infanterie, hussards), 14 tués, 58 blessés.	72
Paris, Choisy-le-Roi, Pierrefitte (infanterie), 3 tués, 7 blessés.	10
Blaru, Vernon (infanterie, hussards), 4 tués, 12 blessés.	16
Brou, Yèvres (artillerie, hussards, uhlans), 1 tué, 2 blessés, 3 disparus.	6
Bonneval (uhlans), 1 disparu.	1
Fréteval (cuirassiers), 2 blessés.	2
Lorcy, bois d'Orléans (infanterie), 5 tués, 16 blessés.	21
Belfort, Mandrevillars, Chèvremont (infanterie) 1 tué, 3 blessés.	4
Beire-le-Châtel, Dijon (dragons), 1 blessé.	1
Talant, Daix, Prenois, Dijon (infanterie), 13 tués, 40 blessés, 1 disparu.	54
27. Villers-le-Bois, Domart (infanterie), 1 disparu.	1
Harcy, Rimogne, Mézières (infanterie, hussards), 1 tué, 2 blessés.	3
Paris, Villeneuve (infanterie), 1 blessé.	1
Bonneval (uhlans), 5 disparus.	5
Patay (cuirassiers), 1 blessé.	1
Saint-Hilaire-sur-Yères (cuirassiers), 2 blessés, 1 disparu.	3
Saint-Loup-les-Vignes, Ladon (infanterie), 2 tués, 15 blessés, 3 disparus.	20
Belfort, Valdoye (infanterie), 1 blessé.	1
Pasques, Vélars, Fleurey-sur-Ouche (infanterie), 2 tués, 18 blessés, 1 disparu.	21
28. Beaune, Amiens (artillerie), 2 tués, 31 blessés.	33
Gournay, Songeons (dragons), 1 blessé, 1 disparu.	2
Paris, la Tuilerie, Stains, Pierrefitte (infanterie), 4 blessés, 2 disparus.	6
Autrebois, Daniville, Dreux (dragons), 1 tué, 1 blessé.	2
Brou, Châteaudun (uhlans), 1 disparu.	1

NOVEMBRE.   Total.
28. Nottonville (cuirassiers), 1 tué.   1
    Varize (dragons), 1 blessé.   1
    Tournoisis, Orléans (hussards), 2 tués, 3 blessés.   5
    Mézières, Villers (infanterie), 1 blessé.   1
    Belfort, Valdoye (infanterie), 1 tué, 10 blessés   11
29. Amiens, citadelle (infanterie, génie), 1 tué, 5 blessés.   6
    Gournay, Songeons (dragons), 1 disparu.   1
    Boisemont, les Andelys (uhlans), 3 blessés.   3
    Conneré, le Mans (dragons), 1 tué, 2 blessés.   3
    Alluyes (Eure-et-Loir) (hussards), 1 blessé.   1
    Varize, Cormainville (infanterie, chevau-légers), 5 tués, 30 blessés, 2 disparus   37
    Nancray, Chemault (bois d'Orléans) (infanterie, uhlans), 2 tués, 3 blessés.   5
    Coulours, Sens (infanterie), 5 tués, 2 blessés   7
    Belfort, Bessoncourt (infanterie), 1 blessé.   1
30. Beauvais (uhlans), 1 tué.   1
    Breteuil (uhlans), 2 disparus.   2
    Bantes (dragons), 1 tué, 2 blessés.   3
    Fauvry (uhlans), 1 blessé.   1
    Varangeville, Nancy (infanterie), 2 tués.   2
    Phalsbourg (infanterie), 1 tué.   1
    Belfort, Bavilliers, Valdoye (infanterie), 2 tués, 6 blessés.   8
    Bon, rencontre (infanterie), 3 blessés.   3
    Nuits (infanterie), 1 tué, 20 blessés, 18 disparus.   39
DÉCEMBRE.
1er. Le Mesnil (infanterie), 1 tué.   1
    Longwy, Cutry, Chénières (infanterie), 2 blessés.   2
    Harcy (Mézières) (infanterie), 1 tué, 2 blessés.   3
    Paris, Choisy-le-Roi, Gagny (infanterie), 6 blessés.   6
    Autrebois, Saint-André (dragons), 1 blessé.   1
    Nancray (infanterie), 1 tué, 1 blessé.   2
    Chemault (uhlans), 1 blessé.   1
    Belfort (infanterie), 2 blessés.   2
    Autun (infanterie, artillerie), 3 tués, 19 blessés.   22
2. Péronne (uhlans), 1 disparu.   1
    Bois d'Orléans, Santeau, reconnaissance (dragons), 1 blessé.   1
    Chilleurs-aux-Bois (infanterie), 1 tué, 1 blessé.   2
    Bois commun, Montliard, Bellegarde (infanterie, artillerie), 2 tués, 7 blessés   9
    Juranville (dragons), 1 blessé.   1
    Contrexeville, Vittel (infanterie), 1 tué, 15 disparus.   16
    Belfort (infanterie), 2 tués, 2 blessés.   4
    Audincourt (Montbéliard) (uhlans), 1 blessé.   1
3. Paris, Chennevières, Champigny, Noisy-le-Grand, Chatou (infanterie), 2 tués, 11 blessés,
       2 disparus.   15
    Pesmes, reconnaissance (infanterie), 1 tué, 2 blessés, 5 disparus.   8
    Nuits (dragons), 1 blessé.   1
4. Péronne (uhlans), 3 disparus.   3
    Vascœil, Forgette (Rouen) (artillerie, dragons), 3 blessés.   3
    Liffremont (infanterie), 2 tués. 12 blessés.   14
    Bosc-le-Hart, Saint-Martin-Omonville (infanterie), 3 tués, 10 blessés   13
    Saint-Jean-de-Frenelle, Ecouis (Rouen) (infanterie), 1 blessé.   1
    Lyons-la-Forêt (Rouen) (uhlans), 7 disparus   7
    Paris, Choisy-le-Roi, Noisy-le-Grand, Chelles, Saint-Gratien (infanterie), 8 blessés.   8
    Guichainville (Evreux) (infanterie), 3 tués, 4 blessés.   7
    Villevocques, Montargis (uhlans), 2 blessés.   2
    Belfort, Andelnans, Essert (infanterie), 8 blessés   8
    Boussy (infanterie), 2 blessés.   2
5. Saint-Quentin (artillerie, uhlans), 2 blessés.   2

DÉCEMBRE.   Total.
5. Paris, Saint-Cloud, Thiais, Choisy-le-Roi, Champigny, Ville-Évrard, Chelles (infanterie, artillerie), 4 tués, 14 blessés, 2 disparus. 20
   Vernon (forêt de) (infanterie), 2 tués, 2 blessés. 4
   Blaru (Vernon) (hussards), 1 tué. 1
   Courtalain, reconnaissance (Châteaudun) (dragons), 2 tués, 1 disparu. 3
   Orléans (infanterie), 2 tués, 4 blessés. . . . . , ... 6
   Saint-Cyr-en-Val, Orléans (infanterie), 1 tué, 1 blessé. 2
   La Ferté-Saint-Aubin (infanterie), 1 blessé. 1
   Belfort, Valdoye, Eloie (infanterie), 1 tué, 2 blessés. 3
   Etupes, Montbéliard (infanterie), 1 tué, 1 blessé. 2
   Sombernon (infanterie), 1 tué, 1 blessé, 2 disparus. 4
   Fixin, Nuits (infanterie), 1 disparu. 1
   Épernay, Nuits (dragons), 2 blessés. 2
6. Rouen (cavalerie), 2 disparus. 2
   Paris, Rueil, Bonneuil, le Plant, le Raincy (infanterie), 4 tués, 12 blessés. 16
   Moncel, Provins (colonne de munitions) (artillerie), 1 tué, 3 blessés, 4 disparus 8
   Montargis (uhlans), 1 blessé. 1
   Châteauneuf (uhlans), 1 blessé. 1
   Orléans (uhlans), 1 tué. 1
   Bieg (uhlans), 1 blessé. 1
   La Ferté-Saint-Aubin (dragons), 1 blessé. 1
   La Motte-Beuvron (dragons), 1 blessé. 1
   Nogent-le-Roi (Chaumont-en-Bassigny) (infanterie), 1 tué, 2 blessés, 3 disparus 1
   Belfort, Chévremont (infanterie), 4 blessés, 1 disparu. . . . .
   Gevrey-Chambertin (infanterie), 1 blessé. 1
7. Harcy (Mézières) (hussards), 1 blessé. 1
   Longwy (hussards), 1 blessé. 1
   Paris, l'Hay, Épinay (infanterie), 1 tué, 5 blessés. 6
   Réanville (Vernon), patrouille (hussards), 1 tué, 1 disparu. 2
   Meung, Binas (cuirassiers), 5 blessés, 1 disparu. 6
   Orléans (infanterie), 1 tué. 1
   Nouan-le-Fuzelier (Orléans) (infanterie, artillerie, hussards), 3 tués, 21 blessés, 3 disparus. . 27
   Auzouer-sur-Loire, les Petites-Brosses, Nevoy (infanterie, artillerie, dragons), 4 tués, 22 blessés, 1 disparu. 27
   Nogent-le-Roi (infanterie), 1 tué, 8 blessés, 2 disparus. 11
   Belfort (artillerie), 4 blessés. 4
   Vandenesse (infanterie), 4 disparus. 4
   Péronne (uhlans), 2 blessés. 2
8. Paris, la Barre, Épinay, Saint-Cloud, Choisy-le-Roi, Ormesson (infanterie), 1 tué, 3 blessés, 1 disparu. 5
   Blois (cuirassiers), 3 blessés. 3
   Vierzon (marche sur) (hussards), 3 blessés. 3
   Gien et Briare (infanterie), 2 tués, 20 blessés. 22
   Belfort, Andelnans (infanterie), 2 blessés 2
9. Montmédy (infanterie), 1 blessé. 1
   Compiègne (infanterie), 1 blessé. 1
   Paris, Saint-Cloud, Vaucresson, Montmesly, Stains, Pierrefitte (infanterie, dragons), 3 tués, 9 blessés, 1 disparu. 13
   Saint-Dié, Montlivault, Chambord (infanterie, artillerie, génie), 5 tués, 37 blessés. 42
   Nouan-le-Fuzelier (infanterie), 1 blessé. 2
   Dombrot-le-Sec (Épinal) (infanterie), 6 blessés. 6
   Belfort, Bavillier (infanterie), 10 blessés, 6 disparus. 16
   Fendrenan, patrouille (uhlans), 3 disparus. 3
   Noiron-les-Citeaux, Savouges (dragons), 1 disparu. 1
   Longvie, Gevrey-Chambertin (dragons), 1 blessé. 1
10. Longwy, Cons-la-Grandville (infanterie), 2 tués, 2 blessés, 7 disparus. 11
   Paris, Bezons (infanterie), 3 blessés. 3

DÉCEMBRE.   Total.

10. Saint-Claude-de-Diray, Vienne, Blois (infanterie, artillerie), 2 tués, 3 blessés.   5
    Belfort, Eloie (infanterie, artillerie), 2 tués, 3 blessés.   5
    Gevrey-Chambertin (infanterie), 1 blessé.   1
    Barges, Dijon (dragons), 1 tué.   1
    Broindon (dragons), 1 tué, 2 blessés.   3
    Pontailler (dragons), 1 tué, 1 disparu.   2
11. Beaumont-le-Roger, Evreux (dragons), 3 tués, 5 blessés, 9 disparus.   17
    Péronne (uhlans), 2 tués, 2 disparus.   4
    Menessis (la Fère) (infanterie), 2 blessés 15 disparus.   17
    Noyon (la Fère) (infanterie), 9 disparus.   9
    Montmédy, Tonne-les-Prés (infanterie), 1 tué, 1 blessé.   2
    Paris, Bezons, carrière Saint-Denis (infanterie), 1 blessé.   1
    Marchenoir, Montigny, la Villette, Villemarceau, Josnes, Laveau (infanterie, artillerie, dra-
        gons), 4 tués, 12 blessés, 7 disparus.   23
    Chenegy (artillerie), 1 tué, 1 disparu.   2
    Bray, Châteauneuf (dragons), 1 blessé.   1
    Cerny, Reims (infanterie), 3 blessés.   3
    Lamarche (Langres) (infanterie), 3 blessés.   3
    Belfort, Bavilliers (infanterie), 3 tués, 11 blessés.   14
    Barges, Dijon (dragons), 1 tué, 2 disparus.   3
12. Montmédy (artillerie), 1 tué, 7 blessés.   8
    Ham, reconnaissance (infanterie), 2 blessés, 1 disparu.   2
    Beaumont-le-Roger, Nassandres (infanterie), 6 blessés, 1 disparu   7
    Paris, Chevilly, Choisy-le-Roi, Montmesly, Raincy, Argenteuil, Bezons (infanterie), 1 tué, 4
        blessés.   5
    Champrond-en-Gatine (uhlans), 1 blessé.   1
    Marchenoir, reconnaissance (uhlans), 1 blessé   1
    Grange-Rouge (train de santé), 1 blessé.   1
    Belfort, Roppe, Eloie, Essert, Bavilliers (infanterie, artillerie), 2 tués, 10 blessés   12
    Vellexon (infanterie, uhlans), 2 blessés, 11 disparus   13
13. Longwy, Haucourt (infanterie), 2 tués, 3 blessés   5
    Mézières, Warcq (hussards), 2 blessés   2
    Longpré, reconnaissance (uhlans), 1 blessé, 1 disparu.   2
    Foucaucourt (infanterie), 7 blessés.   7
    Nassandres, Serquigny (Bernay) (infanterie), 1 tué, 7 blessés, 13 disparu s.   21
    Châteaudun (uhlans, dragons), 2 tués, 7 blessés, 6 disparus   15
    Paris, Fleury (infanterie), 3 blessés, 3 disparus.   6
    La Ferté-Vilneuil (dragons), 1 blessé.   1
    Oucques, Champlain, la Bosse (infanterie, dragons), 1 tué, 3 blessés, 3 disparu s.   7
    Vienne (Blois) (infanterie), 1 disparu.   1
    Vierzon, Loury (uhlans, cuirassiers), 3 tués, 2 blessés, 2 disparus.   7
    Henrichemont, patrouille (cuirassiers), 1 blessé, 1 disparu   2
    Chassigny, Prauthoy (infanterie), 2 blessés.   2
14. Montmédy (artillerie), 1 tué.!   1
    Lillebonne, patrouille (dragons), 1 blessé, 2 disparus.   3
    Paris, l'Hay, Choisy-le-Roi (infanterie), 2 blessés.   2
    La Ferté-Vilneuil (hussards) 1 tué, 1 blessé.   2
    Belfort, Bavilliers, Froideval, Bessoncourt, Essert (infanterie, artillerie), 6 tués, 20 blessés. .   26
    Autoreille, Gray (infanterie), 1 disparu.   1
    Saint-Nicolas, Nuits (dragons), 1 tué.   1
    Auvillars, Nuits (infanterie), 1 tué, 1 blessé, 1 disparu..   3
    (?) patrouille (hussards), 3 blessés.   3
15. Le Pieux, Saint-Pierre-de-Varengille, Rouen (infanterie), 1 blessé.   1
    Paris, Garches, Fontenay, l'Hay, la Belle-Epine, Choisy-le-Roi, Bonneuil (infanterie), 3 tués,
        13 blessés.   16
    Belfort, Bavilliers, Bessoncourt, Eloye (infanterie), 1 tué, 6 blessés   7
    Morey, Nuits (dragons), 1 disparu   1

DÉCEMBRE.	Total.
15. Le Chestre (Vouziers), (infanterie), 1 tué, 7 blessés.	8
16. Paris, Bellevue, Bezons (infanterie), 3 blessés.	3
Claye, Meaux (train), 1 tué.	1
Cloyes (cuirassiers), 1 disparu.	1
La Ferté-Vilneuil (dragons), 1 tué.	1
Bacon (près de) (uhlans), 1 blessé.	1
Morée (infanterie), 2 tués, 26 blessés.	28
Vendôme (infanterie, dragons), 12 tués, 29 blessés, 10 disparus.	51
Aprey, Longeau (Langres), (infanterie), 3 tués, 15 blessés.	18
Belfort (sous) (infanterie, artillerie), 1 tué, 7 blessés.	8
Grandvillars, Delle (infanterie), 1 blessé.	1
Nuits (infanterie), 1 tué.	1
17. Boves, Amiens (train sanitaire), 2 disparus.	2
Paris, Noisy, Deuil, Epinay, Argenteuil (infanterie), 2 tués, 4 blessés	6
Epuisay, Vendôme (infanterie), 2 tués, 11 blessés. ,	13
Ouzouer-sur-Loire (infanterie), 1 blessé.	1
Belfort, Chèvremont, Pfaffans, Essert (infanterie artillerie), 2 tués, 12 blessés.	14
18. Pesmes (infanterie, uhlans), 2 tués, 10 blessés.	12
(?) (marche sur) (infanterie), 6 disparus.	6
Poix, Amiens (uhlans), 2 blessés	2
Caudebec (dragons), 1 tué	1
Saint-Romain de Colbosc (dragons), 1 tué, 1 blessé.	2
Paris, l'Hay, Choisy-le-Roi, la Tuilerie, Champigny, Argenteuil (infanterie), 2 tués, 16 blessés..	18
Mondulo (?), patrouille (uhlans), 1 blessé.	1
Châteauneuf-sur-Loire, patrouille (chevau-légers), 1 tué, 1 blessé.	2
Chanoy, Jorquenay, Saint-Martin, Ciergues (Langres), (infanterie, hussards), 4 tués, 9 blessés.	13
Belfort, Bavilliers, Essert (infanterie, artillerie), 4 tués, 13 blessés.	17
Chargey-les-Autray (infanterie), 1 blessé.	1
Saulon-la-Rue, Gevrey-Chambertin (dragons), 1 tué	1
19. Poix, Amiens (infanterie), 1 blessé.	1
Villers-Carbonnel (uhlans), 1 disparu.	1
Bosrobert, Brionne (infanterie), 2 blessés.	2
Paris, Rungis, Groslay (infanterie), 3 blessés.	2
Tours, patrouille (dragons), 2 blessés.	2
Vannes, Orléans, patrouille (uhlans), 1 tué, 4 disparus.	5
Jorquenay, Langres (dragons), 1 blessé.	1
Belfort, Eloye (infanterie, artillerie), 6 blessés.	6
20. Montigny-sur-Venze, Givron, Rethel (infanterie), 2 disparus.	2
Bray-sur-Somme (hussards), 1 blessé.	1
Paris, Lajonchère l'Hay, Chevilly, Choisy-le-Roi, Ville-Evrard, Bezons, Chatou (infanterie, artillerie), 3 tués, 9 blessés.	12
Bois-Bouchard, Sémur (infanterie), 4 blessés.	4
La Ville-aux-Cleres, Vendôme, réquisition (infanterie), 1 blessé.	1
Monnaie, château les Belles-Ruries (infanterie, dragons), 6 tués, 28 blessés.	34
Château-Meslay, Notre-Dame d'Oé (uhlans), 20 tués, 20 blessés, 20 disparus.	60
Tours, patrouille (infanterie), 1 disparu.	1
Vernon, patrouille (dragons), 2 tués.	2
Pocé, patrouille (dragons), 2 disparus.	2
Belfort, Bavilliers, Essert (infanterie, artillerie), 3 tués, 14 blessés.	17
21. Lonny, Mézières (hussards), 1 tué.	1
Fouilloy, Vecquemont (Amiens) (hussards), 1 blessé.	1
Bray, Amiens, reconnaissance (cuirassiers), 2 blessés.	2
Querricux, Amiens, patrouille (uhlans), 1 blessé.	1
Lachaussée (fourrage) (infanterie, hussards) 1 tué, 1 blessé, 5 disparus.	7
Bolbec (dragons), 1 tué.	1
Neubourg, reconnaissance (infanterie), 1 tué, 2 blessés.	3

Décembre.   Total.

21. Saint-Germain (Nogent-le-Rotrou) (hussards), 2 blessés   2
    Tours (infanterie), 1 tué.   1
    Vernon (dragons), 1 tué.   1
    Senan, Joigny (hussards), 1 disparu.   1
    Beauchemin, Langres (infanterie), 1 tué.   1
    Giromagny (convoi) (infanterie), 6 disparus.   6
    Belfort (infanterie, artillerie), 4 blessés.   4
22. Rimogne, Etion, Lonny (Mézières) (infanterie, artillerie, hussards), 2 tués, 6 blessés, 1 dis-
    paru.   9
    Aubigny, patrouille (hussards), 1 tué.   1
    Elbœuf (infanterie), 1 disparu.   1
    Paris, la Rue, Noisy, Maison-Blanche, Raincy (infanterie, artillerie), 1 tué, 9 blessés.   10
    Cherre (la Ferté-Bernard) (cuirassiers), 25 disparus.   25
    Saint-Martin (Langres) (dragons), 1 tué.   1
    Lannes, Dampierre (Langres) (hussards), 1 blessé.   1
    Bitche (infanterie), 1 blessé   1
    Belfort, Pfaffans (infanterie, artillerie), 1 tué, 2 blessés.   3
    Chevigny-Saint-Sauveur, patrouille (infanterie), 1 blessé.   1
    Genlis, patrouille (dragons), 1 tué.   1
23. Montcornet, Housset (infanterie), 1 tué.   1
    Berny, reconnaissance (uhlans), 1 blessé.   1
    Beaucourt, reconnaissance (uhlans), 1 disparu.   1
    Paris, les Moulineaux (infanterie), 7 disparus.   7
    Saint-Ouen, patrouille (dragons), 1 tué.   1
    Meudon, l'Hay, Maison-Blanche, Aulnay, le Bourget, Pontiblon, Stains (infanterie, cavalerie,
    artillerie), 4 tués, 18 blessés.   22
    Saint-Calais, reconnaissance (cuirassiers), 2 disparus.   2
    Cour-Cheverny, Blois (uhlans), 1 blessé.   1
    Belfort, Bloumont, Pfaffans, Eloiye, Bavilliers (infanterie), 9 blessés.   9
    Aiserey, Dijon (dragons), 3 tués, 1 disparu.   4
24. Bolbec (infanterie, dragons), 2 tués, 5 blessés.   7
    Fauville, Yvetot (artillerie), 1 disparu.   1
    Villers. Mézières (infanterie, artillerie), 10 blessés.   10
    Paris, l'Hay, la Rue, Chevilly, Villemonble, Nonneville, le Bourget (infanterie), 1 tué, 12 blessés.   13
    Sougé, la Chartre-sur-le-Loir (uhlans), 1 disparu.   1
    Champignelles, Auxerre (hussards), 1 disparu.   1
    Belfort, Andelnans (infanterie), 3 blessés.   3
25. Vermandovillers (uhlans), 1 blessé   1
    Mézières, Nouzon, Bel-Air, Bellevue, Etion (infanterie, artillerie), 6 tués, 21 blessés, 1 disparu.   28
    Paris, Montretout, Bonneuil (infanterie), 4 tués, 10 blessés.   14
    Briare (infanterie), 1 tué, 1 blessé, 3 disparus.   5
    Bricon, Chaumont (infanterie), 4 tués, 8 blessés, 4 disparus.   16
    Belfort, Andelnans, Essert (infanterie, artillerie), 6 blessés   6
    Baume-les-Dames, Rougemont (uhlans), 1 tué   1
26. Héleville (artillerie), 1 blessé   1
    Douai, reconnaissance (hussards), 1 blessé.   1
    Péronne (dragons), 1 tué.   1
    Mézières, Bel-Air (infanterie), 1 blessé.   1
    Paris, Meudon, Thiais, Belle-Épine, Choisy-le-Roi, Maison-Blanche, Raincy (infanterie), 5 tués,
    13 blessés, 6 disparus   24
    Montoire, Vendôme (uhlans), 1 tué, 1 blessé, 2 disparus.   4
    Chaumont-sur-Tharonne (hussards), 1 tué   1
    Gien (hussards), 3 tués, 5 blessés, 3 disparus   11
    Sully (dragons), 1 tué, 1 blessé.   2
    Courson, Auxerre (hussards), 2 tués, 3 disparus   5
    Belfort, Bavilliers (infanterie, artillerie), 1 tué. 3 blessés.   4
    Bitche (infanterie), 1 blessé   1

DÉCEMBRE.	Total.
27. Mohon, Mézières (infanterie), 1 blessé	1
Doing, le Mesnil-Bruntel (Péronne) (infanterie, dragons, hussards), 1 tué, 3 blessés, 1 disparu.	5
Saint-Christ (Péronne) (uhlans), 1 tué	1
Bouchavennes (Péronne) (infanterie, hussards), 4 blessés, 3 disparus	7
Étoile (infanterie), 1 blessé	1
Bourgtheroulde (infanterie), 3 blessés	3
Paris, la Celle-Saint-Cloud, Champigny, Avron, Épinay (infanterie, artillerie), 6 tués, 26 blessés.	32
Château-Renault, Villedomer (infanterie, uhlans), 1 tué, 1 blessé	2
Cosne, Neuvy-sur-Loire (infanterie), 1 blessé, 4 disparus.	5
Belfort (infanterie, artillerie), 5 tués, 11 blessés.	16
Tellancourt, Frenoy-la-Montagne, Longwy (infanterie), 7 blessés.	7
28. Longpré-les-Corps Saints, Étoile, Amiens (infanterie), 6 blessés.	6
Péronne (infanterie, artillerie), 5 tués, 17 blessés.	22
Paris, Larue, Chevilly, Montmesly (infanterie, artillerie), 4 tués, 29 blessés	33
Villiers, Vendôme, reconnaissance (uhlans), 2 blessés.	2
Les Roches-l'Évêque (infanterie), 1 blessé.	1
Salbris (hussards), 1 blessé, 3 disparus.	4
Neuvy-sur-Loire (infanterie), 1 tué, 3 blessés.	4
Belfort, Bavilliers (infanterie, artillerie), 5 blessés.	5
29. Mézières, Gespunsart (infanterie), 2 blessés.	2
Péronne (infanterie, artillerie), 3 blessés.	3
Orival, Saint-Ouen (infanterie), 4 disparus.	4
Paris, Saint-Cloud, la Celle-Saint-Cloud, Chatou (infanterie), 5 blessés	5
Savigny, Montoire, reconnaissance (cuirassiers), 1 tué, 1 blessé, 1 disparu	3
Villiers, grand'garde (infanterie, uhlans), 2 blessés.	2
Aubigny (Arras) (uhlans), 2 disparus	2
Briare (infanterie), 1 blessé	1
Montréal (hussards), 1 blessé.	1
Belfort, Valdoye, Bavilliers (infanterie), 3 blessés	3
Hérimoncourt, Montbéliard (infanterie, artillerie), 4 blessés.	4
30. Mézières (infanterie), 2 blessés.	2
Montcornet, surprise (infanterie), 1 disparu.	1
Douai, reconnaissance près de (hussards), 1 blessé.	1
Arras, reconnaissance près de (infanterie), 1 tué, 2 blessés.	3
Aubigny, patrouille près de (Arras) (hussards), 1 blessé.	1
Péronne, Maisonnettes (infanterie), 1 tué, 5 blessés..	6
Moulineaux, Orival, Saint-Aubin (Seine-Inférieure) (infanterie, artillerie), 1 tué, 5 blessés, 2 disparus	8
Paris, Argenteuil, Avron (infanterie, artillerie), 22 blessés.	22
Montmirail, reconnaissance près de (hussards), 1 blessé, 3 disparus.	4
Danzé (cuirassiers), 1 blessé.	1
Vendôme (uhlans), 1 blessé.	1
Belfort, Bavilliers (infanterie, artillerie), 2 tués, 2 blessés.	4
Cresancey (Gray) (infanterie), 4 blessés.	4
31. Mézières (infanterie), 3 blessés.	3
Maretz, Busigny (Bohain) (infanterie, cavalerie), 2 blessés, 2 disparus.	4
Mercatel (Arras) (hussards), 1 blessé.	1
Péronne (infanterie), 1 blessé.	1
Yvetot, reconnaissance (dragons), 2 tués, 16 blessés.	18
Grand-Couronne, Moulineaux, Château-Robert, Orival, Saint-Aubin (Seine-Inférieure) (infanterie), 13 tués, 40 blessés, 1 disparu.	54
Paris, Bondy (infanterie), 1 tué, 2 blessés	3
Courtalain, Châteaudun (infanterie), 5 tués, 14 blessés, 1 disparu.	20
Belfort, Bavilliers (infanterie, artillerie), 4 tués, 15 blessés, 1 disparu.	19
Abbevillers, Blamont (uhlans), 3 blessés	3
Autechaux et Baume-les-Dames (infanterie, artillerie), 4 blessés	4
Cresancey, Gray (infanterie), 4 blessés.	4

JANVIER.   Total.

1er. Doingt, Péronne (infanterie), 1 blessé 1

     Auxy-le-Château (reconnaissance) (cuirassiers), 2 tués, 1 blessé 3

     Paris, Choisy-le-Roi, Chevilly (infanterie), 1 tué, 1 blessé. 2

     Lignières, Vendôme, Varennes (infanterie, cuirassiers), 1 tué, 14 blessés 15

     Saint-Amand (uhlans), 1 tué, 1 blessé, 4 disparus 6

     Lancé, réquisition de fourrages (uhlans), 1 blessé, 12 disparus. 13

     Vannes, Clémont, Sully (dragons), 3 blessés, 1 disparu 4

     Briare (infanterie), 1 tué, 2 blessés. 3

     Belfort, Bavilliers (infanterie), 2 tués, 8 blessés 10

2. Maretz, Busigny, Becquigny, reconnaissance (infanterie, uhlans), 1 tué, 3 blessés, 5 disparus. 9

     Péronne (infanterie, artillerie, hussards), 7 blessés. 7

     Mouchy-au-Bois, Hanescamps (uhlans), 1 disparu 1

     Puisieux-au-Mont (Amiens) (uhlans), 1 disparu 1

     Valliquerville, Bolbec (dragons), 1 blessé. 1

     Paris, Saint-Cloud, Bezons, Chatou, Bondy (infanterie), 6 blessés 6

     Marolles (dragons), 1 tué, 1 disparu 2

     Nogent-le-Rotrou (hussards), 1 tué, 2 disparus. 3

     Châteaudun, Cloyes, reconnaissance (hussards), 1 tué, 1 blessé 2

     Morée, patrouille (uhlans), 2 blessés. 2

     Saint-Nicolas-des-Motets, Blois (uhlans), 2 disparus 2

     Seillac, Blois (uhlans), 2 blessés 2

     Marcilly (infanterie), 3 tués, 16 blessés, 1 disparu 20

     Abbevillers, Blamont (infanterie), 1 tué, 3 blessés 4

3. Guise, Saint-Quentin (uhlans), 1 disparu 1

     Busigny, Bohain (infanterie), 1 disparu. 1

     Paris, Meudon, Choisy-le-Roi, Bonneuil, Joinville, Blanc-Mesnil (infanterie), 1 tué, 5 blessés,

     6 disparus. 12

     Pagny, Châteauneuf-en-Thymes, reconnaissance (uhlans), 1 blessé. 1

     Danzé, Epuisay (cuirassiers), 2 blessés, 1 disparu 3

     Belfort (infanterie, artillerie), 3 tués, 2 blessés 5

4. Mont-Saint-Quentin, Péronne (infanterie), 2 tués, 3 blessés. 5

     Rouen, près de (infanterie), 1 blessé 1

     Sapignies, Bapaume (cuirassiers), 11 tués, 15 blessés, 5 disparus 31

     Paris, Choisy-le-Roi, Neuilly-sur-Marne (infanterie), 2 tués, 1 blessé 3

     Cloyes (uhlans), 1 blessé 1

     Montrieux, Vendôme (infanterie), 7 blessés. 7

     Saint-Cyr-du-Gault (uhlans), 1 disparu 1

     Saint-Gervais, Blois (uhlans), 1 tué. 1

     Belfort (infanterie, artillerie), 3 blessés 3

5. Maisonnettes, Biaches (infanterie), 1 tué, 4 blessés 5

     Longni (dragons), 1 tué. 1

     La Fourche, Nogent-le-Rotrou (infanterie, artillerie, uhlans), 3 tués, 12 blessés, 3 disparus. 18

     Villeporcher (infanterie), 3 tués, 24 blessés, 1 disparu. 28

     Château-Renault (infanterie), 1 blessé, 1 disparu 2

     La Saulnay, Saint-Amaud (uhlans), 1 blessé 1

     Bonny, Briare (uhlans), 17 disparus. 17

     Bièles, Chaumont (hussards), 2 blessés 2

     Saint-Remy, Jussey, surprise, convoi de munitions (infanterie), 1 tué, 1 blessé, 1 disparu. . . 3

     Buccy, Traves, Vesoul (infanterie), 1 blessé 1

     Vesoul, Mont-le-Vernois, Velle-le-Chatel, Levrecey, Villefaux, Echenoz-le-Sec, Mont-Bozon

     (infanterie, dragons), 16 tués, 31 blessés. 67

     Belfort, Danjoutin, Bavilliers (infanterie, artillerie), 4 blessés.. 4

     Ribémont, Saint-Quentin (uhlans), 2 blessés. 2

6. Doingt, Péronne (infanterie), 2 disparus. 2

     Masnières (hussards), 1 blessé, 2 disparus 3

     Paris, Saint-Cloud, Meudon, Chevilly, Vitry, Stains (infanterie, artillerie), 5 tués, 44 blessés 49

     Mortagne-sur-Huisne (dragons), 1 disparu. 1

JANVIER.   Total.

6. Blois (infanterie), 1 tué.   4
   Dampierre, Vesoul, patrouille (dragons), 2 disparus.   2
   L'Isle-sur-le-Doubs (infanterie), 4 blessés, 3 disparus.   7
   Belfort, Essert (infanterie, artillerie), 1 tué, 3 blessés.   4
7. Bourgachard (dragons), 1 tué.   1
   Paris, Meudon, Notre-Dame de Clamart, Hautes-Bruyères, Chevilly (infanterie, artillerie),
      6 tués, 26 blessés. 32
   Breteuil (infanterie), 1 blessé.   1
   Longni (uhlans), 1 blessé.   1
   Nogent-le-Rotrou (uhlans, hussards), 2 tués, 1 blessé.   3
   (?) (infanterie, artillerie), 1 tué, 9 blessés. 10
   Authon, patrouille (dragons), 1 blessé.   1
   Château-Renault, la Garionnière, Villeporcher, Herbault (infanterie, uhlans), 5 tués,
      58 blessés, 10 disparus. 73
   Vannes, Orléans (infanterie), 4 tués, 4 blessés.   8
   Gien, patrouille (infanterie), 1 tué.   1
   Champ-d'Oiseau, Montbard (infanterie), 2 blessés.   2
8. Ayette, Arras (uhlans), 1 disparu.   1
   Monchy-aux-Bois, Arras (uhlans), 5 tués, 24 blessés, 6 disparus. 35
   Rougemontiers (dragons), 1 blessé, 2 disparus.   3
   Paris, Saint-Cloud, Meudon, Sceaux, Choisy-le-Roi, Bezons (infanterie, artillerie, dragons),
      10 tués, 39 blessés. 49
   Damville, Breteuil (cuirassiers), 1 disparu.   1
   Marchainville, Longni (uhlans), 2 blessés.   2
   Mortagne, patrouille (dragons), 1 disparu.   1
   Le Mans (marche sur) Bellème, Nogent-le-Rotrou, la Ferté-Bernard, Vibraye (infanterie, hus-
      sards), 4 tués, 5 blessés, 21 disparus. 30
   Artenay, Vancé, patrouille (cuirassiers, dragons, uhlans), 2 tués, 3 blessés, 1 disparu. . . .   6
   Poncé, la Chartre-sur-le-Loir (infanterie, artillerie), 7 tués, 16 blessés, 22 disparus. 45
   Prunay, Villeporcher, Château-Renault, Saint-Nicolas-des-Motets (infanterie, dragons, uhlans),
      3 tués, 12 blessés. 15
   Ouzouer-sur-Trezée (infanterie), 1 tué, 1 blessé.   2
   Montbard (infanterie), 2 tués, 18 blessés. 20
   Vellechevreux (dragons), 2 disparus.   2
   Longevelle (?), Montbéliard (infanterie), 4 tués, 10 blessés, 3 disparus. 17
9. Marqion, Ribécourt, Cambray (hussards), 1 tué, 2 disparus.   3
   Ervillers, Arras (infanterie), 2 blessés.   2
   Paris, Saint Cloud, les Moulineaux, Drancy, Bezons (infanterie, artillerie), 6 tués, 29 blessés. 35
   Mamers (hussards), 1 tué, 4 disparus   5
   La Belle-Inutile, Ardenay, Montreuil-l'Henri, marche sur Château-Renault (uhlans), 1 blessé.   1
   Sully (infanterie), 2 blessés.   2
   Donnemarie, Chaumont-en-Bassigny (infanterie), 1 blessé.   1
   Belfort, Pfaffans, Bessoncourt, Pérouse, Bavilliers, Bavilliard (infanterie, artillerie), 2 tués,
      21 blessés. 23
   Séloncourt, Montbéliard (infanterie), 1 tué, 5 blessés, 1 disparu.   7
10. Ribécourt, patrouille (hussards), 1 blessé.   1
    Oisemont (hussards), 1 blessé.   1
    Gainneville (infanterie), 2 blessés.   2
    Damville, Dame-Marie (cuirassiers), 8 disparus.   8
    Paris, Ormesson, Bry-sur-Marne, Aulnay, Pierrefitte, Argenteuil, Chatou (infanterie, artil-
       lerie), 3 tués, 32 blessés, 2 disparus. 37
    Isdes, Sully (infanterie), 1 tué.   1
    Ouzouer-sur-Loire (infanterie), 1 tué, 1 blessé.   2
    Saint-Sulpice, Oppenans, Villersexel (infanterie, artillerie), 3 disparus.   3
    Arcey (infanterie), 2 blessés.   2
    Abevillers (infanterie), 8 tués, 37 blessés. 45
    Belfort, Roppe, Essert (infanterie, artillerie), 5 blessés.   5

JANVIER.   Total.

11. Sapignies (infanterie, uhlans), 2 blessés. 2
   Le Neubourg (dragons), 3 tués. 3
   Paris. Fleury, l'Hay, Chevilly. Choisy-le Roi, Neuilly, Rosny, Chatou (infanterie, artillerie),
      7 tués, 32 blessés, 6 disparus. 45
   Igé (Saône-et-Loire) (infanterie), 2 blessés. 2
   Saint-Cosme, Champuissant (dragons), 2 tués. 1 disparu. 3
   Courcebœuf, le Mans (hussards) 1 blessé. 1
   Beaumont-la-Ronde (uhlans), 1 blessé. 1
   Gien, patrouille (infanterie), 2 blessés. 2
   Baigneux-les-Juifs (Montbard) (infanterie), 4 blessés, 9 disparus. 13
   Abevillers (infanterie), 1 blessé. 1
   Belfort, Eloye (infanterie, artillerie), 1 tué, 2 blessés. 3
12. Miramont (cuirassiers), 1 disparu 1
   Paris, Vaucresson, Meudon, Chevilly, le Raincy (infanterie, artillerie), 4 tués, 15 blessés. . . 19
   Blois (infan crie), 3 tués, 9 blessés. 12
   Moffans, Lure (dragons), 1 blessé, 2 disparus. 3
   Audincourt, Vaudoncourt (infanterie), 3 tués, 4 blessés, 1 disparu. 8
   Belfort, Danjoutin, Bavilliers (infanterie, artillerie), 7 blessés. 7
13. Longwy, Villars-la-Chièvre, Réhon (infanterie), 1 tué, 1 blessé. 2
   Roisel, Catelet (hussards, uhlans), 1 tué, 2 disparus. 3
   Pozières, Bapaume, reconnaissance (uhlans), 2 tués, 1 blessé, 3 disparus. 6
   Bourneville (infanterie, dragons), 1 tué, 1 disparu. 2
   Paris, la Celle-Saint-Cloud, Fleury, le Bourget (infanterie, artillerie), 1 tué, 34 blessés. . . 35
   Mortagne, patrouille (uhlans), 2 tués, 2 blessés, 5 disparus. 9
   Ballon (uhlans), 1 blessé. 1
   Croix, le Mans, patrouille (dragons), 2 blessés. 2
   Chauffour, le Mans (infanterie), 1 blessé. 1
   La Bazoge, route du Mans à Alençon (dragons), 1 blessé. 1
   Aillevans (dragons), 1 blessé. 1
   Ligne de Montbéliard-Delle, Roches, Seloncourt, Dasles, Croix (infanterie, artillerie), 10 tués,
      36 blessés, 6 disparus. 52
   Belfort, Bavilliers (infanterie, artillerie), 1 tué, 2 blessés. 3
14. Longwy, Réon (infanterie), 2 tués, 8 blessés. 10
   Le Catelet (uhlans), 1 blessé. 1
   Albert (hussards, uhlans).. 3
   Bolbec (dragons), 2 tués, 2 disparus. 4
   Paris, Choisy-le-Roi, Champigny, Nouneville, Epinay (infant., artillerie), 20 blessés, 3 disparus. 22
   Bonnétable (hussards), 1 tué. 1
   Beaumont-sur-Sarthe (infanterie), 3 tués, 4 blessés. 7
   Chassillé, Vègre (infanterie, dragons), 4 tués, 15 blessés. 19
   Ousson, Briare, Ouzouer (infanterie), 10 tués, 12 blessés, 20 disparus 42
   Champigny-sur-Yonne (Montereau) (infanterie), 1 blessé 1
   Avallon (dragons), 3 tués, 1 blessé. 4
   Marac, Langres (infanterie), 3 tués, 4 blessés. 7
   Chaumont-en-Bassigny, Louvières (infanterie), 1 tué, 7 blessés. 8
   Baudoncourt, Luxeuil (hussards), 3 disparus.. 3
   La Côte, Moffans, Lure (dragons), 2 blessés, 1 disparu. 3
   Dung, Bart, Montbéliard (infanterie), 2 tués, 10 blessés. 12
15. Long-la-Ville, Longwy (infanterie), 2 tués, 1 blessé. 3
   Gespunsart, Mézières (infanterie), 1 blessé. 1
   Saint-Quentin, le Catelet (infanterie, uhlans), 1 tué, 2 blessés. 3
   Hénencourt (uhlans), 2 blessés. 2
   Fins (dragons), 1 disparu. 1
   Sailly (?), Bapaume (infanterie), 4 disparus. 4
   Saint-Romain (dragons), 1 blessé. 1
   Paris, Notre-Dame-de-Clamart, Belle-Epine, Choisy-le-Roi, le Bourget, Montmagny (infan-
      terie, artillerie, uhlans), 11 tués, 35 blessés. 4 disparus. 50

JANVIER.   Total.

15. Le Mans, Arçonnais, Saint-Pater, Alençon, Bernay, Point-du-Jour, Conlie, Crissé, Sillé-le-
    Guillaume, Saint-Jean-sur-Erve, Baunes (infanterie, artillerie, hussards), 27 tués, 122 bles-
    sés, 34 disparus.   183
    Vesaigne, Poulangy, Chaumont (infanterie), 3 blessés.   3
16. Belfort (infanterie, artillerie), 1 tué, 5 blessés.   6
    Bapaume (hussards), 1 disparu . . . . , ...
    Saint-Quentin (infanterie, uhlans), 4 tués, 10 blessés, 37 disparus.   51
    Paris, Vaucresson, Villa-Crochard, Bellevue, Joinville, Bondy, Drancy (infanterie, artillerie),
    2 tués, 29 blessés.   31
    Courcebœuf (infanterie), 2 blessés   2
    Alençon (dragons), 1 tué.   1
    Saint-Jean-sur-Erve, la Bazouge, Soulgé-le-Bruant (uhlans, dragons), 1 tué, 4 blessés, 6 dis-
    parus.   11
    Avallon (infanterie), 2 tués, 2 blessés.   4
    Verrey-sous-Salmaise (dragons), 2 blessés.   2
    Courcelles-en-Montagne, Cohons (infanterie), 1 tué, 2 blessés.   3
    Saint-Loup-les-Luxeuil (infanterie), 2 tués, 2 blessés, 14 disparus.   18
    Recologne, Claire-Goutte (infanterie), 1 blessé, 1 disparu.   2
17. Belfort, Essert (infanterie), 1 tué, 7 blessés.   8
    Saint-Quentin, Bellenglise, Vermand, Templeux-la-Fosse, Roisel, le Catelet, Fins (infanterie,
    artillerie, dragons, hussards), 1 tué, 12 blessés, 10 disparus.   23
    Le Havre, Saint-Romain (expédition sur le Havre) (infanterie, artillerie), 3 tués, 9 blessés. .   12
    Breteuil (uhlans), 3 blessés.   3
    Paris, Saint-Cloud, le Val, la Belle-Épine, Choisy-le-Roi, Moulin-Saquet (infanterie, artillerie),
    3 tués, 37 blessés, 1 disparu.   41
    Prez-en-Paille, Alençon (dragons), 1 disparu.   1
    Forcé, Laval (dragons), 2 tués, 2 blessés, 2 disparus.   6
    Autrèche, Château-Renault (uhlans), 1 disparu.   1
    Bligny-le-Sec, Verrey-sous-Salmaise (infanterie, dragons), 4 tués, 21 blessés.   25
    Savigny-le-Sec (dragons), 4 tués, 3 blessés, 1 disparu.   8
    Rolampont, Langres (infanterie), 1 blessé.   1
    Bourg, Langres (infanterie), 2 tués.   2
    Piémont (infanterie), 1 tué, 1 blessé.   2
    Orain, Prauthoy (hussards), 1 tué.   1
    Belfort, Valdoye, Cravanche (infanterie, artillerie), 2 tués, 9 blessés.   11
18. Paris, Chevilly, Saint-Denis, carrières Saint-Denis (infanterie), artillerie), 5 tués, 25 blessés, 1
    disparu.   31
    Le Fidelaire, Conches (hussards), 2 tués, 4 blessés.   6
    Damville, Verneuil (cuirassiers), 1 blessé.   1
    Carrouges (dragons), 1 blessé.   1
    Laval (infanterie, dragons), 3 tués, 5 blessés.   8
    Petit-Chargé (Loire) (uhlans), 1 disparu.   1
    Torcenay, Langres (infanterie), 3 disparus.   3
    Epagny, Dijon (dragons), 2 tués, 1 blessé.   3
    Plombières, Luxeuil (hussards), 3 disparus.   3
    Recologne, Claire-Goutte, Champagney (infanterie), 7 tués, 18 blessés   25
19. Belfort, Bavilliers (infanterie), 1 tué.   1
    Bourth-l'Aigle (uhlans), 1 blessé.   1
    Evron, Laval (hussards), 2 disparus.   2
    La Chapelle (dragons), 1 tué, 1 blessé.   2
    Tours (uhlans), 1 blessé.   1
    La Guide (infanterie), 1 blessé.   1
    La Petite-Fourrée, Auvet (infanterie), 1 blessé.   1
    Foncine-le-Bas (infanterie), 1 tué.   1
    Pinson-les-Fayl (infanterie), 1 disparu.   1
    Béthoncourt, Sainte-Marie, Montbéliard (infanterie), 10 blessés, 3 disparus.   13
    Héricourt (convoi) (infanterie), 1 blessé.   1

JANVIER.   Total.

19. Aillevillers, Saint-Loup (infanterie), 3 blessés.   3
     Belfort, Essert (infanterie, artillerie), 1 tué, 4 blessés.   5
     Bitche (infanterie), 2 blessés.   2
20. Saint-Quentin, Rumilly (Cambrai) (artillerie, cuirassiers, uhlans, hussards). 4 blessés. . . .   4
     Huppy (hussards), 1 tué, 1 blessé.   2
     Paris, Vaucresson, Ville-d'Avray, Meudon, Bezons, l'Hay, Drancy, le Bourget (infanterie, ar-
       tillerie), 4 tués, 23 blessés.   27
     La Motte-Beuvron (infanterie), 1 blessé.   1
     Sennely, Orléans (infanterie), 1 blessé, 1 disparu.   2
     Gien (infanterie), 3 disparus.   3
     Saint-Seine, Dijon (dragons), 1 blessé.   1
     Oiselay (hussards), 1 disparu.   1
     Luze, Vellechevreux (infanterie, hussards), 1 tué, 1 blessé.   2
     Belfort, Danjoutin, Essert (infanterie), 1 tué, 2 blessés.   3
21. Longwy (artillerie), 3 tués, 10 blessés.   13
     Paris, Notre-Dame-de-Clamart, l'Hay, Choisy-le-Roi (infanterie, artillerie), 3 tués, 30 blessés.   33
     Chartres, Bernay (marche) (infanterie), 1 tué, 1 blessé, 2 disparus.   4
     Orbec, Bernay (uhlans), 1 blessé.   1
     Villaines-la-Juhel, Gesvres (hussards), 1 disparu.   1
     Dôle (infanterie, dragons), 7 tués, 25 blessés.   32
     Ognon, Marnay, Courcuire, Pin-Emagny, Etuze (infanterie, hussards, uhlans), 6 tués, 25 blessés.
       2 disparus.   33
     Gency, Isle-sur-le-Doubs (infanterie), 1 blessé.   1
     Le Petit-Magny, Belfort (dragons), 1 blessé.   1
     Foulain (infanterie), 1 blessé, 1 disparu.   2
     Vrecourt, Bourmont (infanterie), 3 tués, 3 blessés.   6
22. Longwy (infanterie, artillerie), 1 tué, 1 blessé, 1 disparu.   3
     Arras (hussards), 1 disparu.   1
     Serquigny, Bernay (hussards), 2 blessés.   2
     Paris, Bellevue, le Val, Fleury-Clamart (infanterie, artillerie), 7 tués, 36 blessés.   43
     Villaines-la-Juhel (hussards), 4 blessés, 1 disparu.   5
     Azay-la-Ronde, patrouille (cuirassiers), 3 blessés, 3 disparus.   6
     Mong ?, Tours (uhlans), 1 blessé.   1
     La Motte-Beuvron, la Ferté-Beauharnais (infanterie), 1 tué, 1 blessé.   2
     Daix, Plombières, Dijon (infanterie), 6 tués, 23 blessés, 9 disparus.   38
     Hérimoncourt (infanterie), 1 blessé, 1 disparu   2
     Belfort, Pérouse (infanterie), 3 blessés   3
     Fontenay, Nancy (infanterie), 1 tué, 7 blessés, 17 disparus.   25
23. Landrecies (infanterie), 2 tués, 9 blessés.   11
     Conches (marche sur) (uhlans), 1 blessé   1
     Paris, Fleury-Clamart, Choisy-le-Roi (infanterie, artillerie), 9 tués, 35 blessés.   44
     Villaines-la-Juhel (hussards), 1 blessé.   1
     Azay-le-Rideau (uhlans), 1 tué.   1
     La Motte-Beuvron (infanterie), 1 tué, 1 blessé.   2
     Parrecey, Cramans (infanterie, dragons), 4 blessés.   4
     Besançon, Dampierre, Marloz, Damemarie, Saint-Vit, Fraisans, Byans, Abbans (infanterie,
       artillerie, hussards), 11 blessés.   11
     Autechaux, Clerval (infanterie), 5 tués, 12 blessés   17
     Bondeval, Toulay, Roches, Glay (infanterie, uhlans), 13 tués, 41 blessés   54
     Belfort, Pérouse, Danjoutin (infanterie, artillerie), 5 blessés   5
24. Bolbec (dragons), 1 blessé   1
     Paris, le Val, Meudon, Choisy-le-Roi. Plaisance, le Bourget, Saint-Denis (infanterie, ar-
       tillerie, 1 tué, 12 blessés, 3 disparus.   16
     Villaine-la-Juhel (dragons), 2 blessés, 3 disparus.   5
     Sablé-sur-Sarthe, Saint-Denis-d'Anjou (hussards), 1 blessé.   1
     Gien (infanterie), 1 blessé.   1
     Mouchard (infanterie, artillerie), 2 tués, 3 blessés   5

JANVIER.	Total.
24. Châtillon-le-Duc (infanterie, hussards), 1 tué, 5 blessés.	6
Belfort (infanterie, artillerie), 4 blessés.	4
Paroy, Château-Thierry (infanterie), 1 tué.	1
25. Fismes, Reims (infanterie), 1 blessé.	1
Paris, Enghien, Épinay (infanterie, artillerie), 2 tués, 12 blessés.	14
Saint-Florentin (infanterie), 1 blessé.	1
Evron (hussards), 5 disparus.	5
Bazougers ? (hussards), 1 blessé, 1 disparu.	2
Saint-Denis-d'Anjou (hussards), 1 blessé.	1
La Flèche (infanterie), 1 blessé.	1
Durtal (hussards), 1 disparu.	1
Saint-Nicolas (uhlans), 1 blessé.	1
Bois de la Motte (uhlans), 3 blessés.	3
Bléré, reconnaissance (uhlans), 2 blessés.	2
Joigny, la Roche (infanterie), 2 tués, 9 blessés.	11
Esnoms, Prauthoy (infanterie), 1 tué, 1 blessé.	2
Chevigny, Dijon (infanterie), 2 blessés.	2
Arbois, Salins (infanterie), 2 tués, 6 blessés.	8
Abbans, Quingey, Chouzelot, Vorges (infanterie), 17 tués, 52 blessés, 4 disparus.	73
Saint-Jean ? d'Adam (infanterie), 6 blessés.	6
Glay, Blamont (infanterie, uhlans), 2 tués.	2
Belfort (génie), 1 blessé.	1
26. Paris, Chennevières, Épinay (infanterie, artillerie), 1 tué, 3 blessés.	4
Conches (bois de) (artillerie), 2 blessés.	2
Alençon (cuirassiers), 1 blessé.	1
Saint-Léger, Laval (hussards), 1 disparu.	1
Meslay (hussards), 1 disparu.	1
Noyant, Tours (dragons), 1 blessé, 1 disparu.	2
Chauvigny (infanterie), 1 tué.	1
Chouzelot, Vorges (infanterie), 13 tués, 21 blessés.	34
Aissey, Baume-les-Dames (infanterie), 1 blessé.	1
27. Meslay (hussards), 1 blessé.	1
Précigné, Sablé-sur-Sarthe (hussards), 3 disparus.	3
Dhuizon, Chambord (infanterie), 1 tué.	1
Marnay, Chaumont (infanterie), 1 blessé.	1
Auxonne, Soissons, reconnaissance (infanterie), 1 disparu.	1
Frasnes (Auxonne ?) (infanterie), 1 disparu.	1
Saint-Vit, Fourg (marche sur) (infanterie), 1 disparu.	1
Besançon, Auxon-Dessus (hussards), 1 blessé.	1
Salins (infanterie, artillerie), 10 blessés.	10
Belfort, Danjoutin (infanterie, artillerie), 1 tué, 16 blessés.	17
28. Arras (cuirassiers), 1 disparu.	1
Paris (infanterie), 1 blessé.	1
Vaiges, Saint-Jean-sur-Erve (hussards), 1 tué, 1 blessé.	2
Meslay (hussards), 1 blessé.	1
Saint-Denis-d'Anjou (hussards), 1 blessé.	1
Azay-le-Rideau (cuirassiers), 1 blessé.	1
Herbault (uhlans), 2 blessés.	2
Blois, Vienne (infanterie, uhlans), 4 tués, 13 blessés, 46 disparus.	63
Châtillon-sur-Loire (infanterie), 1 blessé.	1
Marnay, Vésaignes, Chaumont (infanterie), 1 blessé.	1
Essertenne (dragons), 1 blessé.	1
Metoney ou Menotey (dragons), 1 blessé.	1
Poligny (Arbois) (dragons), 1 tué.	1
Noirefontaines, Doubs (infanterie), 5 blessés.	5
Belfort (artillerie), 2 blessés.	2
29. Rocroy (infanterie), 1 blessé.	1

Janvier.	Total.
29. Mortagne (uhlans), 2 blessés	2
Saint-Léonard-des-Bois (hussards), 1 blessé	1
Evron (hussards), 1 blessé	1
Saint-Léger, Soulgé-le-Bruant (hussards), 1 tué, 5 blessés	6
Saint-Denis-d'Anjou (hussards), 2 blessés	2
Le Lude, le Mans (dragons), 1 blessé	1
Châtillon-sur-Loing, avant-postes (infanterie), 2 disparus	2
Châtillon, Charny, marche (artillerie), 1 disparu	1
Bleneau ? (infanterie), 1 disparu	1
Raynans, Chevigné, Auxonne (infanterie), 1 tué	1
Besançon, reconnaissance (infanterie), 1 tué, 1 blessé	2
Les Planches (infanterie), 2 tués, 1 blessé	3
Belfort (infanterie), 2 blessés	2
30. Caudebec (infanterie), 1 blessé	1
Bouessay (hussards), 1 blessé	1
La Chapelle (dragons), 1 blessé	1
Pontvallain, le Lude (dragons), 1 blessé	1
Villandry, Tours (infanterie), 1 blessé	1
Frasne (dragons), 2 tués, 5 blessés	7
31. Amboise, patrouille (cuirassiers), 1 tué	1
Vaux, Pontarlier (infanterie, artillerie), 6 tués, 22 blessés, 2 disparus	30
Belfort, Roppe, Danjoutin (infanterie, artillerie), 1 tué, 2 blessés	3
Février.	
1er. Belfort, Danjoutin (infanterie, artillerie), 6 tués, 10 blessés	16
2. Paris (génie), 1 tué	1
Saint-Bohaire, Blois, Fourrage (uhlans), 1 blessé	1
Pontarlier (infanterie), 3 blessés	3
Belfort, Bavilliers, Danjoutin, les Perches (infanterie), 1 tué, 5 blessés	5
3. Belfort, Bavilliers, Valdoye (tranchées) (infanterie, génie, artillerie), 7 tués, 14 blessés	21
4. Belfort (tranchées) (infanterie, génie, artillerie), 3 tués, 5 blessés	8
5. Belfort, les Perches (tranchées) (infanterie, génie, artillerie), 3 tués, 13 blessés	16
Rioz, Voray, Besançon (dragons), 1 blessé	1
Belfort (tranchées) (infanterie, génie), 2 tués, 5 blessés	7
6. Belfort, les Perches (infanterie, génie, artillerie), 6 blessés	6
7. Cob-de-Roches (francs-tireurs) (artillerie), 1 tué, 2 blessés	3
Belfort (tranchées) (infanterie, génie), 1 tué, 6 blessés	7
8. Belfort, les Perches (infanterie, artillerie, génie), 12 tués, 48 blessés	60
9. Belfort, les Perches, Pérouse, Danjoutin (infanterie, artillerie, génie), 9 tués, 31 blessés	40
10. Belfort, Bavilliers (tranchées) (infanterie), 5 blessés	5
10-11. Belfort, les Perches (infanterie, artillerie, génie), 5 tués, 23 blessés	28
11. Belfort, Danjoutin (infanterie, artillerie), 1 tué, 4 blessés	5
12. Belfort, Hautes-Perches (infanterie, artillerie), 3 tués, 10 blessés, 1 disparu	14
13. Belfort, Cravanche, Danjoutin, les Perches (infanterie, artillerie), 2 tué, 10 tués	12
16. Buisson, réquisition (hussards), 1 blessé	1
19. Belfort, explosion (infanterie), 1 tué, 1 blessé, 1 disparu	3
Ravières, ferme Malassise (infanterie), 1 tué	1
22. Mézières, Orléans (infanterie), 1 blessé	1
Saint-Maurice (infanterie), 1 blessé	1
23. Saint-Sauveur (dragons), 1 blessé	1
Serrigny (infanterie), 1 blessé	1
26. Bois de Conches (cuirassiers), 1 tué, 1 blessé	2
27. Bonneville (Briefrelais) (dragons), 1 blessé	1
28. Courcelles (infanterie), 1 blessé	1
Mars.	
1er. Auvillars (infanterie), 1 blessé	1
Orbay, Epernay (infanterie), 2 tués, 1 blessé	3
23. Friedrichsort, explosion de torpilles (marine), 2 tués	2

Récapitulation des pertes des armées allemandes dans les escarmouches, patrouilles, reconnaissances, avant-gardes et petits engagements; ces pertes sont comprises dans les pertes générales.

Tués, 1,795. — Blessés, 6,690. — Disparus, 1,539.

Voir, pour les pertes générales des armées françaises et allemandes, l'Introduction du tome Ier.

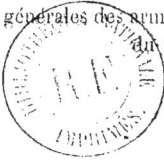

AMBULANCES

Partout le nom d'ambulance a été donné à tous les dépôts de blessés ou de malades; c'est une erreur qui n'a pas, il est vrai, d'importance; mais ces dépôts dans les villes et quelques localités plus ou moins éloignées du champ de bataille n'étaient que des hôpitaux temporaires petits ou grands. Le nom d'ambulance indique la mobilité qui permet de suivre l'armée dans tous ses mouvements et ne peut s'appliquer aux dépôts dont nous venons de parler. Quoi qu'il en soit et pour nous conformer à l'usage qui vient d'être en quelque sorte établi pendant cette guerre, nous dirons qu'il y a eu pour secourir les blessés et les malades :

1° Des ambulances de campagne ou ambulances volantes, les unes civiles volontaires, les autres militaires et officielles; mais nous ne parlerons que de quelques-unes de ces dernières étrangères à nos attributions; 2° des ambulances des gares ou de passage et de ravitaillement, 3° des ambulances sédentaires ou dépôts de blessés et de malades; 4° des hôpitaux militaires et civils.

Nous allons tâcher de faire connaître les services rendus par tous les dévouements qui se sont manifestés dans toute la France, sans oublier les secours qui nous sont venus de tous côtés et nous ont permis d'affirmer l'importance de l'intervention humanitaire de la Société française de secours aux blessés des armées de terre et de mer.

Disons d'abord notre vive reconnaissance envers tous ceux de nos confrères qui ont bien voulu répondre à l'appel que j'ai fait de tous les documents chirurgicaux et médicaux sans lesquels je n'aurais pu établir le travail d'ensemble, bien imparfait, sans aucun doute, que j'ai l'honneur de soumettre à leurs souvenirs et à leur appréciation.

J'ai dû commettre des erreurs, cela s'explique par la forme si variée des rapports qui souvent aussi sont plus administratifs ou financiers que médicaux et par conséquent en dehors de nos attributions. Quelques rapports enfin ont pu être envoyés et ne nous sont pas parvenus; ces lacunes sont regrettables; mais elles disparaîtront grâce aux listes nominatives qui nous ont été communiquées pour l'ensemble du travail.

« Jusqu'ici l'intendance était seule chargée de la direction des ambulances et des hôpitaux de l'armée : c'était pour la première fois qu'elle rencontrait sur son terrain une institution libre, qu'elle connaissait à peine et qui venait introduire, à travers ses habitudes et son autorité, une action qui lui était étrangère. Au premier moment cette action fut accueillie avec faveur et bienveillance par les commandants en chef; ils prévirent l'utilité et la convenance de ce nouveau concours; mais la Société fut moins bienvenue aux yeux de ceux dont elle allait partager les travaux : elle leur parut accuser l'insuffisance et l'imperfection de leur administration. Les événements se chargèrent bientôt d'écarter les défiances : les relations, en se multipliant, devinrent plus cordiales; l'administration, à ses différents degrés, reconnut que, dans l'immense travail imposé par la guerre, la Société lui apportait non des rivaux, mais des associés et des auxiliaires, et le gouvernement apprit à tous ses fonctionnaires le cas qu'il faisait de l'œuvre, en la chargeant des missions les plus importantes et les plus délicates. Trop tôt d'ailleurs les besoins devinrent assez grands pour ne refuser aucun secours. Déjà au camp de Châlons, on ne tolérait pas seulement, on réclamait les ambulances de la Société, et elle n'avait plus assez de médecins et d'infirmiers le lendemain de la capitulation de Sedan. » De Melun.

On a répandu le bruit que la Société allait remplacer les médecins militaires, ce qui serait une grosse économie pour l'État. Cette erreur propagée mit en défiance les médecins de l'armée; ce qui explique l'accueil plus ou moins réservé, non-seulement au début de la

guerre, mais encore lorsque, pendant la campagne, on avait pu juger les actes et les intentions de la Société.

Je n'en veux citer qu'un exemple : c'était sous Paris, à Villejuif, où l'empressement et le
zèle de nos ambulances volantes destinées à ramener, au plus vite dans les hôpitaux de la
ville les victimes des combats de chaque jour, furent singulièrement interprétés. Je laisse
parler l'auteur du rapport :

« Notre division étant rentrée le soir même pour camper sur les boulevards qui aboutissent au rond-point de l'ancienne barrière de Fontainebleau, je n'avais pas voulu vous rendre
compte de la manière de faire des médecins de la Société internationale; mais notre division
ayant repris ses positions de Villejuif le 22 dans la soirée, j'étais décidé à empêcher cette
course au clocher de la Société internationale sur nos blessés. C'est ce que j'ai fait hier, tout
en conservant les plus grandes convenances et en n'ayant avec nos confrères que les relations
les plus amicales. D'abord je me suis opposé à leur passage au delà de mon ambulance en
leur donnant l'assurance qu'aussitôt que mon personnel serait débordé, je les prierais de se
charger des blessés auxquels nous ne pourrions pas de donner de soins immédiats..... Vers
10 heures du matin, les médecins de cette société formaient autour de nous cinq groupes
complets d'ambulances distinctes avec tout leur matériel.... Seulement, comme nos moyens
de transport sont bien inférieurs à ceux dont elles disposent, j'ai confié nos blessés à leurs
soins pour les conduire au Val-de-Grâce, ce qu'ils ont fait avec empressement et de la
meilleure grâce du monde. M. Pasquier a remarqué comme moi l'esprit d'accaparement qui
anime les médecins de l'internationale; je veux bien croire que nos confrères n'ont pas l'intention de nuire aux médecins militaires, mais il est certain qu'en les laissant faire, les
médecins militaires seraient complètement annihilés, effacés, et que les journaux chanteraient
bien haut les services rendus par les ambulances de cette Société, et cela évidemment à notre
grand détriment. » 24 septembre.

Le correctif ne se fit pas longtemps attendre; le voici : le général de Maud'huy, commandant cette division, m'écrit : « Mon cher Chenu, comme le D* *** et mon intendant, j'ai vu
partir avec regret l'ambulance volante du D* Magdelain, avec laquelle nous faisions très-bon
ménage et que nous avons pu apprécier; si donc tu peux nous la rendre, tu feras à tous
grand plaisir, et moi, en particulier, je t'en serai grandement obligé. »

Cette même division, au combat de Chevilly, le 30 septembre accuse, dans son rapport
les pertes suivantes :

1re brigade : 25 officiers dont 8 tués; 588 hommes dont 120 tués.
2e brigade : 11 officiers dont 3 tués; 157 hommes dont 24 tués.

36   11   745   144

Nos ambulances assistaient à ce combat et ont ramené le soir même à notre hôpital du
Palais de l'Industrie tous nos blessés gravement atteints; les autres ont été transportés dans
les petites ambulances voisines.

Enfin le général Vinoy à la formation de la 3e armée demande 4 de nos ambulances,
pour 4 divisions de son armée.

« Tout s'est-il passé dans toutes les ambulances de campagne avec autant d'ordre et
d'entente que nous aurions pu le désirer? C'est ce que nous ne saurions assurer. Mais ce
n'est pas le zèle ni la bonne volonté qui ont fait défaut. »

Nous avouerons facilement que des reproches nous ont été adressés sur le personnel de
quelques ambulances qui ont séjourné longtemps dans la même localité. Beaucoup d'infirmiers ont dû être renvoyés : « les nécessités d'un rapide départ les avaient fait recruter trop
vite; ils avaient les défauts et quelquefois les vices des hommes qu'on n'a pas eu le temps de
choisir; mais, sans compter ceux qui sont morts ou ont été blessés à leur poste, plusieurs ont
suivi l'exemple de ces admirables frères qui, à Paris et dans toute la France, quittaient leur
école pour les champs de bataille. »

Les accusations n'ont pas été épargnées aux médecins : la jalousie s'introduit partout ; et, cependant « au dire des municipalités et des chefs de corps, les médecins des ambulances de la Société ne reculent devant aucune fatigue, aucun travail, quand il s'agit des intérêts qui leur sont confiés ; ils se font brancardiers, bouchers, boulangers, pour que les blessés ne restent pas à terre et qu'ils aient de la viande et du pain. Un délégué qui a parcouru tout le pays livré à la guerre et les a vus à l'œuvre, rapporte que dans les moments de fatigue ils ne mangeaient qu'après que leurs malades avaient mangé, ils ne songeaient au repos que lorsque ceux-ci étaient endormis. Plus d'un, à la fin d'une journée de travail incessant, est resté debout toute la nuit, parce qu'un de ses blessés était plus mal et pouvait avoir besoin de lui. » De Melun.

« Les ambulances (internationales) n'ont pas du reste suppléé au défaut de matériel médical des ambulances officielles ; elles ont apporté de plus, au sein des armées, un matériel entièrement étranger à ces dernières ambulances. Celles qui, comme l'ambulance du Midi, se sont trouvées en rapport avec des comités jaloux de les pourvoir abondamment, ont pu distribuer aux soldats des vêtements et des couvertures de laine, d'un prix inestimable pour des malheureux qu'un hiver impitoyable soumettait aux plus cruelles épreuves. » Dr Sabatier.

Nous ne parlerons pas de ces ambulances, autorisées cependant avec une coupable légèreté, et qui n'ont servi qu'à satisfaire la curiosité d'un trop grand nombre d'hommes et de femmes, et la cupidité de ceux qui venaient ramasser des choux et des pommes de terre dont ils remplissaient leurs voitures portant le pavillon de Genève.

La guerre, nous ne le savons que trop, a résisté au développement des idées philosophiques, à la religion même. Il ne restait donc aux hommes animés de l'amour de l'humanité, qu'à se liguer pour atténuer autant qu'il leur serait possible, les maux que la guerre traîne toujours après elle. Et si, d'un côté, nous avons vu une guerre de sauvages, de l'autre, nous nous féliciterons toujours d'avoir coopéré à l'œuvre de la plus remarquable philanthropie.

« D'ailleurs, pour que le soldat marche au feu sans hésitation, ne lui laissons pas craindre que, s'il est blessé, les soins empressés et immédiats vont lui manquer et qu'il sera délaissé ou abandonné. Prouvons-lui au contraire que tout a été bien prévu, que tout est bien prêt pour soulager et guérir ses mutilations, qu'en un mot, la patrie reconnaissante lui garantit une généreuse compensation à son sacrifice ; le droit strict veut que cette compensation soit suffisante et assurée : comme dette patriotique et humanitaire, elle devient sacrée et ne saurait être trop largement acquittée. La Société française de secours repose tout entière sur ce noble sentiment de philanthropie. » Dr Naudin.

L'action des ambulances de la Société, disons-le pour terminer ces quelques observations générales, a été certainement au-dessous de l'immensité des besoins et des souffrances ; mais il est incontestable que nos ambulances ont fait tout ce qu'elles ont pu. L'expérience comme marche à suivre a souvent fait défaut, nous verrons qu'une direction officieuse ne venait pas toujours en aide au médecin en chef, et, d'ailleurs à chaque étape, il se présentait des obstacles ; trop souvent il y a eu des retards, parce que l'encombrement des routes ne permettait pas de passer ou parce que l'ennemi obligeait les ambulances à de longs détours, alors que le temps pressait.

Nous n'avons cessé de dire aux chefs des ambulances qu'à la guerre l'imprévu est la règle ; mais dans une guerre aussi malheureuse, les difficultés se décuplent et soumettent les plus intelligents à de dures épreuves.

AMBULANCES DE CAMPAGNE

La Société a organisé dès la déclaration de la guerre un certain nombre d'ambulances destinées à suivre nos corps d'armée et à fonctionner pendant et après les batailles ; nous allons faire connaître sommairement les services qu'elles ont rendus, l'itinéraire qu'elles ont suivi et les combats auxquels elles ont assisté. Nous commencerons par les ambulances parties de Paris aux frais de la Société; et nous citerons les rapports de trois ambulances militaires; nous parlerons ensuite des ambulances volantes organisées pour le siége de Paris et enfin des ambulances de campagne dues à l'initiative des comités des départements.

« Un des premiers devoirs du personnel des ambulances de campagne consiste à panser les blessés sur le champ de bataille et à les faire transporter jusqu'aux ambulances de seconde ligne. Les opérations urgentes sont pratiquées et les premiers pansements complétés.

« Les blessés sont placés sur des brancards, des cacolets, des voitures avec l'intelligente sollicitude qui doit leur éviter d'atroces douleurs pendant un trajet plus ou moins long avant d'atteindre les hôpitaux : telle est en résumé la mission des médecins d'ambulances pendant et après le combat.

« Dans ces conditions, les observations scientifiques, qu'il est facile de recueillir dans les hôpitaux au lit des blessés, sont nécessairement restreintes et se bornent à la constatation des blessures, à l'appréciation de la gravité qu'elles présentent et aux indications chirurgicales particulières que le temps et le lieu permettent de remplir dans les premiers moments. » Cuvelier, médecin en chef de l'armée de Metz.

Ces premiers soins et le transport des blessés ont une importance énorme sur la guérison des blessés. On peut dire en effet, avec M. le professeur Jossel, que la mort d'un quart des blessés est due aux défectuosités des moyens de transport et au retard d'un premier pansement fait avec méthode et au moment opportun. Ainsi, « la plupart des blessés amenés de Gravelotte à Metz, six jours après la blessure, n'avaient reçu aucun pansement ou avaient été pansés trop à la hâte, et ils ne tardèrent pas à succomber. » Dr Grellois.

AMBULANCES DE CAMPAGNE

DE LA SOCIÉTÉ FRANÇAISE DE SECOURS AUX BLESSÉS DES ARMÉES DE TERRE ET DE MER.

Ambulance n° 1.

Personnel médical et religieux.

M. le Dr LEFORT, chirurgien en chef, professeur agrégé à la Faculté de médecine de Paris.

MM. LIÉGEOIS, chirurgien en second.			MM. BARBARIN, chirurgien sous-aide,		
GILLETTE, chirurgien-major.			BONNET,	id.	id.
GOOD,	id.		BOYLAN,	id.	id.
MARTIN,	id.		BRIÈRE,	id.	id.
SANNÉ,	id.		NIÉPER,	id.	id.
LAUGIER, chirurgien aide-major.			FORESTIER,	id.	id.
L'ÉTENDARD,	id.	id.	GALISSON,	id.	id.
NOTTIN,	id.	id.	GUÉNEAU DE MUSSY,		id.
ROMLOW,	id.	id.	LAFFITTE,	id.	id.
SAVREUX-LACHAPELLE,	id.		MÉNARD SAINT-YVES,		id.
CHEVALET,	id.	id.	TARINEAU,	id.	id.
FRÉMY,	id.	id.	VIZZU,	id.	id.
LABADIE-LAGRAVE,		id.	CAUSSONEL, aumônier.		
LAGRANGE,	id.	id.	DURANT-DASSIER, pasteur.		
SEREZ,	id.	id.	3 comptables, 2 ingénieurs, 52 infirmiers et cochers.		

Partie de Paris le 4 août à destination de l'armée du Rhin. — L'ambulance n° 1 arrive à Nancy; séjour.

10 AOUT. — Départ de Nancy pour Metz. Caserne du génie. — L'ambulance, par suite du blocus, est enfermée dans la place.

14 AOUT. — BORNY. — L'ambulance divisée en 5 sections. 1 au château, 1 dans l'église, 3 dans des granges. Ces sections reçoivent bientôt de nombreux blessés; ils sont pansés et évacués sur Metz, à l'aide de 20 voitures envoyées dans ce but.

15 AOUT. — L'ambulance se dirige sur Colombey à peu de distance en avant de Borny pour s'occuper de l'échange des blessés prisonniers.

« Mais le spectacle le plus navrant que nous vîmes fut l'horrible mutilation que présentaient nos soldats dans un petit chemin creux près de la route : on ne voyait que des troncs séparés des membres, des têtes séparées du corps, des corps entiers vidés de leurs viscères, des calottes crâniennes enlevées et le cerveau en bouillie. »

« Arrivés à Colombey, nous fûmes reçus par deux chirurgiens prussiens qui nous firent bon accueil et nous firent visiter les blessés. Ce ne fut pas sans une certaine satisfaction que nous constatâmes qu'ils avaient traité les Français à l'égal de leurs compatriotes. La remise des blessés français nous fut faite à la condition qu'ils promettraient de ne plus servir pendant cette guerre. 7 officiers français et 69 hommes de troupe sont ramenés à Metz. »

16 AOUT. — Une partie de l'ambulance reste à la caserne du génie, l'autre section se dirige sur la Planchette, Malroy et Lauvallier, d'où elle ramène une centaine de blessés retenus dans les ambulances prussiennes.

17 AOUT. — Une section de l'ambulance va prêter son concours aux chirurgiens de l'armée pour soigner les blessés de Gravelotte et regagne Metz à la fin de la journée.

5 chirurgiens de l'ambulance partent vers onze heures du soir avec quelques chirurgiens de l'armée et sept ou huit voitures pour chercher 80 blessés restés dans une ferme près de Gravelotte et qu'ils ramènent à Metz.

18 AOUT. — Une section se rend à Chatel au bruit du canon de Saint-Privat, mais elle est obligée de se replier sur le village de Lessy. 150 blessés environ étaient dans l'église de ce village.

Vers le soir, cette même section revient à Chatel, où elle trouve une centaine de blessés, au milieu du sang, poussant des cris affreux et réclamant à boire; il y avait un général ayant reçu une balle à la colonne vertébrale cervicale et complétement paralysé, et trois officiers ayant les jambes broyées. Les pansements furent terminés seulement à trois heures du matin.

A 4 heures, l'ambulance quitte Chatel emmenant tous les blessés que purent recevoir les 14 voitures qui étaient à sa disposition. A huit heures, l'ambulance quitte Lessy et quelques chirurgiens accompagnent les blessés jusqu'à la caserne du génie.

21 AOUT. — L'ambulance presque au complet ayant appris qu'il restait encore des blessés à Gravelotte, se porta vers ce village, mais elle fut mal accueillie et forcée de revenir à Metz; son retour s'effectua sous la conduite d'un sergent prussien.

31 AOUT. — L'ambulance sort encore et se dirige vers Noisseville et Servigny, mais elle ne reçoit pas de blessés.

1er SEPTEMBRE. — L'ambulance renvoie à Metz une partie de son personnel, l'autre partie resta à Lauvallier.

8 OCTOBRE. — L'ambulance se rend à Woippy et s'établit dans l'église, où elle reçoit environ 150 blessés qui ont été ramenés à Metz.

9 OCTOBRE. — L'ambulance se dirige sur la ferme de Sainte-Agathe, où elle trouve un grand nombre de morts et quelques blessés affreusement mutilés, et elle revient à Metz après premiers pansements.

Après la bataille de Borny, la caserne du génie avait été convertie en hôpital, desservi par des médecins de la ville qui en prirent possession. Il fallut chercher un emplacement pour établir un hôpital où le personnel de l'ambulance ne serait plus dérangé. M. Maréchal, maire de Metz, désigna le gymnase Fabert, qui put contenir 80 lits. On y ajouta deux tentes qui purent aussi contenir 40 lits. On y reçut environ 250 blessés dont 96 sont morts.

L'ambulance est licenciée par ordre le surlendemain de la capitulation de Metz et le matériel doit être remis chez M. de Gargan. Un des infirmiers, le nommé Cornevon, est mort à la suite d'une plaie pénétrante de l'abdomen en relevant un colonel blessé. Dr Liégeois.

Ambulance n° 2.
Personnel médical et religieux.

M. le Dr MARC SÉE, chirurgien en chef, professeur agrégé à la Faculté de médecine de Paris.

MM. MAROT, chirurgien-major.		MM. AUTUN, chirurgien sous-aide.	
POMMIER.	id.	COURMONT, id.	id.
RUCK,	id.	DE PRESSIGNY,	id.
VILLENEUVE,	id.	ALLIBERT, id.	id.
DESPINES, chirurgien aide-major.		DESCHAMPS, id.	id.
GRIPPAT,	id.	RECLUS, id.	id.
LEROY DES BARRES,	id.	PAULY, id.	id.
PETIT,	id.	id.	COLSON, id.	id.
BAYLE,	id.	id.	BERJEAUD, id.	id.
REGNAULD,	id.	id.	FOEX, id.	id.
GAYE,	id.	id.	ALBENOIS (Casimir),	id.
BELLON,	id.	id.	LOIZELIER, aumônier.	
CASTIAUX,	id.	id.	ESPÉRANDIEU, pasteur.	
MURET, chirurgien sous-aide.		5 comptables ou aides, 2 infirmiers-majors, 1 piqueur, 60 infirmiers, 10 cochers, 1 maréchal ferrand.	
PIQUANTIN, id.	id.		
BAUDON, id.	id.		

La deuxième ambulance de la Société de secours aux blessés, désignée dans l'origine sous le nom d'*ambulance de la Presse française* (1), quitta Paris le 11 août, avec l'ordre de se rendre à Metz. Arrivée à Frouard, elle trouva la voie coupée; elle revint sur ses pas jusqu'à Toul, d'où elle se proposait de gagner Metz par la grande route. Elle partit de Toul le 13 août à dix heures du matin, s'arrêta une couple d'heures à Rozières, dont la population lui témoigna un enthousiasme extraordinaire, et atteignit, vers six heures, la hauteur qui domine Dieulouard. A ce moment, de nombreux coups de feu furent entendus du côté du chemin de fer : l'ambulance, aussitôt, descendit dans le village, où elle trouva deux blessés installés convenablement dans une maison. A peine les avait-elle interrogés, que le village fut occupé par l'ennemi. Forcée de passer la nuit à Dieulouard, côte à côte avec les Prussiens, elle obtint le lendemain l'autorisation de continuer sa route sur Metz. Elle chemina sans encombre jusqu'à Pont-à-Mousson, où toute l'armée du prince Frédéric-Charles faisait alors son entrée. Toutes les maisons, sans aucune exception, étant remplies de soldats et défense nous étant faite d'aller plus loin, nous nous résignâmes à camper sur le bord de la 'Moselle, dans une vaste prairie, qui nous fut indiquée par le commandant prussien de Pont-à-Mousson. Mais notre séjour dans ce campement, d'abord supportable, devint le lendemain une véritable captivité, et je dus faire tous mes efforts pour en sortir. Or, à aucun prix on ne voulait nous permettre de retourner à Toul, encore moins d'aller à Metz; on nous menaça même de confisquer notre matériel et de nous envoyer en Allemagne. A force d'insistance, j'obtins du chef d'état-major de Frédéric-Charles de nous rendre à Saint-Avold et à Saarbrück, où il y avait, nous disait-on, un grand nombre de blessés français.

Cette solution, cependant, était loin de nous satisfaire; elle nous faisait manquer notre but, car l'ambulance cessait d'être une ambulance volante, elle était perdue pour l'armée française. Un heureux hasard s'offrit à nous : arrivés à Luppy, nous vîmes défiler toute la garde royale. Le roi Guillaume n'était pas loin; je résolus de lui présenter une requête dans le sens de nos projets primitifs, en même temps qu'une protestation contre le traitement

_____

(1) Cette désignation, inscrite en grands caractères sur les voitures de l'ambulance, a certainement été la cause de la plupart des embarras qui lui sont suscités, dès son entrée en campagne, par les Prussiens.

indigne qui nous était infligé depuis quelques heures : des gendarmes, en effet, le pistolet au poing, nous gardaient à vue et même nous rudoyaient parfois. Le roi, me voyant sur le bord de la route avec un drapeau à la main, voulut bien faire arrêter sa voiture, et, après m'avoir entendu, donna l'ordre suivant (traduction textuelle) :

« L'ambulance des Français, en traversant Luppy, a soumis à Sa Majesté le roi de « Prusse, par ses délégués, la demande de pénétrer dans Metz, pour y soigner les blessés « français. Sa Majesté donne l'ordre que les hommes pourront aller à Metz sous escorte, et « que la Prusse, en ce qui la concerne, ne s'y oppose nullement, si le commandant français « les laisse entrer dans Metz, à la condition, bien entendu, que partout on agira d'après la « convention de Genève. Si on ne laisse pas entrer ces personnes dans Metz, elles doivent « être dirigées sur l'arrière, suivant les ordres du général de Stosch. Sa Majesté m'a chargé « de transmettre ces ordres au commandant de Blücher. » Stieber, directeur de la police de campagne du quartier général prussien de Sa Majesté.

Cet ordre, si équitable, fut éludé par les généraux prussiens, qui alléguèrent, dès le jour suivant, qu'ayant télégraphié au commandant de Metz, ils avaient été avisés par lui qu'il ne pouvait nous recevoir, attendu qu'il avait déjà trop de monde à nourrir. Pour regagner les lignes françaises, on nous laissa choisir entre la voie de Suisse et la voie de Belgique. Je donnai la préférence à la dernière, comme étant la plus courte.

Immédiatement après le passage du roi, nous dûmes nous remettre en marche, sous un soleil ardent et escortés par des gendarmes. Un immense convoi occupant la route, nous fûmes obligés de passer à travers champs; nos chevaux, si vigoureux, ne parvinrent qu'à grand'peine à arracher aux terres labourées nos voitures pesamment chargées et qu'à chaque instant je craignais de voir se briser.

Nous arrivâmes enfin, harassés de fatigue, à Rémilly, où l'on nous informa que nous pouvions prendre le chemin de fer. Mais le train qui devait nous emmener se fit attendre toute la nuit et ne se trouva prêt que le lendemain matin, à onze heures. Un officier nous fut donné pour escorte; il nous accompagna jusqu'à la frontière belge, et je dois reconnaître qu'il s'acquitta de sa mission avec beaucoup de tact et à notre entière satisfaction. Nous passâmes par Saint-Avold, Saarbrück, Birkenfeld, Staudernheim, Münster, Kreuznak, Bingerbrück, Coblentz, et nous ne nous arrêtâmes qu'à Cologne. Partout, sur notre passage, les popula-tions nous témoignèrent des sentiments amicaux. Le lendemain, 19 août, un nouveau train nous conduisit à Aix-la-Chapelle, et de là à la frontière belge. L'accueil cordial que nous reçûmes des Belges à Herbesthal, à Verviers, à Liège, ne s'effacera jamais de notre mémoire. Mais nous avions hâte de nous retrouver sur la terre française, et c'est le cœur gonflé de joie que nous atteignîmes Jeumont, où notre arrivée excita un enthousiasme indescriptible.

Après avoir attendu plusieurs heures une réponse à la dépêche que j'avais envoyée d'Herbesthal à M. de Flavigny, je me décidai à partir pour Maubeuge. Un avis du chef de gare m'y fit savoir que l'ambulance avait ordre de se rendre à Châlons. On nous conduisit successivement à Landrecies, Saint-Quentin, Laon, Reims, Épernay; mais l'encombrement de la voie ne nous permit pas, ce jour-là, d'arriver à Châlons; arrêtés à 4 kilomètres environ de la gare, nous fûmes obligés de passer la nuit dans les wagons, et ce n'est que le lende-main, 21 août, que nous pûmes entrer en ville.

La ville de Châlons était dans un désarroi qu'expliquait l'approche de l'ennemi; on n'y voyait plus trace de l'armée française, et les autorités elles-mêmes, civiles et militaires, s'ap-prêtaient à se retirer. Le général commandant la division nous apprit que le camp de Châlons était levé, et que toute l'armée était partie pour Reims. Nous nous disposions à la rejoindre au plus tôt, quand M. de Fitz-James, délégué de la Société, nous fit savoir que nous devions aller camper au Grand-Mourmelon, l'y attendre jusqu'au lendemain, et partir ensuite pour Reims avec la quatrième ambulance, qui se trouvait également à Châlons. Mais la voie n'était pas libre; obligés de nous arrêter à plusieurs kilomètres de Mourmelon, nous dûmes de nou-veau passer la nuit dans les wagons. Dans la matinée du 22 août, notre train se remit en mouvement dans la direction de Reims; mais, cette fois encore, il s'arrêta bien loin de la

I. 14

gare, encombrée de troupes et de matériel de guerre. Après avoir attendu longtemps en vain, nous finîmes par prendre un parti décisif : nous descendîmes nous-mêmes nos voitures des trucs qui les portaient, opération longue et difficile en l'absence d'un quai de décharge-ment, et nous gagnâmes Reims à pied. Plusieurs délégués de la Société s'y trouvaient, ainsi que les ambulances dirigées par MM. les docteurs Trélat, Pamard et Rouge. Dans une con-férence qui eut lieu le lendemain, à l'hôtel du Lion d'or, il fut décidé que la deuxième ambu-lance serait attachée au 12ᵉ corps d'armée, général Lebrun, et qu'elle rejoindrait ce corps le 23 août, à Heudrégiville.

Quand nous pûmes quitter Reims, il pleuvait à torrents et la route était occupée par d'immenses convois militaires; il nous fut impossible de dépasser Lavannes, où nous dûmes coucher. Le 24, de très-bonne heure, nous nous rendîmes à Heudrégiville; le 12ᵉ corps, campé près du village, se disposait à se mettre en marche pour Rethel : nous suivons la colonne, et nous cheminons en avant des bagages de l'armée. Nous arrivons à Rethel très-tard dans la nuit, et nous éprouvons les plus grandes difficultés à nous caser. La journée du 25 et la matinée du 26 furent complétement perdues; on se remit enfin en route pour Amagne, où nous entrâmes dans la soirée. Le 27, nous reçûmes l'ordre d'aller au Chêne; après des difficultés innombrables, causées par le mauvais état et l'encombrement des routes, nous finîmes par atteindre ce village vers onze heures du soir. Le grand quartier général occupant toutes les maisons, nous passâmes la nuit dans un magasin de quincaillerie.

Le 28 août, j'avais pour instruction d'aller à Beaumont; mais ce n'est qu'à grand'peine que nous arrivâmes à Stonne, toujours précédés par le grand quartier général, qui s'emparait de tous les gîtes et de toutes les provisions, en laissant dans un dénûment absolu ceux qui venaient après lui. Le mécontentement et une vague inquiétude se lisaient sur tous les visages; ces sentiments devinrent plus vifs encore le lendemain, pendant que nous marchions sur Mouzon. A chaque instant, en passant devant un bois, nous nous attendions à être salués à coups de fusil.

A Mouzon, l'encombrement n'était pas moins grand que dans les localités que nous venions de traverser. J'installai l'ambulance dans l'école laïque, dont les vastes salles étaient dans les meilleures conditions pour recevoir des blessés. L'hôpital de Mouzon nous offrait des ressources encore plus considérables et non moins précieuses.

Le 30 août, nous attendions à recevoir d'un instant à l'autre un ordre de départ, lorsque, vers une heure après midi, le canon se fit entendre dans le lointain : c'était, nous dit-on, le corps du général de Failly qui s'était laissé surprendre au moment où il venait de quitter les positions excellentes qu'il avait occupées sur les hauteurs. Bientôt la canonnade se rapproche : les Français, refoulés vers Mouzon, trouvent dans la Meuse, difficile à traverser à la nage, un obstacle insurmontable. Le pont de Mouzon est insuffisant, et l'on n'a pas songé à en établir d'autres. La bataille s'engage aux extrémités de ce pont, que les Allemands veu-lent franchir à leur tour. L'hôpital, distant à peine de 200 mètres, et presque dans l'axe du pont, est criblé de balles; les obus pleuvent autour de nous; un de ces projectiles tombe et éclate au milieu de nos infirmiers, occupés à dresser une tente dans la cour de l'établisse-ment, et fait une large brèche dans un mur. Heureusement aucun de nos hommes n'est atteint; seul, un blessé, couché dans la galerie du rez-de-chaussée, est frappé une seconde fois par un éclat.

Pendant ce temps les blessés ne cessaient d'affluer à l'hôpital, s'y rendant d'eux-mêmes, apportés par des personnes de la localité ou par des soldats, ou ramassés sous le feu par le personnel de l'ambulance. Tout se remplit et s'encombre, salles, corridors, passages, galerie extérieure; pas un coin qui ne soit occupé. Nous passons toute la nuit à faire les premiers pansements.

Le 31 août, les Français ayant évacué Mouzon, l'ennemi y fait son entrée et inaugure son occupation par un pillage méthodique de toutes les boutiques. L'afflux des blessés reprend de plus belle : l'église en est pleine; j'en installe soixante sous la tente dressée dans la cour; j'en remplis toute la maison d'école jusqu'aux combles; de petites ambulances de deux à vingt blessés sont installées dans la filature de M. Marée, chez les frères de la Doctrine chrétienne et dans une multitude de maisons de la ville. Tout le monde s'offre à recevoir, sollicite même des blessés, la plupart moins par humanité que pour préserver leur habitation de l'invasion et du pillage; beaucoup n'en voudront plus quand le danger sera passé. Ce même jour, deux ambulances militaires, pressées de rejoindre l'armée, nous laissent tous leurs blessés.

La grande difficulté était de procurer des aliments à tous ces hommes. Les boucheries, les boulangeries, dévalisées la veille, étaient vides; d'ailleurs défense était faite de vendre du pain et de la viande à qui ce fût, si ce n'est à l'armée prussienne. L'hôpital, dirigé par une sœur supérieure d'une haute intelligence, nous fut d'un grand secours dans ce moment difficile et pendant toute la durée de notre séjour à Mouzon. Mais ses ressources ne tardèrent pas à être épuisées, et bientôt nous dûmes, à notre tour, venir à son aide. Il nous fallut faire cuire nous-mêmes notre pain, abattre notre viande, et veiller avec soin à ce que les vivres ne fussent pas enlevés par l'ennemi. Le vin n'était pas toujours facile à trouver, beaucoup de détenteurs montrant un mauvais vouloir contre lequel il me répugnait de sévir. Les premiers jours, il est vrai, on venait souvent nous offrir gratuitement des provisions de toute nature, pour les empêcher de tomber entre les mains des Prussiens; mais, plus tard, la générosité ayant disparu avec la terreur inspirée par les casques à pointe, beaucoup de ces donataires exigèrent le paiement de leurs fournitures, ou bien, alléguant leur misère, implorèrent de notre charité des rations de vivres, qui finirent par faire l'équivalent, et au delà, de ce qu'ils nous avaient donné.

Les jours suivants, accompagné d'une portion de notre personnel, j'explorai les environs de Mouzon. A Autrecourt, Bazeilles, Balan, nous trouvâmes une foule de blessés qui manquaient de soins ou ne recevaient que des soins insuffisants. Nous en pansâmes un grand nombre sur place et en ramenâmes quelques-uns à Mouzon.

Tous les locaux dont nous disposions étant encombrés bien au delà de ce que conseillait l'hygiène, je dus songer, dès qu'un peu d'ordre fut établi au milieu de cette cohue, à évacuer les blessés légèrement atteints et dont le déplacement ne présentait aucun danger. Je m'adressai, dans ce but, à M. le colonel Hubert Saladin, président du comité formé à Sedan. Mais ce n'est que le 13 septembre que je réussis à faire partir pour Mézières, par Donchery, une colonne de 244 blessés en état de marcher, qui, précédemment, avaient été dirigés sur Vouziers et obligés de revenir à Mouzon. Le 15 septembre, 140 autres blessés furent conduits près de Sedan, où ils trouvèrent des voitures belges qui les transportèrent à Bouillon. Enfin, le 16 septembre, 125 blessés, chargés sur treize voitures de réquisition, furent conduits par nous en Belgique. Tous ces blessés étaient dans les meilleures conditions.

Ces évacuations opérées, et abstraction faite d'un assez grand nombre de blessés qui avaient pu gagner la Belgique isolément, il nous restait environ 150 blessés, la plupart non transportables; c'était trop peu pour occuper tout notre personnel. Nous songeâmes à revenir en France, après avoir assuré leur sort. Une section de la neuvième ambulance, sous la direction du docteur Bourdeillette, voulut bien se charger de ceux qui étaient à l'hôpital. Les autres furent confiés à une ambulance belge dirigée par madame la comtesse de Méeus, qui était arrivée récemment à Mouzon, et nous avait déjà rendu des services notables.

Tout étant ainsi réglé, nous quittâmes Mouzon le 19 septembre, et nous arrivâmes le soir même à Bruxelles. Après nous y être ravitaillés largement, grâce à l'obligeance de M. Maurice Ellissen et de tout le comité de Bruxelles, nous nous rendîmes à Lille, en vue de nous renseigner sur l'existence de l'armée de la Loire, dont on parlait en termes peu précis, et que nous avions l'intention de rejoindre. Les renseignements que je pus obtenir à Lille étant peu satisfaisants, nous partîmes pour Rouen. J'y consultai M. Pouyer-Quertier, président du comité local, M. Desseaux, préfet de la Seine-Inférieure : ni l'un ni l'autre ne purent me dire rien de certain relativement à l'existence d'une armée de la Loire, qu'ils paraissaient disposés plutôt à révoquer en doute.

Dans ces circonstances, nous formâmes le projet, qu'approuva fort M. Desseaux, de nous rendre aux environs de Paris, pour donner nos soins aux blessés français restés entre les mains des Prussiens après les sorties malheureuses effectuées par les assiégés. Le 26 septembre, le chemin de fer nous transporta jusqu'à Vernon ; le 27, nous arrivâmes à Mantes, d'où nous partîmes le lendemain pour Saint-Germain. A peine arrivés, un ordre du général commandant cette ville nous enjoignit de nous remettre en route pour aller à Versailles.

De grandes difficultés nous y attendaient. On voulut d'abord nous retenir à Versailles ; puis on nous proposa de nous mettre derrière un corps bavarois. Plusieurs fois on montra des velléités de nous traiter en véritables prisonniers. Après des négociations prolongées, et ayant acquis la certitude que les Prussiens nous empêcheraient toujours de nous rendre utiles dans le rayon de Paris, j'obtins enfin, le 30 septembre, la permission de retourner à Saint-Germain, et le lendemain à Mantes. Je me croyais débarrassé de toute entrave ; je tombais entre les mains des Bavarois. L'ambulance fut retenue à Mantes jusqu'au 5 octobre. Par un hasard extraordinaire, nous pûmes, ce jour-là, nous échapper de Mantes, arriver à Vernon sans avoir rencontré l'ennemi, qui occupait toutes les routes, traverser le pont de Vernon, qu'on devait faire sauter le lendemain, et, après avoir marché toute la nuit, atteindre le lendemain les Andelys, d'où, après quelques heures de repos, nous regagnâmes Rouen.

Malgré les ténèbres dont était encore entourée l'armée de la Loire, nous résolûmes, cette fois, de tenter au moins de la rejoindre. En conséquence, je conduisis l'ambulance jusqu'au Mans, et je me rendis moi-même à Tours, pour prendre des informations auprès du comité de cette ville. L'armée de la Loire commençant à s'organiser, il fut convenu que la deuxième ambulance irait camper au voisinage d'un corps de 20,000 hommes qui étaient réunis à une faible distance de Tours. J'allais mettre à exécution ce projet, quand, revenu au Mans, je trouvai des lettres du comité de Bruxelles qui m'annonçaient le licenciement de toutes les grandes ambulances de la Société de secours aux blessés. Cette mesure, motivée sans doute par des circonstances urgentes, me parut d'autant plus regrettable, que la deuxième ambulance, parfaitement ravitaillée, et forte d'une expérience chèrement acquise, était en mesure de rendre encore d'excellents services. Après avoir remis notre matériel entre les mains du comité de Tours, ainsi qu'un rapport sommaire sur notre campagne, et un état nominatif des blessés que nous avions soignés, nous nous séparâmes le cœur triste et incertains de notre avenir, mais avec la conscience d'avoir fait notre devoir.

Au total, la deuxième ambulance, sans parler de quelques malades et blessés français qu'elle a soignés en route, et les nombreux blessés prussiens qu'elle a pansés dans son voyage sur les bords du Rhin, a rendu de très-grands services à l'armée française, pendant son séjour à Mouzon. On peut évaluer à 1,200 le nombre des blessés qu'elle a secourus, et parmi lesquels plus de 700 ont été traités d'une manière suivie dans les nombreux locaux qu'elle a occupés dans cette ville, où aucun autre service médical n'a été organisé. Je dois ajouter que ces locaux ont été choisis dans les meilleures conditions hygiéniques, ce dont témoignaient, du reste, le bon état constant des plaies de nos soldats et les résultats particulièrement favorables que nous avons obtenus.

Il me reste à dire quelques mots sur le personnel de l'ambulance. Pour ce qui est du personnel médical, je ne saurais trop me louer du bon esprit et du zèle qu'il a montrés, et dans les circonstances critiques où nous nous sommes trouvés si souvent, et en face de la besogne immense qui nous est incombée à partir du 30 août, jour de la bataille de Mouzon. Chirurgiens, aides et sous-aides ont rivalisé d'ardeur en toute occasion quand il s'agissait de panser un blessé, de soulager un être souffrant. Il eût fallu, pour être rigoureusement juste, les signaler tous à la reconnaissance de la France et du comité. Forcé de limiter mon choix à un petit nombre, j'ai indiqué les noms de ceux qu'une circonstance particulière, accidentelle quelquefois, a fait distinguer au milieu de leurs collègues.

Je n'en puis dire autant, à mon grand regret, du personnel de service de l'ambulance. Recruté à la hâte et sans renseignements suffisants, il s'est trouvé composé en majorité de gens d'une moralité douteuse ou adonnés à l'ivrognerie, qui, loin de nous rendre les services qu'on était en droit d'exiger d'eux, ont été pour nous une source d'embarras et de mécomptes.

Un grand nombre, entre autres tous les cochers, durent être congédiés avant notre arrivée à Mouzon ; beaucoup d'autres le furent plus tard, et parmi ceux qui furent conservés, plus d'un laissait fortement à désirer. Heureusement il y eut des exceptions ; plusieurs de nos infirmiers, dont je serai très-heureux de signaler les noms au Comité, apportèrent dans l'exercice de leurs fonctions, parfois très-pénibles, un zèle et une abnégation dignes des plus grands éloges.

Je dois rendre hommage à M. l'abbé Loizelier et à M. le pasteur Espérandieu, je les ai trouvés dans toutes les circonstances à la hauteur de la mission de charité qu'ils s'étaient imposée. Malheureusement, à ces hommes si respectables, on avait adjoint un certain abbé Domenech, espèce d'aventurier, retour du Mexique, bâti pour tout autre chose que le sacerdoce, et dont ni le physique ni les allures n'étaient de nature à édifier notre personnel. Il resta cependant à notre charge jusqu'à la fin, sans nous rendre le moindre service.

ANNEXE.

Revenu à Lille, je songeai à utiliser les loisirs que me donnait l'investissement de Paris, en formant une ambulance destinée à suivre l'armée du Nord. Après m'être adressé inutilement, dans ce but, au comité de Lille, j'acceptai la proposition qu'on vint me faire, au nom d'un comité international formé à Roubaix, de me mettre à la tête d'une ambulance que cette ville voulait créer au profit de ses mobilisés. Je me mis immédiatement à l'œuvre : le matériel nécessaire fut réuni dans le plus bref délai ; dans le personnel, je fis entrer de préférence plusieurs jeunes médecins et élèves revenus des ambulances de Metz, et qui, se trouvant à Lille sans emploi, furent heureux de profiter de cette occasion de se rendre utiles.

Ambulance de Roubaix.

M. le Dʳ MARC SÉE, chirurgien en chef.

MM. SAVREUX-LACHAPELLE, chirurgien-major.	MM. PAQUET, chirurgien sous-aide.
FOURNIER, chirurgien aide-major.	PETER, id. id.]
COLSON, id. id.	

Le 27 décembre, tout étant prêt pour l'entrée en campagne, nous quittâmes Lille, parfaitement organisés et approvisionnés. Après plusieurs jours de marche et de contre-marche, nous parvînmes à rejoindre les mobilisés de Roubaix à Sainte-Catherine, village près d'Arras. Nous passâmes à Sainte-Catherine les premiers jours de janvier, donnant des soins aux malades et à un certain nombre de blessés venus de Bapaume, et pratiquant de nombreuses revaccinations. Jugeant alors que nos mobilisés, devenus partie intégrante de la garnison d'Arras, ne seraient pas appelés à faire campagne, du moins pour le moment, nous demandâmes au comité de Roubaix l'autorisation de rejoindre le 22ᵉ corps, dont faisaient partie les mobiles de cette ville. Cette autorisation nous ayant été accordée, nous nous rendîmes le 11 janvier à Hénin, puis à Hamelincourt, où nous trouvâmes nos mobiles dans l'attente d'une action générale de l'armée du Nord.

Le 13, nous nous portons à Boisselle, puis à Tarvilliers, et enfin à Achiet-le-Grand ; le 14, à Courcelette, sur la route d'Albert, au delà de Bapaume, qui était évacué par les Prussiens. Le lendemain, nous allons à Albert, où se trouve le quartier général.

Nous nous réjouissions fort de ce mouvement en avant, et nous nous attendions à continuer notre marche dans la direction d'Amiens, lorsque, le 16, de très-bonne heure, on vint nous prévenir que toute l'armée s'était retirée, et qu'il fallait la suivre immédiatement, sous peine de retomber entre les mains des Prussiens. La route à prendre était celle de Bapaume jusqu'à Boisselle, où, tournant à droite, nous devions passer par Bazentin, Longueval, les Bœufs et le Transloy. Le mauvais état des routes, rendues difficiles par le dégel, nous empêcha de passer les Bœufs, malgré les chevaux de renfort que nous prenions dans chaque village. Le 17, nous dépassons le Transloy, et nous gagnons Fins. Le 18, après de nombreuses difficultés, nous arrivons à Roisel. Vers midi, le canon s'y fait vigoureusement entendre entre Péronne et Vermand. Sur les trois heures, marchant au canon, nous nous engageons sur la route de Vermand ; mais nous sommes obligés de rétrograder pour ne pas tomber au beau milieu de la bataille. Enfin quand, la nuit approchant, le bruit du canon et de la fusillade a presque cessé, nous partons pour Vendelles ; la route était déserte, des villages en feu se voyaient sur notre droite. Craignant de tomber dans les lignes prussiennes, nous n'avançons qu'avec précaution. Près de Vendelles, nous apprenons que l'armée française s'est retirée sur Vermand en emmenant ses blessés. Nous continuons notre chemin jusqu'à ce bourg. Des blessés en grand nombre y étaient accumulés, confiés à un chirurgien militaire et à l'ambulance Besnier. Nous nous installons dans la maison d'un paysan, nous y faisons entrer les blessés qu'on apporte, et nous en pansons un assez grand nombre. Tout à coup nous sommes informés que tous les blessés doivent être évacués sur Saint-Quentin, au moyen de voitures de réquisition venues de cette ville. Nous faisons monter nos blessés dans les véhicules qui sont mis à notre disposition, et nous prenons nous-mêmes la route de Saint-Quentin, où l'armée nous avait précédés. Nous y arrivons vers deux heures du matin.

A peine le jour avait-il paru, que la bataille recommence. Vers midi, le canon se rapprochant de Saint-Quentin, nous faisons une tentative pour arriver près du théâtre de l'action. Mais parvenus dans le faubourg Saint-Jean, nous voyons déjà les fuyards revenir en ville ; la circulation est empêchée ; une barricade est en voie de construction à l'extrémité du faubourg pour protéger la retraite de notre armée ; les obus ne tardent pas à pleuvoir sur la ville.

Je cherche un local pour y installer une ambulance. On m'indique enfin une maison place Campion, dont le rez-de-chaussée semble convenir, au moins provisoirement, à cet usage. Située au voisinage du faubourg, elle se trouve sur le chemin des voitures qui ramènent les blessés de la campagne : bientôt elle est remplie, et nous sommes obligés d'en refuser. Pendant que nous procédons à leur pansement, les obus continuent à tomber autour de nous ; heureusement personne n'est atteint. La nuit se passe sans accident, mais non sans inquiétude, la ville étant occupée par l'ennemi.

Le 20 janvier, la plus grande partie de notre personnel, munie du matériel nécessaire, explore les environs de Saint-Quentin pour secourir et recueillir les blessés qui n'avaient pu être enlevés la veille. On en ramène un certain nombre dans notre ambulance, où je les case le plus convenablement possible.

Nos blessés, d'abord couchés par terre sur de la paille, furent bientôt installés dans des lits, grâce à la générosité des dames du voisinage. Cependant notre local laissait à désirer, principalement au point de vue de l'espace, mais aussi sous le rapport de l'aération et de la lumière. Je fus donc très-heureux de trouver, rue de la Fosse, un vaste hôtel situé entre cour et jardin, et parfaitement approprié au but que nous nous proposions.

Le déménagement fut opéré le 23 janvier, et nos blessés purent être installés dans de vastes pièces, très-élevées de plafond, parfaitement éclairées et aérées, et dans des conditions qui ne laissaient rien à désirer. La ville de Saint-Quentin voulut bien se charger de la nourriture de ces blessés, auxquels les dames du quartier rendaient le séjour agréable en leur apportant toute espèce de douceurs et de consolations.

L'ambulance de la rue de la Fosse renfermait les premiers jours 48 blessés. Le 31 janvier, nous pûmes en évacuer 14 sur Lille, ce qui nous permit d'en prendre dans les autres ambulances de la ville un certain nombre qui s'y trouvaient dans de mauvaises conditions d'hygiène et de traitement, et que nous pûmes, de cette façon, arracher à une mort certaine. En outre, l'ambulance de Roubaix a donné des soins à un assez grand nombre de blessés disséminés dans la ville et dans les environs. Les résultats que nous avons obtenus sont très-satisfaisants.

Notre personnel ne quitta Saint-Quentin que le 25 février ; sa mission était terminée. Les quelques blessés restant à l'ambulance furent confiés cette fois encore à l'ambulance belge qui m'avait déjà suppléé à Mouzon, et que j'eus la bonne chance de retrouver à Saint-Quentin, animée du même zèle humanitaire. — Marc Sée.

Ambulance n° 3.
Personnel médical et religieux.

M. le Dr LEDENTU, chirurgien en chef, professeur agrégé à la Faculté de médecine de Paris.

MM. BURLAUD, chirurgien-major.	MM. ROUSSET, chirurgien sous-aide.	
RAYMOND, id.	MOREL, id.	id.
GADAUD, id.	HALPHRYN, id.	id.
GUILLEMOT, id.	CRANE, id.	id.
RENDU, chirurgien aide-major.	SABATIER, id.	id.
FERRAS, id. id.	HANNE, id.	id.
LANDELLE, id. id.	LEFORESTIER, aumônier.	
RATHERY, id. id.	?..., pasteur.	
LATHIER, id. id.	3 comptables ou aides.	
REGNAULT, id. id.		

14 AOUT. — Le départ de la troisième ambulance coïncidait avec une de ces crises déplorables comme nous en avons tant traversé depuis le commencement de la guerre; nous étions au lendemain de nos premiers désastres. L'armée de Mac-Mahon, poursuivie par l'ennemi, se retirait dans une direction mal connue; celle de Bazaine était à Metz, mais on ne savait pas au juste si l'accès de cette ville était encore possible. D'autre part, le chemin de fer de l'Est, encombré par les transports de troupes, n'acceptait plus ni bagages, ni voyageurs qui ne fissent pas partie du personnel ou du matériel de l'armée.

Néanmoins la Société me dirigea sur Metz, mais par le chemin de fer du Nord, s'en rapportant à moi pour le choix de la route à suivre à partir de Mézières.

Je m'en souviens, Monsieur le Directeur, au moment où vous me fîtes vos adieux, votre dernière parole fut : « De l'initiative! » Vous prévoyiez sans doute les nombreuses difficultés que j'allais rencontrer, et vous ne vous trompiez pas. A peine avais-je quitté Paris que ma responsabilité se trouva mise en jeu et que j'eus à prendre des décisions d'où devait dépendre le succès de mon début.

De Charleville, la route la plus directe pour aller à Metz était le chemin de fer jusqu'à Thionville; puis de Thionville, la voie ferrée devait me conduire directement à mon but. Malheureusement cette dernière route était coupée; et il ne me restait d'autre chance de succès que de tenter le passage par Verdun, Etain et Gravelotte. Je m'arrêtai donc à Montmédy, et en deux étapes je fus à Verdun.

Nous étions alors au 16 août. Je consacrai la journée du 17 à prendre des informations sur les événements qui se passaient du côté de Metz. Il n'était bruit que d'une grande bataille livrée la veille entre Doncourt, Gravelotte et Mars-la-Tour, et dans laquelle nous aurions eu l'avantage. On disait en outre que Bazaine marchait sur Verdun; je croyais le savoir positivement par une communication du sous-préfet.

En face d'une situation aussi peu dessinée, mon hésitation devait être grande. Fallait-il attendre Bazaine? Mais alors je me condamnais à l'inaction pendant un temps difficile à prévoir. Fallait-il marcher à sa rencontre et porter secours sans retard aux blessés de la veille? Mais les renseignements les plus positifs me signalaient la présence des Prussiens à Etain. La route de Metz n'était donc plus libre, et l'armée de Bazaine semblait déjà coupée de ses communications avec Verdun et Châlons. Marcher vers lui, c'était tomber à coup sûr dans les lignes ennemies; c'était s'engager dans une situation que la convention de Genève n'avait même pas prévue. C'était peut-être abuser de notre neutralité dans laquelle nous avions alors une aveugle confiance et sur laquelle l'expérience nous a appris à ne compter qu'à moitié.

L'annonce officielle de la victoire de Gravelotte, parvenue à Verdun le 18 au matin, mit fin à ma perplexité; et puis une pensée s'était emparée de nos esprits avec une puissance contre laquelle nous avions peine à lutter : notre ambulance ne pouvait chômer, alors que nous étions si près d'un champ de bataille. Je donnai donc l'ordre du départ, et le 18 au matin nous nous engagions sur la route d'Etain.

Chemin faisant, nous aperçûmes au loin de la fumée; une longue ligne blanche s'étendait sur des coteaux situés en face de nous. C'était à n'en pas douter une nouvelle bataille; mais de quel côté étaient les Français, de quel côté les Prussiens? Il nous était impossible de nous en rendre compte à pareille distance.

Nous marchions toujours; la présence des uhlans à Etain devenait de plus en plus certaine. Mais nous étions aussi de plus en plus décidés à nous engager volontairement dans les lignes ennemies.

A trois kilomètres d'Etain, nous rencontrâmes les premiers éclaireurs. Je m'avançai au-devant d'eux avec le fourrier de l'ambulance qui tenait à la main un drapeau, laissant derrière les voitures et tout le personnel. J'obtins sans peine l'autorisation de franchir les avant-postes.

Je laisse de côté les détails de notre entrée à Etain, et je ne puis présenter ici qu'un récit fort abrégé des péripéties de toute sorte qui commencèrent alors pour ne se terminer qu'à notre départ de Gravelotte.

Le lendemain 20 août, nous étions en route à 7 heures du matin. Je visitai en passant une dizaine de blessés réfugiés dans un village du nom d'Holley. Plus loin, à Conflans-sur-Yson, nous vîmes arriver pendant notre grande halte un convoi d'une cinquantaine de blessés qui arrivaient de Saint-Privat. En trois heures, nous les eûmes tous vus, opérés et pansés, et nous les laissâmes entre les mains de deux médecins civils qui désiraient s'en charger.

Vers cinq heures de l'après-midi, nous étions à Doncourt, village occupé par le corps du prince Frédéric-Charles. Je lui demandai un sauf-conduit pour Metz; il consentit seulement à m'en faire délivrer un pour Gravelotte, où, disait-il, se trouvaient beaucoup de blessés français. Il n'y avait pas de temps à perdre, si nous voulions y arriver avant la nuit. Malgré toute la diligence possible, nous n'y fûmes qu'à huit heures du soir. Le général Steinmetz occupait le village avec son corps d'armée.

A peine étions-nous là, cherchant à nous reconnaître au milieu d'un tohu-bohu étourdissant d'hommes et de bagages, qu'un officier m'enjoignit de venir avec lui chez le général. Je ne me doutais guère alors de l'accueil qui m'y attendait. Le général me déclara d'un ton fort dur que nous *ne franchirions jamais les lignes;* que le timbre français apposé à nos brassards *n'avait à ses yeux aucune valeur.* Il m'intima l'ordre de faire enlever leur brassard à tous les membres de l'ambulance, ajoutant que si le lendemain cette mesure n'était pas exécutée, *il nous ferait tous arrêter.* De plus, il exigea la liste nominative de tout le personnel et me répéta à plusieurs reprises que *nous étions solidaires les uns des autres* et que j'étais *responsable pour tous.*

C'était assez clair, et je compris. J'essayai de protester, mais ce fut en vain. On me conduisit à une maison où je passai la nuit avec vingt soldats prussiens; le reste de l'ambulance m'attendit jusqu'au matin sur la place du village.

J'eus grand'peine le lendemain à obtenir du général Steinmetz l'autorisation de soigner des blessés. Il fallut pour cela passer une bonne partie de la journée en démarches incessantes, et encore ce fut à la condition formelle que nous ne sortirions pas de Gravelotte.

Alors commença pour nous une existence semée de difficultés de toute sorte. Campés dans un champ clos attenant au village, dans lequel j'avais monté mes tentes, soupçonnés d'espionnage, épiés sans cesse par des officiers chargés de nous surveiller de près, nous avions en outre à lutter contre de grandes difficultés matérielles. L'eau manquait absolument; il fallait faire trois kilomètres pour en prendre à une petite rivière voisine; nous en étions réduits comme alimentation au biscuit, au riz et au liebig. Il fallut demander des vivres aux Prussiens pour nos blessés et même pour nous. Le temps aussi se mit contre nous. Nous avions sans cesse les pieds dans la boue; le vent abattit et brisa une des tentes, et ce fut toute une affaire que de la réparer.

La diarrhée se mit bientôt parmi nous et sévit violemment. Deux des médecins atteints gravement restèrent malades jusqu'au mois d'octobre. L'un d'eux guérit, mais l'autre, le Dr Burlaud, succomba vers le commencement de novembre à la Motte-Beuvron en Sologne.

Cet état de choses dura jusqu'au jour où l'évacuation du plus grand nombre de nos blessés nous permit de songer au départ. Le général de Gœben, successeur du général Steinmetz, nous autorisa à passer en Belgique pour gagner de là les lignes françaises.

Vers le 23 août, j'avais envoyé à Longeville sous Metz un détachement de trois médecins et de trois infirmiers, sur l'invitation d'un chevalier de Malte, le comte d'Oriola. Après avoir soigné une cinquante de blessés, les trois médecins entrèrent à Metz, où ils rendirent de grands services pendant toute la durée du siége.

La situation de l'ambulance sur le bord de la grande route nous permettait de donner des soins à un grand nombre de prisonniers qu'on emmenait en Allemagne. Nous leur faisions en outre de nombreuses distributions de vivres.

Le 2 septembre, je quittai Gravelotte, et au bout de deux étapes, l'ambulance fut rendue à Luxembourg. Nous y trouvâmes la nouvelle du désastre de Sedan, et malgré toute son invraisemblance, il fallut bien nous rendre à l'évidence lorsque le lendemain nous aperçûmes les voitures de l'Empereur chargées sur les trucs de la gare de Libramont.

Nous avions besoin de nous ravitailler en linge et en médicaments; la pénurie dans laquelle nous étions alors nous força à pousser jusqu'à Namur. De là je m'acheminai vers Sedan. Je m'arrêtai à Givonne, où j'appris qu'il y avait un assez grand nombre de blessés. Les chirurgiens militaires français qui les soignaient ne pouvaient suffire à la tâche; en outre, ils étaient dépourvus des objets nécessaires pour établir une ambulance sédentaire, ou tout au moins fort mal montés : aussi acceptèrent-ils avec empressement le secours que je leur apportais. M. Cavasse, alors chargé de l'ambulance de Givonne, m'en laissa la direction à sa place. L'église, l'asile, une grande filature et plusieurs maisons particulières étaient encombrés de blessés. Il était urgent de les disséminer de suite dans les environs.

En même temps on me signalait le village d'Illy comme un des points où les besoins étaient le plus grands. Je fis alors un choix parmi les blessés le plus gravement atteints à Illy et à Givonne. Je transportai ceux d'Illy à la filature d'Holly située dans le voisinage et ceux de Givonne au château de Lamécourt, et j'établis dans ces deux endroits une ambulance sédentaire desservie par un nombre de médecins et d'infirmiers proportionné aux besoins. Je continuai à m'occuper des blessés de Givonne jusqu'au jour où les Prussiens nous les enlevèrent pour les évacuer sur l'Allemagne.

A partir de ce moment l'ambulance fut partagée en deux sections à peu près égales fonctionnant chacune de son côté; je dirigeais plus particulièrement celle de Lamécourt; mais malgré la grande confiance que m'inspiraient les médecins laissés à Holly, je faisais de ce côté de très-fréquentes tournées, afin de pourvoir pour le mieux aux nécessités du service dans les deux localités.

Peu à peu les évacuations faites par Mézières sur le reste de la France diminuèrent le nombre de nos blessés, si bien que vers la fin du mois de semptembre il ne m'en restait que cinq ou six que je laissai à M. Tillaux et M. Joliet.

Pendant tout notre séjour aux environs de Sedan nous n'eûmes pas à nous plaindre des Prussiens. Nous circulions partout en toute liberté et nous partîmes comme nous étions arrivés, sans les prévenir.

Une étape me conduisit à Mézières. Puis un train spécial nous transporta jusqu'à Rouen. Il était déjà question à ce moment de l'armée de la Loire; mais personne ne savait où elle était, et bien des gens, même de très-bonne foi, la considéraient comme un mythe. Il n'y avait qu'une chose à faire : aller au foyer de l'organisation et prendre des renseignements. Le 29 septembre nous étions à Tours.

Ici l'histoire de l'ambulance entre dans une phase nouvelle. A Gravelotte, à Sedan nous n'avions trouvé que des Prussiens, et depuis le commencement de notre campagne nous n'avions pas encore vu un corps d'armée français. A partir du mois d'octobre, il nous fut permis de rentrer dans les conditions ordinaires de la marche des ambulances, c'est-à-dire de nous faire attacher officiellement à un corps d'armée et de le suivre dans toutes ses évolutions.

I. 15

Dès le 8 octobre je partis pour Vierzon et de là je rejoignis les troupes campées en Sologne, c'était le 15° corps ; mais quelques jours après, ayant appris par un courrier de la
délégation de Tours (délégation internationale) qu'il se formait un autre corps à Vendôme,
auquel n'était attachée aucune ambulance de la Société, tandis que le 15° en avait déjà une à
sa suite, je me dirigeai vers Vendôme et j'attendis que l'armée se mit en mouvement.

A partir du 27 octobre eurent lieu des marches et contre-marches, entrecoupées de temps
d'arrêt, jusqu'au 9 novembre, jour de la bataille de Coulmiers.

Les routes étaient tellement encombrées que nous ne pûmes malheureusement arriver sur
le théâtre de l'action que dans le milieu de la journée. J'établis l'ambulance à Saintry, village
situé à deux petits kilomètres de Coulmiers. Il n'y avait là ni église, ni mairie, ni bâtiments
d'école, de sorte que je fus obligé de me contenter provisoirement d'une grange et de quelques
maisons, pour y placer les blessés. J'eus pour la première fois à déplorer l'absence complète,
dans le matériel de l'ambulance, de tout moyen de transport. Nous n'avions ni voiture spéciale, ni litière, ni cacolets ; dans le village et aux environs, charrettes et chevaux avaient
disparu comme par enchantement. Nous en étions donc réduits pour le moment à attendre
les blessés et nous souffrions de l'impossibilité d'aller les chercher là où ils étaient frappés.
Mes fourgons étaient chargés ; je ne pouvais songer à les utiliser sur le moment.

Ce fut surtout le lendemain que je pus m'occuper sérieusement de l'installation de l'ambulance. De grand matin je parcourus à cheval les environs de Saintry, je trouvai des blessés
disséminés dans des granges et des fermes isolées. Je revins au plus vite pour réunir les
moyens de les faire transporter auprès des autres. Je fis décharger mes fourgons à Epieds,
village voisin de Saintry, où j'établis définitivement mon quartier, et je les utilisai pendant
toute la journée pour la concentration des blessés sur ce point.

J'en réunis ainsi un grand nombre, et ce nombre s'accrut encore par suite du départ
forcé de l'ambulance de la 1re division du 16° corps. M. Chapuy, chirurgien en chef de cette
ambulance, me demanda de me charger de ses blessés, ce que j'acceptai avec plaisir. L'église,
la mairie, l'école des filles et des garçons, deux cafés et plusieurs granges d'Epieds reçurent
tous ceux que j'avais réunis dans la journée du 10 ; quant à ceux de Saintry, ils y restèrent
confiés à plusieurs des médecins de l'ambulance, qui formèrent une section isolée.

Mon séjour à Epieds se prolongea jusqu'au 25 novembre environ. Pendant ce temps
j'évacuai sur Orléans un grand nombre de blessés ; j'en laissai une dizaine entre les mains
d'un médecin civil pour rejoindre le 16° corps à Rozières, où était le quartier général. En
attendant une nouvelle marche, je me cantonnai à Huisseau.

Le 1er décembre je fus averti par le quartier général que le 16° corps se mettait en
marche, mais on ne m'avait pas indiqué au juste dans quelle direction. Je le rejoignis seulement le lendemain matin ; à midi, j'étais au village de Terminiers, au nord-est de Patay, dans
le département d'Eure-et-Loir. Au même moment l'ambulance militaire recevait l'ordre de se
replier ; je restai là toute la journée, assistant à la bataille qui se livrait immédiatement devant nous et à notre gauche. Les blessés arrivaient en assez grand nombre. Les pansements
se faisaient avec une rapidité dont j'ai été moi-même étonné.

La nuit arriva, un chirurgien militaire vint m'avertir qu'au *château de Villepion*, situé aux
avant-postes, il y avait bon nombre de blessés pour lesquels il venait réclamer notre assistance. Je partis sans tarder avec l'omnibus de l'ambulance et deux voitures que j'avais eu
grand'peine à trouver. Pendant ce temps, M. Gadaud allait à une ferme voisine avec deux
autres voitures ; les autres médecins devaient rester à Terminiers pour installer un certain
nombre de blessés, que conduisait un chirurgien militaire de mes amis, et s'occuper de ceux
que nous avions reçus dans la journée.

Pendant que nous étions à Villepion, il y eut une alerte ; on nous disait cernés. Le bataillon de mobiles qui occupait la place se replia sur Favrol dans le plus grand silence.
Nous n'en continuâmes pas moins notre besogne et nous repartîmes pour Terminiers vers
minuit, emmenant quelques blessés et nous proposant de revenir le lendemain pour évacuer
les autres ou au moins leur donner de nouveaux soins.

Notre retour s'effectua sans encombre. — Une bataille nous paraissait imminente pour le lendemain.

Vers huit heures du matin, deux batteries s'installèrent près de l'ambulance et envoyèrent des obus aux Prussiens. Ceux-ci ne répondirent pas. L'armée commença alors un mouvement de retraite qui ne devait se terminer qu'à Laval quelques jours plus tard.

L'intendance, ayant amené des voitures, fit précipitamment partir un certain nombre de blessés; tous ceux qui pouvaient marcher furent avertis qu'il fallait abandonner la place. Quelques-uns se placèrent sur les fourgons qu'ils rencontrèrent.

Il s'agissait de décider si nous devions rester pour les autres. Il y a dans les circonstances critiques, des sacrifices qu'il faut savoir faire à temps. Si nous n'avions consulté que notre cœur, nous n'aurions certainement pas hésité un instant, mais la raison parlait un autre langage. La caisse de l'ambulance renfermait à peine 1500 francs. Je n'avais rien reçu de Tours depuis la fin d'octobre. Cette somme ne pouvait suffire à nos dépenses que pendant cinq ou six jours, et alors nous nous serions trouvés dans le plus grand embarras, incapables même de nourrir les blessés que nous aurions eus à notre charge. C'eût été nous ménager un nouveau Gravelotte, et dans des conditions plus dures encore, car nous n'aurions même pas eu entre les mains les fonds nécessaires pour gagner un pays neutre avant de rentrer dans les lignes françaises, s'il prenait fantaisie aux Prussiens de nous refuser encore le passage aux avant-postes.

Je pris donc le parti, de concert avec plusieurs de ceux qui m'entouraient, de conformer ma conduite à celle des chirurgiens militaires et de suivre les mouvements de retraite de l'armée

Je n'hésite pas à dire que dans les conditions où nous étions, il eût été insensé de tout sacrifier aux amers regrets que nous causait notre retraite.

D'ailleurs l'événement s'est chargé de me donner raison. J'appris bientôt que les autorités allemandes avaient obligé M. Pamard à aller en Suisse avec son ambulance ; en outre le nombre de blessés que nous eûmes à soigner à Blois et à Beaugency, dépassa de beaucoup celui des blessés qui ne purent s'en aller à pied de Terminiers ou profiter des évacuations faites par l'intendance.

Pendant la journée du 3 j'accompagnai les réserves, avec les ambulances militaires. La bataille se passait du côté d'Orléans, et c'était surtout le 15e corps qui était engagé.

Le 4 au matin, entendant le canon, je me dirigeai vers le champ de bataille, du côté d'Ormes. J'étais en marche depuis une heure quand je rencontrai le convoi et les ambulances du 16e corps qui se repliaient. M. de Combarieu, chirurgien en chef du quartier général, s'empressa de me dissuader de tout mouvement en avant. La route, disait-il, était impraticable, vu qu'elle servait de ligne de bataille, et en outre dans cette région il n'y avait ni un village, ni une ferme convenables, pour établir une ambulance. Je me conformai malgré moi à son conseil et me mis à suivre la marche rétrograde du convoi.

Une fois emporté par le courant de la retraite, une seule chose était possible, c'était de s'y laisser aller. La grande route était affreusement encombrée ; il nous fallut près de dix heures pour faire six lieues, et cela par un froid terrible. Nous reculâmes ainsi jusqu'à Beaugency, où nous passâmes la nuit après avoir trouvé à grand'peine un morceau de pain et un peu de viande.

Le lendemain 5 je continuai ma route vers Blois, dont le château était converti en une vaste ambulance. Nous prîmes possession de plusieurs salles; j'eus en partage la *Salle des États*. Je partageai mon personnel en quatre sections; elles eurent chacune de 70 à 80 blessés à soigner. J'envoyai en outre du monde à la gare, où il y avait une petite ambulance.

Quelques jours plus tard nous assistions au combat livré à Blois d'un côté à l'autre de la Loire par un petit corps de Prussiens et une poignée de Français. Nous recueillîmes encore quelques blessés.

Le 12 décembre l'ennemi fit son entrée dans la ville. Depuis deux jours on était sous la menace d'un bombardement qui n'eut pas lieu.

A force de démarches auprès du commandant de place, j'obtins avec M. Geschevind, chirurgien militaire, de faire deux évacuations de blessés sur Tours avant l'occupation prussienne.

Le 27 janvier, j'obtins un laisser-passer pour Tours. Dans la crainte de ne pas pouvoir aller plus loin avec mon ambulance, je pris de suite la rive gauche de la Loire, et au bout de trois heures de chemin, je biaisai vers le sud, de manière à joindre un corps français dont la présence était signalée en Sologne. Cette demi-évasion eut un plein succès.

Mon intention était de me rendre auprès de Bourbaki après avoir été chercher de l'argent à Bordeaux ; mais la nouvelle de l'armistice coupa court à mes nouveaux projets. Je laissai quelques jours le matériel de l'ambulance à Bourges ; puis quand je vis que la paix était certaine, je rentrai à Paris.

J'ai omis de dire qu'étant à Blois, j'envoyai à Beaugency quatre médecins dont le rôle consista à faire une évacuation de blessés sur Blois et en outre à en soigner un certain nombre sur place.

Tel est, tracé à grands traits, l'historique de la campagne de la troisième ambulance, depuis le 14 août 1870 jusqu'au 22 février 1871.

Blessés soignés par l'ambulance n° 3.

A Gravelotte	141
A Givonne, Lamécourt et Holly	162
A Epieds et Saintry	317
A Blois.	225
A Beaugency.	60
Diverses localités.	463
A Terminiers.	150
Château de Villepion.	60
Gare de Blois.	50
	1,628

Ambulance n° 4.

Personnel médical et religieux.

M. le Dr **PAMARD**, chirurgien en chef, chirurgien en chef à l'hôpital d'Avignon.

MM. **ABADIE**, chirurgien-major.			MM. **LACHENAUD**, chirurgien sous-aide.		
CHARPENTIER,	id.		**MONTANO**,	id.	id.
MOLLIEN,	id.		**RÉGNIER**,	id.	id.
OLDFIELD,	id.		**REYBERT**,	id.	id.
BARTHAREZ, chirurgien aide-major.			**SUTILS**,	id.	id.
CAUBET,	id.	id.	**MATHIEU**,	id.	id.
DUBOIS,	id.	id.	**DARGAUD**, aumônier.		
MOYNAC,	id.	id.	**NOUVELLE**,	id.	
TERRILLON,	id.	id.	**DE PRESSENSÉ**, pasteur.		
TILLOY,	id.	id.	**WERBUITZ**,	id.	
BENOIT, chirurgien sous-aide.			3 comptables ou aides, 3 infirmiers-majors, 1 pi-		
BRAYE,	id.	id.	queur, 3 cochers, 55 infirmiers.		
WIAMY,	id.	id.			

17 AOUT.—Partis de Paris à quatre heures du soir, nous arrivions à Châlons-sur-Marne le lendemain matin, et nous trouvions une hospitalité momentanée à l'établissement des arts et métiers. Le jour même je me mis en rapport avec M. le duc de Fitz-James, fourrier de la 4e et de la 5e ambulance. En face du peu de bienveillance de M. le directeur de l'Ecole des arts

et métiers, nous fûmes obligés, le jour même, de dresser nos tentes au Champ de Mars de Châlons et d'y aller camper.

20 AOUT. — Partis le 20 au matin, nous arrivâmes au camp de Châlons, où nous vînmes nous mettre à la disposition du maréchal Mac-Mahon. Fort bien accueillis par son chef d'état-major, le général Faure, nous allâmes, d'après ses indications, installer nos tentes entre le Grand et le Petit Mourmelon auprès du parc d'artillerie.

21 AOUT. — Nous recevons l'ordre de marche qui nous indiquait que le quartier général devait se porter à Reims. Nous suivîmes cette indication, et après une route rendue longue et fatigante par l'encombrement, nous arrivions à Reims à une heure avancée de la nuit, et venions camper sur les boulevards extérieurs à côté de la porte Dieu-Lumière.

22 AOUT. — Séjour à Reims : M. de Fitz-James nous avertit que, vu l'arrivée de trois autres ambulances faisant partie la Société, chacune d'elles serait attachée à l'un des corps d'armée.

La 4e ambulance devait suivre le 5e corps, général de Failly.

23 AOUT. — A Pont-Favergey.

24 AOUT. — A Rethel.

25 AOUT. — Séjour et Rethel.

26 AOUT. — Départ à sept heures du matin pour le Chêne-Populeux.

Dans la première moitié de la route, notre marche fut entravée par l'encombrement. Mais à partir de Tourteron, où nous arrivâmes à sept heures du soir, nous éprouvâmes les plus grandes difficultés par suite des pentes exagérées que présentait la route, et qu'il était presque impossible de gravir avec des fourgons aussi pesants et aussi pesamment chargés que les nôtres. Nous n'aurions jamais pu triompher de ces difficultés, si tout le monde n'avait mis la main à l'œuvre.

27 AOUT. — Séjour au Chêne ; avertis par la leçon de la veille, et exposés à rencontrer les mêmes accidents de terrain, nous fîmes l'acquisition de deux chevaux destinés à être placés comme renfort au-devant de nos deux fourgons. Ce jour-là nous fûmes appelés à donner nos soins à plusieurs militaires qui avaient été blessés à Buzancy dans un engagement de cavalerie.

28 AOUT. — Départ pour Buzancy. Nous ne pouvons aller que jusqu'à Bar, où se trouvent les avants-postes du 5e corps, et nous suivons celui-ci dans la marche de nuit qu'il fait dans la direction de Sommauthe.

29 AOUT. — Partis de Sommauthe vers 2 heures du soir, nous nous dirigeons sur Beaumont. Pendant le trajet, nous entendons le canon, et pouvons acquérir la certitude qu'une action est engagée près de nous. Nous précipitons notre marche, et à quatre heures, à notre arrivée à Beaumont, l'ambulance se divise ; le personnel médical part avec un détachement de 20 brancardiers dans la direction du combat, laissant un pont de ralliement le reste de la compagnie sous les ordres des comptables. Arrivés au château de Belval, nous y trouvons trois ambulances militaires qui avaient recueilli déjà un certain nombre de blessés, et les avaient installés dans les salles très-spacieuses de cette habitation. Nous prîmes la succession de nos confrères de l'armée quand ceux-ci accompagnèrent leur corps dans son mouvement de retraite, et nous donnâmes nos soins aux blessés qu'ils n'avaient pu emmener, et à environ 50 autres que nos brancardiers étaient allés recueillir sur le champ de bataille.

30 AOUT. — A trois heures du matin, tous nos pansements étaient achevés, et sachant que les Prussiens allaient arriver nous reprîmes la route de Beaumont.

Un chirurgien et un aide furent laissés pour passer le reste de la nuit auprès des blessés, et ne vinrent nous rejoindre que le lendemain dans la matinée.

Les malades du château de Belval ont continué à être soignés par l'ambulance jusqu'à leur guérison ou à leur évacuation. Un chirurgien-major et un aide furent chargés de ce service.

Nous installons nos blessés à Beaumont, dans la maison des sœurs Saint-Joseph, dans l'asile voisin et dans la maison des frères. — L'ordre de marche du 5° corps indique Mouzon; il est arrêté que l'on fera évacuer au plus tôt sur cette ville tous les blessés qui peuvent supporter le transport.

Le départ avait été fixé à deux heures. A midi et demi s'engageait la malheureuse bataille de Beaumont, et bientôt tous les locaux disponibles, l'église, les halles et enfin les granges étaient encombrés de blessés.

Nos infirmiers chargés de brancards partent dans toutes les directions et ne cessent qu'à onze heures et demie du soir leur pénible service.

Nous devons noter que dès l'occupation du village par les Allemands, la plupart de nos moyens d'action nous avaient été enlevés. Ils s'étaient emparés de nos chevaux, de notre omnibus et d'une grande partie de nos brancards. Malgré les voitures peu nombreuses que nous avions pu requérir, il nous fut impossible d'amener dans les ambulances le jour même tous les malheureux qui réclamaient nos soins, et il fallut à onze heures du soir laisser sur le champ de bataille cinquante-cinq blessés; ils furent réunis dans un même lieu et garantis autant que possible contre le froid et la rosée de la nuit sous la garde de deux hommes, en attendant que les secours pussent leur arriver le lendemain. Le nombre des blessés français qui se trouvaient recueillis à Beaumont et répandus un peu partout dans ce malheureux village qui en était encombré, peut être évalué à environ quinze cents.

Les ambulances militaires du 5° corps sous la direction de M. le médecin principal Lacronique ont concuru avec notre ambulance à leur donner des soins.

La grande difficulté dès le début fut l'alimentation de ces malheureux. Nous n'avions, non plus que les ambulances militaires, aucune espèce d'approvisionnement; de plus le village avait été complétement pillé par l'armée prussienne, et il était impossible de se procurer les moindres ressources chez les habitants, qui eux-mêmes manquaient de tout. Nous n'avions ni pain, ni vin, ni viande; l'eau elle-même était fort rare. Nous dûmes nous approvisionner au dehors, et grâce à de la farine et du vin qu'on alla chercher le 3 à Vouziers et à trois sacs de farine qui nous furent envoyés de Belgique (4 septembre), par M. le duc de Fitz-James, nous pûmes enfin nourrir nos malades. Un de nos hommes fut, à défaut d'ouvriers du pays, chargé de faire le pain et de le cuire. L'autorité prussienne vint à notre secours dès le début, mais elle ne put jamais le faire que d'une façon tout à fait insuffisante.

En face d'un aussi grand nombre de blessés, et malgré le nombre assez considérable des médecins présents à Beaumont, il était impossible de faire face immédiatement à tous les besoins. On commença dès le jour de la bataille à faire les amputations nécessaires, et on dut continuer pendant plusieurs jours de suite.

Les provisions que nous avions emportées en fait d'objets de pansement furent bientôt épuisées, et le surlendemain de la bataille il ne nous restait ni bandes ni charpie, ni compresses, et nous en aurions été réduits à ne pouvoir panser nos blessés, si les Prussiens ne nous avaient permis de puiser dans les fourgons *pris* aux ambulances françaises. Notre provision de chloroforme, qui était par trop mesquine, était aussi sur le point de finir quand arrivèrent M. le colonel Havelock et M. le lieutenant de vaisseau Armit, délégués du comité anglais, qui nous distribuèrent, ainsi qu'à nos confrères de l'armée et aux médecins prussiens, du chloroforme, de la charpie anglaise, du liébig, des éponges, des bandes, de la toile imperméable, de la toile adhésive et du sulfate de quinine. Ces secours nous vinrent fort à propos et nous permirent de continuer notre œuvre dans de meilleures conditions que celles où nous avions été placés jusqu'alors.

Les locaux où avaient été installés les blessés étaient devenus insuffisants, les Allemands en ayant d'ailleurs accaparé un certain nombre à leur profit. Nous dûmes donc recourir aux habitants du pays, et je dois dire que chez un très-grand nombre, nos blessés furent parfaitement accueillis et soignés. Nous pûmes installer ainsi la plupart de nos amputés dans des maisons particulières où ils étaient isolés et couchés dans des lits. C'est à cette condition spéciale que j'attribue les résultats de nos opérations, qui n'ont pas été aussi désastreuses qu'aurait pu le faire craindre l'encombrement énorme qui était venu accabler ce malheureux village de 1,200 âmes.

Cette question de l'encombrement et des dangers qui pouvaient en résulter tant pour les malades que pour la population elle-même, préoccupa vivement l'autorité prussienne aussi bien que nous-mêmes, et dès le premier jour, des évacuations très-nombreuses, et dont il nous fut impossible, vu la précipitation avec laquelle ces opérations furent faites, de tenir un compte exact, eurent lieu sur Stenay et de là sur Pont-à-Mousson.

Elles comprenaient les malades le moins grièvement blessés. Nous pûmes aussi écouler une partie de nos malades sur Pouilly, où MM. Monnier et Monod avaient installé une ambulance.

L'ambulance néerlandaise qui fonctionnait près de Pouilly, dans la ferme Renard, voulut bien, le 4, se charger de 73 malades.

Je crois ne pas devoir omettre que dès le 2 septembre trois d'entre nous, MM. Oldfield, Dubois et Sutils, étaient allés à Sommauthe, où se trouvaient environ deux cents blessés français qui avaient été jusqu'alors soignés par des médecins bavarois.

Parmi eux se trouvait le général Morand, qui devait du reste bientôt succomber. Ces messieurs donnèrent leurs soins à ces malades jusqu'à l'arrivée des médecins français; ils purent alors venir reprendre leur service.

7 SEPTEMBRE. — Les ambulances militaires quittaient Beaumont nous laissant le soin de tous les blessés français restant dans le pays, ce qui augmenta d'environ 250 le chiffre de ceux que nous soignions déjà.

10 SEPTEMBRE. — De concert avec M. Monnier, et sachant par une lettre de M. Hamoir, médecin à Namur, avec lequel je m'étais mis en rapport, que nos malades seraient parfaitement accueillis dans cette ville, nous avons organisé une évacuation de 89 malades sur la Belgique, et cela avec le consentement d'un johannitter qui se trouvait alors à Beaumont.

Malheureusement l'autorité militaire crut devoir s'y opposer, et nos malheureux blessés, qui avaient déjà fait un kilomètre sur la route de la Belgique, furent ramenés en arrière, et conduits à Stenay pour être de là menés en Prusse.

13 SEPTEMBRE. — J'étais convoqué à Sedan à une réunion à laquelle assistaient la plupart des chirurgiens en chef des ambulances présentes aux environs.

L'assemblée était présidée par M. le colonel Hubert Saladin et devait être destinée à établir une action commune entre les diverses ambulances.

C'est là aussi que nous fut communiquée la convention intervenue entre M. Hubert Saladin et l'autorité militaire allemande, convention qui permettait aux médecins français de diriger sur la Belgique tous les *gros blessés*, c'est-à-dire tous ceux qui étaient reconnus ne pouvoir reprendre les armes avant trois mois. En échange les Allemands pouvaient faire passer directement tous leurs blessés à travers la Belgique.

14 SEPTEMBRE. — Le lendemain, en vertu de la convention précitée, nous organisions une évacuation sur la Belgique.

Nous dûmes, avant le départ, faire contre-visiter nos malades par un médecin prussien, qui, ne se fiant pas à notre parole, crut devoir les examiner un par un, et en trouva, si je ne me trompe, trois qu'il ne jugea pas assez malades pour les laisser conduire sur une terre plus hospitalière.

Je conduisis l'évacuation avec l'assistance de MM. Terrillon et Mathieu et de l'abbé Nouvelle, 1 comptable et 7 infirmiers.

L'évacuation fut conduite jusqu'à Bruxelles, où nous fûmes admirablement accueillis et où grâce aux mesures prises par le bourgmestre, M. Anspach, nos blessés furent avec un ordre et une rapidité vraiment admirables, distribués dans les diverses ambulances disséminées en ville. Avant notre départ nous allâmes les visiter et nous pûmes constater avec quelle générosité les habitants de Bruxelles exerçaient l'hospitalité envers nos malheureux blessés.

18 SEPTEMBRE.—A Sedan, réunion des chefs d'ambulances à laquelle étaient allés assister MM. Mollien et Abadie. Il y fut décidé que les ambulances qui n'avaient plus un nombre de blessés en rapport avec leur personnel et qui pourraient après leur départ assurer le soin de leurs malades, devraient se rapatrier par la Belgique, pour se mettre à la disposition des armées en voie de formation sur les bords de la Loire.

La 4e ambulance se trouvait dans ces conditions, puisque après une évacuation faite le 20 et conduite sur Neufchâteau et de là sur Bruxelles, il ne restait à Beaumont qu'environ cent malades.

Ceux-ci du reste devaient être soignés par MM. Oldfield, chirurgien, Moynac, aide-chirurgien, Reybert, sous-aide chirurgien, et par MM. Bloomfield Cornelly, Walker, envoyés par le comité anglais et qui depuis le 11 s'étaient adjoints à nous.

M. Moynac a dû séjourner à Beaumont jusqu'au 13 novembre; c'est alors seulement qu'ayant évacué ses derniers malades, il a cherché à nous rejoindre. Il n'a pu y parvenir et a dû s'arrêter à Tours, d'où il est allé s'installer au château de Monaie, qui avait été converti en ambulance.

Le pays a été le théâtre de nombreux engagements, et notre collègue a pu y rendre les plus grands services.

Pendant notre séjour à Beaumont, M. de Pressensé, pasteur de l'ambulance, rappelé à Paris par le service de son église, avait sollicité à la date du 4 septembre un congé que malgré tous mes regrets de me séparer de lui, je crus devoir lui accorder.

Si nous voulions résumer les services rendus par l'ambulance à Beaumont, il nous serait impossible de donner le chiffre exact des blessés traités; il est facile de se figurer tout d'abord qu'au milieu de l'encombrement énorme, nous avons été débordés de telle sorte, que nous n'avons pu recueillir exactement tous les détails nécessaires sur tous les militaires soignés. De plus, nous étions complètement novices et nous n'avions pas encore l'expérience que nous devions acquérir plus tard, ni les ressources que cette expérience nous mit à même de nous créer.

Cependant nous comptons 792 inscrits sur nos registres, et sur lesquels nous avons eu 81 décès.

Le chiffre des amputations s'est élevé à 38 sur lesquels 15 ont succombé.

J'ai remis à la délégation de Tours :

1o La liste des blessés traités à l'ambulance, avec l'indication de l'endroit où ils se trouvaient à notre départ de Beaumont ;

2o L'état des décédés;

3o L'état des amputés, sur lequel il est à regretter qu'il se soit produit quelques lacunes qui ne pourront être complétées que lorsque nous aurons été rejoints par nos collègues laissés à Beaumont;

4o L'état des dépôts laissés entre nos mains par les militaires décédés à l'ambulance ;

5o Les dépôts eux-mêmes remis entre les mains de M. de Villeneuve, membre du comité, qui a bien voulu se charger de les faire parvenir aux familles.

23 SEPTEMBRE. — Nous obtenions un train spécial à tarif réduit de moitié, qui devait nous conduire directement de Namur à la frontière française à Quiévrain. Je ne dois pas oublier de vous signaler l'accueil que nous reçûmes des membres de l'association belge de secours aux militaires blessés; ils nous facilitèrent toutes nos démarches.

Le 23 au soir, l'ambulance arrivait à Namur et en repartait le lendemain matin à six heures et demie. Nous arrivâmes le soir à sept heures à Rouen, que nous quittâmes à une heure du matin.

J'avais avisé, par un télégramme de Mézidon, la délégation de Tours de notre arrivée, et nous trouvâmes au Mans une dépêche nous prescrivant de nous y arrêter.

27 SEPTEMBRE. — La 4ᵉ et la 5ᵉ ambulance partaient du Mans par le même train, comptant se diriger toutes deux sur Orléans. Arrivés à Tours nous recevions l'ordre de nous y arrêter tandis que nos collègues se dirigeaient sur Blois.

Nous séjournâmes à Tours du 28 septembre au 8 octobre. Ce temps fut consacré à réorganiser notre matériel d'une façon plus complète et mieux appropriée aux nécessités de notre service. Notre tâche nous fut rendue facile, grâce à la bienveillance de M. de Flavigny, délégué de la Société, et des dames qui avaient bien voulu se charger de la direction du magasin de Tours. Nous dûmes nous défaire d'un certain nombre de chevaux ramenés par nous de Beaumont, et qui nous étaient inutiles ; nous pûmes, grâce aux autorités militaires, nous procurer un 3ᵉ fourgon qui nous était indispensable pour transporter notre matériel.

8 OCTOBRE. — Pendant notre séjour à Tours, nous fûmes officiellement attachés à l'état-major du 15ᵉ corps d'armée, et c'est pour aller le rejoindre que nous partîmes le 8 octobre. Nous fîmes la route par étapes de Tours à Vierzon, où nous arrivâmes le 11.

12 OCTOBRE. — Nous allions jusqu'à la Motte-Beuvron, et le 13 nous rejoignions notre corps à la Ferté-Saint-Aubin, où nous avons installé l'ambulance au château des Aisses dans des conditions excellentes au cas où un combat se livrerait dans le voisinage.

15 OCTOBRE. — Nous suivions l'armée dans son mouvement de retraite, et nous poussions jusqu'à Salbris, où le quartier général venait lui-même s'installer le 17. Ce jour-là nous recevions l'ordre de nous porter en arrière et nous fixions l'ambulance au château de la Billarderie, à une distance d'environ quatre kilomètres.

18 OCTOBRE. — A partir du 18 nous touchions à peu près régulièrement nos rations à l'intendance.

Pendant notre séjour à la Billarderie nous fûmes chargés de diverses évacuations, qui sont les suivantes :

A Châteauroux, conduite par M. Montano et 4 infirmiers ;
A Moulins, conduite par M. Benoît et 2 infirmiers ;
A Limoges, conduite par M. Reybert et 3 infirmiers ;
A Périgueux, conduite par M. Lachanaud et 3 infirmiers.

27 OCTOBRE. — Nous allions à Romorantin, et le 28 à Blois, où nous rejoignions le quartier général.

30 OCTOBRE. — Nous allions jusqu'à Mer et nous nous installions à la Grenouillère, propriété située à 1 kilomètre en arrière du Bourg.

5 NOVEMBRE. — M. Reybert conduit à la Rochelle une évacuation de malades.

8 NOVEMBRE. — Nous recevions l'ordre de nous porter jusqu'à Lorges, à 2 kilomètres en arrière de Poisly, où venait s'installer le quartier général.

9 NOVEMBRE. — Nous partions au point du jour en nous portant dans la direction du village de Bacon, qui nous avait été désigné. Pendant l'engagement nous marchâmes de concert avec l'ambulance militaire du quartier général du 15ᵉ corps placée sous les ordres de M. Martenot de Cordouc, et nous suivîmes avec elle le mouvement en avant de l'armée. N'ayant pu trouver à Bacon une installation convenable, nous poussâmes plus loin, et nous vînmes installer l'ambulance dans le château de la Renardière, qui venait d'être le théâtre d'un engagement très-vif, dont il portait les traces. Nous y donnâmes immédiatement nos soins aux blessés, qui y furent transportés, soit par nos infirmiers, soit par les infirmiers militaires.

I. 16

Le nombre de ceux qui furent recueillis s'est élevé à 81. Le soir même nous avions pourvu à leur traitement et à leur alimentation. Les évacuations commencèrent dès le lendemain sur Meung, Chaingy et Orléans.

11 NOVEMBRE. — Je me transportai, d'après les indications reçues du quartier général, à Saint-Péravy-la-Colombe, à Coulmiers, à Saint-Sigismond et à Gémigny pour reconnaître s'il existait des points où l'on manquât de secours médicaux.

A Gémigny seulement nous trouvâmes environ 80 blessés bavarois soignés par trois médecins, leurs compatriotes; leur installation laissait beaucoup à désirer, et il n'existait dans ce pays aucune sorte de ressources ; dès le lendemain nous nous transportions au nombre de six, pour leur porter notre concours et divers objets pour les ravitailler. Nous arrivâmes à temps pour assister et aider à l'évacuation des malades sur Orléans.

15 NOVEMBRE. — Tous nos blessés étaient évacués et nous allions, conformément aux instructions reçues du quartier général, nous installer tout près de lui à Saint-Jean-la-Ruelle, à environ 3 kilomètres d'Orléans.

La nature des blessures traitées par nous à la Renardière a été en général grave, puisque sur 80 blessés nous en avons perdu 11. Aucune amputation n'a été nécessaire ; la liste des blessés, des morts et des dépôts recueillis sur ceux-ci a été remise par moi-même, ainsi que les dépôts, à la délégation de Tours, le 17 novembre.

Dès le début de la campagne, un de nos comptables avait fait preuve d'une négligence et d'une insouciance telles, que lors de notre passage à Tours, j'avais cru devoir demander la suppression de son emploi, comme absolument inutile. Cédant aux prières de ce comptable, les membres du Comité de Tours, d'accord avec moi, avaient cru bien faire en revenant sur la décision d'abord prise, espérant du reste que la leçon pourrait être utile. Ce comptable fut donc conservé, mais il fut convenu qu'à partir du 1er novembre, il cesserait d'être appointé. Ses manières d'agir n'avaient point changé, et j'avais dû confier ses attributions à deux chirurgiens, MM. Mollien et Abadie. Je lui offris de se retirer par démission ou d'être révoqué, en vertu des pouvoirs qui m'étaient confiés, ainsi qu'à tous les autres chefs d'ambulance ; il préféra ce dernier parti, et je le fis rayer des contrôles de l'ambulance à la date du 29 novembre.

M. Brigandat, qui avait toujours été chargé des écritures, qui depuis deux mois tenait notre caisse, et qui s'était toujours acquitté de son service de la façon la plus digne d'éloges, fut nommé adjudant comptable.

Pendant son séjour à Saint-Jean-de-la-Ruelle notre personnel donna ses soins aux malades répandus dans diverses ambulances voisines, et à un certain nombre de blessés qui étaient au grand séminaire. Il a de plus été chargé de pourvoir aux besoins médicaux des marins qui desservaient les 5 batteries de défense placées autour d'Orléans.

2 DÉCEMBRE. — A huit heures du matin, l'ambulance quittait Saint-Jean-de-la-Ruelle, à la suite du quartier général ; la direction indiquée était Arthenay.

A notre arrivée nous trouvâmes la bataille engagée à l'ouest du village du côté de Poupry. Nous nous installâmes immédiatement, tant à la mairie que dans diverses maisons particulières, où nous donnâmes nos soins à un grand nombre de blessés.

3 DÉCEMBRE — Le lendemain, le quartier général se porta en arrière ; nous ne crûmes toutefois pas pouvoir le suivre, et voici quelles étaient nos raisons. Malgré une évacuation peu nombreuse faite la veille au soir, et une évacuation considérable faite le matin même, il restait à Arthenay, d'après notre estimation, environ 76 blessés qui avaient reçu des soins, tant dans notre ambulance que dans les diverses autres ambulances qui s'étaient établies la veille à Arthenay. Notre retraite les aurait exposés à être privés de tous soins médicaux. De plus nous supposions, et l'événement est venu prouver la justesse de mes appréciations, que l'action qui était engagée autour d'Arthenay amènerait un très-grand nombre de blessés.

Nous sommes donc restés au poste que nous occupions; malgré les projectiles assez nombreux lancés sur le village, nous avons été assez heureux pour n'avoir aucun nouveau blessé, parmi ceux confiés à nos soins, ni parmi le personnel de l'ambulance.

A partir de ce jour, l'ambulance a fonctionné comme hôpital de campagne, donnant des soins et l'alimentation nécessaire aux blessés recueillis à Arthenay et dans les environs. Pendant les premiers jours, c'est-à-dire du 3 au 9 décembre, nous avons été secondés dans notre tâche par des chirurgiens militaires séparés de leur corps et dont nous avons été heureux d'accepter le concours.

Le service de l'alimentation ne souffrit jamais de retards malgré les difficultés contre lesquelles nous avions à lutter, et qui n'étonneront pas, quand on songera que ce malheureux pays était depuis deux mois le théâtre d'opérations militaires, et avait vu à diverses reprises les deux armées s'y installer tour à tour, et qu'il était actuellement occupé par l'ennemi, qui l'accablait de réquisitions. Nous dûmes à diverses reprises envoyer, soit à Patay, soit à Orléans, faire des achats de vin, de farine, de bétail, etc.

Durant son séjour à Arthenay, l'ambulance fut ravitaillée :

1º Par M. de Varennes, envoyé à la date du 11 par le Comité, et qui, malheureusement, ne pouvait disposer que de fort peu de choses;

2º Le 23, par M. Visitelli, délégué de la Société anglaise, et qui nous fit des dons assez considérables en vêtements, linge et pièces de pansements, ainsi qu'en médicaments ;

3º Le même jour, M. de Papinand nous apportait de Tours une partie des objets que nous avions demandés, et 5,000 francs, somme bien inférieure à celle que nous avions réclamée et hors de toute proportion avec les besoins auxquels nous avions à parer et avec les éventualités qu'il n'était pas impossible de prévoir.

Pendant notre séjour à Arthenay, nous reçûmes à plusieurs reprises des johannister, des dons de diverses natures, tels que café, sucre, vin, eau-de-vie, bandes, tricots, caleçons.

La nature des blessures que nous eu à traiter à Arthenay était généralement grave ; le plus grand nombre des blessés avaient été atteints par des éclats d'obus, et le plus souvent frappés en plusieurs endroits. Le chiffre des opérations a été considérable, relativement au nombre des malades que nous avons eu à soigner. Il s'est élevé à vingt-huit.

La gravité du diagnostic était en outre augmentée par la rigueur de la température, et les décès ont atteint le chiffre énorme de 80, ce qui donne une proportion de 28 p. 100, vu qu'il ne nous restait le 3 au soir que 276 blessés français. Le chiffre de nos blessés s'est trouvé bientôt réduit, d'abord, par l'installation à côté de nous d'un feld-lazareth prussien, qui s'est chargé des deux cents Allemands que nous avions recueillis, ensuite par les évacuations qui ont été faites, soit du côté d'Etampes, soit du côté d'Orléans.

Il est bientôt devenu évident pour nous que le nombre des malades que nous avions à soigner était trop peu considérable pour notre personnel, et nous avons dû songer à nous diriger sur les points où notre présence pouvait être plus utile. Nous avons donc demandé à être rapatriés. Nous nous sommes tout d'abord adressés à MM. Langenbeck, médecin en chef de l'armée prussienne, et à M. le docteur Lœffler, médecin en chef de la 2º armée.

Pour ces messieurs, la question ne paraissait pas douteuse, et nous devions être dirigés soit sur Bourges, soit sur Tours ; ce dernier point était celui que nous avions indiqué, vu la nécessité où nous nous trouvions d'être ravitaillés. Mais quand il s'est agi d'avoir notre sauf-conduit, nous avons dû nous adresser à l'autorité militaire; celle-ci s'est montrée intraitable, et nous a imposé la voie qu'avaient déjà suivie les chirurgiens militaires et diverses autres ambulances. Nous devons ici toutefois protester contre l'allégation prussienne, qui a prétendu que les ambulances avaient préféré quitter leur poste, plutôt que de donner leurs soins aux malades, très-nombreux qui restaient, soit à Orléans, soit dans les environs.

Pour notre part, quand M. le docteur Weber nous eut dit que le départ des ambulances d'Orléans exposait un très-grand nombre de blessés français à rester sans secours, nous lui dîmes que nous étions prêts à quitter Arthenay pour venir parer à ces besoins, si ceux-ci étaient tels qu'il nous l'indiquait. Nous fîmes donc une sorte d'enquête, et après avoir offert nos services au sous-intendant militaire français, qui les a refusés, à la délégation d'Orléans, qui en a fait tout autant, après nous être informés auprès de nos confrères exerçant dans la ville, et de nos collègues de l'ambulance anglo-américaine, nous avons acquis la conviction que les lacunes n'étaient pas telles qu'on nous l'avait fait entendre tout d'abord, et nous avons dû demander notre sauf-conduit, tout en protestant contre cette interprétation au moins singulière de l'article 3 de la convention de Genève, qui renvoie les médecins aux avant-postes français, en les *conduisant à Bâle.*

En quittant Arthenay nous avons eu la précaution d'y laisser l'un d'entre nous, M. Lachanaud, qui a accepté la tâche de rester seul pour donner des soins aux 16 blessés qui nous restaient.

27 décembre. — Partis d'Arthenay, nous avons dû faire la route à pied malgré la neige et une température des plus rigoureuses.

5 janvier. — Nous sommes arrivés à Vitry-le-Français le 5 janvier, en passant par Pithiviers, Sens et Troyes, points indiqués sur notre feuille de route, ayant parcouru 270 kilomètres en dix jours. A Vitry-le-Français nous avons pu prendre le chemin de fer, qui nous a conduits en trois jours à Strasbourg, et de là à Bâle. Là nous avons dû chercher à rejoindre le plus tôt possible les armées françaises, et vu le voisinage de l'armée du général Bourbaki, vu les combats récents livrés à Villersexel, qui devaient être le prélude d'actions plus sérieuses, nous avons pris la résolution de nous joindre à cette armée. Nous reçûmes à Bâle le meilleur accueil de la Société internationale, qui voulut bien nous donner 2,000 francs, somme dont nous avions le plus grand besoin, et divers objets tels que couvertures, bandes, charpie et compresses, dont nous n'étions pas suffisamment pourvus.

Partis de Bâle le 12, nous arrivions le soir même à Pontarlier pensant que c'était la voie la plus directe pour nous rendre à Besançon, et de là rejoindre l'armée.

Malheureusement le chemin de fer ne fonctionnait à partir de Pontarlier, que d'une façon irrégulière, et nous dûmes attendre jusqu'au 15 pour partir; nous arrivâmes à Besançon le lendemain.

17 janvier. — Baume-les-Dames.

18 janvier. — L'Isle sur le Doubs.

19 janvier. — Nous comptions aller à Arcey pour rejoindre le quartier général; mais l'armée battait en retraite, et l'ambulance ne put aller au delà de Médière, à 2 kilomètres de son point de départ.

20 janvier. — Le 20 nous revenions à Baume-les-Dames, et le 22 nous rentrions à Besançon, où nous séjournions jusqu'au 27.

28 janvier. — Nous quittions Besançon à 5 heures du matin et allions coucher le soir à Mouthiers.

29 janvier. — Nous arrivions à Pontarlier après les plus grandes difficultés, dues à la nature de la route montueuse, et à la couche de neige épaisse qui la recouvrait, ainsi qu'à l'encombrement énorme qui l'obstruait. Ce soir-là même, arrivait la nouvelle de l'armistice, et, dès le lendemain, on commençait à faire des trains d'évacuation sur Lyon et Chambéry par la voie de Neufchâtel et Genève, afin de diminuer l'encombrement de la ville, qui regorgeait de malades. Dès ce jour l'ambulance se chargea de faire le service médical, dans les locaux de l'école des frères : pendant les deux journées du 30 au 31 elle donna ses soins à 290 malades qui furent évacués pour la plupart en Suisse, soit en chemin de fer, soit même à pied.

Ces deux jours se passèrent en pourparlers entre les autorités militaires françaises et allemandes, et quoique les divers services administratifs de l'armée eussent pris la route de Suisse, nous estimâmes que, puisque un engagement était imminent en avant de Pontarlier, notre devoir était d'y rester, parce que là seulement nous pouvions rendre des services.

18 FÉVRIER. — Le matin, le 18e corps, auquel nous étions attachés, et qui était chargé de soutenir le mouvement de retraite, se repliait en arrière de Pontarlier; nous suivîmes son mouvement, mais nous ne devions pas aller bien loin, car à peine étions-nous parvenus à 500 mètres des dernières maisons de la ville, que les Prussiens attaquaient le convoi au milieu duquel nous étions engagés, tiraient sur nos fourgons, quoiqu'il fût difficile de penser que, placés à 200 mètres, ils ne pouvaient distinguer les drapeaux de la convention de Genève, et obligeaient l'ambulance à rentrer à Pontarlier.

Accompagné d'un des sous-aides, je m'étais porté en avant, et nous nous sommes trouvés au village de la Cluse, qui a été le théâtre principal de la résistance. Là, nous avons donné nos soins, au moins à cent blessés, concurremment avec M. Laval, chirurgien militaire, et un médecin de la marine; il nous est impossible de donner aucune espèce de renseignements sur ces blessés, qui ont été pour la plupart évacués sur la Suisse, soit le jour même, soit les jours suivants.

C'est à la Cluse que l'infirmier Basly, auquel nous avions confié la garde de nos chevaux, a eu le mollet gauche traversé par une balle.

Le soir même nous regagnions Pontarlier en traversant les lignes prussiennes, et nous pouvions rejoindre l'ambulance. Plusieurs de nos collègues ne furent point aussi heureux que nous, et, séparés dans l'action, ne purent nous retrouver.

Deux d'entre eux, MM. Mollien et Wiamy, sont allés à Thonon, où ils ont rendu les plus grands services. Il en a été de même de M. Terrillon, qui a fonctionné pareillement à Evian. Les listes des malades soignés par ces messieurs sont annexées aux listes générales de l'ambulance. Le chiffre des malades qu'ils ont soignés s'est élevé à 422 dont 181 à Evian et 241 à Thonon.

Les services rendus par l'ambulance à Pontarlier ont été considérables. Nous avons été chargés des malades placés chez les frères, à l'hôpital, et dans les diverses ambulances particulières. Nous avons eu à lutter contre des difficultés de diverses natures :

1° Une agglomération énorme de malades dans une ville de 5,000 âmes, agglomération telle que toutes les maladies en ont été singulièrement aggravées. A l'hôpital en particulier les salles étaient encombrées à un point dont il est difficile de se faire une idée; nombre d'hommes étaient couchés par terre, et dans chaque lit il y avait toujours deux malades et parfois trois ;

2° L'existence de maladies épidémiques, telles que la variole, le typhus, la dyssenterie, qui faisaient d'énormes ravages parmi ces malheureux soldats usés par les souffrances et les privations de toutes sortes ;

3° La difficulté du ravitaillement, qui fut causée par l'interruption des communications entre la Suisse et Pontarlier, occupé par l'armée prussienne (cette interruption était due à la résistance énergique des forts de Joux, qui commandaient la route). Nous pûmes, grâce à la bienveillance que nous avons toujours rencontrée dans l'autorité municipale, obtenir toutes les réquisitions de denrées de toute nature qui nous furent nécessaires pour pourvoir aux besoins de nos malades; le vin seul nous fit défaut comme quantité et comme qualité.

Le 15 nous recevions de M. Franck, délégué du comité anglais, divers médicaments et objets de pansement; sur ma demande, il nous expédiait le 21, sept barils de vin du Midi, dont la répartition fut faite entre les diverses ambulances de la ville, proportionnellement au nombre de malades qui s'y trouvaient.

Depuis lors, M. Franck nous a envoyé une caisse contenant des médicaments dont je lui avais fait la demande, et le 25, trois fûts de vin de Bordeaux.

A plusieurs reprises, nous avons reçu du comité de Neufchâtel des pièces de pansement, des vêtements, des médicaments et des aliments, destinés à nos malades ; ces derniers nous ont été du plus grand secours, vu l'état d'épuisement où se trouvait le pays.

17 FÉVRIER. — Départ de la 2e ambulance lyonnaise, dirigée par M. le docteur Dron, qui avait fonctionné parallèlement à nous depuis l'occupation de Pontarlier, laissant retomber

sur nous tout le poids du service médical dans les diverses ambulances de la ville. Il est vrai qu'à ce moment l'état des malades s'était amélioré et que la tâche était devenue moins pénible.

Le service de l'alimentation à l'hôpital a toujours été fait par les soins de l'administration de l'établissement ; chez les dames de Sainte-Marie et à la caserne, ce service avait été organisé par les soins de M. Delhomme, officier d'administration.

Le 23, j'allai à Neufchâtel, à l'effet d'obtenir un train qui nous permît d'évacuer un certain nombre de malades directement sur Lyon à travers la Suisse. Grâce à l'obligeante intervention de M. de Drée, notre consul à Neufchâtel, et de M. Lobot, chef de gare de Pontarlier; grâce aussi à M. Dement, inspecteur de l'exploitation du chemin de fer de la Suisse occidentale, je pus obtenir ce que je désirais ; il ne serait pas juste d'oublier que c'est à l'intervention énergique de M. Ploton, commandant supérieur des forts de Joux, que nous dûmes de pouvoir emmener 415 malades par le même train qui transportait environ 100 blessés prussiens.

Le train arriva sans encombre à Genève, où les membres de la Société internationale, prévenus par dépêche, nous attendaient. Il fut fait à nos malades une distribution d'aliments et de vin ; cette distribution fut des plus larges, et fut conduite avec l'ordre le plus parfait. Ces messieurs distribuèrent aussi des caleçons, des tricots, des chaussettes et des couvertures, et nous ne saurions oublier la générosité et la bienveillance avec lesquelles ils nous ont accueillis.

Le train arriva à Lyon à 4 heures du matin. Immédiatement on procéda au classement des malades.

Cette opération, faite par le médecin en chef de l'ambulance de la gare, s'exécuta avec un ordre parfait. Les plus gravement malades restèrent à Lyon, et les autres furent dirigés sur Marseille.

Profitant des trains qui rapatriaient les militaires internés en Suisse, nous avons pu organiser des évacuations ; nous avons ainsi dirigé sur Bourg, le 15, 60 malades ; le 16, 40 ; le 17, 32 ; le 18, 40.

Nous avons dû laisser à l'hôpital de Pontarlier 76 malades qui étaient hors d'état de supporter le transport. Ces malades devaient recevoir des soins des médecins de la ville et de M. le docteur Laval. — Partis de Pontarlier le 19 au matin, nous sommes arrivés à Paris le 20 à 8 heures du soir. L'ambulance a été licenciée à la date du 25.

L'ambulance a perdu trois de ses membres : l'infirmier Leclair André, mort d'une pneumonie double à Pithiviers ; Boidron, mort à Besançon de la même maladie, et Klein Philippe, mort à Pontarlier de la petite vérole.

Deux autres ont été blessés : Basly Henry, d'une balle à la jambe, au combat de la Cluse, le 1er février, et le caporal Throude, qui a eu la jambe broyée dans un accident de chemin de fer en Suisse.

En résumé, le nombre des blessés soignés par l'ambulance est de 3,266.

Quant à nos infirmiers, sauf un nombre très-restreint, il était difficile d'avoir de plus mauvais serviteurs ; ils ont pourtant fait preuve de courage et de dévouement à Beaumont ; mais bientôt leurs vices reparaissaient, et nous avons dû en renvoyer la plus grande partie. Nous avons recueilli à Beaumont un certain nombre de militaires qui nous ont accompagnés pendant le reste de la campagne et ont fait pour la plupart un très-bon service.

Dans la réorganisation des ambulances volontaires, il faudra forcément aviser à un autre mode de recrutement des comptables, qui peut-être pourraient être supprimés à l'exception d'un caissier chargé des écritures, et surtout des infirmiers, dont le nombre devrait être réduit.

Nous n'avons, dans toute la campagne, qu'un seul infirmier de l'ambulance blessé par le feu de l'ennemi, et cela est arrivé à la dernière affaire à laquelle nous ayons assisté, à celle du 1er février.

Nous avons été obligés de laisser à Pontarlier l'infirmier Klein atteint de variole. Cet homme, qui, par exception, était un excellent serviteur, a malheureusement succombé le 22 mars.

Nous n'avons perdu aucun de nos chevaux, et ceux que nous avons dû nous procurer ont été achetés dans d'excellentes conditions.

Nous avons remplacé les caisses que nous avions emportées de Paris (elles étaient lourdes, encombrantes et peu maniables), par des paniers des ambulances militaires; paniers fort commodes, légers, et entièrement appropriés au but qu'ils sont destinés à atteindre. Dans ces paniers, sont placés tous nos objets de pansements, nos appareils, notre pharmacie; nous avons pu recueillir à Beaumont ces paniers, qui étaient pleins de matériel, et nous en avons un nombre tel que nous avons dû en laisser quinze en dépôt à Florenville, où l'on a pu les faire prendre d'après notre déclaration.

Nous avons laissé à Orléans, entre les mains de M. Hollard, délégué de la Société, notre grande tente qui ne nous a jamais servi pour nos malades (elle ne pouvait être employée vu la saison) et qui surchargeait inutilement nos fourgons.

Nous avions dans notre matériel quelque chose d'excellent : je veux parler de nos brancards qui sont légers, peu encombrants, faciles à monter et à démonter. On pourrait sans doute les perfectionner en les faisant un peu plus longs; mais tels qu'ils étaient, ils nous ont toujours et partout rendu les plus grands services. Il en est de même de l'omnibus, qui nous a été fort utile soit pour le transport des blessés, soit pour le transport du personnel de l'ambulance.

La 4me ambulance a assisté au combat de Bois-des-Dames, à la bataille de Beaumont, à la victoire de Coulmiers, aux engagements dont Arthenay a été le théâtre, les 2 et 3 décembre, enfin au combat livré en arrière de Pontarlier, le 1er février.

Dans le cours de la campagne qui a eu une durée de sept mois, elle est restée trois fois entre les mains des Prussiens, et a donné ses soins à plus de 3,000 blessés ou malades.

Ambulance n° 5.

Personnel médical et religieux.

M. le Dr TRÉLAT, chirurgien en chef, professeur à la Faculté de médecine de Paris.

MM. DELENS, chirurgien-major.			MM. KOENIG, chirurgien sous-aide.		
LUCAS CHAMPIONNIÈRE, id.			LELOUP,	id.	id.
PENIÈRES,	id.		LEMAITRE,	id.	id.
MENIÈRE, chirurgien aide-major.			MARTIN,	id.	id.
BASSEREAU,	id.	id.	MAZELET,	id.	id.
CHALLAND,	id.	id.	MATHIEU,	id.	id.
CULOT,	id.	id.	MUZELIER,	id.	id.
HERVEY,	id.	id.	MEUNIER,	id.	id.
HYBORD,	id.	id.	MOREAU,	id.	id.
GRANCHER,	id.	id.	NADAUD,	id.	id.
LAMBLIN,	id.	id.	PAGEOT,	id.	id.
MALASSEZ,	id.	id.	PASSAQUAY,	id.	id.
MURON,	id.	id.	PERRIQUET,	id.	id.
PELTIER,	id.	id.	PIETZVITCH,	id.	id.
THAON,	id.	id.	ROBIN,	id.	id.
PONTOU, chirurgien sous-aide.			THÉNARD,	id.	id.
STÉPHANESCO, id.		id.	BLANC, aumônier.		
BOISSIER,	id.	id.	LEVEILLÉ, id.		
DELAMEY,	id.	id.	LARCHEVÊQUE, pasteur.		
DUBOUX,	id.	id.	5 comptables ou aides, 5 infirmiers-majors, 114 in-		
DUCOUDRAY,	id.	id.	firmiers, 4 cochers.		
LAVIGNE,	id.	id.			

20 AOUT. — Départ de Paris, destination Châlons.

Attachée au 1er corps d'armée, elle suit les mouvements de ce corps: à Ponfaverger, Béthinville, Machault, Attigny, Semuy, Neuville, le Chêne, Grandes Armoises, Stonne, la Besace, où elle passe la nuit du 29 au 30.

30 AOUT. — Autrecourt. Elle reçoit les premiers blessés. Le soir, visite du champ de bataille jusqu'à minuit par une section; l'autre section se rend au moulin de Pourron, où il y avait des blessés. L'ambulance reçoit 124 blessés français et 221 blessés allemands, et les soigne du 30 août au 19 septembre.

A Autrecourt.

BLESSÉS FRANÇAIS :			BLESSÉS ALLEMANDS.		
Siége de la blessure.	Nombre.	Morts.	Siége de la blessure.	Nombre.	Morts.
Tête	9	»	Tête	8	1
Cou	»	»	Cou	1	»
Région claviculaire	»	»	Région claviculaire	2	»
Epaule	11	»	Epaule	9	»
Bras	13	»	Bras	11	»
Coude	6	»	Coude	2	»
Avant-bras	9	»	Avant-bras	2	»
Main	9	»	Main	11	»
Hanche	1	»	Hanche	»	»
Cuisse	18	4	Cuisse	27	1
Genou	1	1	Genou	8	»
Jambe	18	1	Jambe	29	2
Pied	7	»	Pied	18	»
Poitrine	4	»	Poitrine	13	»
Abdomen	1	»	Abdomen	1	»
Dos	1	»	Dos	1	»
Fesses	5	»	Fesses	»	»
Bourses	1	»	Bourses	6	»
Plaies multiples	5	»	Malades	5	»
Diverses	5	»	Diverses	67	»
Total	124	6	Total	221	4

Parmi les blessés français, il y a eu 6 amputations, 3 de bras, 3 de cuisse, et 1 ligature de la fémorale à la base du triangle de Scarpa.

Parmi les blessés allemands, il y a eu 3 amputations, 1 de bras, 1 de cuisse, 1 de jambe et 1 ligature de la carotide primitive.

1er SEPTEMBRE. — Bataille de Sedan, Mouzon, Remilly, Bazeilles, Lamoncelle, Givonne, Sedan. Une partie de l'ambulance est dirigée sur Sedan, et le 3 l'ambulance va s'établir à la Ramaurie à 3 kilomètres de la ville. Bientôt les ambulances nos 2, 3, 5, 6, 7, 10, 11 de la Société française de secours aux blessés, sont en fonctions sur divers points.

A la Ramaurie.

BLESSÉS FRANÇAIS :			BLESSÉS ALLEMANDS :
Siége de la blessure.	Nombre.	Morts.	Il y a eu, à la Ramaurie, 9 amputations.
Tête	13	9	1 désarticulation coxo-fémorale, mort une heure après l'opération.
Cou	1	»	5 amputations de cuisse, morts.
Région claviculaire	»	»	3 amputations de jambe, morts.
Epaule	3	»	
Bras	6	»	
Coude	1	»	
Avant-bras	»	»	
Main	5	»	
Hanche	1	»	
Cuisse	22	6	
Genou	4	»	
Jambe	17	3	
Pied	6	»	
Poitrine	10	3	
Abdomen	2	2	
Fesses	4	1	
Plaies multiples	8	1	
Diverses	32	»	
Total	135	25	

19 SEPTEMBRE. — L'ambulance part d'Autrecourt et de la Ramaurie, se dirige sur la Belgique, passe par Namur, Bruxelles, Mons, Valenciennes, Douai, Arras, Amiens, Rouen, Lisieux, Alençon, le Mans, Tours et Blois, où elle arrive le 27 septembre. Elle doit suivre dès lors l'armée de la Loire. Elle se rend à Orléans où elle séjourne jusqu'au 9 octobre. Elle va s'établir au château d'Auvilliers près d'Artenay, combat d'Artenay.

A Auvilliers.

BLESSÉS FRANÇAIS :			BLESSÉS BAVAROIS :		
Siége de la blessure.	Nombre.	Morts.	Siége de la blessure.	Nombre.	Morts.
Tête.	9	1	Tête.	3	»
Cou.	2	1	Epaule.	2	»
Région claviculaire	1	»	Bras.	5	»
Epaule.	2	»	Main.	1	»
Bras.	11	1	Cuisse.	3	»
Coude.	2	»	Jambe.	5	1
Avant-bras.	»	»	Pied.	5	»
Main.	1	»	Poitrine.	2	»
Hanche.	3	1	Fesses.	1	»
Cuisse.	16	1	Divers.	4	»
Genou.	2	»			
Jambe.	13	2	Total.	31	1
Pied.	9	»			
Poitrine.	3	2			
Abdomen.	2	2			
Fesses.	1	»			
Plaies multiples.	2	»			
Total.	79	11			

il y a eu 5 amputations : 1 de cuisse, 3 de jambe, 1 désarticulation de genou, faite par un chirurgien bavarois, et une ligature de la fémorale.

Une section reste à Auvilliers, la partie principale de l'ambulance tend à se diriger vers la Ferté où l'on disait que des blessés manquaient de soins. — Une petite section (six chirurgiens) est détachée à Orléans. — Au delà d'Orléans, à Olivet, l'ambulance est arrêtée par les postes bavarois ; elle y fait séjour et est obligée de regagner Orléans et de là Auvilliers. Elle se rend au château de Ménars, près Blois, où elle arrive le 27 octobre.

Section détachée à Orléans.

BLESSÉS FRANÇAIS :			
Siége de la blessure.	Nombre.	Morts.	
Tête.	4	»	
Epaule.	1	»	
Bras.	3	»	
Main.	6	»	
Cuisse.	6	»	Il y a eu 1 amputation de cuisse.
Genou.	1	»	
Jambe.	6	1	
Pied.	3	»	
Poitrine.	1	»	
Fesses.	1	»	
Malades.	3	»	
Divers.	7	»	
Total.	42	1	

Établissement provisoire de l'ambulance au château de Ménars à 7 kilomètres de Blois.

Dissolution de l'ambulance le 1er novembre par décision du Comité de Tours, et reconstitution dans des proportions moins larges. — Elle soigne 1 blessé et 11 malades, après la bataille de Coulmiers, elle se trouvait trop éloignée du lieu de l'action.

15 NOVEMBRE. — L'ambulance se rend à Orléans, de là à Artenay, puis, par ordre, près de Cercottes, et à Loury aux châteaux de La Chesnaye et de Coudreceau.

28 NOVEMBRE. — Combats de Beaune-la-Rolande et de Chambon, l'ambulance se porte sur ces points, mais les secours étant assurés, elle revient à Loury.

2 DÉCEMBRE. — Arrive l'ordre de se rendre le lendemain à Neuville. 1 amputation de jambe. — Retour le soir à Loury.

Ambulance de Loury.
BLESSÉS FRANÇAIS :

Siége de la blessure.	Nombre.	Morts.	
Tête	2	»	
Epaule	1	»	
Bras	3	»	
Coude	3	»	
Avant-bras	1	»	Il y a eu 9 amputations.
Main	4	»	1 désarticulation de l'épaule.
Cuisse	6	1	1 amputation de bras.
Genou	2	1	3 amputations de cuisse.
Jambe	9	2	4 amputations de jambe.
Pied	10	1	
Poitrine	1	»	
Dos	1	»	
Bassin	4	»	
Malades	13	»	
Total	60	5	

3 DÉCEMBRE. — Une partie de l'ambulance est détachée à Termigniers, sous la direction de M. le Dr Lucas Championnière. Elle soigne des blessés non-seulement à Termigniers, mais à Echelles et Neuvilliers.

Ambulance de Termigniers.
BLESSÉS FRANÇAIS :

Siége de la blessure.	Nombre.	Morts.	
Tête	6	1	
Région claviculaire	1	»	
Epaule	3		
Bras	7	»	Il y a eu 10 amputations.
Coude	2	1	1 désarticulation de l'épaule.
Avant-bras	7	1	1 amputation de bras.
Main	2	»	3 amputations de cuisse.
Hanche	5	1	3 amputations de jambe.
Cuisse	31	4	1 ligature de l'artère axillaire.
Genou	13	5	1 ligature de l'artère fémorale.
Jambe	36	5	10 hommes amputés par M. Gayet, de Lyon,
Cou-de-pied	5	3	avant l'arrivée de l'ambulance n° 5, y sont restés au
Pied	17	2	départ de ce chirurgien.
Poitrine	2	»	
Abdomen	8	4	
Dos et lombes	8	4	
Fesses	4	1	
Malades	12	2	
Total	169	34	

22 JANVIER. — L'ambulance quitte Loury, arrive à Nevers le 27. — Retour à Paris.

Récapitulation.

BLESSÉS REÇUS A L'AMBULANCE.				BLESSÉS OPÉRÉS.		
	Français.	Allemands.		Ambulances.		Morts.
Le Chêne	15	»		Autrecourt	19	8
Pourron	»	16		La Ramaurie	9	8
Autrecourt	124	221		Auvilliers	7	1
La Ramaurie	135	1		Orléans	1	1
Auvilliers	151	31		Loury	10	5
Orléans	42	»		Termigniers	22	15
Ménars	11	»				
Loury	60	»		Total	68	38
Termigniers	169	»				
Total	707	269				

Ambulance n° 6.

Personnel médical et religieux.

M. le Dr PIOTROWSKI, chirurgien en chef.

MM. LABBÉE, chirurgien-major.	MM. DEROIN, chirurgien sous-aide.	
BESNIER, id.	ROALDÈS, id. id.	
CHANTREUIL, id.	FLIGEL, id. id.	
FERNET, id.	DEMONCHY, id. id.	
THIERRY, chirurgien aide-major.	BIERNASKI, id. id.	
BORDIER, id. id.	NOSTRAM, id. id.	
FERRAS, id. id.	WAILL, id. id.	
LALAUBIE, id. id.	PERRAUD, aumônier.	
CARCASSONNE, id. id.	LESUEUR, id.	
BUREAUX, id. id.	CARRON, pasteur.	
JOLIVET, id. id.	4 comptables et aides, 3 infirmiers-majors, 70 in-	
MARCHAND, id. id.	firmiers et cochers.	
ROBERT, chirurgien sous-aide.		

23 AOUT. — Départ de Paris pour Reims, Réthel, Attigny. — Charbogne, Montagon, le Chêne-Populeux.

29 AOUT. — Raucourt, Mouzon, Beaumont, Rouffy.

30 AOUT. — Arrivée de beaucoup de blessés. Pendant la nuit, exploration du champ de bataille avec deux médecins prussiens.

31 AOUT. — Bazeilles. Pendant la nuit, exploration du champ de bataille.

Bruxelles. — Réorganisation des ambulances par le colonel Hubert-Saladin. L'ambulance n° 6, démembrée, sert à former les ambulances n°s 1, 4, 5, etc. Malheureusement l'emploi de numéros déjà attribués à d'anciennes ambulances, laisse un peu de confusion.

1er SEPTEMBRE. — Balan, Sedan. Evacuation de nombreux blessés.

15 OCTOBRE. — Départ pour Amiens.

15 NOVEMBRE. — Combat de Formerie, 20 blessés.

25 NOVEMBRE. — Tours, Orléans. — Evacuation sur le château de Blois et sur Tours.

	BLESSÉS		MORTS	
SERVICE DE L'AMBULANCE.	Français.	Prussiens.	Français.	Prussiens.
A Rouffy-Autrecourt	141	56	16	4
A Torcy	171	»	7	»
A Remilly	121	9	16	»
A Balan	151	»	17	»
Divers	11	»	»	»
Total	598	65	56	4

Ambulance n° 7.

Personnel médical et religieux.

M. le Dr DESPRÈS, chirurgien en chef, professeur agrégé à la Faculté de médecine de Paris.

MM. DE MONTFUMAT. chirurgien-major.   MM. JAUPITRE, chirurgien sous-aide.
   MIARD,   id.   VOSSENAT,   id.   id.
   AMANIEU, chirurgien aide-major.   LEROY, aumônier.
   LEMARCHAND, chirurgien sous-aide.   PERRIER, pasteur.
   NANCEL,   id.   id.   3 comptables ou aides et 30 infirmiers.
   VETAULT,   id.   id.

Le personnel était plus considérable, mais plusieurs de ceux qui sont partis ont dû être congédiés par le chirurgien en chef.

25 AOUT. — Départ de Paris pour tâcher d'aller à Metz.

Saint-Quentin, Avesnes, Hirson, Charleville, Mézières.

Montmédy. — Le chemin de Metz est coupé depuis trois jours; gare de Chauvency, 12 blessés, 7 tués.

Retour à Montmédy avec les blessés.

30 AOUT. — Linay, près de Carignan.

Florenville. Sedan, Muno.

3 SEPTEMBRE. — Villiers-Cornay.

4 SEPTEMBRE. — Daigny. — 120 blessés français; par nos soins, 40 sont conduits à Balan dans une auberge inhabitée.

Une section est détachée à Daigny pour les blessés qui y sont restés. Il y avait 222 blessés à Balan et à Daigny. Une baraque est construite à côté de l'auberge.

12 SEPTEMBRE. — Evacuation des blessés sur Donchery. — Sedan.

Un laissez-passer pour Metz nous est accordé.

Carignan, Montmédy, Longuyon, Aumetz, Thionville.

4 OCTOBRE. — Demande de passer pour entrer dans Metz. Refus.

18 OCTOBRE. — Départ de Thionville. — Nous sommes conduits à Bertrange avec 50 uhlans d'escorte. — Ramenés brutalement à Thionville.

26 OCTOBRE. — Autorisation de sortir de Thionville pour aller à Metz.

27 OCTOBRE. — Départ de Thionville pour Metz où nous distribuons nos provisions à l'ambulance du Polygone après les avoir offertes à l'ambulance n° 1 qui les refusa, parce qu'elle n'avait plus que 40 convalescents.

Invitation du Comité de Bruxelles de licencier l'ambulance.

Résolution prise de continuer l'ambulance à nos frais, acceptation par tous sans hésitation.

Départ de l'ambulance avec laissez-passer pour la Suisse.

Pont-à-Mousson, Nancy, Lunéville, Raon-l'Etape, Saint-Dié, Fraise, Kaiserberg, Rouffach, Mulhouse et Bâle.

15 NOVEMBRE. — Genève, Lyon, Bourges, Orléans.

19 NOVEMBRE. — L'ambulance est attachée au 17e corps.

25 NOVEMBRE.—Nids, près Tournoisis, Binas, Cravant, Huisseau.— Evacuation de blessés sur Meung et Beaugency.

1er DÉCEMBRE.—Patay, Termignier, Faverolles, Huisseau, Meung, Beaugency, évacuation de blessés sur Blois.

7 DÉCEMBRE. — Beaugency. — 250 blessés; les convois se succèdent sans relâche et il y eut bientôt 900 blessés.

Grandes difficultés pour l'alimentation. Un obus tombe sur l'ambulance et éclate. Blanchetière, infirmier volontaire, a les deux jambes broyées. Il subit une double amputation et meurt le lendemain.

L'ambulance reçoit des ravitaillements de Tours par M. de Varennes, et par MM. Fraser et Jervis.

29 JANVIER. — Départ pour Tours par étapes. — Arrivée le 31 janvier.

8 MARS. — Départ de Tours pour Paris où l'ambulance arrive le 8 mars.

Campagne de Sedan, du 25 août au 30 septembre 1870.

A Balan, quatre granges, une maison particulière et une baraque construite dans les champs.

Nature des blessures ou des maladies.	Blessés.	Morts.	Guéris?	Évacués.	OBSERVATIONS.
Plaie non pénétrante du crâne. . .	2	»	2	»	
— de la face	1	»	1	»	
— de la poitrine, pénétrante . .	3	1	2	»	
— de la moelle	1	»	»	1	
— du testicule	1	»	1	»	
Articulation du genou, pl. pénétr.	4	1	2	1	
— tibio-tarsienne	1	»	1	»	
Plaie en cul-de-sac du tibia. . . .	4	»	4	»	1 trépanation.
Plaie en cul-de-sac des parties molles.	3	»	3	»	
Sétons simples.	16	»	16	»	
— compliqués	15	1	14	»	1 tétanos.
Plaie du cou	1	1	»	»	Ligature de la carotide prim.
Fracture du bras.	4	1	3	»	
— de la cuisse	1	1	»	»	
— de la jambe.	5	»	4	1	2 résections des fragments. 1 amputation de jambe.
— de la main, du pied . . .	4	2	2	»	1 tétanos.
Blessures légères.	3	»	3	»	
Fièvres.	9	»	9	»	
Dyssenterie.	4	»	4	»	
Total.	82	8	71	3	

Mortalité : 9,7 pour cent.

Ambulances du château de Daigny, de l'école et de deux maisons particulières.

NATURE DES BLESSURES.	Blessés.	Morts.	Guéris?	Évacués.	OBSERVATIONS.
Plaie pénétrante du crâne. . . .	1	»	»	1	
— de la poitrine. .	10	4	4	2	
— de l'abdomen . .	2	1	1	»	1 plaie de l'intestin. 1 guéri, plaie pénétr. du foie.
Fracture du bras, de l'avant-bras.	3	1	2	»	1 tétanos.
— de la jambe.		3	4	1	1 tétanos.
— de la cuisse.	13	9	»	4	1 ligature.
— de la main, du pied. . .	8	4	4	»	3 tétanos.
Plaie pénétrante du genou.	10	5	2	3	
— de la moelle	5	4	»	1	
— du testicule. . . .	1	»	1	»	
A reporter.	64	31	18	12	

NATURE DES BLESSURE.	Blessés.	Morts.	Guéris ?	Evacués.	OBSERVATIONS
Report	61	31	18	12	
Sétons simples.	24	1	23	»	
— compliqués.	8	2	5	1	
Plaie en cul-de-sac.	2	»	2	»	
Blessures légères.	4	»	4	»	
Amputation de la cuisse.	3	2	1	»	
— de la jambe.	2	2	»	»	1 amputation double.
— du bras.	1	1	»	»	
Résection de la clavicule.	1	»	1	»	
Ligature de la fémorale.	2	2	»	»	
— de la veine fémorale. . .	1	»	1	»	
Malades	9	1	8	»	
Total	118	42	63	13	

Mortalité : 37,6 pour cent. — En comptant les 13 évacués par les Prussiens à l'ambulance de Douzy et qui ont dû succomber, la mortalité est de 48,8 pour cent.

Ambulance de la Baraque.

NATURE DES BLESSURES.	Blessés.	Morts.	Guéris ?	Evacués.	OBSERVATIONS.
1° *Blessures graves de Balan.*					
Plaie pénétrante de poitrine. . . .	1	1	»	»	
— du cou.	1	1	»	»	Ligature de la carotide prim.
— du testicule.	1	»	1	»	
— de l'aine.	1	»	»	1	
— de l'articulation du genou					
— — sans fracture.	2	»	2	»	
— — avec fracture.	2	1	»	1	
— en sétons compliqués. . . .	5	»	4	1	Hémorrhagies consécutives.
Fracture de la cuisse.	3	2	1	»	
— de la jambe.	4	»	4	»	
— de la main.	1	»	1	»	
— du pied.	1	1	»	»	1 tétanos.
Total	22	6	13	3	

Mortalité : 27,7 pour cent. — J'ai su que 2 des malades évacués ont succombé et que 1 est en voie de guérison. La mortalité réelle est donc de 36,3 pour cent.

2° *Blessures graves amenées de Daigny.*

	Blessés.	Morts.	Guéris ?	Evacués.	OBSERVATIONS.
Plaie de l'abdomen	1	»	1	»	Balle ayant traversé le foie.
— de la vessie.	1	1	»	»	
Epaule enlevée.	1	1	»	»	
Plaie de l'articulation du genou					
sans fracture.	2	»	2	»	
— avec fracture.	3	2	»	1	
Fracture de la cuisse.	3	2	1	»	
— de la jambe.	1	1	»	»	
— du bras.	3	1	2	»	
— de la clavicule..	1	»	1	»	
Plaie des bourses.	1	»	1	»	
— en cul-de-sac du tibia . . .	1	1	»	»	
Total	18	9	8	1	

Mortalité : 55,5 pour cent.

Opérations pratiquées à Sedan, Balan et Daigny.

NATURE DES OPÉRATIONS.	Nombre.	Morts.	Guéris?
Amputation de la cuisse.	3	2	1
— de la jambe.	3	2	1
Résection de la clavicule.	1	»	1
— partielle du tibia.	1	»	1
Ligature de la carotide primitive.	1	1	»
— de la veine fémorale.	1	»	1
— de la fémorale, en haut.	1	1	»
— — à l'anneau de l'adducteur.	1	1	»
Total.	12	7	5

Mortalité : 63,5 p. cent.

Ambulances de Beaugency.

Armée de la Loire, du 5 décembre au 28 janvier.

NATURE DES BLESSURES.	Blessés.	Morts.	Guéris?	Evacués.	OBSERVATIONS.
Plaie de tête, pénétrante.	10	10	»	»	
— — non pénétrante.	19	1	18	»	
— de la face	17	»	17	»	
— du cou.	1	»	1	»	
— de la moelle.	6	6	»	»	
— de l'abdomen, pénétrante.	4	4	»	»	
— — non pénétrante.	4	»	4	»	
— de la vessie.	1	1	»	»	
— de l'urèthre	2	1	1	»	
— de l'art. du genou, pénét.	27	24	2	1	4 amputations.
— — non pénétr.	13	7	6	»	1 tétanos.
Fracture du coude	6	2	2	2	
— du bras.	20	8	11	1	2 amputations.
— de la cuisse.	19	16	2	1	2 pieds gelés.
— de la jambe.	33	13	20	»	1 tétanos.
— du pied.	20	4	16	»	
Plaie d'artère.	3	3	»	»	Hémorrhagies consécutives.
— du rectum.	4	3	1	»	
Fracture de la mâchoire inf.	4	3	1	»	
— du pubis.	1	1	»	»	
Plaie du scrotum.	3	1	2	»	
— par obus (broiement).	10	10	»	»	7 amputations.
— en sétons simples	168	13	155	»	1 ligature, 1 tétanos.
— — compliqués.	20	4	16	»	
Sétons par obus.	29	2	27	»	1 ligature.
Plaie simple par obus.	35	1	34	»	1 tétanos.
— en cul-de-sac.	50	8	42	»	3 balles restées.
— — des os.	4	3	1	»	1 trépanation (tétanos).
— contuse avec fractures, doigts et orteils.	61	1	60	»	1 tétanos.
Coup de sabre	2	»	2	»	
Brûlure et contusion.	19	»	19	»	
Blessures légères (1).	27	»	27	»	
Plaie de poitrine, pénétrante.	19	16	3	»	
— — non pénétrante.	12	1	11	»	
Total.	673	167	501	5	

Mortalité : 25,8 p. cent.

(1) Je ne compte pas ici cent et quelques blessures légères des soldats logés chez les particuliers.

Opérations pratiquées à Beaugency, Vernon et Huisseau.

NATURE DES OPÉRATIONS.	Nombre.	Morts.	Guéris?	OBSERVATIONS.
Amputation de la cuisse.	9	9	»	
— de la jambe	7	6	1	
Désarticulation du pied.	3	1	2	
Amputation double	2	2	»	1 cuisse et 1 jambe. 1 deux jambes.
Désarticulation de l'épaule.	1	1	»	Gangrène de l'épaule et du dos.
Amputation du bras.	1	1	»	Malade tuberculeux.
Résection du coude	4	2	2	
Ligature de la carotide primitive.	1	1	»	Hémorrhagie par le bout supérieur (carotide interne).
— de la fémorale à l'anneau du 3ᵉ adducteur.	1	1	»	
— de la tibiale postérieure	1	1	»	
Total.	30	25	5	

Mortalité : **82,7** p. cent.

Maladies.

NATURE DES MALADIES.	Nombre.	Morts.	Guéris?	Évacués.	OBSERVATIONS.
Fièvres.	32	2	20	10	
Dyssenterie.	25	2	16	7	
Typhus.	1	»	1	»	
Bronchite et pneumonie	10	»	10	»	
Rhumatismes	19	»	19	»	
Paralysie	1	»	1	»	
Pieds gelés.	5		5	»	4 blessés avaient aussi les pieds gelés
Phlegmon.	5		5	»	
Total.	98	4	77	17	

Conclusion.

De tout ce que la 7ᵉ ambulance a vu et fait, plusieurs conclusions peuvent être tirées au point de vue scientifique.

Notre Société ayant pour but principal de suppléer la chirurgie d'armée, soit en se chargeant de blessés que les règlements militaires obligent à abandonner ou à évacuer, soit en s'occupant des blessés qui n'ont pu être pansés le jour de bataille ; l'évacuation prématurée des blessés est une mauvaise chose, et plutôt que de laisser évacuer les blessés des ambulances militaires, il est préférable que nos ambulances se chargent de traiter ces blessés sur place ou à de petites distances.

Les locaux qu'on trouve près des lieux des combats, granges, maisons d'école, grands locaux : tels que salles de festins ou de concerts, pourvu qu'ils soient bien aérés, sont de bonnes ambulances, toujours supérieures aux tentes ; les baraques en bois valent mieux que les tentes.

Le traitement des plaies graves, autres que les mutilations, au moyen des résections partielles, est de beaucoup préférable aux amputations, parce qu'il offre moins de mortalité, pourvu qu'on puisse donner pendant un assez long temps aux blessés les soins nécessaires, c'est-à-dire un pansement journalier et une nourriture réparatrice.

A défaut d'avoir en nombre des matelas de varech, le coucher sur des paillasses dont on peut renouveler la paille est bien plus avantageux que le matelas de laine, attendu que l'on trouve partout de la paille et que la laine garde longtemps les mauvaises odeurs.

Ambulance n° 8.

Personnel médical et religieux.

M. le Dr TARDIEU, chirurgien en chef.

MM. DAVILA, chirurgien-major.
 VERRIER, id.
 CHOUSSY, id.
 PERETON, id.
 CHAMPRIGAUD, chirurgien aide-major.
 PORTE, id. id.
 DUCROIX, id. id.
 CHARPENTIER, id. id.
 GAUBERT, id. id.
 GOYARD, id. id.
 BEAU, chirurgien sous-aide.
 DUPUIS, id. id.
 BAUDY, id. id.

MM. BLAQUART, chirurgien sous-aide.
 GUÉRIN, id. id.
 LUCAN, id. id.
 GROS, id. id.
 BOUVIER, id. id.
 LAMBERT, id. id.
 PETRASU, id. id.
 MILLOTIANU, id. id.
 BOYER, id. id.
 DE BENGY, aumônier.
 CHARMILLOT, id.
 DE JERSEY, pasteur.
2 comptables, 23 infirmiers, 2 cochers.

Départ de Paris, 27 août, destination. — Mézières et corps du général Douai.

Obligation de prendre le chemin de fer du Nord, Hirson, Mézières, où elle arrive le 28, Sedan le 29, Chemery, Stonc.

Raucourt (hôtel de ville), 267 blessés français et bavarois.

1er SEPTEMBRE. — Départ de Raucourt (où reste une section) pour Rethel avec passe-port allemand. — Chêne-Populeux.

2 SEPTEMBRE. — Amagne.

3 SEPTEMBRE. — Rethel. — Le maire nous refuse des moyens de transport qu'il dit réservés pour les Prussiens, Château-Porcien.

4 SEPTEMBRE. — L'ambulance sort des lignes prussiennes, Guinicourt. Départ pour Soissons.

8 SEPTEMBRE. — Arrivée à Paris.

12 SEPTEMBRE. — Lagny, Villeneuve-Saint-Georges.

14 SEPTEMBRE. — Arcueil, chez les Pères Dominicains.

Combats sous Paris.

30 SEPTEMBRE. — Chevilly, l'Hay. 108 blessés et 54 morts relevés par l'ambulance.

Récapitulation du service.

	Blessés.	Malades.
A Raucourt	300	»
A Arcueil	310	265
A Vitry	33	227
A Saint-Denis	70	415

Ambulance n° 9.

Personnel médical et religieux.

M. le Dr JOLYET, chirurgien en chef.

MM. BOURDEILLETTE, chirurgien-major.
 CARRIVE, id.
 MOREAU, id.
 FARAUT, id.
 GALTIER, chirurgien aide-major.
 MIOT, id. id.
 MERCIER, id. id.
 CHENIEUX, id. id.
 FRANCO, id. id.
 REYNOUARD, id. id.
 MASBRENIER, id. id.
 BORDREAU, chirurgien sous-aide.
 FORESTIER, id. id.

MM. DEBIER, chirurgien sous-aide.
 LEHÉRIDEL, id. id.
 PASQUIÉ, id. id.
 LAMBRY, id. id.
 RASPAIL, id. id.
 JOURDAN, id. id.
 GUILLAUME, id. id.
 RICARD, id. id.
 BAUDRAND, aumônier.
 BARALLE, id.
 ROLLER, pasteur.
4 comptables ou aides qui ont quitté l'ambulance les uns après les autres.

I.   18

Départ de Paris 31 août, pour Reims, Mézières, Sedan, Metz. Le chemin de fer de Reims à Mézières étant coupé, il faut passer par Laon et Hirson. Arrivée à Marles, nouveaux obstacles sur la ligne. Retour à Laon, où l'ambulance s'établit.

6 SEPTEMBRE. — Départ à marches forcées pour Sedan.

10 SEPTEMBRE. — Sedan.

15 SEPTEMBRE. — Fond de Givonne, où elle s'établit en remplacement des médecins militaires partis par ordre. 110 blessés.

L'ambulance a fait à Fond de Givonne 3 désarticulations de l'épaule, 5 amputations de bras, 1 amputation de jambe, 1 résection du coude.

22 OCTOBRE. — Réorganisation : l'ambulance sert à en établir deux moins nombreuses.

Ambulance n° 6, réorganisation de Bruxelles.

M. JOLYET, chirurgien en chef.

MM. FARAUT.	MM. FRANCO.	MM. PASQUIÉ.
MOREAU.	MERCIER.	BAUDRANT, aumônier.
CHENIEUX.	FORESTIER.	4 infirmiers, 1 cocher.
MASBRENIER.	RICARD.	

Départ de Bruxelles comme ambulance n° 6, pour Amiens.

23 OCTOBRE. — Départ pour Rouen. — Serquigny.

19 NOVEMBRE. — Départ pour le Mans, où elle arrive le 25.—Une petite section est détachée aux francs-tireurs Mocquart.

29 NOVEMBRE. — Une nouvelle section reste au Mans. L'ambulance part à la suite du 21e corps.

Marchenoir, Saint-Laurent, Poisly. — Installation de l'ambulance dans la ferme de la Grande-Loge. 94 blessés qui sont successivement évacués, et secours chirurgicaux à plus de cent blessés de passage.

Départ de Poisly. — Cloyes, Mondoubleau.

2 JANVIER. — Savigny. — Saint-Calais.

8 JANVIER. — Le Mans. — Services aux ambulances du théâtre, du palais de justice, de l'asile Saint-Pierre, de l'ambulance Boivin et de petites ambulances privées.

Du 10 janvier au 3 mars 1871. — 938 blessés.

Ambulance n° 10.
Personnel médical et religieux.

M. le Dr SAUTEREAU, chirurgien en chef.

MM. FAURE, chirurgien-major.		MM. LAVOIX, chirurgien aide-major.	
HÉBERT.	id.	MIRPIED, chirurgien sous-aide.	
CROUZET,	id.	BARTOWSKI, id.	id.
MASSELOU,	id.	BRICARD, id.	id.
DURET, chirurgien aide-major.		DE SAINT-GERMAIN.	id.
HUET, id.	id.	RENON, id.	id.
PARATIER, id.	id.	BRISSET, aumônier.	
FOUGÈRE, id.	id.		

2 SEPTEMBRE. — Départ de Paris. — Epernay, Reims, Soissons, Chauny, Charleroi, Libramont, Bouillon — Sedan, ambulance installée au château de Bellevue ; à 2 kilomètres de Sedan, elle reçoit 26 Français amputés, 3 morts le lendemain; une section détachée à Raucourt, une à Sommauthe.

15 SEPTEMBRE. — Départ de Sedan. — Poix, Saint-Hubert, Namur, Charleroi, Lille, Amiens, Rouen.

Restée aux environs de Sedan jusqu'au 12 octobre. Appelée en Belgique pour réorganisation.

21 OCTOBRE.—Départ de Bruxelles.— « Depuis le départ de Bruxelles plusieurs médecins de l'ambulance ont pris dans l'armée un service qui leur offrait une position ou plus facile ou plus lucrative. L'ambulance est bientôt réduite à six médecins, MM. Sautereau, Hébert, Duret, Fougère, Renon et Bartowski. »— Mézières, Rouen, vallée de l'Andelle.

1ers jours de NOVEMBRE.— Une section reste à Écouis, une autre est détachée à la ferme de Brimulle. 300 malades, variole et fièvre typhoïde.

30 NOVEMBRE. — L'ambulance suit l'armée (général Briant). — Etrépagny, combat; 60 blessés français, 20 saxons, évacués sur Rouen. — L'ennemi s'empare des harnais d'une de nos voitures et d'un fourgon plein. — Marche sur Carentan (Manche). Départ pour le Mans.

11 JANVIER. —Le Mans, Changé, moulin du gué de Maulny ; 150 blessés. — Pillage par les Prussiens du linge, des bagages, des cantines et des papiers de l'ambulance.

Ambulance nos 11 (dite de l'École de médecine) et 11 bis.

Personnel médical et religieux.

M. le Dr TILLIAUX, chirurgien en chef, professeur agrégé à la Faculté de médecine.

MM. BINET DE STOULTZ, aide-chirurgien.		MM. SCHLUMBERGER, aide-chirurgien.	
CÉLICE,	id.	THOBOIS,	id.
CHAULMES.	id.	VESSIÈRES,	id.
LACROIX.	id.	DULONG DE ROSNAY, aumônier.	
LEROY,	id.	DE BRETAGNE,	id.
PEYROT.	id.	Léopold MONOD, pasteur.	
PRUVOT.	id.	2 comptables, 13 infirmiers, 1 cocher.	

19 AOUT. — Départ de Paris. — Du 19 août au 14 septembre, une partie de l'ambulance (11 bis) ne constitue qu'une escouade de volontaires.—Sedan, Audun-le-Roman, Briey, Sainte-Marie-aux-Chênes, Saint-Privat, le 21 août. Doncourt.

Départ, par ordre de l'autorité allemande, pour Paris avec un itinéraire tracé, sous prétexte qu'il y avait à l'ambulance 11 bis des personnes suspectes. — Protestation inutile.

23 AOUT. — Etain, Clermont, Sainte-Menehould, Sedan.

28 AOUT.— L'ambulance se composait de 19 personnes; elle se partage en trois sections : 1 à Pouilly, 1 à Raucourt et 1 à Sommauthe.

30 AOUT. — Létanne. — Ce village est en feu. Beaumont ; 76 blessés placés sur nos huit voitures sont ramenés à Pouilly. Le jour suivant à peu près autant. 14 morts le lendemain et 13 les jours suivants.

La section de Sommauthe reçoit 90 blessés, celle de Raucourt 120 blessés.

L'ambulance reçoit des vivres, du vin et des médicaments des chevaliers de Saint-Jean.

Le service médical de l'ambulance 11 bis se compose dès lors ainsi :

M. le Dr DAVILA, chirurgien-major, appelé à un autre service et remplacé par le Dr MULLER.

MM. RAYMON, chirurgien aide-major.			MM. BLAESS, chirurgien sous-aide.	
BOUTIER,	id.	id.	COPEAU,	id.	id.
TRIBLES,	id.	id.	TRAUTWEIN, id.	id.
BINET,	id.	id.	SCHEYDECKER,	id.
CHOSSAT,	id.	id.	FLEURANT, id.	id.
CORDÈS,	id.	id.	Le curé de Pouilly, aumônier.	
DUMAS, chirurgien sous-aide.			VAUCHU, pasteur.	
CADIER,	id.	id.		

MM. les Drs PÉNIÈRES, chirurgien-major, GOGUEL, BERGÈS, LAUGA et FRANÇOIS se sont réunis à l'ambulance 11 bis le 13 novembre.

20 septembre. — Évacuation des blessés (40) par bateaux sur Mouzon et Sedan, plus une par terre, sur Donchery.

28 septembre. — Départ pour Bruxelles et de là pour Londres, afin de demander des secours en argent et en matériel. Produit : 31,500 francs et un matériel de tous genres estimé 20,000 francs.

7 octobre. — Arrivée à Caen.

12 octobre. — Évreux, le Mans, Tours.
Organisation d'un hôpital provisoire à Oucques et à Saint-Léonard.

7 novembre. — L'ambulance se porte sur Saint-Laurent-des-Bois, et ramène 47 blessés à Oucques.

9 novembre. — Ouzouer-le-Marché, Coulmiers. 120 blessés ramenés à Oucques. 2 amputations de jambe, 10 amputations de cuisse, 3 amputations du bras. Sont-ce des amputés évacués ou des amputations à faire ?

12 novembre. — Installation d'une partie de l'ambulance à Ouzouer-le-Marché. Évacuations sur Vendôme et Blois.

15 novembre. — 3 médecins sont venus de Strasbourg pour prendre part aux travaux de l'ambulance.

13 décembre. — L'ambulance reçoit du général en chef l'ordre de quitter Oucques.

5 janvier. — Installation de l'ambulance à Mezidon (Calvados). Elle y fonctionne jusqu'au 28 février.

« Pendant quelque temps, l'ambulance 11 *bis* avait été rattachée à l'ambulance n° 11 de Paris, Dr Tillaud. En souvenir de ce lien momentané, elle prit, quand elle fut constituée par la délégation de Bruxelles, le n° 11 *bis*. »

Ambulance n° 12,

De feu M. le marquis de Hertford, fondée par M. Richard Wallace.

Personnel médical et religieux.

M. Anger (Théophile), chirurgien en chef.

MM. Legros, chirurgien-major.
    Archer,   id.
    Soyard,   id.
    Solmon, chirurgien aide-major.
    Morvan,   id.   id.
    Doyère,   id.   id.
    Piechaud, id.   id.
    Bellon,   id.   id.
    Skalski, chirurgien sous-aide.
    Guéry,   id.   id.
    de Caestesker, id.

MM. Vaudran, chirurgien sous-aide.
    Napieralski, id.   id.
    Monnot,   id.   id.
    Yot,   id.   id.
    Leroux,   id.   id.
    Iszenard, id.   id.
    Forbes (William), aumônier.
    Forbes (James), id.
    Foltz, pasteur.
3 comptables et aides, 3 infirmiers-majors, 27 infirmiers, 5 piqueurs et cochers.

première période, du 8 septembre 1870 au 8 mars 1871.

8 septembre. — Départ de Paris pour la porte de Neuilly. Attachée au 13e corps d'armée.

15 septembre. — Vincennes, bois de Saint-Mandé.

17 septembre. — Créteil. — Évacuation des blessés sur Saint-Mandé, 1 amputation de bras.

19 septembre. — L'ambulance s'établit à la gare Montparnasse.
Châtillon. — L'ennemi s'oppose à notre retour à Paris. Nous nous dirigeons sur Versailles, et après bien des difficultés nous rentrons à Paris.

23 SEPTEMBRE. — Villejuif. — 6 blessés ramenés au Val-de-Grâce.

30 SEPTEMBRE. — Redoute des Hautes-Bruyères. — 89 blessés ramenés à l'ambulance du Palais de l'Industrie.

13 OCTOBRE. — Route de Châtillon. — 45 blessés dont un médecin prussien. (Plaie pénétrante de poitrine), mort en 48 heures.

27 NOVEMBRE. — Attachée à la 3ᵉ armée, après dissolution du 13ᵉ corps. Installation à l'école d'état-major.

29 NOVEMBRE. — Hautes-Bruyères, l'Hay, 125 blessés.

30 NOVEMBRE. — Choisy-le-Roi, Gare-aux-Bœufs, 200 blessés.

19 DÉCEMBRE. — Maison-Blanche, Ville-Evrard, Rosny, Avron, 60 blessés évacués sur Paris par voie ferrée.

21-22 DÉCEMBRE. — Ville-Evrard, 35 blessés évacués sur Paris par voie ferrée.

26 DÉCEMBRE. — Plateau d'Avron, 92 blessés évacués sur Paris par voie ferrée.

28 DÉCEMBRE. — Plateau d'Avron, 80 blessés évacués sur Paris par voie ferrée.

5 JANVIER. — Fort d'Issy. Du 5 au 18, 150 hommes ou marins évacués sur Paris.

11 JANVIER. — Moulin-de-Pierre, 5 blessés.

13 à 14 JANVIER. — (Nuit du) Moulin-de-Pierre, 53 blessés.

18 JANVIER. — Suresnes.

19 JANVIER. — Montretout, 93 blessés, 1 amputation des deux jambes.
L'ambulance nᵒ 12 s'établit à l'école polonaise et chez M. Belloir. 40 lits.

8 MARS. — Licenciement de l'ambulance.

2 AVRIL. — Reconstitution de l'ambulance, avec une section volante.
Installation d'un hôpital temporaire au château de Ville d'Avray.

Service médical au château de Ville d'Avray (50 lits).

M. le Dʳ FONTAN, chirurgien-major.   M. LETAILLEUR, aide-major.
M. WOELKER, chirurgien-major.

25 AVRIL. — Les premiers blessés sont amenés par l'ambulance volante.

27 MAI. — Nous allons chercher à Saint-Antoine et au Gros-Caillou des blessés que nous y avions déposés, 15 amputations dont 6 de cuisse.
Il est entré à Ville-d'Avray, du 25 avril au 1ᵉʳ juillet, 80 blessés dont 9 officiers.

DEUXIÈME PÉRIODE, du 19 avril au 28 mai 1871.

L'ambulance volante fonctionne dès le 19 avril.

M. le Dʳ ANGER, chirurgien en chef.
MM. LEGROS, chirurgien-major.   MM. LEROUX, chirurgien-major.
    SICARD,   id.   CHAMBON,   id.

Du 19 au 23 avril, quelques blessés conduits à l'hospice Brézin ou à Versailles.

24 AVRIL. — Batterie de Breteuil, 7 marins mortellement atteints.
Courbevoie. — 11 blessés, 4 amputations de cuisse.

26 AVRIL. — Val-Fleury, 34 blessés.

28 AVRIL. — Neuilly, 1 blessé.

30 AVRIL. — Asnières.

2 MAI. — Courbevoie et Neuilly, 40 blessés.

3 MAI. — Les Moulineaux et Clamart, 30 blessés.

6 MAI. — Château d'Issy, 100 blessés évacués sur Ville-d'Avray, Versailles et Jouy.

7 au 21 MAI. — 94 blessés sur toute la ligne d'attaque.

21 MAI. — Marche à la suite de la division Bruat; entrée à Paris par le Point-du-Jour.

22 MAI. — Trocadéro, Palais de l'Industrie, opérations et pansements en l'absence des chirurgiens de l'ambulance, qui n'avaient pu se rendre à leur service; nous y trouvons cependant le Dr Chenu, resté à son poste sous une grêle d'obus et de balles. Retour au Trocadéro.

23 MAI. — Champ de Mars et gare Montparnasse.

24 MAI. — Faubourg Saint-Germain, 32 fédérés blessés sont portés au Gros-Caillou.

25 MAI. — Halle aux vins, nombreux blessés réunis dans le pavillon central et évacués sur l'Hôtel-Dieu.

26 MAI. — Pont d'Austerlitz, 35 blessés du 35e et du 42e de ligne.
Bastille.

27 MAI. — Place du Trône, Père-Lachaise, la Roquette.

Un de nos cochers ne pouvant supporter la vue de tant d'horreurs est frappé d'aliénation mentale.

Notre ambulance avait partagé le service avec celle du Dr Spillmann. Le nombre des blessés soignés s'élève à 325.

Ambulance suisse n° 13.

MM. les Drs ROUGE, chirurgien en chef, capitaine d'état-major.
   CÉRÉSOLE (F.), chirurgien-major.   id.
   CASTELLA,   id.   id.
   CHAUSSON,   id.   id.
   BARNAUD, chirurgien aide-major, lieutenant d'état-major.
   LAMBOSSY, chirurgien sous-aide, sous-lieutenant.
   LANGUIER,   id.   id.
   DUFOUR,   id.   id.
   GUISAN,   id.   id.
   FRANCILLON,   id.   id.
   DUPLESSIS,   id.   id.
   CÉRÉSOLE (Sébast), id.   id.
   LADÉ,   id.   id.
   CHOPARD,   id.   id.
   L'abbé POSTAWSKA, aumônier.
   PUAUX, pasteur.
   10 infirmiers, 3 cochers.

21 AOUT. — Départ de Paris. — Cette ambulance a bientôt été rappelée en Suisse. Elle n'a pas fait parvenir de rapport.

Ambulance néerlandaise n° 14.

M. le Dr VAN DER HORST, chirurgien en chef.

MM. DE VEENDAM, chirurgien-major.		MM. THEILER DE LA BOURG, chirurgien sous-aide.	
VAN DER CHYS,	id.	POLICHROMIE,	id.
HUET,	id.	BURILL,	id.
SANDERS,	id.	RENAUT, aumônier.	
DUFER, chirurgien aide-major.		1 comptable, 10 infirmiers, 2 cochers.	
MONY,	id.		

27 AOUT. — Départ de Paris, à destination de Sedan.

30 AOUT. — Mézières, Raucourt, Beaumont, la Besace. — Amputations.

3 SEPTEMBRE. — Pouilly-sur-Meuse, 200 blessés.

26 SEPTEMBRE. — L'ambulance passe sous la direction du délégué de la Société à Bruxelles, colonel Hubert-Saladin.

1er NOVEMBRE. — L'ambulance est déclarée libre.

D'autres ambulances de la Société néerlandaise ont été envoyées à diverses dates en France. Ainsi, 1° le Comité de Bois-le-Duc a envoyé une ambulance à Balan. Elle se composait des Drs Vermyne, Binnendyk, van Duyl, et van West. Elle s'est établie dans quatre villas contiguës, a reçu 68 blessés sur lesquels 7 sont morts. Elle a dû faire 16 amputations des membres inférieurs.

2° Une ambulance (Saarbruck-Trèves), Drs Dumontier, Carsten, Tilanus et Wurfbain. Le départ s'est effectué le 13 août en présence de Sa Majesté la reine. Elle se rend à Trèves, à Sarrelouis, reçoit plus de 100 blessés et fait de nombreuses opérations. Le 16 elle est à Saarbruck et s'établit dans un grand manége où elle donne ses soins à plus de 300 blessés français et allemands.

3° Une section d'Amsterdam, Dr von Hattem, part pour Luxembourg où elle arrive le 31.

4° Une ambulance, Drs Kuyper et van de Velde, s'établit à Saint-Germain-en-Laye et de là à Versailles. Elle reçoit de M. Furley, délégué anglais, des fournitures considérables et de Mme André Walther, 24 lits complets.

5° Une ambulance (comte de Bylandt) est à la Chapelle sur la route de Bouillon à Sedan, elle y trouve des blessés soignés jusque-là par le Dr Lambert de Bouillon.

6° Une ambulance de Rotterdam, Drs Eisinger, Vinkhuysen, Hisolen, donne ses soins à 83 blessés à Bouillon. Elle établit sur l'esplanade du château de Bouillon une grande tente envoyée du Loo ; cette tente plus tard est transportée à la Chapelle.

7° Une ambulance néerlandaise remplace au jardin Fabert (Drs Arntzenius, Liernur et Baum) l'ambulance n° 1 de la Société française de secours aux blessés.

8° Une ambulance arrive au Havre et s'établit à Frascati, Drs van Leent, Steenbergen, Lamie. Elle reçoit 166 malades.

9° Une section d'ambulance est arrivée à Bordeaux ; elle s'établit au petit Fresquet, (Caudéran). Elle reçoit 360 malades, fait plusieurs opérations et compte 10 décès.

10° Une section se rend à Lille ; elle pratique 9 amputations, bras et jambe.

Indépendamment de ces ambulances envoyées en France avec un matériel considérable venant des Comités d'Amsterdam, de Bois-le-Duc, d'Eindhoven, Bréda, Groningue, Utrecht, d'autres ambulances ont été envoyées à Dusseldorf ; Dr Graf d'Elberfeld avec sept médecins, tandis que d'autres médecins donnaient leurs soins sur les bateaux qui ne cessaient de remonter et de descendre le Rhin.

Une ambulance était fixée au château de Neuwied, pour les officiers, dans des baraques, et des tentes pour la troupe ; Dr Heyfelder. Une autre à Wesel, dans les baraques de l'île de Buderick. Une autre enfin à Manheim et dans les lazarets où furent reçus 1100 blessés venant de Pont-à-Mousson. En somme, 17,586 blessés ou malades ont passé à Manheim.

Enfin nous ne devons pas omettre les convois de ravitaillement, dans des comités luxembourgeois et néerlandais, colonel Mascheck et Dr Praeger, ni ceux arrivés à Belfort le 3 mars.

Ambulance anglo-américaine n° 15.

M. le Dr SIMS, chirurgien en chef.

MM. MAC-CORMAC,	chirurgien-major.	TILMANN,	chirurgien-major.
PRATT,	id.	WEBB,	id.
FRANCK,	id.	WIMANN,	id.
MAY,	id.	NICOLLE,	chirurgien aide-major.
BLEWITT,	id.	CHAPMANN,	id.

Suite de l'ambulance anglo-américaine.

MM. Shattock, Chirurgien aide-major.
    Aubin,   id.
    Hewitt,   id.
    Scott, chirurgien sous-aide.
    Hayden,   id.
    Sims fils,   id.

MM. Lamson, chirurgien sous-aide.
    Wallace,   id.   id.
    Père Bayonne, aumônier.
    Th. Monod, pasteur.
    18 infirmiers.

Sedan. — Ambulance anglo-américaine à la caserne d'Asfeld. Dr Mac Cormac.

		Report.	71
Désarticulation scapulo-humérale...	2	Amputation de la jambe.	
— du coude.......	2	— au tiers supérieur....	20
— du poignet......	2	— au tiers moyen......	3
— coxo-fémorale....	2	— au tiers inférieur.....	2
— du genou.......	3	— des deux jambes.....	1
— scapulo-humérale et amputation de l'avant-bras.....	1	— partielle du pied.....	7
		— de Sim's..........	2
Amputation du bras.........	20	Résection de l'épaule.........	4
— de l'avant-bras.....	4	— de l'épaule et du coude...	1
— du bras et de l'avant-bras.....	1	— du coude..........	11
		— du bras et de la clavicule..	2
— des deux avant-bras...	1	— des os longs.........	10
— partielle de la main...	12	— du genou..........	1
Amputation de la cuisse.		— du maxillaire supérieur...	1
— au tiers supérieur....	8	— du cubitus.........	2
— au tiers moyen.....	10	Ligature de la carotide primitive...	2
— au tiers inférieur....	3	— de la sous-clavière......	2
		— de la fémorale.......	1
		— de la dorsale du pied....	1
A reporter..........	71	*Total*............	144

Le nombre des blessés reçus à la caserne d'Asfeld est de 610, elle compte 137 décès.

28 août. — Départ de Paris.

« Au commencement de la guerre, les Américains qui étaient à Paris nommèrent un Comité pour organiser une ambulance, et ce Comité me chargea de choisir quelques chirurgiens américains. Lorsque nous fûmes prêts à entrer en campagne, le Comité nous fit savoir que nous n'avions qu'à dresser nos tentes dans Paris et attendre l'arrivée des Prussiens. Tous les chirurgiens, d'un commun accord, repoussèrent cette proposition, disant qu'ils étaient organisés pour secourir les blessés sur les champs de bataille. Le Comité ayant persisté dans sa volonté, et les chirurgiens, de leur côté, n'ayant pas voulu céder, il y eut scission entre le Comité et les chirurgiens qui, s'unissant au Dr Mac Cormac, Dr Franck, Dr Webb et autres amis anglais, formèrent alors une union sous le titre d'ambulance Anglo-Américaine. Nous allâmes nous présenter à la Société française de secours aux blessés, aux Champs-Élysées, qui accepta de suite nos services. Les chirurgiens anglais avaient avec eux 200 l. st. (5,000 francs) et un stock de provisions ; les Français nous donnèrent 15,000 francs, des chevaux, des voitures, des tentes et enfin tout ce dont nous avions besoin, promettant de nous fournir plus tard tout ce qui pourrait nous manquer, en argent ou en provisions.

Notre organisation était complétement française, mais composée seulement d'Anglais et d'Américains ; les Anglais : Dr Wm Mac Cormac, Dr Franck, Dr Webb, Dr Blewitt, Dr Wyman, M. Haywett, M. Scott, M. Ryan ;

Les Américains : Dr Marion Sim's, Dr Pratt, Dr May, Dr Tilghman, Dr Nicoll, M. Hayden, M. Wallis, M. Harry Sim's.

Les Anglais étaient payés par la Société anglaise, et les Américains par la Société française de secours aux blessés.

Je fus nommé chirurgien en chef, et le Dr Mac Cormac venait ensuite. Le Dr Webb remplissait les fonctions de comptable et celles de commissaire payeur.

Ainsi organisés nous quittâmes Paris le dimanche soir, 28 août, avec l'invitation faite par le Dr Chenu, directeur général, de nous diriger sur Mézières, où nous arrivâmes le lundi soir, et le mardi nous étions à Sedan : là, le maire nous confia la caserne d'Asfeld, déjà transformée en ambulance dont nous prîmes possession le 31 ; et nous y étions à peine installés, que nous entendions le bruit du canon qui nous annonçait la bataille qui se livra ce jour.

Le soir, la plupart d'entre nous se rendirent sur le lieu de l'action; beaucoup de blessés furent transportés à l'ambulance à Sedan, mais beaucoup plus, trop grièvement blessés pour être transportés jusque-là, furent déposés dans les maisons du village de Balan, où restèrent toute la nuit les Drs Franck et Blewitt ; les autres chirurgiens revinrent à Sedan.

Le lendemain matin, de bonne heure, 1er septembre, commença la grande bataille de Sedan. L'ambulance du Dr Franck était au milieu du champ d'action, à Balan, et il fut occupé toute la journée à panser les blessés qui tombaient devant la porte de son ambulance (la mairie).

Dans la soirée du 31 août, nous avons reçu à Sedan, 36 blessés, et le 1er et le 2 septembre les 366 lits de l'ambulance (caserne d'Asfeld) étaient occupés.

Le bâtiment, situé à 60 ou 70 pieds au-dessus du niveau de la Meuse, était bien aéré; et si nous devons d'avoir, relativement, perdu peu des blessés qui y étaient soignés, c'est grâce à la grande ventilation, — quoique ce système ne soit pas généralement adopté en France.

Nous avons eu plusieurs cas de tétanos (6 ou 7) à la caserne d'Asfeld; à Sedan nous avons soigné 1070 blessés.

Le 12 septembre, je demandai aux autorités de faire dresser 6 tentes aux alentours de notre ambulance pour y mettre, au besoin, les cas d'érysipèle, de gangrène, etc. Je fus surpris de la rapidité avec laquelle cela fut fait; mais on ne se borna pas à 6, car 36 furent dressées, et nous reçûmes l'ordre d'y évacuer autant de blessés que nous pourrions de l'ambulance.

Nous obéîmes et fîmes transporter 69 de nos blessés. Alors seulement nous sûmes pourquoi les tentes avaient été dressées avec tant d'empressement : on nous a écrit que nous ayons à nous préparer pour recevoir 156 blessés de plus ; ces blessés provenaient de l'ambulance du collège, dont les Prussiens avaient besoin. Il y eut, par ce fait, une agglomération de malades et de blessés qui eut les suites les plus fâcheuses. Les tentes furent dressées malgré nos protestations, et remplies, en une heure ou deux, de ces malheureux atteints de toutes sortes de maladies, en dépit de nos observations. Mais les autorités prussiennes furent inexorables.

On ne saurait imaginer les ennuis que nous avons eus avec nos infirmiers. Les 14 que nous avions amenés avec nous, à l'exception de 2 ou 3, étaient ignorants, sales, négligents, désobéissants et insolents; nous fûmes obligés de les renvoyer, et les autorités françaises nous donnèrent alors des infirmiers militaires. Mais, lorsqu'ils se montrèrent pour remplir leurs fonctions, les Prussiens voulurent les emmener comme prisonniers de guerre, et ceci se présenta quelquefois. J'eus heureusement la chance de rencontrer à cette époque, M. Landle, de l'*Illustrated London News*, qui me fit savoir que M. Parker était à Donchery, — à trois milles de distance, avec quelques dames anglaises venues de Londres pour soigner les blessés. J'allai aussitôt à Donchery : j'offris une chambre chez nous à M. Parker, et je priai les dames de vouloir bien venir nous aider, ce qui fut accepté avec empressement. Je dois ici exprimer tous mes remerciments à Mlle Pearson, Mme Mason, Mlle Mac Laughlin, Mlle Neligan, Mlle Barclay et Mme Hottemann pour les grands services qu'elles nous ont rendus. Du moment où les femmes furent introduites dans l'ambulance comme infirmières, l'aspect de notre établissement changea. C'est ici pour moi le cas de demander pourquoi l'on n'admet pas les

1. 19

femmes comme infirmières dans les hôpitaux militaires, et pourquoi aussi on les exclut des ambulances volontaires.

Je ne veux pas terminer mon rapport sans adresser au comité mes remerciments les plus sincères pour la promptitude et la libéralité qu'il a apportées dans les envois de provisions de toute nature qu'il nous a faits. Je dois aussi rendre hommage au dévouement du Dr Mac Cormac, du Dr Frank, du Dr Webb, du père Bayonne, prêtre catholique, et du R. Th. Monod, ministre protestant, à qui j'ai les plus grandes obligations. — J. MARION SIMS.

A la suite du rapport du Dr Sims, nous croyons devoir donner un abrégé du rapport du comité central anglais. Les secours de toute sorte, aussi intelligents qu'improvisés qu'ils nous ont donnés, méritent toute notre reconnaissance. »

OPÉRATIONS DE LA SOCIÉTÉ NATIONALE ANGLAISE PENDANT LA GUERRE FRANCO-ALLEMANDE 1870-71.

Extrait du rapport du comité central.

Un an après la formation de la Société, le comité vient présenter le rapport de ses opérations pendant la guerre.

La Société fut fondée immédiatement après la déclaration de la guerre entre la France et l'Allemagne, et elle ne tarda pas à prendre un grand développement par suite des sommes considérables qu'on lui envoya de tous les points de l'Angleterre, et de l'effroyable lutte qui allait se livrer entre deux grandes nations.

Un mois après que la guerre fut déclarée, plus d'un million d'hommes étaient sous les armes, prêts à se rencontrer dans de terribles batailles.

Les longs préparatifs et les engins de guerre de nouvelle invention avaient fait présager une lutte plus effroyable qu'aucune de celles dont on avait souvenance.

Avant que la Société eût commencé à fonctionner, un fort sentiment de compassion et de sympathie pour les soldats de la France et de l'Allemagne s'était déjà manifesté dans tout le pays.

La charité la plus étendue ne tarda pas à ouvrir la main pour venir en aide et soulager les soldats de ces deux nations que les souffrances atteignaient, et bientôt une organisation complète devint nécessaire pour administrer la munificence publique en Angleterre.

Dans ce but, un comité fut formé à Londres, et il commença ses opérations en tenant une séance, le 4 août 1870, à la salle Willis, séance dans laquelle fut rédigé un programme faisant connaître le but de la Société et les principes que devrait suivre le comité.

S. M. la Reine fit immédiatement inscrire son nom en tête de la liste des donateurs, et peu de temps après elle accepta le titre de dame patronesse de la Société pendant la première année. S. A. R. le prince de Galles devint président de la Société, et l'illustre duc, commandant en chef, sanctionna le comité après y avoir attaché son nom. Un comité de dames fut aussi formé, à la tête duquel vint se placer S. A. R. la princesse Christian du Schleswig-Holstein.

Un des premiers soins du comité fut de se mettre en rapport avec le gouvernement, afin d'être reconnu officiellement, pour que les secours de toutes sortes que la Société aurait à envoyer le fussent avec la sanction du gouvernement.

Le comité central et le comité des dames furent installés dans un local situé sur la place Saint-Martin, et prêté par le gouvernement; enfin des comités locaux furent bientôt organisés dans presque chaque ville de l'Angleterre. Le comité central se subdivisa en deux départements : l'un chargé de la recette des dons en nature, l'autre chargé de la recette des dons en argent. Le comité des dames s'occupait spécialement de l'envoi des dons en nature, — recevant, dépaquetant, emballant, faisant connaître les besoins, correspondant avec les comités locaux, et tenant un inventaire de tout ce qui leur était adressé avec l'emploi qui en était fait.

Les membres du comité central furent largement assistés par plusieurs de leurs collègues et d'autres dames qui formèrent aussi des comités de dames dans bien des localités du pays.

A Westminster, par exemple, un comité de dames, sous la direction de Mlle Stanley et de Mme Augusta Stanley, donna du travail à plus de 100 pauvres femmes de l'endroit, en les occupant à confectionner des articles d'habillement.

Les affaires délibératives et administratives de la Société étaient entre les mains du comité d'action, qui choisissait et envoyait au dehors des agents dont il contrôlait, dans une certaine limite, la conduite et les actes; il recevait les députations et les lettres et donnait aux souscripteurs toutes les informations sur les opérations de la Société; il s'occupait du transport des agents et des objets envoyés dans les pays ravagés par la guerre.

Des souscriptions furent ouvertes chez presque tous les banquiers et dans presque tous les principaux établissements de Londres, et, un peu plus tard, il en fut de même dans les colonies anglaises. L'Australie, les Indes orientales et occidentales, la Chine et l'île de Ceylan envoyèrent aussi des fonds à la Société nationale; chaque bâtiment de la flotte, chaque régiment de l'armée firent aussi parvenir leurs offrandes.

Pour envoyer au dehors ses agents et les fonds mis à sa disposition, le comité se prévalut de la Convention de Genève, dont les articles peuvent se résumer en deux chapitres :

1° Celui relatif au privilége de la neutralité accordé à quiconque vient en aide aux malades et aux blessés de la guerre ;

2° Celui relatif à la formation de comités nationaux en coopération l'un avec l'autre.

Il faut dire, à ce dernier sujet, qu'il n'a été que très-imparfaitement mis en pratique.

Néanmoins, la Convention de Genève, par ses prévisions pleines de sagesse et d'humanité, a permis aux Sociétés de secours, et principalement à la Société anglaise, de venir en aide aux blessés des armées françaises et allemandes. Le nombre des morts (qui a été déjà si grand) l'eût encore été bien davantage si la convention n'avait pas permis l'aide et le secours des neutres pour les blessés. D'ailleurs, dans l'intérêt général, les articles de la convention de Genève devraient être relus et étudiés pour être modifiés ou amplifiés.

On comprend naturellement que le but principal des Sociétés nationales est de venir en aide à leurs propres armées et non aux armées étrangères, et que la Société anglaise aurait, certainement, rencontré beaucoup moins de difficultés durant le cours de ses opérations, si elle avait eu à porter secours à une armée anglaise au lieu d'une armée française ou allemande.

La tâche des diverses sociétés françaises et allemandes fut conséquemment beaucoup plus facile que la nôtre, mais il ne faut pas conclure de là que les chevaliers de l'ordre de Saint-Jean (*Johannisters*), d'un côté, ou l'Internationale de l'autre n'ont rencontré aucune difficulté, et qu'elles ont pu toujours fonctionner librement sans être parfois heurtées par les chefs des armées respectives.

La Société internationale française, pourtant, ne fut que peu arrêtée dans ses opérations par l'action de l'intendance militaire, tandis que les chevaliers de Saint-Jean ne furent presque jamais d'accord avec le corps des médecins militaires allemands qui se plaignaient que cette société privilégiée était toujours plus prête à donner des ordres qu'à en recevoir.

Il est maintenant un fait acquis, c'est que les sommes que pourra mettre un gouvernement au service des malades et des blessés, ne seront jamais suffisantes pour satisfaire aux exigences énormes et de toute nature qui naissent au début d'une guerre.

Les armées du continent sont formées de manière à pouvoir être augmentées ou diminuées rapidement, suivant les besoins, et il est probable que notre armée sera organisée d'après ce même système, consistant à pouvoir disposer, à un moment donné, d'un grand nombre d'hommes qu'on peut, après la guerre, renvoyer dans leurs foyers, et qui alors ne sont plus à la charge de l'État.

S'il y avait eu une société de secours aux blessés bien organisée au commencement de la guerre de Crimée, elle aurait indubitablement épargné bien des misères et sauvé la vie à bien des hommes. Néanmoins le service médical à cette époque fut largement assisté par l'influence de M. Sydney Herbert, alors ministre de la guerre, et par la direction pratique de miss Nightingale.

Pendant la guerre civile en Amérique, on improvisa une commission appelée Commission sanitaire, qui rendit les plus grands services du côté du Mississipi et de l'Atlantique.

On peut aujourd'hui heureusement affirmer que dans les guerres futures, les sociétés de secours joueront un très-grand rôle.

Dans ses discours, dans ses conférences, le Dr Longmore, célèbre professeur de chirurgie à Netley, a toujours parlé en faveur de la formation d'un comité national en Angleterre; il déclare que ce serait une grande faute s'il n'en était pas ainsi.

Un rapport de M. Ernest Hard et du Dr Berkeley Hill, sur les opérations de la Société anglaise au dehors, démontre la nécessité d'agir avec unité de méthode, unité de système.

Les chirurgiens envoyés ne furent d'abord pas reconnus, et on ne voulut point utiliser leurs services, parce qu'ils n'avaient pas été préalablement accrédités comme membres de la Société. Il n'y eut pas moyen d'obtenir pour eux l'autorisation de prêter leur concours, ni même d'avoir les informations nécessaires pour savoir où ils pourraient se rendre utiles. Des convois de provisions de toutes sortes, venant d'une distance de plus de cent milles, et sur le point d'arriver à destination, furent arrêtés et renvoyés d'où ils venaient, par soupçon ou par jalousie. On s'imaginait que ces convois renfermaient des armes, des munitions et des provisions envoyées à l'ennemi par les agents de la Société; le brassard portant la croix rouge ne fut plus considéré. Les Anglais, les Français, les Allemands, les Belges, les Luxembourgeois déployèrent des insignes qu'on pouvait se procurer dans toutes les boutiques, mais les Prussiens ne respectèrent la croix rouge qu'autant qu'elle portait leur estampille. Les brassards délivrés par la Société anglaise portaient tous le timbre du ministère de la guerre et celui de la Société, ainsi que le nom de la personne à laquelle ils étaient délivrés, avec un numéro d'ordre. Les indications correspondantes étaient enregistrées à l'administration de Londres. Les agents de la Société avaient aussi des certificats sur parchemin, indiquant les conditions et la durée de leurs services. Toutes ces formalités pour accréditer les membres de la Société auraient dû être suffisantes, si elles avaient été comprises par les autorités, mais il n'en fut pas ainsi. Un règlement bien déterminé et bien reconnu, à ce sujet, est nécessaire.

Mais c'est surtout pour l'avenir, dans le service de nos propres armées, qu'une organisation sera indispensable. Heureusement, pendant la dernière guerre, il y eut une différence marquée entre les circonstances dans lesquelles nous opérions et celles dont parle le Dr Longmore; nous travaillions pour secourir des armées étrangères, et non avec la responsabilité qui aurait pesé sur nous si nous avions eu une de nos armées sur le champ de bataille.

Que la Convention de Genève ait été signée dans l'intérêt des malades et des blessés militaires, cela est reconnu; que ses articles doivent être modifiés ou amplifiés, on ne peut pas le nier, car dans le commencement, plusieurs de ces articles ne furent ni compris ni admis par les belligérants.

Le 4 août, M. John Furley, l'un des premiers partisans de l'adoption de la Convention de Genève dans le pays, et qui fut adjoint au capitaine Burgess, notre infatigable secrétaire à Saint-Martin, quitta l'Angleterre, sur la demande du comité, pour se rendre auprès du président du comité de Genève et auprès des comités de Berlin et de Paris. M. J. Furley écrivait : « J'ai passé six heures à Paris, quatre heures à Genève et douze heures à Berlin. Lorsque « j'ai traversé la France, on n'avait pas encore connaissance de la première victoire des « armées prussiennes, et à Genève, les nouvelles des revers des Français ne trouvaient pas « grand crédit. Les fréquents télégrammes, cependant, arrivés quelques heures plus tard à « Lausanne, à Berne et à Zurich, ne laissèrent plus de doute à ce sujet. Tous les bateaux, « sur le lac de Constance, furent pavoisés, et sur la rive allemande, des fusées et des feux « d'artifice furent tirés par les habitants pour exprimer leur joie; le 8 au matin, de bonne « heure, sur les collines et dans les vallées de la Bavière, on voyait des hommes, des femmes « et des enfants se rendant aux différentes églises pour remercier Dieu. »

La bataille de Wissembourg avait eu lieu, et une centaine de blessés furent amenés à l'arrière-garde, pendant que de longs trains de prisonniers furent dirigés sur les forteresses

d'Allemagne. Les batailles de Wœrth et de Forbach se succédèrent rapidement, et le 21 août, Sir Henry Havelock écrivait de Pont-à-Mousson : « J'ai le cœur navré en voyant des souf-
« frances qu'on ne peut soulager, principalement à cause du trop petit nombre de chirur-
« giens. Tous les blessés français sont restés entre les mains des Allemands qui les soignent
« comme les leurs, sans distinction de nationalité. Quelques-uns d'entre eux m'ont dit avoir
« été traités comme des frères. Mais que de souffrances ! 20,000 blessés environ sont aux
« mains des Allemands, et cependant il y en a encore ici un grand nombre qui ont été
« atteints le 16 et le 18 (nous sommes au 21), qui ont été pansés sur le champ de bataille,
« mais plus depuis. Vous pensez ce qu'ils doivent souffrir ; malheureusement, il est tout à
« fait impossible de faire davantage, faute de mains habiles et d'appareils. »

Les dispositions prises au début par la Société s'améliorèrent de jour en jour, et dans la dernière période de la guerre, les choses marchaient tout à fait bien. Sur 12,000 paquets expédiés, la Société reçut 11,833 accusés de réception. Pendant cent quatre-vingt-huit jours, des marchandises, évaluées à 4 tonnes par jour, furent transportées par les chemins de fer du continent. Les aventures des agents de la Société traversant les villages de France avec des marchandises ne furent pas sans danger, car les paysans étaient fort irrités. 250 lits de fer demandés par télégraphe pour une église de Pont-à-Mousson, transformée en ambulance, arrivèrent à destination quarante-huit heures après que la demande en fut faite, sous la conduite d'un jeune chirurgien, M. Barton Smith, qui ne les quitta ni jour ni nuit, jusqu'à remise à qui de droit. Un agent de la Société (généralement un Anglais) se tenait à chaque station sur le chemin où devaient passer les objets expédiés, afin d'accélérer leur livraison.

On était toujours porté à supposer que les colis expédiés renfermaient des munitions de guerre pour l'ennemi, et les agents de la Société qui accompagnaient les convois n'ont pas été sans courir quelques dangers.

Pour citer, entre mille, un exemple des difficultés que l'on rencontrait : le major Jones, envoyé avec des provisions à Versailles et pour l'ambulance de Woolwich, alors à la suite de l'armée de la Loire, après avoir fait un long et fatigant voyage, au cœur de l'hiver, avec 12 wagons, du Havre jusque sous les canons du Mont-Valérien, trouva le passage de la Seine coupé par la destruction des ponts de ce côté du fleuve. Il fut forcé par les Prussiens de prendre la rive droite et, ne trouvant aucun moyen de le traverser, il dut revenir sur ses pas par le même chemin long et fatigant, jusqu'en Angleterre, où il s'embarqua de nouveau ; après un plus long et plus périlleux voyage par la Belgique, Metz et Meaux, il arriva enfin à Versailles avec ses provisions.

Vers la fin du mois d'août, le total des souscriptions reçues à la Société nationale s'éle-
vait environ à 30,000 l. st., et le comité central, à cette époque, comptait 40 chirurgiens qui servaient la Société de la Croix-Rouge, sur les champs de bataille ou dans les hôpitaux de France et d'Allemagne. Les autorités françaises avaient enfin mis de côté toute défiance, et elles acceptaient gracieusement la coopération que leur offrait la Société anglaise.

Le 26 août, le docteur Franck, qui représentait la Société, écrivait de Paris :

« On dit que nous allons partir pour le Nord dimanche, et s'il en est ainsi, je serai
« assez récompensé des jours que j'ai passés ici. »

En effet, le dimanche, partit du Palais de l'Industrie un corps d'hommes animés d'un enthousiasme qui ne les abandonna pas un seul instant, même pendant les plus mauvais jours de la campagne. L'histoire de l'ambulance anglo-américaine est l'histoire du soulage-
ment apporté aux blessés dans la période la plus critique de la guerre, sur les champs de bataille et sous le feu. Ni la fatigue, ni le danger ne purent détourner les chirurgiens des deux pays d'accomplir leurs nobles devoirs, et à la fin, la plus grande confiance et le plus grand respect régnaient entre les membres du corps médical.

En Allemagne, le Comité avait fait alliance avec la Société de secours et établi une ambulance internationale à Bingen, sur le Rhin, installée d'après le nouveau système des tentes et baraques isolées, qui, partout où il a été adopté, a rendu les plus grands services aux blessés. Les opérations de la Société ont été, en Allemagne, nécessairement d'une nature toute différente de celles faites sur le théâtre même de la guerre ; elles ont consisté principalement en envois de provisions de toutes sortes et d'argent aux hôpitaux d'Allemagne, où les malades et les blessés étaient si nombreux, que les ressources des comités et des sociétés de secours du pays n'étaient pas suffisantes. La Société nationale anglaise commença d'abord par envoyer, au mois de septembre, le capitaine Douglas Galton, accompagné par M. Bonham Carter, pour visiter les hôpitaux du district du Rhin.

Ils firent des rapports sur ces hôpitaux et les ambulances, relatant leurs besoins, établissant ainsi des communications entre les ambulances allemandes et la Société anglaise, qui continuait à se montrer partout où elle pouvait rendre des services ; de manière qu'à la fin de la guerre, on put dire qu'il n'y eut pas une ville en Allemagne, d'Hambourg et Kiel à Dresde et Munich, qui n'ait été secourue, en argent ou en nature, par la Société anglaise.

Le docteur Mayo fut d'abord nommé chirurgien en chef, représentant la Société dans le district du Rhin, et l'ambulance qu'il fit construire à Darmstadt, principalement destinée aux soldats atteints du typhus et autres maladies semblables, donna les meilleurs résultats. Cette ambulance fut laissée, au mois de février, à la charge des autorités allemandes de Darmstadt.

Sur la frontière du Luxembourg, vers la fin du mois d'août, les blessés étaient vraiment dans un état désolant, n'ayant ni pain ni eau, et les chirurgiens n'y pouvaient rester, faute des premiers besoins nécessaires à la vie.

La quantité de blessés français accumulés sur les bords allemands obligea le comité à concentrer ses forces et ses ressources à Luxembourg et à Arlon ; ces deux localités neutres furent regardées comme les deux situations les plus avantageuses pour venir en aide aux soldats qui avaient été blessés et gisaient encore sur les champs de bataille autour de Metz.

Les efforts des agents de la Société furent tout à fait dignes d'éloges, mais ils s'étendaient sur une si vaste étendue, que bien des souffrances ne purent être soulagées.

Pendant ce temps, la Société à Londres avait pris un caractère tout à fait différent de celui auquel on avait cru qu'on se bornerait, alors qu'on ne pensait avoir qu'à envoyer quelques chirurgiens en France et en Allemagne, avec des provisions, de l'argent, des instruments de chirurgie, des désinfectants, etc., qu'on ne trouvait à cette époque qu'en Angleterre. Il se manifesta dans tout le pays un vif désir de venir en aide aux blessés des deux nations, autrement que par des paroles sympathiques, et des envois considérables d'argent furent faits aux comités, en même temps que des envois de provisions et d'articles de toute nature.

Pour mener à bien l'œuvre du comité, le capitaine Brackenbury,—de l'artillerie royale, — fut délégué par le ministère de la guerre, et le 3 septembre il partit, sur la demande de la Société, pour contrôler ses opérations entre Metz et Mézières, où se livraient de grandes batailles.

Le Luxembourg ne fut pas jugé favorable pour servir de dépôt principal, à cause des formalités de douane, et Arlon, étant en Belgique, où l'on ne rencontrait pas les mêmes difficultés, fut choisi comme dépôt central de la Société.

L'archevêque de Cantorbéry écrivit, le 10 septembre, à l'évêque de Londres pour lui dire que le temps lui semblait venu de faire des quêtes dans toutes églises au profit des sociétés de secours aux malades et aux blessés de la guerre ; heureusement, le produit de ces quêtes fut remis entre les mains d'une seule société.

Le 17 septembre, la Société avait à son service 110 personnes, dont 62 chirurgiens, 16 dames infirmières, et le reste sous les ordres d'agents payés ou fonctionnant gratuitement.

Les chirurgiens étaient répartis comme suit :

A Sedan, 14 chirurgiens, attachés à l'ambulance anglo-américaine, sous la direction des docteurs Sims (des Etats-Unis) et Mac Cormac, — avec environ 400 blessés français et allemands.

A Balan, 3 chirurgiens, avec 200 blessés :
A Douzy, 5 chirurgiens :
A Bricy, 3 chirurgiens ;
A Châlons, 1 chirurgien ;
A Stenay, 2 chirurgiens ;
A Beaumont, 4 chirurgiens ;
A Donchery, 1 chirurgien ;
A Bouillon, 1 chirurgien ;
A Darmstadt, 4 chirurgiens ;

A Saarbrück, 1 chirurgien ;
A Metz, 2 chirurgiens;
A Pont-à-Mousson, 1 chirurgien ;
A Autrecourt, 2 chirurgiens ;
A Arlon, 3 chirurgiens ;
A Bingen, 12 chirurgiens;
A Hanau, 2 chirurgiens;
A Cologne, 1 chirurgien.

Les agents placés sous les ordres du capitaine Brackenbury, dans les départements de la Meuse et des Ardennes, étaient au nombre de 32. Le capitaine Brackenbury était bien secondé par l'honorable R. Capel, — qui dirigeait le dépôt d'Arlon, — tandis que Mme Capel remplissait les fonctions de dame infirmière dans les ambulances des environs.

Le général Vincent Eyre, dont le quartier général était à Boulogne-sur-Mer, visita les villes d'Amiens, Arras, Douai, Lille, Cambrai, Avesnes, Maubeuge, Charleville, Valenciennes, Saint-Omer, Calais, etc., afin de connaître les besoins de chacune de ces localités, et les articles indiqués étaient de suite demandés à Londres par la poste ou même par le télégraphe. Enfin, 50 ambulances françaises, comportant environ 6,000 blessés, furent ainsi assistées, pendant le cours de cette inspection, par les commissaires-visiteurs de la Société.

Sir Vincent Eyre écrivit qu'à Arras on manquait d'instruments de chirurgie pour les amputations, et qu'on demandait beaucoup de lin anglais, ainsi que des chaussons de laine, des chemises de flanelle et du sulfate de quinine ; il faut savoir que les chirurgiens anglais et allemands aiment mieux le lin anglais, et qu'ils ne se servent de charpie que lorsqu'ils n'ont pas autre chose. Les chirurgiens anglais détestent tous la charpie, et ils emploient simplement des linges unis lorsqu'ils ne peuvent se procurer du lin. Les instruments de chirurgie manquaient généralement, et la Société en envoya environ pour 8,000 l. st.; il n'y avait guère, à cette époque, qu'en Angleterre où l'on pouvait s'en procurer, les ouvriers employés à leur fabrication en France et en Allemagne étant sous les armes, et d'un autre côté il y avait impossibilité de communiquer avec Paris.

Nous avons déjà parlé du départ de l'ambulance anglo-américaine de Paris, le 28 août. Le 11 septembre, juste quinze jours après, le docteur Mac Cormac écrivait :

« Nous avons déjà assisté à la défaite de l'armée du Rhin, à la capture d'un empereur « avec 80,000 hommes, 300 pièces de canon, 60 mitrailleuses, 90,000 armes ! » Il fait ensuite la description des ambulances la veille de la bataille du 1er septembre, et dit comment la caserne d'Asfeld, à Sedan, avec ses 384 lits, lui fut confiée à lui et à son collègue, le docteur Sims, tandis que le docteur Franck fut fortuitement ou providentiellement séparé d'eux, et établit une ambulance à Balan, dans la mairie, où il était obligé de se coucher à côté des blessés et des mourants, pour échapper aux balles et aux boulets qui pénétraient dans le bâtiment.

De la caserne d'Asfeld, le docteur Mac Cormac écrit : « Nous avons ici environ 60 cas « d'amputation et plusieurs cas de résection. Hier, nous avions des tentes garnies pour « 120 lits, et nous avons eu la visite d'un intendant général, qui a été très-satisfait des « dispositions que nous avions prises, à l'exception *des fenêtres ouvertes*, qui furent pour lui « le sujet d'une protestation énergique, disant que les courants d'air tuaient les malades, « *hygiène administrative*. Dans les trois derniers jours, 3,500 blessés furent évacués de Sedan, « et pourtant cela n'y paraît pas. Presque toutes les maisons portent le drapeau blanc avec « la croix rouge. »

Le docteur Mac Cormac raconte une opération qui démontre l'utilité du chloroforme : « L'autre jour, dit-il, à Balan, j'assistai Franck dans l'amputation du pouce d'un pauvre « chasseur qui avait été blessé le premier jour de la bataille et qui était resté cinq jours sans « être secouru, et sans prendre aucune nourriture. Comme la gangrène était imminente, « l'amputation fut décidée. La première chose que Lyon (c'est le nom du chasseur) demanda, « ce fut un cigare qu'il fuma jusqu'au moment où il fut soumis à l'action du chloroforme.

« Après l'opération, et lorsqu'il eut recouvré ses sens, il demanda la permission de finir son
« cigare pour tuer le temps jusqu'à ce qu'on soit prêt à l'opérer, et on eut beaucoup de peine
« à lui persuader que tout était fini. Quelques jours après, ce brave soldat allait tout à fait
« bien, mais le tétanos vint à se déclarer ! » — Pendant ce temps, des lettres adressées au
comité se plaignaient des trop rapides évacuations de soldats grièvement blessés qu'on transportait malgré la gravité de leurs blessures.

Le docteur Murrays est d'avis que des moyens de transport bien organisés, bien entendus,
diminueraient beaucoup la mortalité. Les chariots ordinaires qu'on employait pour transporter les blessés ne les garantissaient ni du froid ni de l'humidité, et les cahots les faisaient beaucoup souffrir.

M. Furley fait l'éloge du docteur Franck, et il raconte, en passant, un petit fait très-
touchant :

« Hier, à Balan, on remet un paquet entre les mains d'un de nos chirurgiens ; ce paquet
« renfermait un petit carnet, une croix d'officier de la Légion d'honneur, avec une note au
« crayon ; cette note et le carnet avaient été traversés par une balle, mais heureusement, on
« pouvait encore lire le nom et l'adresse, et ce *souvenir* va être envoyé à la veuve aussitôt
« que possible. La note disait : « Sedan, 1er septembre. Au milieu de la bataille, entouré par
« les balles, je t'adresse mes adieux. Les balles et les boulets qui m'épargnent depuis
« 4 heures ne me ménageront plus longtemps. Adieu, ma femme bien-aimée. J'espère qu'une
« âme charitable te fera parvenir cet adieu. Je me suis comporté bravement, et je meurs
« pour ne pas avoir voulu abandonner nos blessés. Adieu ! Un baiser. »

Le docteur Sims (des États-Unis), collègue du docteur Mac Cormac, dans son rapport au
comité, rend hommage aux dames infirmières, et dit qu'il préfère de beaucoup leurs services
à ceux des hommes employés comme infirmiers.

Au sujet de l'organisation des ambulances, le docteur Sims écrit ce qui suit :

« Le personnel des ambulances françaises est trop nombreux ; il y a beaucoup trop
« d'infirmiers. Pour qu'une ambulance soit bien organisée et puisse bien fonctionner, il ne
« faudrait que : 1 chirurgien en chef, 2 ou 3 aides-chirurgiens et 3 ou 4 infirmières. Quant
« aux infirmiers, j'en prendrais quand et où cela serait nécessaire, et je ne serais pas embar-
« rassé d'en trouver, car en temps de guerre, il y a assez d'hommes sans travail qui seraient
« très-heureux de trouver de l'occupation. Il vaudrait bien mieux plusieurs petites ambu-
« lances organisées sur ce pied qu'une seule grande ambulance. »

Les docteurs Mac Cormac et Sims parlent beaucoup en faveur de l'aération des ambulances et de l'usage des désinfectants.

Vers le milieu du mois d'octobre, l'ambulance anglo-américaine cessa de fonctionner à
cause du départ du docteur Mac Cormac pour l'Angleterre, où le docteur Sims s'était déjà
rendu depuis un mois.

Nous avons vu aussi comment le docteur Franck, qui organisa le premier l'ambulance
anglo-américaine à Paris, fut séparé de ses collègues et établit une ambulance à Balan et à
Bazeilles. A Balan, lui et M. Blewit avaient environ cent blessés qui, le 31 août, étaient sans
secours. Pendant la nuit, le nombre de ces malheureux augmenta, et à la pointe du jour la
bataille de Sedan commença par un violent feu d'artillerie : il était à prévoir qu'on aurait
beaucoup de blessés à soigner, et on prit des mesures en conséquence en évacuant de
l'ambulance les moins atteints, sous la conduite de M. Blewit.

M. Blewit voulut ensuite rejoindre son collègue, malgré le danger, mais il ne le put, à
cause de l'issue de la bataille de Sedan ; c'est ainsi que le docteur Franck demeura seul
chirurgien à Balan pendant la bataille de Sedan, travaillant sans interruption jusqu'à
3 heures du matin, le 2 septembre, occupé constamment près d'environ 200 blessés. Dans
son rapport, il dit : « Je fus successivement occupé à faire des ligatures pour arrêter les
« hémorrhagies, à faire des amputations et à extraire des projectiles.

« Aux blessés dont l'état était désespéré lorsqu'on les apportait à l'ambulance, je donnai

« des consolations et leur adressai des paroles de sympathie et d'encouragement, après
« leur avoir prodigué mes meilleurs soins. J'avais heureusement à ma disposition du pain,
« de la soupe et du café en quantité suffisante pour en distribuer à la plus grande partie des
« blessés, qui tous en avaient grand besoin.

« Je fus bien secondé par Mmes Godefroy et Marquez, et les filles du maître d'école de
« Balan, ainsi que par M. Sauvage, un teinturier de Balan, qui me rendirent les plus grands
« services et firent preuve d'un très-grand sang-froid, de beaucoup d'énergie et de dévouc-
« ment. Pour compléter les difficultés de la situation, on nous informa, dès le matin, que
« nous devions nous préparer à évacuer la mairie et les bâtiments adjacents, dans la crainte
« qu'ils ne fussent atteints par les flammes qui dévoraient les maisons voisines ; et on réqui-
« sitionna des voitures et des chariots, par ordre du commandant bavarois, pour transporter
« les blessés en lieux plus sûrs. Heureusement on en fut quitte pour la crainte.

« Les 6 derniers blessés furent amenés à l'ambulance le 2 septembre, à une heure du
« matin.

« Toutes les maisons mises à ma disposition étaient entièrement pleines de blessés, et il
« était à peine possible de se frayer un chemin au milieu d'eux. J'allai soigner les derniers
« arrivés en chariots, et après leur avoir fait donner de la soupe, je les laissai jusqu'au len-
« demain matin, étendus en plein air sur leurs lits de paille. Heureux d'avoir échappé aux
« dangers de la journée, sans savoir ce que le lendemain me réservait, je me couchai, à moitié
« mort de fatigue, après m'être assuré par moi-même de l'état de mes blessés.

« Le 2, à 6 heures du matin, j'étais de nouveau à mon poste, et je fis de mon mieux
« pour répondre à toutes les demandes qui m'étaient adressées.

« Vers 8 heures du matin, un chirurgien bavarois vint à la mairie pour m'aider à panser
« ses compatriotes blessés ; dans la journée, plusieurs chirurgiens bavarois vinrent visiter
« l'ambulance et donnèrent des instructions pour qu'un certain nombre de bavarois fussent
« transportés à l'ambulance établie à Bazeilles. Dans l'après-midi, M. Blewit vint me re-
« joindre, et nous pûmes alors procéder au pansement des 130 blessés qui nous restaient
« encore, après avoir fait deux amputations urgentes. »

Déjà au mois d'octobre, on pensait que Metz ne pourrait pas résister plus longtemps, et
certains bruits qui circulaient sur la capitulation de Bazaine avec 160,000 hommes réduits
par les maladies et la famine, engagèrent la Société à prendre des dispositions analogues à
celles qu'elle avait précédemment prises à Beaumont, Douzy, Balan, Bazeilles et Sedan. Les
ressources avaient été tellement entamées par les besoins de ces localités qu'il n'en restait
guère pour Metz et ses environs ; mais les Drs Ernst Hart et Berkeley Hill nous rendirent de
grands services, sans être agents de la Société, ainsi que le Dr Hardwick, jusqu'à l'arrivée du
capitaine Brackenbury, qui transporta son quartier général à Saarbrück, laissant M. Reginal
Capel à la tête du dépôt d'Arlon.

Le 4 octobre, le capitaine Brackenbury, grâce à ses efforts multipliés, était en mesure de
procurer à tous les blessés français et allemands tout ce dont ils avaient besoin.

Comme il était alors impossible de trop s'approcher de Metz, une ambulance de 100 lits
fut installée à Saarbrück, et la direction en fut confiée aux Drs Junker et Rodgers ; une ambulance de 68 lits, à Bricy, fut placée sous la direction du Dr Hirschfeld. La Société fut largement secondée par les chevaliers de Saint-Jean, qui vinrent en grand nombre à Saarbrück.
Cette association, qui a déjà fonctionné pendant la guerre d'Autriche, en 1866, s'est perfectionnée par l'expérience, et est aujourd'hui admirablement organisée. Les membres en sont
choisis parmi des personnes d'un certain rang et d'une certaine condition, et on prétend qu'ils
sont en parfait accord avec le gouvernement et les autorités militaires.

Le capitaine Brackenbury établit les relations les plus amicales avec eux et avec leurs
chefs, le comte Konigsmark et M. de Treskow ; le Dr Sandwith, qui fut un des premiers à
offrir ses services à la Société, et qui travailla en son nom à Saarbrück, parle aussi dans les
meilleurs termes de la bonté que lui témoignèrent le prince Hohenlohe et le baron de Ompteda ;
mais malgré ces relations amicales entre les Sociétés, la Société anglaise jugea nécessaire de

I.   20

conserver une complète indépendance d'action, afin de mieux remplir les intentions des donateurs. Les chevaliers de Saint-Jean fournirent des provisions aux soldats sous les armes aussi bien qu'aux malades et aux blessés, et il n'y a pas de doute qu'ils contribuèrent largement par là au bien-être des régiments de l'armée allemande du Nord. C'était précisément ce qu'on désirait à Berlin, à Munich et à Dresde, mais telle n'était pas l'intention des donateurs anglais.

Lorsque le maréchal Bazaine capitula à Metz, le 27 octobre, ce furent les fourgons anglais qui arrivèrent les premiers sur les lieux et retournèrent à Remilly, emmenant des officiers blessés. Le capitaine Brackenbury écrivait à cette époque :

« Je ne puis vous dire avec quel plaisir je contemple notre œuvre ici. Entrée la première
« à Metz, la première à apporter du secours, la première aussi en libéralité, notre Société a
« conquis ici la vraie place à laquelle la générosité de l'Angleterre lui donnait le droit d'as-
« pirer. Personne ne peut savoir les misères sans nombre que nous soulageons, ni les béné-
« dictions qu'on nous adresse. »

La Société française de secours à Metz nous complimenta et demanda au capitaine Brackenbury de vouloir bien se charger de distribuer des provisions pour elle, montrant ainsi la confiance qu'elle avait dans le jugement et l'impartialité de la Société anglaise.

Une des questions qui donnèrent le plus sujet à discussion, fut celle relative aux dépôts. Avoir des provisions et tout ce qu'il faut sous la main, avec les moyens de les transporter là où il est besoin, est un point capital ; mais, suivant les circonstances de la guerre, il peut arriver qu'un dépôt installé aujourd'hui dans un endroit devienne inutile le lendemain. Les surprises et les changements subits sont inhérents aux opérations militaires, et les dispositions anticipées sont souvent celles qui ne peuvent servir.

Le capitaine Brackenbury établit des dépôts principaux à Arlon et à Saarbrück, avec des dépôts avancés à Briey et à Remilly ; et suivant les exigences du moment, on leur en adjoignit d'autres à Charleville, à Châlons, à Château-Thierry et à Meaux. Ce dernier endroit devint par la suite le lieu où la Société eut le plus à fonctionner. Un certain nombre d'Anglais vinrent se mettre à la disposition du capitaine Newill, pour tout l'hiver, et firent preuve du plus grand dévouement et de la plus complète abnégation, voyageant en voitures découvertes, constamment exposés à un froid rigoureux et souvent aux balles, pour porter du dépôt de Meaux dans les hôpitaux de 76 villes et villages, aux alentours de Paris, des secours de toutes sortes aux malades et aux blessés qui auraient, sans eux, manqué de tout. Ces villages avaient été complétement abandonnés par les Français, et les Allemands eux-mêmes n'avaient pas de quoi pourvoir à leurs propres besoins.

Plusieurs de ces agents eurent leur santé altérée par les maladies et les fatigues, mais aucun n'abandonna son poste.

La Société anglaise avait pris la résolution de n'augmenter en aucune façon les charges qui pesaient sur la population des départements envahis ; il lui fallait, pour cela, être organisée et pourvue en conséquence, en voitures, chariots, chevaux, matériel, etc., qu'on acheta comme on put, au prix de guerre. Il ne fallut rien moins que 50 voitures pour porter des secours et des provisions dans les hôpitaux autour de Sedan seulement, dans le moment le plus urgent.

Aussitôt qu'on eut connaissance des ressources de la Société, les ambulances prussiennes, françaises, bavaroises et belges, la mirent à contribution.

A la fin de septembre, une somme de 200,000 l. st. formait le total des dons en argent, sans compter les objets en nature dont la valeur était difficile à estimer. Le comité décida de donner 40,000 l. st. pour les malades et les blessés français et allemands, et confia au président le soin de faire parvenir cette somme, en égales parts, aux Allemands, à Versailles, et aux Français, à Paris.

La permission d'entrer à Paris fut accordée alors par le roi de Prusse, et on put ainsi apporter des secours aux malades et aux blessés de la ville assiégée, au moment où ils en avaient le plus grand besoin.

Un comité fut formé à Paris : composé des officiers militaires et médecins anglais y demeurant, parmi lesquels le chirurgien-major Wyatt et le Dr Gordon, et les principaux chefs des Sociétés de secours de Paris, avec l'autorisation du ministre de la guerre, le général Le Flô. Ce comité fut chargé de la distribution des 20,000 l. st. envoyées à Paris par la Société, et un compte détaillé de l'emploi de cette somme fut adressé au comité de Londres par le comité français.

L'autre somme de 20,000 l. st., destinée aux Allemands, fut remise au prince royal, au quartier général, à Versailles.

Dans cette campagne, les Français manquèrent des choses les plus nécessaires pour le soin des blessés ; les chirurgiens n'avaient plus de chloroforme, plus de médicaments, plus d'instruments.

L'armée avait été formée avec une rapidité excessive sous la pression du danger, et l'impossibilité de rien recevoir de Paris, jointe à la rupture des communications, vint ajouter aux difficultés de toutes sortes pour porter secours aux milliers de malades et de blessés qui ne tardèrent pas à remplir les villes et les villages du district de la Loire.

La Société anglaise fut heureuse de trouver le concours du colonel Elphinstone et de M. S.-S. Lee, Américain, demeurant à Tours, qui, tous deux, vinrent offrir leurs services, et il serait trop long de raconter ici les nombreux actes de dévouement dont ils n'ont cessé de donner des preuves envers les soldats blessés de cette région si éprouvée, aux environs de Tours et d'Orléans, où se livrèrent de fréquentes batailles, qui réduisirent en désert la partie la plus fertile de la France.

Ces deux messieurs formèrent un comité composé d'un président, d'un secrétaire, d'un trésorier et de deux membres actifs. A eux venaient s'adjoindre de temps en temps les officiers et autres personnes envoyées du quartier général de la Société en Angleterre, pour apporter des provisions, car les difficultés de transport étaient si grandes en ce moment qu'on ne pouvait rien envoyer que sous la responsabilité personnelle d'agents qui, encore, n'arrivaient à destination qu'après des trajets bien longs, et non sans courir quelquefois des dangers.

En même temps, un comité supplémentaire se forma à l'aide de Mme Elphinstone et d'autres dames.

Un des premiers soins du comité de Tours fut de pourvoir aux besoins les plus pressants de 2,000 blessés environ, laissés après la bataille dont l'issue fut la prise d'Orléans par les Allemands. L'évêque, Mgr Dupanloup, vint lui-même nous offrir ses remercîments. Pendant plusieurs mois, des demandes de secours furent adressées de toutes parts au comité de Tours qui fit des envois jusqu'à Paris. Mais où il opéra principalement, ce fut dans le district de la Loire, — notamment à Châteaudun, après la prise de cette ville par les Prussiens, au Mans où les ravages de la petite vérole vinrent ajouter aux misères ordinaires de la guerre et où 6,000 blessés et malades étaient entassés dans la cathédrale seulement, — et à Orléans, après l'évacuation prussienne. Dans cette dernière ville, l'ambulance anglo-américaine, sous la direction du docteur Pratt, aidé de quelques chirurgiens américains, s'installa dans une vaste église et rendit de grands services, avec le concours de la Société anglaise.

Dans une lettre écrite de Tours à cette époque, par Mme Elphinstone, elle dit : « Personne « ne pourrait se faire une idée de l'importance et de l'étendue des bienfaits de la Société an- « glaise. Aussitôt que ses agents se montrent au milieu des blessés, tout change d'aspect : « plus de visages contractés par la douleur que causait le manque d'opium ; plus de tortures « occasionnées par les opérations faites sans chloroforme ; plus de lits sans couvertures, plus « de têtes souffrantes sans oreillers pour se reposer. Et il est impossible de concevoir la re- « connaissance de tous ces malheureux, de même qu'on ne pourrait dire ce qu'auraient été « leurs misères ni ce qu'ils seraient devenus sans notre secours. »

Le colonel Elphinstone et M. Lee furent spécialement chargés d'installer une espèce de restaurant à la station du chemin de fer de Tours où passaient constamment un grand nombre de blessés. Ces deux agents se trouvaient là chaque soir et distribuaient à ces malheureux de la soupe chaude, du café et du pain, et il est impossible de décrire la gratitude de ces hommes qui n'avaient rien mangé de la journée, et qu'on faisait voyager jour et nuit, dans des wagons découverts, par un froid des plus intenses, n'ayant pour toute nourriture qu'un biscuit et un peu d'eau. Le restaurant installé à Forbach, près Metz, par la Société anglaise et les chevaliers de Saint-Jean, secourut, pendant le mois d'octobre et une partie de novembre, environ 19,500 malades et blessés, par des distributions de vin, de café, d'aliments, et changeant les haillons de ces malheureux en vêtements chauds, caleçons, chaussons, etc. Les pauvres soldats, principalement les Français, combattirent souvent sans avoir pris aucune nourriture, et s'ils étaient blessés, ils demeuraient pendant quelques jours sans manger autre chose qu'un morceau de pain sec.

Mlle Élisabeth Garett, qui était à Sedan vers le milieu de septembre, dit que des stations-cuisines ou restaurants furent établis par le capitaine Newill, à Meaux et à Lagny. A cette dernière localité passaient, outre les malades et les blessés, des prisonniers français en très-grand nombre, qu'on envoyait en Allemagne, dans des wagons découverts, manquant de tout, mourant de froid et de faim. Le capitaine Newill leur vint en aide dans une grande mesure, par des distributions d'aliments chauds dont ils avaient grand besoin.

A la bataille de Querrieux, près Amiens, le 23 décembre, le colonel Cox fit spontanément installer une cuisine le plus près possible du lieu de l'action, pour pouvoir donner de suite la nourriture nécessaire aux blessés, avant leur transport dans les ambulances ou dans les hôpitaux, et l'expérience que nous avons faite de cette manière de procéder nous a démontré que les résultats étaient des plus salutaires. Ce moyen offrirait l'avantage de plus de 30 p. 0/0 des blessés survivants sur ceux qui seraient soumis à la diète des hôpitaux français.

Le dépôt de Boulogne continua de fonctionner jusqu'à la fin de la guerre; il était placé sous la direction de Sir Vincent Eyre, aidé de plusieurs chirurgiens et de quelques dames anglaises et par un Français de l'endroit, M. Vaillant, qui, comme secrétaire, rendit de grands services. Ce dépôt était chargé spécialement d'approvisionner les ambulances et hôpitaux du nord-ouest de la France, en envoyant de Calais et du Havre, jusqu'à Saint-Denis et Valenciennes, des articles de toutes natures reçus d'Angleterre. Une succursale de ce dépôt fut installée à Amiens, et par ses soins on put secourir les blessés des armées de Faidherbe et de von Gœben, qui furent laissés dans les plus petits villages du département.

Ce rapport serait incomplet si nous ne parlions pas de l'ambulance connue sous le nom d'ambulance de Woolwich, et qui partit d'Angleterre sous la direction du directeur général du service médical de l'armée, accompagné de M. le Dr Longmore, professeur de chirurgie à Netley. Ce savant médecin avait été désigné pour être le directeur de notre ambulance, mais étant tombé malade juste au moment de partir, il fut dans l'impossibilité, au regret de tous, d'occuper ce poste.

L'ambulance quitta Woolwich pour le Havre, le 14 octobre; elle était organisée pour soigner 200 blessés, et pouvait, en outre, envoyer 8 voitures sur le champ de bataille pour le transport des blessés, avec 12 voitures de matériel complètes, — instruments de chirurgie, conserves alimentaires, biscuits, etc., etc. Le personnel se composait de 12 chirurgiens et 27 hommes du corps des hôpitaux (infirmiers ou brancardiers), sous les ordres du Dr Guy, inspecteur général des hôpitaux. La route suivie par l'ambulance, pour arriver à Versailles, fut le Havre, Rouen, Mantes et Vernon, et elle arriva au quartier général allemand dans la dernière semaine du mois d'octobre.

Les chirurgiens furent logés dans une maison de Saint-Germain, et chargés de soigner 200 soldats atteints du typhus et de la dyssenterie; mais ils durent bientôt remettre leurs malades entre les mains des médecins allemands, les inspecteurs du service médical allemand voyant, dans leurs fréquentes visites à Saint-Germain, une espèce de servitude.

L'ambulance de Woolwich était organisée pour fonctionner en campagne, et elle fut divisée en deux parties. Le chirurgien Manley, qui avait pris la place du docteur Porter, devenu malade, reçut, le 11 novembre, l'ordre de se charger d'une section et de se rendre à Chartres où, par suite de l'expulsion de l'armée bavaroise d'Orléans, on s'attendait à avoir beaucoup à faire. M. Manley rejoignit la 22e division de l'armée prussienne, avec MM. Mac Nalty et Moore, aides-chirurgiens, 1 sergent et 4 hommes du corps des hôpitaux militaires. Il continua sa marche dans la direction de l'Ouest, et vers le 18, il assistait au combat livré dans un petit village nommé Forçay, où les voitures recueillirent les blessés qu'on transporta à Châteauneuf, dans une ambulance qui y avait été établie. Le 20, la section changea de place, et le 21 elle était près de Bretoncelles, où les ambulances rendirent de grands services.

Le 2 décembre, un engagement sérieux eut lieu à Bagneux, et une ambulance fut installée à Auneux, dans une ferme qui fut bientôt remplie de blessés jusque dans les écuries et dans les remises. Le premier soin du docteur Manley fut de faire préparer la cantine, afin de pouvoir distribuer du café et du lait aux blessés avant le pansement de leurs blessures. Le combat, par un froid intense, avait été long et pénible, et le premier traitement du docteur Manley fut d'un effet très-salutaire. On pansa ensuite les blessés, et les opérations les plus sérieuses furent faites dans la cuisine de la ferme. Vers 10 heures du soir, le général vint demander qu'on envoyât quelques voitures sur le lieu du combat où il restait encore un grand nombre de blessés à enlever, et à trois heures du matin, il n'en restait plus un seul sur le champ de bataille. A la pointe du jour, on distribua du café, de la soupe faite d'extrait de viande, et du vin, et pendant quelques jours, l'ambulance anglaise fonctionna dans les villages voisins où il y avait encore un millier de blessés.

Une seconde section de l'ambulance de Woolwich, sous la direction du Dr Guy, vient se mettre, le 1er décembre, sous les ordres du prince de Hesse, à Beaune-la-Rolande, où elle eut à s'occuper de tous les blessés français restés dans la ville.

Une troisième section, sous les ordres du Dr Ball, fut chargée des blessés laissés à Pithiviers, et d'une ambulance du vieux château de Blois.

Dans son rapport, le Dr Ball dit :

« 22. — A Beaune-la-Rolande, nous eûmes beaucoup à faire, et cela au milieu des plus « grandes difficultés. Nous avons soigné plus de 306 blessés français (parmi lesquels un « nombre sans précédent de cas les plus graves) recueillis dans les maisons les plus voisines « du champ de bataille, et laissés presque sans soins. L'ambulance, après un mois de séjour « ici, était sur le point de partir, lorsqu'il fut jugé nécessaire qu'elle demeurât encore pour « soigner ceux des blessés que la gravité de leurs blessures ne permettait pas de transporter.

« 23. — La majeure partie fut provisoirement évacuée sur les hôpitaux de Pithiviers, « mais je ne saurais dire ce qu'on a gagné à retarder ce transport. On a visité les blessés et « il a été reconnu qu'ils avaient peu souffert pendant le trajet (12 milles environ). Les chi-« rurgiens anglais me semblent trop scrupuleux pour le transport des soldats blessés dange-« reusement.

« Les Allemands ne connaissent rien de la crainte pusillanime de la Presse, ni de la res-« ponsabilité traditionnelle dans l'armée anglaise; ils sont humains et non humanitaires. Ils « ne disent pas : « Un homme peut-il être transporté sans danger ? » Mais bien : « A-t-il plus « de chance d'être guéri en étant transporté qu'en restant? S'il en est ainsi, quoiqu'il puisse « souffrir du voyage, le blessé doit être transporté. Quoiqu'il puisse mourir en route, on doit « courir le risque du transport. »

Les trois sections de l'ambulance anglaise étaient approvisionnées par le dépôt de la Société nationale anglaise à Versailles, placé sous la direction de M. Young, commissaire général de l'ambulance, et de John Furley, un des plus actifs agents de la Société, et qui fit ensuite partie du comité formé pour venir en aide aux fermiers de France éprouvés par la guerre.

L'œuvre de la Société nationale anglaise peut se classer en cinq chapitres.

I. — Secours en Allemagne.

II. — Opérations dans le nord-est de la France, sous le capitaine Brackenbury. — Quartiers généraux : Arlon, Metz et Meaux.

III. — Opérations dans le Nord, sous la direction de Sir V. Eyre. — Quartiers généraux : Boulogne et Amiens.

IV. — Opérations dans l'Ouest, sous la direction du colonel Elphinstone. — Quartier
    général : Tours.
    V. — Opérations de l'ambulance de Woolwich.

Vers la fin du mois de novembre, le comité eut connaissance des souffrances endurées
par les prisonniers français en Allemagne, où ils étaient exposés au froid et manquaient de
vêtements chauds. Le comité envoya comme son représentant le lieutenant Swaine, de la Rifle
Brigade, dans les endroits où il y avait des prisonniers de guerre. Il emporta avec lui des
vêtements chauds pour une valeur de 6000 l. st., dont il fit des distributions à Magdebourg,
à Cologne et autres villes. Les souffrances des prisonniers furent, sans doute, plus grandes
au début de leur captivité, car le peu de ressources des Allemands en leur faveur fut bientôt
épuisé, et les secours de l'Angleterre furent accueillis naturellement avec bonheur.

Dans un but semblable, la Société envoya avec des provisions le capitaine Harvey, du
71e Higlander-infanterie, pour visiter les prisonniers allemands en France. Presque tous
étaient internés à Belle-Isle, et la majeure partie était des négociants maritimes (seamen
merchant) qu'il était impossible de ne pas plaindre, car ils avaient été pris au mois d'août,
en mer, avec leurs bateaux et leurs biens et n'avaient appris la déclaration de guerre qu'après
avoir été faits prisonniers.

Nous avons déjà parlé incidemment de la meilleure organisation des ambulances, à notre
point de vue.

Les ambulances françaises sont trop considérables, et leur personnel trop nombreux.
Quatre ou cinq chirurgiens, avec le moins possible d'infirmiers, c'est, croyons-nous, ce qu
convient le mieux. On a reconnu que les infirmiers qu'on emmène à la suite d'une ambulance sont une source continuelle d'ennuis.

Chez les Allemands, ces hommes sont choisis dans la meilleure classe du peuple, et sont
plus aptes à remplir ces fonctions que les Français ou les Anglais même les mieux commandés, qui sont pour la plupart de vieux soldats sans aptitude ou sans goût pour soigner
les malades et les blessés.

La supériorité des femmes, employées comme infirmières, est reconnue, et les soins les
meilleurs et les mieux entendus sont ceux qu'elles donnent aux malades et aux blessés en
temps de guerre ; mais on ne doit les employer que dans les ambulances fixes, à la suite des
armées, ou dans les hôpitaux et non sur les champs de bataille ; là, les hommes sont nécessaires, et la présence des femmes y serait plus embarrassante et plus nuisible qu'utile. Pendant cette guerre, la Société nationale a envoyé comparativement peu d'infirmières, non pas
qu'elle ait douté de leur zèle et de leur dévouement, mais parce qu'elles n'auraient pu rendre
de grands services, le rôle d'infirmières ayant été confié, en France et en Allemagne, principalement aux sœurs des communautés religieuses. Les *sœurs de charité* françaises se sont
montrées infirmières admirables, et parmi les infirmières anglaises qui ont rendu les meilleurs
services, il faut citer les *sœurs de tous les Saints ;* quant aux dames qui désireraient se rendre
utiles en temps de guerre, elles ont un moyen de le faire, en s'occupant spécialement de la
distribution des dons en nature ; dans nos dépôts, à Tours et à Boulogne, ce travail a été
fait principalement par des dames.

L'efficacité de l'air et de la nourriture comme traitement a été, pendant cette guerre,
suffisamment prouvée, et il est malheureux vraiment de voir que les préjugés empêchent
l'emploi de l'un, et une mauvaise économie dans l'usage de l'autre.

L'expérience acquise par le docteur Manley, qui dirigeait l'ambulance de Woolwich,
servira au corps médical anglais. Bien des questions d'intérêt pratique ont été traitées par
ce chirurgien dans les rapports qu'il a faits.

Quant à la nourriture à donner aux blessés sur le champ de bataille, le docteur Manley
prétend que c'est d'une importance aussi grande que celle des soins chirurgicaux, et il
ajoute que c'est là le seul défaut capital du service médical allemand.

Le docteur Manley a fait au comité un rapport sur le service du transport des blessés,
chez les Allemands, du champ de bataille aux voitures d'ambulance, de ces voitures aux

ambulances volantes et de là aux ambulances fixes. Les chirurgiens militaires accompagnent leurs régiments sur le champ de bataille, et il y a 3 brancardiers par chaque compagnie de 250 hommes. Dans le service médical prussien, le corps des brancardiers est le mieux organisé, et nous devrions l'imiter. » — R. LOYD-LINDSAY, lieutenant-colonel, président du comité.

Ambulance turinoise n° 16.

M. le Dr SPANTIGATI, chirurgien en chef.

MM. CALDERINI, chirurgien-major.
    GIACOMMINI, id.
    VALLE, id.
    MO, id.
    BAJARDI, id.
    FERRERO, chirurgien aide-major.

MM. PIANTANIDA, chirurgien aide-major.
    DEPAOLI, id. id.
    DEVECCHI, id. id.
    UBERTIS, id. id.
    l'abbé PERRET, aumônier.
    3 comptables, 10 infirmiers, 1 cocher.

4 SEPTEMBRE. — Départ de Paris. — Pas de rapport.

Ambulance de Colmar n° 17.

MM. les Drs HUMMEL, chirurgien-major.
    ATWOOD, id.
    FELTZ, chirurgien aide.

MM. BUTTERLIN, chirurgien sous-aide.
    REUTINGER, id. id.
    6 infirmiers.

4 SEPTEMBRE. — Départ de Paris. — Pas de rapport.

Ambulance Lalaubie. — 1re de la réorganisation de Bruxelles.

VENDÔME. — Attachée au 16e corps, que nous suivons à Oucques, Marchenoir, Roches, Pontijon, Hayes. — A Josnes, évacuation des blessés sur Mer.

BACON. — Ambulance établie au château du Grand-Luz.

ORLÉANS, PÉRAVY-LA-COLOMBE. — Ambulance établie au village du Chêne, Gémigny.

2 DÉCEMBRE. — Soucy (maison d'école), beaucoup de blessés évacués sur Orléans, Terminiers, Villepion.

5 DÉCEMBRE. — La Ferté-Saint-Aubin, Mer.

8 DÉCEMBRE. — Josnes, Beaugency.

9 DÉCEMBRE. — Mer. — Evacuation des blessés sur Blois et Vendôme, 400 blessés.

VENDÔME. — Attachée à la 1re division du 17e corps, Saint-Calais, le Mans.

Ambulance Besnier. — 4e de la réorganisation de Bruxelles, formée aux dépens de l'ambulance n° 6.

Bataille d'Amiens.

Boves. A la mairie et quelques maisons.	70 blessés.
Villers-Bretonneux. Ambulance laissée par le service officiel.	150
Cagny. Chez le baron de La Tapie.	40
Amiens. Ambulance du Pont-de-Metz et du Petit-Saint-Jean.	18
— Ambulance de Saint-Acheul.	49
	318

Bataille de Pont-Noyelles.

Francvillers	250

Bataille de Bapaume.

Vermand	20
Olnon.	40
Saint-Quentin. Ambulance du lycée.	80
— — des Dames-de-la-Croix.	150
— — de M. Lebée	50
— — de Fervaque.	45
	385

A reçu. . . . .   607 blessés.   86 décès.
A fait. . . . .   25 amputations. }
A reçu . . . .   13 amputés.   } 19   »

Ambulance Labbée, n° 5 de la réorganisation de Bruxelles.

M. le Dr LABBÉE, chirurgien en chef.

MM. BUREAUX, chirurgien-major.	MM. JOLIVET, chirurgien aide-major.
BORDIER, id.	CHANTREUIL, id. id.
DE ROALDÈS, id.	DESCHAMPS, id. id.
DE MONCHY, id.	LAINNÉ, chargé de la comptabilité.
FERRAS, chirurgien aide-major,	CARON, pasteur.
FERNET, id. id.	5 infirmiers et 1 cocher.

19 OCTOBRE. — Départ de Bruxelles, destination Saint-Quentin, où elle arrive le 20. Là des services en nombre suffisant sont organisés. — Reddition de la ville, sans défense, après bombardement d'une demi-heure.

Départ pour le Mans.— Arrivée le 25. Excursion exploratrice vers Dreux. Arrivé à l'Aigle le 26, on apprend que le service est assuré à Dreux. Retour au Mans. — Organisation à l'aide de M. Boulanger, président du comité du Mans, d'un hôpital temporaire de 60 lits, à la gare. Cet hôpital est prêt le 13 novembre. Deux médecins y restent détachés, ainsi qu'à l'ambulance des Sœurs de la Providence. 205 blessés ou malades.

14 NOVEMBRE. — Départ pour les environs d'Orléans. L'ambulance s'établit à la ferme du Chêne-Brûlé (Cercottes).

Inaction pendant quelque temps.

2 DÉCEMBRE. — Arthenay, Chevilly, Huêtre, la Provenchère, Gidy. 12 blessés français et 5 prussiens.

4 DÉCEMBRE. — CERCOTTES. — 76 blessés français et 68 prussiens, total 144. — 10 décès, 2 amputations de cuisse, 2 amputations de bras.

14 DÉCEMBRE. — CRAVANT.— L'ambulance s'y installe. Évacuation de blessés sur Orléans. 109 blessés, 28 décès, 10 amputations de cuisse, 3 de jambe, 2 de bras.

30 JANVIER. — Départ de Cravant pour le Mans. 247 blessés ou malades, 1 amputation de bras, 2 amputations de jambe.

2 MARS. — Dissolution de l'ambulance. Départ pour Paris.

« Notre rôle d'ambulance volante nous indiquait de recueillir les blessés pendant ou immédiatement après l'action, de leur donner les soins les plus urgents et de les évacuer au loin là où les soins chirurgicaux leur seraient assurés dans de bonnes conditions de confortable et de sécurité.

Les événements désastreux auxquels nous avons assisté, et la rigueur de la saison ne nous ont pas toujours permis de suivre cette ligne de conduite. — De là, deux phases dans notre campagne. Dans l'une nous avons limité notre action, c'est-à-dire que nous gardions nos blessés quelques jours seulement, les évacuant aussitôt qu'ils devenaient transportables ; — dans l'autre, obligés de nous immobiliser, soit pour une cause, soit pour une autre, nous conservions malades et blessés, plusieurs semaines avec nous.

Jamais nos malheureux soldats souffrants, n'ont manqué de rien sous le rapport de la nourriture, des médicaments ou des pansements, mais ils n'ont pas toujours eu un coucher satisfaisant. J'entre immédiatement dans mon sujet, suivant l'ordre chronologique de notre campagne.

2 DÉCEMBRE. — Bataille d'ARTHENAY. 17 malades ou blessés sont recueillis le soir ou pendant la nuit, puis évacués le 3 décembre, au matin, sur Orléans, quelques instants avant l'entrée des Prussiens.

3 ET 4 DÉCEMBRE, 2ᵉ et 3ᵉ jours de la bataille en avant d'Orléans.

Ces deux journées fournissent à l'ambulance des blessés recueillis dans des différents villages :

Huêtre, la Provenchère, Cercottes, Gidy, etc., et soins donnés, de un à neuf jours, à 82 Français et 72 Prussiens. Remarquons en passant que sur 82 Français 43 ont des blessures du membre abdominal.

Les causes de mort sont : 7 par traumatisme violent et entrés agonisants.
　　　　　　　　　　　　 2 — — morts le 2ᵉ jour.
　　　　　　　　　　　　 1 amputé du bras, mort le 8ᵉ jour de scarlatine maligne.

Nous n'avons eu à pratiquer que 4 amputations primitives.

　　　　　　 2 amputations de cuisse (circulaire).
　　　　　　 2 amputations de bras, 1 à lambeaux, 1 circulaire.
Blessés prussiens. 72

Il est remarquable de constater neuf plaies pénétrantes de poitrine et trente-deux plaies des membres abdominaux.

8 DÉCEMBRE. — Combat de CRAVANT (Loiret). — Les blessés recueillis par nous dans ce village ont été soignés 6 jours après la bataille. Nous n'avons pu arriver que le 14 sur le théâtre de l'action.

109 blessés, presque tous gravement atteints, gisaient par terre dans des maisons abandonnées, sans soins d'aucune nature.

Nous étions à plus de 6 lieues d'Orléans, nos moyens de transport très-restreints, le froid devenait très-vif, je résolus d'immobiliser l'ambulance à Cravant.

Notre séjour y fut du 14 décembre au 30 janvier, soit 47 jours. Nous avons donc pu bien observer nos malades.

Je m'arrêterai ici aux opérations importantes qui ont été pratiquées. Je ne parle que des amputations, laissant de côté les opérations de petite chirurgie ou les extractions de balle.

Amputations circulaires primitives de la cuisse. . . . . 10　　4 décès.
1 amputé a été perdu de vue le 24ᵉ jour de l'opération, 1 est mort du
　tétanos, 1 d'hémorrhagie secondaire, 2 d'infection purulente.
Amputation du bras au tiers supérieur, 1 circulaire, 1 à lambeaux
　(1 primitive, 1 secondaire). 2
1 amputé perdu de vue mais probablement mort (d'infection puru-
　lente) (amputation secondaire).
Amputation de jambe au tiers supérieur, 1 primaire, 2 secondaires . . 3　　1
En résumé :
Amputations. . . . . 15　　5 décès ?

Qu'il me soit permis de faire remarquer ici combien il faut espérer dans la puissance de la nature, et je dirais presque de la chirurgie. En effet, nous recueillons, le 6ᵉ jour de leur blessure, 109 soldats privés de tout soin, mourant de faim et de soif, accumulés dans de misérables chambres, couchés sur de la paille infecte, sans feu, quelquefois sans lumière. La plupart sont très-sérieusement atteints, puisque l'on compte parmi eux 16 fractures du fémur, 12 de la jambe, 3 fractures du crâne, 2 du bassin et de la colonne vertébrale, des blessures multiples sur le même individu : l'un avait reçu 6 balles.... Eh bien ! dans de pareilles conditions, qu'on pourrait qualifier de désastreuses, nous n'avions perdu, après plus de 6 semaines de séjour à Cravant et presque 2 mois après le combat, que 28 blessés sur 109.

Sans doute il existe des statistiques meilleures, mais je ne crois pas trop m'avancer en disant que celle que je présente est relativement bonne et presque consolante, si l'on tient compte des conditions que j'ai énumérées.

De Cravant, si nous nous transportons au Mans à l'ambulance sédentaire, établie avant la bataille d'Orléans, nous notons des faits différents... D'abord, une chirurgie moins active, ensuite, la présence de plus de malades que de blessés. — La raison en est simple. Dès le 15 novembre 1870 ce service hospitalier fonctionnait et recevait les malades ou blessés d'évacuation de l'armée de la Loire.

Le Mans en effet était devenu, à cause de sa situation topographique et de sa position, comme centre de voies ferrées multiples, un lieu de passage très-fréquenté par les blessés dirigés loin du théâtre de la guerre, vers la Bretagne ou le centre de la France. Chaque jour, au mois de novembre, passaient des convois qui contenaient beaucoup de malades ou de blessés évacués. Les uns, plus nombreux, pouvaient continuer leur route, d'autres plus fatigués ou plus indisposés, devaient rester. Ce sont ces derniers qui ont été tout d'abord admis à notre ambulance. Plus tard, quand l'armée de la Loire combattit près du Mans, ses blessés nous arrivèrent. Là nous eûmes encore à faire le service médical dans une ambulance particulière, chez les sœurs de la Providence de Ruillé; le Dr Fornet en fut chargé.

Le nombre des hommes traités a été d'une part de 247, de l'autre de 202, du 15 novembre au 1er mars,

Je remarquai parmi les affections dominantes:

Ambulance des Frères de la Gare.				*Ambulance des Sœurs.*			
Fièvre catarrhale..	18	2	décès.	Fièvre typhoïde.	13	5	décès.
Courbature fébrile.	18	1	»	Angine.	12	0	»
Rhumatisme articulaire aigu.	13	1	»	Courbature fébrile.	12	0	»
Diarrhée..	12	2	»	Pneumonie.	9	1	»
Bronchite.	12	0	»	Bronchite.	9	1	»
Scarlatine	9	1	»	Otite..	7	0	»
Pneumonie.	8	2	»	Scarlatine	5	2	»
Fièvre typhoïde.	8	2	»	Fièvre catarrhale.	6	0	»
Dyssenterie..	4	1	»	Variole.	4	1	»
Typhus.	2	0	»	Typhus.	1	1	»

Je dois mentionner qu'une épidémie meurtrière de variole sévissait au Mans, en novembre et décembre 1870. On pourrait s'étonner du petit nombre relatif de cas de variole mentionnés par nous. Cela tient à ce qu'on avait placé tous les varioleux dans un service spécial. Les cas que je cite se sont développés spontanément dans nos salles.

BLESSURES OBSERVÉES AU MANS.

1º *Ambulance des Frères.*

Nombre total 112, parmi lesquels figurent 13 cas de blessures légères du pied par la chaussure.

Je compte vingt-sept plaies de l'épaule ou du membre thoracique. — Ceci n'a aucune valeur particulière. Nos blessés étaient surtout des blessés d'évacuation pris en général parmi les plus facilement transportables.

Deux amputations de jambe, toutes deux *secondaires*. Deux insuccès. Ils sont morts d'infection purulente, l'un le 12e jour de l'opération, l'autre le 13e.

Je citerai un fait intéressant. C'est le cas d'un jeune soldat de la ligne qui eut l'avant-bras fracturé par une balle et le foie traversé d'avant en arrière par la même balle. Celle-ci, entrée à deux travers de doigt au-dessus du rebord costal, est sortie au niveau de l'apophyse épineuse de la 1re vertèbre lombaire à deux travers de doigt en dehors de l'épine vertébrale. La bile coula pendant plusieurs jours de suite par l'orifice d'entrée. Aujourd'hui, le blessé est à peu près guéri, la bile a cessé de couler; le trou de sortie est oblitéré, les digestions sont faciles, la marche peut s'effectuer pendant plusieurs heures de suite sans fatigue.

2° *Ambulance des Sœurs.*

42 blessés, dont 14 blessures légères du pied par la chaussure, 9 plaies à la main ou aux doigts, 3 plaies de tête, 3 morts.

Si maintenant, profitant de cette circonstance spéciale pour nous de la présence d'un grand nombre de malades dans nos services d'ambulance, nous cherchons, en rapprochant tous les cas semblables, à établir la constitution médicale observée au Mans, ou mieux la série des maladies dominantes, nous arrivons aux résultats suivants :

Nombre des malades. 295

Novembre et décembre ont présenté surtout les maladies relatées comme il suit :

Courbature fébrile.	24	Bronchite.	12
Fièvre catarrhale.	19	Pneumonie.	12
Angine.	18	Variole.	9
Rhumatisme articulaire aigu.	18	Otite	6
Diarrhée simple	18	Dyssenterie.	6
Fièvre typhoïde.	13	Erysipèle de la face.	3
Scarlatine.	13	Pleurésie.	3

A la fin de décembre et au commencement de janvier, apparaît le typhus. — Nous en observons trois cas seulement.

En janvier, les maladies dominantes sont :

Fièvre typhoïde	8	Rhumatisme articulaire aigu.	3
Bronchite.	7	Scarlatine	1
Fièvre catarrhale.	6	Angine.	1
Pneumonie.	4		

La fièvre typhoïde est au premier rang. La scarlatine au dernier. — Les affections des voies respiratoires conservent un rang intermédiaire, le rhumatisme décroît sensiblement.

J'ai cru qu'il serait intéressant de faire connaître également la série des affections que nous traitions chez les malades civils de Cravant en décembre et janvier.

Nombre des malades. — Population du village, 1400.

Diarrhée simple	22	Cholérine.	5
Variole.	12	Pneumonie.	4
Fièvre typhoïde	10	Rhumatisme articulaire aigu	3
Bronchite.	7	Scarlatine.	2
Rougeole.	9	Dyssenterie.	1
		Erysipèle de la face.	2

C'est, on le voit, dans des conditions un peu différentes, à peu près la même chose. De part et d'autre fréquence, des affections des voies digestives ou respiratoires. Mêmes maladies infectieuses, mêmes fièvres éruptives.

Tels sont, sommairement, les faits que nous avons rencontrés. Ils ont été tous bien observés et sont rapportés fidèlement. — Dr E. LABBÉE.

Ambulance Bourdeillette. — 7° de la réorganisation ; formée au dépens de l'ambulance n° 9.

1re section.	2e section.
MM. les Drs BOURDEILLETTE, chirurgien en chef.	MM. MIOT.
CARRIVE.	GALTIER.
RENOUARD.	LAMBRY.
DE BIÈRE.	BORDREAU.
LEHÉRIBEL.	JOURDAN.
	GUILLAUME.

31 AOUT. — Départ de Paris, destination Sedan, avec l'ambulance n° 9 dont elle faisait partie.

MARLE. — Ligne de Laon à Sedan coupée.

Montaigut, village.—Le maire nous fait sommation de nous retirer, et, sur notre refus, va avertir le commandant prussien de notre présence.

Rethel. — Ordre de quitter la ville.

Sedan. — La Meuse charrie des cadavres de soldats.— Château de Bellevue, où se trouvent quelques blessés, et château de Glaires, la plaine de Glaires, marécages.

Fond de Givonne. 120 blessés, une section reste à Fond de Givonne, une à Mouzon, une à la Besace.

Bazeilles, Mouzon, hôpital et blessés chez les habitants. — Charleville, grand séminaire. —Mézières, Carignon, Géronville, Bruxelles.

Amputation de bras	6	Amputation d'avant-bras	1
— de jambe	3	Résection de la tête de l'humérus . . .	1
— de cuisse	2	Désarticulation du 1er métatarsien. . .	1

Réorganisation. L'ambulance n° 9 sert à former les ambulances 6 et 7.

23 octobre. — Départ de Bruxelles pour Lille (M. de Melun, M. Longhai) où nous recevons des dons considérables et précieux des comités anglais et hollandais.

27 novembre. — Amiens, Boves, Gentelles, Cachy.

Départ pour Arras par Boileux. — Henin-sur-Cojeul. — Croizilles, Albert.

Amiens, château de M. Vaubert de Genlis et Boves (27 novembre), 220 blessés. Une section part pour Cachy et Gentelles, où se trouvent des blessés.

21 décembre. — Albert, Franvilles, Bézieux. — Retour à Albert avec l'armée.

Amiens, où l'on nous donne (libéralité des comités anglais et hollandais) un chargement de vêtements chauds.

Saint-Quentin. — 18 janvier. — Vendelles, Vermand, ambulance à la mairie et à l'école, au café Trépan, etc. Toutes les ambulances se remplissent, évacuation des blessés sur Saint-Quentin.

Une section se rend à Caulaincourt, une autre à Tertry.

Du 25 décembre au 3 février 1871. — Baisieux, 30 blessés évacués sur Arras. — Albert. 150 blessés.

18 janvier. — Vermand, 200 blessés. — Coulaincourt, 25 blessés. — Tertry, 15 blessés. Vendelle, 6 blessés. — Lille, Paris.

Amputations, désarticulations, résections.

Désarticulation de l'épaule . . .	7	3 décès.	Désarticulation de doigts	2	0 décès.
Résection de la tête de l'humérus.	1	0 »	Amputation de la cuisse.	7	2 »
Amputation du bras.	12	3 »	— de la jambe.	9	4 »
— de l'avant-bras. . .	4	1 »	Désarticulation du gros orteil. .	2	0 »
Total.	24	7 »	Total.	41	10 »

Blessures.

De la tête	33	4 décès.	De la région inguinale	1	0 décès.
De la face	9	0 »	— iliaque.	12	2 »
Des yeux	1	0 »	De l'épaule.	27	1 »
Des mâchoires.	4	0 »	Du bras.	61	4 »
Du cou.	8	2 »	Du coude	7	1 »
Du dos.	3	0 »	De l'avant-bras.	7	1 »
De la poitrine	20	2 »	De la main et doigts.	31	0 »
De l'abdomen	5	2 »	De la cuisse.	63	4 »
De la région sacro-lombaire. . .	13	1 »	Du genou	19	4 »
— fessière	7	0 »	De la jambe.	80	2 »
— génitale	3	0 »	Du pied	29	0 »
Total.	103	11 »	Total.	463	27 »

RAPPORTS SUR LE SERVICE DE SANTÉ DE RÉGIMENTS.

Nous avons cru devoir faire connaître ces rapports pour servir de points de comparaison et de modèle aux médecins des ambulances de la Société française de secours aux blessés des armées de terre et de mer.

On verra que si le nom des blessés est indispensable, le numéro matricule ne l'est pas moins pour permettre les recherches, car dans les régiments, il n'est pas rare de rencontrer un bon nombre d'hommes du même nom et ayant le même prénom, tandis que le numéro matricule ne peut être le même.

Nous avons pensé aussi que ces rapports feraient voir en partie la source de nos renseignements statistiques. Nous avons pris, parmi les derniers qui nous ont été communiqués, deux régiments d'infanterie, les 91ᵉ et 95ᵉ de ligne et un rapport d'une ambulance ambulance divisionnaire de la garde (cavalerie). Disons de suite que nous ne pouvons donner, même par extrait, les rapports établis sur les ambulances militaires; ces ambulances sont d'ailleurs en dehors de nos attributions actuelles, mais ils nous ont été précieux pour notre travail d'ensemble qui les comprend. Nous nous contenterons de citer d'après les feuilles *officielles nominales* :

1° L'ambulance de la 1ʳᵉ division d'infanterie du 1ᵉʳ corps d'armée.

Cette ambulance a reçu 578 blessés pendant et après les batailles de Wissembourg, de Frœschwiller et de Sedan. On a dû y faire 12 amputations de cuisse et 3 amputations de jambe.

2° L'ambulance de la 3ᵉ division d'infanterie du 15ᵉ corps, 1ʳᵉ armée de la Loire.

Elle a reçu 2,065 blessés pendant et après les batailles de Coulmiers et d'Arthenay. Dans ces affaires les régiments de cette division les plus éprouvés sont :

Le 16ᵉ de ligne, qui a compté 349 hommes hors de combat.
Le 27ᵉ de marche   —   323 —   —
Le 33ᵉ   —   —   327 —   —
Le 34ᵉ   —   —   170 —   —
Le 6ᵉ bat. de chasseurs —   145 —   —
Le 32ᵉ garde mobile (P.-de-Dôme). 327 —   —
Le 69ᵉ   —   (Ariége) 124 —   —

3° la même ambulance a reçu 407 blessés, aux affaires d'Héricourt et de Montbéliard.

RAPPORT

SUR LE 91ᵉ RÉGIMENT DE LIGNE. DOCTEUR PARET, MÉDECIN-MAJOR.

20 JUILLET.— Le 91ᵉ de ligne part de Lille avec un effectif de 2,720 hommes, 3 bataillons.

9 AOUT. — Arrivée à Metz.

16 AOUT. — Fait partie de la 1ʳᵉ brigade, 3ᵉ division, 6ᵉ corps.

Affaires auxquelles il prend part : Gravelotte, Saint-Privat-la-Montagne, 18 août; Saint-Julien, 31 août et 1ᵉʳ septembre; Ladonchamps, 2 et 7 octobre.

GRAVELOTTE.		SAINT-PRIVAT.	
Officiers tués	3	Officiers tués ou morts de blessures.	5
— blessés.	14	— blessés.	6
Troupe. Tués	37	Troupe. Tués	5
— blessés.	303	— blessés.	57
		Disparus.	34
Total	357	Total	107

SAINT-JULIEN.		LADONCHAMPS.	
Officier, mort de blessures	1	Officiers tués	0
— blessés	2	— blessés	1
Troupe tués.	3	Troupe. Tués.	5
— blessés	14	— blessés	14
Total	20	Total	20

A Saint-Privat, les pertes des officiers sont par comparaison avec celles de la troupe bien plus considérables qu'à Gravelotte. L'élan était abattu, les officiers seuls, ou à peu près, ont fait de prodigieux efforts pour maintenir leurs hommes qui commençaient à perdre confiance.

SECOND SIÉGE DE PARIS. (Même régiment.)

Officiers tués ou morts de blessures. . .	2	Blessés. . .	5
Troupe. Tués.	4	Blessés. . .	42 Total. . 53.

Le 91e de ligne (dépôt) après avoir organisé et mobilisé son 4e bataillon qui a combattu à Sedan, a procédé à des formations successives de compagnies qui ont été envoyées dans diverses directions: aussi ce régiment a-t-il eu des blessés à Sedan et à toutes les batailles de l'armée du Nord, à quelques affaires de l'armée de la Loire et de l'armée de Paris. Ces pertes, non comprises dans le premier rapport, sont indiquées dans le rapport qui suit :

État nominatif des tués et blessés du 91e régiment pendant la guerre.

No matricule.

4555 ACHARD, Etienne (Gravelotte). — Coup de feu au bras droit; guéri.

? AMBERT, Claude (Ladonchamps). — Coup de feu à l'avant-bras droit.

4035 AMOSSÉ (Saint-Privat). — Coup de feu à la main droite.

3757 ARDOURET, Jean-Pierre (Gravelotte). — Eclat d'obus à la cuisse gauche.

AUBERT, sous-lieutenant (Gravelotte). — Plaie contuse à la jambe gauche; rentré guéri.

? AUBRY (Gravelotte). — Coup de feu; mort le 3 septembre 1870.

2301 AUCAIGNE, Eugène, caporal (Gravelotte). — Coup de feu à la tête; rentré guéri.

? AUDIGIER (Gravelotte). — Coup de feu à l'abdomen.

4249 AUDRAIN, Edouard (Gravelotte). — Coup de feu au genou gauche; rentré guéri.

4215 AUDRAIN, Joseph (Gravelotte). — Coup de feu à la jambe gauche; rentré réformé avec gratification.

483 AUGUSTIN, Armand (Gravelotte). — Coup de feu à la jambe droite.

4037 BABARIT, Jules (Saint-Privat). — Coup de feu à la jambe droite; rentré guéri.

2628 BAGÈS, Léon-Pierre (Gravelotte). — Coup de feu au pied droit; rentré.

3445 BAILLY (Saint-Privat). — Eclat d'obus au bras droit; rentré guéri.

? BAINVEL, Joachim (Gravelotte). — Eclat d'obus à la cuisse.

2536 BALGAIRES, Justin (Gravelotte). — Coup de feu à la jambe gauche; rentré guéri.

2634 BALOUP, Ambroise, caporal (Gravelotte). — Tué.

2150 BANICAL (Gravelotte). — Eclat d'obus à la tête; rentré guéri.

? BARGNÈS, Baptiste (Gravelotte). — Coup de feu au côté gauche.

1747 BARLANT, Alexandre (Saint-Privat). — Eclat d'obus à la jambe.

2715 BARRÉS, Jean (Saint-Julien). — Eclat d'obus à la hanche gauche.

2922 BARRETEAU, Jean-Baptiste (Gravelotte). — Coup de feu au pied gauche.

2482 BARRY, Auguste (Saint-Privat). — Coup de feu à la jambe gauche, rentré réformé avec gratification.

? BARTHÉLEMY (Gravelotte). — Eclat d'obus au jarret gauche.

3956 BATISSE, François (Saint-Privat). — Eclat d'obus à la tête; rentré guéri.

2292 BATON (Saint-Privat). — Coup de feu à la jambe.

2808 BAURÈS, caporal (Gravelotte). — Coup de sabre à la tête.

3036 BAUVE, Jean (Gravelotte). — Coup de feu au bras gauche; rentré guéri.

3368 Bayard, sergent (Gravelotte). — Coup de feu au bras gauche ; rentré guéri.

3792 Becker, Jean-Pierre (Gravelotte). — Coup de feu à la malléole externe gauche, fracture du péroné à sa partie inférieure ; rentré réformé avec gratification.

3411 Béguet, Clément (Saint-Privat). — Coup de feu à la main gauche ; rentré réformé et gratification.

? Bellanger (Gravelotte). — Coup de feu au pied ; rentré guéri.

2632 Belloco (Gravelotte). — Coup de feu à la tête.

3796 Bénéteau, Jean-Florent (Saint-Privat). — Coup de feu à la lèvre inférieure.

Bérard, sous-lieutenant (Saint-Privat). — Coup de feu à l'aine droite et au cou ; rentré guéri.

2857 Bergeron, Emile (Gravelotte). — Coup de feu au flanc gauche ; rentré guéri.

? Bernard (Gravelotte). — Coup de sabre à la tête.

4304 Bernier, Jacques (Gravelotte). — Coup de feu à la cuisse gauche ; rentré guéri.

4027 Berton, François (Saint-Privat). — Eclat d'obus au bras gauche ; rentré guéri.

? Besnard (Gravelotte). — Coup de feu à l'épaule gauche ; rentré guéri.

? Besse (Saint-Privat). — Eclat d'obus au pied ; rentré guéri.

2933 Besseau, Mathurin (Gravelotte). — Coup de feu à l'oreille.

? Beynel (Gravelotte). — Eclat d'obus dans la poitrine ; mort le 28 août.

? Bian, Hippolyte (Gravelotte). — Tué.

? Blanc, Antoine (Gravelotte). — Coup de feu à la tête et au bras.

3757 Blanchard, Eugène (Gravelotte). — Eclat d'obus à la poitrine ; rentré guéri.

3032 Blanchard, François (Gravelotte). — Coup de feu à l'épaule gauche ; mort le 5 octobre.

2051 Blandeau, Pierre (Gravelotte). — Coup de feu à la hanche gauche ; mort le 5 octobre.

2978 Blot, Pierre-Désiré (Gravelotte). — Coup de feu à la jambe gauche.

3782 Boffy, François-Placide (Gravelotte). — Tué.

4554 Bonnard, Vivant (Gravelotte). — Coup de feu à la cuisse droite ; rentré guéri.

3934 Bonneau, Pierre-Jean (Gravelotte). — Tué.

3701 Bonnet, Pierre (Gravelotte). — Coup de feu au côté gauche ; rentré guéri.

Bonneton, Jean, sous-lieutenant (Saint-Privat). — Eclat d'obus à la cuisse gauche ; rentré guéri.

1717 Bonneton, Adrien (Gravelotte). — Eclat d'obus à la poitrine, côté gauche ; rentré guéri.

? Bonnion (Gravelotte). — Coup de feu à la jambe.

? Bonnot, Didier (Gravelotte). — Plaie contuse par éclat d'obus.

2636 Bordenaves, Dominique (Saint-Privat). — Coup de feu à la main droite, éclat d'obus à la jambe gauche ; rentré guéri.

2685 Bordes, Pierre (Gravelotte). — Tué.

3968 Borie, Guillaume (Gravelotte). — Coup de feu à l'épaule droite ; rentré guéri.

3322 Boucher, Clovis-Adolphe (Gravelotte). — Eclat d'obus à la jambe ; rentré guéri.

4133 Boudois, Louis (Gravelotte). — Coup de feu au coude gauche ; rentré réformé et gratification.

3071 Boulison, Louis (Saint-Julien). — Coup de feu au pied gauche, perte du 2e orteil ; rentré guéri.

3513 Bouly, Jean (Gravelotte). — Deux coups de feu, au bras gauche et pied droit ; rentré guéri.

2373 Bour, Jean-Michel (Gravelotte). — Coup de feu au genou droit.

2989 Bourbon, Joseph (Gravelotte). — Coup de feu au bras ; rentré guéri.

2885 Bourdain, François (Gravelotte). — Coup de feu à l'avant-bras droit ; rentré guéri.

3095 Bourg, Charles (Gravelotte). — Deux coups de feu aux 2 jambes ; rentré retraité.

Bournoux, capitaine (Saint-Julien). — Coup de feu au genou droit ; rentré guéri.

5044 Boussard, caporal (Gravelotte). Tué.

4826 Boutard (Gravelotte). — Coup de feu à la jambe gauche ; rentré guéri.

3067 Bouvrande, Gustave (Gravelotte). — Coup de feu à la cuisse droite.

? Bouzom (Gravelotte). — Coup de feu à la main droite; rentré guéri.

2094 Boyer (Saint-Julien). — Coup de feu à la main gauche, perte de deux doigts; rentré guéri.

3096 Briand, Claude (Gravelotte). — Tué.

? Brissac, Prigent (Ladonchamps). — Coup de feu au bras droit et dans le dos; rentré guéri.

3491 Brouat (Saint-Privat). — Eclat d'obus à la tête.

3919 Brousse, Antoine (Gravelotte). — Coup de feu à la cuisse droite.

4026 Brugeron, Etienne (Gravelotte). — Coup de feu à l'épaule; rentré guéri.

4154 Buignet, Isidore (Gravelotte). — Coup de feu au pied gauche; rentré guéri.

4078 Burnichon, Benoît (Gravelotte). — Fracture de la clavicule droite; rentré réformé.

1706 Burckatsmayer, sergent (Gravelotte). — Coup de feu à la jambe; rentré guéri.

2723 Cahuzac (Gravelotte). — Coup de feu à la tête.

3914 Caireau, Aimé (Gravelotte). — Coup de feu au bras droit et à la main, amputé de la main; rentré retraité.

4347 Calot, Michel (Gravelotte). — Coup de feu au bras droit; rentré guéri.

2769 Calvet, Mathieu (Saint-Privat). — Coup de feu au genou droit; rentré guéri.

2114 Calvet, Barthélemy, caporal (Gravelotte). — Tué.

3488 Cardineau, Jean (Gravelotte). — Coup de feu à la jambe gauche; rentré guéri.

2668 Castaing, Jean (Saint-Privat). — Coup de feu au pied droit.

3849 Cavatin, Guillaume (Gravelotte). — Coup de feu à la joue gauche; rentré retraité.

Césari, Antoine, lieutenant (Gravelotte). — Coup de feu à la hanche gauche (os iliaque traversé); rentré guéri.

4062 Chabrol (Saint-Julien). — Coup de feu à l'épaule droite; rentré guéri.

Chambelan, capitaine (Gravelotte). — Coup de feu au bras gauche; rentré guéri.

2078 Chancel (Gravelotte). — Coup de feu au bras gauche.

3879 Chantrel, Julien, (Gravelotte).— Eclat d'obus à la tête, perte d'une partie du pariétal; rentré retraité.

3141 Chargeligne, François (Gravelotte). — Eclat d'obus au bras gauche.

3986 Chassaing, Remy (Gravelotte).— Deux coups de feu à la joue droite et à la cuisse droite.

4285 Chateau, Joseph (Gravelotte). — Eclat d'obus à la jambe gauche; rentré guéri.

3030 Chaumier, Jean (Gravelotte). — Coup de feu au bras droit.

2147 Chaumont, Baptiste (Gravelotte). — Contusionné au côté gauche par éclat d'obus.

3650 Chauveau, Adolphe (Saint-Privat). — Coup de feu au pied droit; rentré guéri.

3977 Chauvet, Jean (Gravelotte). — Eclat d'obus à la poitrine.

Chavarot (Gravelotte). — Coup de feu à la jambe.

3729 Chesneau, François (Saint-Julien). — Coup de feu au poignet droit; rentré guéri.

3077 Chevallier, Jean-Baptiste (Saint-Privat). — Coup de feu à l'avant-bras droit; rentré guéri.

3443 Chier, François (Gravelotte). — Coup de feu au bas-ventre.

3721 Cholet, Louis (Saint-Privat). — Plaie par éclat d'obus à la jambe droite; rentré guéri.

3654 Chouteau, Jean-Baptiste (Gravelotte). — Coup de feu à la cuisse gauche; rentré guéri.

2374 Clausset, Victor, caporal (Gravelotte). — Coup de feu au bras droit.

4039 Clavelier, Antoine (Gravelotte). — Coup de feu à la tête; rentré guéri.

2639 Claverie (Gravelotte). — Coup de sabre à la tête.

3402 Colin (Gravelotte). — Coup de feu à la main gauche.

3223 Coljulieux, Albert ,sergent-fourrier (Saint-Privat). — Coup de sabre à la tête.

3021 Coppin, Étienne (Gravelotte). — Coup de sabre à la tête; rentré guéri.

3803 Corbejeau, Jean (Gravelotte). — Coup de feu à la tête.

3619 Corbineau (Gravelotte). — Coup de feu à la tête.

3981 Cornet, Pierre-Marie (Gravelotte). — Coup de feu à l'épaule droite.

3500 Cotez, Louis (Gravelotte). — Deux coups de feu au bras droit et à la main; retraité.

Cuan (Gravelotte). — Coup de feu.

Cuénot, lieutenant (Gravelotte).—Contusion à la jambe droite par éclat d'obus; rentré guéri.

3208 Cuénot (Gravelotte). — Tué.

4084 Dacois, Émile (Gravelotte). — Coup de feu à la cuisse droite ; rentré guéri.

Daguerre, Eugène, colonel (Gravelotte). — Plaie par éclat d'obus à la jambe gauche, contusion à la main gauche, éclat d'obus ; rentré guéri.

3739 Danton, (Gravelotte). — Éclat d'obus au coude gauche ; rentré guéri.

Darnaud (Gravelotte), — Coup de feu à la jambe droite ; rentré guéri.

2036 Dagnaud, Pierre (Saint-Privat). — Coup de feu à la main, perte du médius ; rentré réformé et gratification.

1122 Debleu, Jean (Gravelotte).— Coup de feu à la main gauche, perte du petit doigt ; rentré guéri.

2232 Debourgogne, François, sergent-fourrier (Gravelotte). — Coup de feu à la gorge.

1759 Decourty (Saint-Privat).— Coup de feu à la main droite, perte de l'index ; rentré guéri.

1769 Defour, Jean (Gravelotte). — Deux coups de feu, 1er à la jambe gauche, 2e au tarse ; rentré réformé et gratification.

3458 Defressine, Jean (Gravelotte). — Éclat d'obus au mollet gauche ; rentré guéri.

Degiovani, lieutenant (Saint-Julien). — Plaie contuse au pied gauche ; rentré guéri.

3384 Dehan, Victor (Gravelotte). — Coup de feu à l'épaule droite ; rentré guéri.

3287 Dehan, Hubert-Augustin (Saint-Privat).— Coup de feu au bras droit et à l'épaule droite ; rentré guéri.

3791 Delair, Antoine (Saint-Privat). — Coup de feu à la poitrine ; rentré guéri.

2519 Delbert (Gravelotte). — Coup de feu dans le dos.

3712 Delestre, Henri (Saint-Julien). — Coup de feu à la main gauche; rentré guéri.

3990 Delmote, Albert (Ladonchamps). — Coup de feu à la cuisse droite.

3972 Deloline, Jean (Saint-Privat). — Contusion au poignet droit ; rentré guéri.

3695 Delon, Jean-Joseph, sergent (Gravelotte). — Tué.

180 Delous, Armand (Saint-Privat). — Éclat d'obus ayant fracturé les deux jambes ; mort.

4075 Demurger, Isidore (Saint-Privat).—Coup de feu au poignet gauche, ankylose du poignet; rentré réformé et gratification.

3197 Denonard (Gravelotte). — Coup de feu à la tête ; mort le 15 septembre.

3881 Denoyer, Joseph (Saint-Privat).— Coup de feu à la jambe droite ; rentré réformé et gratifié.

2836 Derlon (Gravelotte). — Contusion à l'épaule droite par un coup de feu.

Deschamps (Gravelotte). — Coup de feu au bras droit.

4403 Demarest (Gravelotte). — Coup de feu au thorax ; rentré guéri.

3745 Désorthés, Pierre, sergent (Gravelotte). — Deux coups de feu à la cuisse ; rentré guéri.

Détoc (Gravelotte). — Coup de feu au pied.

3880 Déton, Alfred (Gravelotte). — Coup de feu au pied.

Deville (Gravelotte). — Contusion aux parties, éclat d'obus ; rentré guéri.

361 Devauglère, Eugène, sergent (Gravelotte). — Coup de sabre à la tête ; rentré guéri.

3003 Diot, Louis (Gravelotte). — Plaie contuse par un cheval ; rentré guéri.

314 Dolle (Gravelotte). — Coup de feu à la cuisse.

Domenco, sergent (Gravelotte). — Éclat d'obus au bras et cuisse droite ; rentré guéri.

Dorléac, sergent (Gravelotte). — Coup de feu à la jambe gauche.

3590 Douesneau, Frédéric (Gravelotte).— Trois coups de feu à l'épaule gauche, jambe droite et cuisse gauche ; rentré réformé et gratification.

232 Dnoux, Louis (Gravelotte). — Coup de feu à une jambe; rentré guéri.

1912 Dubernard (Gravelotte). — Coup de feu à la face; rentré guéri.

3972 Dubost, Antoine (Gravelotte). — Contusion à la tête (cheval) ; rentré guéri.

4216 Dunot, Julien (Gravelotte). — Coup de feu à la jambe droite, fracture du tibia ; rentré réformé et gratification.

3537 Duclos, Jean (Saint-Privat).— Coup de feu à la main gauche, perte de l'annulaire ; rentré réformé.

I. 22

3547 Ducluseau (Saint-Privat). — Coup de feu au bras gauche ; rentré guéri :

2719 Ducoin, Jean (Gravelotte). — Coup de feu au pied droit; rentré guéri.

Dufossé (Saint-Julien). — Eclat d'obus à la jambe gauche; rentré guéri.

  46 Dufour, Jean (Gravelotte). — Coup de feu à la jambe droite; rentré guéri.

1928 Duguet (Saint-Privat). — Coup de feu dans l'abdomen.

Dunand (Saint-Privat). — Coup de feu à la jambe.

Dupont, Alfred (Saint-Privat).—Contusion à la jambe gauche par coup de feu ; rentré guéri.

Dupré, Benoît (Gravelotte). — Coup de feu à une jambe ; rentré guéri.

3561 Durin, Claude (Gravelotte). — Coup de feu à l'épaule droite; rentré guéri.

1797 Fagon, Pierre (Gravelotte).— Coup de feu à la main droite, perte de l'annulaire ; rentré réformé avec gratification.

4596 Faivre, Lucien-Marie (Gravelotte). — Deux éclats d'obus à la cuisse droite et au mollet ; rentré guéri.

 932 Favé, Henri (Gravelotte). — Coup de feu dans le flanc droit; mort le 10 septembre.

2480 Favier (Gravelotte). — Coup de feu au bras.

 297 Ferry, Louis (Saint-Privat). — Eclat d'obus à la cuisse droite ; rentré guéri.

 620 Faye, Elie-Louis (Saint-Privat).— Coup de feu à la main gauche, perte de trois doigts ; rentré réformé avec gratification.

Ferrières, lieutenant (Saint-Privat). — Eclat d'obus à la cuisse, coup de feu à la tête ; rentré guéri.

2382 Fresstler (Saint-Privat). — Coup de feu à la jambe ; rentré guéri.

2441 Ferguel, Nicolas (Saint-Privat). — Eclat d'obus à la cuisse droite.

7830 Fandrois, Pierre (Gravelotte).— Coup de feu à la main droite; rentré réformé avec gratification.

2666 Flèche, Jean (Gravelotte). — Coup de feu au bras droit, les deux cuisses traversées par une balle, éclat d'obus à la main droite ; rentré guéri.

4034 Fichet, Joseph (Ladonchamps). — Eclat d'obus au pied gauche ; rentré réformé avec gratification.

3148 Fombelle, Auguste (Gravelotte). — Tué.

3305 Fontaine, Louis (Gravelotte). — Coup de feu à la jambe gauche ; rentré guéri.

3998 Fortias, Jean (Saint-Julien). — Coup de feu à la cuisse droite ; rentré guéri.

3714 Foucandeau (Gravelotte). — Coup de feu au bras droit.

2894 Fournet, Louis (Gravelotte). — Coup de feu à la jambe.

3959 Fournier, Antoine (Gravelotte). — Coup de feu au dos; rentré guéri.

2549 Fraisse (Gravelotte). — Coup de feu à la jambe.

Francomme (Gravelotte). —Coup de feu à la joue.

Francy (de), sous-lieutenant (Gravelotte).— Coup de feu à la main droite et à la cuisse droite; rentré guéri.

2992 Frébault, Joseph (Gravelotte). — Coup de feu dans le bassin, lésion osseuse ; rentré réformé et gratification.

3020 Fréguin, Pierre (Gravelotte). — Coup de feu à l'épaule gauche ; rentré guéri.

Freyssingue (Saint-Privat). — Eclat d'obus au ventre.

Frileux, Désiré (Gravelotte). — Coup de feu à l'épaule.

3982 Fromont, Honoré (Gravelotte). — Tué.

2252 Fusch, Joseph (Saint-Privat). — Coup de feu à la main gauche; rentré guéri.

1913 Gaboriau (Gravelotte). — Coup de feu au bras gauche.

Gallais (Gravelotte). — Coup de sabre à la tête.

3984 Gardette, Gabriel (Saint-Julien). — Tué.

3217 Garnier, François-Albert (Gravelotte). — Eclat d'obus au bras droit, amputé; rentré retraité.

3211 Garnier (Gravelotte). — Coup de feu à l'épaule gauche.

2966 Garreau, Adrien (Saint-Privat). — Coup de feu à la main droite ; rentré réformé et gratification.

2939 GAUTHEREAU, Justin, caporal (Gravelotte). — Eclat d'obus au bras gauche.

3207 GAVOILE, François-Constant (Gravelotte). — Coup de feu au bras (grave).

GAY, Henri, chef de bataillon (Gravelotte.) — Plaie au côté droit de la poitrine par éclat d'obus ; rentré guéri.

3559 GAZUT, François (Gravelotte). — Coup de feu au bras droit ; rentré guéri.

GENEST (Gravelotte). — Coup de feu à la tête ; rentré guéri.

GEORGES (Saint-Privat). — Coup de feu dans l'abdomen ; mort le 15 septembre.

3521 GEORGES, Claude (Saint-Privat).—Eclat d'obus à la tête.

GÉROLD, capitaine adjudant-major (Gravelotte). — Coup de feu à la jambe droite, partie inférieure ; rentré guéri.

GERVAIS (Gravelotte). — Plaie contuse au dos; rentré guéri.

2994 GILLES, Sylvain (Gravelotte). — Coup de feu à l'épaule droite ; rentré guéri.

3589 GILLET, Louis (Saint-Privat). — Coup de feu à l'épaule gauche ; rentré guéri.

2106 GIMAZANE (Gravelotte) (?).

1865 GIREN, Joseph (Gravelotte).—Eclat d'obus à la jambe droite; rentré réformé et gratification.

4163 GOARD (Gravelotte). — Coup de feu à la cuisse gauche ; rentré guéri.

GOLLIARD (Gravelotte). — Coup de feu dans l'abdomen ; rentré guéri.

GOXNOT (Gravelotte). — Coup de feu à l'oreille gauche.

3720 GOULAY, Jean (Gravelotte).— Coup de feu au bras droit, fracture comminutive ; rentré réformé et gratification.

GAUMELIN (Ladonchamps). — Eclat d'obus, amputé ; mort.

2073 GOURY, Louis (Gravelotte).—Eclat d'obus à la jambe droite; rentré réformé et gratification.

GOUTEL (Gravelotte). — Coup de feu à la jambe droite ; rentré guéri.

7590 GRANDJEAN, Etienne (Gravelotte). — Eclat d'obus au coude droit.

GRÈZE (DE LA), sous-lieutenant (Gravelotte). — Coup de feu à la cuisse droite ; rentré guéri.

2912 GRILLON, Octave, caporal (Gravelotte). — Eclat d'obus à la jambe gauche, esquilles ; rentré réformé et gratification.

7783 GROSLIER, François (Gravelotte).— Coup de feu à la jambe droite; rentré guéri.

2425 GUÉLOU, Charles (Ladonchamps).— Coup de feu à la main droite ; rentré réformé et gratification.

2302 GUÉLOU, Noël (Gravelotte). — Contusion à la jambe par un cheval; rentré guéri.

GUERBET (Gravelotte). — Coup de feu à l'épaule gauche ; rentré guéri.

236 GUERBETTE, François (Gravelotte). — Coup de feu à la main droite ; rentré guéri.

2369 GUERSING, Jean, sergent (Gravelotte). — Coup de feu au pied droit.

731 GUICHAOUX, Etienne (Gravelotte). — Coup de feu à la jambe.

GUILLEMANT, Anatole, capitaine (Gravelotte). — Tué.

3719 GUILLET (Gravelotte). — Tué.

4248 GUILLON, Frédéric-Charles (Gravelotte). — Contusionné par un cheval.

3732 GUILLOT, Jacques (Gravelotte). — Coup de feu au bras droit; rentré guéri.

3817 GUILLOU (Gravelotte). — Coup de feu à la main.

1919 GUILLOU, Robert (Saint-Privat).— 2 coups de feu à l'épaule et à la jambe droite ; rentré guéri.

3027 GUYOLLOT, Emile (Gravelotte).—Deux coups de feu à la jambe droite et à la jambe gauche; rentré réformé et gratification.

HANNUS (Gravelotte). — Coup de feu à la jambe ; rentré guéri.

HAY-DURAND, chef de bataillon. — Plaie contuse au bras droit par éclat d'obus; rentré guéri.

3343 HENTZEN, Nicolas, caporal (Gravelotte). — Coup de feu à la main gauche; rentré guéri.

HERAUL (Gravelotte). — (?) ; mort.

2471 HOURDIN, Jean (Gravelotte). — Coup de feu à la jambe droite ; rentré réformé et gratification.

HUZARD (Gravelotte).— Coup de feu à la cuisse droite.

Huvelin (Gravelotte) — (?); mort.

Huighe (Saint-Privat). — Coup de feu au pied, amputé; mort le 24 septembre.

2616 Inchauspé, Jean (Gravelotte). — Coup de feu à la main droite et au tendon d'Achille; rentré guéri.

2813 Jacquemin, Alphonse, caporal (Gravelotte). — Tué (balle à la tête).

3441 Jacquet, Louis (Gravelotte). — Coup de feu à la cuisse droite.

Jaillet, lieutenant (Saint-Privat). — Tué.

3696 Jannetau, René (Gravelotte). — Contusionné par une charge de cavalerie; rentré guéri.

4057 Jaunet, Baptiste (Saint-Julien). — Coup de feu à la main droite par imprudence ou (?), rentré guéri.

Jausselin (Saint-Privat). — Coup de feu à l'épaule droite.

Joubert (Gravelotte). — 2 coups de feu à la tête et au bras droit.

2300 Julien, Jean-Baptiste, caporal (Gravelotte). — Coup de feu à la cuisse gauche; rentré guéri.

Juvin (Gravelotte). — Coup de feu à la main gauche.

3271 Kegain, Jean (Gravelotte). — Coup de feu à la main gauche; rentré guéri.

4219 Kerbonet, Augustin (Gravelotte). — Coup de feu au bras droit.

1861 Kerbouliou (Gravelotte). — Coup de feu au bras gauche.

4169 Klein, Pierre (Gravelotte). — Coup de feu au bras.

2600 Laborde, Jean (Gravelotte). — Coup de feu au bras; rentré guéri.

2590 Laclau (Gravelotte). — Coup de feu à l'épaule gauche.

2172 Lacroix (Saint-Privat). — Plusieurs contusions.

2365 Lafont, Jean (Gravelotte). — Mort le 18 août des suites de ses blessures.

1924 Lafourcade, Bertrand, sergent (Gravelotte). — Coup de feu dans l'abdomen; rentré guéri.

4115 Laigle, Casimir (Gravelotte). — Coup de feu au bras droit, éclat d'obus à la jambe droite, amputé; retraité.

1659 Lainé, Alcide (Gravelotte). — Éclat d'obus à la jambe droite; mort le 5 septembre.

4105 Lalot (Gravelotte). — Coup de feu au front; rentré guéri.

3282 Langinier, Éloi-Jean (Gravelotte). — Éclat d'obus à l'avant-bras gauche, coup de feu à l'épaule gauche, éclat d'obus à la jambe gauche; rentré guéri.

Lannes, lieutenant (Ladonchamps). — Coup de feu à la jambe droite; rentré guéri.

2605 Lapadu (Gravelotte). — Éclat d'obus aux deux jambes.

4048 Larueaux, Louis-Henri (Gravelotte). — Éclat d'obus à la cuisse et à la fesse droites; rentré guéri.

3235 Laroche, François-Eugène (Saint-Privat). — Coup de feu à la jambe gauche.

2674 Larrat (Saint-Julien). — Tué.

2627 Lassègue, Jean (Gravelotte). — Coup de feu à la jambe droite; rentré guéri.

Lassèque.

2609 Lataillade, Philippe (Saint-Privat). — Coup de feu à la main gauche, perte du petit doigt, rentré guéri.

Latour d'Affaure, capitaine (Saint-Privat). — Coup de feu à l'épaule droite; rentré guéri.

3325 Laublanc, Louis-Joseph (Gravelotte). — Coup de feu à la joue gauche; rentré guéri.

4231 Laurent (Gravelotte). — Coup de feu à la poitrine; rentré guéri.

2991 Laurent, Pierre (Saint-Privat). — Éclat d'obus à la hanche; rentré guéri.

2129 Laurenzeau, Jean-Baptiste (Ladonchamps). — Coup de feu à la jambe droite: rentré réformé et gratification.

2977 Lauron (Gravelotte). — Éclat d'obus à la tête.

2423 Lavaur, Blaise (Saint-Privat). — Coup de feu à la jambe.

3779 Laverchère, Léon (Gravelotte). — Coup de feu à la fesse.

2620 Lazagne, Jean (Gravelotte). — Coup de feu au cou; rentré guéri.

Lebail, Jean (Gravelotte). — Coup de feu à la poitrine.

3682 Lehodec, Jean (Saint-Privat). — Coup de feu au bras gauche; rentré réformé et gratification.

Lebreton, Marie (Ladonchamps). — Coup de feu à la jambe gauche.

2451 LECALVEZ, Guillaume (Gravelotte). — Coup de feu à la jambe droite.
    LECLERCQ (Gravelotte). — Tué.
3888 LECLOSENEC, Joseph (Saint-Privat). — Blessé ?
3423 LECOMTE (Gravelotte). — Coup de sabre à la tête ; rentré guéri.
3320 LECLOUAREC (Gravelotte). — Éclat d'obus ; rentré guéri.
 846 LEDUF, Guillaume (Gravelotte). — Coup de feu à la hanche droite ; rentré guéri.
4059 LEFLEM, François (Gravelotte). — Coup de feu à la jambe droite ; rentré guéri.
3383 LEGAL, Jean (Saint-Privat). — Coup de feu à la cuisse et au pied gauche.
2242 LEGOASCOZ, Hervé-Jean (Saint-Privat). — Coup de feu à la cuisse droite ; rentré guéri.
1642 LEGOFF, Samson (Saint-Julien). — Éclat d'obus à la main gauche, à la tête et aux deux
    jambes.
3542 LEGOUTIÈRE, Jean (Saint-Privat). — Deux coups de feu à la cuisse droite.
4226 LEBEC (Gravelotte). — Coup de feu à la jambe ; rentré guéri.
4229 LEMAREC (Gravelotte). — Coup de feu à la jambe.
2933 LEMOING (Gravelotte). — Coup de feu à la jambe.
1665 LEPEUVEN (Gravelotte). — Coup de feu à la tête ; rentré guéri.
2449 LEPOMEREL, Jean-Marie (Saint-Privat).— Coup de feu à la jambe gauche ; rentré guéri.
3948 LEROUX, Pierre (Gravelotte). — Coup de feu à la jambe droite ; rentré guéri.
2188 LESAMEDY, Jean-Marie (Gravelotte). — Coup de feu à la fesse ; rentré guéri.
    LESCOT (Gravelotte). — Coup de feu à la jambe droite.
3541 LÉTANG, Léonard (Saint-Privat). — Coup de feu à la jambe gauche ; rentré guéri.
4110 LETILLY, Mathurin (Gravelotte). — Tué.
4223 LETURNIER, Joseph (Gravelotte). — Coup de feu à la jambe gauche ; rentré guéri.
1889 LINTAUX, Guillaume (Saint-Privat). — Coup de feu à la cuisse droite ; rentré guéri.
3636 LISÉ, Nicolas (Gravelotte).— Coup de feu à la main droite, perte de l'index droit ; rentré
    guéri.
3100 LINET, Antoine (Saint-Privat). — Brûlure (accident).
3903 LOHON, François (Saint-Privat). — Éclat d'obus à la tête ; rentré guéri.
2284 LOREAU, Jean-Pierre (Gravelotte).— 2 coups de feu au bras et à la cuisse gauche ; rentré
    guéri.
2365 LOUDIG, Jean, caporal (Gravelotte). — Coup de feu au pied.
3277 LOUISE (Gravelotte). — Éclat d'obus à la jambe ; rentré guéri.
2044 LUBERT, Jean (Saint-Privat). — Coup de feu au pied droit ; rentré guéri.
    MABILEAU (Gravelotte). — Tué.
1976 MABON, Louis (Gravelotte). — Coup de feu au bras ; rentré guéri.
2280 MACÉ, René (Saint-Privat). — 2 coups de feu ; rentré guéri.
    MACOIN, Jean (Ladonchamps). — Coup de feu au pied droit.
2278 MAERTENS, Auguste (Saint-Privat). — Coup de feu à la main gauche ; rentré guéri.
    MAGNOL, capitaine (Gravelotte). — Tué.
1696 MAHÉ, Jean (Gravelotte). — Coup de feu au côté droit ; rentré réformé et gratification.
2347 MALVEZIN, Césaire (Gravelotte). — Coup de feu au bras, blessé de nouveau à Pont-
    Noyelles, amputé de la cuisse ; rentré retraité,
2290 MANY, Nicolas (Gravelotte). — Tué (éclat d'obus au front).
3353 MARCELIN, Marc (Gravelotte). — 2 coups de feu, jarret droit et épaule gauche ; rentré
    guéri.
4152 MARC, Auguste, caporal (Gravelotte). — 2 coups de feu à la cuisse gauche et à la jambe
    droite ; rentré guéri.
3980 MARCHAIS, Jean-Marie (Gravelotte). — Coup de feu à la jambe droite ; rentré guéri.
    MARCHESAN, Louis, sous-lieutenant (Gravelotte).—Entorse du pied et du genou gauche ;
    rentré guéri.
2759 MARTIAL, François (Saint-Privat). — Coup de feu à la joue droite ; rentré guéri.
4312 MARTIN, Narcisse (Gravelotte). — Coup de feu aux deux cuisses, perte d'un testicule ;
    rentré réformé et gratification.

4312 Martin, Alexis (Saint-Privat). — Coup de feu à la jambe gauche ; rentré réformé.
Martinet (Gravelotte).— Coup de feu au pied droit, coup de feu à la jambe droite, Paris ;
rentré guéri.
2747 Maury, Louis-Antoine (Gravelotte). — Coup de feu à l'épaule gauche.
2951 Mantion, caporal (Gravelotte). — Coup de feu à la jambe gauche.
2785 Magac, Pierre (Gravelotte). — Tué.
4213 Mahieux, François (Gravelotte). — Coup de feu au bras droit ; rentré guéri.
3342 Mazien, Emile (Saint-Privat). — Eclat d'obus à la jambe (contusion).
Melay (Gravelotte). — Coup de feu à la hanche.
3921 Ménard, Jean-Simon (Gravelotte). — Coup de feu à la main droite ; mort.
3038 Ménétré, Barthélemy (Gravelotte). — Eclat d'obus à la cuisse droite.
1582 Menguy (Gravelotte). — Eclat d'obus à la jambe gauche.
2031 Mergeau (Gravelotte). — Coup de feu à la main ; rentré guéri.
3033 Meslaine, Jean (Gravelotte). — Coup de feu à la jambe droite et au talon ; rentré réformé et gratification.
Metz (Gravelotte). — Coup de feu à la main droite.
1382 Meunian, Ferdinand, caporal (Gravelotte).— Coup de feu à la cuisse et à l'aine gauche ;
rentré guéri.
3066 Millerand, Hubert (Gravelotte). — Coup de feu à l'épaule gauche, éclats d'obus à la
jambe gauche, fracture comminutive du péroné ; rentré réformé et gratification.
3061 Millot, François, caporal (Saint-Privat). — Coup de feu à l'avant-bras droit ; rentré
guéri.
Moge (Gravelotte). — Coup de feu au côté gauche.
2791 Monnier, Jules (Ladonchamps).— Coup de feu au genou ; rentré réformé et gratification.
3323 Monjeat (Gravelotte). — Coup de feu à la jambe gauche, amputé ; mort.
Monjotin, Jean (Gravelotte). — Eclat d'obus à la poitrine.
1938 Montaut, Louis (Saint-Julien). — Coup de feu à la main gauche ; rentré guéri.
Montfourny, sergent (Gravelotte). — Eclat d'obus aux testicules ; rentré guéri.
2210 Morel, Eugène, sergent-fourrier (Gravelotte). — Coup de feu à la jambe gauche ; rentré
guéri.
Morfin (Saint-Privat). — Coup de feu à la tête.
8103 Morgeas (Gravelotte). — Coup de feu à la jambe ; rentré guéri.
2933 Morin, François (Gravelotte).— Coup de feu au pied gauche ; rentré guéri.
3451 Morineau, Désiré (Saint-Julien). — Eclat d'obus à la jambe droite ; rentré guéri.
2335 Moser, Guillaume (Saint-Privat). — Coup de feu au bras droit ; rentré guéri.
Mosson, sous-lieutenant (Saint-Privat). — Coup de feu à l'épaule droite ; rentré guéri.
Mouret (Saint-Privat). — Coup de feu à la hanche gauche.
3243 Muller, Adolphe, caporal (Saint-Privat). — Coup de feu au pied droit ; rentré réformé
et gratification.
2682 Narbondo, Marie (Gravelotte). — Coup de feu à la jambe droite ; rentré guéri.
2293 Naudin, Joseph (Gravelotte). — Coup de feu à la jambe droite ; rentré guéri.
3460 Naucrette, Antoine (Gravelotte). — Coup de feu à l'épaule gauche ; rentré guéri.
3945 Naulot (Gravelotte). — Eclat d'obus ; rentré guéri.
4002 Neau, Jacques-François (Gravelotte). — Coup de feu aux deux jambes.
Nicey, Jean, capitaine (Gravelotte). — Coup de feu à la main droite (blessure légère) ;
rentré guéri.
950 Nicolini, sergent-major (Gravelotte). — Coup de feu à la tête ; rentré guéri.
Niel, Pierre (Gravelotte). — Coup de feu à l'épaule droite ; rentré réformé n° 1.
3788 Nivet, Charles-Constant (Gravelotte). — Coup de feu à la cuisse droite ; rentré amputé,
retraité.
3250 Nogaro, François, sergent-major (Gravelotte). — Coup de feu à la cuisse droite ; rentré
guéri.
Noguès (Gravelotte). — Coup de feu à la cuisse gauche ; rentré guéri.

3332 Ogliastroni, Antoine, caporal (Gravelotte). — Coup de feu au bras gauche; rentré guéri.

1990 Orain, François (Gravelotte). — Coup de feu au côté gauche; rentré guéri.

2227 Orogné, Pierre (Gravelotte). — Coup de feu à la main gauche (perte de l'annulaire); rentré guéri.

4087 Ozil, Isidore (Gravelotte).— Coup de feu à la main droite, perte d'une phalange, 2 coups de feu au coude droit; rentré réformé et gratification.

Paganacci, capitaine (Saint-Privat). — Coup de feu à la cuisse; mort le 31 août.

Pagneux, capitaine (Gravelotte). — Coup de feu à la jambe droite; rentré guéri.

3383 Paoli, Charles, caporal (Gravelotte).— Coup de feu à la main droite, perte de l'index et du pouce; rentré retraité.

3578 Papin, Emile (Gravelotte). — Coup de feu à la main gauche, perte du médius; rentré guéri.

Paris (Gravelotte). — Tué.

1644 Pastre, Joseph-Jean (Gravelotte). — Coup de feu à la tête; rentré guéri.

2735 Pastriot, Jean-Pierre (Gravelotte). — Coup de feu à la cuisse droite.

3722 Patry, Eugène-Alexandre (Gravelotte). — Coup de feu au bras gauche; rentré guéri.

3592 Patureau (Gravelotte). — Eclat d'obus à la cuisse droite.

217 Payan, Bonnel (Saint-Privat.)— Tué.

2743 Pedech, Jean (Gravelotte).— 3 coups de feu : deux à la main gauche, perte de l'annulaire et de l'index, un au pied droit; rentré réformé et gratification.

4013 Pélissier, Léonard (Gravelotte). — Tué.

2936 Penon, Alexis (Gravelotte). — Coup de feu au bras gauche, fracture; rentré guéri.

3194 Pequignot, François (Gravelotte). — Coup de feu au poignet droit; rentré réformé et gratification.

3751 Pernet, Eugène (Metz). — Coup de feu par imprudenc, amputé de la main gauche; rentré retraité.

3485 Perrin, Jean (Gravelotte). — Coup de feu à la cuisse droite; rentré guéri.

787 Perrot, Alexandre (Gravelotte). — Eclat d'obus à la face; rentré guéri.

Petit (Gravelotte). — Coup de feu au bras gauche.

4147 Pianelli, Antoine, caporal (Saint-Privat). — Coup de feu au cou.

Picq (Gravelotte). — Tué.

Pinier (Gravelotte). — (?).

3486 Pinault, Mathurin (Saint-Privat). — Coup de feu au bras droit; rentré guéri.

Pintre, sous-lieutenant (Saint-Privat). — Plaie à la tête par éclat d'obus; mort.

4292 Placier, René (Gravelotte). — Coup de feu au bras droit; rentré réformé avec gratification.

2113 Plaze, Antoine (Gravelotte). — Coup de feu à la tête; rentré guéri.

3480 Poitou, Louis-Lucien (Saint Privat). — Eclat d'obus à la jambe gauche; rentré guéri.

Poix, Lucien, lieutenant (Saint-Privat). — Plaie contuse à l'épaule gauche par éclat d'obus; rentré guéri.

4071 Pollet, Eugène (Gravelotte). — Coup de feu à la main; rentré guéri.

Pommier (Saint-Privat). — Coup de feu à la clavicule gauche.

2156 Ponchet, Jean (Saint-Privat). — Coup de feu à la jambe gauche; rentré guéri.

3350 Ponthier, François (Gravelotte). — Coup de feu au genou droit.

2126 Prade, Jean (Saint-Julien). — Coup de feu à la main droite, rentré réformé et gratification.

4237 Prampart, Henri (Gravelotte). — Coup de feu au pied gauche; rentré guéri.

757 Prisac, Brigent (Gravelotte). — Coup de feu au pied droit; rentré guéri.

2766 Pruxet (Gravelotte). — Eclat d'obus à la jambe.

3189 Rapenne (Gravelotte). — Coup de feu à la main; rentré guéri.

2112 Renaudy, Pierre (Saint-Privat). — Coup de feu à la jambe droite.

2498 Revel, François (Gravelotte). — Coup de feu à la cuisse droite; rentré guéri.

4252 RICHARD, Joseph (Saint-Privat). — Coup de feu au pied droit; rentré réformé.
RICHOUR (Ladonchamps). — Coup de feu à l'épaule gauche.
3940 RIVALIN, Léon-Auguste (Gravelotte). — Coup de feu à la jambe droite; fracture comminutive.
3616 RIVIÈRE, René (Saint-Julien). — Tué.
3416 ROBIN, Alexandre (Saint-Privat). — Coup de feu au bras droit.
3085 ROLLOT, Jean-Marie (Gravelotte). — Coup de feu à la tête; mort le 18 août.
4232 ROSSIGNOL (Gravelotte), — Coup de feu à la poitrine; rentré guéri.
4126 ROTH, Pierre (Gravelotte). — 2 coups de feu à la tête; rentré guéri.
4825 ROTH, Emile (Saint-Privat). — Eclat d'obus à la jambe gauche; rentré guéri.
3474 ROUGNEUX, Sylvain (Saint-Privat). — Coup de feu à l'épaule droite.
4101 ROUILLARD (Saint-Privat). — Eclat d'obus à la tête; rentré guéri.
1833 ROUSSET, Claude (Gravelotte). — Coup de feu à la tête.
4010 ROUX, Etienne (Gravelotte). — Coup de feu au front.
2979 SAGET, Jean-Pierre (Gravelotte). — Coup de feu à la tête; rentré guéri.
3294 SALABELLE, Octave (Gravelotte). — Coup de feu à la main gauche; rentré guéri.
2811 SALLÈS, Laurent-Jacques (Saint-Privat).— Coup de feu à l'œil droit, perte de l'œil; rentré réformé et gratification.
SALLES (Ladonchamps). — Tué.
SAMSON, Louis (Ladonchamps). — Tué.
SANTINI, Paul-François, sous-lieutenant (Saint-Julien). — Fracture comminutive de la jambe droite, éclat d'obus, amputé; mort.
SARRES, Léonard (Ladonchamps). — Coup de feu à la jambe droite.
2787 SARRISON, Antoine (Gravelotte). — Coup de feu à la cuisse gauche et à l'aine; rentré guéri.
SAUTEREAU (Gravelotte). — Coup de feu à la tête; rentré guéri.
2080 SAUVANET, Henri, caporal (Saint-Privat). — Coup de feu à la jambe droite, fracture du péroné; rentré guéri.
SAVORNIN, capitaine (Saint-Privat). — Eclat d'obus au pied droit; rentré guéri.
2876 SAZERAT, Pierre (Gravelotte). — Coup de feu à la tête; rentré guéri.
2820 SCHALIN, François (Saint-Privat). — Coup de feu à la jambe.
550 SCHWEMBERT (Saint-Privat). — Coup de feu à la poitrine.
515 SCAWOR, Michel, tambour (Gravelotte). — Coup de feu au flanc droit.
2948 SEGOIN, Louis (Gravelotte). — 2 coups de feu à la cuisse droite; rentré guéri.
2450 SERRA, Antoine, sergent (Gravelotte). — Eclat d'obus à la tête; rentré guéri.
2498 SERVEYRE, Pierre (Gravelotte). — Coup de feu au bras gauche; rentré guéri.
562 SIMON, Benjamin (Gravelotte). — Coup de feu à la jambe; rentré guéri.
2895 SIRIEIX, Jean (Gravelotte). — Coup de feu à la cuisse; mort le 27 septembre.
2750 SOLOMIAC, Jean (Gravelotte). — Coup de feu à l'épaule droite; rentré guéri.
3235 SORDELET, Charles-François (Gravelotte). — Coup de feu au bras droit; rentré guéri.
SOUILLOT, Christophe, capitaine (Saint-Privat. — Tué.
2459 STÉPHANI, Mathieu, caporal (Gravelotte).— Coup de feu à la main droite; rentré réformé et gratification.
3730 STENGER, Pierre (Gravelotte). — Eclat d'obus à l'épaule gauche; rentré guéri.
STIEGLER (Gravelotte). — Tué.
3242 STIQUEL (Gravelotte). — Coup de feu à la jambe gauche.
2087 TACHIER (Gravelotte). — Coup de feu à la main droite.
TALAZAC (Ladonchamps). — Coup de feu à la jambe gauche.
974 TALLET, Pierre, sergent-major (Gravelotte). — Contusionné par un cheval à la jambe droite; rentré guéri.
2377 TARILLON, Jean (Gravelotte). — Coup de feu à l'avant-bras droit; rentré guéri.
4112 THIBAUT, Auguste (Gravelotte).—2 coups de feu à la région fessière, lésion de l'os iliaque, esquilles; rentré réformé et gratification.

2173 Theil, Jean (Gravelotte). — Coup de feu à la main.

Thibaut (Gravelotte). — Tué.

3113 Thomas, Jacques, caporal (Gravelotte). — Coup de feu à la poitrine.

4044 Thoumazot, François-Pierre (Saint-Privat). — Coup de feu à la tête.

3173 Tisserand, Alphonse (Saint-Privat). — Coup de feu à la main gauche; rentré guéri.

1886 Toudic, Ives (Gravelotte). — Éclat d'obus à la jambe.

1937 Touhant (Saint-Privat). — Coup de feu à la fesse droite; rentré guéri.

3344 Toulzet (Gravelotte). — Tué.

3607 Tessier, Auguste (Saint-Julien). — Éclat d'obus à la joue droite au niveau de l'oreille; rentré guéri.

2491 Tournadre, Antoine (Gravelotte). — Tué.

4178 Tournois, Constant, sergent (Gravelotte). — Coup de feu à la poitrine; rentré, guéri.

3463 Touzet (Gravelotte). — Coup de feu à la jambe droite; rentré guéri.

Tremblais (Gravelotte). — (?).

3060 Tribout (Gravelotte). — Éclat d'obus à la tête et au ventre.

Tricher, sous-lieutenant (Gravelotte). — 2 coups de feu au bras et à la hanche gauche; tué comme capitaine à Pont-Noyelles.

Troubat (Ladonchamps). — Tué.

2707 Tuyères, Mathieu (Gravelotte). — Coup de feu à la poitrine.

2623 Uhalde, Pierre (Saint-Privat). — Coup de feu à la main gauche; rentré guéri.

3754 Vaillant, sergent-fourrier (Gravelotte). — Coup de feu à la cuisse; rentré guéri.

3304 Vallette, Michel-Adolphe (Saint-Privat). — Coup de feu à l'épaule droite et coup de feu à la cuisse.

2499 Valmier (Gravelotte). — Plaie contuse par éclat d'obus.

3758 Vandevelle, Adolphe, caporal (Saint-Privat). — Coup de feu à la cuisse gauche.

3226 Vejux, Jules (Saint-Privat). — Coup de feu à la jambe droite; rentré guéri.

3437 Venault, Pierre (Saint-Privat). — Coup de feu à la jambe gauche.

2422 Verlhac, Jean (Gravelotte). — Coup de feu à la cuisse droite; rentré guéri.

2537 Verniol (Gravelotte). — Coup de feu à la main.

3296 Viaene, Auguste-Louis (Gravelotte). — Coup de feu à la poitrine.

Vial, porte-drapeau sous-lieutenant (Saint-Privat). — Coup de feu au genou droit, amputé, mort à Lunéville.

Victorin, Eugène, sous-lieutenant (Gravelotte). — Tué.

2819 Victorin, sergent (Gravelotte). — Coup de feu à l'épaule gauche; rentré guéri.

261 Vincent, sergent-major (Gravelotte). — Coup de feu à la jambe gauche; rentré guéri.

2419 Vira, Joseph (Saint-Privat). — Éclat d'obus au bas-ventre.

3245 Voelfel, caporal (Gravelotte). — Coup de sabre à la face.

3220 Wuillequey (Saint-Julien). — Coup de feu à la jambe gauche; rentré réformé et gratification.

1926 Ziégler, Armand (Gravelotte). — 2 éclats d'obus dans l'abdomen.

État nominatif des blessés du 91e régiment de ligne, qui ont rejoint le dépôt pendant et après la guerre et qui ne se trouvent pas compris dans l'état précédent.

5179 Albaric, Frédéric (Pont-Noyelles). — Coup de feu au bras gauche; réformé n° 1 et gratification.

4987 Aldigier, Etienne (Saint-Quentin). — Coup de feu à la jambe droite, fracture comminutive; retraité.

4719 Allègre, Auguste (Bapaume). — Éclat d'obus, perte d'un œil (droit); retraité.

4535 Bally, François (Pont-Noyelles). — Coup de feu dans le dos; guéri.

7977 Barbier, Sidoine (Saint-Quentin). — Coup de feu au dos; guéri.

2282 Babon, Pierre (Sedan). — Piqûre à la main droite, phlegmons consécutifs; guéri.

7442 Beaudoux, Félix (Saint-Quentin). — Coup de feu à la jambe droite; guéri.

I. 23

7030 Beauvais, Philippe (Pont-Noyelles).—Coup de feu, perte de l'indicateur gauche; réformé n° 1 et gratification.

8213 Beaufils, Auguste (Saint-Quentin). — Coup de feu à la cuisse gauche; guéri.

6872 Beghien, César (Paris). — Coup de feu à la main droite, imprudence; guéri.

5176 Belly, Henri (Coulmiers). — Eclat d'obus au pied gauche; guéri.

2734 Bert, Pierre (Saint-Quentin). — Coup de feu au bras droit; guéri.

Berthelot, Eugène (Pont-Noyelles). — Coup de feu à la jambe gauche; réformé n° 1 et gratification.

4314 Blot, Joseph (Sedan). — Amputé du poignet gauche retraité (mort de phthisie à Lille).

6211 Boidin, Henri (Pont-Noyelles). — Coup de feu au thorax, séton; guéri.

5088 Boivin, Pierre (Arthenay). — Coup de feu au bras gauche; guéri.

3882 Bourdais, François (Gravelotte). — Eclat d'obus au bras gauche; guéri.

6636 Brasseur, Louis (Pont-Noyelles). — Coup de feu à l'épaule droite; guéri.

6806 Cadet, Marie (Pont-Noyelles).— Coup de feu à la poitrine, hémoptysies; rentré réformé n° 1 et gratification.

6637 Canone, Hubert (Saint-Quentin). — Coup de feu au bras gauche; guéri.

3823 Cardin, Maxime (Prusse). — Coup de baïonnette à la cuisse droite et à la tête; guéri.

6549 Carron, Hildephonse (Pont-Noyelles). — Coup de feu à l'épaule gauche; guéri.

6302 Casset, Léon (Saint-Quentin). — Coup de feu à la poitrine; guéri.

6175 Castet, Florimond (Saint-Quentin). — Coup de feu à l'avant-bras droit; guéri.

636 Cherlet, Charlot (Paris). — Eclat d'obus à la cuisse gauche.

6762 Cloet, Emile (Bapaume). —·Coup de feu au genou droit; guéri.

8114 Coillard, Charles (Saint-Quentin). — Coup de feu au-dessus du genou droit; guéri.

4460 Cosmao, Allain (Pont-Noyelles). — Coup de feu à la main gauche, perte de l'index gauche; réformé n° 1 et gratification.

6025 Couer, Guillaume (Paris). — Coup de baïonnette à la main gauche; guéri.

5280 Couton, Romain (Saint-Quentin). — Coup de feu à la poitrine; guéri.

6408 Coureur, Alfred (Bapaume).— Coup de feu au pied gauche; réformé n° 1 et gratification.

4664 Crouzet, Jean (Saint-Quentin).— Coup de feu à la jambe gauche; réformé n° 1 et gratification.

1695 Cuénot, Auguste, sergent (Sedan). — Coup de feu à la cuisse gauche; réforme n° 1 et gratification.

7840 Curtet, Pierre (Pont-Noyelles). — Coup de feu au pied gauche; réformé n° 1 et gratification.

2562 Damiens, Louis (Paris). — Blessé à la main droite par imprudence; guéri.

7066 Danne, Joseph (Saint-Quentin).— Eclat d'obus à la main gauche; réformé n° 1 et gratification.

3907 David, François (Pont-Noyelles).— Congélation, perte des deux gros orteils; réformé n° 1 et gratification.

8006 Defaut, Ernest. — Perte de la première phalange, index droit (imprudence); guéri.

5834 Dechelde, Edouard (Pont-Noyelles). — Coup de feu à la main droite, perte de l'index? réformé n° 1 et gratification.

3638 Deltone, Désiré (Pont-Noyelles). — Eclat d'obus au flanc gauche; guéri.

3942 Deltour, Jean (Pont-Noyelles).— Coup de feu aux deux cuisses; réformé n° 1 et gratification.

4717 Delurac, Jean (Pont-Noyelles). — Coup de feu dans les reins; réformé n° 1.

6614 Denhez, Régis (Pont-Noyelles). — Coup de feu à la jambe gauche; réformé n° 1.

6196 Despierre, Emile (Bapaume).— Eclat d'obus, perte de la phalange, index gauche; guéri.

6567 Deudon, Henri (Pont-Noyelles). — Coup de feu à l'épaule gauche (perte de l'usage); retraité à Valenciennes.

6590 Devinal, Jean (Saint-Quentin). — Coup de feu à la main gauche perte (1 phalange de l'indicateur); guéri.

5314 Dherain, Fortuné (Saint-Quentin). — Eclat d'obus, perte de la vue; retraité.

6668 DIEUDROT, André (Saint-Quentin). — Coup de feu à la cuisse droite ; guéri.
6926 DRAGIN, Prosper, sergent (Saint-Quentin). —Coup de feu au coude gauche ? réformé n° 1 et gratification.
6912 DRAN, Victor (Pont-Noyelles).—Éclat d'obus au mollet droit; réformé n° 1 et gratification.
2084 DUBREUIL, Pierre (Sedan). — Coup de feu à la cuisse gauche ; guéri.
7077 DUCLEY, Gustave (Bapaume). — Éclat d'obus à la face; guéri.
5754 DUFLOT, Edmond (Saint-Quentin).— Coup de feu au bras droit; réformé n° 1 et gratification.
6393 DUJARDIN, Louis (Saint-Quentin). — Coup de feu à la cuisse gauche ; guéri.
5188 DUMARSAC, François (Pont-Noyelles). — Coup de feu à la cuisse droite; réformé n° 1 et gratification.
6021 DUMORTIER, François (Pont-Noyelles). — Coup de feu à la main gauche; réformé n° 1 et gratification.
6330 DUPAS, François (Saint-Quentin). — Coup de feu à la jambe droite ; guéri.
3065 DURAND, Eugène (Calais).— Amputé, main gauche, accident (écrasement par une caisse d'armes) ; retraité.
6494 DUSART, Jules (Pont-Noyelles).— Coup de feu à la main droite, perte de l'index ; réformé n° 1 et gratification.
6598 ESPINASSE, Victor, sergent (Saint-Cloud). — Coup de feu à la main droite, perte de l'index; réformé n° 1 et gratification.
7098 FALLOUX, Gustave (Pont-Noyelles). — Coups de feu à la jambe droite et à la jambe gauche (Forbach); guéri.
9076 FAUVELLE, Alphonse (Sedan). — Éclat d'obus à la poitrine du côté gauche; guéri.
4034 FICHÉ, Joseph (Gravelotte). — Éclat d'obus au pied gauche, fracture de la malléole interne, réformé n° 1 et gratification.
7134 FOROY, Jean (Saint-Quentin). — Coup de feu au bras gauche ; guéri.
6639 FRANÇOIS, Célestin (Saint-Quentin). — Coup de feu à la tête ; guéri.
6132 FREMEAU, Charles (Saint-Quentin). — Coup de feu à la jambe gauche ; guéri.
3151 GAUTIER, Louis (Beaumont). — Coup de feu à la cuisse droite ; guéri.
7294 GASNIER, Félix (Pont-Noyelles). — Coup de feu à la jambe droite, raccourcissement; retraité.
9312 GASTON, Alexandre (Paris). — Coup de feu à la jambe gauche ; guéri.
5005 GAY, Philibert (Bapaume).— Coup de feu au maxillaire inférieur, fracture comminutive; réformé n° 1 et gratification.
3732 GIOT, Jacques (Gravelotte). — Coup de feu à l'avant-bras droit; guéri.
5944 GOLIOT, Jean (Patay). — Coup de feu à la jambe gauche, paralysie; retraité.
778 GORCE, Édouard (Borny). — Coup de feu à la main droite; guéri.
4046 COUDZONE, Pierre (Sedan). — Coup de feu au tibia droit, fracture comminutive, parti au 53e.
6419 GRAR, Louis (Pont-Noyelles). — Coup de feu au pied gauche; guéri.
6256 GRAVES, Louis (Saint-Quentin).— Coup de feu dans le bassin (?), réformé n° 1 et gratification.
4962 GRÉGOIRE, Baptiste (Bapaume).— Coup de feu à la main droite, éclat d'obus à la cuisse droite; guéri.
6036 GUERBAUT, Victor (Pont-Noyelles). — Coup de feu au mollet gauche; guéri.
5867 HELLAMBRAND, Étienne (Villers-Bretonneux).—Éclat d'obus à la tête; guéri.
5322 HENRIPREZ, Louis (Patay). — Perte de la 1re phalange du pouce gauche, coup de feu ; réformé n° 1 et gratification.
8054 HISTE, Louis (Saint-Quentin). — Perte de la 1re phalange, index droit, coup de feu; guéri.
8535 HOUPIER, Charles (Verdun). — Éclat d'obus au jarret droit; guéri.
7885 ISAMBOURG, Joseph (Saint-Quentin). — Coup de feu à la malléole externe gauche; guéri.

2071 JACQUEMIN, Simon, sergent (Bapaume). — Coup de feu au pied droit; guéri.

4398 JACQUES, Eugène (Sedan). — Eclat d'obus à l'épaule droite, perte de l'usage; retraité.

7731 JACQUES, Guillaume (Sedan). — Amputé du bras gauche; retraité.

4883 JAUDON, Alexandre (Pont-Noyelles). — Amputé de la cuisse droite; retraité.

JOEFFROY, Jean. — Coup de feu à la main droite, accident; réformé.

4970 JUILLIARD, Jean (Ham). — Coup de feu à l'épaule droite; guéri.

LAHAYE, Charles (Saint-Quentin). — Coup de feu à la main droite; retraité.

3960 LASSAGNE, Antoine (Gravelotte). — Coup de feu à la jambe droite; guéri.

6425 LECERF, Joseph (Pont-Noyelles). — Coup de feu aux deux cuisses; guéri.

7479 LEFÉVRE, Abélard (Pont-Noyelles). — Coup de feu à la verge, fistule; réformé nº 1 et gratification.

6058 LEFÈVRE, Auguste (Pont-Noyelles). — Eclat d'obus aux deux genoux; guéri.

6552 LEGRAND, Gustave (Saint-Quentin). — Amputé de la jambe droite; retraité.

6927 LEMOULT, Alfred (Pont-Noyelles). — Coup de feu à la cuisse droite; guéri.

5 LEPOUTRE, Louis (Bapaume). — Coup de feu au coude droit, perte de l'usage; retraité.

5256 LEROUX, Joseph (Pont-Noyelles). — Coup de feu à l'épaule gauche, fracture comminutive; retraité.

7225 LEROY, Louis (Pont-Noyelles). — Coup de feu au genou droit; guéri.

8521 LÉVÈQUE, Vincent (Paris). — Coup de feu au bras droit, rétraction; réformé nº 1 et gratification.

3577 LHUISSIER, Auguste (Saint-Quentin). — Coup de feu à la cuisse droite; guéri.

5639 LIAGRE, Henri (Orléans). — Eclat d'obus au cou, côté droit, coup de feu à la cuisse droite; guéri.

6617 LILIÈRE, Henry (Pont-Noyelles). — Coup de feu à la face et à l'épaule droite; guéri.

6025 LIÉVIOS, Adolphe (Saint-Quentin). — Coup de feu à l'épaule droite; guéri.

LOGIEZ, Désiré, mobiles (Saint-Quentin). — Fracture comminutive de la jambe droite par coup de feu, perte de l'usage du membre; retraité.

6133 LOTIGIER, Victor (Pont-Noyelles). — Eclat d'obus au talon gauche; réformé nº 1 et gratification.

5603 LOURME, Louis (Pont-Noyelles). — Amputé de la main droite; retraité.

4228 LOUYÉ, Edouard (Sedan). — Eclat d'obus à l'épaule gauche; réformé nº 1 et gratification.

6448 LUCAS, Alphonse (Saint-Quentin). — Coup de feu à la cuisse gauche; guéri.

6507 MAILLARD, Charles (Saint-Quentin). — Coup de feu au maxillaire inférieur, fracture; retraité.

6779 MAIN, Charles (Bapaume). — Coup de feu à la cuisse gauche; guéri.

MAREY, Henri (Saint-Quentin). — Eclat d'obus à la main gauche; guéri.

4470 MAREC, Barthélemy (Sedan). — Eclat d'obus à la jambe droite; guéri.

7328 MARTIN, Jean (Pont-Noyelles). — Coup de feu à la main droite; guéri.

6575 MATAT, Jules (Saint-Quentin). — Coup de feu à la poitrine; réformé nº 1 et gratification.

4688 MATHON, Baptiste (Ham). — Coup de feu aux deux mollets; réformé nº 1 et gratification.

6938 MAUPAS, Léon (Pont-Noyelles). — Eclat d'obus à la malléole interne droite; guéri.

3364 MAYER, Nicolas (Prusse). — Coup de sabre au bras gauche et a l'épaule droite; guéri.

6090 MILLE, Jean-Baptiste (Pont-Noyelles). — Coup de feu à la jambe droite; guéri.

6644 MOBERETTE, Arthur (Saint-Quentin). — Coup de feu au mollet gauche; guéri.

6747 MOREAU, Henri (Saint-Quentin). — Coup de feu au bras droit; guéri.

4982 MOURDIRE, Pierre (Saint-Quentin). — Coup de feu à la main droite, perte de l'index; réformé nº 1.

1938 MOUTOT, Louis (Saint-Julien). — Coup de feu à la main gauche; guéri.

6398 MOUY, Alphonse (Saint-Quentin). — Coup de feu dans le bassin; guéri.

4673 MOUZON, Louis (Pont-Noyelles). — Coup de feu à la cuisse droite, fracture; réformé nº 1 et gratification.

6538 MOYAUX, Louis (Pont-Noyelles). — Fracture de l'avant-bras gauche, ankylose; retraité.

6896 MOYAUX, Henri (Bapaume). — Coup de feu à l'avant-bras droit, perte de l'usage; retraité.

5577 Necold, Jean (Loigny). — Coup de feu à la cuisse gauche; guéri.

4805 Noel, Joseph (Pont-Noyelles), coup de feu à l'épaule gauche, balle non extraite.

3040 Nuzières, Taurin (Beaumont). — Coup de feu à la cuisse gauche; guéri.

1090 Olivier, François (Pont-Noyelles). — Coup de feu au bras gauche, ankylose; retraité.

5332 Parvieux, Pierre (Pont-Noyelles). — Coup de feu à la jambe gauche; réformé n° 1 et gratification.

6558 Paschal, Gustave (Pont-Noyelles). — Coup de feu à la main gauche; réformé n° 1 et gratification.

2630 Pedeucoig, Jean-Baptiste, sergent (Saint-Quentin).—Coup de feu à la jambe droite; guéri.

7743 Pepiriot, Louis (Sedan). — Coup de feu à la cuisse gauche; guéri.

4446 Perenec, Jean (Saint-Quentin). — Éclat d'obus, perte de l'index gauche ; réformé n° 1.

5991 Pernin, Pierre (Paris). — Perte de l'index gauche, ankylose du médius; retraité.

6741 Picaudon, Henri (Pont-Noyelles). — Coup de feu à la cuisse droite ; guéri.

6401 Piedona, Joseph (Saint-Quentin). — Coup de feu à l'aisselle gauche; guéri.

6598 Pignaux, Louis (Pont-Noyelles). — Coup de feu à l'épaule droite; guéri.

7125 Pogy, Eloi (Bapaume). — Coup de feu au scrotum et à la cuisse gauche; guéri.

Poix, Lucien, lieutenant (Saint-Privat). — Eclat d'obus à l'épaule gauche ; guéri.

4990 Prat, Pierre (Saint-Quentin). — Coup de feu à la jambe gauche; guéri.

5966 Raquin, Pierre (Patay). —Coup de feu au coude gauche, fracture, perte de l'usage; retraité.

6984 Regnier, Fleury (Pont-Noyelles). — Coup de feu à la jambe gauche; guéri.

Renard, Zéphir (Saint-Quentin). — Coup de feu à la main gauche; guéri.

7462 Rigal, Auguste (Saint-Quentin). — Coup de feu à la cuisse gauche ; guéri.

6877 Rommlaère, Bolonis (Pont-Noyelles). — 2 coups de feu à la cuisse gauche, perte de l'usage; retraité.

6412 Roubières, Jacques (Paris). — Coup de baïonnette à la main droite ; guéri.

2595 Serres, Pierre (Saint-Privat). — 2 coups de feu à la cuisse droite; guéri.

2498 Serveyre, Pierre (Gravelotte). — Coup de feu au bras gauche; guéri.

7127 Sintomer, Henri (Pont-Noyelles). — Coup de feu au genou droit; guéri.

Simaunet, Etienne (Sedan). — Coup de feu au jarret droit; guéri.

6310 Sipitre, Henri (Saint-Quentin).— Coup de feu à l'épaule droite ; réformé n° 1 et gratification.

4952 Souchère, Antoine (Pont-Noyelles). — Coup de feu au genou gauche; guéri.

5570 Stievenant, Jules, sergent (Orléans). — Coup de feu au bras droit, fracture; réformé n° 1 et gratification.

7707 Sueur, Edouard (Sedan). — Éclat d'obus au dos; guéri.

7102 Telotte, Alphonse (Pont-Noyelles). — Éclat d'obus à la jambe gauche, coup de feu à la cuisse gauche ; réformé n° 1.

6527 Tranchant, Jules (Saint-Quentin). — Coup de feu à la cuisse gauche; réformé n° 1 et gratification.

3796 Tlappler, Jacques, sergent (Qeurrieu). — Coup de feu à l'articulation coxo-fémorale; réformé n° 1 et gratification.

6197 Treau, Jules (Pont-Noyelles).—Coup de feu à la main gauche, perte de l'index; réformé n° 1 et gratification.

3936 Trichereau, Jacques (en captivité). — Congélation, perte des petits orteils; réformé.

81 Truffaut, Louis (Lumeaux). — Coup de feu au genou droit (eaux thermales).

4970 Tusseau, Henri (Sedan). — Coup de feu au genou droit; réformé n° 1 et gratification.

7708 Unternehr, Jean (Metz). — Coup de feu à la main gauche, fracture; réformé n° 1 et gratification.

5592 Waccrenier, Jean-Baptiste (Patay). — Coup de feu au bras droit et au coude; réformé n° 1 et gratification.

6148 Vaquier, Siré (Saint-Quentin). — Coup de feu à la jambe droite; guéri.

6960 Vialis, Emile (Saint-Quentin). — Coup de feu au bras droit; réformé n° 1 et gratification.

6991 Viart, Jean-Baptiste (Saint-Quentin). — Éclat d'obus à la cuisse droite et flanc gauche; réformé n° 1.

État nominatif des tués ou blessés du 91° de marche au second siége de Paris.

8622 Barère, Étienne (26 mai). — Coup de feu à l'épaule droite.

8998 Charles, Adolphe (25 mai). — Coup de feu à la main droite.

 636 Charlet, Jean (25 mai). — Éclat d'obus à la jambe gauche.

5732 Coquet, Ernest (25 mai). — Coup de feu à la cuisse droite, fracture; état grave.

6075 Couier, Guillaume (25 mai). — Coup de baïonnette à la main gauche.

Coulon, Joseph (22 mai). — Coup de feu à la fesse droite.

Cressin, Jean-Baptiste (22 mai). — Coup de feu dans l'abdomen.

6487 Damiens, Louis (26 mai). — Coup de feu à la cuisse droite.

8134 Darrot, Antoine (21 mai). — Coup de feu à la face.

8267 Dumiens, Louis (25 mai). — Coup de feu à la main droite.

7349 Fleury, Nicolas (25 mai). — Coup de feu au bras droit et à la poitrine.

5653 François, Pierre (25 mai). — Coup de feu à la jambe gauche; état grave.

8216 Frélat (3 avril). — Éclat d'obus au tibia gauche; état grave.

7824 Gally (5 avril). — Éclat d'obus à la cuisse gauche; état grave.

9312 Gaston, Alexandre (11 mai). — Coup de feu à la jambe droite; état grave.

9247 Gauch, Nicolas (25 mai). — Coup de feu à la jambe droite.

6872 Beghien, César (13 avril). — Coup de feu à la main droite.

6598 Espinasse, Victor, sergent (3 mars). — Coup de feu à la main droite, perte de l'indicateur; réformé et gratification.

6203 Gendre (5 avril). — Éclat d'obus au tibia gauche.

7394 Giraud, Eugène (25 mai). — Coup de feu à la jambe gauche; grave.

4345 Grandclément, Lucien (31 mai). — Coup de feu à la tête, accident survenu en déchargeant des fusils d'insurgés; tué.

4855 Granier, Gonzagues (21 mai). — Éclat d'obus au pied gauche et au bras droit.

Grenier, sous-lieutenant (25 mai). — Contusion à l'avant-bras gauche.

8105 Guiais, Claude (24 mai). — Coup de feu à la jambe gauche.

Hartmann, capitaine (29 juin). — Fracture de la cuisse gauche par suite de chute de cheval.

6831 Huflier (21 mai). — Coup de feu au pied gauche.

Hellebois, capitaine (25 mai). — Coup de feu au cou.

Jaillet, Félix, sergent (22 mai). — Coup de feu à la hanche droite.

9236 Jumelin (16 mai). — Éclat d'obus à la tête.

5677 Laperre (5 avril). — Éclat d'obus à la jambe droite; grave.

Lemoing, Camille, colonel (19 mai). — Éclat d'obus à la jambe droite, amputé de la cuisse; mort le 27 mai.

8521 Levesque, Vincent (janvier). — Coup de feu au bras droit; réformé et gratification.

Malespina, sergent (9 avril). — Contusion au genou droit.

8633 Malassenet, Jean (25 mai). — Coup de feu à la jambe droite; os lésé.

3606 Martineau, Pierre (25 mai). — Éclat d'obus au pouce gauche.

3668 Martinet (21 mai). — Coup de feu à la jambe droite; grave.

Moulin, Étienne (26 mai). — Coup de feu à la jambe gauche.

3233 Nicoud, Emile, sergent (24 mai). — Coup de feu au pied gauche, malléole externe.

Paratché, Emile, capitaine (26 mai). — Plaie contuse au poignet.

8991 Pernin, Pierre (27 avril). — Perte de l'indicateur gauche, ankylose du médius, coup de feu; retraité.

3867 Pougiat, Ferdinand (26 mai). — Éclat d'obus à la tête.

4004 RAMBAUD, Jean (25 mai). — Disparu.

RAMOLINI, Louis, lieutenant (25 mai). — Balle dans la poitrine; tué.

RAVIER, Jean (20 mai). — Éclat d'obus à la tête ; tué.

7613 RECOMPSAT, Julien (21 mai). — Coup de feu à la jambe droite.

6980 RENOUX (16 mai). — Éclat d'obus à la tête.

3149 RIBES, Toussaint (16 mai). — Coup de feu à la jambe droite.

6516 ROBERT, Ferdinand (24 mai). — Coup de feu à la jambe droite.

6412 ROUBIÈRES, Jacques (5 avril). — Coup de baïonnette à la main droite.

SÉMÉLÉ (DE), lieutenant (25 mai). — Contusion par éclat d'obus à la malléole externe droite.

3714 THOMAS, Antoine (25 mai). — Tué.

7925 TREUILLARD (25 mai). — Coup de feu à la tête.

8618 VINET, Sébastien (16 mai). — Tué par une boîte à mitraille.

Rapport du 95e de ligne. Dr COSTE, médecin-major.

1er JUILLET. — Camp de Saint-Maur. — 16 juillet départ par le chemin de l'Est, effectif 1200 hommes.

17 JUILLET. — Metz. — Saint-Avold. Erreur de direction. Retour à Metz et au ban Saint-Martin. Nous manquons de tout.

22 JUILLET. — Départ pour Boulay, campement. — 23 juillet. On cherche à Boulay ce qu'on n'a pu se procurer à Metz.

24 JUILLET. — Reconnaissance sur Coume à 8 kilomètres. On profite du passage dans ce village pour acheter des poulets ; à 8 heures, ils se vendent 2 francs et à 10 heures 3 francs. Retour à Boulay.

25 JUILLET. — Changement de campement. Orage pendant la nuit.

26 JUILLET. — Départ pour Boucheporn. Campement dans des champs d'avoine. La moisson est bientôt faite par bêtes et gens. Séjour jusqu'au 30. — Quelques diarrhées. Il faut envoyer à Metz acheter du sous-nitrate de bismuth, du sulfate de quinine, etc. La discipline a l'air de se relâcher ; beaucoup de plaintes des habitants; ils signalent des larcins de bois et de volailles. Violent orage le 30.

31 JUILLET. — Départ de Boucheporn. — Saint-Avold. Violent orage un moment avant d'arriver à l'étape Hernebourg-l'Evêque. Le soir, grands feux de bivouac, le camp est à côté d'un chantier promptement dévalisé.

1er AOUT. — Arrivée de 1000 hommes de la réserve. Notre effectif est donc alors de 2,200 hommes.

Départ pour Merlebach à 5 kilomètres en avant. Nous sommes à 300 mètres de la frontière. Beaucoup de douaniers, mais nous faisons des provisions de tabac de contrebande à très-bon marché.

2 AOUT. — Départ dans la direction de Forbach sans bagages. Arrivée à Marsbach, à Forbach, et marche dans la direction de Saarbruck. Nous entendons parfaitement le canon. Reconnaissance faite par le maréchal Bazaine avec une brigade et une batterie d'artillerie, il revient vers 4 heures. Retour à Marsbach.

3 AOUT. — Retour au camp à gauche de Forbach, pluie pendant le reste du jour et la nuit.

4 AOUT. — Départ pour Rosebruck. Nous retraversons Merlebach et Hombourg-le-Bas. Arrivée à Hombourg-le-Haut où nous campons.

5 AOUT. — Départ à 4 heures du matin, nous refaisons le chemin de la veille. Merlebach

.et station du chemin de fer de Cocheren. Nous ne savons où nous allons; cependant on parle de Sarreguemines. Journée orageuse et accablante. Nous tournons Sarreguemines et nous campons dans une clairière.

6 AOUT. — 4 heures du matin, prise d'armes ; les mitrailleuses viennent se placer sur notre front de bandière, menaçant la route de Sarrelouis. On entend du côté de Forbach le canon, les mitrailleuses et la fusillade. On s'apprête, attendant des ordres qui n'arrivent que vers 4 heures et demie. On part sans bagages ; nous traversons le faubourg de Sarreguemines, le pont et le village de Welferding et nous marchons dans les champs jusqu'à la nuit. On entend toujours le canon. Pendant cette bataille qui se livrait à côté de nous, et qui pouvait avoir une si grande influence sur le reste de la campagne, notre division est restée l'arme au bras, quoique prête à marcher et impatiente de courir au feu. Tout le 3ᵉ corps, c'est-à-dire 35,000 hommes, la division du Mexique et la garde étaient à très-peu de distance. Quand l'ordre d'avancer arriva, il était trop tard. Le 2ᵉ corps d'armée, qui ne comptait que 25,000 hommes, avait lutté contre 70,000 ennemis ; notre division aurait certainement changé la défaite en victoire et modifié les résultats généraux de la situation, après l'échec de Wissembourg et pendant que se livrait la bataille de Frœschwiller. — Bivouac dans un chaume, pas d'eau. Vers 2 heures et demie, réveil à voix basse.

7 AOUT. — Marche dans l'obscurité à travers des villages endormis. Nous marchons toujours. Vers 6 heures, halte dans une vaste clairière entourée de bois. On dit que les Prussiens sont à Forbach, mais les bagages du régiment y sont aussi ; inquiétude de peu de durée, ces bagages arrivent ; nous partons et marchons vers le sud et nous arrivons à Puttelange, où passent un peu en désordre les troupes du 2ᵉ corps qui se sont battues la veille. Tous les régiments sont mêlés et les hommes pour la plupart sans sacs. Quelques voitures de blessés ajoutent à la tristesse de ce tableau.

8 AOUT. — Départ dans la direction de Saint-Avold, dit-on. — Les paysans demandent s'il faut rester ou déménager. Les plus pressés emmènent leur famille dans des charrettes avec leurs bagages. La chaleur est très-forte. Vers midi, on abandonne brusquement la route de Saint-Avold pour aller camper au Val-Faulquemont. — On tue plusieurs lièvres à coups de bâton.

9 AOUT. — Il a plu toute la nuit. Vers 3 heures du matin, on entend un coup de feu du côté du front de bandière. On crie aux armes. Toutes les tentes se vident promptement. C'est une fausse alerte!

Départ vers 10 heures pour une destination inconnue. — Vers 5 heures du soir, on fait sauter un pont du chemin de fer de Sarreguemines à Metz. Nous traversons Rémilly. Marche de nuit. On arrive sur un immense plateau dénudé et sans eau où nous bivouaquons. On fait la soupe après avoir dévalisé le bois d'une ferme du voisinage, et à minuit on commence à manger.

10 AOUT.— Marche vers Pange que nous traversons. — Marches et contre-marches. Campement aux environs de Courcelles. Pluie, vent, bourrasque. 4 heures du matin, il a plu toute la nuit. Sonnerie de la marche du régiment.

11 AOUT. — La route est encombrée de bagages, de cavalerie et artillerie ; nous prenons la route de Strasbourg à Metz. C'est au dire de tous la journée jusqu'ici la plus pénible de la campagne. — Grigy ; nous campons de chaque côté du bois de Borny.

12-13 AOUT. — On se lave, on fait sécher son linge ; nettoyage des armes. Depuis 12 jours nous n'avons jamais séjourné 24 heures au même endroit. Debout dès l'aurore, nous marchons par un soleil brûlant ou courbés sous la pluie. Nous passons par des terres défoncées, des ruisseaux devenus torrents. Distributions des vivres irrégulières ou insuffisantes. — Pendant cette première période, la fatigue a été poussée à l'extrême, au milieu de circonstances physiques et morales si défavorables. Malgré un millier de recrues arrachées à leurs champs et livrées sans transition aux plus dures nécessités de la guerre, l'état sanitaire général s'est

14 Août. — Vers 9 heures du matin, on nous prévient que nous devons partir dans la journée. Vers midi, on lève le camp et nous ne partons que vers 4 heures. — On entend bientôt le canon, les mitrailleuses et la fusillade. Sous le fort de Queuleu on dépose les sacs et on part au pas gymnastique à travers le bois de Borny (l'attaque de Borny n'était préalablement qu'une diversion pour permettre à l'ennemi le passage de la Moselle à Ars et à Novéant). On débouche sur le plateau où nous étions campés le matin. La bataille se livre devant nous ; le régiment n'étant pas engagé, nous donnons nos soins aux blessés de la 2e division de notre corps. Ils arrivent de tous côtés. A 8 heures, on n'entend plus un seul coup de feu. On dit que les Prussiens battent en retraite. — Le régiment n'a qu'un seul homme tué : retour sous Queuleu pour prendre les sacs.

15 Août. — 2 heures du matin, réveil en silence au clair de lune. — Marche. — Il est 4 heures, halte de deux heures près de la route de Metz. Cette ville est encombrée par les troupes qui la traversent ; on n'avait établi que deux ponts de bateaux pour le passage de 12,000 hommes. On fait 100 mètres en une heure ; 8 heures du soir, arrivée à la porte de France, ban Saint-Martin ; 9 heures et demie, fort Saint-Quentin, campement sur les glacis.

16 Août. — Marche sur Lessy et Châtel-Saint-Germain. — 8 heures du soir, Verneville, campement dans un chaume, la récolte est coupée, mais non enlevée. On entend le canon ; marche au feu. Cuirassiers blessés sont pansés. — 2 bataillons en tirailleurs, le 3e en réserve. La bataille fait fureur. Un village est en feu, c'est Rezonville ; la terre est couverte de débris d'armes, beaucoup de cuirasses dans les directions d'Ars. Pendant la marche, ordre de revenir par le bois des Ognons. Les obus viennent en plein nous gêner, 2 hommes sont tués et 9 blessés. — Arrivée à Rezonville, pluie d'obus sur le village, fusillade bien nourrie. Passage au galop d'une nombreuse cavalerie. 9 heures du soir, le feu cesse. Nous trouvons à Rezonville une ambulance improvisée et où les blessés affluent jusqu'à minuit. Quelques hussards rouges prussiens de la garde blessés arrivent vers une heure du matin.

17 Août. — 3 heures du matin, marche. 9 heures, arrivée près de Verneville, où nous étions la veille ; campement entre les fermes de Leipsick et de la Folie. A notre gauche, les mitrailleuses installées devant la ferme de Saint-Hubert tirent fréquemment.

3 heures et demie du matin, levée du camp ; en mouvement seulement à 9 heures. — L'ennemi est près de Verneville ; nous sommes à la hauteur du bois des Genivaux. La bataille est engagée. Vers midi, arrivée des blessés en assez grand nombre ; l'ambulance se porte sur Châtel-Saint-Germain. — Vers 4 heures, le bois est envahi par l'ennemi, la place qu'occupe notre ambulance n'est plus tenable, nous revenons à la ferme de Leipsick, mais cette ferme devient bientôt l'objectif de l'ennemi, il faut encore se déplacer. Nous avisons d'abord une clairière encombrée de canons plus ou moins hors de service, les obus nous y suivent. enfin, nous allons nous placer derrière un rideau de bois. 8 heures et demie, le combat a cessé. Amanvillers est en flammes. Le 95e a 2 officiers tués et 7 blessés, 18 hommes tués et 116 blessés.

19 Août. — 3 heures du matin. Départ, pour rejoindre dans la direction de Metz. — Campement sur un plateau au-dessus de Plappeville.

20 Août. — Je cherche une maison pour mon infirmerie. Jusqu'à ce jour l'excitation de trois grandes batailles coup sur coup a tenu les hommes en haleine ; maintenant qu'ils sentent instinctivement que tout est fini, cette énergie tombe et les maladies commencent. Les raisins, encore verts, donnent lieu aux diarrhées et à la dyssenterie.

21 Août. — Séjour à Plappeville. Le vaguemestre nous prévient qu'il n'y aura plus de distribution de lettres, les voies sont coupées et l'ennemi nous entoure d'un cercle de fer qui se consolide et se rétrécit chaque jour.

22 Août. — Départ pour Metz, nous traversons la Moselle sur un pont de bateaux, et arrivés près de la porte Mazelle, on nous envoie butter contre le mur d'un cimetière ; l'infirmerie est établie dans les bâtiments d'une grande pépinière, et nous y campons.

1. 24

23-24-25 AOUT. — Séjour. Rien de particulier.

26 AOUT. — 3 heures du matin, réveil en silence. Nous descendons le long du cimetière dans la direction de l'ennemi. Marche en colonne du côté de la ferme Bellecroix. — Nous arrivons près de Nouilly, toute l'armée est concentrée du côté de Saint-Julien. On dit que nous allons prendre la direction de Thionville. Cependant nous revenons sur Bellecroix. Pluie. — 7 heures, ordre de retraite et nous n'avons pas tiré un coup de fusil. Il faut laisser passer 7 régiments de cavalerie, et à travers haies et fossés, nous campons dans le voisinage d'un établissement d'équarissage qui répand une odeur infecte ; il est 10 heures.

27 AOUT. — Vers midi, nous nous portons vers la route de Boulay, à 3 kilomètres de Metz. On campe dans une luzerne sur laquelle les chevaux se précipitent.

28-30 AOUT. — Rien de nouveau. La pluie ne cesse de tomber, le nombre des malades augmente (diarrhée). Les vivres sont chers, le sel devient rare.

31 AOUT. — 4 heures du matin, prise d'armes ; le régiment suit la route de Sarrebruck jusqu'à la ferme de Bellecroix et se forme en bataille depuis cette ferme jusqu'au ravin de Nouilly. — Beau temps. — On entend une vive fusillade du côté de Colombey ; c'est un engagement du 18e bataillon de chasseurs. — On amène des prisonniers prussiens et des blessés français et prussiens. Contre son habitude, l'ennemi ne tire pas un coup de canon, il est à Sainte-Barbe et à Servigny. A 4 heures, premier coup de canon tiré par notre artillerie. Immédiatement réponse de tous côtés, surtout de Sainte-Barbe. Ordre d'avancer, ayant pour objectif Noisseville et la ferme de l'Amitié, sans tirer. Vers 7 heures, charge à la baïonnette sur Noisseville et la ferme ; l'ennemi fuit en désordre, la trouée paraissait faite, les premières lignes de l'ennemi étaient entre nos mains ; on n'a pas su les garder. Pendant la nuit suivante, des forces considérables se concentrent sur le point que nous avions conquis, tandis que ce n'est que vers 11 heures du matin que l'on a pensé à amener de notre côté les renforts indispensables. Il était trop tard. — Les blessés arrivent sur des cacolets, des litières et des voitures Masson. Nous rencontrons une ambulance de la Société de secours aux blessés ; elle a une grande voiture. Vers 8 heures le feu a cessé. J'installe mon ambulance à la ferme de Lauvallier. Les blessés arrivent jusque vers 11 heures du soir. A ce moment le maréchal Lebœuf et le général Changarnier entrent dans la ferme et nous demandent l'hospitalité pour la nuit.

1er SEPTEMBRE. — Vers 4 heures nous nous dirigeons vers la ferme de l'Amitié, occupée à droite et à gauche par le régiment. — La canonnade s'éveille de tous côtés, brouillard épais qui empêche de rien distinguer ; nous nous installons dans une maison, mais bientôt la position n'est plus tenable. Par ordre, retour à Lauvallier. — Installation de l'ambulance. — Vers 8 heures un capitaine de l'escorte du maréchal est tué par un éclat d'obus, et le général Manèque est grièvement blessé, ainsi que quelques autres officiers. — La canonnade se rapproche et les obus tombent sur la ferme. — 9 heures et demie, il passe devant nous des pièces démontées, des voitures chargées de blessés.—10 heures, ne recevant plus de blessés, nous nous dirigeons sur la ferme de Bellecroix, où les troupes se massent.

Nous ne savons comment expliquer ces mouvements incessants de retraite alors qu'on avait refoulé l'ennemi !

Dans ces deux journées le 95e a eu 2 officiers tués et 7 blessés ; la troupe compte 35 tués et 200 blessés.

2 SEPTEMBRE. — A la visite du matin, de nombreux blessés, légèrement atteints, viennent se faire panser.

3-7 SEPTEMBRE. — Quelques mouvements partiels sans importance.

8 SEPTEMBRE. — Deux hommes sont tués aux avant-postes. — Première distribution de viande de cheval.

9 SEPTEMBRE. — Temps affreux. Pluie continuelle. 7 heures du soir. Feu incessant des forts Saint-Quentin, Queuleu et Saint-Julien jusqu'à 9 heures.

11 SEPTEMBRE. — Départ pour rejoindre le 1er bataillon à Borny.

12-13 SEPTEMBRE. — Installation de l'ambulance à la salle d'école. Pas mal de malades, diarrhée et fièvre. — Le 12 au soir de graves nouvelles circulent : on dit que Mac-Mahon a été battu à Sedan, que l'Empereur est prisonnier et qu'un gouvernement provisoire, dont le général Trochu est le président, est installé. Ce n'est pas gai !

14-15 SEPTEMBRE. — Notre campement est porté en arrière au niveau du fort des Bordes, auquel les hommes vont travailler par corvées de 4 à 500 hommes.

16-17 SEPTEMBRE. — La ration des chevaux diminue tous les jours ; ces animaux dépérissent à vue d'œil. — Un premier ballon part de Metz. — 18-19 juillet, pluie continue.

20-21. — L'infirmerie est évacuée du hameau des Bordes, c'est la même paille qui est bottelée et emportée.

22 SEPTEMBRE. — Départ pour la ferme de Lauvallier où va se faire un fourrage. Beaucoup de voitures du train arrivent, chargent et reviennent sur Bellecroix, mais reçoivent presque toutes des obus. Ces voitures, chargées à la hâte et inquiétées par des obus, laissent tomber beaucoup de paille et de grains sur la route.

Nous avons 6 hommes légèrement blessés.

27 SEPTEMBRE.— Prises d'armes vers midi. On dit que nous formons l'aile gauche d'une attaque sur Peltre. 5 hommes légèrement blessés. — L'ennemi, délogé de Peltre, y revient le soir et y met le feu. — Diarrhées nombreuses. — La ration de sel est supprimée. Pour la remplacer on se sert d'une eau salée qui se trouve à Saint-Julien et qu'on fait vaporiser.

1er OCTOBRE. — Violente canonnade du côté de Ladonchamps.— On essaye de remplacer le sel par du nitrate de potasse, mais ce condiment donne lieu à des accidents nerveux, et on en cesse l'usage.

7 OCTOBRE. — Nouvelle canonnade du côté de Ladonchamps.

La ration des chevaux est de 1 kilogramme de grains de toute espèce par jour, des feuilles de vigne et de peuplier, du tourteau de lin dont les chevaux ne veulent pas.

9-10 OCTOBRE. — Temps affreux. — 11 octobre. Les voitures du régiment sont réduites à 8 au lieu de 11.

12-22 OCTOBRE. — Maladies nombreuses ; diarrhée, dyssenterie, anémie profonde.

23 OCTOBRE. — Nouvelle réduction des voitures de 8 à 4. — La misère devient plus grande.

28 OCTOBRE. — Capitulation.

29 OCTOBRE. — Vers 8 heures du matin, un adjudant d'artillerie vient chercher le drapeau du régiment qui doit, dit-on, être brûlé. Grosse émotion. — Désarmement au fort Queuleu.

31 OCTOBRE. — Convocation des médecins de tous grades, chez le médecin en chef, pour répartition des services hospitaliers à Metz ; les Prussiens ont tout envahi ; les hôtels, les cafés, tous les lieux publics en regorgent. Ils n'ont pas l'air d'être très-fiers de la manière dont ils sont entrés à Metz. Malgré leur morgue, leur arrogance et leur fanfaronnade habituelles, on voit qu'ils sont presque humiliés d'avoir pénétré dans la ville par la porte de derrière.

Rapport sur l'ambulance de la division de cavalerie de la garde.—Dr BERTRAND, médecin-major.

Nommé médecin en chef de l'ambulance de la cavalerie de la garde, je quittais Paris le 25 juillet, pour rejoindre, à Nancy, le corps d'armée du général Bourbaki. A mon arrivée, le

26, la garde venait de se mettre en route pour gagner Metz. C'est là que je trouvai ma division.

Elle était campée au polygone, dans l'île Chambière. Nous remplacions dans ce campement les troupes du 3e corps, qui, se portant en avant, venaient d'occuper Boulay et la route de Sarrebrück.

Les diverses troupes qui avaient successivement occupé l'île Chambière avaient laissé les traces inévitables de leur passage. Il restait d'immenses quantités de détritus, que l'installation provisoire et le peu de durée du séjour de chaque corps n'avaient pas permis d'enlever. Les tranchées dans lesquelles auraient dû s'enfouir les déjections des hommes, n'avaient point été creusées, et l'emplacement des divers régiments était indiqué par des monceaux d'ordures. Nous avions en outre, sur notre droite, les émanations désagréables provenant des abattoirs de la ville.

Ces conditions défavorables ne tardèrent pas à manifester leur pernicieuse influence, qu'augmentait l'action d'une chaleur torride.

Les affections intestinales, diarrhées, embarras gastriques et même quelques cholérines, sans gravité du reste, commencèrent à se montrer parmi nos soldats : aussi, dès mon arrivée, fallut-il se préoccuper de l'hygiène de ce campement : faire creuser les tranchées en avant des fronts de bandière, et recouvrir matin et soir les déjections avec de la terre et des branchages, défendre aux hommes de sortir la nuit de leurs tentes sans être couverts, recommander le port incessant des ceintures de flanelle, la sobriété, etc..., etc... Telles furent les prescriptions mises à l'ordre du jour. Grâce à ces précautions il n'y eut pas d'aggravation dans notre état sanitaire, et les dérangements intestinaux diminuèrent en nombre et en gravité.

Je ne crois pas être taxé d'exagération, en disant que les trois quarts au moins des hommes composant la division furent pris de diarrhée ; les officiers eux-mêmes, malgré l'état meilleur de leurs conditions hygiéniques, payèrent leur tribut comme les soldats. Tous semblaient passer par une sorte d'acclimatation nécessaire pour habituer leur organisme au changement complet que leur imposait le passage subit de la vie de garnison à l'état de guerre.

Le personnel médical de l'ambulance ne se composait, à mon arrivée, que d'un seul aide-major et d'un aide-major pharmacien. Deux autres aides-majors pris parmi les stagiaires du Val-de-Grâce, encore en cours d'examen, devaient compléter le nombre de mes collaborateurs. Il n'y avait rien en fait de matériel, le personnel d'administration et les infirmiers n'étaient point encore arrivés.

Après de nombreuses démarches nous fûmes enfin munis de deux caissons d'ambulance. En même temps un officier d'administration, avec un détachement de 12 infirmiers, était mis à ma disposition et le 2 août arrivaient deux médecins aides-majors sortant du Val-de-Grâce.

Le personnel ainsi réuni, il fallut nous mettre en mesure d'obtenir tout ce qui pourrait permettre à l'ambulance de concourir le plus utilement possible au soulagement des blessés. Je dois dire que, dans ces circonstances, je trouvai auprès du commandement l'appui le plus bienveillant et le plus complet; l'intendant de notre division, par son activité, nous rendit le service facile, et se montra toujours soucieux du bien-être de nos blessés.

Par son intervention je pus avoir, outre l'approvisionnement contenu dans les caissons, 50 brancards confectionnés par des industriels de Metz ; nous étudiâmes un moyen de transporter les blessés sur les prolonges, en évitant, par la suspension des brancards, les secousses douloureuses. Quatre tonneaux de 50 litres, susceptibles d'être accrochés par des chaînes aux crochets de cacolets, nous permirent d'avoir une réserve de 200 litres de vin ; des pâtes alimentaires, du chocolat, des pots d'extrait de viande concentrée, constituèrent un approvisionnement qui devait être d'un grand secours pour nos blessés.

L'examen scrupuleux des objets contenus dans nos caissons nous permit de constater l'insuffisance de nos ressources en médicaments, que nous pûmes compléter cependant au quartier général, et chez les pharmaciens de la localité ; le 4 août nous étions prêts à nous mettre en marche.

Les ambulances de l'armée du Rhin avaient été organisées. Chaque division avait une ambulance spéciale composée d'un médecin en chef et de trois aides-majors, plus un pharmacien et deux officiers d'administration. Au quartier général de chaque corps d'armée, l'ambulance comprenait un médecin principal chef de service, un ou deux médecins-majors et trois aides ; enfin il y avait un médecin principal, médecin en chef du corps d'armée, et un pharmacien en chef. Tout le service médical était sous la direction d'un médecin inspecteur, à côté duquel prenait place le pharmacien inspecteur, chef de tout le service pharmaceutique. Il y avait en outre une ambulance dite du grand quartier général, sorte de réserve qui comptait un bon nombre de médecins de tout grade.

L'armée de Metz avait dans ses 24 ambulances 96 médecins, 6 médecins en chef de corps d'armée, et 32 pharmaciens, dont 6 pharmaciens en chef. Le service pharmaceutique était, comme on le voit, le plus largement pourvu, et représentait un tiers de l'effectif total du personnel de santé. Cette proportion ne se justifiait point par les besoins du service. Aux ambulances le rôle du pharmacien est nul, il n'y a pas de pharmacie à faire en campagne, et les pharmaciens ne peuvent être réellement utiles que dans les hôpitaux temporaires établis à la suite de l'armée, où se trouve leur place naturelle.

Le matériel des ambulances était bien supérieur à celui de la Prusse, dont j'ai pourtant entendu vanter l'excellente disposition. Il y avait des omnibus destinés au transport des médecins, des voitures où deux blessés pouvaient être couchés sur des matelas formant lit et brancard, des cacolets, des litières portés à dos de mulets ; mais nous n'avions pas de soldats brancardiers organisés en compagnies, et les infirmiers n'étaient pas en nombre suffisant.

SAINT-AVOLD. — BORNY. — Le 4 août nous quittons enfin notre camp de Chambière, pour aller à Volmerange sur la route de Sarrelouis. C'était après l'affaire de Sarrebruck, dont on avait singulièrement exagéré l'importance. Il y avait eu un succès, l'armée avait mis le pied sur le sol ennemi.

Cette première marche ne fournit pas de malades à l'ambulance. Chacun partait allègrement. Qui eût pensé que cette belle division de cavalerie, composée de six régiments d'élite, supérieurement montés, reviendrait dans ces mêmes plaines de Chambière se fondre, et périr de misère et de faim !

Le lendemain nous revenions sur nos pas à notre grand étonnement, et après une marche de 6 heures nous nous arrêtions dans une prairie près de Courcelles-Chaussy, où nous fûmes assaillis par un orage épouvantable. Les malades commencèrent à arriver à l'ambulance. C'étaient des diarrhées et des dyssenteries, deux cholérines, des blessures par coup de pied de cheval ; ces malades, en raison de la proximité de Metz ; furent évacués sur cette ville.

Le 6 au soir, un ordre subit nous fait partir à 5 heures sans permettre aux hommes de manger leur soupe, et nous dirige en toute hâte sur la route de Sarrebruck camper à Marange. Le lendemain on marche sur Saint-Avold par Zimming, Boucheporn, et après une route pénible on arrive le soir à Longeville-Saint-Avold.

Là des nouvelles sinistres nous parviennent. Le maréchal Mac-Mahon a eu une division entièrement détruite, le général Frossard vient d'être battu à Forbach, l'ennemi est sur notre territoire, nos troupes sont refoulées..... La consternation générale est chose impossible à dépeindre, et dès ce moment nous vîmes poindre ce sentiment de découragement profond, qui ne devait plus quitter les chefs de l'armée jusqu'à la fin, et qui paralysa toutes les bonnes dispositions des troupes.

A peine installés sur le plateau élevé qui domine Longeville-Saint-Avold, nous reçûmes l'ordre de nous préparer à marcher. Les bagages furent dirigés en toute hâte sur la route de Metz, ainsi que les voitures de l'ambulance réduites aux seuls caissons de médicaments. Jusqu'alors nous n'avions eu que des prolonges du train et quelques mulets de cacolet, il me fut possible d'adjoindre à nos moyens de transport deux voitures Masson empruntées au grand quartier général.

Malgré l'avis d'un départ immédiat, la nuit se passa sur le plateau. Les feux de bivouacs brillaient au loin, on reconnaissait ceux de l'ennemi moins vifs, à moitié dissimulés dans les bois et les accidents de terrain. La veillée fut longue, interrompue par une panique étrange causée par le cri d'une sentinelle qui signalait une patrouille de cavalerie.

Enfin avant l'aube la division reprenait la route de Metz, et nous arrivions sous Courcelles, non loin des prairies que nous avions quittées 2 jours auparavant. Nous revenions sur Metz inaugurer cette série de marches rétrogrades, qui nous ramenèrent toujours sous les forts de la place.

Le mouvement sur Saint-Avold avait pour but de fermer une lacune qui séparait le corps Ladmirault, du corps du maréchal Bazaine et par laquelle l'ennemi aurait pu couper entièrement notre ligne de bataille.

Pendant ces journées l'ambulance eut à recueillir 13 malades dont 5 blessés par contusions.

Les blessés de la bataille de Forbach furent évacués sur Metz par la voie ferrée; un grand nombre restèrent à Saint-Avold, et les médecins militaires des ambulances qui ne voulurent pas les abandonner tombèrent avec eux au pouvoir de l'ennemi. Ils éprouvèrent de grandes difficultés à être traités suivant les termes de la Convention de Genève ; les Prussiens prétendaient que, n'étant pas porteurs du brassard international, les médecins français devaient être considérés comme prisonniers de guerre.

Plusieurs d'entre eux furent obligés de regagner les lignes françaises en passant par la Belgique, et ne purent reparaître à leurs corps pendant tout le cours de la campagne.

Un aide-major du 77e fut même désarmé de son révolver... Ainsi était violé au début de la guerre l'article 3 de la Convention de Genève.

Le 9, par des pluies diluviennes, nous continuons notre mouvement de concentration. Tous les corps d'armée se retiraient en s'appuyant mutuellement les uns sur les autres, l'armée prussienne s'avançait à leur suite. On comptait sur une rencontre, et la division prit ses positions de combat sur les villages de Maïzery et Coligny. L'ennemi ne sortit pas du bois où nos éclaireurs l'avaient signalé.

Le 11, nous nous rapprochons de Metz. A la hauteur de Borny on prend encore des dispositions de combat. Nous nous installons à Ventoux dans une grande ferme qui nous paraît commodément située pour recevoir nos blessés. L'ennemi ne se montra point. Enfin nous allâmes camper à 3 kilomètres de Metz, en face du village de Vallières, en arrière d'un fort à peine ébauché.

Le nombre de malades entrés à l'ambulance du 9 au 14 s'éleva à 21, dont 11 blessés. Les affections internes tournaient à l'embarras gastrique fébrile, à la dyssenterie, mais les cholérines avaient disparu.

Depuis le 11, nous étions restés sur le même campement, lorsque le 14, au moment où nous recevions l'ordre de passer avec toute l'armée sur la rive droite de la Moselle, les tirailleurs ennemis attaquèrent une des divisions du 3e corps, qui opérait son mouvement sur Metz. Ce fut ainsi que s'engagea le combat de Borny. Nos troupes montrèrent la plus grande intrépidité, et restèrent maîtresses du champ de bataille. L'action s'était développée sur une ligne de plusieurs kilomètres, et le canon des forts avait pu prendre part au combat, en lançant sur les masses ennemies ses projectiles de gros calibre. Les Allemands avaient-ils pour but de retarder notre passage sur la rive droite ?

Nous eûmes de nombreux blessés. Les ambulances du 3e corps avaient été dirigées avec les bagages et le convoi sur la rive droite de la Moselle, où elles étaient déjà campées lors de l'attaque. Elles ne purent gagner le champ de bataille, malgré tous leurs efforts pour traverser Metz encombré de voitures, de fourgons d'artillerie et d'*impedimenta* de toutes sortes. Considérer des ambulances comme des *impedimenta*, et les expédier à 4 kilomètres de leurs divisions, lorsque celles-ci sont exposées à être attaquées à chaque instant par un ennemi dont la position sur les derrières de l'armée ne peut être ignorée ; les engager dans l'immense défilé de voitures constituant le convoi du milieu desquelles il leur est impossible de se dégager au moment opportun : n'est-ce point d'une imprévoyance que rien ne saurait excuser ?

La garde restait sur ses positions de combat prête à être lancée au secours des 3e et 4e corps. Nous mîmes à la disposition de l'intendant, privé de ses ambulances, la plus grande partie de nos cacolets, litières et moyens de transport, ainsi que le personnel d'une ambulance volante qui ne put être utilisé, le combat ayant cessé et l'ordre de partir pour Metz nous étant arrivé.

La nuit venue nos troupes victorieuses se replièrent en toute hâte sur Metz. Chacun s'étonnait de cette marche rétrograde après une victoire bien constatée.—Les blessés nombreux enlevés du champ de bataille par tous les moyens de transport qu'amenaient les habitants, furent dirigés sur la ville !

Pendant ce temps les divisions traversaient la Moselle dans Metz même, et allaient s'établir sous les forts de la rive droite. La nuit de 9 heures du soir à 3 heures du matin fut employée par notre division à traverser la ville, de la porte Mazelle à la porte de France ; à chaque instant nous étions arrêtés par des colonnes d'infanterie, d'artillerie surtout, qui devaient sortir avant nous : aussi chacun était-il sur les dents lorsque nous arrivâmes au ban Saint-Martin.

GRAVELOTTE. — SAINT-PRIVAT. — FERME DE MOGADOR. — C'était le 13 août ! Une proclamation de l'Empereur annonçait aux habitants de Metz son départ et celui de l'armée, une division restait pour défendre la ville confiée au patriotisme des Messins. Dès les premières heures du jour, quelques coups de canon s'étaient fait entendre, des obus prussiens étaient venus tomber près de la maison qu'occupait l'Empereur dans le village de Longeville ; en même temps sautait le pont de la voie ferrée qui traverse la Moselle au delà de ce village. Telles furent les salves qui annoncèrent la fête du 13 août 1870.

A midi, nous prenions la route de Gravelotte, où nous arrivâmes à 6 heures. Debout sur le seuil de la principale auberge du village, l'Empereur, entouré de sa maison, assistait au défilé de l'armée. Les hommes passaient mornes et silencieux, sans voix pour acclamer leur chef ; la garde même, jusqu'alors si prodigue de cris en l'honneur du maître, se taisait. Il y avait quelque chose d'éloquent dans cette attitude des troupes, on eût dit un muet reproche à l'auteur de cette fatale guerre, dans laquelle l'ennemi foulait notre sol, et où chaque jour éloignait notre armée des frontières. On se refusait à croire à des combinaisons stratégiques qui nous faisaient reculer sans cesse : et, il faut le dire, deux des chefs de corps d'armée avaient entièrement perdu la confiance de leurs soldats.

Notre campement fut installé dans un champ de luzerne placé entre la route de Rezonville et celle de Conflans. Le soir, un capitaine d'éclaireurs nous apprit que les Prussiens avaient traversé, au nombre de 6,000, le pont d'Ars-sur-Moselle, et s'étaient répandus dans le bois de Vaux ; il venait donner ce renseignement au major général de l'armée et annonçait que notre gauche, selon toutes probabilités, serait attaquée le lendemain. Il avait prévenu lui-même de cette éventualité les corps qu'il avait rencontrés à l'extrême gauche, et nous cita entre autres le 94e de ligne, qu'il avait engagé à se tenir sur ses gardes. Comprend-on que le lendemain la bataille ait commencé par une surprise ?

Au point du jour, les dragons et les lanciers de notre division partaient sur la route de Conflans, escortant l'Empereur et la longue suite de voitures qui formaient le cortège impérial. A Borny déjà les deux régiments de cavalerie légère avaient été attachés aux divisions de grenadiers et de voltigeurs ; de toute notre cavalerie de réserve il ne restait que les cuirassiers et les carabiniers.

A dix heures du matin tout était prêt pour notre départ sur Conflans, lorsqu'on entendit les premiers coups de canon. La cavalerie du 2e corps venait d'être surprise par l'ennemi au moment où les hommes se disposaient à conduire leurs chevaux à l'abreuvoir. Dans le désordre qui suivit cette attaque, les cavaliers ennemis dispersant les nôtres arrivèrent sur l'ambulance de la division surprise. Le médecin en chef Beurdy, occupé à panser un blessé, ne crut pas devoir songer à sa sûreté personnelle ; le drapeau international flottant sur les voitures marquées de la croix de Genève, et le brassard qu'il portait au bras, lui semblaient une sauvegarde suffisante. Les uhlans chargèrent sur le groupe, et Beurdy tomba frappé d'un coup de lance au cœur et d'un coup de sabre à la nuque. Plusieurs hommes, soldats du train et infirmiers, furent blessés dans cette attaque.

L'ennemi ne pouvait arguer que les ambulances et les médecins français ne portaient pas les insignes de la Convention de Genève. Les voitures d'ambulances étaient toutes ornées de la croix rouge et surmontées de fanions faciles à apercevoir ; les médecins avaient reçu le matin même les brassards, qu'ils avaient reçu l'ordre de porter. Notons en passant que les médecins des corps avaient été exclus de cette distribution, et que plusieurs durent à cet oubli d'être gardés prisonniers pendant quelque temps.

Aux premiers coups de canon la division de cavalerie, réduite comme nous l'avons dit aux régiments de cuirassiers et de carabiniers, quitta son campement pour prendre position en avant de la route de Gravelotte à Conflans. Elle s'engagea dans des terres labourées, où ne pouvaient manœuvrer nos caissons et nos voitures ; le terrain du reste était entièrement découvert, flanqué à droite de bouquets de bois, et n'offrait aucune ressource pour installer et abriter nos blessés.

L'ambulance s'arrêta sur la route même que bordaient de larges fossés, en face d'une grande ferme désignée sous le nom de Mogador. A 500 mètres devant nous la division s'était massée en colonne par escadrons.

Bientôt l'ambulance du quartier général du 6e corps, sous les ordres de M. le médecin principal Boulian, vint s'installer à la ferme, et le drapeau international flotta sur le faîte.

L'action s'engageait de tous les côtés, des lignes de feux éclairaient l'horizon, le canon tonnait, les mitrailleuses faisaient éclater leur roulement sinistre, la fusillade crépitait.

Après une demi-heure d'inaction, les cuirassiers de la garde ayant chargé des troupes ennemies, dont le mouvement tournant mettait en péril l'artillerie du 2e corps, nous vîmes arriver les premiers blessés de notre division. Dès lors je pris mes dispositions pour installer aussi notre ambulance dans la ferme. Cette dernière se composait d'une longue suite de bâtiments séparant deux cours immenses entièrement entourées de murs. Les granges étaient remplies de paille et de foin ; nous prîmes la cour de gauche, celle de droite étant occupée avec quelques chambres de la maison par l'ambulance de M. Boulian. Il n'y avait d'ailleurs aucune autre maison assez près du champ d'action de notre cavalerie.

Les blessés affluèrent bientôt, venant de toutes parts, et offrant un mélange confus de tous les corps : garde, ligne, infanterie, artillerie, cavalerie, Français et Prussiens.

Depuis midi l'ambulance ne cessa de fonctionner. Aussitôt l'action engagée, je constituai, sous la direction d'un aide-major, une ambulance volante composée de 4 infirmiers porteurs de sacoches, et de tous nos conducteurs de cacolets et de litières. Cette section se porta sur le champ de bataille, et recueillit de nombreux blessés, auxquels on put ainsi donner plus promptement les soins nécessaires.

Vers le soir, deux médecins aides-majors de l'ambulance de cavalerie du 2e corps vinrent m'offrir leur concours, que j'acceptai avec empressement. Ils appartenaient à l'ambulance du malheureux Beurdy, dont le corps avait été déposé dans la ferme. Tout le personnel, après la mort de son chef, avait été dispersé, et ne trouvant plus de médecin en chef auprès duquel ils auraient pu se rallier, ces messieurs cherchaient à se rendre utiles. Le pharmacien de l'ambulance avait disparu.

Grâce aux sages précautions prises avant notre départ de Metz nous pûmes donner du vin à tous nos blessés et faire préparer très-promptement de quoi les restaurer. Nos approvisionnements, soigneusement mis en réserve pour le jour des besoins, nous furent de la plus grande utilité, et on ne saurait trop recommander aux chefs d'ambulances de se ménager de pareilles ressources. Malheureusement il est à regretter que de telles précautions n'aient point été généralisées.

A 7 heures du soir, un billet du général de Grammont nous faisait connaître qu'un millier de blessés réunis au château de Villiers-sous-Bois manquaient de toute espèce de secours en vivres et matériel. Il nous était impossible de venir en aide à ces malheureux, nos ressources étant largement absorbées par les nombreux blessés de notre ambulance. Une telle situation ne se serait pas produite si chaque ambulance avait eu son approvisionnement en vivres.

Pendant toute la nuit, et toute la matinée du lendemain, 17, les blessés ne cessèrent d'arriver. Après avoir reçu les soins que nécessitait leur état, ils étaient couchés sur la paille, dans les chambres, les granges, les écuries de la ferme, et dans les tentes dont disposait l'ambulance.

Les débris de l'ambulance Beurdy s'étaient réfugiés sous les murs de la ferme; je pus y trouver des tentes qui furent immédiatement dressées et occupées. Mais le nombre des blessés allant toujours croissant, il fallut les placer sur la paille dans la cour même, et je leur fis distribuer toutes les couvertures dont nous étions munis (150 environ).

Je n'essayerai pas de peindre l'aspect navrant que présentait cette agglomération d'hommes souffrants. Une chose me frappa: c'est l'attitude calme et stoïque des blessés prussiens, au milieu du lugubre concert de plaintes et de cris arrachés par la douleur à nos blessés. Leurs plaies étaient graves cependant, et pas un murmure ne s'échappait de leurs lèvres. Est-ce là un effet de leur tempérament lymphatique, et ces hommes du Nord ont-ils le système nerveux moins impressionnable, et par suite ressentent-ils la douleur avec moins de vivacité? J'inclinerais volontiers à le croire, d'autant plus que bien souvent, depuis, j'ai pu constater que les gens du Midi, les jeunes soldats venant des villes, et les Parisiens, en particulier, au tempérament éminemment nerveux, accusaient par de bruyantes et vives démonstrations de douleurs, les souffrances dues à des blessures parfois légères. Le même fait peut s'observer de soldats à officiers, et on pourrait dire que la sensibilité à la douleur est en raison directe du degré d'instruction et du grade. L'exemple des Arabes vient à l'appui de cette assertion.

Cependant il devenait urgent de songer à l'évacuation de nos hommes. Les moyens de transport manquaient. La veille, avant l'action, les voitures du train auxiliaire avaient été renvoyées sur Metz, après avoir remis une partie de leur chargement aux prolonges du train régulier. Depuis le matin, des amas de vivres, sucre, café, riz, biscuits jetés dans les champs, étaient détruits par le feu pour ne pas tomber entre les mains de l'ennemi. Les voitures qui les portaient étaient parties pour Metz pleines de blessés, et pendant que ces provisions brûlaient, des ambulances manquaient de tout!

A défaut de tout secours en matériel venu du quartier général, il fallut s'ingénier, requérir, arrêter soi-même les voitures, cacolets, etc... pour y déposer nos blessés. En même temps nous recevions l'ordre d'évacuer Mogador, et de suivre le mouvement rétrograde sur Metz, prévenus que nous ne pourrions être ni soutenus ni protégés.

Malgré nos efforts, nous n'avions pu réunir qu'un nombre insuffisant de moyens de transport. Je fis partir à pied tous les hommes pouvant marcher pendant quelques kilomètres; les voitures et cacolets nous permettaient d'enlever 420 blessés. Il en restait encore près de trois cents appartenant aux deux ambulances, et pas un seul transport!

Les ordres devenaient pressants; les derniers bataillons de l'armée française traversaient

I.   25

Gravelotte ; nous ne pouvions nous résoudre à abandonner nos blessés, ils nous suppliaient à mains jointes de les emmener, terrifiés par l'idée de se voir à la merci de l'ennemi. C'est là un des souvenirs les plus poignants de ma vie.....

Dans cette situation critique, il fut résolu d'un commun accord que nous laisserions avec eux un médecin-major et deux aides-majors pris dans chaque ambulance ; nous devions leur envoyer au plus vite toutes les voitures qu'il nous serait possible de rencontrer et de requérir sur la route.

A midi nous partions, laissant à regret nos blessés et nos camarades sous la seule sauve-garde du droit des gens. Il n'y avait plus une seule troupe française sur ce champ de bataille, où tant d'hommes étaient tombés glorieusement. Un quart d'heure après les Prussiens péné-traient dans la ferme.....

Entre les éclaireurs ennemis et l'arrière-garde française il n'y avait que nous et notre convoi de blessés !

A la sortie du village de Gravelotte, nous nous trouvâmes arrêtés par un convoi de vivres dont les voitures barraient la route. En même temps une division du 3° corps déployait ses tirailleurs, et des batteries de mitrailleuses foudroyaient des masses ennemies, qui se montraient sur la lisière des bois. Nous fûmes pendant quelque temps exposés à des feux de mousqueterie. Ce passage difficile franchi, notre marche sur Metz ne fut pas inquiétée, et nos blessés arrivèrent enfin. On les installa dans des tentes dressées sur l'esplanade ; trois étaient morts pendant le voyage ! Bientôt nous retrouvâmes la division campée à Châtel-Saint-Germain.

Les voitures envoyées par nous n'avaient pu arriver à la ferme de Mogador, par suite de l'engagement qui avait eu lieu près de Gravelotte, et de l'encombrement de la route. Un brigadier du train parti avec de nombreux cacolets était rentré sans avoir pu pénétrer auprès de nos camarades. On comprendra quelle était notre inquiétude à leur sujet.

Après les événements qui nous ramenaient sur le chemin de Metz chacun se recueillait. La division de cavalerie de la garde avait eu de grandes pertes. Les lanciers et les dragons, après avoir accompagné l'Empereur jusqu'à Conflans, avaient été remplacés par des chasseurs d'Afrique aux ordres du colonel Gallifet. Ils revenaient dans la direction du champ de bataille, lorsque arrivés à l'extrême droite ils furent jetés dans cette charge furieuse, où cinquante-sept escadrons s'étaient heurtés, et où disparut le 7° cuirassiers blancs prussien entièrement détruit. Aux lanciers, 198 hommes étaient tombés avec le lieutenant-colonel de Chézelles et beaucoup de leurs officiers. Les dragons et les cuirassiers avaient subi des pertes à peu près semblables, les carabiniers seuls n'avaient pas été engagés. L'aide-major des lanciers, M. Louis, avait disparu, un homme déclarait l'avoir vu blessé à la cuisse et prisonnier. Les guides et les chasseurs n'avaient pas donné.

Plusieurs ambulances manquaient à leur division, elles étaient avec leurs blessés au pouvoir de l'ennemi. Nous savons ce qui était advenu à l'ambulance du malheureux Beurdy, elle aussi appartenait au 2° corps d'armée. A qui revient la responsabilité de les avoir ainsi placées en première ligne dans les villages de Rezonville et Vionville ? pourquoi ne purent-elles point évacuer une partie de leurs blessés, laissant le reste sous la garde de quelques-uns de leurs médecins ? je ne saurais le dire. Il est certain que la retraite de ce corps d'armée fut précipitée, et que dans cette occasion on ne s'occupa guère des ambulances, que l'on croyait protégées par la Convention de Genève.

Les médecins prisonniers furent reçus par le roi Guillaume et M. de Bismarck.

En présence du manque de ressources en tout genre, des besoins et des souffrances de nos blessés, M. de Bismarck engagea le médecin en chef à envoyer aux avant-postes français l'ordre de leur expédier des vivres, promettant de faire porter la lettre par des cavaliers. Il parut fort étonné quand on lui répondit que, dans l'armée française, les médecins n'avaient pas qualité pour ordonner, et qu'ils étaient même entièrement subordonnés à l'intendance.

Alors écrivez à votre intendant pour qu'il veuille bien donner l'ordre de vous envoyer de quoi faire manger vos blessés, dit-il avec certaine ironie.

Au bout de quelques heures le roi fit encore appeler les médecins français et leur dit que les cavaliers porteurs de la lettre avaient été reçus aux avant-postes à coups de fusil. Malgré leurs insignes parlementaires, l'un d'eux était grièvement blessé. Il leur annonça, en outre, qu'ils ne pouvaient être rendus à l'armée de Metz, puisque l'escorte qui les conduirait serait exposée au feu de l'ennemi, et que la sûreté des opérations militaires en cours d'exécution, l'obligeait à ajourner l'application de la Convention de Genève. Il leur laissait la faculté de regagner la France par la Belgique.

En attendant le moment de leur rentrée dans les lignes françaises, nos camarades purent dans Rezonville assister aux péripéties de la bataille de Saint-Privat. Ils virent l'armée prussienne dans la soirée du 18, fuir dans le désordre le plus complet, et au milieu d'une panique générale, devant l'attaque du 4e corps français. Mais cette déroute, à laquelle ils applaudissaient du fond du cœur, fut de courte durée; un corps de 40,000 hommes, entièrement composé de Poméraniens, qui, dès le matin, marchait dans la direction du lieu de l'engagement, arriva sur le champ de bataille juste à point nommé pour reprendre l'offensive, et repousser nos troupes, alors prises à leur tour d'une panique qui retentit jusqu'aux portes de Metz.

Toujours campés derrière Châtel-Saint-Germain nous étions fort inquiets de nos camarades restés à Mogador, lorsque vers 11 heures du matin on signala le passage d'un long convoi de voitures chargées de blessés et qui s'engageaient dans une petite route de traverse conduisant à Metz.

Nous y courûmes, et ce fut avec une vive émotion de plaisir que je reconnus et nos camarades et nos blessés.

Après notre départ de Mogador, des hussards rouges prussiens n'avaient pas tardé à se montrer, et avaient pénétré dans la ferme. A ce moment deux voitures trouvées aux environs étaient déjà chargées de nos blessés et prêtes à se diriger sur Metz. L'officier prussien fit enlever les blessés français déjà installés, les remplaça par des blessés prussiens, quatre hussards enfourchèrent les chevaux, et les voitures partirent à fond de train dans la direction de Vionville.

Dans l'organisation de notre convoi j'avais prescrit de faire rester les blessés prussiens à la ferme, considérant leur présence comme une garantie de plus en faveur de nos soldats.

Le chef ennemi déclara que l'ambulance ne pouvait conserver cette position, la ferme de Mogador devait être occupée, et former un point retranché où la lutte serait vive. Il fallait au plus tôt évacuer les blessés, non point sur Metz, qu'il défendait formellement, mais bien dans les lignes prussiennes à Vionville, et qu'il fournirait les moyens de transport. En effet, quelque temps après arrivaient, poussées par des cavaliers prussiens, un certain nombre de voitures lestement réquisitionnées, et conduites à Vionville par des paysans du voisinage, sous la direction d'un de nos médecins. Après avoir cheminé quelque temps dans cette voie, le médecin prit résolument un sentier qui lui permit de regagner la route de Metz, et put amener tout son monde dans la ville où il arriva à 11 heures du soir : sans perdre un instant il se rendit chez l'intendant divisionnaire, réclama un ordre pour réquisitionner des moyens de transport, qu'il ne put obtenir qu'après de longs pourparlers, non sans avoir été renvoyé de fonctionnaire à fonctionnaire, et reprit la route de Mogador au milieu de la nuit suivi des voituriers qu'il avait éveillés lui-même.

Au point du jour le convoi libérateur prenait tous les blessés qui se trouvaient encore à la ferme, avec un certain nombre d'autres soldats ramassés dans Gravelotte, et à la grande satisfaction de tous on partait pour Metz. C'était le 18. Les avant-postes avaient échangé quelques coups de fusil en avant de Mogador, un officier prussien était tombé mortellement frappé. Grâce aux instances des médecins, il n'y eut cependant pas d'engagement ; la ferme étant dans cette circonstance l'objectif des tirailleurs de chaque parti, nos blessés eussent été dans la position la plus critique.

Ainsi, de tous les blessés qui avaient été recueillis par notre ambulance à Mogador, aucun n'était resté au pouvoir des Prussiens.

Pendant ce temps l'action s'engageait sur les hauteurs de Saint-Privat, d'Amanvillers, de Sainte-Marie-aux-Chênes, qui dominaient l'étroite vallée dans laquelle nous étions campés depuis la veille. Le combat prenait des proportions semblables à la bataille de l'avant-veille. Nos troupes se battaient avec entrain, la ligne ennemie rompue se débanda en proie à une véritable panique. Pourquoi le commandant en chef de l'armée française était-il en ce moment loin du champ de bataille? pourquoi les réserves et la garde ne furent-elles pas lancées? Elles auraient achevé la déroute et lutté avec avantage contre le corps de Poméranie, qui, malgré la fatigue d'une marche de seize heures, arriva à temps pour ramener la victoire à l'ennemi. Les 3ᵉ et 6ᵉ corps français reculèrent, harassés par cette lutte incessante, qu'ils soutenaient depuis Borny. Pour comble de malheur les munitions manquèrent, les batteries de 12 n'avaient plus de projectiles de ce calibre, les convois d'artillerie avaient été arrêtés sur les routes encombrées. Des bataillons entiers restèrent dans leurs positions n'ayant plus une seule cartouche, et sans recevoir aucun ordre, les hommes se débandèrent, et quelques-uns pris de vertige s'enfuirent jusqu'à Metz, répandre dans la ville les bruits les plus alarmants.

Les obus ennemis et les balles arrivaient jusqu'à nous, l'artillerie de notre division prit une part active à la bataille, et nous envoya quelques blessés. Les flammes dévoraient l'église de Saint-Privat qui s'écroulait avec fracas, la ferme de Moscou et le Point-du-Jour; là étaient installées des ambulances du 6ᵉ corps; la retraite s'effectuait, et on répandait l'horrible nouvelle que dans les ruines fumantes, étaient ensevelis et nos blessés, et tout le personnel de ces ambulances !

Nous aussi reçûmes l'ordre de suivre le mouvement de retraite que l'ennemi, épuisé par la lutte, ne songea pas à inquiéter. La division alla camper sous le fort de Plappeville, et le 20, nous étions sous les murs de Metz, établis au Ban Saint-Martin. La bataille de Saint-Privat dans laquelle les Allemands éprouvèrent des pertes énormes avait néanmoins permis la jonction des armées ennemies, et l'investissement commençait. Ici se termine la première phase de notre funeste campagne, pendant laquelle l'ambulance prit part à tous les mouvements de la division; nous entrons à présent dans la deuxième période qui se déroulera dans Metz, et ce ne sera pas la moins pénible et surtout la moins fertile en épreuves de toutes sortes pour nous et pour nos blessés.

BLESSÉS DE GRAVELOTTE A MOGADOR. — Les blessés soignés à notre ambulance dans la ferme de Mogador s'élèvent au chiffre de 600 environ. Il ne m'a été possible de recueillir des renseignements exacts que sur la plupart d'entre eux, qui se répartissent de la manière suivante entre les différents corps :

Infanterie de ligne . .	381	dont	11 officiers.	Report.	428	14
Chasseurs à pied. . .	9		1	Infanterie de la garde.	84 dont	4 officiers.
Cavalerie	12		1	Cavalerie	11	»
Artillerie	26		1	Artillerie	7	2
A reporter. . . .	428		14		530	20

	par balle	par éclat d'obus	Total.
Blessures de la tête	34	12.	46
— de la face	14	5.	19
— des yeux	8	1.	9
— du cou	5	1.	6
— de la poitrine	23	7.	30
— de l'abdomen	8	2.	10
— de la hanche	7	2.	9
— des fesses	»	3.	3
— de l'épaule	27	5.	32
— du bras	54	13.	67
— du coude	7	».	7
— de l'avant-bras	7	».	7
— de la main et des doigts	40	8.	48
— de la cuisse	66	6.	72
— du genou	16	2.	18
— de la jambe	59	22.	81
— du pied	30	11.	41

Blessures par armes blanches		Parties atteintes :			
		Tête.	Tronc.	Epaule.	Mains
Coups de sabre	34	18	7	6	3
Coups de lance	12	1	7	1	3
Total.	46				

Les blessures faites par coups de sabre sur nos soldats étaient beaucoup plus profondes que celles de même nature observées chez les blessés ennemis. Dans la plupart des plaies de tête le crâne était ouvert, et l'os nettement fendu ; chez les Prussiens les parties molles seules étaient intéressées. Cela tient au poids plus considérable du sabre prussien, et en outre à ce que, chez le soldat français, le crâne n'est nullement protégé par la coiffure, l'infanterie et les régiments d'artillerie et de cavalerie légère n'ayant conservé que la casquette comme tenue de campagne.

Dix hommes foulés aux pieds des chevaux étaient atteints de contusions multiples, qui ne permettaient pas de les ranger parmi les blessés dont je viens de parler. Enfin je noterai un singulier effet de commotion.

Le sieur Gros, du 2e grenadiers, vit un obus tomber à ses pieds et éclater au même moment ; il fut renversé par l'explosion, et quand il se releva sain et sauf sans une seule égratignure, il s'aperçut qu'il était sourd et incapable d'articuler un son.

A ce nombre il faut ajouter 22 Prussiens appartenant au 7e cuirassiers blancs, au 16e uhlans, aux cuirassiers de Magdebourg, aux uhlans de Saxe, de Hanovre, et aux hussards rouges.

Il est à remarquer que tous les blessés ennemis reçus à l'ambulance appartenaient à des régiments de cavalerie. Cela tient à ce que, dans cette bataille comme dans toutes les autres, l'infanterie prussienne restait toujours à une grande distance de nos lignes, et que l'artillerie, confiante dans la portée de ses pièces, commençait l'attaque de nos lignes.

Ambulances volantes établies par la Société française de secours aux blessés pour le service pendant le siège.

« Pour aller secourir et chercher les blessés sur les champs de bataille, le comité médical organisa douze ambulances volantes composées chacune d'un chirurgien, de deux aides, de deux délégués et d'un aumônier. Un caisson portait des vivres pour trois jours, et ce qui était nécessaire aux premiers pansements; le transport des blessés était fait par cent cinquante voitures.

« La Société avait en outre à sa disposition la huitième des grandes ambulances qui, après Sedan, avait pu rentrer à Paris, la douzième, celle de lord Hertford, due à la générosité de son héritier et qui s'était établie à Saint-Mandé, et quatre ambulances organisées à la demande de l'autorité militaire pour être affectées au service des divisions de la garde mobile.

« Trois ou quatre ambulances volantes étaient toujours prêtes à accourir au premier appel du canon, au premier ordre d'un général ; pendant toute la durée du siège, deux allaient chaque matin chercher, dans les forts, les blessés et les malades de la veille et les transportaient dans la ville. Les jours de grandes sorties, quatre étaient en réserve au palais de l'Industrie, les autres se dirigeaient vers le lieu du combat ; des voitures de transport et un détachement de brancardiers les accompagnaient. Une d'elles était désignée comme centre et devait rester immobile ; les autres, obéissant au signal de leur directeur général, se portaient, avec leurs auxiliaires, partout où l'énergie de la lutte accumulait les blessés : ceux-ci, relevés par les brancardiers, qui souvent n'attendaient pas pour les secourir que le feu eût cessé, étaient d'abord ranimés par une boisson fortifiante chaude dont la température était conservée par un appareil ingénieux puis des voitures les conduisaient à l'ambulance centrale, où ils recevaient les premiers pansements. Les plus gravement atteints y étaient retenus ; ceux qui pouvaient supporter un plus long voyage étaient conduits, les grands blessés dans les ambulances fixes ou les hôpitaux, les autres dans les maisons particulières. A la porte de chacun des établissements de l'œuvre, un médecin les attendait pour veiller à leur passage de la voiture au lit. Le lendemain les ambulances retournaient à la recherche de ceux que les incidents de la bataille n'avaient pas permis de voir et de relever; elles parcouraient les bois, fouillaient les maisons isolées, les plis du terrain où se traîne et se cache le pauvre blessé pour échapper à de nouveaux coups, et ramassaient les morts, auxquels, par les mains de leurs brancardiers, elles faisaient creuser une tombe.

« C'est ainsi qu'elles agirent à Chevilly, à Châtillon, à Rueil, au Bourget, à Champigny, au combat de Paris, à Buzenval, où périt, à la tête de son régiment des mobiles du Loiret, le colonel de Montbrison, un des membres du conseil. Au commencement de la guerre, M. de Montbrison avait pris une part active aux travaux de la Société; après s'être dévoué au soulagement des blessés en homme de bien, il est mort en brave soldat, réunissant en lui les deux grandes vertus auxquelles, au milieu de ses défaillances et de ses désastres, la France est toujours restée fidèle, le courage et la charité.

« Le 6 décembre un comité d'action fut institué pour donner une impulsion plus forte encore au service du champ de bataille. Tous les membres du conseil réclamèrent le droit d'en faire partie, tous voulurent en partager les dangers et l'honneur. — DE MELUN. »

1º *Ambulances divisionnaires envoyées par la Société française de secours aux blessés, aux quatre divisions de la garde mobile sur la demande de l'autorité militaire.*

Ambulance de la 1re division.

M. le Dr MAGDELAIN, chirurgien en chef.

MM. CHOTTIN, aide-chirurgien.　　　　　　　　MM. DUPONT, aide-chirurgien.
　　　FESSY,　　id.　　　　　　　　　　　　　　　GUILLAUMET,　id.

Cette ambulance de la division d'Hugues partit pour Gentilly, de là elle reçut l'ordre de s'établir à la capsulerie de Montreuil.

10 OCTOBRE. — Et dans la suite à Neuilly-Plaisance. Elle assista à toutes les prises d'armes de la division. Elle eut à soigner de nombreux malades et beaucoup de blessés.

Ambulance de la 2e division.

M. le Dr WEISSENTHANNER, chirurgien en chef.

MM. ANDRÉ, aide-chirurgien.　　　　　　　　MM. BEAUVAIS, aide-chirurgien.
　　　SINOIR,　　id.　　　　　　　　　　　　　　MUSSET (Ab.),　id.
　　　SEUVRE,　　id.　　　　　　　　　　　　　　VERNET,　　id.

Cette ambulance, attachée à la division de Liniers, fut envoyée à Asnières; elle donna ses soins à beaucoup de malades atteints de maladies des voies respiratoires, de diarrhée, de fièvre typhoïde et de variole. Les hommes de cette division étaient remarqués par leurs vêtements plus que légers, et par leur mauvaise chaussure; quelques-uns seulement avaient des chaussettes.

Ambulance de la 3e division.

M. le Dr WOLLASTON, chirurgien en chef.

MM. HANOT, aide-chirurgien.　　　　　　　　MM. PUTEL, aide-chirurgien.
　　　FORTINIÈRE,　id.　　　　　　　　　　　　　CHEVELU,　　id.
　　　BINEAU,　　id.　　　　　　　　　　　　　　PITRE,　　　id.
　　　DURAND,　　id.

Cette ambulance était organisée et partie pour Courbevoie, lorsque M. le Dr Champouillon, médecin en chef de la garde mobile, nous envoya deux jeunes médecins pris dans les rangs de cette garde et qui furent immédiatement envoyés à Courbevoie pour rejoindre la division commandée par le général de Beaufort. Elle a fait aussi le service à Neuilly et à Suresnes en suivant avec une section les mouvements des troupes.

Ambulance de la 4ᵉ division.

M. le Dʳ ESTACHY, chirurgien en chef.

MM. GALVANI, aide-chirurgien.   MM. CAZEAUX, aide-chirurgien.
RONDOT,   id.   DOLIGER,   id.
AUCHÉ,   id.

Envoyée à Montrouge, elle fut attachée à la division Corréard ; elle a fonctionné à Châtillon, Villejuif, au Moulin-Saquet, Chevilly, Bagneux, Cachan et l'Hay.

Ambulances volantes organisées à Paris par la Société française de secours aux blessés pour suivre les opérations du siège pendant les sorties.

Chirurgiens en chef.		Aides.	Aumôniers.
Ambul. centrale. Dʳ PLANCHON.		CADIAT, DESHAYES, MASSOUTIÉ.	DE L'ÉPINE.
—	n° 1.	BÉHIER.	DESBAUX, POIRIER.	VALLET.
—	n° 2.	BLAIN DES CORMIERS.	BÉRAUD, BÉRINGUIER, WYROUBOFF.	FERNIQUE.
—	n° 3.	LEGRAS.	PIÉTRINI, PITISTIANO.	DE BRÉON.
—	n° 4.	***, révoqué.	BLAZY, CHRISTI.	LE REBOURS.
—	n° 5.	LASKOWSKI.	GAL, VERNET.	RIVIÉ.
—	n° 6.	LEROY.	CLERKE, PUTEL.	VASSEUR.
—	n° 7.	PITON.	NOUET, JAGUENEAU.	BONNEFOY.
—	n° 8.	POUMEAU.	GIROUX, PRÉVOST.	CARTIER.
—	n° 9.	BROUSSE.	LACROIX, LALAME.	LAMINETTE.
—	n° 10.	SAINT-MARTIN.	AYSAGUER, MUSSET.	PETIT.
—	n° 11.	PASQUET-LABROUE.	JUIF, LARIVIÈRE.	MUMES.
—	n° 12.	MILLIOT.	BINEAU, PITRE.	SASSERRE.
—	n° 13.	BROSSARD (porte Saint-Martin).	POINTIS, SCHLOOS.	
—	n° 14.	BROCCHI et CLAVEL (Gr. Orient).	GOIN, ORMIÈRES. — Cette ambulance dirigée par M. BÉCOURT.	

Toutes ces ambulances, à tour de rôle, sont sorties avec les troupes; il n'en restait à Paris que deux ou quatre pour les besoins imprévus.

Ces ambulances ont rendu de grands services en relevant les blessés, en les cherchant partout dans les bois, les fossés, les vignes et les maisons des villages où quelques-uns s'étaient réfugiés. Par leurs soins tous ces blessés ont été ramenés aux ambulances de Paris.

Nous n'avons pas à parler des ambulances fixes ou mobiles de la Presse, qui dès le 7 octobre 1870 ont été admises, par le ministre de la guerre, comme annexes des services militaires. La direction de ces ambulances a fait imprimer un magnifique volume sur leur fonctionnement pendant toute la durée de la guerre, et nous ne pourrions rien ajouter aux enseignements de cette intéressante publication, dont la partie scientifique comprend au moins cinquante pages; qu'il nous suffise de dire que les Dʳˢ Ricord et Demarquay dirigeaient ces ambulances, nos émules, et dévouement et un courage dont nous avons toujours été témoin. Nous dirons seulement qu'après la guerre, la Société de la presse a demandé sa fusion avec la Société française de secours aux blessés et que cette fusion s'est immédiatement opérée le 10 avril 1872.

Nous ne dirons qu'un mot de la plupart de ces ambulances **volantes**, c'est le mot, autorisées ou non, qui se portaient sans ordre et sans direction, dans tous les environs de Paris; on a reconnu trop tard l'inconvénient grave des cartes de sortie délivrées beaucoup trop légèrement même par l'autorité militaire, et, avec le drapeau de la croix rouge qu'on pouvait acheter partout et le brassard qui se distribuait à qui le voulait, il était impossible de reconnaître le véritable but de ces ambulances qui disparaissaient et qu'on ne revoyait plus que chargées de toutes sortes de légumes, voire même de meubles et d'ustensiles de cuisine, pour rentrer à Paris. Des hommes, des femmes venaient satisfaire leur déplorable curiosité tout en restant dans les prudentes limites de la sécurité. Que de fois les commandants des forts et ceux des avant-postes n'ont-ils pas signalé des bandes de maraudeurs qui plus téméraires et attirés par le butin à faire, à l'aide du drapeau de Genève, s'exposaient souvent au feu de l'ennemi auquel ils allaient porter les journaux de Paris et probablement aussi des renseignements sur la situation de la place !

Ambulances volantes organisées par les comités des départements et qui ont fonctionné avec les divisions de l'armée et de la garde mobile.

AMBULANCE VOLANTE DU BOURBONNAIS.

Personnel médical et religieux.

Directeur M. DE SESSEVALLE.

MM. les D^{rs}			MM. les D^{rs}	
BEAUREGARD, chirurgien.			ASTRE, aide-chirurgien.	
BERGEON,	id.		BERTHOMIER, id.	
BRUEL,	id.		FORICHON,	id.
CHALLIER,	id.		GACON,	id.
H. MOLLIÈRE,	id.		GAMET,	id.
D. MOLLIÈRE,	id.		MADET,	id.
MONY,	id.		NONY,	id.
TARTARIN,	id.		ROUX,	id.
CARAMBAUD, aumônier.			BOURAU, comptable.	

Cette ambulance avait deux éclaireurs à cheval, MM. le baron d'Aubigny et M. le comte des Marans.

Journal de l'ambulance du Bourbonnais.

19 OCTOBRE. — Départ de Moulins pour Gien.

20 OCTOBRE. — Arrivée à Gien ; on s'attend à une attaque de la ville.

21 OCTOBRE. — Examen des locaux convenables pour y établir des ambulances en cas d'attaque.

22 OCTOBRE. — L'ennemi paraît s'être éloigné ; nous quittons Gien. — Arrivée au camp d'Argent.

23 OCTOBRE. Étude avec l'intendant militaire et le chirurgien en chef du 15e corps, des moyens d'organisation d'hôpitaux provisoires à Aubigny (Cher).

24 OCTOBRE. — L'ambulance du Bourbonnais s'installe à Aubigny et y prend la direction des hôpitaux provisoires établis d'accord avec l'autorité militaire pour les besoins du 15e corps (30,000 hommes).

25-26 OCTOBRE. — Service des hôpitaux provisoires d'Aubigny.

27 OCTOBRE. — Expédition d'un convoi de malades évacués sur Moulins.

28 OCTOBRE. — Levée du camp d'Argent, le 15e corps se dirige sur Orléans.

29 OCTOBRE. — L'ambulance du Bourbonnais, suivant le mouvement de l'armée, fait étape à Gien.

30 OCTOBRE. — Le mouvement sur Orléans est contremandé. — Le 15e corps reprend ses positions aux camps d'Argent et d'Aubigny, et l'ambulance du Bourbonnais son service à Aubigny.

31 OCTOBRE. — Service des hôpitaux provisoires d'Aubigny. — Expédition d'un convoi de malades sur Vichy.

1er au 5 NOVEMBRE. — Expédition d'un convoi de malades sur Moulins.

6 NOVEMBRE. — Continuation du mouvement du 15ᵉ corps, levée du camp d'Aubigny. — Entrés 363 malades fiévreux, 11 varioleux.

7 NOVEMBRE. — Évacuation des malades sur Moulins.

8 NOVEMBRE. — Départ d'Aubigny conformément aux ordres reçus, étape à Cerdou. — Expédition de malades à Commentry (évacuation préparée pour le 12, sur le département de l'Allier).

9 NOVEMBRE. — Les instructions qui nous sont transmises pendant la route modifient notre itinéraire; nous couchons dans la forêt d'Orléans à Fay-aux-Loges. Le canon a grondé toute la journée, nous pensions à chaque instant arriver sur le lieu du combat (bataille de Coulmiers). Ah! nous disaient les paysans, le lendemain de la bataille, dans quel désarroi était alors l'armée bavaroise; si l'armée française avait continué son mouvement elle aurait trouvé les Bavarois dans le plus grand état de confusion et plus disposés à fuir qu'à se battre; malheureusement, on leur a laissé le temps de se reformer et ils ont levé le camp à 2 heures du matin.

10 NOVEMBRE. — Nous sommes appelés à Orléans où va se centraliser le service des blessés et des malades.

11-12 NOVEMBRE. — Tandis qu'une partie de nos chirurgiens avec leurs aides parcourent le champ de bataille et les villages voisins pour donner leurs soins aux blessés, le reste du personnel de l'ambulance reçoit les blessés et malades envoyés à Orléans, et procède à l'organisation d'un hôpital provisoire dans les bâtiments de la manutention militaire.

13 NOVEMBRE. — Service de l'hôpital provisoire de la manutention militaire à Orléans. — Nous installons des fourneaux de cuisine et une pharmacie, et nous parvenons à réunir 280 lits. — 165 blessés.

14 NOVEMBRE. — Outre leur service à l'hôpital provisoire de la manutention militaire, nos chirurgiens visitent des blessés et des malades disséminés en ville.

15-21 NOVEMBRE. — Évacuation, chaque jour, d'un convoi de blessés et de malades sur Moulins.

22 NOVEMBRE. — Un détachement, sous la direction de M. l'abbé Melin, installe une ambulance à Saint-Lyé.

23-24 NOVEMBRE. — Une partie du personnel suit les mouvements de l'armée dans la forêt d'Orléans.

25-27 NOVEMBRE. — Fermeture de l'ambulance de Saint-Lyé.

28 NOVEMBRE. — Évacuation de blessés et de malades sur Moulins.

29-30 NOVEMBRE. — Une partie du personnel suit les mouvement du 15ᵉ corps.

1ᵉʳ-2 DÉCEMBRE. — Évacuation de malades et de blessés sur Moulins.

3 DÉCEMBRE. — En cherchant à rallier le 15ᵉ corps dans son mouvement de concentration sur Chevilly, nous sommes cernés par l'armée prussienne, retenus quelques instants à Loury, puis emmenés à Chilleurs-au-Bois.

4 DÉCEMBRE. — Les Prussiens nous conduisent à Pithiviers.

5 DÉCEMBRE. — Nos droits étant reconnus, on nous renvoie sous escorte aux avant-postes français, vers Ladon. — Nous rejoignons à minuit le corps de Bourbaki à Sully-sur-Loire.

6 DÉCEMBRE.—Après un jour et une nuit de marche, par un froid intense, nous trouvons enfin un asile au château de Marcault près Gien.

7 DÉCEMBRE. — Préparatifs pour installation d'une ambulance. — Attaque des avant-postes de Gien par l'armée allemande.

8 DÉCEMBRE. — Nous devons suivre le mouvement de retraite de l'armée qui, dans la nuit, a reçu ordre de se replier sur Bourges. — Nous rejoignons le soir le 15e corps à son bivouac d'Aubigny,

9 DÉCEMBRE. — Continuation de la retraite, par Yvoy-le-Pré, Henrichemont, les Aix-d'Angillon.

10 DÉCEMBRE. — Nous faisons étape à Savigny, près Bourges.

11 DÉCEMBRE. — Repos. — Recherche à Bourges d'un local pour une ambulance.

12 DÉCEMBRE. — Retraite avec une partie des services de l'armée sur Dun-le-Roi.

13-15 DÉCEMBRE. — Séjour à Dun-le-Roi dont l'hôpital est vaste et peut offrir des ressources pour un service d'ambulance.

16 DÉCEMBRE. — L'armée se concentrant à l'ouest de Bourges nous sommes appelés à Saint-Florent.

17 DÉCEMBRE. — Séjour à Saint-Florent.

18 DÉCEMBRE. — Les services de santé sont concentrés à Bourges.

19 DÉCEMBRE. — Nous sommes chargés du service de l'ambulance des Carmes à Bourges.

20-31 DÉCEMBRE. — Service de l'ambulance des Carmes.

1er-2 JANVIER. — Nous recevons l'ordre de suivre le 15e corps dans son mouvement sur l'Est.

3 JANVIER. — Départ pour l'Est.

4-5 JANVIER. — Arrêt à Saint-Pierre, ravitaillement pour cette nouvelle campagne.

6-7 JANVIER. — Route de Saint-Pierre à Chagny.

8 JANVIER. — Nous traversons Dijon et nous atteignons Auxonne.

9 JANVIER. — Arrêt à Auxonne ; sur la voie ferrée 18 trains sont arrêtés en avant du nôtre.

10 JANVIER. — Le chemin de fer continuant à être encombré, nous débarquons nos voitures et nos chevaux.

11 JANVIER. — Nous nous dirigeons sur Besançon par voie de terre, étape à Vitreux.

12 JANVIER. — Arrivée à Besançon. — L'armée est dans la direction de Villersexel. On nous indique le château de Bournel, pour y établir une ambulance.

13 JANVIER. — Nous quittons Besançon et passons par Beaume-les-Dames ; nous faisons étape à Autechaux.

14 JANVIER. — Arrivée au château de Bournel. — Nous n'y trouvons que de grandes salles glaciales, pas même de paille. — Nos chirurgiens et leurs aides parcourent les villages environnants et y trouvent un petit nombre de blessés.

15 JANVIER. — Même occupation, le canon gronde en avant, nous gagnons Beaume-les-Dames.

16 JANVIER. — Marchant toujours au canon, nous arrivons à Bart et à Sainte-Suzanne (2 kil. de Montbéliard). On vient de se battre dans le village, la lutte continue en avant. Quelques blessés sont déjà recueillis dans diverses maisons ; les uns leur donnent des soins, tandis que les autres se portent sur le lieu de l'action.

17 JANVIER. — Les blessés nous sont arrivés pendant toute la soirée d'hier, le combat continue près de Montbéliard et dans la direction d'Héricourt. On nous amène de nouveaux blessés ; — ils sont recueillis dans l'usine de la famille Lépée.

18 JANVIER. — L'armée française n'ayant pu pénétrer jusqu'à Belfort, exécute un mouvement de retraite. Nous faisons évacuer sur l'Isle-sur-le-Doubs tous ceux des malades et blessés recueillis à Sainte-Suzanne et Bart qui peuvent supporter le voyage, etc.

19 JANVIER. — Les Prussiens continuant, depuis deux jours, à envoyer dans le village de Sainte-Suzanne des obus qui ont atteint plusieurs des maisons dans lesquelles sont logés des membres de l'ambulance, et qui menacent l'usine où sont réunis nos blessés, nous envoyons un des nôtres en parlementaire au commandant de Montbéliard, il promet de ne plus tirer sur nous.

20 JANVIER. — Le village de Sainte-Suzanne est occupé par l'armée allemande ; nous y restons pour continuer nos soins aux blessés ; les Allemands emmènent les leurs.

21 JANVIER. — Les salles bien aérées de l'usine de la famille Lépée sont occupées par 185 soldats français blessés ou gravement malades; nous portons des soins et des médicaments à ceux moins sérieusement atteints restés dans les villages environnants.

23-28 JANVIER. — Services des ambulances de Sainte-Suzanne et de Bart. — Visites dans les villages voisins.

29 JANVIER. — Nous songeons à rejoindre notre corps d'armée qui doit être toujours aux prises avec l'ennemi. — Pour cela nous commençons à confier nos blessés en voie de guérison aux habitants aisés de divers villages, sous la surveillance des médecins locaux.

30 JANVIER. — La conclusion de l'armistice nous faisant espérer de pouvoir entrer dans la place de Belfort qui doit avoir beaucoup de malades et de blessés, nous allons trouver le général Treskow à son quartier général pour être autorisés à y entrer. Nous apprenons que Belfort n'est pas compris dans l'armistice.

1er FÉVRIER. — Le commandant de Montbéliard ayant refusé de nous laisser prendre la route de Besançon, nous nous dirigeons avec son sauf-conduit par la Suisse, d'où nous espérons rejoindre notre corps d'armée par Pontarlier. — Entrée en Suisse par Porrentruy et Cornol.

2 FÉVRIER. — Étape à Saint-Braix après une ascension des plus pénibles dans le Jura couvert de neiges. — Nous apprenons l'entrée de la plus grande partie de l'armée de Bourbaki sur le territoire helvétique.

3 FÉVRIER. — Continuation de notre route par Seigne-Legier et les Bois.

4 FÉVRIER.—Arrivée à La Chaux-de-Fonds. — Nous nous mettons à la disposition du Président du comité de cette ville : il télégraphie aux Verrières et à Neufchâtel. — On répond que les secours organisés par la Suisse suffiront. — Nous recevons une feuille de route avec transport gratuit jusqu'à Genève. — On nous conduit le soir à Lausanne.

5 FÉVRIER. — Arrivée à Genève.

6 FÉVRIER. — La plus grande partie du personnel rentre en France.

7 FÉVRIER. — Départ du matériel et du reste du personnel.

8 FÉVRIER. — Rentrée à Moulins.

Le 7 janvier 1871, les membres de l'ambulance du Bourbonnais restés à Orléans après la prise de cette ville par l'armée allemande, et y ayant continué leurs services à la manutention militaire jusqu'au 20 décembre, sont rentrés à Moulins après avoir été obligés de passer par Etampes, Corbeil, Lagny, Strasbourg, Bâle et Genève. Ils ont pour la plupart rejoint leurs collègues de l'armée de l'Est.

Du 15 janvier au 28 mars 1871, l'hôpital provisoire de la Magdeleine, à Besançon, a été confié aux soins d'un détachement de l'ambulance du Bourbonnais, laissé par elle dans cette ville, lors de son passage.

Le nombre des malades ou blessés soignés par l'ambulance du Bourbonnais ou ses sections dans les diverses localités suivantes, sont :

Hôpital d'Aubigny	363
Orléans, manutention	790
Saint-Lyé	87
Aubigny, 2ᵉ séjour	339
Bourges, hôpital des Carmes	492
Sainte-Suzanne, Doubs	239
Besançon, hôpital	349
Total	2679

D'après le rapport très-étendu de M. le Dʳ Bruel (Léon), et une note de M. le Dʳ Mony, nous croyons pouvoir dire, sans l'affirmer, à cause de certaines répétitions, que l'ambulance et ses sections ont procédé aux opérations suivantes :

Amputations de bras	7	Amputations de cuisse		9
Résections du coude	3	—	de jambe	4
Amputations de l'avant-bras	2	—	partielle du pied	1
Désarticulations du poignet	1	—	doubles, bras et jambe	2
— de métacarpiens	2			

Observations.

Nous savions déjà que, dès le commencement de la guerre, quelques scrupules professionnels s'étaient élevés entre les chirurgiens de l'armée et les ambulances de la Société française de secours aux blessés.

Nous avions appris, qu'un certain nombre de chirurgiens militaires avaient vu, avec déplaisir, l'arrivée de collègues qui venaient dans l'intention de leur servir d'utiles auxiliaires, et non pas de rivaux, dans la lourde charge qui allait leur échoir.

L'illusion des chirurgiens militaires venait de cette satisfaction générale de l'armée française en elle-même, avant l'entrée en campagne, pouvaient-ils supposer que tous les services chirurgicaux et autres étaient installés pour suffire à tout et dans tous les cas ?

L'erreur n'a pas été de longue durée, l'insuffisance du service des ambulances de l'armée française a été démontrée dès les premiers jours.

Les ambulances militaires étaient peu nombreuses comme personnel, les ambulances civiles leur venaient en aide, et cependant, elles n'ont évidemment pas pu suffire, malgré l'empressement le plus complet, à donner des soins à tous ceux qui en avaient besoin.

Cela était prévu ; malgré les assertions de M. le général Dejean, ministre de la guerre, la même insuffisance avait eu lieu en Italie, et après Sadowa. Il devait en être encore ainsi, pendant la guerre de 1870-71.

L'ambulance bourbonnaise, sachant combien il importait au bien commun, de conserver la meilleure entente avec les chirurgiens militaires, a été au-devant d'eux. Nous nous sommes entendus ensemble, sur la meilleure façon de nous partager le service ; afin que nous puissions agir, de la manière la plus rapide et la plus utile, dans l'intérêt des malades et des blessés.

Il a été convenu avec eux, que provisoirement, nous leur servirions d'ambulance de seconde ligne, jusqu'à ce que l'armée se mette en marche, et que des combats d'une certaine importance soient livrés. Dans ce cas, toute l'ambulance bourbonnaise se tiendrait prête à se trouver sur le champ de bataille, si une action importante nécessitait la présence de tous ses membres, ou bien, l'ambulance se diviserait en deux parties, dont une seulement prête à agir sur le lieu du combat, et une autre restant en arrière. Cette dernière partie devait recevoir les malades et les soldats qui auraient des blessures légères, les soigner et les évacuer de façon à se trouver, le plus rapidement possible, en mesure de venir en aide aux chirurgiens militaires, soit que leur travail soit plus pressant, soit qu'ils se voient de nouveau obligés de suivre l'armée dans ses marches. — Dr BRUEL (Léon).

Ambulance volante girondine.

Cette ambulance a été fondée par M. Francis de Luze, mort à la Flèche, le 15 février 1871, victime de son dévouement.

Personnel médical.

M. le Dr DEMONS, chirurgien de l'hôpital Saint-André de Bordeaux.
M. le Dr LANDE, professeur à l'école de médecine de Bordeaux.

MM. DUSSUTOUR, aide-chirurgien.		MM. HARRÉGUY, aide-chirurgien.	
DESCOMPS,	id.	MARTINET,	id.
BOSSUET,	id.	PAGES,	id.
SABOURIN,	id.	DUCOURNEAU,	id.
COURRÉGELONGUE,	id.	MOMMÉJA,	id.
		BERTET,	id.

17 DÉCEMBRE. — Départ de Bordeaux avec 27 personnes, 8 voitures et 15 chevaux.

Bourges. L'ambulance est attachée provisoirement à la 3e division du 15e corps, en attendant le retour de l'ambulance militaire.

Mehun-sur-Yèvre. 384 entrés dont 2 blessés. Varioles, fièvres intermittentes, 5 décès.

Pour nous rendre à Tours, beaucoup de temps perdu ; il nous faut passer par Issoudun. 30 décembre, Châteauroux, Loches. Arrivée à Tours le 5 janvier.

6 JANVIER. — L'ambulance est envoyée à Château-Renault ; elle s'établit au château de la Boisnière. 67 entrés dont 7 blessés, 2 décès. L'ennemi déplace l'ambulance et la relègue dans les combles. On y fait une amputation partielle de la main et une désarticulation métacarpo-phalangienne du médius.

11 JANVIER. — Parigné-l'Évêque, où se trouvent 92 blessés, aux soins du Dr Fournier, de la localité, une section de l'ambulance y reste détachée.

26 FÉVRIER. — Changé, où sont 248 blessés ; le Mans, où sont 69 blessés. Total : 409.

Du 11 janvier au 26 février l'ambulance a dû faire les amputations suivantes :

Amputation de bras	1	Amputation de cuisse	8
Résection de l'épaule.	3	Résection du genou	2
Désarticulation de l'épaule.	1	Amputation de jambe	1
Résection du coude.	2	Résection du tibia	1
Amputation de l'avant-bras	3	— de l'astragale	1
— de doigts	8	Ligature de l'artère axillaire.	1

Ambulance irlandaise.

Nous regrettons beaucoup de n'avoir aucun rapport médical sur cette importante ambulance qui, composée de 16 chirurgiens et de 32 aides, est arrivée au Havre le 2 octobre 1870.

15 OCTOBRE. — Elle part pour Conches. — A Hécourt, elle donne des soins à 70 blessés qui sont transportés à Pacy et de là à Evreux. Il y a 1 amputation de bras et 1 de cuisse.

31 OCTOBRE. — L'ambulance se divise en deux sections : l'une, Dr Baxter, se rend à Châteaudun, l'autre, M. Bourse, directeur, suit les mouvements de l'armée du Nord.

Cette ambulance a recueilli beaucoup de malades isolés et donné ses soins dans les hôpitaux du Havre. La guerre terminée, les deux sections se réunissent au Havre où elles laissent tout le matériel non employé.

Ambulances volantes lyonnaises.

1ʳᵉ AMBULANCE VOLANTE.

M. le Dʳ OLLIER, chirurgien en chef. M. le Dʳ LAROYENNE, chirurgien en chef adjoint.

MM. BIANCHI, chirurgien.		MM. MARTY, aide-chirurgien.	
BRON,	id.	MASSOD,	id.
BRUCK,	id.	MAZADE.	id.
CHABALIER,	id.	REBATEL,	id.
FOCHIER,	id.	VINAY,	id.
KASTUS,	id.	AMANDRU, sous-aide.	
LAURE,	id.	BRESSE,	id.
LEVRAT,	id.	COURNIER,	id.
LORTET,	id.	DUCHAMP,	id.
PERNOT,	id.	LEMOINE,	id.
TRIPIER,	id.	MARTIN,	id.
VERNOIS,	id.	PALIARD,	id.
ARMAND, aide-chirurgien.		SERVIENSKI,	id.
CARTAZ,	id.	TIRANT,	id.
COUTAGNE,	id.	FAIVRE, aumônier.	
FAISANT,	id.	VILLION,	id.
LÉPINE,	id.	ASCHIMANN, pasteur.	

9 OCTOBRE. — Départ du palais de Saint-Pierre pour la gare de Perrache. — Montbéliard, Belfort, Saint-Loup-les-Luxeuil, Aillevilliers, Vesoul. 1 petite escouade se dirigeant sur Saint-Loup à la recherche de blessés est prise par l'ennemi à l'entrée du village de Conflans.

18 OCTOBRE. — Promesse de l'ennemi de laisser partir cette section pour Vesoul. Mais ce fut en vain; l'ordre est donné à cette section de suivre l'itinéraire suivant : Epinal, Raon-l'Etape, Schismick, Strasbourg, Kehl, Bâle.

Pendant cette séparation, l'ambulance a établi un hôpital temporaire de 200 lits au couvent de Saint-Ferréol. — Plusieurs amputations et résections. — 1056 malades et 300 blessés, aux ambulances de Saint-Ferréol et de Rioz.

Une section, Dʳ Bron, part de Besançon pour le champ de bataille de Cussey. 1 amputation partielle de la main. — Retraite de l'ambulance; elle s'établit provisoirement dans une maison près d'Auxon, où elle reçoit environ 100 blessés.

2 amputations de jambe.	1 résection du genou.
1 désarticulation tarso-métatarsienne.	2 amputations de cuisse.

Amputés et blessés sont évacués sur Besançon.

Après la prise de Dijon, retour de l'ambulance à Lyon, moins une section qui reste sous la direction du Dʳ Laure.

6 NOVEMBRE. — Une section dirigée par M. Bron part pour tâcher de se rendre à Belfort. Difficultés, menaces, marches et contremarches pendant 15 jours. — Retour à Lyon.

14 NOVEMBRE. — Le Dʳ Ollier se dirige vers Orléans par Nevers et Gien; il fait préparer environ 300 lits à Châtillon-sur-Loire et à Sully.

22 NOVEMBRE. — Il arrive à Bellegarde. Il reçoit successivement plus de 1000 blessés des combats de Ladon, Bois-Commun et Beaume-la-Rolande. Un grand nombre d'opérations de chirurgie. Amputations, résections, ligatures.

Le Dʳ Ollier établit une ambulance au château de Chicamour.

Une section (Dʳ Chabalier) avait été envoyée à Châteauneuf.

A la retraite précipitée de l'armée de la Loire, l'ambulance suit le quartier général du 20ᵉ corps, à Argent et à Bourges. Elle s'établit à Allogny et bientôt reçoit l'ordre de partir pour Besançon par Nevers et Chagny.

10 JANVIER. — L'ambulance se dirige vers Villersexel et s'établit à Rougemont. — Amputations de cuisse, de bras, d'avant-bras et de pied (partielles). Retour à Lyon.

« La gravité et la complication des événements militaires ainsi que le nombre de plus en plus considérable des blessés laissés sans secours rendaient indispensable la formation d'une nouvelle ambulance volante ».

2ᵉ AMBULANCE LYONNAISE, divisée en deux sections :

1ʳᵉ section.	2ᵉ section.
MM. les Dʳˢ GAYET, chirurgien en chef.	MM. les Dʳˢ DRON, chirurgien en chef.
DOYON, aide-chirurgien.	BASSET, chirurgien.
REY, id.	BRAVAIS, id.
GAUTHIER, id.	SCHAACK, id.
DE FINANCE, id.	COURBON, aide-chirurgien.
CHADEBEC, id.	DUIVON, id.
MORAT, id.	REBOUL, id.
PINET, id.	CHABOUX, sous-aide.
MORICE, id.	JALABERT, id.
NOACH, sous-aide.	ODIN, id.
REECH, id.	SELLERET. id.
FRANÇAIS, id.	OGERET, aumônier.
GUILLAUME, id.	OBERKAMPT, pasteur.
CELLARD A. id.	
CELLARD H. id.	
LABORÉ, aumônier.	
PICARD, pasteur.	

Première section.

26 OCTOBRE. — Départ de la 1ʳᵉ section, pour Dôle où Garibaldi réclamait des secours médicaux et où se trouvait déjà une ambulance de Saône-et-Loire. Elle ne veut pas faire un double emploi et se dirige par Dijon et Chagny, sur Gien où elle est attachée au 15ᵉ corps. Elle est envoyée à Blancafort en arrière d'Argent et d'Aubigny où campait l'armée de la Loire.

10 NOVEMBRE. — Elle suit l'armée qui se porte sur Coulmiers.

2 DÉCEMBRE. — Retour à Orléans. Le Dʳ Gayet reste à Orléans tandis que le Dʳ Dron suit l'armée.

Amputations de cuisse, de bras, de jambe, aux ambulances de la rue Bamier, de la gendarmerie et de la Pomme de pin.

Quatre jours après la reprise d'Orléans, le Dʳ Gayet trouva 180 blessés sans secours médicaux, dans une étable à moutons, où il fit 17 amputations de cuisse et de jambe, tous sont morts. Les blessés furent évacués sur Patay et sur Orléans.

Visite à Poupry. 2 résections de l'humérus, 8 amputations de cuisse, 2 amputations de jambe, 1 résection du corps du fémur, tous sont morts.

Le Dʳ Gayet est rappelé à Lyon pour le service de l'Hôtel-Dieu.

23 DÉCEMBRE. — Le Dʳ Doyon, qui remplace le Dʳ Gayet, quitte Orléans et se dirige sur Strasbourg et Bâle, laissant une section à Orléans, où quand cette section partit à son tour, le service resta aux soins du Dʳ Chipault, chirurgien de l'hôpital de cette ville.

Le Dʳ Doyon fait à Berne (Suisse) le service de l'ambulance de la caserne de cavalerie. 512 malades ou blessés, 54 décès.

Deuxième section.

25 NOVEMBRE. — Départ de la 2ᵉ section pour Orléans. Assiste au combat de Chambon. Plusieurs opérations. Les blessés ramenés à Orléans.

2 DÉCEMBRE. — Se porte sur le champ de bataille de Patay. S'établit dans une ferme de Terminiers où se pratiquent plusieurs amputations et résections. Évacuation des blessés sur Orléans.

Retour à Patay, 1 amputation de cuisse ; ce blessé est laissé aux soins d'une ambulance irlandaise.

6 DÉCEMBRE. — Arrivé à Vierzon ; quelques jours plus tard se dirige sur Bourges, où plus de 2,000 hommes sont soignés dans les bâtiments du manége, près de la gare.

4 JANVIER. — Les blessés et malades, 800 environ, sont évacués sur les hôpitaux du midi.

Départ pour Besançon pour rejoindre la 1re division du 15e corps. 11 jours de route avant d'entrer à Pontarlier où est le quartier général.

1er FÉVRIER. — Marche vers la Suisse ; là, renvoi à Lyon d'une partie du personnel. Retour du Dr Dron à Pontarlier. Ambulance du pensionnat et de la caserne des Douaniers.

20 FÉVRIER. — Retour à Lyon, après avoir laissé en Suisse une section pour soigner les Français à Sumiswald et à Signau, canton de Berne.

3e AMBULANCE VOLANTE LYONNAISE.

M. le Dr CHRISTOT, chirurgien en chef.

MM. BERNHEIM, chirurgien.	MM. CHAPUIS, sous-aide.
BURLET, id.	CHARRIN, id.
CHARRETON, id.	GIRERD, id.
FOCACHON, aide-chirurgien.	ROBERT, id.
LIQUIER, id.	CINQUANTIN, aumônier.
MATHELIN, id.	

Départ le 13 janvier pour Nuits. 250 blessés répartis dans 30 ambulances de la ville.

Il y avait eu à Nuits avant l'arrivée de l'ambulance 38 opérations pratiquées depuis l'arrivée. Épidémie de variole. Vaccinations et revaccinations.

21 JANVIER. — Départ de Nuits pour rejoindre le 24e corps auquel elle est attachée. Après difficultés insurmontables, l'ambulance revient à Dijon.

22 JANVIER. — Elle se rend sur le champ de bataille de Talan. Se dirige sur la ferme de Chanzy où est établie une grande ambulance prussienne et où se trouvent des blessés français.

23 JANVIER. — Elle relève les blessés restés sur le champ de bataille de Pouilly, tandis qu'une section est occupée à Dijon ; opérations.

2 FÉVRIER. — 233 malades ou blessés à Dijon. 24 opérations pratiquées par le Dr Christot. Le total des malades ou blessés à Dijon s'élève à 416 sur lesquels on compte 135 décès.

« Il a été facile au Dr Christot par suite des postes fixes qu'il a occupés de fournir une statistique exacte de ses blessés et de ses opérés, ce que n'ont malheureusement pu faire non plus les autres ambulances, obligées de suivre des corps d'armée qui se déplaçaient sans cesse.

70 opérations ont été pratiquées ; en voici le détail :

4 désarticulations de l'épaule.	16 amputations de cuisse.
5 amputations de bras ou avant-bras.	10 — de jambe.
10 résections (pour le membre supérieur).	8 résections (pour le membre inférieur).
1 désarticulation coxo-fémorale.	1 ligature de l'artère iliaque externe.
1 — du genou.	56

42 décès indiqués ; le rapport dit 22 guéris ?

Ces 56 opérations se répartissent sur 65 blessés dont 9 ont subi des opérations multiples.

Le rapport indique 70 opérations, en y comprenant probablement celles indiquées depuis le 23 janvier ?

Ambulance volante de Saône-et-Loire.

Dr LEY, délégué du Comité central.

M. le Dr POMJER, chirurgien en chef.

MM. DAVIOT, chirurgien.		MM. ADENOT, sous-aide.	
PETIT,	id.	GABUTEAU,	id.
LEROY DES BARRES,	id.	GACON,	id.
BOILLEREAUT, aide-chirurgien.		GRIVEAUD,	id.
LACOMME,	id.	DUPROIT fils, id.	
BERGEAUT,	id.	VAUGY,	id.
DESCHAMPS,	id.	GAMBUT, aumônier.	
ANDRÉ, sous-aide.		DUPROIT, pasteur.	
CANARD,	id.		

25 OCTOBRE. — Départ de Mâcon pour Dôle.

Chagny. Attachée au 20e corps. Ladon, Juranville, Beaune-la-Rolande, Bellegarde. Dans cette dernière localité, 500 blessés et 200 malades. — Amputations qui y sont faites :

Désarticulation de l'épaule.	1	*Report.*	14
Amputation de bras	6	Amputation partielle du pied	2
— de cuisse	4	Résection de l'humérus.	3
— de jambe	3	Résections sous-périostées	4
A reporter.	14	Total.	23

sans parler d'amputations ou de désarticulations de doigts, au nombre de 20.

5 DÉCEMBRE. — Départ de Bellegarde où reste une section qui sur 132 blessés pratique :

Amputation de bras	3	*Report.*	6
— de cuisse	2	Amputation partielle du pied	1
— de jambe	1		
A reporter.	6	Total	7

L'ambulance passe à Châteauneuf, Sully, Argent, Aubigny, Menetou-Salon.

10 DÉCEMBRE. — Bourges, Nevers, — Chagny, Rully.

4 JANVIER. — Retour à Mâcon où une partie du personnel prend du service dans les ambulances sédentaires.

Ambulance volante du Midi, Marseille-Montpellier.

Dr OLIVE, président.

M. le Dr SABATIER, chirurgien en chef, professeur agrégé à Montpellier.

MM. MÉNÉCIER, chirurgien administrateur.		MM. BÉCHAMP, sous-aide.	
COURT,	id.	AUBE,	id.
LEENHARDT,	id.	BARTHÉLEMY, id.	
MONNOYER, aide-chirurgien.		ESPANET,	id.
PAILLIÈRES,	id.	GAZAN,	id.
PIZOT,	id.	GIRARD,	id.
BOUILLAN,	id.	LAFLOUX,	id.
HÉRAIL,	id.	MERCIER,	id.
LASSALE,	id.	PETIT,	id.
SÈVE,	id.	ASTIER, aumônier.	
SALLE,	id.	CADIOT, pasteur.	

29 OCTOBRE. — Départ de Marseille pour rejoindre l'armée de l'Est.

Lyon, Fontaines-les-Châlons, au château de M. Berthod, Salle d'asile des filles.

14 NOVEMBRE. — L'ambulance est attachée à la 5e division du 20e corps, armée de la Loire.

I.   27

16 NOVEMBRE. — Autun, Nevers, Gien, à la suite de la division.

22 NOVEMBRE. — Auzouer, Chatenoy.

23 NOVEMBRE. — Bellegarde, champ de bataille de Ladon, avec 17 voitures de réquisition. Nous voyons le feu pour la première fois, mais bonne contenance, retour à Bellegarde, où 9 services de blessés et malades étaient organisés et bientôt remplis. Recherches très-actives des blessés. Evacuation de blessés sur Quiers. 561 entrés.

30 NOVEMBRE. — Division de l'ambulance en deux sections : l'une reste à Bellegarde pour soigner les blessés, l'autre suit la division à Combreux.

4 DÉCEMBRE. — Départ de Bellegarde. Châteauneuf, Cerdon, Bourges.

L'ambulance forme de nouveau deux sections : l'une suit le 20e corps à Dun-le-Roi, où elle organise un hôpital provisoire, malgré les difficultés opposées par le maire; l'autre descend par Nevers jusqu'à Fontaine.

27 DÉCEMBRE. — Départ pour Fontaine-les-Châlons où les deux sections se trouvent réunis. 22° — 0. — Épidémie de variole. Un de nos aides, meurt de la variole. — Ravitaillement à Marseille.

Villersexel et Sainte-Marie.

15 JANVIER. — Départ de Fontaine pour Besançon où nous arrivons le 18. Clerval, 300 varioleux. — Baume-les-Dames. Besançon. Ornans. Pontarlier, où nous sommes chargés de l'hôpital. 1100 malades, quelques-uns couchés à deux dans le même lit, d'autres sur la paille et dans les corridors. 21 amputations à l'Hôtel-Dieu et à l'ambulance Saint-Maur. 4,000 malades dans la maison des frères et au collège. Encombrement affreux, évacuation sur Aix et Chambéry.

1er FÉVRIER. — Les ambulances du Dr Ollier et du Dr Pamard sont arrivées.— Nous nous engageons avec l'armée dans le défilé des forts de Joux. — Verrières suisses. Neufchâtel où M. de Drée, vice-consul de France, nous fait l'accueil le plus gracieux et le plus empressé. L'ambulance s'établit à l'hospice des sœurs et chez les frères de la doctrine chrétienne. — L'administration fédérale procède avec une rapidité et une intelligence remarquables à la distribution et au cantonnement de tous les militaires dans les villes principales de la Suisse.

Retour de l'ambulance à Pontarlier; établissement d'une ambulance au fort de Joux; retour à Neufchâtel d'où nous partons le 3 mars pour arriver à Marseille le 7, après avoir établi 25 dépôts de malades et blessés, assisté à plusieurs combats et soigné 1100 blessés.

Résumé des services de l'ambulance du Midi à

Bellegarde (Loiret)	561	entrés.	Report.	657	
Cambreux.	17	—	Fontaine-les-Châlons . .	19	entrés.
Saint-Martin.	16	—	Pontarlier	1,829	—
Dun-le-Roi.	63	—	Isle-sur-le-Doubs	950	—
			Neufchâtel	83	—
A reporter.	657		Total.	3,519	

Blessures de guerre par régions et cause vulnérante.			Nature des maladies.	
Tête	Coups de feu.	29	Congélation.	610
Face	—	21	Rhumatisme.	269
Poitrine	—	37	Diarrhée, dyssenterie	560
Abdomen.	—	20	Fièvre catarrhale	237
Bassin	—	34	— intermittente. . . . . ,	49
Epaule.	—	46	— typhoïde.	30
Bras et avant-bras	—	115	Variole	138
Coude	—	7	Bronchite.	457
Poignet.	—	4	Pneumonie	44
A reporter.		213	A reporter.	2,294

Blessures de guerre.	Report.	213	Maladies.	Report.	2294
Mains et doigts	—	166	Pleurésie		43
Cuisse	—	158	Angine		17
Genou	—	10	Erysipèle		12
Jambe et pied	—	76	Œdème des jambes		33
Pied	—	44	Syphilis		29
Grandes articulations	—	30	Phthisie		16
Régions diverses (écl.d'obus)	—	176	Anémie		26
Fracture des os longs	—	31	Entorse		38
Luxations	—	5	Diverses		194
Coups de sabre	—	6	Hernie		31
Coups de lance	—	2			3,027
		917			

On compte un grand nombre d'amputations, de désarticulations et de résections.

Ambulance volante de Mulhouse.

M. le Dr ERHMANN, chirurgien en chef.

Cette ambulance a été attachée à la 2e division du 20e corps, qu'elle a rejoint le 18 décembre.

Elle a fait le service médical de cette division. — Villersexel, à la ferme Rullet, 40 blessés, une amputation de cuisse.

14 JANVIER. — Saulnot, 17 blessés. Une amputation de jambe et une résection de l'humérus sur le même blessé.

15 JANVIER. — Trémoins. 40 blessés d'Héricourt.

28 JANVIER à 20 FÉVRIER. — Ornans, séminaire, 363 blessés. Beaucoup d'autres entrés dont le nombre n'est pas complétement indiqué.

7 à 14 MARS.

Héricourt	120	blessés à l'hôpital et chez M. NOBLOT.			
Isle-sur-le-Doubs	50	—	Montbéliard	160	blessés.
Rougemont	11	—	Audincourt	100	—
Beaume-les-Dames	130	—	Blamont	4	—
Clerval	?	—	Delle	20	—

Ambulance volante de la Loire-Inférieure (Nantes).

Cette ambulance a été organisée pour accompagner les gardes nationaux mobilisés du département, devant faire partie de l'armée de Bretagne. Les organisateurs sont les Drs Malherbe, Patoureau, Letenneur, Viaud-Grand-Marais, Jouon, Lapeyre, Thoinnet et Raingeart.

Elle a été divisée en 3 sections :

1re section.	2e section.	3e section.
Drs RAINGEART.	Drs THOINNET.	Drs MERCIER.
MONTFORT.	MERCIER.	DAVID.
BONAMY.	BARTHÉLEMY.	RAUD.
CAILLETEAU.	RAVENEAU.	
L'abbé BRUNEAU, aumônier.	DE SAINTE-CROIX.	

18 NOVEMBRE. — Départ de Nantes pour se rendre au camp de Conlie où elle arrive le 21. Chaque section a un fourgon pour le matériel et un omnibus pour le transport des malades ou blessés.

Elle séjourne un mois au camp et reçoit environ 200 hommes malades ou ayant des excoriations aux pieds. Les plus malades ont été évacués sur les hôpitaux. — Epidémie de variole.

Première section.

Cette section part le 21 décembre avec la 2e légion de la Loire-Inférieure (Paimbœuf et Guérande), et arrive le 29 à Saint-Malo, où elle s'installe. — 45 malades.

12 JANVIER. — Le Mans. — 15, engagement à la porte d'Alençon. — 12 blessés. Départ dans la direction de Mayenne.

25 JANVIER. — Retour à Nantes.

Deuxième section.

24 NOVEMBRE. — Cette section devait suivre le bataillon de Nantes.

25 NOVEMBRE. — Établissement d'un hôpital provisoire près d'Yvré-l'Evêque. Deux des médecins sont requis comme chirurgiens dans l'armée régulière.

5 DÉCEMBRE. — Arrivée à Saint-Calais ; 8, Ville-aux-Clercs ; 11, Fréteval ; 12, Ecoman. — Ordre de retraite avec nos malades pendant la nuit.

14-17 DÉCEMBRE. — Les Bordeaux, près du château de Rougemont. Malades et blessés des affaires de Fréteval et de Morée.

18 DÉCEMBRE. — Nous allons à Morée et à Saint-Hilaire, chercher des blessés, tout en emmenant avec nous ceux des Bordeaux. — Nos provisions de bouche sont volées par les Prussiens. 300 malades ou blessés.

22 DÉCEMBRE. — Evacuation de 90 malades sur Chartres.

25 DÉCEMBRE. — Départ de Morée. 28, arrivée à Yvré-l'Evêque.

29 DÉCEMBRE à 4 JANVIER. — Ayant reçu l'ordre de partir pour Conlie afin de nous remettre en état de tenir campagne (nous avions perdu 3 chevaux et notre matériel était disloqué).

5 JANVIER. — L'ambulance rejoint la division et s'établit au Moulin de la Couture.

10 JANVIER. — Elle se rend à Fatine, par ordre, elle reçoit des malades et des blessés qui sont le jour même évacués sur le Mans.

11 JANVIER. — Nous étions établis dans une ferme entre Fatine et Champagné où nous recueillons quelques blessés.— Des hussards bleus viennent visiter l'ambulance et cherchent à emmener nos chevaux et nos voitures. Malgré nos protestations un de nos meilleurs chevaux nous est volé. — Retraite précipitée. A peu de distance nous rencontrons heureusement le corps Cathelineau, et le soir nous ramenons nos blessés au Mans.

12 JANVIER. — Un service nous est donné à l'établissement des jésuites de Sainte-Croix.

Les Prussiens envahissent l'établissement et nous volent chaque jour notre matériel, nos provisions, le fourrage, nos voitures, moins une très-lourde et nos chevaux.

18 JANVIER. — Départ pour Angers où nous apprenons que notre division se trouve entre Alençon et Laval. — Le Dr Mercier parvient à la rejoindre.

25 JANVIER. — Arrivée à Nantes.

Troisième section.

CAMP DE CONLIE. — Épidémie de variole, salles bientôt remplies. Du 4 décembre au 13 janvier ; 274 varioleux, 48 décès. Une nouvelle salle est ouverte pour les varioleux, 70 entrés, 15 décès. Du 20 décembre au 13 janvier, baraques 14 et 16. 103 entrés.

13 JANVIER. — Ordre de quitter le camp de Conlie ; notre matériel est dirigé sur Rennes où nous nous rendons aussi et où nous arrivons le 19.

28 JANVIER. — Ordre de nous rendre à Nantes.

Ambulance volante de Pont-l'Évêque (Calvados).

Sous la direction de M. Léon FÉRET.

M. le Dʳ BOILLET, chirurgien en chef.

CABIEU, aide-chirurgien.

Père FÉLIX, aumônier.

Tous les services gratuits, même ceux des cochers, 3 voitures et 6 chevaux.

4 DÉCEMBRE. — Départ pour le Mans, château du Loir. Tours. Encombrement de blessés, pansements à la gare.

8 DÉCEMBRE. — Château-Renault, Vendôme.

9 DÉCEMBRE. — Marchenoir.

10 DÉCEMBRE. — Saint-Laurent-des-Bois, Villermain village sur la ligne de combat. Nos voitures se remplissent de blessés pour la plupart de l'infanterie de marine. L'ambulance se replie sur Marolles, Marchenoir et Saint-Léonard. Évacuation des blessés sur Vendôme.

11 DÉCEMBRE. — Recherche des blessés sur le champ de bataille de la veille.

12 DÉCEMBRE. — Oucques, Viévy-le-Rayé, Ecoman, Moisy pour marcher vers Fréteval.

13 DÉCEMBRE. — Retraite de l'ambulance sur Cloyes. Recherches de blessés du côté de Saint-Hilaire.

15 DÉCEMBRE. — Combat. Obligation de rentrer à Cloyes. — Château de Montigny (duchesse de Mirepoix) qui est mis à notre disposition. Beaucoup de varioleux, beaucoup de vaccinations sont faites. Amputations, désarticulations, résections.

16 DÉCEMBRE. — Canonnade dans la direction de Morée. — A Saint-Hilaire, beaucoup de blessés, dans les maisons, les écoles et le presbytère. — Pendant la nuit, recherches des blessés sur le champ de bataille. 27 blessés conduits à Rougemont; retour à Saint-Hilaire à 2 heures du matin.

17 DÉCEMBRE. — Château de Montigny où nous amenons 6 blessés.

18 DÉCEMBRE. — Recherche de blessés, mais nous sommes arrêtés par les avant-postes prussiens.

19 DÉCEMBRE. — Vernouillé (petit village), où nous trouvons 9 blessés qui sont placés dans nos voitures et ramenés à Montigny. — Départ pour Saint-Hilaire, retour le soir à Montigny avec 14 blessés.

22 DÉCEMBRE. — Départ de Montigny pour Pont-l'Evêque, afin de nous ravitailler, et où nous arrivons le 26.

23 DÉCEMBRE. — Arrivée à Chartres, l'Aigle, Nonancourt.

6 JANVIER. — Nous reprenons le chemin de Montigny, par Saint-Calais, Sargé, — retraite, retour à Saint-Calais, que l'armée prussienne traverse le lendemain.

9 JANVIER. — Mondoubleau, Montigny, où nous arrivons le 10; beaucoup de blessés au château.

12 JANVIER. — Départ de Montigny pour gagner le Mans, par Vendôme.

13 JANVIER. — Château-Renault. — Retour forcé par lesPrussiens à Vendôme et de là à Montigny où nous arrivons le 15.

16 JANVIER. — Bonneval, Chartres, Dreux, Nonancourt. — Retour forcé par l'ennemi à Dreux.

21 JANVIER. — Évreux. Ordre prussien de partir pour Dreux avec défense de s'arrêter en route.

24 JANVIER. — Nous sommes internés à Dreux. La situation est intolérable, il en faut sortir à tout prix.

27 JANVIER. — Je mets de côté les insignes de la Société, insignes, qui depuis quelque temps, nous avaient attiré de nombreux désagréments de la part des Prussiens. Ils auront beau dire, beau écrire, il est parfaitement acquis à l'histoire que, dans nombre de circonstances, ils ont fait éprouver des vexations et des mauvais traitements aux membres de la Société de secours aux blessés sous pavillon français. — Départ de Dreux, l'Aigle, le Sap, Vimoutiers, Lisieux.

4 MARS. — Arrivée à Pont-l'Évêque.

Ambulance volante du Puy-de-Dôme.

Nous regrettons de ne pouvoir dire que deux mots de cette ambulance. Le rapport qui nous est communiqué est d'une écriture indéchiffrable; il est très-court et plus historique, comme itinéraire, que médical.

Nous présentons les noms suivants comme personnel attaché à l'ambulance sans pouvoir indiquer précisément à quel titre ?

MM. THIBAUD.	MM. GARDE.	MM. GRELLET.
PORTE.	CHARLES.	BERNARD.
VIALLIS.	CHANDELOUZE.	BESSON.
PYREIRE.	DUCROIX.	GAUTHIER.
FAYOLLE.	DE GEORGES.	CHARDON, aumônier.
POVRAT.	GIRARD.	

3 NOVEMBRE. — Départ de Clermont. Blois, la Chapelle Saint-Martin, château de Villetard.

12 NOVEMBRE. — Orléans. Varioleux nombreux. Meung, Neuville aux Bois. Orléans. Itinéraire indiqué par l'ennemi : Etampes, Château-Thierry, Epernay, Strasbourg, Bâle... De retour de l'armée de la Loire, l'ambulance repart le 23 janvier pour l'armée de l'Est. De Lyon elle se dirige en Suisse, Genève, Neuchâtel, Verrières.

6 FÉVRIER. — Départ du corps médical pour Clermont où il arrive le 14. Cette ambulance a inscrit les noms de 305 hommes soignés par elle.

Ambulance volante de Saint-Étienne (Loire).

Drs RIEMBAULT, KUHN et BERTRAND ?

26 NOVEMBRE. — Départ pour rejoindre l'armée de la Loire. L'ambulance est attachée au 18e corps.

27 NOVEMBRE. — Orléans. 29 novembre, Bellegarde, établissement de l'ambulance dans l'église. 152 entrés.

4 DÉCEMBRE. — Châteauneuf, Sully, Gien (château de Marcault). — 8, Vailly, Sancerre.

11 DÉCEMBRE. — Bourges. Service de 4 ambulances sédentaires. 160 entrés.

24 DÉCEMBRE. — Nevers. 26, le Creuzot, 130 entrés, malades venant de Chagny.

12 JANVIER. — Départ du Creuzot, pour Besançon où elle arrive le 15.

16 JANVIER. — Clerval. 400 malades ou blessés.

17 à 23 JANVIER. — 1404 blessés ou malades dont 63 varioleux. 65 décès. — Bâle.

Ambulance volante de la Haute-Vienne (Limoges).

M. le Dr RAYMONDAUD, chirurgien en chef.

MM. VOISIN, aide-major.	MM. MERLIN-LEMAS, sous-aide.
DESOURTEAUX, id.	CHEIZE, id.
JARY, id.	BRUNOY, id.
BEAUBRUN, sous-aide.	MATIVAT, aumônier.
DEMARTIAL, id.	

Cette ambulance a été organisée pour suivre les gardes mobiles de la Haute-Vienne, 71ᵉ, environ 8,000 hommes.

Elle avait 1 fourgon, 1 omnibus et une voiture légère.

23 NOVEMBRE. — Départ pour Orléans, où arrivés le lendemain, nous obtenons un ancien couvent des Petites Sœurs des Pauvres.

28 à 30 NOVEMBRE. — Arrivée de malades.

1ᵉʳ DÉCEMBRE.—Le camp de nos mobiles (Janvry) est levé sans que nous soyons prévenus. Nous partons à la recherche du 71ᵉ. — Saint-Péravy, Coinces, Sougy, où nous le trouvons.

2 DÉCEMBRE. — Terminiers. L'ambulance s'établit dans une grange et aussitôt des blessés nous arrivent.

Retraite sur Rouvray, où l'ambulance s'établit encore dans une grange.

3 DÉCEMBRE. — Exploration du champ de bataille. Patay, Saint-Peravy, Orléans.

4 DÉCEMBRE.—La Ferté-Saint-Aubin, la Motte Beuvron.—7, Vierzon. Accident de chemin de fer en avant du tunnel de l'Alouette. 3 tués. Plusieurs blessés. 2 amputations de cuisse, 1 de jambe, 1 des deux jambes,

8 DÉCEMBRE. — Issoudun. Buzançais, Châtillon, Loches, Cormery.

14 DÉCEMBRE.—Tours. Château-Renault, Montoire.—15, départ pour Vendôme.— Obstacle, encombrement, retour à Montoire, la Chartre, Pontlieue. —Etablissement de l'ambulance à la villa Girard. 80 blessés.

28 DÉCEMBRE. — Chahaignes. Infirmerie insalubre; nettoyage et renouvellement de la paille.

1ᵉʳ JANVIER. — Les Ermites, par ordre à la suite d'une colonne. — 2, Chemillé. — 3, retour aux Ermites.

Authon, plusieurs amputations et désarticulations, château du Frêne, Villechauve.

6 JANVIER. — Villeporcher. 1 amputation de cuisse. Mort de suite.

Château-Renault, le Boulay, Authon.—Un uhlan est apporté à l'ambulance, il a 19 coups de sabre sur la tête et 3 coups de baïonnette dans le dos; il avait été blessé à Laverdun.

17 JANVIER. — Château-Renault. 1 amputation du bras. — Visite à l'ambulance de la Chauvinière, Dʳ Loreau. — Plusieurs opérations.

23 JANVIER. — Départ de Château-Renault. — Vendôme, Saint-Calais.

25 JANVIER.—Ardenay. 26, le Mans. 31, Foulletourte, la Flèche, Angers, Laval, Château-Gontier, Châtellerault, Limoges.

Ambulance volante privée.

Une petite ambulance sur laquelle nous n'avons que quelques renseignements incomplets était composée de MM. les Dʳˢ Billet et Lagrelette.

Cette ambulance était le 18 août à Verdun, de là à Etain, Saint-Privat et elle s'est installée à Montigny-Lagrange. Si nous en rapportons à une note qui la concerne, cette ambulance aurait fait dans cette localité ou pendant la campagne :

2 désarticulations coxo-fémorales,	2 résections du genou,
3 désarticulations scapulo-humérales,	33 amputations de bras, cuisse ou de jambe.

Elle se serait trouvée dans le mois de septembre à Dun-sur-Meuse, le 14 à Stenay, Beaumont. Le 17, à Namur, puis à Rouen et enfin à Paris.

Il nous resterait à parler de quelques petites ambulances volantes organisées dans les arrondissements de Paris pour suivre les bataillons de la garde mobile ou pour porter des secours pendant les sorties de Paris; mais les renseignements nous font défaut, nous avons cependant un petit rapport concernant le 5e bataillon de la garde mobile, dont M. le Dr Fiaux était l'aide-major; laissons-le parler :

« Nous sommes en présence d'un grand nombre de jeunes gens, trop brusquement arrachés à leurs habitudes, des boiteux, des estropiés, des idiots et beaucoup d'hommes d'une constitution misérable ; cela est dû à la hâte de la formation du bataillon du 5e arrondissement. Plus tard, il a fallu renvoyer ces non-valeurs.

31 JUILLET. — Camp de Châlons, près du grand Mourmelon. Mauvaise distribution des vivres ; indiscipline, démonstrations violentes.

11 à 15 AOUT. — Distribution de fusils. Renvoi de plusieurs phthisiques. Mauvais vin chez les cantinières et dans les cabarets; eau mauvaise, lourde. Beaucoup de diarrhées. — Prostitution non surveillée, beaucoup de vénériens.

17 AOUT. — Départ pour Saint-Maur. Les gardes mobiles de la Seine qui, dit-on, figuraient sur les rôles du contingent pour 41,000 hommes, ne présentaient plus dans les premiers jours de septembre qu'environ 14,000 hommes. Cela s'explique par le grand nombre de ceux qui ont trouvé le moyen de se retirer à la dérobée. Toutes les réclamations à ce sujet ont été inutiles.

8 SEPTEMBRE. — Arrivée au fort d'Issy. Travaux de terrassement, grand'gardes. Reconnaissances.

13 OCTOBRE. — Affaire de Bagneux. Le bataillon occupe l'entrée du bois de Clamart. 1 amputation de cuisse.

Malades envoyés aux hôpitaux :

A Châlons, du 1er au 17 août.   43
A Saint-Maur, du 18 août au 7 septembre.   21
Au fort d'Issy, du 8 septembre à janvier   165
A Malakof et Montrouge en janvier   62
Le bataillon compte : 11 tués, 14 blessés, 2 disparus.

Ambulance volante du VIe arrondissement.

Dr Duchaussoy. Cette ambulance s'est portée, le 23 septembre, à Villejuif et, le 30, à l'Hay et Chevilly où elle a fait un bon nombre de pansements sur place.

Ambulances sédentaires de Paris.

Les premiers jours du mois d'octobre virent se constituer un assez grand nombre d'ambulances privées... Le gouverneur de Paris en réglementa le fonctionnement par arrêté du 20 octobre, portant institution d'une commission supérieure des ambulances :

« Considérant qu'il importe d'assujettir à une surveillance et à des règles communes les différentes ambulances publiques ou privées organisées pour le service des blessés ; afin de fortifier par une sage concentration, les moyens de toute nature que le zèle administratif et le patriotisme des citoyens ont mis à la disposition des défenseurs de Paris, ARRÊTE :

Art. 1er. Il est institué une commission supérieure d'inspection du service des blessés civils et militaires de l'armée de Paris.

Art. 2. Cette commission est ainsi composée :

MM. JULES FERRY, membre du Gouvernement de la défense nationale, *président;*
    BÉHIER, médecin de l'Hôtel-Dieu ;
    BROCA, professeur à la Faculté de médecine ;
    CHAMPOUILLON, médecin en chef de la garde mobile ;
    CHENU, directeur général des ambulances de la Société de secours aux blessés ;
    GUYON, chirurgien des hôpitaux ;
    LABBÉ, chirurgien des hôpitaux ;
    LARREY, président du conseil de santé de l'armée ;
    WOLFF, intendant général ;
    WORMS (Jules), médecin, secrétaire de la commission.

Cette commission supérieure a cherché à établir un peu d'ordre dans les ambulances, mais elle a été souvent impuissante. Elle a refusé la continuation comme chef d'un service de chirurgie à des spécialistes qui ont pu croire que le directeur général des ambulances avait pris seul les décisions qu'il a dû mettre à exécution avec tous les ménagements possibles pour la susceptibilité de ceux qui ont été l'objet de cette mesure.

On a formé dans Paris dix groupes d'ambulances dépendants chacun d'un hôpital répartiteur ainsi qu'il suit :

1er groupe.	Hôpital Saint-Antoine,	répartiteur.	118 ambulances.	2,279 lits.
2e —	—	Saint-Louis,	—	76 —	967 —
3e —	—	Saint-Martin,	—	111 —	1,674 —
4e —	—	Lariboisière,	—	262 —	4,321 —
5e —	—	Beaujon,	—	273 —	3,393 —
6e —	—	Gros-Caillou,	—	128 —	2,867 —
7e —	—	Necker,	—	86 —	2,142 —
8e —	—	Val-de-Grâce,	—	101 —	2,931 —
9e —	—	Pitié,	—	60 —	1,909 —
10e —	—	Hôtel-Dieu,	—	104 —	1,504 —
				1,319	23,987

La charité et le désir de secourir nos malheureux blessés ont fait offrir un plus grand nombre de lits, mais après scrupuleuse inspection, on a dû refuser quelques ambulances qui étaient à des étages trop élevés ou ne réunissaient pas les conditions hygiéniques indispensables.

« Tandis que nos soldats rivalisent de courageuse tenacité et sont prêts à mourir pour le salut du pays, Paris, comprenant les saints devoirs que lui impose une situation terrible, s'est transformé d'une façon soudaine, merveilleuse et touchante. Plus de toilettes, plus de fêtes, plus de pensées frivoles !

I.   28

« Nul ne se laisse abattre par les épreuves incessantes. Chacun, au contraire, tient à honneur d'affirmer son patriotisme autrement que par des paroles, et maintenant, à toute heure, dans cette grande ville naguère si éprise des plaisirs bruyants, il se passe des choses émouvantes qui consolent et fortifient. On éprouve sans cesse et partout le besoin impérieux de se rendre utile : jeunes et vieux, riches et pauvres, tout le monde veut contribuer à la défense nationale. — Aussi les ambulances s'ouvrent comme par miracle et se soutiennent de même, malgré les difficultés de la vie matérielle ; dans tous les quartiers on en improvise sans relâche, avec un ardent désir de venir en aide, le plus possible, aux héros qui tombent en combattant pour la patrie. » — M. Piedagnel a publié une revue intéressante des ambulances de Paris et pour les détails historiques dans lesquels il nous serait difficile d'entrer, nous renvoyons à cet ouvrage et à celui de M. le major Sarrepont (*Histoire de la défense de Paris*).

Il nous faudrait plusieurs volumes de plus pour donner l'histoire, même abrégée des 1319 ambulances autorisées à Paris, et des milliers d'ambulances des départements, et cela n'aurait qu'un intérêt historique, aussi avons-nous cru devoir nous abstenir ; la Société française de secours aux blessés a déjà d'ailleurs publié un volume indiquant par groupe de répartition l'adresse de ces ambulances, et le nom de leurs fondateurs ainsi que le nombre de lits que chacune contenait. Les unes très-importantes se distinguaient par l'habileté bien connue des chirurgiens qui avaient offert leurs services, et l'aménagement des salles ; elles étaient affectées aux blessures graves ; dans les autres, on ne devait recevoir que les blessures légères ; d'autres enfin étaient destinées aux malades et quelques-unes aux convalescents. Dans le commencement du siège, toutes les ambulances voulaient avoir à soigner de graves blessures, mais bientôt on y renonça ; la gravité des lésions fit ouvrir les yeux et en présence de l'imminence du danger, l'on se vit obligé de demander l'évacuation d'un assez grand nombre de blessés sur les grands centres hospitaliers. C'est ainsi que dans les premiers jours d'octobre, et, pour ne citer qu'un exemple ; l'ambulance du Palais de l'industrie a reçu 17 blessés *in extremis*, que des complications non combattues en temps opportun vouaient à une mort aussi certaine que très-prochaine.

Les médecins et les directeurs des ambulances de Paris et de toute la France pourront trouver dans ce travail le nom de la plupart des blessés gravement atteints et des malades survivants qu'ils ont soignés, s'ils ont conservé la minute ou la copie des états nominatifs qui m'ont été communiqués avec tant de bienveillance non-seulement pour Paris, mais aussi pour la France, la Suisse, la Belgique et même la Prusse.

Nous citerons cependant quelques-unes des ambulances les plus importantes de Paris soit par le nombre des blessés soignés, soit par leur bonne organisation.

Ambulances.

De la Presse.
Américaine.
Municipales.
Ecoles des frères.
Sœurs des pauvres.
Hôpital Rotschild.
Collége Chaptal.
Ecoles protestantes.
Collége Stanislas.
Sourds-muets.
Jeunes aveugles.
Saint-Joseph de Cluny.
Des presbytères.
Conseil d'Etat.
Ministère des affaires étrangères.
— de la guerre.
— de la marine.

Grand Orient.
Richard Wallace.
Palais-Royal.
Théâtre de la Porte-Saint-Martin.
— Français.
— des Variétés.
— Italien.
— de l'Odéon.
— du Châtelet.
Compagnie du gaz.
Messageries nationales.
Palais de Justice.
Des ponts et chaussées.
Lemarrois.
d'Eichthal.
Crédit foncier.
Crédit mobilier.

Ambulances (suite).

Comptes courants.
des Beaux-Arts.
Bretonne.
Passage Saint-Pierre.
Chemin de fer du Nord.
— de l'Ouest.
— de Lyon.
— de l'Est.

Chemin de fer d'Orléans.
Autriche-Hongrie.
Palais de l'Industrie.
Grand Hôtel.
Cours-la-Reine.
Corps Législatif.
Tuileries.

Un des faits à citer serait la guérison de deux cas de tétanos à l'ambulance du passage Saint-Pierre, suivis de guérison par l'emploi de l'éther en lotions continues, sous la direction du Dr Girault?

Il y avait aussi de nombreuses ambulances de rempart organisées pour donner les premiers soins aux blessés venant des forts et à ceux de l'enceinte.

Nous ne nous occuperons non plus des nombreuses ambulances sédentaires des départements qu'autant que les rapports qui nous ont été communiqués présenteront de l'intérêt au point de vue médico-chirurgical ou au point de vue de la multiplicité des secours ou des faits à signaler. Partout, en France, dans les plus humbles villages comme dans les châteaux et les villes, on a voulu secourir nos braves blessés et nos malheureux malades, et l'on a donné des exemples qui laisseront de profonds souvenirs. Nous n'hésiterions cependant pas à citer les actes de patriotisme et de charité pendant cette désastreuse guerre, s'il était nécessaire d'entretenir ou de stimuler des sentiments qui, après six mois de courageuses et constantes manifestations, se recueillent en ce moment pour se réveiller tout naturellement au premier signal.

Nous devons dire que beaucoup de rapports sont plus administratifs que médicaux ; la question financière a trop souvent dominé ou même remplacé la question médicale qui nous occupe exclusivement. Quelques-uns de ces rapports ne manquent pas de signaler le nombre de journées de présence aux ambulances, mais ils oublient de parler de la nature des maladies et des blessures qui pouvaient attirer l'attention scientifique.

STRASBOURG.

Aussitôt que la déclaration de la guerre fut connue, plusieurs comités se formèrent spontanément et simultanément pour secourir les blessés et recueillir les dons en argent et en nature que chacun s'empressa de faire. L'unité de direction si indispensable pour la bonne exécution fit d'abord défaut par excès de zèle, mais bientôt l'unité se fit par la fusion de toutes les initiatives. Des délégués du Comité central de Paris arrivèrent en Alsace : les uns donnèrent des conseils, un autre, M. de Billy, fut chargé de porter à Strasbourg 100,000 fr. qu'envoyait à cette malheureuse cité le Comité central de la Société française de secours aux blessés.

Pendant ce temps, des comités de dames s'occupaient de l'approvisionnement de la lingerie, on prépara du linge, des compresses, de la charpie, des bandes, etc.

« Cependant, qu'il nous soit permis d'exprimer notre étonnement et notre profond regret de n'avoir pas rencontré tout d'abord dans l'administration locale tout ce que la Société de secours aux blessés était en droit d'en attendre. » Quoi qu'il en soit, le Comité de Strasbourg fut établi et fonctionna dans un des grands hôtels de la ville.

La place avait un approvisionnement insuffisant de projectiles et son organisation défensive était incomplète. Sa garnison d'abord très-faible s'était augmentée successivement par l'arrivée des hommes qui s'y réfugiaient. Elle a compté 11,000 hommes d'infanterie, d'artillerie, gendarmes, douaniers, etc., et 449 officiers ; il y avait en outre 3,466 gardes nationaux sédentaires et 96 officiers.

Du 5 au 15 août, douze ambulances volantes, auxquelles 34 médecins étaient attachés, ont été dirigées sur Woerth, Frœschwiller, Elsasshausen, Soultz-sous-Forêts, Sparsbach, Langensoultzbach, etc., et plus tard, une 13e ambulance partit de Strasbourg sous la direction du Dr Gass pour rejoindre l'armée de la Loire, où elle fut attachée à la division de cavalerie du 21e corps.

Nous avons donné à peu près jour par jour dans les faits principaux de la campagne ce qui s'est passé dans la ville assiégée, et les sorties qui ont été faites, mais nous croyons cependant devoir signaler le fait douloureux suivant :

Le 18 août le bombardement, commencé le 15, reprend à 9 heures du soir. — Vaste incendie au faubourg National. — Un obus tombe sur un pensionnat pendant que les jeunes filles étaient à la prière. Cinq sont tuées, une meurt en deux heures, six sont transportées à l'ambulance du petit séminaire, trois sont amputées de la jambe et une de la cuisse.

Nous ne pouvons oublier la noble démarche faite par le gouvernement fédéral suisse auprès de l'armée allemande le 11 septembre en faveur des femmes, des enfants et des vieillards inutiles à la défense ; et nous reproduisons, avec la lettre du Président de la confédération suisse, la réponse du maire de Strasbourg.

Lettre de M. le Président de la Confédération helvétique à M. Humann, maire de Strasbourg.

MONSIEUR LE MAIRE,

« Il vient de se former en Suisse une société qui s'est donné pour mission de procurer à la ville de Strasbourg, si cruellement éprouvée, et à laquelle se rattachent pour la confédération tant de beaux souvenirs historiques, l'aide et le secours que permettent les circonstances ; la société désire surtout préparer un asile, sur le territoire neutre de la Suisse, aux habitants auxquels la sortie de la ville sera permise, notamment aux femmes, enfants, et en général aux personnes hors d'état de se défendre.

« Pour atteindre ce but aussitôt que possible, la société a résolu de nommer une délégation spéciale, composée de MM. le Dʳ Romer, président de la commune de Zurich, le colonel de Büren, président de la commune de Berne, et le secrétaire d'Etat, Dʳ Bischoff, de Bâle, en la chargeant de se mettre en relation, tant avec Son Excellence M. le général de Werder, qu'avec les autorités compétentes de Strasbourg, et d'entamer les négociations nécessaires pour la réussite et l'accélération de l'œuvre d'humanité dont il s'agit. Eu égard au caractère de cette mission, le conseil fédéral n'hésite pas, Monsieur le maire, à recommander cette députation à votre bienveillant accueil, en vous priant de la mettre, autant que possible, en rapport avec les personnes de votre ville dont la coopération serait de nature à assurer la réalisation du projet en question. En même temps, le conseil fédéral suisse saisit cette occasion pour vous offrir, Monsieur le maire, l'assurance de sa considération distinguée. »

Au nom du conseil fédéral suisse,

Le Président de la confédération,
Dubs.

Berne, le 7 septembre 1870.

La députation arrive le 11 à Strasbourg ; le maire et le conseil municipal vont la recevoir, et, à la rencontre, le maire lui adresse l'expression de sa reconnaissance en ces termes :

MESSIEURS,

« L'humanité, la charité chrétienne vous amènent au milieu d'une ville ravagée au nom d'un prétendu droit de guerre. Soyez les bienvenus et recevez l'expression de notre profonde reconnaissance. Bien des souvenirs historiques nous rattachent à vous, vous venez les resserrer encore, et nous trouvons toujours des amis dans les nobles citoyens de la république helvétique, qui, jadis, étaient les alliés de Strasbourg, et qui, sous nos rois, n'ont jamais cessé d'être avec la France dans les termes d'une étroite alliance.

« Oui, Messieurs, soyez les bienvenus, dans ces jours si douloureux pour notre cité ; vous qui venez sauver des femmes, des enfants et des vieillards, que n'avaient pu soustraire aux horreurs de la guerre, ni le général gouverneur de la place, ni l'évêque du diocèse. Rapportez à l'Europe le spectacle dont vous allez être témoins dans nos murs ; dites ce qu'est la guerre au xixᵉ siècle ! Ce n'est plus contre les remparts, contre les soldats que le feu est dirigé ; c'est contre les populations qu'elle se fait ; ce sont des femmes et des enfants qui en sont les principales victimes. Nos remparts, vous l'avez vu, sont intacts, mais nos demeures sont incendiées. Nos églises, monuments séculaires et historiques, sont indignement mutilées ou détruites, et notre admirable bibliothèque est à jamais anéantie.

« La conscience de l'Europe du xix⁰ siècle admettra-t-elle que la civilisation recule à ce point de vandalisme, et que nous retombions sous l'empire des codes de la barbarie !

« Vous pourrez dire tout cela à l'Europe ; mais dites également que ces cruautés, ces dévastations, ces actes renouvelés des musulmans et des barbares sont inutiles, qu'ils n'ont point dompté nos courages, et que nous avons toujours été ce que nous voulons rester toujours, de courageux et fermes Français, et, comme vous, Messieurs, des citoyens dévoués et fidèles à la patrie. »

On pourrait comprendre que des sauvages préludent à l'attaque d'une ville par la destruction de sa population civile, mais c'est tellement barbare que ce crime n'est point entré dans les usages déjà si terribles de la guerre ; et, si c'est d'après les principes d'une école nouvelle allemande, il faut avouer que nous ne sommes pas loin des empoisonnements, des bûchers et des tortures de l'inquisition.

« Ne pouvant pas entrer dans la forteresse comme on entre dans un moulin, le général de Werder somma la ville de se rendre sous menace de bombardement. On lui répondit qu'on se défendrait et on le pria de laisser sortir les femmes et les enfants. Il refusa en déclarant que la présence des femmes et des enfants était un élément de faiblesse pour l'assiégé et qu'il n'entendait pas *l'en priver*. Les femmes et les enfants restèrent. — Mgr l'évêque se rendit au quartier général pour intercéder au nom de la religion et demander que l'on tirât sur les remparts et que l'on épargnât les maisons particulières. On ne voulut pas le recevoir ; et plus tard, M. de Werder fit savoir que si la ville était prise d'assaut, elle serait livrée au pillage et à une plus grosse infamie que la mort, le viol des femmes.

« Le bombardement eut lieu et dura quatre semaines sans interruption. Les obus prussiens incendièrent la Bibliothèque, une des gloires de l'Europe savante, la cathédrale, chef d'œuvre de l'art gothique, le théâtre où s'étaient réfugiés les gens sans abri, l'église de l'hôpital civil. Trois faubourgs furent détruits, et pendant que la ville périssait ainsi, les murs de la forteresse étaient intacts ; et pendant que les enfants agonisaient de tous les côtés, il y avait à peine quelques soldats blessés sur les remparts. Le fait est que la population civile sans bouger des maisons a, d'après l'état que nous donnons plus loin, perdu proportionnellement autant que l'armée qui faisait des sorties et restait aux points de la défense exposés au feu de l'assaillant.

« Le bombardement de Strasbourg tel qu'il s'est fait a été une grosse faute du gouvernement prussien ; au point de vue militaire, il a été absolument inutile ; la ville devait succomber à la famine ; au point de vue politique, il a creusé un abîme entre l'Allemagne et l'Alsace.

« Ah ! la triste gloire en vérité dont s'enrichit cette nuit de bombardement, l'histoire de la savante Allemagne ! et comme les petits-fils des vainqueurs se sentiront fiers un jour de conter à leurs enfants les hauts faits de leurs aïeux. Toutes les richesses de la science sont pendant des siècles rassemblées à Strasbourg et confiées à la garde des générations futures : — et puis pendant une nuit, un général prussien donne l'ordre à ses artilleurs de brûler tout cela, et tout cela brûle. — Ce général prussien est-il moins barbare que ce trop fameux Omar lorsqu'il mit le feu à la bibliothèque d'Alexandrie ; ce sauvage avait au moins l'excuse de sa religion, son ignorance et son époque. Qu'on ne vienne pas nous dire que les obus prussiens tombèrent au hasard dans l'obscurité de la ville, que cet incendie fut un accident dont la responsabilité ne peut tomber sur personne. Non. L'artillerie prussienne, pendant tout le siége de Strasbourg, a choisi au milieu de la ville tous les édifices qu'elle devait incendier.

Elle a brûlé sans se tromper, le tribunal, au milieu d'un pâté de maisons, la préfecture, l'hôtel-de-ville, la gare, l'arsenal, les casernes. Elle a bombardé à heures fixes, au moment où les conseillers municipaux entraient en séance, les salles où ils se réunissaient, à la mairie d'abord, à l'hôtel du commerce ensuite. Elle a jeté un obus à la porte de l'église Saint-Thomas, au moment précis, désigné par les journaux de Strasbourg, où un service religieux devait avoir lieu ; et le lendemain, à la même heure, elle a lancé un second obus dans la nef du temple. Elle a fait mieux encore ! avec une justesse de tir qui fera l'admiration des siècles à venir, elle a enlevé coup sur coup les clochetons qui entouraient l'étranglement de la flèche de la cathédrale, et, au bout de trois coups, elle a brisé et courbé la croix qui couronne le monument d'Ervin de Steinbach ! »

Journal du siége de Strasbourg.

7 AOUT. — La ville de Strasbourg est déclarée en état de siége.

8 AOUT. — De nombreux campagnards des villages menacés par l'ennemi viennent se réfugier à Strasbourg avec des provisions et des bestiaux.

Un officier allemand somme la place de se rendre. Refus immédiat.

10 AOUT. — Un train-poste de Paris, arrive par la ligne de Paris-Mulhouse.

12 AOUT. — Une division badoise occupe les villages autour de la ville. A Kœnigshoffen, la voie ferrée et les lignes télégraphiques sont coupées.

L'ennemi est en force partout : à Schiltigheim, Bischeim, Oberhausbergen, Mittelhausbergen, Niederhausbergen, Eckbolsheim, Kœnigshoffen.

Quelques rencontres d'avant-gardes, et particulièrement devant la cimetière Sainte-Hélène et près du couvent Saint-Charles. L'ennemi est repoussé.

24 wagons du chemin de fer (les rotondes) sont incendiés par les Badois.

13-14 AOUT. — Un obus venant d'une batterie de Hausbergen tombe dans la rue du Marais-Vert, d'autres obus tombent dans plusieurs quartiers.

Les Badois occupent le village de la Robertsau. Une reconnaissance française s'y porte, mais pas d'engagement sérieux. — Le gaz est remplacé pour l'éclairage de la ville par des lanternes qui font *mieux voir l'obscurité*.

15 AOUT. — Vers 11 heures, bombardement jusqu'à minuit, beaucoup de maisons sont atteintes.

16 AOUT. — Reconnaissance commandée par le colonel Fiévet, sortie par les portes de l'hôpital et d'Austerlitz pour se diriger sur le Neuhof et Illkirch ; le colonel Fiévet est grièvement blessé à la jambe et il succombera à sa blessure le 1er septembre.

Des postes sont établis dans plusieurs quartiers pour les incendies.

Formation d'une compagnie de francs-tireurs.

17 AOUT. — Destruction des bâtiments qui gênent le feu de la place.

Engagement près du Bon-Pasteur par une reconnaissance du 18e de ligne. 7 blessés.

18 AOUT. — Destruction de la brasserie de Schiltigheim. Engagement assez vif. 6 tués et 20 blessés. — A 9 heures du soir le bombardement recommence. Incendie du faubourg National, pertes assez considérables. Beaucoup d'obus tombent dans divers quartiers et causent de grands désastres.

19 AOUT. — Continuation du bombardement (la citadelle). Tentative de surprise par l'ennemi du petit fort du Paté en avant de la Porte nationale.

20 AOUT. — Un capitaine envoyé en parlementaire au quartier général ennemi, rentrait dans la place au galop de son cheval et suivi d'un trompette tandis que d'après les règlements, il devait revenir au pas ; ils sont blessés tous deux et transportés en ville.

21 AOUT. — Destruction de maisons dont profitait l'ennemi dans le voisinage de la porte d'Austerlitz.

Les cimetières Sainte-Hélène, Saint-Gall et Saint-Urbain ne pouvant servir en ce moment, les inhumations se feront provisoirement au jardin botanique.

22 AOUT. — Nouvelle sommation de rendre la place sous menace d'un bombardement régulier. — Refus.

23 AOUT. — Bombardement furieux. Tous les quartiers sont atteints. La citadelle est criblée de projectiles.

24 AOUT. — Petit engagement avec l'ennemi aux abords de la porte de Saverne par un détachement de douaniers qui font plusieurs prisonniers ramenés dans la place.

Bombardement pendant toute la nuit, nombreux incendies partout. Le Temple neuf, la bibliothèque, le musée de peinture, tout est en feu.

25 AOUT. — L'évêque, Monseigneur Raess veut tenter une démarche auprès du grand duc de Bade qui était à Mundolsheim, mais il ne peut parvenir jusqu'à lui.

L'incendie continue avec le bombardement; la gare du chemin de fer, la mairie, la préfecture, la direction de l'artillerie brûlent; des centaines de familles se trouvent sans asile.

26 AOUT. — Le Faubourg national déjà en partie détruit est de nouveau en feu. Le Marais-Kageneck, quartier populeux est réduit en cendres; la cour Marbach est dévorée en quelques heures.

27 AOUT. — Incendie du Palais de justice; toutes ses archives sont la proie des flammes.

Des postes de secours pour les blessés sont établis : à l'hôpital militaire, au palais impérial, au lycée, aux grand et petit séminaires, au séminaire protestant et à l'ancienne fonderie du Broglie.

28 AOUT. — Continuation du bombardement. Un détachement ennemi s'approche du côté de la porte de Saverne; il est repoussé.

29 AOUT. — Une commission municipale est instituée en remplacement du conseil municipal dissous.

30 AOUT. — Les remparts commencent seulement à recevoir des projectiles ennemis.

31 AOUT. — Continuation du feu. — Institution de restaurants populaires.

1er SEPTEMBRE. — Des bandes de voleurs pénètrent dans les maisons abandonnées, fouillent les caves où ils espèrent trouver des objets précieux cachés. Grâce à des patrouilles organisées le pillage devient moins fréquent.

2 SEPTEMBRE. — Sortie d'une partie de la garnison sur les ouvrages de l'ennemi. Le point principal est le village de Cronenbourg dans le voisinage de la porte de Saverne. Les Prussiens subissent des pertes sérieuses. Nous comptons 13 tués, 71 blessés et 21 disparus. Nous ramenons quelques prisonniers.

3 SEPTEMBRE. — Orage formidable au commencement de la nuit. — Quelques personnes quittent Strasbourg avec un sauf-conduit.

4 SEPTEMBRE. — Continuation du bombardement. Chaque heure est marquée par la mort d'un garde national ou d'un habitant.

5 SEPTEMBRE. — Deux élèves de l'École de santé militaire sont atteints à la porte de Pierres au moment où ils pansent un soldat; l'un d'eux, LACOUR, a une cuisse emportée et meurt pendant qu'on le transporte à l'hôpital; l'autre, COMBIER, ne survit que quelques heures à sa blessure.

6 SEPTEMBRE. — Incendie de la caserne de la Finckmatt et de beaucoup de maisons du Faubourg de Pierres.

1.

29

7 septembre. — Le quartier de la mairie est bombardé à outrance, ainsi que les casernes d'Austerlitz et de Saint-Nicolas.

8-9 septembre. — Toujours le bombardement. Incendie du quartier Saint-Nicolas.

10 septembre. — Destitution du commissaire central pour avoir répandu de fausses nouvelles.

Incendie du théâtre où se trouvaient réfugiés beaucoup d'habitants sans demeures.

11 septembre. — Arrivée de la députation suisse à travers les lignes ennemies. Elle repart le soir même.

12 septembre. — Des nouvelles certaines arrivent de Paris. *

13 septembre. — La délégation suisse revient dans la place. Une première colonne de 500 personnes doit sortir par la porte d'Austerlitz et prendre la direction de Rhinau. Honneur à la Suisse !

14 septembre. — Encore le bombardement. — Le maire de Strasbourg M. Humann donne sa démission après la proclamation de la République ; il est remplacé par le Dr Kuss, professeur à la Faculté de médecine.

Les individus valides qui sans raison majeure ont quitté Strasbourg depuis l'ouverture de la guerre sont déclarés indignes de remplir aucune fonction publique. — Quel exemple !

15 septembre. — Premier départ des émigrants pour la Suisse.

Un obus tombe sur la flèche de la cathédrale au-dessous de la croix qui surmonte cette flèche. — La commission municipale nomme préfet M. Boersch, en remplacement de M. Pron. — La nuit est l'une des plus bruyantes du siége.

16-17 septembre. — Deux incendies dans la Krutenau. Les flammes ravagent le Faubourg de Pierres.

18 septembre. — La citadelle n'est presque plus tenable, les batteries badoises établies à Kehl font un feu incessant.

19-20 septembre. — Arrivée dans la place de M. Valentin, nommé préfet pour le gouvernement provisoire.

Incendie de l'hôtel de la préfecture.

21 septembre. — L'ennemi s'étant rapproché de la place, la canonnade et la fusillade se font entendre pendant la nuit. — L'ennemi se retire.

22 septembre. — Encore une victime parmi les élèves de l'école de santé militaire, Bartholomot est tué.

Les ambulances et les hôpitaux regorgent de malades et de blessés.

23 septembre. — Mort du commandant du génie Ducrot, il est tué par un obus en donnant des ordres pour la défense de la citadelle.

Démarche du grand duc de Bade près du général Ulrich l'engageant à faire des propositions au général en allemand. Refus du général assiégé.

24-25 septembre. — Les bombes de l'ennemi arrivent jusqu'au centre de la ville.

26 septembre. — Depuis la porte des Pêcheurs jusqu'à la porte Nationale, engagement sérieux ; l'ennemi avait tenté une surprise ou cherché à faire une démonstration. Il est repoussé.

27 septembre. — 46e jour du siége. Continuation du bombardement.

Vers 5 heures du soir, le drapeau blanc est placé sur l'une des tourelles de la cathédrale. Négociations pour la reddition de la ville. La capitulation est signée à 2 heures du matin ! !

D'après les notes qu'a bien voulu me communiquer M. le Dr Robuchon, les victimes du siége de Strasbourg sont numériquement : *tués ou morts de blessures*, du 13 août au 28 septembre :

	POPULATION CIVILE.		GARNISON.	Total.		POPULATION CIVILE.		GARNISON.	Total.
	Hommes.	Femmes.				Hommes.	Femmes.		
13 août.	2	»	»	2	10 septemb.	4	1	25	30
20 —	2	»	»	2	11 —	4	2	19	25
23 —	1	1	»	2	12 —	4	4	18	26
24 —	3	»	5	8	13 —	1	»	16	17
25 —	10	2	8	20	14 —	6	1	32	39
26 —	8	3	16	27	15 —	5	3	10	18
27 —	8	4	10	22	16 —	1	3	33	37
28 —	1	»	8	9	17 —	3	2	16	21
29 —	4	2	11	17	18 —	5	»	8	13
30 —	3	1	4	8	19 —	3	»	16	19
31 —	3	1	9	13	20 —	11	3	29	43
1 septemb.	2	3	9	14	21 —	7	»	19	26
2 —	6	1	25	32	22 —	5	2	22	29
3 —	4	1	11	16	23 —	2	1	19	22
4 —	2	1	4	7	24 —	3	2	26	31
5 —	6	1	12	19	25 —	2	5	13	20
6 —	10	2	12	24	26 —	4	3	15	22
7 —	7	1	18	26	27 —	4	1	16	21
8 —	2	3	19	24	28 —	1	»	8	9
9 —	10	3	20	33		169	63	553	784

Établissements hospitaliers de Strasbourg.

De grandes ambulances avaient été établies à Schiltigheim, à la Meinau et à la Robertsau, par M. de Bussières qui a été arrêté dans l'ambulance même, et qui fut emmené à pied vers le Rhin et de là à Anenheim et Rastadt où il fut détenu pendant plus d'un mois.

Malheureusement elles furent prises et occupées par l'ennemi avant d'avoir reçu des blessés français.

L'ambulance de la Meinau, à l'approche de l'ennemi, put être évacuée sur la ville avec tout son matériel et ses provisions, il en a été de même de l'ambulance de Schiltigheim.

Les autres établissements hospitaliers de la ville sont :

Grand séminaire.	120 lits. ⎫	Dr HERGOTT.
Petit séminaire.	85 — ⎬	
Séminaire protestant.	140 —	Drs GROSS et HECHT.
Lycée.	95 —	Dr MICHEL.
Château impérial	92 —	Dr JACQUEMIN.
Couvent Saint-Joseph	91 —	Dr REIBELL.
Petites Sœurs des pauvres	20 —	Dr HUBER.
Franciscains.	19 —	Dr REIBELL.
Sœurs Réparatrices	10 —	D^r D'EGGS.
Ecole normale.	71 —	D^r D'EGGS.
Loge maçonique.	14 —	Dr HUIN.
Temple israélite.	12 —	Dr LEVY.
Imprimerie Berger-Levrault.	35 —	Dr STROBL.
Convalescents	80 —	Dr BOUCHARD.
Hôpital civil.	600 —	Dr GROSS.
Maisons particulières	(?)	
Hôpital militaire.	950 —	Dr REEB.
La halle couverte.	(?) —	

Sur les 2,000 lits préparés, il y en eut toujours 1700 en moyenne d'occupés. On estime que pendant toute la durée du siége, environ 3,000 personnes civiles ont été blessées et que 200 environ ont été tuées sur le coup.

Nous trouvons une note indiquant qu'aux ambulances des deux séminaires on a fait les opérations suivantes :

Amputation des deux jambes..	1	Résection de l'épaule	1
— de la jambe.	15	Résection du coude.	1
— de la cuisse.	20	Trépan.	1
— du bras	17	Bec-de-lièvre (un Arabe, ayant une cica-	
— de l'avant-bras..	1	trice vicieuse).	1
Désarticulation de l'épaule.	4		

L'hospice civil a reçu 383 blessés; il en a perdu 146, soit 38,12 0/0.

Hôpital militaire.

19 JUILLET 1870.— M. le Dr Reeb, médecin-major de 1re classe, est chargé de la direction du service de santé de l'hôpital militaire de Strasbourg.

Il n'y a à cet hôpital que 250 lits disponibles sur 500, tandis que sa contenance officielle est de 750 lits. Mais une partie des locaux avait été cédée à l'école de santé, ce qui avait entraîné une réduction considérable ; enfin le mouvement habituel de l'hôpital étant de 250 malades, il ne restait donc pour l'éventualité que 250 lits environ.

Quelle que dût être l'issue de la lutte, l'hôpital militaire de Strasbourg était appelé par sa position et son importance à recevoir un grand nombre de malades et de blessés et aucune disposition n'avait encore été prise pour satisfaire aux exigences d'une situation menaçante dans un délai prochain.

Cependant à la fin du mois, grâce à des dispositions d'urgence, l'hôpital put compter 950 lits.

Le personnel médical se composait ainsi :

MM. les Drs REEB, médecin en chef.			MM. les Drs LACASSAGNE, médecin aide-major.		
PONCET,	id.	major.	KIÉNER,	id.	id.
TACHARD,	id.	aide-major.	CLAUDOT,	id.	id.
BLEICHER,	id.	id.	BEAUNIS,	id.	id.

Le mouvement progressif des entrés à l'hôpital jusqu'au 25 septembre est ainsi indiqué sur une garnison de 16,919 hommes et 449 officiers :

19 juillet, présents.	250	14 septembre.	807
9 août.	660	19 —	872
6 septembre.	700	25 —	901
10 —	750		

Des évacuations ont été faites avant le 12 août, sur Schelestadt, Colmar et Belfort.

« Une salle de l'hôpital militaire était à peine ouverte, qu'elle était aussitôt occupée par les entrants qui arrivaient au nombre de 50 à 100 et plus par jour. Toutes les salles furent ainsi successivement et rapidement envahies par les malades que fournissait en grand nombre le corps d'armée du maréchal de Mac-Mahon qui venait d'arriver sous les murs de Strasbourg. Le 6 août au soir arrivèrent les premiers blessés de Frœschwiller; 500 environ furent transportés dans les ambulances de la Société de secours, particulièrement à la halle couverte, et 80 furent dirigés sur l'hôpital militaire.

« L'hôpital militaire a reçu dans la période du siège environ 2,500 hommes, dont : 1466 fiévreux, 754 blessés, 300 vénériens et galeux, et après la capitulation 250 fiévreux et blessés. Total 2,770.

« Parmi les 754 blessés sont compris des hommes qui n'ont fait que passer dans les salles et n'ont été soumis à aucun traitement, tels sont ceux atteints d'éventration par éclat d'obus, de fracture du crâne avec vastes délabrements, de larges mutilations des membres avec hémorrhagie. Les uns sont morts peu de temps après leur entrée, les autres ont vécu quelques heures et même des journées entières ; mais chez tous, l'intervention chirurgicale était inutile et la mort certaine.

« Les 754 blessés ont donné lieu à 269 décès, soit, 35,6 0/0 en y comprenant deux blessés morts de la variole et un blessé guéri, tué dans l'hôpital par un obus le jour où il devait sortir. — Dʳ REEB.

« Les blessures par balles ont été peu fréquentes relativement à ce qu'on observe habituellement dans les batailles, et ce qui est facilement explicable dans une ville assiégée. Nous n'avons reçu en effet à l'hôpital militaire que 175 blessés par balles et sur ce nombre 80 venaient de Froeschwiller. Ces blessés ont donné 40 décès, soit 22 0/0 environ, tandis que la mortalité des blessures par éclats d'obus s'est élevée à 36 0/0.

Nous avons remarqué trois espèces différentes de balles :

Balles oblongues du poids de 32ᵍ,5, du fusil prussien.
Balles cylindro-coniques du poids de 25ᵍ, du fusil chassepot.
Balles sphériques du poids de 30ᵍ, des boîtes à mitrailles, Schrapnell, dont les Prussiens ont fait grand usage surtout vers la fin du siége.

« Nous n'avons pas constaté de différences sensibles entre les plaies produites par ces trois espèces de balles, nous avons seulement à faire remarquer au sujet des balles Schrapnell, qu'elles étaient lancées dans toutes les directions et en grand nombre à la fois, et qu'elles pouvaient produire des blessures multiples chez le même individu ; on a compté jusqu'à 470 de ces balles dans un seul projectile, aussi devait-on être forcément atteint dans plusieurs parties du corps lorsqu'on se trouvait dans le voisinage d'un de ces obus au moment de l'explosion.

« Dans le principe nous avons maintenu rigoureusement la séparation de nos malades en catégories de blessés, fiévreux et vénériens. Plus tard nous avons été amenés à répartir les convalescents et les hommes atteints de blessures légères dans les services de fiévreux, alors moins chargés qu'au début.

« Dans les derniers jours du siége, l'encombrement fut tel qu'il fallut placer les entrants indistinctement dans tous les services et là où il y avait des lits vacants.

« Les principales ambulances de la ville luttaient contre les mêmes difficultés que nous, et tel blessé, le nommé Guscherung, qui avait les deux cuisses emportées par un obus, fut admis à l'hôpital militaire après avoir été refusé aux ambulances du Lycée, du Château et du Séminaire.

« Devant cette situation et de guerre las, je fis dresser dans une des cours de l'hôpital dix grandes tentes turques pour y loger les vénériens.

Nous nous étions refusés à blinder quelques-unes de nos salles, ainsi que nous en avions reçu l'invitation officielle, préférant voir un malade blessé ou tué dans son lit au lieu d'en condamner un grand nombre à une mort certaine par les maladies infectieuses qui devaient résulter d'une aération insuffisante.

« L'encombrement n'en fut pas moins suivi de ses fâcheuses conséquences habituelles et désormais la pourriture d'hôpital, la résorption putride et purulente devinrent le cortége presque obligé de toute plaie. C'est alors que nous avons vu des amputés presqu'entièrement guéris, être emportés par la pyohémie et il nous fallut plus d'une fois la certitude bien absolue que l'amputation était la seule chance de salut pour oser opérer encore dans des conditions si déplorables ». — Dʳ REEB.

« Depuis la déclaration de guerre jusqu'au 7 août, nous n'avons reçu aucun blessé par le feu de l'ennemi, mais le passage d'une partie de l'armée à Strasbourg nous a permis d'observer un certain nombre de faits intéressants.

Du 19 juillet au 6 août nous avons reçu :

Entorse.	16	*Report.*	72
OEdème des pieds.	13	Fractures des os du nez et de la voûte	
Plaies des pieds	8	palatine	1
Panaris.	9	— de la clavicule.	1
Phlegmons, mains et bras	5	— de l'olécrane.	1
Otite.	6	— de la cuisse	1
Ongles incarnés	4	— du bras	1
Arthrites du genou.	4	— de la jambe	1
Héméralopies.	5	Plaies de tête avec dénudation des os.	4
Erysipèle de la face	2	— sans dénudation	2
		Blessés divers sans importance.	45
A reporter.	72	Total	129

« Dans les gares de la Bourgogne, les zouaves et les tirailleurs algériens, échauffés par les libations et le soleil, se prirent de querelles; il y eut des pierres lancées, des coups de bâton donnés. Quelques blessés ne se plaignirent point tout d'abord, mais les plaies dissimulées, non soignées, étaient sérieuses et des symptômes inquiétants se déclarèrent sur plusieurs d'entre eux envoyés à l'hôpital; 6 plaies contuses à la tête, 1 à la face, 1 érysipèle phlegmoneux de la face, entrèrent le même jour. Je ne parle pas des 2 plaies sans dénudation des os.

« Dans les 4 autres, le crâne était à nu dans une assez grande étendue, les bords de la plaie renversés, indurés, de mauvais aspect. Le tissu osseux, gris et desséché.

« Les symptômes généraux étaient à peu près les mêmes chez tous : ivresse prolongée pendant quelques jours, subdélirium faisant place au sommeil comateux, température élevée, langue chargée, face congestionnée. — Deux, plus gravement atteints, avaient un érysipèle du cuir chevelu avec adénite occipitale. La diète absolue, les sangsues, l'émétique en lavage, le repos au lit, des pansements appropriés, modifièrent tous ces accidents et nos six malades guérirent rapidement par bourgeonnement du tissu osseux.

« L'érysipèle de la face, dû à une petite plaie du crâne, devint phlegmoneux, et nécessita plus de 30 incisions sur tous les points de la tête. Des tubes de drainage placés dans les fosses temporales, sous le cuir chevelu, donnaient issue à une suppuration intarissable. Le malade eut des frissons répétés et prolongés, et la température donnait des écarts indiquant une résorption purulente. Grâce à un régime des plus toniques au sulfate de quinine à dose élevée, nous pensons avoir sauvé ce malade qui guérit complètement. » — Dᵣ Poncet, Strasbourg.

Blessures de guerre traitées à l'hôpital militaire.

BLESSURES.		décès.	BLESSURES.		décès.
De la tête, parties molles.	45	6	Du bras, fracture de l'humérus	10	6
— fracture du crâne.	45	41	Du coude, parties molles.	4	»
De la face, parties molles.	32	»	— articulation	11	6
— Fracture du maxillaire sup.	5	1	De l'avant-bras, parties molles		»
— — inför.	7	3	— fracture	7	2
— des yeux.	8	»	Du poignet, parties molles.	1	»
— du nez.	2	»	— articulation.	3	2
Du cou.	13	2	De la cuisse, parties molles.	77	14
Du thorax, non pénétrantes.	24	4	— fracture.	24	19
— pénétrantes.	24	24	— enlèvement par éclat d'obus	9	9
De l'abdomen, non pénétrantes	21	3	Du genou, parties molles.	20	4
— pénétrantes.	31	30	— articulation	12	10
Du bassin, parties molles	30	2	De la jambe, parties molles.	54	4
— parties génitales.	4	4	— fracture.	102	36
— fracture de l'os iliaque.	9	9	— enlèvement par éclat d'obus	9	8
— — du sacrum.	4	4	De l'articulation { parties molles	4	»
— — vertèbres lombaires.	1	1	tibio-tarsienne { articulation	6	3
De l'épaule, parties molles.	27	3	Du pied, parties molles.	15	1
— fracture de l'omoplate.	1	1	— tarse.	7	5
— clavicule	1	»	— métatarse	7	2
— tête humérale.	5	2	— orteils.	8	»
Du bras, parties molles.	22	0	Brûlures étendues	7	»

Amputations faites à l'hôpital militaire.

Désarticulation de l'épaule.	7	4 décès.	57,1	Désarticulation de doigts. .	8	»	—
Amputation du bras	8	4	—	Amputation de la cuisse.			
Désarticulation du coude. .	2	»	—	— tiers supérieur.	4	3	— 75,0/0
Amputation de l'avant-bras.	4	3	—	— tiers moyen. . .	13	11	— 85,38
— 1 ou 2 métacarpiens.	4	2	—	— tiers inférieur..	31	25	— 80,64
Amputation de la jambe.				Résections genou	1	1	—
— lieu d'élection.	26	16	—	— métatarsiens . .	1	»	—
— tiers moyen . .	1	»	—	— épine de l'omopl.	1	»	—
— tiers inférieur.	8	6	—	Trépanation	12	11	— 91,66
— de métatarsiens.	4	1	—	Extraction d'esquilles libres			
Désarticulation d'orteils. . .	1	»	—	du crâne	2	2	—
Amputations doubles.				Ligature des artères.			
— deux bras. . .	1	1	—	— carotide primitive.	1	1	—
— deux cuisses..	1	1	—	— axillaire.	1	1	—
— bras et cuisse.	1	1	—	— humérale	2	2	—
— bras et jambe.	3	3	—	— radiale '.	1	»	—
— bras et avant-bras.	1	1	—	— fémorale.	6	6	—
Résections.				— poplitée	1	1	—
— de l'épaule . . .	2	1	— 50,00	— tibiale antérieure.'.	1	1	—
— du coude		3	— 60,00	— tibiale postérieure.	4	2	—

Maladies internes traitées à l'hôpital militaire, de la fin de juillet au 28 septembre 1870.

Affections paludéennes.	Entrés.	Morts.	*Affections de l'appareil respiratoire.*	Entrés.	Morts.
Cachexie paludéenne	61	1	Bronchite	75	»
Fièvre intermittente simple.	539	»	Pneumonie	20	1
Fièvre pernicieuse	32	14	Pleurésie	12	»
Fièvre rémittente	109	»	Phthisie.	14	3
	741	15		131	4

Affections de l'appareil digestif.			*Affections diverses.*		
Fièvre typhoïde.	90	20	Affection organique du cœur	5	1
Fièvre éruptive, variole, varioloïde.	95	13	Rhumatisme articulaire.	43	»
Angine tonsillaire.	6	»	Apoplexie cérébrale.	2	2
Embarras gastrique.	84	»	Méningite cérébro-spinale	3	3
Cancer de l'estomac	1	1	Ivresse	1	1
Diarrhée et dyssenterie	167	7	Albuminurie.	2	2
Cholérine, choléra.	6	1	Diabète	1	»
Ictère	12	1	Erysipèle de la face.	11	»
Cirrhose du foie.	1	»	Diverses, épilepsie, sciatique, etc. .	73	»
	462	43		143	9

Total général . . . . 1,477 entrés, 71 morts.

Amputés et blessés venus par évacuation des ambulances de la ville à l'hôpital militaire.

Opérations.		*Report.*	16
Amputations de doigts	7	Résection de l'épaule	1
— de l'avant-bras.	2	Amputation du 5ᵉ orteil.	1
— bras.	6	— de jambe au lieu d'élection.	3
Désarticulation de l'épaule	1	— de cuisse.	4
A reporter. . . .	16		25

Fractures traitées sans amputations.

Fracture de doigts.	2
— de métacarpiens	2
— du cubitus	3
— du radius.	1
— de l'avant-bras.	1
— du poignet	1
— du coude	8
— de l'humérus	3
— de l'épaule	1
A reporter.	22

Report.	22
Fracture de l'omoplate.	3
— du métatarse.	2
— du péroné	4
— du tibia	2
— « séton ou sillon . .	3
— complète de la jambe. . . .	2
— du fémur.	1
— — sans plaie. . . .	2
	41

Pertes éprouvées par la garnison de Strasbourg pendant le siége.

	Officiers.	Sous-officiers.	Soldats.	Totaux.
Tués	12	15	243	270
Morts des suites de leurs blessures dans les ambulances.	2	11	164	177
A l'hôpital militaire.	8	13	247	268
Total.	22	39	654	715
Morts de maladies				146
				861

Le 87ᵉ de ligne, d'après un état nominatif des tués, blessés et disparus pendant le siége, a perdu 82 hommes tués, 562 blessés et 20 disparus, total 664.

Les pertes de l'ennemi sont, dit-on, pendant le même temps, 127 tués, 739 blessés et 16 disparus. Total 892.

D'après une notice sur l'hôpital civil de Strasbourg pendant le siége, et publiée par le professeur Cross, dans la *Gazette médicale de Strasbourg* (nᵒ 10, 1871). Le nombre des blessés traités dans les salles de cet hôpital depuis le 12 août jusqu'au jour de la capitulation est de 383, et la mortalité a été de 38,12 0/0.

	Blessés.	Décès.	Proportion.
Hommes.	216	86	41, 7 0/0
Femmes	114	46	40, 3
Enfants au-dessous de 15 ans.	53	14	26, 4
	383	146	38,12

On dit que l'ennemi a lancé sur la ville et ses défenses 193,800 gros projectiles :

28,000 obus par pièces rayées de 24.	
5,000 schrapnels id. id.	
45,000 obus par pièces rayées de 12.	
11,000 schrapnels id. id.	
8,000 obus par pièces rayées de 6.	
4,000 schrapnels id. id.	
3,000 obus par pièces rayés de 24 (courts).	
600 bombes par mortiers de 0ᵐ21.	
58,000 bombes par mortiers lisses.	
31,200 divers.	
193,800	

Dès les premiers jours de l'occupation allemande les ambulances privées ont été successivement fermées et les blessés non transportables évacués sur l'hôpital militaire.

Nous ne pouvons terminer cet historique bien pâle et bien incomplet du siége de Strasbourg sans glorifier le nom de Mˡˡᵉ Adèle Riton, cette noble victime de son dévouement à nos blessés à Kœnigshoffen, gare de passage ; nous devons aussi citer le légitime orgueil de Mme Kiéné qui refuse une décoration que l'impératrice d'Allemagne envoie à cette noble Alsacienne !

« Malgré ses malheurs et ses ruines, l'Alsace a fait des prodiges de générosité et quand plus tard le produit de ses quêtes, après tant de désastres a été apporté par une jeune Alsacienne au Comité des dames à Paris, on s'est demandé d'où elle venait, quel était ce pays où la générosité était si inépuisable et le patriotisme si ardent ? Ce pays c'est l'Alsace, l'Alsace qui souffre et qui espère. C'est Strasbourg ; c'est l'Alsace qui ne veut pas être germanisée et qui par-dessus les montagnes, montre à la mère patrie ses bras meurtris, enchaînés, impuissants et lui crie : la France n'est pas morte, nous entendons battre son cœur ! — Sachons tirer de nos revers même des consolations et des espérances. Les cœurs sont une digue que le flot de la conquête submerge, mais ne rompt pas. Et, les cœurs d'Alsace, de feu du côté de la France sont de froid granit du côté de l'Allemagne ; ils ont résisté à la force brutale, ils résisteront à la force morale ! ils sauront sacrifier les intérêts les plus chers au sentiment le plus noble, et au devoir le plus sacré : l'amour de la patrie ! »

METZ.

JUILLET. — Le maire et le conseil municipal à leurs concitoyens :

« Par toute la France s'organise une grande souscription nationale en faveur des soldats de notre armée. Le moment est imminent où la population si généreuse et si patriotique de Metz, indépendamment de ce qu'elle peut mettre à la disposition du comité central de Paris, aura tout particulièrement à pourvoir, par elle-même et sans délai, aux besoins des blessés et des malades qui seront dirigés sur notre ville. — Le comité central de Paris sera bien loin de nous à ce moment. — La prudence nous commande d'y penser d'avance et de créer, dès maintenant, les ressources qui nous seront alors nécessaires, en versant dans une caisse spéciale, à l'hôtel de ville, tout ce dont nous pouvons disposer et ce que, de partout, on voudra bien y joindre. Nous serons ainsi en mesure de secourir efficacement et sans retard les souffrances dont nous serons les premiers témoins. — La souscription est ouverte à l'hôtel de ville où seront reçus et inscrits les versements et les noms des donateurs. — L'administration municipale fait aussi appel au dévouement des habitants pour tous les services personnels qu'ils pourraient rendre, et prie ceux qui sont disposés à le faire, de venir s'inscrire à l'hôtel de ville, en indiquant ce qu'on peut attendre des aptitudes spéciales et du zèle de chacun. »

Le Maire,
FÉLIX MARÉCHAL.

Journal du blocus de Metz.

18 JUILLET. — Arrivée du maréchal Bazaine.

23 JUILLET. — Souscription ouverte pour former un fonds de secours pour les blessés.

26-27 JUILLET. — Arrivée de la garde impériale; elle est campée au polygone (Chambière).

28 JUILLET. — Arrivée de l'Empereur et du prince impérial.

4 AOUT. — La garde fait un mouvement dans la direction de Boulay.

6 AOUT. — Après la bataille de Forbach, l'armée bat en retraite sur Metz.

7 AOUT. — Le général Coffinières est nommé commandant supérieur de la place. — Organisation de la garde nationale.

8 AOUT. — Le général Changarnier arrive à Metz.

11 AOUT. — L'armée se concentre sous le canon de la place. — Les chasseurs d'Afrique font une reconnaissance jusqu'à Nomeny.

12 août. — Le maréchal Bazaine est nommé commandant en chef de l'armée du Rhin.

13 août. — Les habitants des villages voisins commencent à émigrer sur Metz.
Nouvelle reconnaissance des chasseurs d'Afrique sur Pont-à-Mousson.

14 août. — L'Empereur quitte Metz avec le prince impérial et se rend à Longeville.
Combat de Borny, de 4 à 9 heures du soir.

15 août. — L'Empereur se rend à Gravelotte.

16 août. — Bataille de Gravelotte (Rézonville). Les Français restent maîtres du champ
de bataille; mais pendant la nuit, les corps d'armée reçoivent l'ordre de se retirer vers Metz.

L'Empereur part pour Verdun. — On organise une ambulance sous tentes sur l'esplanade.

17 août. — L'armée occupe les positions de la ligne Rozérieulles et Saint-Privat. — Une
ambulance destinée aux officiers est ouverte à l'École d'application.

18 août. — Défense des lignes d'Amanvillers, de 11 heures du matin, à la nuit.

19 août. — L'ennemi se présente aux ateliers du chemin de fer à Montigny; il coupe les
fils télégraphiques et intercepte les communications entre Metz et Thionville.

L'armée française est concentrée en avant des forts de la rive gauche.

Arrivée et départ du dernier courrier de Paris et de Metz, par les Ardennes. — L'investissement est complet, le blocus commence.

L'ambulance de la 1re division du 2e corps parvient à Metz avec de grandes difficultés,
malgré un sauf-conduit délivré par les Prussiens. « Ainsi pendant qu'elle était encore à
Rézonville et au moment de partir, un personnage peu commode déclare tous les Français
présents, prisonniers de guerre, et cela avec accompagnement de paroles dures et blessantes
pour ne pas dire insultantes. Il confisque les voitures de réquisition qui nous attendent et les
emploie pour le transport des Prussiens blessés.

21 août. — L'ennemi commence ses travaux de circonvallation. Il fait plusieurs mouvements vers le Nord.

22 août. — Mouvement d'une partie de notre armée de la rive gauche sur la rive
droite.

24 août. — La rareté des vivres commence à se faire sentir. Les habitants des villages
autour de Metz affluent dans la place et encombrent ses abords par un nombre considérable
de voitures.

26 août. — Conseil de guerre tenu à Grimont. Pluie incessante.

27 août. — Continuation de la pluie, inondation des campements. On installe sur la
place Royale une ambulance à l'aide de wagons, sous la direction de M. l'ingénieur Dietz de
la Compagnie du chemin de fer de l'Est.

31 août. — Dès le matin, l'armée se porte sur la rive droite de la Moselle. — A 4 heures
du soir, engagement sérieux; les positions de Montoy, Noisseville et Servigny sont occupées
par nous, mais l'ennemi les reprend pendant la nuit. Affaires meurtrières.

1er septembre. — Combat de Sainte-Barbe, Noiseville, 2e journée. Retraite ordonnée,
elle se fait en bon ordre, par échelons. — L'armée rentre dans ses cantonnements. — Mécontentement très-vif dans tous les rangs.

2 septembre. — Ouverture de l'ambulance des wagons. Il y a environ 18,000 blessés
à Metz.

6-7 SEPTEMBRE. — Commencement de l'usage de la viande de cheval. — On apprend le désastre de Sedan. — Pluies d'orages, les campements sont dans la boue. M. le Dr Cuvelier, médecin inspecteur, est nommé médecin en chef de l'armée du Rhin.

9 SEPTEMBRE. — Violente canonnade autour de la place; on n'en connaît pas bien le but. — Surprise par l'ennemi de la ferme Bellecroix, qui est reprise par un vigoureux effort. — On livre à l'administration 1,000 chevaux pour l'abattage.

15 SEPTEMBRE. — Engagement au village de Mey. — Réduction de 750 grammes à 500, de la ration de pain.

17 SEPTEMBRE. — On parvient à faire enlever 3,000 quintaux de blé et de paille à Magny-sur-Seille.

19 SEPTEMBRE. — Les Prussiens s'installent dans les villages ; quelques-unes de leurs femmes les ont rejoints, plusieurs d'entre elles ont des voitures et prennent dans les maisons le linge, les meubles pour les emporter en Allemagne.

22 SEPTEMBRE. — Fourrage sur Lauvallier. 25,000 gerbes de paille.

23 SEPTEMBRE. — Fourrage sur Vany, Chieulles et Servigny. — Arrivée de l'agent Régnier.

25 SEPTEMBRE. — L'ennemi est délogé du château de Ladonchamps. — Départ du général Bourbaki envoyé en mission.

27 SEPTEMBRE. — Opérations sur Peltre, Mercy et Colombey. — Prise de Ladonchamps. Pour se venger, incendie par l'ennemi de Peltre et du château de Crépy.

30 SEPTEMBRE. — La population civile compte chaque jour 15 décès. Les objets de con-sommation s'épuisent chez les marchands.

1er OCTOBRE. — Coup de main sur Lessy et le chalet Billaudel, nos troupes s'y retran-chent.

2 OCTOBRE. — Nos troupes occupent le château de Ladonchamps. — D'une batterie de Jussy, l'ennemi tire sur le village de Sainte-Rufine.

6 OCTOBRE. — Tentatives de l'ennemi sur Ladonchamps et Lessy ; il est repoussé.

7 OCTOBRE. — Reconnaissance offensive entre Metz et Thionville, Bellevue et Saint-Rémy.

L'ennemi, dans la nuit, met le feu au village des Tapes.

8 OCTOBRE. — Les troupes sont éprouvées par le mauvais temps ; les chevaux en sont réduits à manger des feuilles, des écorces d'arbres et des sarments de vigne.

« Nous sommes vraiment ici comme des condamnés à mort dont les jours sont comptés. Si encore notre chute ne devait frapper que nous seuls! Mais quelle influence désastreuse n'aura-t-elle pas pour Paris, pour l'intérieur qui se lève et doit avoir déjà quelques ressources prêtes! Voilà tout à coup plus de 150,000 ennemis auxquels notre anéantissement va permettre de se porter sur la capitale ou sur d'autres points du territoire, pour y étouffer toute résistance ! Que faire ? On prétend que l'on a posé cette redoutable question aux généraux de division, et qu'on leur en demande la solution par écrit. S'il en est ainsi, leur perplexité doit être grande. Beaucoup d'entre nous pensent encore que pour éviter un nouveau Sedan, il faut absolument, coûte que coûte, se faire jour, mais sans tarder davantage. Laissons à Metz tous nos bagages, les canons que l'on ne pourra pas traîner ; formons un corps de cavalerie peu nombreux, mais solide, avec les quelques hommes qui nous restent et les montures d'officiers ; attelons le plus d'artillerie possible avec les chevaux des fourgons, qui sont encore en bon état et des chevaux de réquisition ; ayons en outre des attelages haut le pied, qui donnent des renforts et de la viande aux premiers jours, et qu'avec l'infanterie valide, trois jours de biscuit et de pain dans le sac, les officiers, bissac au dos comme la troupe, on s'élance, d'ici à deux ou trois jours, par ce temps de brume, dans la direction de Rémilly. On y laissera du monde, mais 80,000 hommes passeront ; ils marcheront rapidement vers Nancy avant que le cercle des troupes prussiennes ne se réunisse en faisceau ; ils se disperseront, s'il le faut en corps d'armée, pour marcher plus rapidement, mais en se soutenant toujours ; et fussent-ils anéantis, ils auront sauvé l'honneur des armes. — Mais capituler comme nos malheureux compagnons d'armes, livrer la clef de la Lorraine, comme vient de se rendre, sous le canon du moins, celle de l'Alsace, voilà des faits qui seront difficilement compris par les historiens ! Voilà des douleurs qu'il faut avoir ressenties pour les comprendre. — Ce que nous pouvons dire, nous, les acteurs passifs de ce lamentable drame, c'est que tout s'est réuni pour nous créer une position inextricable. Il y a eu de la fatalité dans cette campagne, mais il y a eu surtout une coupable imprévoyance dans la préparation, de l'impéritie dans l'exécution au début, et, il y a dans la direction actuelle, des indécisions funestes et un manque complet de fermeté. » Un officier de l'armée du Rhin.

9 OCTOBRE. — Canonnade des forts de Queuleu et de Saint-Quentin sur les batteries établies à Fleury et Orly. — La ration de pain pour l'armée est réduite de 500 à 300 grammes.

10 OCTOBRE. — Conseil de guerre au ban Saint-Martin ; on y dit que l'armée n'a de vivres que jusqu'au 20 octobre. — Continuation de la pluie ; la population civile compte 18 et 19 décès par jour. — Grande mortalité sur les chevaux, environ 1,000 par jour.

12 OCTOBRE. — Le général Boyer, autorisé par le roi de Prusse à se rendre à Versailles, part dans la soirée.

13 OCTOBRE. — Dans plusieurs réunions privées, on proteste contre tout projet de capitulation.

14 OCTOBRE. — La population très-surexcitée se prononce de diverses manières contre l'idée d'une capitulation. — Violent orage. — La mortalité dans les ambulances atteint 50 à 60 décès par jour.

16-17 OCTOBRE. — Dans la population civile ; le 17, on compte 28 décès.

18 OCTOBRE. — Conseil de guerre pour communications du général Boyer qui devra retourner à Versailles et de là se rendre en Angleterre près de l'Impératrice.

24 OCTOBRE. — Les négociations suivies à Versailles n'ont pas abouti, l'Impératrice refuse de se prêter aux arrangements en projet. — 35 décès dans la population civile.

25 OCTOBRE. — Le général Changarnier se rend à Corny près du prince Frédéric-Charles pour demander un armistice, et l'autorisation pour l'armée de se retirer librement en Algérie. Ces demandes ne sont pas accueillies.

26 OCTOBRE. — Conseil de guerre pour entendre le général Changarnier. Il y est décidé que le général Jarras se rendra au château de Frescati pour discuter les conditions de la capitulation.

27 OCTOBRE. — La convention militaire est signée par les généraux Jarras et Stiehle.

28 OCTOBRE. — Conseil de guerre. — Le maréchal Bazaine approuve les conditions. Manifestations tumultueuses dans la ville contre la capitulation.

A 5 heures du soir, le maréchal Bazaine va se constituer prisonnier à Corny.

29 OCTOBRE. — A midi, les forts et la porte Mazelle sont livrés à l'ennemi qui entre dans la ville vers 4 heures !!!!!!

Situation des établissements hospitaliers de Metz à la date du 15 septembre.

	Officiers.	Troupes.	Blessés.	Fiévreux.	Chirurgiens, chefs de service.
Hôpital militaire	86	663	485	69	Dr EHRMANN.
Manufacture des tabacs .	3	773	284	490	Drs GOUGET, BÉCŒUR.
Fort Moselle, caserne. .	5	860	655	195	Dr BLANVILLAIN.
Chambière, caserne. . .	»	1,133	639	463	Dr SERVIER.
Coislin, caserne.	3	1,063	975	91	Drs DE LESTRADE, WARD (Anglais).
Génie, caserne.	17	934	795	156	Dr CHAMPOUILLON.
Esplanade, tentes	»	1,261	1,153	108	Drs LEPLAT, LENATTRE.
Saulcy, tentes.	»	730	153	577	Dr D'EXPERS.
Jardin Boufflers	»	388	388	»	Dr CHABERT.
Magasin d'artillerie . . .	»	534	»	534	Dr MASNOU.
Polygone	37	1,494	1,283	246	Drs ISNARD , BAMBERGER , DEGOTT , méd. belge, PRATT, méd. anglais, 10 aides.
Wagons.	»	1,191	1,191	»	Drs D'EXPERS, JACQUIN, PERRIN.
Grand séminaire.	55	5	60	»	Dr BOYER.
Petit séminaire	62	18	63	17	(?).
Sacré-Cœur	»	95	34	61	Dr MICHAUX.
Lycée	»	150	150	»	Drs BERTRAND, MARCHAL et MURISIER.
Ecole d'artillerie.	1	100	99	2	Dr VÉZIEN.
Palais de Justice.	5	60	65	»	Dr MÉRY.
Bons-Secours.	7	124	128	3	Drs DEFER, DIDION, OUZANEAUX.
Saint-Clément	29	81	110	»	Dr WARIN.
Ecole d'application . . .	81	8	86	3	Drs RIZET, BRAINQUE.
Ecoles municipales . . .	»	65	65	»	(?).
Ecoles Mazelle.	»	100	100	»	(?).
Jardin Fabert	»	109	109	»	Drs LEFORT, LIÉGEOIS.
Etablissements divers . .	»	1,100	1,000	»	voir plus loin.
	391	13,019	10,172	3,014,	plus 217 vénériens et 26 galeux.

Après la capitulation, la Société anglaise de secours aux blessés a fait aux diverses ambulances établies à Metz de nombreuses et abondantes distributions d'objets de toute nature sous la direction de Mmes Pigal et Moore, de MM. Brakenbury, Busnan et Tyler.

La Société belge, déléguée par le Comité de Bruxelles, a établi le 15 novembre, au couvent de Sainte-Chrétienne, rue de l'Evêché, une ambulance de 90 à 100 malades. Drs van Hinsberg, Driane et Bécour.

La Société hollandaise, sous la direction du colonel Mascheck, a établi d'abord une ambulance à la serre Fabert, puis rue Nexirne, chez M. de Gargan. 48 blessés du 24 novembre au 1er mars. Drs Theys, Preyger, Caudri.

La Société luxembourgeoise nous a fait de nombreuses offrandes et plusieurs de ses médecins ont été enfermés dans Metz pendant le blocus et nous ont prêté leur concours.

Il est mort à l'hôpital militaire et dans les ambulances de Metz en 1870 plus de 6,500 hommes du 15 août au 31 décembre, tandis que la mortalité du 1er janvier 1870 au 15 août avait été de 75 seulement.

Outre cela, la population civile de Metz dont la moyenne annuelle des décès est de 1,200 a compté en 1870, 3,174 décès, 1,516 du sexe masculin, 1,658 du sexe féminin.

Les principales maladies régnantes pendant le blocus ont été :

Variole	365 décès civils	176 décès militaires.
Dyssenterie	380 —	726 —
Fièvre typhoïde	323 —	1364 —

Les enfants jusqu'à l'âge de 5 ans ont été fortement éprouvés, ils représentent 656 décès pendant les 5 derniers mois de l'année.

Les paysans réfugiés (20,000) dans la ville du 15 août au 16 novembre ont eu 354 décès autant d'hommes que de femmes.

Établissements hospitaliers divers de la ville, d'après le rapport de M. Moisson, président de la commission permanente.

[On ne cite comme ambulances que les locaux qui pouvaient recevoir au moins dix blessés ou malades.]

Magasin d'artillerie du fort Moselle	Méd. militaire.
Magasin aux grains du fort Moselle	Méd. militaire.
Hôtel de l'artillerie	Méd. de la Société et méd. mil.
Bur. de bienfaisance (Récollets).	Dr JACQUINE.
Dispensaire	Dr BÉCOUR, Méd. mil.
Hospice Saint-Nicolas.	Dr WINSBACK.
Presbytère de Saint-Simon. . .	(?)
Écoles centrales.	Dr MARCHAL DE MONDELANGE.
Salle Foulon	Dr ROSMAN.
Maison Mamer	Dr HERPIN.
Ecole Saint-Vincent	Dr ROUSSEL.
Sainte-Blandine.	Dr PERRIN.
Maison Strauss	Dr STRAUSS.
Maison de Bouteiller	Dr HERPIN.
École protestante	Méd. mil.
Maison de l'abbé Risse	Dr JACQUIN.
Bon Pasteur	Drs PERRIN et BERTRAND.
Maternité.	Dr DEGOTT.
Visitation.	Dr ROUSSET.

Écoles israélites	Dr HARO.
Hospice israélite	Dr MAY.
Maison des orphelins. . . .	Dr WARIN.
— des orphelines.	Dr MICHAUX.
École normale	Dr HARO.
Écoles des frères.	Dr ROUSSET.
Préfecture.	Méd. milit.
Maison de la Régence.	Dr GROSJEAN.
Maison Thirict	Dr GROSJEAN.
Ligue de l'enseignement	Dr FELIZET.
Maison Fizaine	(?).
9, rue Serpenoise.	Dr GROSJEAN.
19, rue de la Chèvre.	Dr BAMBERGER.
École Sainte-Chrétienne.	Dr ROUSSEL.
Évêché	Dr MICHAUX.
Maison Geisler	Méd. milit.
École Friedland.	Méd. milit.
Maison Georges.	Méd. milit.
Sœurs de l'Espérance.	Dr DIDION.
Sœurs Sainte-Chrétienne	Dr DEFER.
Saint-Vincent-de-Paul	Dr DIDION.
Maison Claudin.	Méd. milit.
École de la Grève.	M. BOËR, étud.
Maison Moreau	Dr ROBERT.
Loge maçonnique	Dr BAMBERGER.

Mouvements statistiques des blessés et malades de l'armée de Metz aux hôpitaux et aux ambulances. — Effectif de l'armée le 7 septembre 164,000 hommes.

11 SEPTEMBRE 1870.

Metz. Ambulances de l'armée.

	Metz.	Ambulances de l'armée	
Blessés.	10,312	40	soit en traitement, 8,08 0/0 de l'effectif de l'armée.
Fiévreux.	3,393	485	Décès 87 dont 3 officiers.
Vénériens	180	48	
Galeux	26	,	

Du 12 au 21 SEPTEMBRE.

Blessés	9,193	90	La situation s'améliore dans les hôpitaux, en ce qui regarde les blessés; elle s'aggrave dans les ambulances, comme fiévreux.
Fiévreux	3,418	1,285	
Vénériens	230		
Galeux	36		Décès 710, pas d'officiers.

Du 22 SEPTEMBRE au 1er OCTOBRE.

Blessés.	8,484	183	La proportion par rapport à l'effectif s'élève de 2,15 0/0 à 3,05 0/0 pour les fiévreux, tandis que pour les blessés, elle descend de 5,75 0/0 à 4,81 0/0.
Fiévreux	4,091	1,401	
Vénériens	254		
Galeux	65		Décès 606, dont 2 officiers.

Du 2 au 11 OCTOBRE.

Blessés	8,018
Fiévreux	5,227
Vénériens	284
Galeux	72

Par ordre supérieur, évacuation sur Metz de tous les malades des ambulances. Le nombre des hospitalisés s'élève de 14,537 à 15,070 dont 8,116 blessés et 6,479 fiévreux.

Décès 549, pas d'officiers.

Du 12 au 21 OCTOBRE.

Blessés	7,824
Fiévreux	7,143
Vénériens	403
Galeux	69

Le nombre des fiévreux va toujours croissant. La proportion par rapport à l'effectif est de 4,05 0/0 pour les blessés et de 4,20 0/0 pour les fiévreux.

Décès 501.

Le 18, il y avait en traitement 15,497 hommes, c'est jusqu'ici le chiffre le plus élevé qui ait été atteint il représente 8,60 0/0 par rapport à l'effectif.

Du 22 au 28 OCTOBRE.

Blessés	6,923
Fiévreux	7,607
Vénériens	470
Galeux	79

Le nombre des fiévreux représente 4,22 0/0 de l'effectif de l'armée et un peu plus de 50 0/0 du nombre des malades.

Décès 749.

Le 29 octobre, il reste dans Metz 15,811 blessés et malades, mais ce nombre augmente progressivement par suite de l'évacuation sur la ville des ambulances extérieures dépendant des corps d'armée, jusqu'au 7 novembre où il atteignit son maximum : 19,546. — Si l'on ajoute les blessés soignés chez les habitants le nombre doit s'élever à 21,500.

En un mot, le nombre total des blessés et malades entrés à Metz pendant toute la durée de la campagne est évalué à 43,000.

Décès militaires, par genre de mort pendant et après le blocus en 1870 et 1871.

1870	Août.	Septembre.	Octobre.	Novembre.	Décembre.	Total.	En 1871.
Blessures	423	1,532	616	195	85	2,851	
Diarrhée, dyssenterie	15	140	166	256	149	726	
Fièvre typhoïde	19	282	510	441	112	1,364	
Variole	6	40	51	58	21	176	
Fièvre continue	1	42	105	20	9	177	
Pneumonie, bronchite	2	13	29	24	13	81	
Phthisie	,	5	6	19	5	35	
Divers	2	25	39	25	23	114	
	468	2,079	1,522	1,038	417	5,524	144

Le nombre des militaires français inhumés au cimetière Chambière est de 7,203, la différence entre le nombre des décès et celui des inhumations tient à ce que l'on a inhumé au même cimetière Chambière les militaires décédés dans les communes suburbaines et ceux dont on n'a pu connaître les noms.

Il faut ajouter à ce nombre 1,197 soldats allemands. — Dr GRELLOIS.

Ambulance du lycée de Metz, Dr BERTRAND, chirurgien en chef, venant de la division de cavalerie de la garde.

« Il y avait quinze jours que nous avions quitté Metz, et nous y revenions affaiblis par trois grandes batailles dans lesquelles chaque fois nos troupes avaient battu nos adversaires ; l'armée n'avait rien perdu de son énergie, et il n'entrait dans la pensée d'aucun que le cercle d'investissement tracé par l'ennemi pût être pour nos armes une barrière infranchissable.

I.

Quatre de nos ambulances étaient retenues prisonnières : celles du 2e corps restées à Rezonville, et deux du 6e corps laissées à Saint-Privat, dans la retraite précipitée qui suivit l'incendie du village.

Les médecins du 2e corps, prisonniers de l'armée que commandait le roi en personne, durent aux énergiques réclamations de M. le médecin principal Marmy, la stricte exécution de la convention de Genève, et furent rendus aux avant-postes français les plus voisins. — Ils rentrèrent à Metz avec tout leur matériel et ceux de leurs blessés jugés incapables de servir, par le médecin en chef prussien. Leur séjour au milieu de l'armée ennemie avait duré cinq jours.

Les médecins des ambulances du 6e corps, et un certain nombre de médecins de régiments prisonniers à Saint-Privat étaient aux mains de l'armée du prince Frédéric-Charles. Ils ne purent obtenir leur renvoi dans les lignes françaises et ne regagnèrent la France qu'en passant par la Belgique. Pour les Prussiens, la convention de Genève fut lettre morte, matériel, personnel et blessés, furent perdus pour l'armée de Metz.

Les cas, où la convention de Genève a été violée par les Allemands, ont été si nombreux, qu'on se demande volontiers à quoi ont servi ces stipulations que tous les gouvernements civilisés s'engageaient à respecter sous peine de forfaiture.

C'est la faute de l'article 8, qui, en laissant aux commandants des armées la faculté de régler les détails d'exécution des articles de la convention, suivant les instructions de leurs gouvernements respectifs, ouvre la porte à l'arbitraire, et place les ambulances à l'entière discrétion du vainqueur.

Je rentrai cependant dans Metz avec deux de mes aides-majors. Chargé d'abord des blessés réunis au couvent du Bon-Pasteur, je trouvai une soixantaine d'hommes couchés dans une salle du rez-de-chaussée, vaste et bien aérée. Les religieuses leur prodiguaient des soins empressés, et les avaient placés dans les lits de leurs pensionnaires. Quelques-uns d'entre eux très-légèrement contusionnés, semblaient s'accommoder fort bien du métier d'infirmiers volontaires, je les renvoyai bien vite à leurs régiments. Parmi ces blessés, je notai quatre fractures de jambe et d'avant-bras par balle, une plaie par coup de lance siégeant à la poitrine et compliquée d'hémorrhagie et une blessure de l'avant-bras que sa forme singulière et l'étude des circonstances dans lesquelles elle avait été reçue, ne me permettaient pas d'attribuer à d'autre projectile qu'une balle explosible.

Je reviendrai plus loin sur ce fait, autour duquel j'ai pu grouper des faits semblables, et retrouver le projectile lui-même.

Ces blessures ne réclamant aucune opération chirurgicale urgente, le service fut confié au médecin civil de la communauté, M. Perrin, et je reçus la mission de diriger l'ambulance du Lycée.

Lycée. — Le lycée de Metz s'était ouvert à nos soldats le 17 août, après la bataille de Gravelotte ; 218 blessés avaient trouvé place dans l'établissement et constituaient le nouveau service chirurgical dont j'étais chargé avec M. Jobert, l'un de mes aides-majors.

Le lycée nous offrait de précieuses ressources pour le fonctionnement de l'ambulance ; les blessés étaient tous couchés dans des lits ; ils occupaient de vastes dortoirs distribués dans trois bâtiments isolés les uns des autres par de grandes cours plantées d'arbres et par suite facilement ventilés. L'infirmerie des élèves contenait, outre deux salles munies de lits, une pharmacie avec un matériel suffisant, une cuisine à grand fourneau. L'alimentation des malades était préparée dans les vastes cuisines de l'établissement, par le personnel resté à son poste, et sous la direction de l'économe qui avait bien voulu se charger de cette partie importante du service ; le pain se fabriquait dans une boulangerie installée au lycée même. Les garçons de classes transformés en infirmiers étaient attachés au service des salles. Le personnel tout entier rivalisait de zèle et de dévouement. Les femmes et les filles des fonctionnaires s'étaient constituées infirmières volontaires et avec la plus complète abnégation, remplissaient auprès des blessés le rôle de sœurs de charité. Celles que leurs forces trahissaient dans un service aussi pénible travaillaient à la lingerie.

Un pharmacien de la ville fournissait les médicaments ; le linge et le matériel nécessaires aux pansements étaient délivrés par les soins du comité de secours, auquel nos blessés étaient redevables en outre de dons en nature de toutes sortes.

Les vivres étaient alloués par l'intendance militaire qui devait rembourser toutes les dépenses sur la production de pièces justificatives.

Je trouvai cette organisation en plein fonctionnement lors de mon arrivée, le 23 août ; il n'y avait qu'à continuer sur de pareilles bases, et profiter de la façon la plus utile pour nos blessés de la bonne volonté et du dévouement que je rencontrais partout autour de moi : nos blessés avaient reçu jusqu'à ce jour les soins éclairés de M. le Dr Marchal, médecin distingué de la ville.

Les salles occupées par les blessés se composaient de 7 grands dortoirs et de deux salles de l'infirmerie des élèves.

Mouvement des malades au lycée.

Du 17 au 20 août, 217 blessés étaient entrés au lycée, ils se divisaient ainsi suivant la région atteinte :

Membres supérieurs	106 dont	23 fractures.
Membres inférieurs	74 —	5 —
Tête	10 —	4 —
Tronc	15 —	3 plaies pénétrantes.
Contusions légères	12 —	»
	217 dont	32 fractures et 3 plaies pénétrantes de poitrine.

Sur ce nombre, 3 étaient morts le lendemain de leur entrée par blessures de tête et de poitrine, 32 avaient des fractures comminutives graves et 3 avaient des plaies pénétrantes de poitrine ; 25 légèrement atteints pouvaient sortir sous peu de jours.

Le moment n'était pas favorable aux amputations. Les blessés étaient en pleine fièvre traumatique, aucune opération de ce genre n'était du reste indiquée d'une manière urgente.

Les premiers jours furent employés aux extractions de projectiles, à l'enlèvement d'esquilles, aux débridements des plaies, à la confection et à l'application d'appareils à fractures, etc., etc...

Le 1er septembre, le chiffre de nos blessés s'était réduit à 163, deux étaient morts du tétanos, le troisième d'infection purulente. Nous avions fait une désarticulation du poignet, quelques amputations de doigts et la ligature de l'humérale pour une hémorragie survenue consécutivement à la lésion, de l'artère au pli du coude. — Les vides furent comblés rapidement.

Le 31 août, toute l'armée se mit en mouvement et marcha sur Servigny et Sainte-Barbe. L'ennemi, attaqué à 4 heures du soir, fut chassé très-brillamment de ses tranchées et les villages de Servigny et Noiseville enlevés à la baïonnette par nos soldats, qui se battaient avec un entrain admirable. La nuit vint arrêter notre succès et permettre aux Prussiens de réunir leurs renforts. L'action recommença dans la nuit même, par la surprise de nos avant-postes !... La journée du 1er septembre vit continuer la lutte, mais nos troupes durent abandonner Servigny : la retraite fut ordonnée et chacun vint reprendre sous les forts de Metz la position qu'il occupait avant le 31. Dès ce jour, le commandant en chef de l'armée déclara l'impossibilité pour notre armée de franchir les lignes ennemies.

Les combats soutenus, pendant ces deux journées, nous coûtèrent des pertes très-sensibles et les blessés remplirent les ambulances. Pour sa part, l'ambulance du lycée en reçut 55, parmi lesquels deux Prussiens du 43e régiment d'infanterie, presque entièrement détruit par nos soldats.

Tous avaient des blessures graves. Il y eut à pratiquer un certain nombre d'opérations : trois amputations de cuisse, deux désarticulations de l'épaule, des amputations de bras, etc...

Je reçus en outre 25 hommes choisis parmi les plus grièvement blessés que l'on avait abrités sous les tentes de l'Esplanade. Ces malheureux fournirent un large tribut à la mort; du 4 au 23 septembre, le chiffre des décès s'éleva à 33, parmi lesquels le plus grand nombre mouraient d'infection purulente, quelques-uns du tétanos.

Le 7 octobre, la garde et le 6e corps firent une brillante attaque au delà du château de Ladonchamps; le village de Saint-Remi fut enlevé au pas de charge par les chasseurs à pied et les voltigeurs. On fit de nombreux prisonniers : mais encore une fois nos troupes furent arrêtées dans leur ardeur; le mouvement avait dépassé les limites assignées par le maréchal qui ne voulait qu'une simple démonstration et cette attaque inutile nous coûta 1,257 hommes!... nous en reçûmes 49, plusieurs très-gravement blessés. Le 15 octobre, une évacuation de 50 hommes venus de la caserne du génie vint remplir les lits qui nous restaient.

En somme, du 17 août au 9 novembre, jour où fut évacué le lycée, cette ambulance a reçu 428 blessés ainsi qu'il suit, et sur lesquels 60 succombèrent à leurs blessures.

	Entrés.		Entrés.
Infanterie de ligne	319	*Report.*	367
Chasseurs à pied.	38	Cavalerie.	6
Génie	1	Garde (infanterie et cavalerie).	52
Artillerie.	9	Prussiens.	3
A reporter.	367	Total	428

Siége et nature des blessures.

	Nombre.	Décès.		Nombre.	Décès.
Tête	17	3	*Report.*	203	37
Face	8	»	Poignet.	6	2
Tronc.	32	10	Main et doigts	50	5
Abdomen.	3	1	Fesses	6	»
Bassin	5	2	Cuisse	63	9
Epaule.	40	7	Genou	7	4
Bras	41	5	Jambe	40	2
Coude.	17	6	Pied	36	3
Avant-bras.	34	1	Diverses	23	»
A reporter.	203	37		428	60

Presque toutes ces blessures étaient produites par des balles, 40 seulement étaient produites par éclats d'obus et 5 par arme blanche.

Causes des décès au lycée.

Infection purulente à la suite d'amputation.	9	*Report.*	51
— de plaies avec fracture.	18	Lésions de la moelle épinière.	2
— de plaies simples.	7	Anémie, suite d'hémorrhagies.	6
Tétanos	4	Délire nerveux des amputés.	2
Méningo-encéphalite traumatique	1	Gangrène	1
Plaie pénétrante du crâne.	1	Fièvre hectique et infection putride.	2
Plaie pénétrante de poitrine.	8	Dyssenterie	1
Plaie pénétrante de l'abdomen.	2	Fièvre typhoïde.	2
A reporter.	51		67

Nous voudrions pouvoir faire l'histoire de toutes les ambulances et hôpitaux de la ville, mais l'espace nous manque. Nous pouvons dire cependant, qu'après les grandes batailles livrées autour de Metz, il y a eu de nombreuses opérations dont nous aurons occasion de parler et qu'elles n'ont pu donner de bons résultats; la mortalité chez les amputés atteint 76 à 77 0/0.

Ainsi, pour ne parler que de l'ambulance de la caserne Coislin, dont la mortalité n'a pas été excessive, nous trouvons :

	Nombre.	Décès indiqués.	Décès vérifiés.
Désarticulation scapulo-humérale	3	2	
Amputation du bras.	42	15	28
— de l'avant-bras	8	2	3
Désarticulation du poignet.	1	»	»
Amputation partielle de la main, doigts	47	3	4
— de la cuisse	27	23	26
Désarticulation du genou	2	2	2
Amputation de la jambe.	26	15	20
— partielle du pied, orteils..	8	»	?
Ligature	3	3	3
	167	64	89

Les pertes indiquées par le Dr Robert, dans son rapport à la date du 1ᵉʳ novembre 1870, sont de 64, mais après contrôle avec les noms des opérés, comme il sera facile de s'en assurer avec l'état nominatif des opérés pensionnés, nous trouvons qu'elles s'élèvent à 89.

Que dirions-nous des ambulances du Saulcy, de la caserne Chambière, de celle du Génie, etc.

AMBULANCES DIVERSES.

Ambulances des gares.

« Avant d'arriver au but de son voyage, le blessé avait encore une course pénible à faire : placé dans des convois encombrés, dans des wagons de troisième classe ou de marchandises, sans médecin, sans médicaments, quelquefois même sans pain, il descendait à grande peine à la station où il devait s'arrêter ; meurtri, affamé, ses blessures ravivées par le mouvement et la fatigue, il n'avait plus la force de supporter le court trajet qui lui restait à faire entre la gare et l'hôpital, et souvent personne n'était là pour lui dire où il trouverait un asile. Secondé par la direction des chemins de fer, le conseil organisa dans les gares de Paris des ambulances de passage : là des médecins, des frères devenus infirmiers, attendaient le blessé à la descente des wagons ; un lit, une table, une pharmacie, étaient à sa disposition. Après le pansement, la réfection et le repos ; des voitures aux allures douces le transportaient à l'hospice ou à la maison désignée pour le recevoir. Les ambulances des gares ne tardèrent pas à se propager. Une convention passée avec l'intendance établit qu'à chaque station où devaient s'arrêter les blessés, un médecin envoyé par la Société et commissionné par le ministre de la guerre serait chargé de provoquer et de diriger l'organisation d'une ambulance de passage, pourvue de tout ce qui serait nécessaire au ravitaillement, de recueillir la liste des établissements hospitaliers et des lits offerts et de veiller à la répartition des blessés. Les incidents de la guerre, l'interruption des communications, n'ont pas toujours permis l'application régulière de cette convention ; mais l'impulsion et l'exemple étaient donnés et les principales stations, sur presque toutes les lignes, ont eu leur ambulance de gare. » — DE MELUN.

Ambulances des gares du chemin de fer de Paris-Lyon-Méditerrannée.

Nous ne citerons qu'un extrait de l'intéressant rapport de M. le Dr DEVILLIERS, médecin en chef de la Compagnie.

« Dès le début des hostilités en juillet 1870, l'administration de la Compagnie des chemins de fer de Paris à Lyon et à la Méditerranée avait mis au service du gouvernement tous les moyens dont elle pouvait disposer non-seulement pour les transports du personnel et du matériel de guerre, mais aussi pour les secours de toute nature qu'allaient réclamer les malades et les blessés des armées.

Il fallait : 1° Procurer des soins et des secours aux militaires malades ou blessés pendant leur transport sur nos voies ferrées ;

2° Leur faire donner autant que possible des secours de toute nature au moment de leur passage ou de leur arrêt dans les principales gares ;

3° Organiser dans ces mêmes gares des ambulances dans lesquelles pussent être reçus pendant plusieurs heures les malades et blessés les plus graves ou se trouvant dans l'impossibilité de poursuivre immédiatement leur route jusqu'à destination ;

4° Dans ces mêmes gares encore, faire un triage des différents malades et blessés destinés soit à continuer leur route, soit à recevoir des soins temporaires à l'ambulance de la gare, soit enfin à être dirigés sur les hôpitaux ou les ambulances de la ville ;

5° Plus tard enfin, nous conseillâmes, dans le cas d'évacuation des gares à cause de l'approche de l'ennemi, de transformer les salles de ces gares en ambulances qui devaient non-seulement être utiles aux blessés des armées, mais aussi préserver les bâtiments des gares de la destruction en y arborant le pavillon de la convention de Genève.

Les diverses parties de ce plan ont été mises à exécution à peu près partout où cela a été possible, non-seulement par notre Compagnie qui en avait pris l'initiative, mais surtout par les soins des divers comités de la Société française de secours aux blessés, de diverses associations charitables qui se sont spontanément formées, et enfin par l'autorité militaire elle-même.

Transport des malades et militaires blessés. — Dès les premiers jours du mois d'août 1870, je pris auprès de la Compagnie l'initiative d'une mesure importante relative au transport des malades et blessés militaires. J'engageai à les faire accompagner pendant leur voyage par les médecins de notre Compagnie qui devaient se succéder de section en section médicale jusqu'à destination du train, afin de veiller aux soins dont les militaires pourraient avoir besoin, parer aux accidents imprévus, etc. J'informai donc mes confrères des principales branches du réseau en faisant appel à leur dévouement. Le service de l'exploitation, de son côté, s'empressa de donner des ordres pour que les malades fussent installés convenablement dans les voitures et pour que le départ de chacun de leurs trains fût annoncé assez tôt à chaque gare, afin que les médecins pussent se mettre en mesure de les accompagner. Ces précautions furent prises en effet sur les lignes où elles parurent d'abord nécessaires, puis s'étendirent plus tard et durent être rappelées, à cause des nombreuses difficultés que l'irrégularité jetée forcément dans la marche des trains par les transports de la guerre et les événements amenaient dans l'exécution des mesures prescrites.

Il faut bien avouer cependant que si, malgré toutes ces précautions, malgré le zèle qui fut déployé par tout le personnel de la Compagnie, le service des transports de malades offrit quelquefois des difficultés ou des lacunes, celles-ci doivent être attribuées en partie au désarroi jeté dans les divers services de l'armée par les événements malheureux de la guerre.

Enfin, vers l'époque où les maladies épidémiques, la variole surtout, menacèrent de prendre une extension incontestablement due au passage et à la dissémination des malades militaires, nous donnâmes le conseil de procéder à la désinfection des voitures à l'aide de lavages à l'eau phéniquée (un pour cent d'acide phénique). Je crois que ce moyen est loin d'avoir été inutile dans l'impossibilité où l'on se trouvait de faire au matériel intérieur des voitures les changements et réparations nécessaires, à cause de l'urgence incessante des transports de toute nature.

Nos services de secours se trouvaient en partie préparés, lorsque l'administration de notre Compagnie reçut, dans les premiers jours d'octobre 1870, une lettre de M. l'intendant général de l'armée, en date de Tours 29 septembre, indiquant les quatre directions principales d'évacuation que devaient suivre les malades et blessés des armées au sud de la Loire.

Ces quatre directions étaient réparties de la manière suivante :

1re LIGNE. — Tours, Poitiers, Angoulême, Bordeaux, Dax ; Bayonne, Orthez, Pau.

2e LIGNE. — Vierzon, Châteauroux, Limoges, Périgueux, Agen, Auch, Mirande, Tarbes, Montauban.

3e LIGNE. — Bourges, Nevers et Saincaize, Saint-Germain-des-Fossés, Clermont-Ferrand, Arvant ; Aurillac, Capdenac, Toulouse ; Nîmes, Simel, Montpellier, Cette, Béziers, Pamiers, Foix, Castelnaudary, Brame, Carcassonne, Narbonne, Perpignan.

4e LIGNE. — Vesoul et Dijon, Chalon, Mâcon, Belfort, Besançon, Lons-le-Saulnier, Bourg ; Lyon, Valence, Avignon, Marseille, Toulon, Nice.

En novembre, la variole menaçant de prendre une grave extension par suite du passage des troupes, j'adressai aux médecins de la Compagnie, en date du 20 de ce mois, une circulaire dans laquelle je les engageais, non-seulement à donner aux ambulances l'extension compatible avec les ressources de l'administration, mais aussi à veiller à ce que les militaires malades ou blessés fussent alimentés lors de leur passage dans les gares, et enfin, à ce qu'aucun soldat varioleux ou atteint de maladies contagieuses ne séjournât dans les convois ou dans les gares, recommandant expressément de les séquestrer de suite et de les faire transporter d'office à l'hôpital militaire le plus voisin, afin de ne laisser ces malades en contact ni avec leurs camarades, ni avec les employés de nos gares, ni avec le public. J'engageai enfin mes confrères à *revacciner* partout le personnel de la compagnie, exposé l'un des premiers à la contagion.

Voici dans quel ordre se sont ouvertes les diverses ambulances et se sont distribués les divers moyens de secours sur l'étendue de notre réseau.

PARIS. — Une ambulance contenant 22 lits avait été ouverte, dès avant le 1er octobre 1870, dans les bâtiments de l'administration centrale de la rue Saint-Lazare. Établie par les soins de M. Baudin, secrétaire général, et entretenue aux frais particuliers des administrateurs de la Compagnie, elle se trouvait parfaitement organisée pour le couchage, la nourriture et les soins médicaux. M. le Dr Martin a eu à soigner dans cette ambulance, jusqu'au 1er mars 1871, 16 malades et 32 blessés, dont la moitié au moins étaient très-grièvement atteints.

Quant à la gare de Paris, la grande ambulance que j'avais demandé d'y installer, et que le service de l'Exploitation avait installée d'une manière complète, fut dès son ouverture réquisitionnée par l'autorité militaire pour y placer une infirmerie de la garde mobile. Nous n'avons donc pas à nous en occuper, le service médical ayant été confié à des chirurgiens militaires.

LYON. — Lorsque, dans le principe, je demandai l'ouverture d'une ambulance à *Perrache*, l'Exploitation s'empressa d'accorder la salle annexe des bagages, qui fut appropriée le 20 octobre 1870. Bientôt à cette première salle il fallut ajouter celles du bâtiment de l'octroi, qui permirent à l'Administration d'installer une dizaine de lits avec le matériel nécessaire. Je priai en même temps le docteur Favre, médecin consultant de la Compagnie, de veiller à ces installations et de s'entendre avec ses collègues pour donner tous les soins nécessaires aux blessés, qui n'étaient pas encore nombreux, mais qui ne tardèrent pas à affluer. Dès ce moment, toute espèce de secours à leur prodiguer devenant de plus en plus pressant et pénible pour les médecins et les employés, je dus, faire un appel au Comité de la Société française de secours. Son président (à Lyon), M. le comte d'Espagny, accueillit très-favorablement ma demande et nous promit des aides et des infirmiers. Bientôt cette Société fit plus; les besoins du service s'augmentant et l'Exploitation ayant livré la salle entière des bagages, elle ajouta un certain nombre de lits à ceux existant déjà; puis, sur la proposition de l'un de ses membres et du docteur Rieux, l'un de nos médecins, une cuisine et un réfectoire, avec tous leurs accessoires et le personnel nécessaire, furent installés près de l'ambulance pour fournir, en même temps que les soins médicaux, les aliments nécessaires aux nombreux malades militaires de passage.

Les divers services de ces ambulances fonctionnaient d'une manière régulière depuis longtemps, et avaient déjà rendu de très-grands services, lorsque, vers le commencement de janvier, l'autorité militaire prit le parti de créer, par voie de réquisition, des dortoirs pour les militaires de passage dans les trois grandes gares de Lyon, à Vaise, aux Brotteaux et enfin à Perrache, idée excellente si elle avait été mise plus tôt en pratique et si elle avait su épargner cette dernière gare déjà trop encombrée par son service ordinaire.

Les salles d'ambulance et les dortoirs de la gare de Perrache et des bâtiments accessoires pouvaient contenir 240 hommes à la fois. Le réfectoire et la cuisine pouvaient fournir à 100 hommes à la fois.

Tel a été l'ensemble des mesures prises à Lyon, tant par la Compagnie du chemin de fer que par le Comité de la Société française de secours, et enfin par l'autorité militaire.

Jusqu'au 31 mars 1871, dans les ambulances et locaux de Perrache, 25,000 militaires environ ont été soignés, réconfortés, couchés; un peu plus du quart de ces hommes (9,319) ont été pansés pour des blessures plus ou moins graves, parmi lesquelles on distingue 5,768 plaies par armes à feu, 34 par armes blanches, 58 fractures, 2,315 cas de congélation, et 350 amputés. Tous ces chiffres ne sont pas complétement exacts; on les retrouvera rectifiés plus loin à l'occasion des ambulances sédentaires de la ville de Lyon.

I. 32

MARSEILLE. — Dès le moment où je l'eus engagé à créer une ambulance à la gare, mon collègue, le D^r de La Souchère, se mit à l'œuvre et obtint d'abord une petite salle de quatre ou cinq lits qui s'ouvrit le 20 octobre, mais ne commença sérieusement son service que le 1er novembre. Bientôt l'affluence des malades démontra la nécessité de prendre des salles plus vastes, que le Service de l'Exploitation s'empressa de livrer au service médical, la première petite salle restant réservée aux varioleux. On installa une soixantaine de lits avec les accessoires et on fournit les secours alimentaires.

Au point de vue purement médical, voici les chiffres que nous donnèrent les relevés de nos registres de l'ambulance de Marseille au 1er mars 1871 :

Malades et blessés reçus : octobre, 153 ; novembre, 750 ; décembre, 2,551 ; janvier 1871, 8,146 ; février, 4,034. Total : 15,634, dont la plus grande partie attribuée aux établissements divers de Marseille, le reste aux départements des Alpes-Maritimes et du Var. Voici comment se décomposent ces militaires au point de vue médical :

Maladies.		Blessures.	
Fièvres catarrhales	5,500	Blessures par armes à feu	1,650
Maladies de poitrine graves	50	Maladies des articulations, entorses	200
Rhumatismes	700	Congélations	1,696
Fièvres paludéennes	1,000		
Maladies éruptives	300		
Maladies vénériennes	1,688		
Maladies diverses	2,850		
	12,088		3,546

Total égal 15,634

Ces relevés sommaires donnent une idée du mouvement considérable de malades et du travail qu'il nécessita de la part du service médical. Dans certains moments, l'affluence était telle qu'il fallut que tous les membres de l'ambulance apportassent un grand dévouement à leur tâche si pénible. Ainsi, au moment où l'approche de l'ennemi contraignit l'hôpital de Dôle à évacuer tous ses malades et blessés, un train de 1,050 d'entre eux arriva à la gare de Marseille. Parmi eux, et surtout parmi les prisonniers allemands, se trouvaient des hommes si gravement atteints qu'ils étaient mourants et d'autres dont les blessures étaient telles qu'elles nécessitèrent séance tenante une série d'opérations, réductions et poses d'appareils, extractions de projectiles, amputations, etc., qui furent presque toutes confiées à l'habileté bien connue du Dr Dauvergne, médecin de la Compagnie.

VALENCE. — Jusqu'au 12 novembre, cette gare n'avait vu que quelques blessés isolés, lorsque le 13 de ce mois arriva un convoi de 300 blessés, et ces convois continuèrent à passer par la suite très-souvent. Ces arrivages successifs de soldats souffrant de la fièvre, de leurs blessures et de la faim, excitèrent toute la sollicitude du Dr Reboul, qui se concerta avec M. l'inspecteur principal Maignien et avec le maire de Valence pour organiser des secours. Bientôt une Société se mettait à l'œuvre, et l'on ne sait qui l'on doit louer davantage, ou l'administration du chemin de fer (agents et médecins), ou la municipalité de la ville et les habitants de Valence, qui tous rivalisèrent de zèle et de dévouement pour le soulagement des malheureux soldats. En effet, au 15 mars 1871, 29,033 soldats malades dont 6,000 blessés environ avaient été soignés, pansés, alimentés et ravitaillés d'effets d'habillement.

GRENOBLE. — Du 8 février 1871 au 14 avril, la salle des premières classes a été transformée en ambulance. Sept lits et leurs accessoires, fournis par la Société française de secours aux blessés, ont été installés et ont donné asile à 462 malades dans l'espace de temps qui vient d'être indiqué. Ce n'était, comme on le voit, qu'une ambulance de passage où cependant les soldats recevaient tous les soins nécessaires, pansements, aliments, etc., aux frais de la Société. Elle était dirigée par le Dr Verdié.

CHALON-SUR-SAONE. — De nombreuses ambulances ont été créées en ville sous la direction de la Commission administrative des hospices et par la Société française de secours. Il n'y a pas eu d'ambulance établie à la gare; mais, au moment du passage de l'armée du général Bourbaki, on a dû installer temporairement dans les remises de voitures clôturées par des planches un dépôt de malades à évacuer sur le Midi ou sur les ambulances de la ville; le service médical de ce dépôt était exclusivement militaire.

MACON. — C'est aussi dans la remise des voitures qu'une ambulance de passage de 180 lits a été installée par le Dr Ley, délégué de la Société française, aidé activement dans cette œuvre par le Dr Aubert, médecin de notre Compagnie. Le chauffage de ces salles put être obtenu au milieu des froids rigoureux à l'aide d'un grand nombre de poêles.

CLERMONT-FERRAND. — L'ambulance ne se composait que de quelques lits placés par la Compagnie dans le cabinet du médecin; mais au mois de janvier, l'autorité militaire transforma les bâtiments de remises en un immense dortoir de 600 lits destinés à recevoir les militaires de passage malades ou valides. Cependant Clermont-Ferrand n'a jamais été le centre d'évacuations actives de malades. Le Comité de la Société française de secours aux blessés s'occupa aussi de faire délivrer des aliments aux malades et blessés militaires par un délégué qui séjournait à la gare.

NICE. — Une petite ambulance fut installée dans le cabinet du Dr Giraud, mais elle fut de peu d'utilité parce que les moyens de transport se trouvaient suffisamment bien agencés par les soins du Comité de la Société française, qui avait organisé en ville de nombreuses ambulances, contenant 400 lits. Nice en effet se trouvant à l'extrémité des lignes d'évacuation, les malades convalescents s'y arrêtaient et étaient conduits de suite soit aux diverses ambulances, soit à l'hôpital, soit au dépôt de convalescents militaires. M. l'inspecteur de l'exploitation Dumas avait en outre mis à la disposition des militaires la salle de la table d'hôte de la gare, où l'on distribuait des aliments aux soldats, dont les plus malades recevaient de suite des soins de la part des médecins de service à la gare.

AVIGNON. — Dr VILLARS. — Une ambulance semblable fut créée à la gare et entretenue par la Société française de secours, qui y avait en permanence un représentant chargé de distribuer les aliments, etc. Aucun malade ou blessé ne devait y séjourner, et ceux qui n'étaient pas en état de poursuivre leur voyage étaient transportés dans les hôpitaux de la ville.

TARASCON. — Dr BATAILLER. — Gare de croisement à peine reconstruite, la Compagnie ne pouvait songer à établir une ambulance; cependant, dans les premiers jours de février, l'intendance militaire réquisitionna une salle où elle installa un dortoir d'une dizaine de lits pour les militaires malades attendant le passage des trains, et auxquels on donnait aussi quelques aliments. Aucun militaire ne devait y séjourner, et ceux qui étaient reconnus trop souffrants étaient envoyés à l'hôpital d'Avignon.

CHAMBÉRY. — La gare se trouvant trop restreinte pour contenir autre chose que le service, on ne put y établir d'ambulance; mais la Société française de secours en ouvrit une tout près de la gare et en confia les malades au Dr Revel. La même Société avait en outre établi en ville plusieurs autres ambulances; enfin l'hôpital civil et l'hôpital militaire très-vaste, qui avait ouvert une succursale dans le couvent des capucins, mettaient ainsi un nombre considérable de lits à la disposition des malades et blessés militaires. C'est à l'ambulance située près de la gare que s'opérait le triage de ceux-ci et qu'ils recevaient les premiers soins, à la suite desquels ils étaient transportés dans les ambulances et hôpitaux de la ville par les soins de la Société de secours aux blessés.

Secours aux malades et blessés militaires dans les gares manquant de locaux suffisant pour y créer des ambulances.

Dans cette catégorie il faut placer d'abord, par ordre d'ancienneté d'ouverture :

ROANNE. — Vers la fin d'octobre 1870, M. le docteur Fuchet, parvint à organiser une Société de secours entre les dames de la ville. En quelques jours les cotisations des personnes charitables s'élevaient déjà à une vingtaine de mille francs, qui servirent à installer dans deux petites salles de la gare une sorte de buvette et une salle de pansements qui ont rendu les plus grands services. Depuis le 1er décembre 1870 jusqu'au 1er avril 1871, l'ambulance de Roanne avait donné des soins à 534 malades et à 1,061 blessés, c'est-à-dire un total de 1,595 militaires inscrits, auxquels il faut ajouter 1,197 pour mars, total égal : 5,792 militaires soignés à Roanne.

SAINT-ÉTIENNE. — La gare de Saint-Étienne se trouve, dans des conditions d'aménagement encore plus défavorables que celle de Roanne, eu égard à sa plus grande importance. Les 21 et 23 octobre, le Dr Giraud, recevait l'annonce du passage de deux trains spéciaux de malades et blessés militaires en destination du Puy. Ces hommes, qui étaient exténués de fatigue et de faim, reçurent des aliments gratuits du buffetier M. Dejez, qui du reste s'est toujours montré très-généreux pour les militaires de passage, et ils furent pansés et accompagnés jusqu'à destination par le Dr Giraud. Ce médecin, secondé dans sa tâche par plusieurs médecins de Saint-Étienne et par les membres de la Société française de secours, ne cessa de donner ses soins aux militaires. Deux comités s'étaient formés dans la ville pour porter secours aux malades et blessés, et avaient réuni d'abord 150,000 francs, qui furent employés à l'alimentation, au ravitaillement en effets et au transport des militaires dans les ambulances et hôpitaux de la ville.

MOULINS. — C'est l'autorité militaire qui, vers le milieu de janvier 1871, installa près de la gare des baraques pouvant servir de dortoir et de buvette pour les militaires. Cet établissement fut très-peu fréquenté, et le Dr Petit n'eut guère à donner des soins que dans les hôpitaux et ambulances de la ville, l'arrêt trop court des trains ne permettant pas de le faire à la gare même.

SAINT-GERMAIN-DES-FOSSÉS. — Gare de croisements actifs, le Dr Jardet, et son adjoint le Dr Salis, étaient obligés de procéder aux pansements dans les wagons ou dans les salles d'attente, à cause du manque de place, tandis que le buffetier délivrait les aliments les plus indispensables.

ARVANT. — Le Dr Raymond, se vit contraint par les mêmes causes de procéder de la même manière pendant l'intervalle de stationnement des trains.

AMBÉRIEU. — Ce fut le Dr Travail, qui, avec les dames de la ville, organisa les secours donnés sur le quai de gare.

BELLEGARDE. — Des secours analogues furent organisés sous les auspices du Dr Gautier, et de Mme X..., femme du chef de gare.

ARLES. — Une petite salle contenant un buffet et un magasin des vêtements les plus nécessaires fut entretenue dans la gare même par la cotisation de 400 dames charitables de la ville, qui se succédaient le jour et la nuit pour distribuer les secours, tandis que le Dr Duval, s'occupait des malades et blessés pendant leur stationnement dans la gare.

BOURG. — La Compagnie s'est associée dans une large mesure aux secours à donner aux blessés, auxquels les Drs Dupré et Tiersot prodiguaient leurs soins.

Indépendamment de celles de nos grandes gares qui, telles que Montereau, Montargis, Dijon, furent envahies trop tôt par les armées ennemies pour que nous ayons pu y créer des moyens de secours pour nos armées, mais, où ceux-ci avaient été organisés dans l'intérieur de ces villes, il est quelques gares importantes dans lesquelles il a été impossible d'organiser des secours réguliers.

Ainsi, à NEVERS, le local manquait complétement, et le Dr Robert Saint-Cyr devait se borner à faire quelques pansements à la gare ou à faire évacuer au plus vite sur les hôpitaux ou ambulances de la ville les militaires trop malades pour continuer leur route; à SAINCAIZE, les difficultés étaient encore plus grandes, la gare se trouvant éloignée de toute habitation et située sur un embranchement très-important avec les lignes de la compagnie d'Orléans.

BESANÇON. — Des difficultés d'une autre nature se présentèrent. La gare, se trouvant comprise dans la première zone des fortifications, était désignée d'avance pour être détruite au premier signal d'attaque de l'ennemi. Dans cette éventualité, le Dr Perron n'avait pu qu'offrir les salles de son bureau de la gare pour y installer temporairement quelques lits; mais en réalité il dut, vers les premiers jours de janvier, proposer de les convertir simplement en un bureau de triage et d'évacuation des malades sur les hôpitaux de la ville et de sa banlieue. Comme les règlements militaires interdisaient l'entrée ou la sortie de la ville à dater de certaines heures, les habitants notables du quartier des Chaprais, dont la gare fait partie, se constituèrent avec le Dr Perron en société de secours et convertirent en ambulance la grande salle de leur cercle, dont les membres, devenus infirmiers, distribuaient les secours de toute sorte, pendant que le Dr Perron donnait les soins médicaux et chirurgicaux. Au moment de la retraite de l'armée de l'Est, l'encombrement des malades et blessés devint tel à la gare que, malgré l'empressement des habitants à en recueillir le plus possible et malgré la rigueur extrême de la saison, il fallut, en attendant leur transport, en laisser une partie couchée sur le sol, soit dans les salles, soit sur les quais mêmes de la gare.

Tout le zèle des employés, celui du médecin et des membres charitables du cercle des Chaprais, ne purent conjurer qu'en partie les inconvénients et les dangers d'un tel encombrement.

Je me hâte d'ajouter que dans la plupart de nos gares ce sont les comités de secours de la convention de Genève ou les associations charitables affiliées ou non à ces comités, qui ont apporté le concours le plus empressé et le plus puissant à l'œuvre dont nous avions pris l'initiative et à l'accomplissement de laquelle nos médecins ont pris une part si active et si dévouée.

Ces sociétés ont été surtout à Mâcon, Lyon, Valence, Chambéry, Nice, etc., les chevilles ouvrières les plus importantes, car il est évident que malgré tout notre bon vouloir et les sacrifices que nous avions faits, et que nous étions disposés à faire encore, la compagnie de Paris-Lyon-Méditerranée n'eût pu exécuter seule ce qui a été fait sur une si large échelle, ni suffire aux dépenses considérables que les collectes et la charité publique, inépuisables en cette circonstance, sont parvenues à couvrir sur tous les points.

Ambulances dans les départements.

LOIRET.

Le département du Loiret a été très-éprouvé par suite des combats qui s'y sont successivement livrés.

ORLÉANS. — Monseigneur Dupanloup, président d'honneur du comité de secours et M. Dubois d'Angers, président.

La ville est divisée en 9 circonscriptions médicales; les principaux établissements sont :

L'hôpital militaire.	La Société évangélique.
La caserne de l'Etape.	L'orphelinat du faubourg de Bourgogne.
La caserne Saint-Charles.	L'Immaculée Conception.
L'Institut.	Les Pères de Sainte-Euverte.
Les Sourds-Muets.	L'évêché.
La Visitation.	Le lycée.
Les sœurs Saint-Aignan.	Sœurs Saint-Marceau.
— de Notre-Dame de la Charité.	— de Saint-Vincent de Paul.
— des Pauvres.	Frères de Nazareth.

enfin 340 ambulances privées.

La ville avait l'offre de 5,200 lits; elle a reçu plus de 10,000 blessés, sans parler des hommes de passage et des blessés des établissements militaires. — 32 ambulances de la ville ont reçu des blessés allemands.

Le 11 octobre, des ambulances volantes, parties d'Orléans, ont ramené des blessés d'Ormes, des Aydes, de Cercottes et de Chevilly, et plus tard de Lailly, Charsonville et Coulmiers.

Le Dr A. Chipault, dont le rapport est un des plus intéressants, mérite une mention toute spéciale : il a donné des soins à 778 blessés; nous citerons les faits suivants :

De toutes les fractures qu'il a soignées, il en a traité 83 par l'expectation combinée avec l'extraction des esquilles et l'immobilisation, 26 par la résection sous-périostée et l'évidement sous-périosté, 30 par l'amputation.

1° Les 83 fractures traitées par l'expectation sont ainsi réparties et ont donné les résultats suivants :

12 fractures par éraillement. Elles ont toutes guéri.
30 fractures diaphysaires comminutives . . . . 7 décès.
16 fractures articulaires. . . . . 4 décès.
25 fractures diverses. Os de la tête, de la poitrine ; apophyses épineuses des vertèbres, os iliaques; 4 décès.

Ainsi 83 fractures soignées par l'expectation donnent 15 morts et 68 guérisons.

2° Les fractures traitées par la résection sous-périostée et par l'évidement sous-périosté ont donné les résultats suivants :

7 résections articulaires . . . . 2 décès.
13 résections diaphysaires . . . . 2 —
6 évidements sous-périostés . . . . Tous guéris.

Ainsi 26 résections donnent 4 décès et 26 guérisons.

3° Les fractures traitées par l'amputation primitive ou consécutive donnent les résultats suivants :

19 amputations primitives . . . . 13 décès.
11 amputations consécutives. . . . . 5 —

Ainsi 30 amputations donnent 18 morts et 12 guérisons.

D'après cette statistique, l'expectation a donné les résultats suivants : 17 0/0 de décès; la résection et l'évidement, 16 0/0 de décès ; l'amputation, 60 0/0 de décès. — Amputations primitives, 67 0/0 de décès ; consécutives, 45 0/0 de décès.

Les fractures du membre supérieur ont donné de meilleurs résultats que celles du membre inférieur.

17 fractures du membre supérieur n'ont donné que . . . . 2 décès.
41 — du membre inférieur ont donné . . . . 8 —

Par la résection sous-périostée :

10 fractures du membre supérieur ont donné. . . . . 1 décès.
7 — du membre inférieur — . . . . 3 —

Par l'évidement sous-périosté :

0 fracture du membre supérieur. . . . . 0 —
6 — du membre inférieur . . . . 0 —

Par l'amputation :

14 fractures du membre supérieur. . . . . 7 décès.
16 — du membre inférieur. . . . . 11 —

Le Dr Chipault a soigné par l'expectation 12 fractures diaphysaires du fémur, 2 décès; 13 fractures articulaires du genou dont 7 par perforation simple des condyles, 3 décès; 3 fractures par l'amputation de la cuisse, 3 décès; 8 fractures par l'amputation de la jambe; 6 décès.

Il conclut que dans les conditions où il était, l'expectation, la résection et l'évidement ont donné de bien meilleurs résultats que l'amputation et que les amputations l'ont conduit à peu près aux résultats généralement connus.

Il nous reste à dire un mot de la caserne de l'Etape :

CASERNE DE L'ETAPE. — Servait de refuge à tous les blessés de passage en attendant leur évacuation sur le midi. Couchés sur de la paille, mais suffisamment nourris, ils étaient à l'abri du froid et de la pluie, et ils étaient pansés avant leur départ. Le mouvement par jour était de six à sept cents. Cet état de choses dura jusqu'au 4 décembre. A minuit, je fis partir tout ce qui voulut marcher pour leur éviter de tomber entre les mains de l'ennemi. Mais beaucoup, brisés par la fatigue, étaient victimes de cette apathie que donne le malheur et restaient immobiles, indifférents. Je cherchais à leur donner des armes, des cartouches, quelques-uns seulement en prenaient.

Le lendemain 5 décembre, l'ennemi occupait la ville; il y avait alors à l'ambulance 271 Français gravement atteints, non transportables, et 12 Allemands.

A partir du 5 décembre le nombre des Allemands augmente sensiblement, ainsi le 23, le mouvement donne 189 Français et 480 Allemands, et les médecins de ces derniers prennent le service de leurs nationaux. Ils visitaient les Français pour enlever ceux qui étaient transportables, et les conduire en Allemagne. Ces pauvres diables étaient dénués de tout, je leur fis donner les effets laissés par les morts, et les dames d'Orléans leur donnaient aussi tout ce qu'elles pouvaient. A chacun, 1,500 grammes de pain, un peu de vin dans un bidon et quelque peu d'argent.

Chaque jour, le bien-être de nos malades augmentait un peu; je suis arrivé à pouvoir donner un lit et des draps à moitié d'entre eux. La nourriture était bien pour les hommes valides, mais de qualité insuffisante pour des malades; la situation s'améliora dans les premiers jours de janvier.

Cette ambulance n'avait qu'un médecin aide-major et 4 élèves de l'école de Strasbourg. — Dr CROS.

Parmi les ambulances du département, nous citerons celles de Montargis; M. Leroy, président du comité sectionnaire. Drs Huette, Henriot, Mercier, Ballot. Dr Moutier, chirurgien en chef de l'hôpital militaire. Les blessés ou malades ont été reçus à l'hôpital, à la salle d'Asile, à l'école des filles, à l'école municipale, aux ambulances Notaire, Burzy, à l'école des frères. — Ces ambulances ont reçu environ 4,320 militaires. — On compte en plus 50 ambulances privées et 67 dans les châteaux :

Celles de Lorris (Hôtel-Dieu, salle d'Asile, école, inspection des forêts). Drs Boyer et Veillard de Pithiviers, Chatillon-sur-Loing, hospice et ambulances privées. — Drs Hardy et Demersay.

Nogent-sous-Vernisson, ambulance des Barres, ambulance des Bézards (Mme D'Eichthal), Drs Léotard et Mauguier.

Ferrières, Drs Bosc et Leroy. — Bellegarde. — Gien, usines et hospice, Drs Faucamberge et Patron. Frères Barnabites, Dr Devade; Meung-sur-Loire, hospice, château, Grand-Moulin, le Bardon, et plusieurs ambulances privées.

 EURE-ET-LOIR.

CHARTRES. — Président M. Collier-Bordier; le comité a vu s'établir promptement de nombreuses ambulances : celles de Chartres sont :

L'Hôtel-Dieu (*partim*) et sa succursale l'hospice Saint-Brice.	931 entrés.	197 décès.
Asile d'Aligre. D'CORBIN	16 —	2 —
Ecole normale. D'LELONG	97 —	19 —
Le théâtre. D'MARTIN.	119 —	19 —
Le grand et le petit séminaire. D'VOYET	65 —	2 —
Saint-Jacques	31 —	1 —
La prison	117 —	» —
Le château de Béville. D'ROBIN.	48 —	3 —
Ambulances diverses (39).	467 —	22 —

Indépendamment de ces établissements hospitaliers, ouverts aux Français, les Prussiens ont fait occuper par leurs blessés l'aile nord de l'Hôtel-Dieu, la gendarmerie, la caserne, l'embarcadère, la Cour d'assises, le collège, l'école des frères, l'école des filles, etc.

Dans tout le département, des ambulances au nombre de 50 se sont ouvertes pour les besoins si impérieux de chaque jour, nous citerons celles de :

Illiers.	Pontgouin.	Cloyes.
Janville.	Maintenon.	Montigny-le-Gannelou.
Voves.	Epernon.	Orgères.
Châteaudun.	Boisville.	Loigny.
Bonneval.	Viabon.	Guillonville.
Yron (hospice).	Ouarville.	Cormainville.
La Ferté-Villeneuil.	Fains.	Péronville.
Courtalain.	Montainville.	Bazoches-les-Hautes.
Brou.	Germignonville.	Courbehaye.
Lumeau.	Baignolet.	Fontenay-sur-Conie.
Dreux (prince d'Orléans).	Rouvray Saint-Florentin.	Saint-Jean de Rebevilliers.
Terminiers.	Château de Reverseau.	La Ferté-Vidame.
Houville.	Villeau et Villars.	La Loupe.
Barjouville.	Prasville.	Nogent-le-Rotrou.
Poisvilliers.	Meslay-le-Vidame.	Nonvilliers-Grand-Houx.
Moinville.	Sancheville.	Nogent-le-Roi.
Courville.	Neuvy en Dunois.	

Le nombre des blessés reçus aux ambulances est de 4,914; on compte près de 800 décès.

A Voves les drapeaux de la Convention de Genève sont enlevés par l'ennemi qui donne l'ordre de renvoyer les blessés français pour recevoir les blessés prussiens. Le maire, M. Bigot, refuse de mettre cet ordre à exécution; il est arrêté et emmené prisonnier.

Nous ne pouvons nous dispenser de citer le fait curieux suivant : « Une jeune dame de Cloyes, femme d'un notaire, aidait les médecins dans leur service et dut assister aux préparatifs d'une amputation ; elle était ou allait devenir enceinte, et, elle est accouchée en temps voulu d'un enfant n'ayant qu'une jambe. » M. Isambert.

Les nombreux blessés que nous avons eu l'occasion de voir se louaient tous du courageux dévouement de Mlle Polouet à Châteaudun et aux ambulances du voisinage.

DOUBS.

BELFORT. — Dès le début de la guerre le passage du 7e corps d'armée produit un encombrement momentané de l'hôpital militaire. Dr Prudhomme, médecin principal, et les Drs Desbrousses, Suret et Muller. — On a fait de fréquentes évacuations sur Vesoul, Lure, Gray, Delle, Audincourt, Châlon-sur-Saône, Lyon, etc. — Il faut blinder la caserne de l'Espérance pour la transformer en hôpital. — L'effectif de la garnison est de 16,200 hommes, principalement de garde mobile et de garde nationale mobilisée. Dès le mois septembre apparaît la variole, mais c'est au mois de novembre qu'elle prend une intensité inquiétante. — Le 4 décembre au commencement du bombardement l'hôpital du Faubourg est criblé de projectiles, une partie de son matériel est détruit et des malades sont tués ou blessés dans leur lit. — On compte :

Morts par le feu de l'ennemi.	376	Morts par fièvre typhoïde.	383
— de variole.	310	— divers	20
		Total.	1,088

Il y a eu un grand nombre d'amputations et de désarticulations, mais ces malheureux opérés succombaient ainsi que les blessés, à la pourriture d'hôpital, à la fièvre purulente et à l'ostéo-myélite. — On a constaté que les désarticulations réussissaient mieux que les amputations dans la continuité.

A Clerval des ambulances établies d'urgence ont de suite été encombrées, mal tenues, les blessés et les malades sur de la paille bientôt infecte et qui ne pouvait être changée; partout de la vermine ; un seul médecin, le Dr Bobilier, dont le dévouement a été mis à de cruelles épreuves ; 400 militaires blessés ou malades manquant de tout étaient passés par cette étable humaine, 158 y étaient morts et tous auraient eu le même sort sans l'arrivée d'une ambulance strasbourgeoise dont les soins intérieurs ont été dirigés par une vaillante femme, Mme Schneiter.

Un matériel considérable (180 lits) envoyé d'abord à Bâle est arrivé à Clerval le 19 février. Les malades ont été placés au vieux château, à l'hôtel de ville, à l'école, au couvent et au nouveau château, de plus on organisa un dépôt de convalescents. Les Drs Gross et Schaaf ont immédiatement donné les soins que nécessitait une situation si déplorable ; la mortalité s'est aussitôt arrêtée, et sur 210 malades restants on ne compta plus que 12 décès; le personnel de l'ambulance resta à Clerval jusqu'à l'évacuation des malades le 28 mars.

Il faut citer aussi les ambulances de Montbéliard, d'Ornans, de Sainte-Suzanne, de Bart, Raynans, d'Isle-sur-le-Doubs, Pontarlier, Saint-Pierre-de-la-Cluse, etc.

AISNE.

CHATEAU-THIERRY. — Drs Petit et Joussaume. Les établissements indiqués sont : l'Hôtel-Dieu, le collège, le couvent de Bon-Secours, la maison de la Fontaine; — les couvents des Chesneaux et de la Madeleine, qui ont reçu les Prussiens; enfin les baraques sur la plate-forme du château, établies pour les hommes atteints de maladies contagieuses. — L'Hôtel-Dieu a reçu : 91 militaires français, dont 3 officiers, 4 décès; 332 militaires allemands, 16 sont morts.

Une des ambulances du département, celle de Blesmes, a vu enlever toute sa literie par l'ennemi comme *témoignage de reconnaissance*.

Une ambulance a été établie à Crézancy, par M. Delhomme. Dr Vimy. D'autres petites ambulances se trouvaient dans la même localité à la mairie, à la maison Fillette Bélisaire, etc.

A Chauny, même département, les militaires ont été soignés à l'Hôtel-Dieu et aux ambulances de Saint-Monble, de Saint-Joseph et de Saint-Ladre.

I. 33

GIRONDE.

BORDEAUX. — Le département a reçu 27,093 hommes; il compte 894 décès et 845 cas de variole. Diverses ambulances ont été établies, les unes pour les officiers, les autres pour la troupe. Les premières, celle de la Palutade en a reçu 105, celle des allées de Tourny 61. Les autres organisées à la Bastide, à Talence, au Petit-Fresquet, etc. — L'hôpital militaire a eu 7,401 entrés et 312 décès; les hôpitaux Saint-André, Pellegrin et Saint-Louis ont eu 2,223 entrés et 161 décès. De bonnes ambulances ont été établies à Arcachon.

PUY-DE-DÔME.

CLERMONT. — M. Aubergier, président du Comité. D' Fleury. Les ambulances dans le département sont :

Hôtel-Dieu.	Grand-Hôtel à Royat.	Sœurs de Saint-Vincent de Paul.
Asile Sainte-Marie.	Sœurs Franciscaines.	Frères jésuites.
Dames Ursulines.	Lycée.	A Riom.
Grand séminaire.	Petit séminaire.	A Issoire.
Immaculée Conception.	Ecoles chrétiennes.	A Billom.
Capucins.	Hôtel Lastic.	

Le nombre des entrés est de 4,748; il y a eu 189 décès.

NORD.

MAUBEUGE. — Les établissements hospitaliers n'ont pas été nombreux, mais ils étaient bien installés. L'hôpital militaire, D' Widal, quatre locaux en ville (salles de la mairie) et des ambulances dans les environs, à Hautmont, Bavay, Jeumont, etc., etc.

Les maladies dominantes ont été la variole, la bronchite, le rhumatisme articulaire, la fièvre typhoïde et les affections du tube digestif.

« 630 blessés par armes à feu ont été soignés dans nos établissements depuis le mois de septembre 1870 jusqu'au mois de mai 1871, soit à l'hôpital militaire, soit dans les ambulances des localités voisines. 51 ont succombé dont 10 amputés sur 13. Les blessures principales sont :

Fractures des os de la face. .	5	2 décès.	Plaies de poitrine.	9	5 décès.
— de l'épaule.	13	9 —	— du rein.	1	1 —
— du bras.	8	6 —	*Complications.*		
— du coude	8	3 —	Tétanos	4	4 —
— de l'avant-bras. . .	9	4 —	Hémorrhagie consécutives. . .	10	2 —
— de la hanche. . . .	6	4 —	Phlegmons diffus	6	2 —
— du genou.	7	5 —	Méningite consécutive. . . .	1	1 —
— du pied.	8	1 —	Maladies intercurrentes. . .	2	2 —

Nous ne saurions trop nous louer du généreux concours des Sociétés anglaise et belge, qui n'ont cessé de nous combler de dons de toute nature. Grâce à elles nous avons eu à notre disposition une provision d'appareils à fracture des plus ingénieux, des comestibles, des vins généreux, des objets de pansement et des désinfectants. » — D' WIDAL.

CAMBRAI. — M. Brabant, président. Monseigneur Régnier est signalé par sa générosité et son actif concours. — Les militaires ont été reçus aux hôpitaux, au collége, au musée, aux deux séminaires, à la loge maçonnique, chez les frères des écoles chrétiennes. — Les communes voisines ont aussi ouvert des ambulances, Bouchain, Busigny, le Cateau, Maret. Oisy-le-Verger, Saint-Aubert, Saulzoir, Polesmes, Saint-Waass. — Le nombre des entrés est de 2,126, on compte 142 décès. — On dit que 15 amputations ont été faites au musée.

SOMME.

AMIENS. — Les militaires ont été reçus en grande partie à l'hospice civil. Nous devons citer comme exemple d'un dévouement exceptionnel et persévérant pour nos blessés, Mme d'Agnel de Bourbon qui, même après la guerre, n'a pas cessé de s'occuper des intérêts de beaucoup de victimes trop souvent oubliées. D'autres ambulances se trouvaient à Montdidier (hospice civil), Morcuil, Domfront, Nesle, Moyencourt, Billancourt, Villers-aux-Erables, Albert, château de Boulan, Beaucourt, la Fontaine-Solar.

SAÔNE-ET LOIRE.

CHALON-SUR-SAÔNE. — M. Zolla, président du Comité. Dr Riant, délégué. Dr Berthault. — Les militaires ont été reçus :

A la grande caserne	3,233 entrés.	149 décès.
A l'hôpital et à l'hospice Saint-Louis	1,308 —	97 —
A l'Evêché	1,050 —	44 —
Ecole des frères	340 —	9 —
Collége	198 —	6 —
Dames Dominicaines	140 —	2 —
Asile de Marie et ambulance du Bourg-Neuf	160 —	8 —

Les ambulances de l'arrondissement ont été établies à Verdun-sur-Doubs, Damerey, Gergy, Chagny, Rully, Senecey, Tournus, Saint-Gengoux-le-Royal. — Enfin des ambulances de convalescents se sont ouvertes au château de la Loyère et au château de Beaurepaire. — L'autorité militaire, en décidant que les varioleux seraient envoyés dans leurs familles, a répandu la variole dans le pays.

Une ambulance volante a été établie pour les gardes mobilisés de Châlons. Drs Baptault, Regnier et Perruchot.

Une autre ambulance, dite châlonnaise, Dr de Montessus, a été à Dijon et à Nuits. Le nombre des blessés soignés a été de 127 ; on a fait 11 grandes opérations.

HAUTE-SAÔNE.

LURE. — M. Depierres, président. La ville a été envahie par l'ennemi le 18 octobre ; il a occupé l'ambulance , et, comme si c'était une règle, il n'a pas négligé d'emporter les couvertures des lits, probablement comme souvenir. — Les établissements hospitaliers sont : l'hospice Richard, le collège, la sous-préfecture, l'école des filles, la salle d'asile, les frères des écoles chrétiennes, la mairie, le casino et 56 maisons particulières. Drs Jacquey, Boisson, Pierry, Paris et Bertrand. — Du 14 janvier au 1er juin, on a reçu 1,502 militaires et l'on en a perdu 130. — Au retour de l'ennemi, le 21 janvier, une évacuation considérable a été faite sur Luxeuil.

LOIR-ET-CHER.

Parmi les ambulances du département, on cite celle du lycée de Vendôme, qui sous la direction administrative de M^{me}Cahen, déléguée de la Société centrale, a reçu 1351 militaires et a compté 135 décès. Cette ambulance a été parfaitement dirigée ; les médecins qui y faisaient le service sont : MM. Labadie-Lagrave, Parinaud et Guéneau de Mussy. — Nous reproduisons ce qu'en dit M. le vicomte de Flavigny : « L'ennemi lui-même s'inclina devant cette alliance du dévouement et de la science, et les chirurgiens allemands qui entrèrent si souvent dans nos ambulances en conquérants et en maîtres, respectèrent l'ambulance du Lycée, où l'on put se faire jusqu'au bout l'illusion que Vendôme n'était pas envahi. »

CHER.

BOURGES. — M. Chenon, président; Dr de Jumigny. — Les blessés et malades ont été reçus dans une partie de l'hôpital général, Dr Dagonneau. 1,097 entrés, 74 décès ; et dans vingt ambulances privées qui ont reçu 1,598 entrés et ont eu 37 décès. — Il y avait à Bourges 7 ambulances dites de l'État, chez les dames Ursulines, dames du Sacré-Cœur, sœurs de l'Immaculée conception, religieuses de la Charité, au séminaire Saint-Célestin, à la caserne Saint-Sulpice et à l'église des Carmes. — Dans le département du Cher, on indique les ambulances de Vierzon, Lignières, Châteauneuf, Saint-Florent, Mehun, Saint-Amand, Dun-le-Roi, Sancoins, Lorois, Bois-Briou, Menetou-Salon (château du prince d'Aremberg), Nancay et Vignoux.

A l'occasion de l'ambulance volante du Bourbonnais, nous avons parlé des ambulances d'Aubigny, l'hospice, le château et le couvent des Barnabites. Ces ambulances dans la délégation de M. de Sessevalle ont reçu du 13 octobre au 12 mars 1871, 1,627 militaires : elles comptent 70 décès dont 35 varioleux.

INDRE-ET-LOIRE.

TOURS. — M. le vicomte de Flavigny, délégué régional. L'ambulance de la gare, Drs Gallard et Maugeret, a secouru 20,751 militaires. Les ambulances en ont reçu 23,578.

On cite les ambulances de Monnaie, les Belles-Ruries, la Vallée, la Soudelle et celles de Château-Renault.

LOIRE-INFÉRIEURE.

NANTES. — M. Larray, président du Comité. Les six arrondissements de la ville comptaient plus de 60 ambulances qui ont reçu 3,700 militaires et en ont perdu 208. Dans le département, on indique 43 ambulances et 108 petites ambulances privées. Ces établissements ont reçu 3,826 militaires et en ont perdu 100. — L'ambulance de la gare a visité 23,700 hommes dont 7,222 passagers qui ont été ravitaillés et 16,428 qui sont entrés dans les hospices ou ambulances du Comité. — Les varioleux étaient immédiatement dirigés sur les lazarets de la Collinière et du Croissant, les dyssentériques sur l'Hôtel-Dieu, les vénériens et les galeux sur la caserne ou l'hospice Saint-Jacques.

FINISTÈRE.

BREST (Comité de). — Dr Brousmiche, président. Drs Penquer, Daniel, Aubry, Carof. Les blessés et malades ont été reçus à l'hôpital de la Marine, à l'établissement des Pupilles, au pensionnat de Saint-Georges, chez les Pères jésuites, à Saint-Renan et à Saint-Joseph ; il y a eu 779 entrés et 20 décès. — D'autres ambulances étaient établies à Landerneau, à Recouvrance chez les sœurs de Cluny et chez les petites sœurs des Pauvres.

INDRE.

CHATEAUROUX. — Les établissements indiqués sont l'hospice, le lycée, le quartier Veillat, les cordeliers, la prison, Saint-Pierre, les rédemptoristes, la manufacture des tabacs et des ambulances privées. — Les hospices de Levroux et de Vatan. — Il y a eu 4,981 malades ou blessés et 319 décès par variole et fièvre typhoïde. — Des secours importants ont été donnés à des militaires de passage, à des veuves et à des orphelins. Ainsi : un soldat aveugle a reçu 1,000 francs ; 8 amputés ont reçu chacun 500 francs ; 70 veuves ont reçu chacune 125 francs ; et 43 orphelines ont eu chacune un livret de caisse d'épargne, de 250 francs.

NIÈVRE.

NEVERS. — M. de Toytot, président. Dr Couranjou. — Deux comités ont existé parallèlement jusqu'au 27 décembre. — A cette date le comité départemental a été dissous et le comité international est resté seul en fonction.

Il y a eu 145 hôpitaux ou ambulances. On cite :

L'hospice de Nevers.	Le couvent des Ursulines.	Petit séminaire.
L'Evéché.	— de la Visitation.	Pension Montchal.
Le grand séminaire.	Les Sœurs des pauvres.	Sœurs de Sainte-Saulge.
Le couvent Saint-Gildard.	Pères maristes.	Maisons d'école.

L'ambulance de la gare a visité un grand nombre de militaires, dont 3,000 varioleux, sur lesquels 380 ont succombé ; les ambulances du département étaient : 1° à la Charité ; 2° à Pougues-les-Eaux :

1° L'hôpital.	2° Hôtel Massé.
La maison d'école des frères.	Casino.
Ecoles communales.	Hôtel Guymard.
Asile départemental.	— Derigny.
Ambulance Mulon.	Château.
Sœurs de Sainte-Marie.	
Maisons particulières.	

Le département a reçu 5,844 malades dont 202 blessés.

Mme Ducrot, la courageuse femme du général, s'est, au dire de tous, particulièrement distinguée, par les soins quelle a pris de nos blessés et malades, victimes de la guerre et évacués sur le département.

BOUCHES-DU-RHÔNE.

Le département des Bouches-du-Rhône n'a reçu de blessés que par évacuation.

MARSEILLE. — Dr Bouquet, président de la commission nationale de secours aux blessés. Les ambulances ont été nombreuses ; les principales sont celles de :

Saint-Charles (caserne).	La Cité ouvrière.	Suisse.
Le Pharo.	Saint-Vincent de Paul.	Sainte-Famille.
Saint-Victor (caserne).	La Salette.	Saint-Sacrement.
Saint-Louis (extra-muros).	Les Chartreux.	Saint-Sépulcre.
Petit lycée.	La Conception.	Dames de Saint-Maur.
Fort Saint-Jean.	La Charité.	Saint-Barnabé.
Saint-Jean de Dieu.	Le grand séminaire.	Société de bienfaisance.
Ecoles chrétiennes.	La Madrague.	Dames de Cluny.
Le pénitencier.	Dames réunies.	
Ecole protestante.	Saint-Laurent.	

Il y avait encore d'autres ambulances privées et l'ambulance de la gare dont nous avons déjà parlé.

Ces ambulances ont reçu 22,454 militaires : 5,000 blessés, 12,227 fiévreux, 2,000 vénériens et 3,227 passagers.

Le comité de Marseille ne s'est pas contenté de donner des soins à nos soldats, il a complété son œuvre en accordant des secours aux amputés, aux blessés, aux veuves de nos soldats, aux familles qui avaient perdu leurs enfants pendant la guerre ; c'est ainsi que 204 secours ont été accordés. Le minimum de ces secours était de 50 francs, la moyenne de 250 francs et le maximum de 1,000 à 1,100 francs.

ALPES-MARITIMES.

NICE. — M. P. Gautier, président du comité. Drs Lubansky, Scoffier, Lefèvre, Giraud. — Des comités sectionnaires fonctionnaient à Grasse, Cannes, Antibes, Vence et Menton. Le département a reçu 1,512 militaires et il compte 27 décès.

SAÔNE-ET-LOIRE.

MACON. — M. L. de Castellane, président du comité ; Dr Ley, délégué du comité central.

Il y a eu 12 ambulances assez importantes pour recevoir 4,283 militaires sur lesquels 193 décès. Les principales ambulances sont : l'hôpital et l'hospice de la Providence, l'asile du Nord, de la Miséricorde et départemental ; les Saints-Anges, les archives départementales, l'école normale et les Récolets. L'ambulance de la gare, dont il a déjà été parlé, a reçu plus de 800 malades et blessés, et elle a ravitaillé environ 10,000 passagers.

D'autres ambulances, importantes aussi, avaient été établies à Chagny, Pierre-en-Bresse, école de Cluny, Charolles (hôpital de), Bourbon-Lancy, Tournus, Autun, le Creuzot, Montchanin.

SARTHE.

LE MANS. — M. Boulanger, président du comité. Les ambulances de la ville et du département ont été très-nombreuses (150); elles ont reçu 30,454 militaires. Les établissements les plus importants de la ville ont été ceux du séminaire, du Bon-Pasteur, les ambulances Bary, Boivin, les Carmélites, Sainte-Croix, le dépôt de mendicité, l'école normale, la halle aux toiles, l'hospice, le lycée, le palais de justice, la mission, le théâtre, l'asile Saint-Pierre, etc. Dans les communes on cite : Bessé, le Breil, Bonnétable, Écommoy, les sœurs de la Providence, Notre-Dame-des-Anges, l'hospice de la Ferté-Bernard, la Lude, Ruillé-sur-Loire, Saint-Calais, les sœurs de la Suze, Savigné-L'évêque, Château-du-Loir, Parigné-l'Évêque, Changé, la Flèche, Grand-Lucé, Sillé-le-Guillaume, Yvré-l'Évêque, et ambulance dite du curé de Champagné, etc.

Le Mans a été victime de bien des violations de la part des Prussiens; nous renvoyons pour ce sujet au chapitre concernant la Convention de Genève. — L'ambulance de la gare était chargée de la répartition des blessés dans la ville sous la direction du Dr Le Bêle, et un service de voitures conduisait les militaires dans les établissements où ils devaient séjourner ; il en est passé environ 15,000.

MAINE-ET-LOIRE.

ANGERS (comité d'). — Monseigneur Frépel, président ; Dr Mirault. — 29 ambulances ont été organisées en ville, 44 à la campagne, et 7 hôpitaux ont reçu des blessés et des malades au nombre de 3,208 sur lesquels 140 décès. Les principales ambulances sont celles du Grand séminaire, du Cercle du boulevard et des Pères jésuites. Les hôpitaux qui ont reçu le plus de malades sont ceux de Baugé et de Beaufort.

Il y a eu une ambulance établie à la gare sous la direction du chef M. Raimbaux ; cette ambulance de passage a ravitaillé du 5 décembre au 30 mars 11,639 hommes.

A la fin de janvier une ambulance semblable a été établie à la gare de la Possonnière à l'intersection des lignes de Nantes et de Niort; elle a ravitaillé en février et mars 2,462 hommes.

Des ambulances ont été formées pour la garde mobile et la garde nationale mobilisée.

MAYENNE.

LAVAL. — M. Piednoir, vice-président. Dr Hubert.

Les hospices et ambulances de la ville, sans compter les militaires soignés dans les maisons particulières, ont reçu.	7,209 entrés dont 524 décès.	
Les ambulances externes.	1,597 —	— 172 —
— de Château-Gontier.	1,564 —	— 100 —
— de Craon	320	— 21 —
— d'Ernée	522 —	— 83 —
	11,212	900

RHÔNE.

Le département du Rhône a reçu par évacuation de nombreux blessés.

LYON. — Comte d'Espagny, président du comité. — Une commission médicale a été immédiatement établie ;

26 ambulances du centre de la ville, une des plus importantes est celle de l'école vétérinaire. Drs Dime, Chatin et Delore.

5	—	à la Croix-Rousse.
19	—	à Fourvière et Saint-Just.
11	—	extra-muros.
1	—	gare de Perrache, cette dernière de 120 lits. Drs Favre, Rieux, Tallon, Rivoire, Bourland, Faure, Bianchi, Marduel, Pernot, Billoud-Montcrral.

‾‾‾‾
62

L'arrondissement de Villefranche a eu 13 ambulances.

L'ambulance de Perrache était une ambulance de passage, de répartition, de ravitaillement, et de pansements. — La gare des Brotteaux a aussi été mise à contribution pendant les derniers mois de la guerre.

Mouvement de l'ambulance de la gare de Perrache du mois d'août 1870 au 1er octobre 1871.

Août, septembre, octo-bre, novembre.	300 hommes	1.632 plaies par éclats d'obus.
Décembre..	954 —	5,704 — par balles.
Janvier 1871.	3,244 —	89 — par armes blanches.
Février	2,432 —	2,632 congélations.
Mars.	2,706 —	72 brûlures.
Avril	1,363 —	804 amputations diverses.
Mai	1,504 —	15 résections.
Juin.	1,704 —	271 fractures.
Juillet	1,315 —	221 entorses.
Août.	448 —	1,122 excoriations, œdèmes des pieds et des jambes.
Septembre.	256 —	617 abcès, furoncles, panaris.
		3,047 divers.
	16,226	16,226

Quoique l'on puisse dire que le rôle du corps médical lyonnais a été très-considérable, nous devons faire observer que toutes ces amputations (804) n'ont pas été faites à l'ambulance de Perrache, car d'après le compte rendu des ambulances des gares nous trouvons 350 amputés compris dans le chiffre 804 et venant d'évacuations faites sur Perrache, comme le confirme d'ailleurs une lettre qu'a bien voulu m'adresser, M. Léonce de Cazenove, secrétaire général du comité sectionnaire lyonnais. Il dit : « Toutes ces opérations n'ont pas été pratiquées à la gare de Perrache même. Des hommes n'ont été reçus qu'après opération faite à distance. » — Le nombre des amputés survivants et morts est déjà bien assez considérable, et, l'absence d'indications précises élèverait les chiffres de la statistique, si nous n'avions comme renseignements plus certains les fiches nominatives des amputés survivants ou décédés. Nous ne pouvons citer tous les médecins de Lyon qui ont apporté leur dévouement et leur talent aux ambulances dont ils ont bien voulu se charger; 125 docteurs sont venus immédiatement se faire inscrire pour faire gratuitement ce service de bienfaisance.

ORNE.

ALENÇON (comité d'). — Président, M. A. Leguay. D⁰ˢ Martin, Libert et Chamblay. — Organisation d'une ambulance volante (Dʳ Chambay), pour les bataillons mobiles de l'Orne.

Parmi les ambulances sédentaires, on signale celles de l'évêché de Sées, des Dames de Marie d'Athis, du Dʳ Tribout, du château de la Bourdonnière et environ 40 ambulances privées. Ces ambulances ont reçu 529 hommes, blessés ou malades.

CHARENTE-INFÉRIEURE.

SAINTES. — M. Chapparre, président. Dʳ d'Argignac. 357 entrés, 18 décès.

D'autres ambulances se trouvaient à Cognac, Saint-Savinien, Mortagne, Saint-Romain, Pons, Colombiers, Crazannes, Burie, Saujon, Gemozac, Virollet, Pont-l'Abbé, Corme-Royal, Balanzac, Chermignac, etc.

VAR.

TOULON. — Le comité de Toulon s'est montré très-généreux comme secours aux blessés.

Ambulance de la Gare, 4,547 passagers.	4 amputés ont reçu chacun 2,000 fr. = 8,000 fr., et
— de la place St-Jean. } 105 entrés.	43 blessés ont reçu un secours qui a varié entre
— des Petites-Sœurs. }	100 fr. et 1,700 fr., au total pour les blessés 25,600 fr.

SAVOIE.

CHAMBÉRY (comité de).—Les sous-comités étaient à Aix-les-Bains, Albens, la Rochette, Montmélian, Pont-de-Beauvoisin, Yenne, Albertville, Grésy-sur-Isère, Ugines, Saint-Jean de Maurienne, Aiguebelle.

Les établissements ouverts aux militaires blessés ou malades sont : l'Hôtel-Dieu, les hospices, le couvent des Pères capucins, la salle d'asile, l'hôpital militaire et sa succursale du manège, la gare.

Dans le département, Aix-les-Bains, Marlioz, le pensionnat des frères de La Motte, hospice de Montmélian, Albertville, l'hôpital de Saint-Jean de Maurienne, Aiguebelle. — Les militaires reçus à Aix-les-Bains ont généralement fait usage des eaux.

Le département a reçu environ 1460 militaires et il compte 50 décès. — Le service médical a été fait par les Dʳˢ Jarrin, Besson, Dénarié, Revel, Brachet, Davat; ce sont les seuls indiqués nominativement.

SEINE-ET-OISE.

Les ambulances de ce département occupé par l'ennemi ont été nombreuses et bien organisées. On cite particulièrement celles de Jouy en Josas, de Bièvre, de Ville d'Avray, de Bougival, etc. Enfin celle de la Grande Gerbe dans le parc de Saint-Cloud; cette ambulance, dont on a beaucoup parlé et avec raison, séduisait par sa coquette organisation, mais ne pouvait servir que pendant la saison chaude, et il faut bien le dire, quoique nous pensions que lorsqu'il s'agit des défenseurs du pays, on ne doit pas regarder à la dépense pour leur procurer tout le bien-être possible et tempérer leurs souffrances, comme l'a fait en toutes circonstances la Société française de secours aux blessés, il faut cependant que la dépense ne dépasse pas certaines limites aussi raisonnables que charitables.

SEINE-ET-MARNE.

Le département de Seine-et-Marne a aussi été complétement occupé par l'ennemi; les ambulances ont souffert de cette occupation, mais elles ont rendu de grands services; celles de Lagny sont citées tout particulièrement.

HAUT ET BAS-RHIN.

Dans ces deux départements, qui ont beaucoup souffert, il y a eu de très-nombreuses ambulances à **Wissembourg, Alstadt, Wœrth, Soulz, Haguenau, Bischwiller**, etc., où les Drs Sédillot, Joessel, Bœckel et Christian se sont distingués par leur dévonement et leur science.

ÉTABLISSEMENTS THERMAUX.

Les établissements thermaux ont été ouverts à nos blessés, Bourbonne-les-Bains, Amélie-les-Bains, Aix, Baréges, Luchon, etc. Ainsi Baréges a reçu en 1871, 509 officiers et soldats, et en 1872 ce nombre ne s'est élevé qu'à 445. — A Luchon (Bagnères de) les militaires ont été reçus à l'hôpital thermal, au Casino et à l'Hôtel de France. 629 blessés y ont fait usage des eaux. On a constaté 201 guérisons, 378 améliorations, 40 résultats nuls et 2 décès. — Parmi les blessés traités, le Dr Naudin cite 223 ankyloses ou contractures diverses dont 46 guérisons, 125 améliorations et 52 insuccès. — A l'ambulance de la gare, il est passé 4,322 blessés.

En somme, les établissements thermaux ont reçu et soigné environ 4,000 officiers, sous-officiers et soldats.

BLESSURES DE GUERRE.

BLESSURES DE GUERRE.

Les blessures de guerre présentent toutes les variétés possibles de lésions et tous les degrés de gravité ; on peut les observer sur toutes les parties du corps.

Les blessures de guerre sont produites par des balles de fusil, des balles de boîtes lancées par des pièces d'artillerie, des obus, leurs éclats, et ceux de leur chemise de plomb, des bombes ou leurs éclats, des boulets, et par divers corps violemment lancés par le choc de tous ces projectiles. Enfin il y a les blessures par armes blanches, sabre, lance, baïonnette. Nous ne parlons ici que des armes dont l'emploi est général, laissant de côté celles dont on ne se sert que d'urgence, révolvers, haches, pierres, etc. etc. Nous renvoyons d'ailleurs à ce que nous avons déjà longuement détaillé dans nos précédents rapports sur les campagnes de Crimée et d'Italie (campagne d'Orient (Crimée), page 621 et suivantes ; et campagne d'Italie, tome II, pages 287 à 413), et sur quelques différences notables que présentent les blessures faites par diverses armes non employées en Europe et observées pendant les expéditions de Chine, de Cochinchine, de Syrie et du Mexique. Le rapport sur ces dernières expéditions allait être livré à l'impression lorsque la guerre de 1870-71 vint naturellement suspendre cette publication, et nous obliger à nous occuper exclusivement des secours à préparer pour les blessés en organisant les nombreuses ambulances volontaires qui ont suivi nos corps d'armée ou qui ont fait un service de tous les jours pendant le siège de Paris.

De nouveaux progrès dans l'art de détruire les hommes, c'est-à-dire dans la fabrication des pièces d'artillerie et des gros projectiles, une tactique nouvelle scrupuleusement suivie par les Allemands, ont considérablement diminué le nombre des blessures par armes portatives et augmenté d'autant le nombre des blessures par gros projectiles à longue portée. Le vrai courage, l'abordage à la baïonnette, les combats corps à corps ne sont plus guère possibles ; nous avons été le plus souvent écrasés à une lieue de distance par un ennemi invisible, masqué dans les bois, et avant que nous ayons pu combattre. Aussi comptons-nous un très-petit nombre de blessures par armes blanches, et beaucoup moins de blessures par balles que dans les guerres précédentes.

« Nous avons été vaincus ; mais la science de nos braves chirurgiens d'armée et de nos courageux auxiliaires volontaires a puisé de nombreux enseignements dans nos malheurs, et l'on doit profiter des leçons de ces longs mois d'une cruelle expérience. Malheureusement beaucoup de faits d'un grand intérêt pour la science sont perdus soit parce que le temps a manqué pour recueillir des observations cliniques et que la science a dû être sacrifiée à l'urgence de besoins immédiats et impérieux, soit parce qu'un assez bon nombre d'observations ont été égarées pendant les retraites de nos corps d'armée ou perdues pendant le pillage des ambulances, soit enfin parce que les évacuations précipitées des blessés, et même des amputés, séparaient brusquement les victimes du chirurgien qui les soignait et qui ne pouvait même pas savoir ce qu'elles étaient devenues.

Nous avons cependant un certain nombre d'observations cliniques dues à nos confrères militaires ou civils et nous les reproduirons à leur nom, ce sera l'*œuvre de tous*. Ces observations sont souvent accompagnées de considérations théoriques d'un grand intérêt. Tous ont pu se convaincre que la chirurgie chez les vaincus est désespérante ; beaucoup l'ont signalé, et ils ont parfaitement raison, comme nous aurons l'occasion d'en donner des preuves. La dépression générale qui succède à la défaite est de l'adynamie morale et physique.

Nous n'avons rien à ajouter à ce que nous avons dit, dans nos précédents rapports, sur l'effet des divers projectiles ; que ces projectiles aient une plus longue portée, qu'ils soient d'un volume plus considérable, cela ne change pas assez leurs effets pour qu'il soit nécessaire d'en parler de nouveau ; mais il y a un projectile dont nous n'avons guère eu l'occasion de parler : *les balles explosibles*. On nous a présenté plusieurs de ces prétendues balles explosibles et nous n'avons rien trouvé qui puisse justifier les accusations portées contre l'ennemi. Notre pensée est que s'il y a eu emploi de balles de cette nature, ce sont des faits individuels déshonorants pour leurs sauvages auteurs, mais il ne faut pas en rendre l'armée prussienne solidaire. Nous ferons de suite remarquer que les observations qui sont généralement citées sur les effets des balles explosibles reposent surtout sur des blessures de l'*avant-bras* et *de la jambe*, où les tendons sont nombreux. Nous devons néanmoins nous arrêter un instant sur ce sujet et reproduire quelques-unes des observations qui ont servi de bases aux accusations : disons d'abord qu'une balle peut être divisée en plusieurs fragments ou déformée par aplatissement ou allongement par plusieurs causes connues : les ricochets de toutes sortes, le choc sur les os, et, bien évidemment dans ces cas, la fragmentation ou l'allongement ne sont pas dus à une explosion du projectile. Arrivons aux faits :

« Il a été question un moment, dans le monde médical, de balles explosibles à l'occasion d'un blessé traité au petit séminaire de Strasbourg et qu'on supposait avoir été atteint par un de ces projectiles : l'autorité militaire s'en était émue et j'avais été chargé d'examiner ce blessé avec M. le professeur Hergott. A première vue, il y avait lieu d'être surpris de l'énorme disproportion qui existait entre les deux plaies d'entrée et de sortie, et c'était sur ce caractère de la plaie qu'on se basait pour dire que la balle avait fait explosion dans les tissus. Un examen attentif de la plaie et d'un fragment de balle de plomb trouvé près de l'ouverture de sortie, nous amena à conclure que rien n'autorisait, dans le cas en question, à maintenir contre nos ennemis la grave accusation formulée après un examen superficiel. Les dimensions exagérées de la plaie de sortie s'expliquaient naturellement par ce fait que des fragments osseux avaient été détachés du tibia par la balle et entraînés par elle, avaient déchiré les tissus et élargi la plaie de sortie. » Reeb, médecin en chef de l'hôpital militaire de Strasbourg.

« L'emploi des balles explosibles par les Allemands pendant la guerre n'a jamais été bien nettement constaté. Je peux cependant affirmer de la manière la plus formelle que les Prussiens en ont fait usage à la bataille de Saint-Privat, le 18 août ; et, il est à ma connaissance que six de nos soldats ont reçu des blessures, qui ne pouvaient être produites que par des projectiles de ce genre. Voici une observation que j'ai soigneusement recueillie :

Un soldat du 43ᵉ de ligne était en tirailleur en avant du village d'Amanvillers ; pour rallier son régiment, au moment de la retraite, il tourna le dos à l'ennemi et se mit à marcher en tenant son fusil de la main gauche, le bras allongé le long du corps, tandis que de la main droite il cherchait des cartouches dans sa giberne. C'est dans cette position qu'il reçut à la partie postérieure de l'avant-bras gauche un projectile dont le choc le jeta à terre. Remis de sa chute il s'aperçut non sans surprise que toute la face antérieure de son avant-bras était déchirée et que la peau et les chairs pendaient en lambeaux nombreux, déchiquetés et noircis. En outre la manche de sa capote *était brûlée* et présentait une large perte de substance en rapport avec la dimension de la plaie de l'avant-bras.

Je le vis le 21 août à Metz, à l'ambulance du Bon Pasteur, trois jours après sa blessure. Voici quel en était l'aspect :

A la partie postérieure et moyenne de l'avant-bras, il y avait une ouverture d'un diamètre beaucoup moins grand que celui des balles prussiennes ordinaires.

Le projectile avait continué son trajet entre les deux os de l'avant-bras sans les fracturer ; le cubitus seul était dénudé ; à la face antérieure du membre existait une vaste plaie ovalaire, mesurant quinze centimètres dans son plus grand diamètre, à fond irrégulier, à bords déchiquetés dont la peau formait de nombreux lambeaux tendant à se renverser en dehors. Toutes les chairs déchirées, jetées en dehors donnaient, l'idée d'une force explosible qui, venant de l'intérieur du membre à sa surface, les aurait violemment écartées.

Ma première impression fut que j'étais en présence d'une plaie par balle explosible ; toutefois, pour dissiper toute obscurité dans le diagnostic, je recherchai parmi toutes les causes vulnérantes laquelle pouvait produire une semblable blessure : une balle ordinaire n'aurait pu déterminer une lésion pareille et d'une telle dimension à la face palmaire de l'avant-bras. Quelque grande que puisse être l'ouverture de sortie d'une balle simple, elle n'aurait jamais atteint les proportions de celle que j'avais sous les yeux. Dans les cas d'ouvertures de sortie très-étendues, il y a, pour expliquer le fait, des fractures comminutives, des esquilles qui poussées par le projectile s'engagent avec lui dans le trajet de la plaie et en élargissent les dimensions. Ici rien de pareil, il n'y avait pas eu de fracture en éclat. Ce n'était donc pas l'œuvre d'un projectile ordinaire.

Était-ce un éclat d'obus ? la petitesse de l'ouverture d'entrée rendait cette supposition inadmissible, et un éclat de cette dimension n'eût pas agi différemment qu'une balle. En outre le blessé n'avait pas entendu d'obus éclater près de lui. On pouvait encore croire à deux blessures différentes, l'une par balle ayant frappé l'avant-bras en arrière, l'autre par éclat d'obus ayant enlevé les chairs de la partie antérieure. Mais le blessé n'avait ressenti qu'une commotion, qu'un seul coup. il rendait parfaitement compte des circonstances de sa blessure et affirmait n'avoir pas reçu d'éclat d'obus, aucun projectile de ce genre n'ayant éclaté autour de lui en ce moment, et le combat n'étant engagé qu'avec de la mousqueterie. Du reste un obus n'eût pas donné à la blessure cet aspect caractéristique de renversement des chairs en dehors sous l'impulsion d'une force provenant de l'intérieur à l'extérieur.

C'était bien là le fait d'un coup de feu par balle explosible. Je ne trouvai dans la plaie aucun fragment du projectile.

Frappé de la disposition singulière de cette blessure, je recherchai avec soin tous les cas semblables, et m'enquis auprès de mes camarades, s'ils n'avaient pas observé de lésions pareilles. Un de mes aides-majors, M. Scribe, chargé de procéder à la visite des blessés traités dans les maisons particulières, trouva chez un soldat une blessure qui me parut reçue dans les mêmes conditions que celle de mon premier blessé. L'avant-bras était aussi lésé ; en arrière une ouverture de petit diamètre, en avant large plaie irrégulière, déchiquetée, à chairs renversées en dehors ; mais, moins heureux que le précédent, cet homme avait eu les deux os de l'avant-bras broyés en esquilles nombreuses. Chez lui la balle avait fait explosion en frappant l'un des os ; chez le premier l'explosion ne s'était opérée que sous la peau en dehors du plan osseux. — Mon camarade Allaire, chargé d'un service à l'hôpital Chambière à Metz, et à qui j'avais communiqué l'histoire de mes deux blessés, en trouva quatre présentant des phénomènes analogues et des blessures qu'il ne pouvait attribuer aux projectiles que nous étions habitués à rencontrer. Comme moi il fut convaincu qu'elles étaient le fait de balles explosibles. — Chose curieuse à noter, tous ces hommes avaient été blessés à la bataille de Saint-Privat, et trois appartenaient au même régiment, le 43e de ligne.

De ces faits ressort la preuve manifeste que le 18 août les Prussiens se sont servis de balles explosibles à la bataille de Saint-Privat. — Malgré nos explorations, aucun fragment du redoutable projectile n'avait pu être retrouvé, lorsque je fus mis en rapport avec un de nos confrères le Dr Bretnacker, médecin civil à Moyeuvre, qui avait eu un certain nombre de blessés français à soigner dans la localité qu'il habite, voisine du village de Saint-Privat. En traversant le champ de bataille peu de jours après l'affaire, il avait ramassé une balle dont la forme lui avait paru insolite et qui lui semblait être de nature explosible. Voici la description de ce projectile que j'ai remis entre les mains du ministre des affaires étrangères à Bordeaux : balle en plomb, de forme cylindro-conique, d'un calibre à peu près égal à celui de la balle Chassepot, marquée sur la portion cylindrique de trois rainures circulaires placées parallèlement à 2 millimètres l'une de l'autre ; elle mesure en hauteur 12 millimètres à sa partie cylindrique, 8 à la partie conique et 9 au diamètre de la base. Cette base est creusée au centre par un canal dans lequel s'engage un tube cylindrique qui se dirige suivant l'axe du projectile et pénètre jusqu'à la pointe. Le tube est d'un autre métal que celui de la balle ; il est plus résistant, blanc et m'a paru être de l'acier. Tout l'intérieur de ce cylindre était rempli d'une matière inflammable, ressemblant à de la poudre dont les grains auraient été agglutinés et mélangés à une substance étrangère, et adhérant fortement aux parois du tube. Quelques parcelles de ce mélange, extraites avec la pointe d'un canif et recueillies sur une feuille de papier, s'enflammaient en produisant une vive déflagration ; enfin la base du projectile était recouverte d'une sorte de vernis qui protégeait en même temps l'extrémité du tube et le mélange déflagrant.

J'ai la conviction que c'est bien là un spécimen des balles explosibles qui à la bataille de Saint-Privat ont pu causer les blessures dont je viens de parler.—D' BERTRAND, médecin-major. »

« Le nommé David (Pierre), soldat au 69e de ligne, est ramassé par nous au combat du 30 septembre (l'Hay). Tombé sur le champ de bataille à six heures du matin, ce malheureux soldat ne fut découvert par nous que le soir à cinq heures. Il était étendu derrière un buisson.

Transporté à l'ambulance, ce soldat nous offrit les blessures suivantes : la cuisse droite est traversée d'une balle à la partie moyenne ; la balle a passé en avant du fémur. La cuisse gauche est beaucoup plus malade; en dehors à sa partie moyenne, elle porte deux trous très-nets faits par des balles. D'après les renseignements fournis par le blessé, ce sont les trous d'entrée ; en dedans de la cuisse gauche on ne trouve qu'un trou de sortie. On admet un instant qu'une balle est restée dans la cuisse. Cette cuisse est considérablement déformée ; on sent des esquilles nombreuses avec le stylet.

On propose au blessé la désarticulation. Il refuse, mais il laisse faire une incision à la partie antérieure de la cuisse où des esquilles nombreuses soulèvent la peau. Par cette incision, on voit un certain nombre de petites esquilles; deux ou trois seulement sont du volume d'une pièce de deux francs. On met un drain dans la plaie et on panse le blessé.

Pendant quatre à cinq jours, le blessé va mal, malgré les soins qu'on lui prodigue. Le 5 octobre, on insiste auprès de lui, en lui déclarant qu'il ne lui reste guère que la désarticulation comme chance de salut. Le 6, il accepte enfin, mais il est si affaibli que l'on craint qu'il ne succombe pendant l'opération même. La désarticulation de la cuisse est faite rapidement, et le blessé perd à peine quelques gouttes de sang. Malgré cela la faiblesse du blessé augmente graduellement et il meurt une demi-heure après.

L'autopsie de la cuisse gauche est faite avec le soin le plus minutieux, et devant un nombre considérable de personnes, parmi lesquelles des officiers de marine. Le trajet du trou d'entrée au trou de sortie d'une des deux balles est très-nettement indiqué; on suit moins facilement le trajet de la seconde balle, dont on voit manifestement le trou d'entrée. Qu'est-elle devenue? nous la cherchons longtemps en vain. En la cherchant dans les tissus, nous constatons, non sans surprise, que dans tous les muscles et le tissu cellulaire de la cuisse il y a de petites esquilles. Le fémur a disparu sur une longueur d'environ 6 centimètres, entre son tiers moyen et son tiers supérieur. Nous trouvons enfin attachés à deux esquilles deux petits morceaux de plomb fort minces et noirs d'un côté. En présence de ce fait et des dégâts extraordinaires que nous voyons, nous pensons que ce pourrait bien être une balle explosible. En conséquence, nous disséquons minutieusement toute la cuisse, et nous découvrons partout jusque près du genou une quantité considérable de tout petits morceaux de plomb. La plupart ont le volume d'une tête d'épingle. Beaucoup sont presque imperceptibles et ressemblent à une poussière noire qu'on aurait semée dans les muscles.

Devant ces faits, les assistants restèrent convaincus qu'il s'agissait bien d'une balle explosible. Nous consultâmes plusieurs officiers et soldats qui avaient assisté au combat du 30 septembre à l'Hay. Plusieurs affirmèrent que les Prussiens avaient fait usage de balles explosibles dans ce combat. On entendait comme des coups de fouet lorsque les balles touchaient un arbre ou un corps dur. Quand elles entraient dans le sol, elles soulevaient la terre; nous croyons donc qu'il s'agit ici d'une balle explosible. » — D' TARDIEU, chirurgien en chef de la 8e ambulance de la Société française de secours aux blessés.

« Il est vrai de dire que quand on voit les désordres produits par les engins perfectionnés, on s'explique difficilement à priori, comment une simple balle cylindro-conique, peut produire des délabrements aussi considérables, et naturellement on pense aux balles explosibles; on est d'autant plus autorisé à faire cette supposition qu'officiers et soldats eux-mêmes ont entendu l'explosion du projectile frappant contre les arbres, ou ont vu le sol soulevé sous forme de petits volcans.

Pendant la campagne d'Italie, nous avons déjà signalé des blessures analogues, nous avions vu les chairs broyées, meurtries, les os brisés en éclats, avec esquilles volumineuses projetées dans les muscles réduits en bouillie saignante; nous avions déjà cherché à expliquer ces lésions en les rattachant à la forme même du projectile.

..... Nous voulons aujourd'hui appeler l'attention sur les effets curieux des projectiles dans certaines régions du corps, et montrer combien il est facile d'égarer la science en incriminant bien à tort les armes d'un ennemi qui cependant ne brillait pas par ses procédés chevaleresques.

On sait que le projectile agit différemment sur les divers éléments anatomiques qu'il atteint. En traversant la peau dans certaines régions, le tissu cellulaire, les aponévroses plus ou moins résistantes, les muscles contractés ou étendus, les os dans leur diaphyse ou dans leur extrémité spongieuse, il donne des plaies essentiellement différentes. Mais ce qui nous a surtout frappé dans cette campagne, ce sont les plaies d'armes à feu à travers les membres parcourus par des faisceaux tendineux très-épais; l'avant-bras par exemple. Ces blessures nous ont paru si étranges qu'un instant nous avons cru nous-même aux balles explosibles. Cependant, après quelques réflexions, nous avons pensé qu'il fallait expliquer cette anomalie par la résistance même des tendons, et c'est sur le mécanisme de ces lésions que nous appelons l'attention du lecteur.

Chacun sait en effet combien les cordons tendineux, inextensibles, offrent de résistance aux tractions forcées; le muscle se rompt, mais le tendon résiste. Nous avons publié *des observations* de doigts arrachés, chez des cavaliers traînés par leurs montures, sans que le tendon fût détruit. Nous avons même vu une main mutilée, par l'explosion d'un pistolet, et qui avait conservé intacts les tendons des doigts complètement détruits.

Au mois de mai dernier, à Longjumeau, M. Bardenet, lieutenant d'artillerie au 3e corps d'armée, en voulant dévisser la capsule percutante d'un obus tombé à côté de lui, fut tué roide, par l'explosion du projectile qu'il tenait entre ses mains. La plaie est hideuse; à hauteur des poignets, réduits à l'état de tronçons mutilés et noirâtres, on voit pendre échevelés et intacts les tendons des fléchisseurs et extenseurs des doigts sur une longueur de 25 centimètres.

Ces quelques exemples suffiraient pour montrer combien la résistance des tendons est grande, et serviraient peut-être à expliquer les effets curieux des plaies par armes à feu à travers l'avant-bras. Mais poursuivons.

Le 2 août 1870, à l'affaire de Sarrebruck, nous avons vu à l'hôpital de Forbach un blessé qui avait reçu un coup de feu, à l'union du tiers inférieur et moyen de l'avant-bras; la plaie d'entrée située en arrière est nette et de petite dimension; la plaie de sortie au contraire qui est en avant est dilacérée, recouverte de débris d'aponévrose et de tendons déchirés, flottants, et mesure 6 centimètres de long dans l'axe du membre, sur 4 de large.

A la vue de tels désordres, on pouvait croire à une balle explosible; nos doutes ont même agité un instant cette hypothèse; mais nous rappelant la résistance énorme des tendons, nous nous sommes demandé si elle ne suffirait pas pour expliquer ces accidents, quelle que soit leur étendue.

Ces faits, restés à l'état de germe dans notre esprit, avaient besoin d'être confirmés par de nouveaux exemples; nous attendions même avec une certaine impatience des blessures identiques, nous promettant bien de mieux les observer encore, afin de leur donner une interprétation anatomique plus rationnelle. Notre curiosité fut servie à souhait.

Dans notre service, au petit séminaire de Montigny-les-Metz, septembre 1870, se trouve un officier qui a reçu une balle prussienne au milieu du tiers inférieur de l'avant-bras. La plaie d'entrée en arrière est nette, très-étroite, tandis que la plaie de sortie en avant, mesu-

I.   35

rant 8 centimètres de long dans l'axe du membre, sur 4 de large, est déchirée et remplie de débris de tendons et d'aponévrose flottants ; les os sont à peine intéressés ; plus de doute ; après avoir traversé l'espace interosseux, le projectile a rencontré le double faisceau tendineux des fléchisseurs qui ont opposé une résistance suffisante pour faire éclater la peau dans une large étendue.

Un troisième fait devait encore confirmer nos prévisions. À l'attaque du Moulin-Saquet (mai 1871), un mobile reçoit d'arrière en avant au milieu de l'avant-bras une balle qui produit des lésions identiques. La plaie d'entrée est presque invisible, mais celle de sortie s'étend sur une longueur de 5 à 6 centimètres, et 3 de largeur, à bords anfractueux, déchirés, sillonnés par des débris de tendons et quelques esquilles du radius.

En résumé, que la plaie soit produite par une balle française ou prussienne, les désordres sont toujours semblables, et pas n'est besoin de faire intervenir un plomb barbare. » — Dr SONRIER, médecin principal d'armée.

Il ne nous reste à dire qu'un mot au sujet des blessures par balles ; ces blessures ont été signalées comme nombreuses à la suite de quelques batailles ; mais nous croyons devoir faire observer que beaucoup de ces lésions ne sont pas dues à l'emploi du fusil, mais bien à des balles contenues dans des boîtes à balles lancées par des pièces d'artillerie pour éclater à leur point d'arrivée.

« Parmi les troupes ennemies il y avait des Badois, des Prussiens, des Bavarois ayant souvent un armement spécial. Nous avons extrait un très-grand nombre de balles des différents modèles : évidées, coniques, olivaires, à pointe en cuivre ou ronde ou venant des obus. Sans examiner en détail chacun de ces projectiles, nous résumerons en quelques lignes nos observations.

Les balles des nouveaux fusils rayés, plus petites, et animées d'une vitesse moyenne plus grande que les anciens projectiles, font généralement des blessures relativement moins dangereuses. Elles suffisent pour mettre pendant plusieurs semaines un homme hors de combat, en exposant moins la vie ; elles sont donc à ce point de vue un progrès réel de l'humanité. Les ouvertures d'entrée et de sortie, souvent très-petites, se cicatrisent en général vite et ne fournissent qu'une légère suppuration. Le trajet dans les muscles peut guérir sans accidents d'aucune nature, comme une plaie sous-cutanée, si tout corps étranger a été extrait. La blessure est donc aussi peu grave que possible. Les débridements préventifs ou curatifs sont moins que jamais nécessaires. Les petites ouvertures ont cependant un inconvénient sérieux pour l'exploration du trajet de la balle au point de vue des corps étrangers de toute nature. On est obligé de débrider pour ce seul motif, et comme les plaies nettes du bistouri sont moins à craindre que les dangers résultant du séjour des esquilles ou des corps étrangers, on doit inciser la peau. C'est un débridement explorateur.

Les sections des vaisseaux et des nerfs sont-elles plus nombreuses qu'avec les balles rondes ? Nous serions tenté de le croire si nous en jugeons d'après les faits que nous avons eus sous les yeux ; mais c'est une simple assertion que nous émettons sans pouvoir le prouver numériquement.

On ne peut comparer d'une manière générale les plaies d'obus aux coups de feu ; mais les blessures par éclats d'obus, même à volume égal ou inférieur, sans lésions des os, sont plus graves que les blessures par balles dans les mêmes conditions. La forme aiguë des petits éclats augmente la gravité de la blessure ; un éclat a en moyenne 4 côtés et 8 angles très-aigus ; s'il est garni de rainures en fonte, le nombre des angles augmente encore. Ces bords aigus sectionnent les tissus comme un couteau ; vaisseaux, nerfs ne sont plus contournés mais coupés ou piqués, déchirés. De là des hémorrhagies, des paralysies plus fréquentes qu'avec les balles. Cette déchirure, cette attrition en tout sens des tissus par les petits éclats, rend la plaie très-douloureuse et la suppuration profonde inévitable. L'extraction des éclats d'obus est plus difficile que celle des balles. La pince ne mord pas sur la fonte, elle glisse et laisse échapper le projectile. Une fois le projectile saisi, la rétrogression de la fonte est encore douloureuse et ses aspérités déchirent de nouveau les tissus. Les petits éclats peuvent s'enkyster toutefois, mais ces faits sont rares à cause de la nature du métal qui s'oxyde et de la conformation de l'éclat qui pique les tissus. Nous avons vu cependant un de ces projectiles, enkysté depuis 10 mois dans la plante du pied où il était mobile au milieu d'un kyste plein de liquide. On le sentait battre contre les parois de la poche dans les mouvements du pied. Ce signe révéla sa présence : c'était chez un élève de l'école de santé de Strasbourg. » — Dr PONCET, médecin-major, Strasbourg.

BLESSURES DE GUERRE.

Nous voudrions pouvoir reproduire les observations cliniques ou théoriques que contiennent les intéressants rapports de nos confrères ; ce qui a échappé aux uns a été étudié avec soin par d'autres et ce serait un exposé médico-chirurgical complet ; mais malgré l'utilité incontestable d'un travail de ce genre, nous avons des limites auxquelles il faut nous arrêter et d'ailleurs beaucoup de ces observations portent sur des blessures de même nature. Nous croyons cependant devoir reproduire en grande partie la lettre si instructive de notre savant confrère, le professeur Sédillot, de Strasbourg, à son collègue le professeur Stœber, au sujet des blessés soignés à Haguenau, après la bataille de Frœschwiller. Cette lettre, intéressante à tous les titres, soulève et résout la plupart des questions chirurgicales les plus importantes, avec l'autorité de l'expérience et de la science ; c'est une grande leçon de chirurgie d'armée dont tous les jeunes gens pourront profiter. Nous commencerons ce que nous avons à dire des blessures de guerre par le rapport de notre excellent confrère, M. le Dr Gillette, chirurgien à l'ambulance de campagne no 1, envoyé à Metz, dès les premiers jours de la guerre (4 août 1870) par la Société française de secours aux blessés, et, depuis, chirurgien chef d'un service à notre ambulance du Cours-la-Reine. Nous emprunterons, dans l'intérêt de ceux pour lesquels nous écrivons, des observations dans les rapports des Drs Chipault, d'Orléans ; Reeb et Poncet, de l'hôpital militaire de Strasbourg ; Gross, de l'hôpital civil de la même ville ; Feltz, Joessel, Bœckel, des ambulances de Haguenau ; Sabatier, de l'ambulance du Midi ; Demons, de celles de Bordeaux ; Bruel, de l'ambulance Bourbonnaise ; Christian, de celles de Bischwiller ; etc., etc.

CONTUSIONS.

CONTUSION SIMPLE PAR PROJECTILE DE GUERRE. — Toute plaie par arme à feu est contuse, mais les projectiles peuvent aussi produire des *contusions sans plaie* ou bien faire une solution de continuité relativement insignifiante.

1° *Une contusion ou une plaie contuse superficielle n'est pas toujours en rapports de gravité avec les troubles profonds qui en sont parfois immédiatement la conséquence*, ou en d'autres termes, une contusion très-superficielle et peu importante en apparence peut s'accompagner de désordres profonds graves, surtout au voisinage des grandes cavités du corps.

Le fait suivant, qui a trait à une *contusion simple ayant donné lieu à la paralysie de plusieurs nerfs du bras*, est assez intéressant pour que je le mentionne avec quelques détails :

Parmentier (Joseph), du 90e de ligne, âgé de 21 ans, était de faction dans le jardin du Palais-Royal le 24 mai : un obus éclate devant lui sans le toucher, mais le choc, dit-il, le fait tomber à terre, et, au moment de la chute, un petit éclat du projectile, après avoir ricoché sur un des piliers de la galerie, vient frapper la face externe du bras gauche, au niveau de l'insertion deltoïdienne, en décousant un peu la manche. Sur le moment, Parmentier a une sensation de brûlure assez vive, son bras retombe inerte à son côté sans qu'il puisse le relever, et reste tuméfié pendant deux heures. Je le vois le surlendemain 26 ; le bras n'est pas plus gros que l'autre ; il n'y a aucune plaie ; c'est à peine si une *légère ecchymose* m'indique le point du membre qui a été touché : cependant, je constate une *paralysie complète du nerf musculo-cutané* et une *paralysie incomplète du nerf médian et du nerf radial*. Le bras pendait le long du corps, et quand il voulait le relever, il était obligé de se servir de la main droite. — Les frictions, le massage et surtout l'électricité, m'ont permis de l'évacuer en très-bonne voie de guérison dans les premiers jours du mois de juin.

Nous avons vu un garde national dont le pied gauche offrait à peine quelques traces de contusion superficielle quoique les tissus profonds fussent bien compromis :

Un fédéré était couché dans une tranchée : une bombe éclate à quelques mètres et un gros éclat vient, par sa concavité, heurter violemment la face plantaire sans léser les téguments. Les muscles de cette partie du membre inférieur étaient complétement broyés, presque réduits en bouillie au milieu d'un vaste épanchement sanguin, plus d'un demi-litre, auquel une incision donna issue; plusieurs des os du tarse étaient également écrasés et les articulations voisines ébranlées.—Il ne restait plus que la ressource d'une amputation sus-malléolaire.

2º *La gravité de la contusion ou de la plaie contuse n'est pas constamment proportionnelle au volume et souvent même à la vitesse du projectile;* ou, en d'autres termes, un gros projectile peut être la cause d'une blessure très-superficielle :

Ainsi, nous avons eu sous les yeux, chez un insurgé du fort d'Issy, une plaie contuse de la nuque, avec *torticolis traumatique*, qui avait été produite par un obus tout entier ayant rasé ou *léché*, pour ainsi dire, la région postéro-inférieure de la tête : une petite partie de la peau, qui avait subi une attrition un peu forte, se sphacéla, mais la suppuration fut si modérée, que la guérison était complète au bout de douze jours.

D'autres fois c'est le plat d'un fragment d'obus qui, après avoir traversé un pan de mur, vient contusionner légèrement l'épaule, ou bien encore *un éclat volumineux de bombe ou d'obus* qui, lancé perpendiculairement en l'air, peut retomber de son propre poids sur une partie du corps :

Un soldat (22 ans) de la ligne m'a présenté une blessure de ce genre : l'épaule gauche n'avait aucune plaie, et la contusion ne s'accusait que par de l'*ecchymose* et de la *tuméfaction*.

3º *L'idée d'une contusion ou plaie contuse superficielle sans retentissement dans la profondeur des organes, ne doit pas entraîner toujours avec elle celle d'un pronostic bénin et sûrement favorable.*

Nous ne citerons que quatre exemples dans lesquels l'exiguïté de la blessure était loin de faire supposer les conséquences terribles qui survinrent en peu de jours :

X..., 25 ans, fédéré, reçoit un coup de feu à l'avant-bras gauche. La balle, qui n'a même pas déchiré la doublure du vêtement, produit une plaie du derme de la face antérieure de l'avant-bras (2 centimètres et demi environ), située au milieu d'une ecchymose étendue.—Cette blessure, qui n'intéressait même pas toute l'épaisseur de la peau, fut suivie de tuméfaction phlegmoneuse intense et d'une rougeur très-vive, en un mot, de phénomènes locaux et même généraux qui firent craindre une suppuration profonde : il n'en fut rien, mais le malade mit plus de trois semaines à guérir.

C.... (Jean-Baptiste), capitaine au 42º de ligne, reçoit un coup de feu le 25 mai, sur le quai Henri IV. La balle traverse la partie postérieure de la jambe droite du pantalon très-large, en y faisant deux trous sans toucher la peau, pénètre dans la jambe gauche du vêtement, *touche la cuisse* et tombe à terre. — Le capitaine n'a presque pas senti le coup, et est venu à pied du grenier d'Abondance au palais de l'Industrie sans boiter. — La *petite plaie de la face postérieure de la cuisse gauche* est en gouttière, n'intéressant pas toute la profondeur du derme. — Malgré le repos, un traitement externe et les différents pansements (alcool, vin aromatique, glycérine, occlusion avec le diachylon), la plaie, un mois après son entrée, n'était pas entièrement cicatrisée : il est vrai que le capitaine présentait une constitution un peu arthritique.

B... (Pierre), artilleur fédéré de 37 ans, était à cheval sur le levier de pointage, quand il fut atteint, le 27 avril, par une balle de chassepot tirée à 500 mètres environ. La jambe gauche du pantalon présentait deux trous, mais la face postérieure de la cuisse n'avait qu'une petite plaie de 3 *centimètres* ayant labouré en gouttière tout le derme; tout autour des traces de contusion : malgré un repos incessant, les pansements alcoolisés et phéniqués, malgré les cautérisations avec la pâte de Canquoin et le perchlorure de fer, la gangrène agrandit considérablement la plaie en circonférence et en profondeur. — Dans les premiers jours de juin, époque de l'évacuation, la plaie avait 25 *centimètres* de longueur, et intéressait certainement le muscle vaste externe; elle commençait à bourgeonner cependant, et l'état général était meilleur.

Ne peut-on pas attribuer cette tendance incessante au sphacèle de la plaie, à l'abus des boissons alcooliques auxquelles se livraient presque tous les fédérés ?

M... (Michel), soldat au 3ᵉ provisoire, est blessé, le 28 mai, d'un éclat d'obus qui ne lui fait à *l'avant-bras droit* qu'une *écorchure du derme* de *1 centimètre et demi à peine*. — Le traitement par les compresses alcoolisées et phéniquées n'empêche pas la gangrène de s'étendre rapidement en surface et en profondeur, et de remonter presque jusqu'à la partie moyenne du bras, malgré de longues et profondes incisions pratiquées par un de nos collègues de l'ambulance : ce phlegmon diffus menaçait d'envahir tout le membre supérieur : je l'amputai le 18 juin ; le 23, on était obligé de l'évacuer : je ne sais ce qu'il est devenu.

Souvent une balle morte a encore la force de traverser le vêtement et, se logeant entre ce dernier et le corps, produit sur la peau une *contusion au deuxième et au troisième degré*.

Chez un fédéré âgé, une balle de fusil à tabatière, entrée, après ricochet, sous la tunique, avait déterminé sur la poitrine une escarre de la largeur d'une pièce de 1 franc, au milieu de laquelle se trouvait une petite plaie et tout autour des aréoles ecchymotiques grises, roses, bleuâtres, en partant du centre vers la périphérie. Ces aréoles pouvaient être comparées aux ondes aqueuses qu'une pierre lancée dans une eau tranquille détermine au moment où elle touche la surface du liquide.

PLAIES SIMPLES PAR BALLES.

PLAIES SIMPLES PAR BALLES ; TRAJET DES BALLES ; SÉTON. — Nous avons vu qu'une balle, ayant perdu toute sa force ou bien ayant une direction parallèle à la partie du corps touchée, ne produit qu'une *contusion*, une *éraflure*, un *sillon* ou *gouttière* du derme. Si la direction du projectile est plus ou moins perpendiculaire à la surface atteinte, il pénètre dans les tissus à des profondeurs variables suivant la résistance qu'il rencontre de la part des plans musculo-aponévrotiques.

1º *Ou bien la balle ne fait qu'un trou*, chemine dans le tissu sous-cutané et s'arrête sous la peau à peu de distance : il est possible dans ce cas, pour extraire le projectile, de l'obliger à parcourir par la pression un trajet rétrograde à celui qu'il a suivi en entrant et de le faire ressortir par l'orifice unique. Parfois le trajet est si court que la *balle ressort d'elle-même* et se retrouve dans les vêtements :

Un chasseur de la garde eut la cuisse droite touchée en même temps par une balle de chassepot et une de révolver ; les projectiles retombèrent d'eux-mêmes dans le pantalon.

Avec un orifice unique le trajet peut être profond, musculaire, et arriver jusqu'aux os : dans sept cas que nous avons observés et où une cuisse avait été frappée, ou bien la balle fut extraite immédiatement, soit par l'ouverture unique, soit par une incision pénétrant au milieu des muscles, ou bien elle fut entraînée consécutivement avec la suppuration par une contre-ouverture qui avait été pratiquée.

2º *Le projectile fait deux trous :* la blessure porte alors le nom de *séton*, c'est-à-dire qu'il existe un orifice d'entrée, un de sortie et un trajet intermédiaire : ce trajet est *rectiligne*, ou bien il est *angulaire*, c'est-à-dire que la balle, comme nous l'avons vu trois fois, se réfléchit par exemple sur la masse sacro-lombaire, ou sur un des muscles fessiers pour se porter en dehors suivant une direction tantôt oblique, tantôt perpendiculaire à la première. Le trajet enfin peut être *sinueux*, surtout si c'est une balle de chassepot qui a produit la blessure.

Lorsque le chirurgien opère l'extraction d'une balle qui, après avoir traversé un membre ou une portion de membre, s'arrête sous la peau sans sortir, il transforme ce *cul-de-sac* en un véritable séton qui rentre absolument dans les cas précédents.

3º *Le projectile se fragmente* sur des corps durs extérieurs avant de pénétrer dans les chairs, ou bien une fois entré il se divise en plusieurs fragments sur les os ; dans ces circonstances il existe des *ouvertures d'entrée ou de sortie multiples*.

Une balle qui avait pénétré, chez un soldat de Metz, à gauche, au niveau de l'angle de la mâchoire inférieure, s'y était divisée, et nous avons trouvé sur la région latérale droite du cou trois orifices par où les fragments du projectile s'étaient échappés.

Les blessures en *enfilade*, c'est-à-dire celles dans lesquelles une partie du corps, principalement un membre, a été dans toute sa longueur parcouru par le corps étranger, ne sont pas rares.

Chez un sergent de la ligne (97ᵉ) qui avait reçu un coup de feu au tiers inférieur de la cuisse gauche, nous avons extrait la balle à la partie externe de la fesse, du même côté.

Un caporal (3ᵉ voltigeurs de la garde) est atteint à l'avant-bras gauche : un phlegmon diffus profond et rapide oblige à lui amputer le bras au niveau du tiers supérieur; immédiatement après l'amputation, on reconnaît *un long trajet en dedans*, aboutissant à l'aisselle et au fond duquel se retrouve le projectile singulièrement déformé.

A l'ambulance du Cours-la-Reine, nous avons vu :

Un blessé chez lequel la balle était entrée au niveau d'une fesse, avait cheminé de haut en bas dans l'intérieur de la cuisse correspondante, et était allée creuser dans le mollet un second trajet perpendiculaire au premier.

Il nous a été communiqué par M. Bassereau, aide-chirurgien d'ambulance, le fait curieux dans lequel :

Une balle entrée dans le mollet et ayant suivi une marche ascendante, avait tracé une gouttière sur la face postérieure du tibia, fracturé les deux condyles du fémur en les écartant l'un de l'autre, et était remontée en produisant une longue fêlure de cet os, jusqu'à la partie moyenne de la cuisse; l'amputation ne fut pas suivie de succès.

Enfin, nous avons été témoin, à Metz, dans le service de mon collègue, le Dᵣ Martin :

D'une blessure dans laquelle le genou gauche avait été traversé par une balle qui était allée se loger à la partie externe et supérieure de la cuisse, du même côté. L'arthrite traumatique se termina par ankylose et guérison : le corps étranger s'enkysta et resta en place sans gêner en rien le malade.

Un des deux généraux qui furent les premières victimes de l'insurrection du 18 mars eut, entre autres blessures, un membre inférieur parcouru de bas en haut, dans toute sa longueur, par une balle. Le projectile l'avait frappé quand il était à terre, la jambe étendue.

Je ne ferai que mentionner les deux cas suivants, dans lesquels le trajet parcouru est bien surprenant : l'un dans lequel une balle introduite dans une plaie de la trachée fut extraite par M. le professeur Nélaton ; l'autre, qui paraît si fantastique, que l'on est tenté de le regarder tout d'abord comme invraisemblable, mais qui m'a été communiqué par mon aide, M. de Boissimon : il s'agit d'une balle qui a été en quelque sorte *reniflée* par un officier. Ce projectile, qui, j'aime à le croire, avait perdu quelque peu de sa vitesse, pénétra par une des narines, fut arrêté par la paroi pharyngienne du rachis et rendue immédiatement par la bouche. Il n'y eut pour toute lésion qu'un peu de déchirure de la muqueuse pituitaire, qui donna lieu à de l'épistaxis sans trace de lésion, ni du squelette de la face, ni de la colonne vertébrale.

SÉTON PAR BALLE. — Nous avons observé un assez grand nombre de *sétons simples*, c'est-à-dire non compliqués de lésion du squelette : les parties du corps qui ont été atteintes sont, par ordre de fréquence : la cuisse, la jambe (principalement le mollet et le creux poplité), l'épaule, le thorax, les fesses, le bras et l'aisselle, le cou, la nuque, le dos et la face.

Tantôt le séton est *unique*, mais souvent aussi il est *double* ; j'entends par là une blessure à quatre orifices et produite par le même projectile qui traverse, par exemple, de part en part, les deux cuisses, l'extrémité inférieure des deux jambes en avant du tendon d'Achille, le bras et la poitrine, l'avant-bras et le thorax, etc.

La situation dans laquelle se trouve le soldat au moment où il reçoit le coup de feu, influe beaucoup sur la configuration de ces blessures multiples. S'il est immobile, fixe et les membres inférieurs rapprochés, une balle arrivant latéralement aura beaucoup de chance de lui faire une blessure aux deux jambes ou aux deux cuisses (*séton double*). Les deux bras et la poitrine (*séton triple*) peuvent aussi être traversés par le même projectile. Si le soldat est en train d'épauler, comme le bras gauche est en avant pour soutenir l'arme, c'est le membre de ce côté qui se trouve le plus exposé, et une balle peut produire un double séton de l'avant-bras et du bras gauche et du côté correspondant du thorax, etc. Si le coup de feu atteint les membres inférieurs au moment où le soldat se met en devoir de tirer, comme le membre abdominal gauche se trouve un peu en avant du droit, afin de garder plus d'aplomb, la balle qui arrive obliquement fait un séton à la région antérieure de la cuisse droite et un autre à la région postérieure de la cuisse gauche (*double séton en sens inverse*).

Nous avons eu l'occasion d'observer un cas curieux de *sétons multiples* :

Un soldat avait essuyé en même temps cinq coups de feu prussiens qui avaient tous porté. Ils avaient produit *cinq sétons*, en tout dix orifices ; un au niveau de la région diaphragmatique gauche (plaie abdominale non pénétrante) ; un second à la face interne du bras droit, un troisième au niveau de la fesse gauche au-dessous du pli fessier ; enfin les deux derniers, en se croisant, avaient traversé la fesse droite ; l'un des deux derniers, situé au niveau du point où le nerf sciatique émerge du bassin, avait évidemment intéressé ce nerf ; en effet au moment où nous avons vu ce soldat, c'est-à-dire quatre ou cinq mois après ses blessures, il présentait une atrophie considérable de presque tout le membre abdominal qui paraissait sensiblement plus court, par suite de l'inclinaison du bassin, à gauche : il ne pouvait marcher sans béquilles à cause d'une paralysie de tous les muscles des régions postérieures de la cuisse et de la jambe droite : les mouvements d'élévation du pied étaient complétement perdus : *la sensibilité, qui, au dire du malade, avait été très-émoussée, était revenue presque en totalité.* Il existait au niveau d'un orifice encore fistuleux un noyau d'induration phlegmoneuse.

La forme et la grandeur *des ouvertures d'entrée et de sortie* sont loin de présenter toujours les mêmes caractères : elles varient suivant la grosseur du projectile, suivant la déformation préalable qu'il a subie avant de pénétrer dans les tissus (balle par ricochet), suivant la distance à laquelle le coup de feu a été tiré, suivant le mouvement giratoire de la balle, enfin suivant la profondeur du séton lui-même.

La grosse balle du *fusil à tabatière* fait deux ouvertures le plus souvent très-larges, irrégulières, mais de même dimension, mâchées, déchiquetées, dont les bords représentés par des chairs noirâtres en lambeaux sont environnés d'une suffusion ecchymotique.

Il n'en est pas de même des orifices du séton produit par la balle du fusil Chassepot. « La balle du fusil Chassepot donne lieu presque toujours à un *orifice d'entrée, petit, arrondi, à bords nets*, de dimension quelquefois moindre que le diamètre de la balle. L'*orifice de sortie* au contraire est *plus grand et plus irrégulier*, a des *bords déchirés, mâchés ;* il peut être *triangulaire*, nous l'avons rencontré le plus ordinairement *étoilé*. Mais ce qui est spécial au fusil Chassepot et ce qu'on rencontre malheureusement trop souvent dans les blessures de cette arme, c'est l'énorme disproportion qui existe parfois entre les deux ouvertures. A un trou d'entrée, à peine susceptible de laisser pénétrer une sonde de femme, peut correspondre non plus un trou, mais une véritable *plaie de sortie* de 7, 10, 15 centimètres de longueur, d'une largeur un peu moins considérable, qui n'est pas seulement constituée par une solution de continuité des téguments, mais bien par une hernie de tous les tissus musculaires et autres, hachés profondément et au milieu desquels se trouvent souvent des parcelles d'os brisé.

Un tel état de choses pourrait faire croire et a fait croire à des blessures par *balles explosibles*, dont nous n'avons jamais observé d'exemple. La rotation de la balle du chassepot sur elle-même transforme le mouvement giratoire en un mouvement spiral qui, agissant dans la profondeur des membres à la manière d'une *vrille* ou tire-bouchon, enlève des masses musculaires entières et les entraine au dehors. Cette prédominance de la plaie de sortie est surtout frappante si le projectile rencontrant une résistance s'est renversé : en effet, les fragments osseux sont lancés dans une direction divergente et deviennent eux-mêmes de véritables projectiles dont l'ensemble représente une sorte de pyramide à sommet situé au point où le squelette a été touché et dont la grande base se trouve au niveau de la large plaie de sortie : c'est une sorte d'*irradiation traumatique*, qui produit dans l'intérieur des membres des délabrements horribles.

Toutes choses égales d'ailleurs, lorsque le séton est superficiel, *sous-cutané* ou *sous-aponévrotique*, les deux orifices sont à peu près de même dimension ; l'ouverture de sortie devient de plus en plus large à mesure que le séton est plus profond (*séton intra-musculaire, intraosseux*).

Quand il se trouve sur les côtés du jarret, il n'offre généralement aucune gravité ; s'il intéresse en diagonale la face postérieure du genou (*séton poplité*), il a grande chance de blesser les vaisseaux et nerfs : nous en avons vu deux cas :

Dans l'un, l'artère poplitée était complétement sectionnée, ce qui avait déterminé une gangrène immédiate de la jambe en quelques heures.

Dans l'autre, où le coup de feu, obliquement dirigé en bas et à gauche, avait fait un séton poplité droit et un séton du mollet gauche, la balle, après avoir pénétré entre les fibres du biceps droit sans les déchirer, avait creusé un canal entre la face postérieure de l'artère poplitée et la veine, avait déchiré incomplétement la première, sans toucher à la seconde et était ressortie au milieu de la patte d'oie ; *le lambeau de la paroi artérielle* était encore attenant par sa base au vaisseau et pouvait, à l'autopsie, s'adapter à la solution de continuité vasculaire. La gangrène de la jambe, dans ce cas, avait été plus tardive, parce que *la veine poplitée, faisant opercule, bouchait la plaie artérielle* et permettait à la circulation de s'effectuer quoique d'une façon incomplète. Dans les deux cas, l'amputation de la cuisse fut suivie de mort.

J'ai observé la lésion du nerf sciatique poplité externe par suite de séton du creux poplité ; voici le fait :

B... (Auguste), soldat au 80e de ligne, 21 ans, reçoit à Gravelotte (Metz) un coup de feu qui atteint le membre inférieur droit, au moment où il est à genou. La balle fait deux trous, l'un petit (trou d'entrée), situé au-dessus de la saillie du tendon du muscle biceps crural ; l'autre, plus grand (trou de sortie), qui se trouve au milieu du mollet droit. La région poplitée et les muscles gastro-cnémiens ont été traversés. Repos, compresses d'eau alcoolisée. Suppuration, sortie de portions de tissus musculaires et aponévrotiques sphacélés ; puis, plus tard, deux ou trois cuillerées de sang noirâtre. Impossibilité de tourner la plante du pied en dedans, d'élever le pied et d'étendre les orteils : le *nerf sciatique poplité externe ou tout au moins le nerf tibial antérieur qui est une de ses branches terminales, a été évidemment intéressé.* Le trajet de la balle explique jusqu'à un certain point la possibilité de cette blessure. Le malade guérit, mais deux mois après l'accident il présentait toujours la paralysie des muscles de la région antérieure de la jambe.

Le séton intra-musculaire du mollet, comme du reste toutes les plaies par armes à feu de cette partie du corps même sans lésion du squelette, est une blessure sérieuse et d'autant plus grave que les veines de la jambe offrent souvent une dilatation variqueuse : nous pouvons même dire que, sans fracture, ces lésions ont une importance supérieure à celles des mêmes blessures de la cuisse. Elles sont graves surtout parce qu'elles suppurent énormément et que les tissus profonds se modifient avec une grande facilité ; elles sont graves aussi, parce que, en raison des nombreux vaisseaux artériels et veineux, elles sont le siége d'hémorrhagies répétées, qui vont jusqu'à nécessiter la ligature de la fémorale à l'anneau, comme j'en ai vu un malheureux exemple à l'ambulance du Cours-la-Reine ; elles sont graves enfin, parce que cette *myosite suppurée*, profonde du mollet, produisant inévitablement une rétraction persistante des fibres musculaires de la région postérieure de la jambe, élève le talon, ce qui, par mouvement de bascule, détermine l'abaissement de la pointe du pied : on a alors un *pied bot équin* acquis.

Chez la petite fille Loyot, âgée de 7 ans, et blessée d'une balle au mollet droit, au moment de l'explosion de la cartoucherie de l'avenue Rapp (17 mai), nous avons pu éviter une semblable difformité en emboîtant la partie postéro-inférieure du mollet, le talon et la plante du pied fortement relevée, *dans une attelle coudée sur le plat.*

Mon collègue M. Martin m'a dit avoir vu deux cas de sétons simples du mollet nécessiter, par suite des phénomènes incessants de gangrène qui survinrent, l'amputation ultérieure de la cuisse. Comme plaie du mollet, citons enfin le fait suivant, qui nous a semblé assez curieux :

Un blessé entre avec une ouverture large, à bords mâchés de la partie postéro-externe du mollet droit : à cinq travers de doigt au-dessous et plus en dehors, on sent sous la peau un corps étranger : une simple incision permet d'extraire *un biscaïen* de moyenne dimension (11 centimètres de circonférence).

Nous avons vu, trois mois après l'accident, un soldat chez lequel une balle avait traversé la base de l'aisselle gauche d'arrière en avant au niveau de la face interne du bras : l'avant-bras et surtout l'éminence thénar présentaient une atrophie complète avec impossibilité presque absolue de fléchir les doigts . *le nerf médian avait été lésé*, de toute évidence, par le projectile.

Si la balle traverse la jambe ou l'avant-bras dans le sens antéro-postérieur, elle peut passer dans l'espace interosseux (*séton interosseux*) sans léser les os, ou en ne faisant qu'écorner l'un d'eux : la rapidité avec laquelle le trajet se cicatrise rend bien compte de l'absence de fracture, car *dès qu'un os est touché, la suppuration est longue, souvent odorante, offre un aspect tout à fait spécial et entraîne des complications toujours plus graves*. J'ai à ma connaissance deux cas de séton antéro-postérieur de la jambe, qui se sont terminés par guérison; dans un troisième (à Metz) où le tibia gauche avait eu une écorniflure et où l'artère tibiale antérieure était lésée, des hémorrhagies multiples et fort inquiétantes m'obligèrent à faire la ligature de la fémorale à l'anneau, il y eut guérison parfaite au bout de deux mois.

Un officier de la Commune, reçoit place Vendôme, au commencement de l'insurrection, *une balle qui passe au travers des tissus interosseux d'une jambe :* le tibia est légèrement touché : au bout de deux mois, époque de l'évacuation du blessé, la suppuration est encore considérable, et l'état général n'est pas satisfaisant.

Ces sétons rentrent dans la classe des fractures des membres qui seront étudiées, et par leur gravité, et par la longueur qu'ils mettent à se cicatriser, si toutefois cette heureuse terminaison a lieu. Enfin je connais des exemples de séton interosseux de l'avant-bras sans lésion osseuse, terminés par guérison rapide ; dans l'un d'eux la balle était allée se loger sous les téguments qui recouvrent le sternum où elle fut facilement extraite.

Un séton implique-t-il toujours avec lui l'idée de la sortie du corps étranger ? il peut en être autrement : ainsi on apporte à l'ambulance un blessé sur lequel on constate un séton occupant la région externe de la racine de la cuisse droite : on croit d'abord avoir affaire à un séton simple, une des ouvertures est sondée, et on y trouve profondément une seconde balle, entrée par un des trous qu'avait fait la première : ce second projectile avait broyé l'extrémité supérieure du fémur. J'ai conservé la pièce anatomique.

Une remarque que nous avons été à même de faire bien fréquemment dans l'étude clinique des sétons par balle, est le peu de *douleur* ressentie au moment de l'accident : les blessés croient tout d'abord à un choc quelconque, à un coup de pied ou de poing, ils pensent que c'est une pierre qui les a frappés, etc. ; quelquefois même il y a *indolence complète*. Nous nous rappelons un turco de la Commune qui, ayant eu un séton superficiel à l'épaule gauche, ne s'aperçut de sa blessure qu'après avoir encore tiré 12 cartouches et avoir vu le sang s'échapper de sa blessure.

D..., lieutenant fédéré, âgé de 31 ans, auquel j'ai fait la résection de l'épaule, était en devoir de pousser un canon, dans le fort de Vanves, les deux membres supérieurs tendus en avant pendant que les pieds s'arc-boutaient solidement sur le sol : un coup de feu le frappe à l'épaule gauche, et lui fracture l'extrémité supérieure de l'humérus ; le blessé sentit si peu le coup, *qu'il continua encore quelques secondes à se servir de son bras et à pousser la pièce :* ce n'est qu'au moment où le membre, refusant tout service tomba pour ne plus se relever, qu'il s'aperçut qu'il était touché.

Nous pourrions en citer encore un grand nombre d'exemples.

Cette espèce d'anesthésie est due en partie à l'exaltation extraordinaire dans laquelle les soldats se trouvent au moment du combat, peut-être aussi à la surexcitation artificielle déterminée par l'usage immodéré des boissons alcooliques. Un fait digne de remarque est que *plus la blessure est superficielle, plus la douleur est grande ;* ainsi les simples excoriations, les sillon qui n'intéressent qu'une partie du derme produisent des phénomènes de brûlures quelquefois intolérables, tandis que des sétons profonds sont presque indolents.

1. 36

L'écoulement sanguin est également très-modéré à moins de lésion d'un vaisseau artériel ou veineux important, et s'arrête généralement de lui-même quelques instants après l'accident. Notons encore un phénomène que nous ne cherchons pas à expliquer, c'est l'apparition au pourtour d'un ou des deux orifices du séton, le quatrième ou le cinquième jour, d'une *matière friable de couleur jaune orangée* bien franche que nous avions cru tout d'abord constituée par des particules de plomb oxydées dans les tissus : l'examen chimique nous a démontré que nous étions dans l'erreur.

[De nombreuses observations semblables ont été faites à Strasbourg par les Drs Hergott, Wieger et Netter.]

Le séton, même celui qui est profond, si on a le soin de ne pas l'irriter par des explorations intempestives et surtout de ne pas faire souffrir le malade, le séton, dis-je, guérit généralement sans complication : souvent il ne suppure pas, si la partie moyenne du trajet a tendance à se cicatriser avant les orifices, ce que le chirurgien doit chercher à obtenir moins avec des tubes à drainage que par une compression méthodique bien faite. Nous avons vu à Metz le sergent Montebello guérir par première intention d'un séton profond de la cuisse gauche : les orifices seuls donnèrent quelques gouttes de pus.

PLAIES PAR ÉCLATS D'OBUS SANS FRACTURE. — Si les obus ou leurs éclats peuvent, comme nous l'avons vu, occasionner des plaies superficielles contuses de peu d'importance, le plus ordinairement les blessures qui en sont la conséquence sont larges, plus ou moins profondes, très-irrégulières, essentiellement contuses, c'est-à-dire à bords mâchés, déchiquetés, dentelés, infiltrés de sang, à trajet moins net que celui fait par les balles, souvent avec perte de substance. Si l'éclat a pénétré les tissus par un de ses bords, comme d'une part ce bord acéré agit à la manière d'une scie et que d'autre part c'est obliquement qu'il touche d'habitude les téguments, la peau, et même les chairs sous-jacentes sont fortement décollées, relevées, ne tiennent au corps que par une base ou un pédicule plus ou moins étroit et se rabattent facilement à la manière de l'*oreille du chien*. La forme de ces plaies ne peut se rapprocher d'aucun type normal ; elle varie, on le comprend, avec la configuration, la grosseur, le mode d'action et la vitesse de l'éclat du projectile creux, mais souvent nous l'avons vue affecter la figure d'un *croissant* ou d'un *fer à cheval*. Dans les 26 cas de blessures par éclats d'obus que nous avons pu rassembler et dont 14 portent sur la cuisse, nous distinguons :

1° Ceux dans lesquels ils n'existe qu'*une seule plaie ;*

2° Ceux qui présentent une double plaie : *perforation ou séton par éclat d'obus ;*

3° *Les vastes plaies avec perte de substance énorme.*

1° *Les fragments d'un très-petit calibre* peuvent ne déterminer que des *excoriations* avec ou sans ecchymose, *des sillons* superficiels, etc. ; mais aller profondément ils restent parfois au fond de la plaie d'où il est très-facile de les extraire. Ils s'incrustent aussi dans le squelette ligne âpre du fémur, tête du tibia, etc.), où ils occasionnent des ostéites et ostéo-myélites suppurées beaucoup plus graves que n'aurait pu le faire supposer l'exiguïté de la blessure.

Les fragments de dimension un peu plus forte, s'ils pénètrent perpendiculairement à la surface, font souvent une plaie dont l'orifice n'est pas très-irrégulier et qui ne manque pas d'une certaine ressemblance avec celui que fait la balle. Dans ces cas, ou bien le projectile ressort de lui-même, ce qui est assez rare ; ou bien il s'enfonce profondément dans les tissus au milieu desquels il reste emprisonné, comme nous en avons vu plusieurs cas pour la fesse et le mollet.

Les fragments volumineux ayant conservé une vitesse considérable ne se retrouvent pas dans la plaie qu'ils ont produite, parce qu'ils se brisent ou que par un de leurs angles ou un de leurs bords : les blessures n'en sont pas moins très-profondes quelquefois, toujours anfractueuses, affectant souvent la forme d'un demi-cercle irrégulier dont les téguments décollés, d'un noir bleuâtre flottent comme une valve sur la solution de continuité, dont vous ne pouvez apprécier la profondeur qu'en soulevant ce lambeau de peau déjà mortifiée ou qui se mortifiera certainement au moins en partie.

Souvent ces plaies, par suite de la rétraction de la peau, ont leurs bords renversés en dehors, ce qui rend la blessure béante et laisse voir, au fond, des débris de tissus fibreux, musculaires, etc., cloisonnant l'espèce de cavité produite par le projectile. Généralement elles ne sont pas immédiatement suivies d'écoulement sanguin considérable, mais sont accompagnées d'une *stupeur locale*, sorte d'anesthésie qui rend l'exploration immédiate moins douloureuse que lorsqu'elle est faite quelque temps après.

2° *Le séton par éclat d'obus* se produit surtout quand le fragment a pénétré par un de ses angles bien aigus, quand il possède une force impulsive considérable, ce qui a lieu lorsque l'obus a éclaté près du blessé ; enfin, quand le mouvement de l'éclat est en même temps giratoire et curviligne, au lieu d'être en ligne directe. — Il ne ressemble en rien à celui qui est produit par une balle ; en effet, les deux ouvertures sont toujours beaucoup plus larges, principalement l'ouverture de sortie, elles n'offrent aucune régularité et sont bordées par un cercle de téguments fortement contus. — Tantôt la peau constitue à elle seule le pont du trajet ; tantôt le séton est plus profond et les muscles sont dilacérés dans une étendue toujours considérable : c'est ce qu'on observe au niveau du gras du mollet ou de la cuisse comme le général Manèque nous en a présenté un malheureux exemple :

Dans ce cas, un morceau d'obus carré et de la grandeur de la paume de la main, avait perforé de part en part la face postérieure de la cuisse droite et était resté dans le pantalon. Le fémur n'avait pas été touché, mais tous les muscles postérieurs avaient été en quelque sorte broyés d'une façon sous-cutanée. Le général mourut d'embolie.

3° *L'éclat de bombe ou d'obus* cause le plus souvent de *larges plaies avec perte de substance.* Nous connaissons quatre faits dans lesquels la partie antéro-interne des téguments de la cuisse fut enlevée d'un seul coup sans lésion de l'artère fémorale : on voyait les battements du vaisseau au fond de la plaie.

Chez un artilleur de 20 ans, blessé à Gravelotte, près de Metz, toutes les parties molles de la face interne du bras droit avaient été labourées et enlevées par un éclat d'obus, depuis l'aisselle jusqu'à trois travers de doigt de l'épitrochlée, le biceps était déchiré et l'humérus dénudé sur une petite surface : l'artère brachiale n'avait pas été intéressée, ainsi que la plupart des cordons veineux. En raison de l'étendue considérable de la solution de continuité des parties molles, et croyant que sa surface présentait des conditions moins avantageuses que la plaie qui résulterait d'une amputation, je résolus de tenter la désarticulation scapulo-humérale.

La désarticulation coxo-fémorale fut également pratiquée *in extremis*, par M. le Dr Maurice Raynaud, sur un jeune garde national de 19 ans, de constitution presque athlétique, chez lequel un ou plusieurs fragments d'obus avaient enlevé *toute la partie postérieure de la cuisse gauche, depuis le pli fessier jusqu'au creux poplité :* cette horrible plaie, sur les bords de laquelle pendaient des lambeaux de chairs déchiquetés, laissait voir au fond le nerf sciatique intact. Malgré l'intégrité de toute la région antérieure de la cuisse et de l'artère fémorale, une gangrène rapide avait envahi en quelques heures l'extrémité du membre inférieur.

Mentionnons seulement ces épouvantables blessures dans lesquelles un morceau de projectile enlève la fesse et la racine de la cuisse correspondante, en intéressant le scrotum et les testicules, ou bien celles dans lesquelles un éclat, entrant au niveau de la face externe de la partie supérieure de la cuisse, ressort en emportant les deux tiers de la fesse du même côté : les pauvres malheureux qui sont ainsi atteints, succombent en peu d'heures à un traumatisme qui est tout à fait au-dessus des ressources de l'art.

Nous avons à notre connaissance trois faits dans lesquels l'obus tout entier, ayant *frôlé la région lombo-sacro-iliaque*, emporta une partie ou la totalité de la masse sacro-lombaire, en faisant une solution de continuité plus large que les deux mains. Dans l'un de ces cas, une hémorrhagie primitive avait eu lieu ; la crête iliaque avait été à peine touchée et la guérison fut complète au bout d'un mois, à la suite de pansements alcoolisés, puis glycérinés. Dans le deuxième fait, le sacrum avait été emporté presque en entier, sans qu'il y eût pénétration abdominale ; enfin, dans le troisième, l'os iliaque n'avait pas été atteint, mais la plaie était si large, qu'une suppuration abondante épuisa bientôt le malade.

Généralement, le chirurgien n'a pas à se préoccuper d'arrêter l'écoulement sanguin à la suite des plaies par éclat d'obus, ces sortes de blessures ne donnant lieu que bien rarement à de véritables hémorrhagies. Mais, une indication qu'on ne doit jamais perdre de vue, est de rechercher si des morceaux de vêtements ou si le corps étranger sont restés dans la plaie, car les tissus vivants sont *bien moins tolérants pour les éclats d'obus que pour les balles de plomb.* —Cette exploration doit être aussi rapprochée que possible du moment où a eu lieu la blessure, car au bout de quelques heures, principalement pour la fesse, le mollet, etc., il se développe un gonflement et une tension qui rendent la recherche du projectile beaucoup plus douloureuse et plus difficile, surtout s'il existe dans le trajet des sinuosités qu'on ne peut contourner parfois qu'avec bien de la peine.

Si l'on n'a pas eu le bonheur d'extraire le fragment d'obus, qu'arrive-t-il ? *Ou bien,* à la suite d'une fièvre traumatique modérée, il se forme un phlegmon diffus suppuré ; des incisions sont pratiquées, et le corps étranger finit par sortir ou par être extrait, avec des morceaux de tissus sphacélés : dans ce cas, qui est pourtant le plus heureux, il y a toutefois à craindre encore les hémorrhagies consécutives qui ne sont pas aussi rares que les primitives ; *ou bien,* il se forme autour du corps étranger, non pas une véritable suppuration, mais un foyer gangréneux donnant lieu à la formation de sérosité noire, fétide, sanguinolente, au milieu de laquelle se trouvent des lambeaux musculaires ou cellulaires sphacélés ; les tissus superficiels s'œdématient ; le palper y fait reconnaître un emphysème quelquefois très-étendu ; ils deviennent un peu rouges, très-pâteux, mais sont très-modérément douloureux. En six ou sept jours tout au plus *cet œdème séro-purulent,* avec *emphysème gangréneux,* peut s'étendre sur toute la longueur du membre : c'est alors que l'extraction de l'éclat d'obus que vous avez pu enfin pratiquer, et les nombreuses incisions que vous vous hâtez de faire sur toute la partie du membre occupée par ces fusées de mauvaise nature, sont insuffisantes pour sauver le blessé ; il est intoxiqué par cette formation incessante de molécules gangréneuses et par cette sérosité putride, dont la présence persistante du corps étranger a été la véritable cause.

L'absence ou bien l'extraction immédiate du fragment de fonte ne met pas cependant le blessé complétement à l'abri des phénomènes de sphacèle. — Il est très-fréquent de voir, malgré les pansements les plus simples (alcoolisés, aqueux, glycérinés, phéniqués), et surtout malgré toutes les précautions que l'on prend pour éviter d'irriter la plaie ; il est fréquent, dis-je, de voir les extrémités des lambeaux de chairs devenir bleuâtres, noirs, se mortifier en un mot, et s'éliminer spontanément : le même phénomène peut se reproduire aussi soit sur les bords, soit au fond de la plaie : une fois nous avons vu des points de gangrène blanche se développer sur la surface de la blessure. — Tant que ces symptômes locaux de sphacèle durent, des accidents généraux les accompagnent, et la formation de bourgeons charnus, ainsi que la suppuration, laissent toujours à désirer.

Aussitôt que le développement successif de points gangréneux a cessé, la plaie marche bien vers la guérison ; mais presque toujours avant d'arriver à l'entière cicatrisation, elle présente une période stationnaire : c'est au chirurgien à diriger contre cette période d'arrêt, une thérapeutique légèrement excitante. — Cautérisation avec le nitrate d'argent, eau phéniquée, permanganate de potasse, jus de citron, solution de sulfure de zinc, eau additionnée de quelques gouttes de perchlorure de fer, etc.

La *présence de varices* semble compliquer singulièrement les plaies de ce genre. Le fait suivant, dont nous avons été témoin à l'ambulance du Cours-la-Reine, en est la preuve :

Madame Duval, âgée de 32 ans, blanchisseuse, mère de trois enfants, était occupée, le 17 mai, à laver son linge dans la cour d'une maison qu'elle habite au Point-du-Jour ; elle était à genoux, les deux cuisses un peu écartées : un obus éclate dans la cour ; un éclat volumineux vient frapper la face interne des deux genoux, et y fait une plaie de la largeur de la paume de la main, empiétant plus sur la cuisse que sur la jambe. La plaie du membre gauche se prolonge, avec décollement des téguments, jusque dans le creux poplité. Cette femme porte de *nombreuses veines variqueuses le long des cuisses,* sa peau même est ordinairement œdématiée avec plaques jaunes-brunâtres multiples. Chez cette malade, nous n'avons jamais vu la suppuration franche s'établir sur les plaies depuis le 17 mai jusqu'au 5 juin, époque à laquelle a elle succombé. Malgré les diverses applications thérapeutiques que nous avons faites, les blessures sont restées presque sèches ; le liquide qu'elles fournissaient était séreux, et le fond des plaies présentait une coloration jaune orangée que nous avons attribuée à l'*espèce de gangrène quasi sèche* dont il était le siége incessant. On voyait, sur la surface, ramper des *veines volumineuses* qui avaient été divisées par le projectile, et qui, évidemment, dans cette circonstance remplissaient le rôle de pompes aspirantes contribuant à l'*intoxication gangréneuse* de cette victime de l'insurrection.

CORPS ÉTRANGERS DIVERS JOUANT LE RÔLE DE PROJECTILES.

Nous ne dirons rien des *déformations* et *divisions des balles*, soit sur les corps durs extérieurs qu'elles frappent dans leur trajet (balle par ricochet), soit sur les tissus résistants de l'économie ; les cas de ce genre sont fréquents et variés.

Une balle venant embrasser, comme dans une gouttière, l'angle de la mâchoire inférieure ; une autre s'aplatissant sur le bord antérieur du tibia ; une troisième se moulant en cupule sur la face externe du fémur ; d'autres s'incrustant, en partie ou en totalité, soit dans le sacrum, soit dans l'os iliaque, sont autant de faits dont un chirurgien d'ambulance est assez souvent témoin.

Nous avons rencontré parfois, dans le fond des blessures par coup de feu, un *petit cylindre de carton* tassé de 2 centimètres environ, à peine déformé, sans présence d'aucun autre projectile : on pensait tout d'abord à une sorte de balle en carton ; or, on sait que la partie postérieure de la balle du fusil à tabatière est évidée, c'est-à-dire creusée d'une cavité destinée à recevoir ce petit cylindre : les deux projectiles n'en faisaient qu'un, et nous ne trouvions dans la plaie que l'un des deux.

Les *débris de vêtements* sont les corps étrangers que l'on retire le plus communément des plaies immédiatement ou quelquefois très-longtemps après, lorsque les trajets suppurent et se maintiennent fistuleux à cause de leur présence. Quel est le chirurgien d'armée qui n'a pas extrait, par exemple, après la sortie de la balle d'une blessure à la jambe ou à la cuisse, successivement et *par ordre* des morceaux du pantalon, du caleçon et du bas, qui avaient été détachés et entraînés par le projectile au milieu des tissus vivants ? La comparaison des dimensions de ces débris, avec celles des orifices que l'on remarque sur les habits eux-mêmes, peut rendre service et faire légitimement supposer que tout corps étranger, de cette nature, est sorti en entier de la plaie.

Le vêtement, sans être déchiré par le projectile, peut n'être que poussé devant lui dans la blessure. — Un fait de cette nature s'est présenté à nous, à l'ambulance du Cours-la-Reine :

J'ai dit qu'il est très-rare de voir un éclat de fonte, quelle que soit sa petitesse, prendre demeure dans l'économie en s'enkystant : il en est de même des morceaux de vêtements. Les balles de plomb peuvent, au contraire, au milieu de nos tissus, rester *sans déterminer d'accident*, et y prendre droit de domicile : nous en avons observé un petit nombre d'exemples, sur lesquels je ne donnerai que quelques indications :

Balle ayant traversé le genou gauche et *étant allée se loger et s'enkyster à la partie supéro-externe de la cuisse*. Arthrite traumatique. Guérison. — (Service de mon collègue, le Dr Martin, à Metz, septembre 1870.)

Bouteille (François), 27 ans, chasseur à pied, blessé à la Malmaison le 21 octobre 1870. — Balle ayant fracturé plusieurs métatarsiens du pied gauche, ce soldat étant à genou, et étant remontée dans le mollet droit où *elle s'est enkystée dans le creux poplité*.

Plaie pénétrante de poitrine : un seul orifice ; pleuro-pneumonie traumatique. Guérison. — *Balle restée dans la cavité pleurale ;* observé à l'ambulance du Cours-la-Reine.

Plansson (Emile), 26 ans, du 4e de ligne, blessé le 22 mai. — Balle entrée sur la partie latérale gauche du cou, ayant écornillé l'angle de la mâchoire et *étant allée se placer sous le plancher de la bouche*, où le malade ne voulut pas me laisser la lui extraire, et il eut raison, car un mois après il sortit ne portant, sur le côté gauche du cou, qu'un petit trajet resté fistuleux, à cause de la lésion superficielle de mâchoire : la balle s'était enkystée.

Frogé (Louis), lieutenant au 42ᵉ de ligne, blessé, le 23 mai 1870, en passant sous les voitures du train formant barricade, laisse tomber son révolver, le coup part ; la balle, de 7 millimètres de diamètre, pénètre à la partie interne du pied gauche, en avant de l'artère tibiale postérieure. Au moment de l'accident, un jet de sang s'est échappé de la blessure. Quand la botte a été retirée, il a encore saigné longtemps. — La balle a pénétré, avec un petit morceau de cuir de la couture de la botte, *à travers le calcanéum* qu'elle n'a point perforé de part en part. L'orifice est très-petit ; à la partie externe du pied. dans un point diamétralement opposé à cet orifice, est un endroit extrêmement douloureux, indiquant probablement la place occupée par le projectile. — Je me garde bien de sonder la plaie une seule fois. — Repos et applications de compresses imbibées d'eau alcoolisée au tiers. La plaie ne suppura pas du tout, et ne donna pendant quelques jours qu'une gouttelette de liquide séro-sanguinolent. — Le 25 juin, le lieutenant quittait l'ambulance sans se servir de béquilles, en emportant sa balle logée au milieu du calcanéum. — J'ai revu le lieutenant à la fin de mai 1872 : il n'est aucunement gêné dans la marche.

Les balles, les obus ou leurs éclats peuvent communiquer une partie de leur vitesse à des corps durs extérieurs et les convertir en de véritables projectiles quelquefois plus dangereux qu'eux-mêmes. C'est ainsi que les *platras* d'un mur, les *cailloux*, les *éclats de pavé*, etc., produisent des blessures d'autant plus graves qu'ils sont irréguliers et anguleux. Nous avons vu à l'ambulance du Cours-la-Reine un homme dont la partie postérieure de la cuisse droite avait été traversée par un *morceau de bois* fort piquant, lancé par un obus qui avait éclaté près de lui et qui avait produit un séton d'un nouveau genre. D'autres fois ces projectiles sont des parties attenant aux vêtements ou bien des corps situés dans les poches.

Pendant le siége de Paris par les Prussiens, un obus éclate près d'un garde national et un fragment détaché de la tunique *deux boutons en cuivre* qui sont violemment projetés dans l'orbite gauche ; l'œil est crevé et les paupières non touchées se referment sur le corps étranger ; c'est à l'ambulance du Grand-Hôtel que M. Vidal retira successivement ces deux boutons de l'orbite : le petit moignon restant était prêt à recevoir un œil artificiel quand nous avons vu le malade.

Un clou détaché du soulier droit par l'éclat d'obus qui blessa le colonel fédéré Durassier, alla s'implanter dans l'articulation métatarso-phalangienne du gros orteil gauche.

En un mot, les effets produits soit par les obus, soit par les balles, sont aussi variés et inattendus que ceux qui sont occasionnés par la foudre : n'est-il pas étonnant de voir une balle, après avoir cassé une *paire de ciseaux* qui se trouvait dans la poche faire un séton à la cuisse, tandis qu'un des yeux de ces ciseaux pénètre dans le membre par un troisième orifice ? Ce fait m'a été signalé par M. le Dʳ Lascowski.

Un couteau, également logé dans une poche, est brisé par une balle, et les morceaux s'enfoncent dans une plaie de la cuisse en même temps que le projectile. Une balle fracturant la mâchoire inférieure enlève une *dent* et va avec elle se placer dans la région sous-hyoïdienne, où les deux corps étrangers sont extraits, etc., etc.

Notons, enfin, l'exemple suivant, que nous avons observé à l'ambulance du Cours-la-Reine, et qui, malgré sa gravité, s'est terminé par la guérison.

Une balle de fusil à tabatière frappe le troisième bouton de la rangée gauche de la tunique d'un soldat de la ligne, le détache avec un morceau de drap attenant, pénètre obliquement dans la poitrine au niveau du médiastin antérieur en fracturant côtes et sternum et va se loger au-dessous du sein droit où une petite incision permit d'extraire la balle et le bouton : ce qu'il y avait d'original, c'est que bouton avait laissé absolument s'imprimer le numéro du régiment sur le plomb de la balle un peu déformée: c'était, s'il m'en souvient, le n° 93.

FRACTURES DES MEMBRES.

FRACTURES PAR PROJECTILES DE GUERRE. — Nous n'envisagerons d'abord que les fractures des membres ; ce n'est qu'en parlant des blessures de la tête, de la poitrine et de l'abdomen, que nous dirons un mot des lésions du crâne, du thorax, du scapulum et des os de la cavité pelvienne.

FRACTURES DES MEMBRES. — *Étude anatomique*. — La quantité considérable d'autopsies de membres amputés que nous avons pu faire, soit à Metz, soit à Paris, nous a permis de constater une grande diversité dans les *effets produits sur le squelette* par la balle ou l'éclat d'obus. Sur un total de 141 fractures (membres supérieur et inférieur réunis), 80 intéressent le membre inférieur, 61 le membre supérieur; membre inférieur (fémur 46, jambe 24, pied 10); membre supérieur (bras 20, avant-bras 30, main 11).

Donc, au point de vue de la fréquence comparative de ces lésions, la proportion des fractures du membre inférieur est plus considérable. .

Les projectiles de guerre déterminent sur le squelette des lésions dont les formes se multiplient à l'infini, et dont nous avons fait l'étude anatomique, soit sur le vivant immédiatement après l'accident, soit après l'amputation qu'a nécessitée le traumatisme, soit après la mort des malades, à la suite des terribles complications que nous avons eues trop souvent sous les yeux.

Dans cette étude anatomique, nous devons faire la part 1º des lésions *du squelette*, 2º des lésions *des parties molles voisines*.

1º LÉSIONS DU SQUELETTE. — Elles sont multiples, et la plupart du temps comminutives, avec plaies. Toutes les variétés imaginables existent, depuis la *dénudation* la moins étendue, la *fissure* la plus déliée jusqu'aux *fracas* les plus épouvantables qui ne pourraient avoir d'analogue que dans le broiement ou la pulvérisation d'un os par un pilon dans un mortier.

L'étendue des délabrements dépend-elle toujours du volume du corps étranger? Non certes, nous sommes loin de penser que plus ce dernier est petit, moins grands sont les désordres : une balle de chassepot, en raison surtout du mouvement giratoire dont j'ai parlé plus haut, peut fracturer un os en une grande quantité d'esquilles, tandis que la fracture par un gros éclat d'obus peut ne donner qu'un nombre de fragments restreint : donc, premier fait, *la gravité des désordres produits sur le squelette n'est pas toujours en rapport avec la grosseur du projectile*.

Un second fait, non moins important à noter, est que *la gravité de la lésion osseuse n'est pas toujours proportionnelle à son étendue*, ou en d'autres termes, on ne peut pas toujours dire que *plus la solution de continuité osseuse est petite, moins grave est la lésion*. Du moment qu'un os est touché, quelle que soit la largeur ou la profondeur dans laquelle il est atteint, la plaie acquiert immédiatement une grande importance.

Un blessé entre à l'ambulance avec un double séton de la jambe : l'un n'intéressant que les parties molles, présente bientôt une suppuration de bonne nature, *non odorante*, et guérit assez rapidement; l'autre séton ayant touché le tibia offre immédiatement un pus *verdâtre odorant*, bien différent du premier, et reste plus de deux mois et demi à guérir.

Nous nous rappelons deux malades que nous avons observés dans le service d'un de nos collègues à l'ambulance du Cours-la-Reine, et qui ont succombé rapidement à des accidents terribles, *quoique la lésion osseuse fût bien légère en apparence*.

Chez l'un d'eux, la balle arrivée vers le tiers moyen de la face postérieure de la cuisse droite, avait pénétré, sans faire de délabrement aux parties molles, jusqu'à la ligne âpre du fémur, sur laquelle elle s'était divisée, en produisant une légère *écorniflure* de cette ligne âpre : l'un des fragments était ressorti de lui-même en dehors; l'autre après avoir contourné le fémur, était allé se loger en dedans sous la peau, où une incision avait permis de l'extraire. Le malade mourut au bout de quelques jours avec tous les symptômes de l'infection putride. *A l'autopsie*, nous voyons que la ligne âpre a été plutôt éraflée que fracturée : tout autour le périoste se décolle facilement et l'os est rugueux. Sur presque toute la longueur de la diaphyse fémorale, on remarque un *piqueté* ou *pointillé* rouge violacé très-curieux et qui est le résultat de la coagulation du sang dans les canaux vasculaires. *C'est le premier degré de l'ostéite du corps du fémur*.

Dans le second cas :

Une balle avait produit une *écorniflure* en gouttière à la partie postérieure de la tubérosité externe du tibia droit. La plaie qui n'était pas primitivement pénétrante développa dans le tissus spongieux une inflammation suppurative : le pus gagna l'article du genou, et il se fit une ostéo-myélite qui remontant presque au grand trochanter détermina la mort du malade en peu de jours par infection purulente rapide.

Nous avons vu, dans le service du Dr Lascowski, à l'ambulance du Cours-la-Reine, une blessure curieuse, dans laquelle une balle avait abrasé, en passant transversalement, *une partie de la tubérosité antérieure du tibia*, au-dessous du tendon rotulien, et qui s'était terminée par guérison sans arthrite suppurée de l'articulation du genou.

Les *fractures incomplètes*, dans lesquelles rentrent les cas d'*écorniflures* que je viens de mentionner, se présentent en second lieu et assez fréquemment sous la forme de solution de continuité *par perforation :* nous en avons observé trois cas : le premier est une perforation antéro-postérieure du condyle interne du genou droit par la balle, et terminée fatalement, ainsi que les deux derniers ; le troisième exemple est relatif à la perforation de l'extrémité supérieure du tibia par la volumineuse balle du fusil à tabatière ; enfin le plus curieux, sans contredit, et dont je n'ai trouvé d'analogue dans aucun auteur, est celui d'une *petite perforation qu'un éclat d'obus piquant, mais étroit, fit au milieu du corps de la quatrième côte gauche,* chez un homme qui, ayant voulu dévisser un obus, l'avait fait éclater : le blessé mourut d'une pleuro-pneumonie suppurée.

Les *fissures*, les *fêlures* existant seules sont rares ; mais elles sont, au contraire, très-fréquentes au niveau des perforations que nous venons de mentionner et d'où elles partent en différents sens, à la manière de rayons ; dans les fractures complètes on les retrouve encore presque toujours, mais alors comme lésion accessoire. Nous avons aussi rencontré plusieurs cas dans lesquels des parcelles de balles fragmentées s'étaient enfoncées soit dans le tissu compacte des diaphyses, soit au niveau des épiphyses, et avaient déterminé des fractures incomplètes, que nous pouvons dénommer *par incrustation.*

Une fille de 32 ans (Célestine B...), blanchisseuse, portait du linge à Asnières le 9 mai 1871 ; un obus éclate près d'elle et un éclat lui emporte complétement la jambe au niveau de la partie moyenne : cette pauvre fille tombe, mais ne perd pas connaissance, et, une fois par terre, en étendant la main, *elle ramasse elle même sa jambe et son pied qu'elle met dans son panier.* A l'ambulance, je lui fais une amputation au niveau du tiers supérieur et je panse la jambe gauche qui offrait en outre un séton de la partie supérieure de l'espace interosseux. La suppuration y fut très-abondante et légèrement odorante, ce qui me fit supposer que le squelette était atteint. A l'autopsie, je trouvai sur la partie externe de l'extrémité supérieure du tibia un petit éclat d'obus de la largeur de l'ongle *incrusté dans l'os* ou plutôt logé dans une cavité osseuse, dont il s'était coiffé. L'articulation du genou était saine.

Quelquefois c'est le contraire qui a lieu, c'est-à-dire que des parcelles osseuses viennent s'attacher au projectile (balle ou éclas d'obus) et adhérer à sa surface.

Les *fractures complètes* se présentent, selon nous, sous formes principales :

Non esquilleuse,

Avec esquilles plus ou moins nombreuses.

Fracture non esquilleuse. — C'est la dernière variété qui est, sans contredit, de beaucoup la plus commune, mais il n'en est pas moins vrai que les projectiles de guerre peuvent produire des fractures sans esquilles, mais cela exclusivement au niveau des diaphyses et sur les os les plus volumineux du squelette ; c'est ainsi que nous avons observé *cette variété non esquilleuse* quatre fois sur le fémur, une fois sur le tibia, deux fois au niveau de l'humérus.

Dans l'un des cas il s'agissait d'un homme d'une stature presque athlétique qui, couché avec sa femme et son enfant, eut la cuisse cassée par un fragment d'un obus qui vint éclater dans la chambre ; lui seul fut blessé et la fracture du fémur, située à la réunion du tiers moyen avec le tiers inférieur, était à la fois à *trait horizontal* dans la moitié interne et dans la moitié externe taillée *en biseau* aux dépens du fragment inférieur.

Nous avons observé deux cas de fracture de la cuisse en *spirale :* dans le premier, le fémur avait été brisé au niveau du tiers supérieur, et en même temps le grand trochanter avait été broyé ; dans le second :

Un sergent du 32e de ligne fut blessé à Gravelotte (Metz) d'un coup de feu : la balle tirée à vingt pas ne fit qu'un orifice à la partie postéro-inférieure de la cuisse droite (elle fut retrouvée aplatie dans la plaie) et allant frapper en arrière le condyle externe ne produisit cependant une *fracture en spirale* que 15 centimètres plus haut.

Fractures esquilleuses. — Ce sont celles auxquelles donnent lieu, le plus communément, les projectiles de guerre. *Adhérentes* ou *libres*, les esquilles sont d'autant plus petites et plus nombreuses que la fracture siége plus près des extrémités (*fractures intra-articulaires*) où nous les avons trouvées souvent représentées par une *poussière osseuse*, un sable très-fin saupoudrant en quelque sorte les tissus : cette masse pulvérulente s'imprégnant de sang forme avec ce liquide un magma, une espèce de mastic qui remplit en partie le foyer de la fracture. Quelquefois l'extrémité spongieuse ou une portion de cette extrémité (épicondyle, épitrochlée, tête du péroné, grand trochanter, etc.), garde sa forme normale, mais si on l'examine bien, si on la touche, on s'aperçoit qu'elle est *moulue* en fines parcelles pulvérulentes et que *cette poussière ne conserve la configuration de l'os que parce qu'elle est cimentée avec du sang coagulé.*

La forme des esquilles du tissu compacte de la diaphyse ne peut être rapportée à aucun type constant, ces esquilles offrant autant d'irrégularité dans leur configuration que dans leur nombre. Généralement ces fragments sont *anguleux* à leurs extrémités, leurs dimensions en longueur l'emportant sur la largeur ; leurs bords sont *irréguliers, anguleux, festonnés*, ou bien présentent au contraire une courbe arrondie régulière et non dentelée ; ils offrent une épaisseur plus grande au centre qu'aux extrémités ou même que sur les bords, parce que, très-fréquemment en ces endroits, ils sont taillés *en biseau*, de sorte que lorsqu'on veut reconstituer la diaphyse avec ces esquilles, elles *se juxtaposent suivant des faces plus ou moins obliques et non suivant des bords ;* on doit attribuer ce fait à ce que le projectile après avoir pénétré dans la profondeur de l'os semble en avoir disjoint les parties de l'intérieur vers l'extérieur ; en effet, on voit souvent plusieurs de ces longues esquilles de la diaphyse adhérer au niveau d'une extrémité au reste de l'os par la couche la plus superficielle du tissu compacte qui n'a pas cédé, tandis que toute la partie interne a été brisée ; dans ce cas l'esquille encore adhérente s'écarte en dehors par un des bouts, et il suffirait d'exagérer un peu cet écartement pour achever de la détacher entièrement ; on dirait que c'est un coin qui en s'enfonçant dans l'os l'aurait fait éclater sans disjoindre cependant d'une façon complète les fragments périphériques.

Lorsque ces esquilles se taillent aux dépens des bords normalement saillants, comme ceux du tibia par exemple, elles peuvent acquérir une longueur démesurée et être extrêmement pointues et en fer de lance.

Quelquefois les esquilles sont si *minces, si effilées* qu'elles affectent tout à fait l'aspect d'*aiguilles* et qu'elles représentent des *épines* ou *échardes osseuses ;* d'autres fois ces fragments sont taillés en *spirale* et sont des tire-bouchons détachés de l'os ; ou bien le tissu compacte s'est dédoublé et il s'est séparé un *copeau* de la diaphyse. Les variétés anatomiques des fractures sont donc infinies et ne dépendent pas seulement de la nature du projectile, du point de l'os touché, etc., etc., elles sont aussi *modifiées et complétées pour ainsi dire par la chute du blessé au moment de l'accident*, surtout pour les lésions du membre abdominal.

Quels sont les rapports de tous ces fragments avec les tissus environnants ? Il n'y a encore rien de bien régulier à cet égard ; une chose seulement à noter est que ces esquilles ne gardent pas entre elles, comme dans les autres fractures, des positions respectives régulières ; cependant nous avons rencontré et notamment à la suite d'éclat d'obus une variété de fracture que nous dénommons *fracture en faisceaux*, dans laquelle le périoste non déchiré, au moins dans la totalité, retient en place des aiguilles osseuses plus ou moins volumineuses que je comparerais volontiers à des *allumettes, réunies en paquet et juxtaposées les unes à côté des autres*. Presque toujours ces fragments sont irrégulièrement disséminés au milieu des tissus qu'ils blessent par leurs extrémités acérées. Nous nous rappelons une fracture, au-dessus de la partie moyenne de l'humérus, et dans laquelle un fragment en aiguille, transversalement placé au milieu des muscles, avait été la cause du tétanos dont mourut le blessé. Pour les fractures des gros os, le fémur surtout, on trouve fréquemment la disposition suivante à la nécropsie : après avoir incisé toutes les parties molles superficielles et profondes au niveau de la lésion, on rencontre une *cavité* dont les parois sont constituées par les muscles dilacérés et dont la face interne est tapissée par une quantité considérable de fragments osseux n'adhérant aux

I. 37

muscles que par leur face externe convexe, et libres par leur face médullaire. C'est une espèce de *cloaque musculo-osseux* pour la constitution duquel le canal médullaire en s'agrandissant par la rupture de l'os a étalé les fragments sur la face interne de cette cavité traumatique.

2° LÉSIONS DES PARTIES MOLLES. — Les fractures par projectile de guerre s'accompagnent, on peut dire toujours, de plaie, et la solution de continuité ressemble sous tous les rapports à celle que nous avons étudiée en parlant de plaies, sans lésion osseuse ; cependant l'obus peut en agissant par la convexité d'un de ses éclats broyer une portion du squelette en ne produisant qu'une contusion de la peau comme l'exemple, déjà cité, dans lequel un éclat frappant la face plantaire gauche avait broyé le tarse et le métatarse sans produire de déchirure des parties molles. La plaie des téguments peut être occasionnée par un corps étranger autre que le projectile et sur lequel le membre prenait son point d'appui au moment de l'accident. A l'appui de cette assertion, nous citerons le fait suivant :

T... (Louis), âgé de 42 ans, fédéré, était le genou droit fléchi et appuyé sur une pierre dans le fort d'Issy, lorsqu'un gros éclat d'obus, qui avait déjà cassé la cuisse à un enfant de 15 ans, et qui, par conséquent, avait perdu de sa force, vint tomber violemment sur le mollet droit : la jambe se trouvant prise entre le poids du projectile et la résistance du sol se fracture comminutivement en bas, et nous ne constatons qu'une petite plaie antérieure de 2 centimètres, produite par la pierre anguleuse sur laquelle le genou et la jambe étaient appuyés.

Le plus ordinairement, outre la plaie, la peau est couverte de vergetures et offre une coloration d'un noir bleuâtre due à l'épanchement sanguin en nappe qui se fait dans le tissu sous-cutané ; il existe aussi un épanchement de sang diffus sous-aponévrotique, et au milieu des muscles décollés, dilacérés, dont les fibres sont plus ou moins dissociées. Cet épanchement intra-musculaire ne se borne pas au point de la fracture, il remonte ou descend à une distance quelquefois très-éloignée du foyer de cette dernière, et vous force à pratiquer l'amputation bien plus haut que ne semblerait, de prime abord, le nécessiter le broiement osseux.

Certaines parties molles périphériques paraissent mieux résister que d'autres plus profondes à l'action du projectile. C'est ainsi qu'une dame qui fut amputée par notre ami le Dr Lascowski pour une fracture du pied et de la jambe par éclat d'obus, avait eu les tissus cutanés et sous-cutanés, les muscles et les os broyés et convertis en bouillie, *sans que les tendons des extenseurs, du tibial antérieur et des fléchisseurs, non plus que les cordons nerveux aient été intéressés.*

Au bout de quelques jours, même avant la suppuration, si on ouvre le foyer de la fracture à la nécropsie, et si on incise les parties molles périphériques, on trouve des muscles qui, ayant perdu leur coloration normale, sont devenus grisâtres et présentent à la coupe la *consistance du foie* avec des *marbrures irrégulières ;* d'autres sont convertis en une masse gélatineuse grise ou même noire, véritable putrilage d'où suinte un liquide sanieux, d'une odeur repoussante : le périoste se décolle facilement, le canal médullaire participe à ces lésions qui ne sont que le début de l'ostéite putride ou de l'ostéomyélite à laquelle ont succombé un grand nombre de blessés.

Très-souvent les projectiles ne se bornent pas à briser le squelette en faisant une plaie plus ou moins étendue, *ils emportent le membre* ou le transforment en une bouillie informe. Ainsi il n'est pas rare de voir un doigt, une phalange, une moitié de phalange enlevés par le projectile ; nous avons vu le pouce gauche complétement perforé par une balle ; d'autres fois l'arrachement se fait au niveau d'une articulation. C'est ainsi que, dans deux cas observés par nous, un éclat d'obus *arracha la main* de la surface radio-cubitale, en conservant une espèce de lambeau comparable, jusqu'à un certain point, à celui que le chirurgien fait dans la méthode elliptique : chez un autre malade, c'est le premier *métacarpien qui a été désarticulé* ou désagrégé également par un éclat d'obus.

Je me souviens avoir vu, à Lessy, village situé près de Metz, un soldat auquel un obus avait amputé complétement une des jambes, et un artilleur auquel un éclat de bombe avait broyé la partie supérieure du bras gauche :

Chez ce dernier blessé, qui était resté vingt-quatre heures sur la paille perdant son sang, le bras ne tenait plus à l'épaule que par quelques lambeaux de chair meurtrie. Comme les tissus externes étaient à peu près conservés, je lui fis, aidé par M. le Dr Fremy, une désarticulation de l'épaule, par la méthode de Dupuytren (l'épaulette), avec un bistouri et en liant successivement les artères que je sectionnais pendant l'opération. — J'ai perdu de vue le malade.

Un homme de 33 ans, à l'ambulance du Cours-la-Reine, a subi l'amputation de la cuisse pour un broiement complet du tiers supérieur de la jambe, dont le reste avait été enlevé par un éclat d'obus; on voyait au milieu des muscles mâchés, une grande quantité de fragments osseux, de forme irrégulière; le malade présentait, en outre, des brûlures de la face, des paupières, des joues, du nez, par suite de la déflagration de l'obus qui avait éclaté dans la chambre où il se trouvait.

Un éclat d'obus enlève chez un vieillard de 70 ans tous les tissus de la face externe du bras gauche, en broyant les deux tiers supérieurs de l'humérus : une large plaque de gangrène sèche, existant au niveau de l'épaule, ne me permit pas de faire la désarticulation scapulo-humérale chez ce pauvre homme qui succomba au bout de quelques jours.

Deux fédérés, qui se trouvaient à la bouche du canon au moment où le coup était parti, présentèrent d'épouvantables broiements du membre supérieur, avec arrachement au niveau de l'articulation huméro-cubitale : ils portaient aussi des brûlures fort graves sur la figure et la poitrine.

Comme délabrements horribles, nous citerons encore l'ablation des deux cuisses, l'arrachement de toute la paroi abdominale antérieure tombant sur les cuisses comme un tablier.

Le broiement des deux membres supérieurs à leur extrémité, et l'arrachement des deux jambes sur le même individu, qui avait les deux mains dans les poches au moment où un obus est venu éclater sur la symphyse pubienne. Ce dernier fait nous a été signalé par mon ami, le Dr Meunier.

Les obus, leurs éclats et même les balles ne faisant que toucher un membre en un point, produisent quelquefois une perte de substance dans laquelle un os peut avoir été enlevé en partie ou en totalité, on a alors une *fracture par abrasion* ou en *copeau*. Nous avons déjà cité un cas dans lequel une balle en passant transversalement avait enlevé une partie de la tubérosité antérieure du tibia : nous avons vu une portion de l'os iliaque, du sacrum, du coccyx, emporté avec les tissus mous correspondants, par un obus ou un éclat. M. le Dr Meunier a guéri par la conservation une jeune fille sur laquelle un éclat d'obus avait enlevé toutes les parties molles externes de la jambe, y compris la diaphyse du péroné.

FRACTURES INTRA-ARTICULAIRES.

Les *fractures intra-articulaires* que nous avons surtout observées sont celles de l'articulation du genou, puis viennent celles du coude et de la tête humérale. Les éclats d'obus brisent, en partie ou en totalité, les extrémités spongieuses articulaires, en produisant toujours sur les parties molles un délabrement considérable. Les balles, au contraire, ne détruisent que peu les régions extérieures, mais fracturent d'une façon comminutive les surfaces de l'articulation et déterminent des fissures ou fêlures qui se prolongent quelquefois très-loin sur la diaphyse osseuse. Ces extrémités sont ou perforées ou brisées en plusieurs fragments, ou broyées et converties en *poussière osseuse*.

Tantôt la rotule est traversée par une balle, tantôt elle est enlevée presque en totalité par un éclat d'obus. Nous avons observé la perforation des deux condyles. Dans l'un de ces faits, la balle était restée enkystée dans le tissu spongieux du fémur; mais les exemples les plus fréquents sont ceux dans lesquels un condyle du fémur a été traversé soit obliquement, soit d'avant en arrière par le projectile.

Les blessures de l'*articulation scapulo-humérale* dont nous avons été le témoin sont, pour la plupart, des faits de broiement complet de la tête de l'humérus par des balles. Nous n'avons pas vu l'extrémité spongieuse de cet os perforé par le corps étranger. Dans trois cas, le projectile, en faisant un *séton intra-articulaire*, n'avait qu'effleuré cette extrémité en faisant une gouttière à sa partie externe.

Parmi les *fractures intra-articulaires du coude* qui se sont présentées à nous, nous en relatons 8 brièvement : dans 6 de ces cas, et c'est ce qui a lieu le plus ordinairement, l'articulation a été ouverte par son côté externe et postérieur. Dans les deux autres, la balle avait traversé d'avant en arrière l'articulation en faisant un trou postérieur au niveau de l'olécrane, et un antérieur au niveau de la partie supéro-antérieure de l'avant-bras. Cette dernière lésion nous a semblé moins grave que les autres, car deux fois elle s'est terminée par la guérison, avec ankylose ; chez un blessé, capitaine fédéré, l'épicondyle seul avait été broyé par une balle. Les surfaces articulaires étaient intactes.

Chez Madame Pène..., à qui j'amputai, avec succès, le bras gauche, à l'ambulance du Cours-la-Reine, l'éclat d'obus avait broyé, en pénétrant dans l'articulation du coude, par la partie externe, les extrémités du radius, du cubitus (côté externe), et la partie postérieure de la surface articulaire de l'humérus : je me décidai à pratiquer une amputation et non une résection, et bien je fis, car sur l'humérus il existait une fissure remontant dans une étendue de 10 centimètres.

Raffin (Pierre), 22 ans, soldat de l'armée régulière, reçut, le 26 mai, un coup de feu qui traversa la partie supérieure de l'avant-bras en dehors : la résection fut faite le 29 pour le radius et le cubitus, car l'extrémité inférieure de l'humérus étant complétement intacte, je ne jugeai pas utile de la réséquer : une suppuration abondante survint, un abcès considérable fut ouvert en avant du bras. Le 25 juin, la plaie bourgeonnait bien, mais le malade présentait encore de la fièvre : nous fûmes obligé de l'évacuer à l'hôpital du Val-de-Grâce.

CONSIDÉRATIONS CLINIQUES SUR LES FRACTURES DES MEMBRES PAR PROJECTILES DE GUERRE.

Phénomènes immédiats. — D'après les renseignements que nous avons recueillis, nous pouvons dire que la *douleur* qui accompagne la fracture d'un membre par arme à feu n'est pas très-vive, quelquefois même elle est nulle. Le blessé perçoit un choc violent, voilà tout ; la perforation même d'un des condyles du fémur, comme nous l'avons vu deux fois, ne détermine pas toujours la chute immédiate du blessé ; l'*hémorrhagie* n'est pas non plus excessive, à moins de lésion de vaisseaux volumineux, et encore cette dernière condition n'entraine pas infailliblement un écoulement sanguin considérable.

La *stupeur* locale, surtout pour le membre inférieur, est, au contraire, le fait le plus habituel ; elle peut s'étendre au loin avec rapidité, et provoquer en quelques jours, quelques heures même, un engorgement, une mortification de toute une partie du corps, comme le prouve cet exemple observé à l'ambulance du Cours-la-Reine :

C..., 38 ans, au service de la Commune, homme d'une constitution très-vigoureuse, est blessé le 9 avril 1871, à la Porte-Maillot, par un éclat d'obus qui lui fait, à la partie interne et moyenne de l'avant-bras, une petite plaie au fond de laquelle on sent une fracture comminutive du cubitus : aucun vaisseau important n'a été lésé ; l'avant-bras est mis dans une gouttière et pansé avec des compresses imbibées d'eau alcoolisée : pilules d'opium. Le 13, au matin, tout le membre supérieur gauche, depuis la main jusqu'à la clavicule du même côté, est extrêmement tuméfié, la peau est tendue comme celle d'un tambour ; elle présente par place une coloration bleue violette, avec phlyctènes remplies d'un liquide roussâtre. On sent une *crépitation emphysémateuse* sur tout le membre. Malgré de nombreuses incisions, le malade meurt au milieu de la journée.

Comme, dans ce cas, il est impossible d'attribuer ces *symptômes foudroyants de gangrène* à l'étendue des désordres et au broiement considérable des parties molles, leur explication nous semble assez difficile à donner, et nous ne pouvons guère en trouver la cause que dans la *stupeur*, dans la commotion, dont les tissus ont été le siége, et qui, locale tout d'abord, s'est généralisée bien vite.

Les phénomènes immédiats n'ont pas, à moins de délabrements énormes, un caractère bien alarmant ; les fractures intra-articulaires elles-mêmes du genou, de l'épaule, etc., offrent tout d'abord un aspect bénin en désaccord avec l'extrême gravité de la lésion et avec les symptômes terribles qui vont bientôt se déclarer. Dans ces derniers cas, malgré l'apparence très-simple de la blessure, malgré l'exiguïté de la plaie, surtout s'il s'agit d'une balle, il ne faut pas que le chirurgien s'en laisse imposer par un début insidieux et donne aux parents du blessé des espérances qui, malheureusement, ne se réalisent presque jamais.

Phénomènes consécutifs. — Les trois phénomènes que l'on observe le plus habituellement après une fracture par projectile de guerre et qui ne doivent pas être considérés comme des complications s'ils ne prennent pas une extension trop grande, sont les suivants : la *fièvre traumatique*, le *gonflement*, la *suppuration*.

Les deux premiers existent simultanément et ne manquent pour ainsi dire jamais : symptômes habituels de ces sortes de fractures, ils peuvent, soit sans cause connue, soit par suite d'une thérapeutique aussi imprudente que mal entendue, prendre des proportions inquiétantes et donner lieu à des accidents d'intoxication terribles, à des signes d'étranglement intense qui amènent la mort des blessés en quelques jours ; bienheureux quand, au lieu d'une suppuration franche et bien accentuée, s'établissant avec les phénomènes de réaction de la fièvre traumatique, on ne voit pas un liquide séreux grisâtre et fétide infiltrer toute la couche sous-cutanée du membre et donner lieu à un œdème purulent avec emphysème, véritable intoxication putride immédiate fort dangereuse et à laquelle nous avons dû la mort de beaucoup de nos blessés.

La marche de ces fractures est donc loin d'offrir toujours et d'une façon régulière les trois périodes classiques, l'*inflammation*, la *suppuration*, enfin, la *réparation ;* car des complications fort graves et très-fréquentes dont nous passerons en revue les principales dans un instant, viennent entraver cette marche.

Le travail de réparation est long à s'effectuer et d'autant plus que la suppuration est plus abondante ; cependant la formation du cal n'est pas arrêtée complétement par la présence du pus, elle n'est tout au plus que ralentie :

Ainsi, chez un caporal du 17° de ligne, dont la partie inférieure du fémur avait été broyée par un coup de feu à Metz, et qui mourut d'épuisement au bout de deux mois, nous avons trouvé, à l'autopsie, un *commencement de consolidation :* les esquilles, qui étaient très-nombreuses, se trouvaient soudées, pour quelques-unes, par un cal assez résistant, et étaient réunies à d'autres par un suc agglutinatif soit directement, soit par l'intermédiaire de fibres musculaires ou de tissu cellulaire, qui certainement jouaient un rôle dans la formation du cal : le tout faisait un magma, solide dans certains endroits, plus mollasse dans d'autres.

Je veux rapporter encore ici un exemple d'amputation du bras gauche, que j'ai faite sur un soldat de 25 ans, mort d'infection purulente au bout de seize jours, et dans laquelle on retrouve aussi les premiers vestiges de la *cicatrisation osseuse :*

Au niveau de la section de l'humérus, existe un gros champignon tout à fait arrondi, de consistance pulpeuse, d'un gris bleuâtre se continuant avec le tissu médullaire dont il n'est qu'une excroissance pathologique : c'est la moelle qui, enflammée, est venue faire saillie à l'extérieur et a formé un bouchon provisoire sur la lumière de l'os : dans certains points, cette espèce de couvercle est adhérent aux parties molles périphériques. Tout autour de ce bouchon et de l'orifice de section osseuse, se rencontre une *masse gélatiniforme* qui, à la coupe, permet de voir des plaques plus résistantes dont la *consistance cartilagineuse* est tout à fait différente de la mollesse des autres tissus : elles sont élastiques, jaunâtres, semblent s'être développées de toutes pièces au milieu des muscles, du périoste et du tissu aponévrotique, et prédominent surtout à la partie postérieure du pourtour de l'orifice du canal médullaire. Ces masses cartilagineuses, isolées dans plusieurs endroits, réunies dans d'autres, offrent des inégalités au toucher et envoient, dans divers sens, des prolongements plus ou moins arrondis, dont la longueur et la forme sont très-variables. Si on les coupe, comme je l'ai fait, elles présentent un aspect de granit caractérisé par des myriades de petits orifices, au milieu desquels on voit des fibres très-pâles parallèles, réunies en faisceaux, qui s'entre-croisent les uns avec les autres. Ces masses sont, en grande partie, adhérentes aux parties molles périphériques aux dépens desquelles elles se sont développées de toute évidence : elles constituent les *premières traces d'ossification* de la section de l'humérus ; et tous les prolongements dont nous venons de parler sont de véritables apophyses qui représentent, selon nous, les premiers vestiges des *stalactites* en voie de formation, et qui seraient devenues osseuses si le malade avait vécu assez longtemps pour les laisser s'incruster de sels calcaires.

INDICATIONS THÉRAPEUTIQUES DANS LES FRACTURES PAR ARMES A FEU.

Nous ne voulons que relater ici, sous forme de propositions, les principales et pressantes indications auxquelles donnent lieu ces fractures quand on a opté immédiatement pour la *conservation du membre ;* nous les formulons d'après les impressions laissées dans notre esprit par les traitements variés mais parfois nuisibles aux malades, que nous avons vu employer autour de nous, souvent par des chirurgiens peu habitués à ces sortes de lésions.

1° *Exploration de la blessure.* — Faire son possible pour que cette exploration soit rapprochée de l'instant où la solution de continuité a été produite ; plus on s'éloigne de ce moment, plus la plaie devient douloureuse. Au contraire, la contusion dont s'accompagnent d'ordinaire ces lésions, et la stupeur si fréquemment observée à leur suite, permettent d'explorer des tissus en quelque sorte anesthésiés par le fait même du traumatisme et de provoquer moins de douleur. C'est là une chose qui doit être prise en grande considération, non-seulement dans le seul but d'éviter une nouvelle souffrance au blessé, mais dans celui de prévenir des complications que la douleur peut entraîner à sa suite si elle est intense et fréquemment réveillée par les manœuvres du chirurgien.

Cette exploration a pour but de se rendre un compte exact de l'étendue des dégâts profonds produits par le projectile ; elle doit être faite soit avec un stylet, une sonde cannelée ou une sonde de femme, soit avec une sonde molle flexible qui se prête aux flexuosités profondes de la plaie, soit mieux avec l'index ou le petit doigt. Si l'ouverture n'est pas assez grande, on peut l'élargir avec un bistouri, débrider, en un mot, pour faciliter les recherches.

2° *On ne doit faire, autant que possible, qu'une seule exploration* et ne pas la répéter chaque jour en arrivant au lit du malade : il vaut mieux la prolonger pendant plus longtemps la première fois que d'y revenir les jours suivants.

3° Pendant cette exploration, *on doit chercher à extraire le corps étranger ainsi que les débris de vêtements* et enlever les *esquilles primitives,* qui ne sont adhérentes ni aux parties molles, ni surtout au périoste ; en un mot, celles qui se détachent avec facilité. Il faut éviter de les arracher avec violence, de faire sécher la plaie, de faire souffrir le blessé. Je me rappelle, dans une des fractures du cubitus que j'ai eu à traiter et qui s'est terminée par guérison, avoir extrait une portion de la diaphyse de cet os d'une longueur de 8 centimètres.

4° *Si la plaie est articulaire* et si on ne s'est décidé ni pour l'amputation, ni pour la résection, on ne doit pratiquer l'exploration, et encore dans des limites bien restreintes, que lorsqu'on est en droit de supposer que le projectile est resté dans la plaie ; sinon, on doit s'abstenir de toute recherche.

5° Rejeter les *longues et profondes incisions* primitives faites dans un but bien problématique que ce *débridement* empêche les accidents gangréneux consécutifs ; nous les avons vues suivies d'hémorrhagies rebelles ; de plus, elles n'arrêtent pas toujours l'étendue du gonflement.

6° Après avoir tenté de mettre le membre dans la position la moins anormale, placer le malade dans *le repos le plus complet* et le membre dans l'*immobilité la plus absolue.* Cette immobilisation s'obtiendra soit en disposant le membre dans une gouttière rembourrée, soit plutôt par l'usage des *attelles plâtrées* ou *dextrinées* qui, n'enveloppant pas tout le membre, permettent d'examiner son périmètre commodément et de transporter le malade avec moins de danger.

Ces attelles peuvent être faites soit avec de la grosse mousseline, soit à l'aide de bandes de flanelle trempées dans le plâtre, comme l'a conseillé M. Van de Loo (Soc. de chirurgie, 1870).

7° *Entretenir sur la blessure une humidité et une température* constante à l'aide du pansement anglais, dit *balnéation* (compresses imbibées d'eau légèrement alcoolisée et recouvertes entièrement d'un morceau de toile gommée qui empêche l'évaporation du liquide et maintient une température constante).

Le but unique qu'on doit se proposer est d'économiser : 1° les douleurs et les accidents au blessé ; 2° le temps pour le chirurgien ; or, les appareils les plus simples sont les meilleurs, les plus commodes et les moins dispendieux : c'est à eux qu'on doit avoir recours, et renoncer au moins, dans la plupart des cas, à l'appareil de Scultet, sinon, le considérer, comme le veut Malgaigne, comme le fléau de la chirurgie.

8° *Renouveler tous les jours ce pansement bien facile à enlever et tout à fait indolent pour le malade.* Éviter toute recherche ultérieure soit avec les doigts, soit avec les instruments, ce qui tendrait à empêcher la solution de continuité osseuse, qui tout d'abord communique largement avec la plaie, de devenir fracture sans communication avec elle, heureux résultat qui est dû à la réunion par première intension des parties molles profondes. C'est là un bénéfice très-grand, dont le chirurgien ne doit pas priver le malade par des explorations journalières intempestives, par des injections faites dans un but de lavage bien dangereux, par des secousses imprimées aux fragments, etc.

Dans trois fractures de la diaphyse du fémur par balle, nous avons vu, à la suite de cette réunion profonde, la suppuration se limiter aux parties molles superficielles : le foyer de la fracture ne communiquant plus alors avec l'extérieur, la guérison s'effectua assez rapidement.

9° *Si la suppuration est très-abondante et fétide,* se contenter de faire sur le membre et dans le sens de la longueur quelques pressions suffisantes pour favoriser la sortie du liquide, et d'employer un lavage avec l'*eau alcoolisée et phéniquée* à l'aide d'une sonde molle en gomme élastique introduite sans violence jusque dans la profondeur. Éviter de faire saigner la plaie pendant ce pansement.

10° Surveiller les parties molles voisines de la fracture pour voir s'il n'y a pas lieu, pour faciliter la sortie du pus, de *faire une contre-ouverture* et d'y mettre un tube perforé, quoique le drainage ne nous paraisse pas indispensable.

11° *Enlever les esquilles secondaires et tertiaires,* qui parfois se présentent d'elles-mêmes à l'orifice de la plaie ; enlever les morceaux de vêtements ou de corps étranger qui, le plus souvent, sont entraînés par la suppuration.

Lésions des gros vaisseaux.

Lésions de gros vaisseaux. — *Si les vaisseaux principaux du membre sont lésés,* même sans grand délabrement des parties molles, je dirais presque sans lésion du squelette, au moins pour le membre inférieur, je crois que la seule ressource qui reste au malade est l'*amputation immédiate.*

Chez un soldat de la Commune, une balle fit un séton au jarret gauche et intéressant l'artère poplitée. Dès le lendemain matin, la jambe offrait déjà une certaine tension ; la peau avait quelques marbrures et les battements de la pédieuse et de l'artère tibiale antérieure n'étaient plus appréciables : le chirurgien se contenta de pratiquer, de chaque côté du mollet, un débridement profond, long de 20 centimètres. Vingt-quatre heures après, la gangrène, marchant avec rapidité du pied à la jambe, obligea à une amputation de la cuisse, qui fut faite au milieu de tissus déjà altérés.

Dans un second fait, elle fut plus lente en raison de la *section incomplète du vaisseau.*

Il s'agissait d'un coup de feu tiré à 800 mètres, qui avait fait sur le même blessé un séton au jarret droit et un autre au mollet gauche au moment où il était couché sur le ventre. L'hémorrhagie, par un des orifices du creux poplité droit, avait été assez considérable, mais s'était arrêtée d'elle-même.

A l'arrivée du blessé à l'ambulance, dans le service de M. le Dr Dubrisay, le membre inférieur était sensiblement refroidi et anesthésié : les orteils commençaient à avoir une teinte violacée. — La lésion était si minime en apparence et si peu douloureuse pour le malade, qu'il refusa complétement l'amputation qui lui fut proposée le jour même : on attendit. Au bout de huit jours, la gangrène ayant envahi tout le pied et le bas de la jambe, on décida seulement le blessé à se laisser amputer la cuisse. En raison du peu de rapidité de la gangrène, j'avais supposé que la déchirure de l'artère n'était qu'incomplète ; voici ce que révéla la dissection : la balle a pénétré en dehors à travers la partie inférieure du tendon de la longue portion du biceps, en écartant les fibres tendineuses sans les déchirer : elle est ressortie en dedans au milieu de la patte d'oie. Il existe un épanchement de sang notable entre les muscles jumeaux et soléaire, et tout autour du paquet vasculo-nerveux ; *l'artère poplitée est sectionnée à sa partie postérieure dans une étendue de 1 centimètre et demi ; elle est intacte en avant.* A la partie inférieure de la solution artérielle, se retrouve le *lambeau de la paroi* qui tient encore au vaisseau par sa base. La veine poplitée, en s'appliquant sur la plaie de l'artère, l'a obturée en partie et a empêché une hémorrhagie mortelle. — Il est évident que dans ce cas, le projectile a pénétré entre les vaisseaux artériel et veineux, et n'ayant déterminé qu'une solution incomplète de l'artère à laquelle la veine a servi d'opercule, a été la cause d'une gangrène du membre inférieur, qui a mis beaucoup plus de temps à se manifester que dans l'exemple précédent.

On nous a rapporté un fait où le séton poplité avait été suivi d'anévrysme artérioso-veineux : il y avait eu dans ce cas fracture des condyles du fémur. Ce ne fut que trois semaines après l'accident que la gangrène survenue obligea M. Cusco à pratiquer l'amputation de la cuisse.

Nous avons vu une fracture du fémur au-dessous de la partie moyenne, nécessiter, par suite des hémorrhagies consécutives, la *ligature de la fémorale* dans le triangle de Scarpa. Le lendemain, une hémorrhagie nouvelle se produisit : appelé auprès du malade, nous vîmes au-dessus du point où la ligature avait été apposée, trois taches grisâtres, indiquant de petites ulcérations de la paroi : nous fîmes de nouveau la ligature du vaisseau au-dessous du ligament de Poupart : mais le blessé, déjà épuisé, succomba dans la nuit.

Un enfant de 15 ans, garçon épicier, au service de la Commune, est blessé à minuit, le 4 mai 1871, au fort d'Issy, par un éclat d'obus qui lui fait, à la partie antéro-interne et moyenne de la cuisse droite, une large plaie au fond de laquelle le fémur est broyé d'une façon comminutive ; l'artère fémorale a été complètement divisée, mais ne fut liée, à l'ambulance, que quatre heures après l'accident ; le blessé n'avait perdu cependant que de 4 à 500 grammes de sang. En raison de la hauteur de la lésion et du délabrement considérable des tissus profonds et de l'os, et en raison du peu de chance qu'un malade, présentant 40 respirations et 160 pulsations à la minute, pourrait retirer d'une désarticulation de la cuisse, nous nous abstenons. La mort survint le 7 mai.

Dans ces cas de rupture vasculaire par balle, il ne faut pas croire que l'absence d'hémorrhagie mortelle soit due toujours à l'arrachement de l'artère et à l'effilement des tuniques du vaisseau ; l'hémostase, comme nous en avons été nous-même témoin et comme M. le professeur Verneuil en a aussi émis l'idée tout récemment, est plutôt due à un retournement, un *recoquillement* des deux tuniques internes qui arrêtent momentanément l'écoulement sanguin et empêchent le malade de mourir d'hémorrhagie.

L. Koch fils (de Munich), dans un mémoire sur *l'Amputation et l'omission de la ligature des vaisseaux*, publié dans le *Journal des progrès des sciences et institutions médicales en Europe, en Amérique*, etc., 1827, IIIe vol., s'exprime ainsi :

« *Peut-être beaucoup de personnes s'étonneront-elles de la hardiesse qu'il y a de s'abstenir* « *d'employer un moyen* (la ligature) *généralement reconnu comme le plus sûr contre les hémor-* « *rhagies ; mais leur étonnement augmentera encore si je soutiens que l'omission de la ligature en* « *général et dans les amputations en particulier non-seulement ne laisse aucun danger d'hémor-* « *rhagie, mais est plus sûre même que son application, etc.* »

Sans discuter aucunement les idées exagérées de cet adversaire du plus beau moyen hémostatique que nous possédions en chirurgie, idées qui, heureusement pour la vie des malades, sont loin d'avoir prévalu dans la pratique, nous rapportons ici un *un fait bien curieux d'hémostase spontanée*, à la suite de l'omission de la ligature du vaisseau principal (artère poplitée), par le chirurgien qui avait pratiqué l'amputation.

C... (François), âgé de 27 ans, charretier, très-vigoureux, remplissant, au fort d'Issy, les fonctions d'artilleur fédéré, est blessé, le 28 avril 1871. Un gros éclat d'obus lui emporte presque entièrement la jambe gauche qui ne tient plus au reste du membre que par quelques lambeaux de chair. Le chirurgien de service au fort se décide à l'opérer immédiatement.—Peu habitué, sans doute, à ce genre d'opération, il se met en devoir de lui couper la cuisse au-dessus du tiers inférieur et fait, avec le couteau, une incision curviligne de plus de 15 centimètres; puis, trouvant probablement qu'il pratique l'amputation trop haut, le chirurgien (peut-on donner ce nom à un pareil opérateur?) s'arrête, *reporte son couteau plus bas, où il sectionne d'un seul coup tous les tissus de la cuisse circulairement au-dessus de la rotule sans faire de lambeaux, et scie le squelette obliquement au milieu des condyles fémoraux ; aucune ligature n'est faite !*— Le malade, qui avait subi cette double amputation de la cuisse à onze heures du matin, ne put être évacué à notre ambulance du Cours-la-Reine, qu'après six heures du soir. — L'élève qui reçoit le blessé, après avoir défait le pansement et retiré un caillot considérable, est fort étonné de ne trouver, dans cette large plaie béante, aucun fil à ligature: il regarde attentivement, et, dépliant avec précaution les tissus collés par une grande quantité de lymphe plastique récente, il reconnaît la section de la veine et de l'artère poplitée. La lumière de ce dernier vaisseau est à peine rétrécie et fermée presque entièrement par le plissement, *le froncement des membranes internes* qui semblent s'être retournées en dedans. Un fil à ligature est immédiatement apposé sur l'artère, et on termine par un pansement à l'eau alcoolisée.

Lorsque je le vis ce malade le lendemain, 29 avril, je constatai que l'incision demi-circulaire par laquelle le chirurgien avait voulu commencer sa première amputation, allait jusqu'aux muscles de la face antéro-interne de la cuisse : un point de suture en maintenait mal les bords rapprochés. Quant à la surface saignante du moignon, elle était hideuse, car l'opérateur, peu soucieux de suivre les préceptes opératoires, avait négligé de faire même le plus petit lambeau : la *section de la peau, des chairs, des condyles fémoraux avait été faite sur un même plan oblique en haut et en arrière*, de sorte que la peau antérieure du genou servant uniquement de lambeau incomplet, s'appuyait sur l'arête osseuse antérieure tranchante de la section des condyles ; en un mot, l'*ablation du membre avait été pratiquée* au niveau du genou, *sans lambeau et sans ligature d'aucun vaisseau.* Ce blessé eut une infection purulente à forme chronique, et ne mourut que près de deux mois après son entrée.

Nous croyons pouvoir attribuer l'heureuse hémostase, à laquelle ce malade a dû de ne pas succomber sur le champ à la suite de l'atroce amputation qu'il avait subie : 1° un peu à l'état de stupeur ou de commotion locale et de syncope dans lequel il s'est trouvé après sa blessure ; 2° beaucoup au caillot profond bienfaisant qui s'est fait tout de suite au niveau de la section des tissus ; 3° mais surtout au retrait ou plutôt *au recroquevillement des deux membranes internes de la lumière du vaisseau principal.*

COMPLICATIONS, ACCIDENTS GÉNÉRAUX DES BLESSURES PAR ARMES A FEU.

Nous les diviserons en *accidents immédiats ; accidents secondaires ; accidents consécutifs.*

Accidents immédiats. — J'entends par là les accidents qui accompagnent immédiatement la blessure et ceux qui s'observent pendant les quatre ou cinq premiers jours qui suivent le traumatisme. Les deux principaux accidents sont l'*hémorrhagie* et la *stupeur locale.* Dans les observations nombreuses que nous avons eues sous les yeux, nous pouvons dire que les hémorrhagies primitives ont été relativement rares, quoiqu'on les regarde cependant comme communes.

Quoi qu'il en soit, ces hémorrhagies peuvent s'arrêter spontanément, même si le vaisseau lésé est d'un calibre considérable : la raison de ce fait peut être d'abord attribuée à ce que la blessure par arme à feu est une plaie contuse avec arrachement des parties molles (c'est ainsi que des blessés, frappés à la cuisse par des éclats d'obus, et chez lesquels l'artère fémorale était lésée, ont pu être transportés à l'ambulance sans que la mort soit survenue par hémorrhagie). Mais nous croyons, dans ce cas, et surtout dans ceux où une balle a intéressé le vaisseau principal en totalité, que l'hémostase est moins due à l'effilement des parois vasculaires, comme on l'a cru jusqu'ici, qu'à un renversement, un *recroquevillement* des deux tuniques internes du côté de la lumière du vaisseau qui se trouve pour l'instant singulièrement rétrécie : c'est, en effet, ce que nous avons observé pour cet artilleur amputé de la cuisse, dont j'ai rapporté l'observation plus haut, et chez lequel l'opérateur avait oublié de faire la ligature de l'artère fémorale. On peut tenir compte aussi de la coagulation sanguine dans la plaie qui fait un tampon compressif sur l'artère et enfin à la diminution immédiate de l'impulsion de la colonne sanguine, par suite de l'état de stupeur ou de commotion traumatique dans lequel se trouve le blessé.

I.

Dans un cas de plaie très-étendue et profonde de la face interne de l'aisselle et du bras droit, l'hémorrhagie primitive considérable nécessita la ligature de l'artère axillaire : une gangrène survint qui descendit presque au milieu du bras en six jours. La désarticulation scapulo-humérale, par la méthode de Dupuytren, fut tentée ; le malade mourut quarante-huit heures après l'opération.

Nous avons été frappé, dans un grand nombre de blessures, principalement les grands délabrements par éclats d'obus, et en particulier les fractures des membres inférieurs avec larges plaies, de cette *stupeur* qui est caractérisée localement par une diminution notable de la sensibilité des parties blessées et par un refroidissement quelquefois très-prononcé. Dans certains cas, elle s'est en quelque sorte généralisée, amenant un abattement profond chez les blessés, qui ne s'occupaient plus avec intérêt de ce qui se passait autour d'eux, même au moment où on leur prodiguait des soins. Cette stupeur, chez plusieurs de ceux qui étaient atteints de fractures épouvantables de la jambe ou du genou, loin de se transformer en une réaction qui, salutaire au moins momentanément, est le précurseur d'une inflammation suppurative de bon aloi, cette stupeur, dis-je, s'est terminée très-promptement par une infiltration séreuse du membre, avec insensibilité complète des parties : on voyait des phlyctènes apparaître avec l'emphysème sous-cutané, symptômes caractéristiques d'une gangrène rapide du membre, quand bien même l'artère principale n'était pas lésée : souvent en quelques jours, quelques heures, un œdème, sans rougeur de la peau, se manifestait, et le palper du membre dénotait une crépitation fine : c'était dans ces circonstances que le chirurgien pratiquait l'opération ; or, si l'on joint un pareil état de choses aux déplorables conditions hygiéniques dans lesquelles nous nous trouvions, on ne sera pas étonné du peu de succès que nous avons eu dans nos amputations de la jambe et surtout de la cuisse.

Quant au *gonflement* qui accompagne presque toujours les blessures par armes à feu et la *fièvre traumatique*, on doit moins les considérer comme des accidents que comme des phénomènes habituels à ces sortes de plaies : le premier ne prend guère le caractère de complication que lorsqu'il est porté à des proportions énormes, et alors rentre dans ce que les anciens auteurs comprenaient sous la dénomination d'*étranglement* pour lequel on mettait en usage le *débridement*, c'est-à-dire *les longues et profondes incisions.*

Je crois qu'il est reconnu aujourd'hui que ce débridement n'atteint point toujours le but qu'on se proposait, c'est-à-dire, celui de combattre radicalement le gonflement profond des parties molles, et d'éviter la mortification consécutive : ces incisions permettent plutôt une exploration facile de la plaie, et surtout l'extraction des corps étrangers. Nous avons vu le plus souvent cette tuméfaction ne devenir exagérée que lorsque la terminaison devait être fatale, c'est-à-dire lorsque la gangrène ou l'œdème purulent devait envahir le membre.

Il en est de même pour la *fièvre traumatique*, qui commence généralement huit ou dix heures après l'accident et dure de trois à cinq jours : elle peut être nulle ; quelquefois, au contraire, elle prend des proportions considérables, et nous ne sommes pas loin de penser que l'*intensité de cette fièvre traumatique n'est pas sans une certaine influence sur les complications secondaires terribles que nous allons examiner bientôt ;* plus elle est de longue durée, plus les accidents ultérieurs sont à craindre : nous ne croyons pas non plus, comme le disent plusieurs auteurs, que d'une façon générale l'intensité de la fièvre traumatique soit en raison directe de la gravité de la blessure. Quoi qu'il en soit, le rôle du chirurgien doit consister à ne pas aggraver cette fièvre, soit par des manœuvres intempestives, par des explorations longues et souvent répétées, soit par une thérapeutique mal ordonnée, par des secousses imprimées aux membres, par des incisions douloureuses pour le blessé, etc.; tout examen de la plaie doit être fait, autant que possible, avant le développement de la fièvre traumatique, afin de ne pas en augmenter l'intensité.

Accidents secondaires. — Les uns sont plus particulièrement propres à la région, à l'organe où s'observe la lésion : c'est ainsi que l'*érysipèle*, la *méningo-encéphalite*, la *phlébite des sinus* de la dure-mère (nous en avons vu deux exemples), sont des complications spéciales aux blessures du crâne et sur lesquelles je n'insisterai pas ; enfin, à la suite des fractures, l'*ostéomyélite* est un fait qui se produit malheureusement trop souvent.

Nous avons vu des complications thoraciques, *congestion pulmonaire*, *bronchite capillaire*, *pneumonie*, etc., survenir à la suite des lésions du bras et de l'épaule, de la désarticulation scapulo-humérale, de la résection de la tête de l'humérus, etc.

Nous ne voulons dire un mot ici que des accidents qui peuvent d'une façon générale compliquer toutes les blessures par armes à feu, indistinctement, et qui sont parfois bien plus à craindre que le projectile lui-même, car ils enlèvent souvent les blessés en peu de temps ; les *hémorrhagies*, la *gangrène*, l'*infection purulente*, l'*infection putride*, la *pourriture d'hôpital*, les *phénomènes nerveux* de diverses natures, sont les accidents secondaires qu'un chirurgien d'armée est à même de rencontrer le plus souvent.

Hémorrhagies secondaires. — Si les hémorrhagies primitives ne sont pas extrêmement fréquentes, il n'en est pas de même de celles qui sont *secondaires*. On les voit survenir du neuvième au dix-huitième jour, quelquefois au moment où le blessé commence à bien aller, et quand la suppuration s'est établie ; la chute des parties molles escarrifiées, une inflammation profonde, exagérée, un caillot détaché, soit par un mouvement intempestif du malade, soit par une ulcération de la paroi artérielle, sont les principales causes qui les font éclater. Ces hémorrhagies sont toujours artérielles et se répètent parfois à de bien courts intervalles : souvent elles accompagnent ou plutôt *elles annoncent le début de l'infection purulente*, comme nous l'avons vu chez beaucoup de blessés de Metz. La *compression* directe sur la plaie ou médiate sur le vaisseau principal, le *tamponnement* soit avec l'agaric, soit avec la *charpie* sèche ou imbibée d'*eau de Pagliari* nous ont rendu quelques services : nous n'avons employé le perchlorure de fer que fort modérément ; le cautère actuel est préférable. Ce n'était qu'après avoir épuisé ces premières ressources, que nous avions recours à *la ligature dans la plaie*, et enfin si l'hémorrhagie se reproduisait, à *la ligature de l'artère principale du membre*.

Une désarticulation de l'épaule gauche, que je fis chez

Un turco de la Commune, homme extrêmement fort, de 39 ans, ne nécessita pas moins de quinze ligatures au moment du premier pansement. Trois jours après, le malade, malgré mes recommandations, ayant fait des efforts pour aller à la selle, une première hémorrhagie se manifesta, puis une seconde le lendemain ; le tamponnement avec de la charpie en bourdonnets imbibée d'eau de Pagliari suffisait pour les arrêter, mais le malade avait perdu à chaque écoulement 150 à 200 grammes de sang. Une suppuration de bonne nature s'établit cependant lorsqu'au bout de six jours une troisième hémorrhagie lui fit perdre encore 150 grammes de liquide ; je défais alors l'appareil, coupe les fils et lie dans la plaie trois petites artères qui donnent du sang : les jours suivants, je ne fis que des pansements rares à l'eau alcoolisée sans remuer le malade ; l'appétit étant bon il réparait assez vite ces pertes de sang, lorsque dix-sept jours après l'opération et à la suite de nouveaux efforts il eut coup sur coup deux hémorrhagies plus abondantes. Opéré le 1er mai, le malade mourut le 19.

J'avais bien pensé à faire chez ce malade la ligature, au moins temporaire de la sous-clavière, mais dans les derniers jours, il était si faible que j'eus peur qu'une opération aussi grave n'avançât sa mort.

J'ai fait trois fois la ligature de l'artère fémorale à l'anneau pour des hémorrhagies secondaires, je n'ai réussi que dans un des trois cas.

Celui qui s'est terminé par un succès a trait à un soldat de Metz qui reçut à la partie supérieure de la jambe gauche un coup de feu qui avait écornifié le tibia en passant dans l'espace interosseux ; l'artère tibiale antérieure avait été intéressée, car quelques jours après son entrée, au moment où nous arrivions à l'ambulance, nous vîmes sortir de la plaie antérieure un jet de sang artériel très-volumineux que nous ne pûmes arrêter par aucun moyen hémostatique ; je fis séance tenante en l'absence de mon collègue M. Martin, dans le service duquel se trouvait le blessé, la ligature de l'artère fémorale à l'anneau ; le membre fut mis dans la ouate et le malade guérit au bout de deux mois environ après avoir eu un phlegmon suppuré de la jambe qui nécessita plusieurs incisions.

Dans le second exemple que j'observai également à Metz, je liai la fémorale à l'anneau chez un amputé de la jambe qui avait eu par la plaie plusieurs hémorrhagies secondaires : l'opération se fit dans de très-mauvaises conditions, car la cuisse était très-tuméfiée, infiltrée d'une grande quantité de sérosité : les lambeaux de la jambe amputée commençaient même à se gangrener : le lendemain la mortification avait envahi tout le moignon, et le malade mourait trois jours après.

La dernière ligature à l'anneau que je fis fut pratiquée sur :

Un garde national de la Commune, ayant des habitudes alcooliques, qui avait reçu dans le mollet gauche un petit éclat d'obus; cinq hémorrhagies eurent lieu; je tentai de lier le vaisseau dans la plaie en débridant, mais je ne pus y réussir parce que le sang venait de plusieurs sources à la fois; de guerre lasse, à la sixième hémorrhagie je liai la fémorale ; en deux jours, toute le membre inférieur était mortifié jusqu'au niveau de la ligature.

S'il m'était permis d'émettre une opinion rétrospective, je crois qu'il aurait été préférable, pour éviter la gangrène, qui est survenue si rapidement dans ces deux derniers cas, d'appliquer sur l'artère fémorale *une ligature d'attente*, au lieu de procéder immédiatement à la striction complète de ce vaisseau : un aide serait resté continuellement en surveillance au lit du malade et, au moment où une nouvelle hémorrhagie se serait manifestée, il aurait soulevé les deux chefs du fil pour arrêter l'écoulement sanguin : peut-être, en répétant cette manœuvre, aurions-nous favorisé la formation d'un caillot sanguin dans l'artère, et aurions-nous évité la mortification du membre.

Enfin, dans un cas de fracture du maxillaire inférieur avec hémorrhagies multiples, M. le Dr Raynaud pratiqua la ligature de la carotide primitive gauche, mais l'écoulement sanguin se reproduisit par une ouverture qui se fit au niveau de la bifurcation de la carotide, près de la naissance de la thyroïdienne supérieure.

Gangrène. — La gangrène est une complication fréquente des blessures par armes à feu; je n'insisterai pas sur celle qui survient d'emblée à la suite de lésions du vaisseau artériel principal ou de broiement considérable des parties molles, la cause est trop évidente pour qu'on cherche ailleurs l'explication de cette terrible complication. Mais ces faits sont bien différents de ceux dans lesquels une plaie simple par éclat d'obus, un séton superficiel, une simple contusion de l'avant-bras, une petite éraflure de la face externe de la cuisse, déterminent de larges plaques gangréneuses ou la mortification de toute la moitié d'un membre, comme nous en avons observé de nombreux exemples à l'ambulance du Cours-la-Reine sur des blessés au service de la Commune. Cette tendance à la mortification des tissus au niveau des orifices de sétons, au niveau des plaies par éclats d'obus était telle (et pourtant cette ambulance était placée dans les meilleures conditions hygiéniques), que mon ami le Dr Liégeois me disait un jour qu'en présence de ces faits on se reportait involontairement à l'idée des anciens qui pensaient que les blessures par armes à feu étaient des plaies empoisonnées. Nous croyons être dans le vrai en attribuant la gravité de ces désordres et leur rapidité à un vice de constitution, entretenu par les *habitudes alcooliques* qui existaient à un haut degré chez les défenseurs de la Commune. En un mot, chez eux, l'intoxication alcoolique nous a semblé favoriser singulièrement l'absorption consécutive de matériaux putrides qui donnaient lieu à cet ensemble de symptômes généraux graves constituant l'*intoxication gangréneuse*.

Infection purulente. —Cette redoutable complication qui a causé la mort de tant de blessés, s'est présentée à nous sous deux types, *la forme aiguë* et la *forme chronique.* Tantôt elle n'était annoncée que par de petits frissons se répétant à des intervalles plus ou moins rapprochés, tantôt par un *grand frisson* qui ne se renouvelait que trois ou quatre jours après : des *vomissements* bilieux, de la *diarrhée* bilieuse, un *ictère* très-prononcé dans certains cas avec *douleurs hépatiques* à la pression, des *suppurations articulaires* principalement au niveau de l'articulation du poignet, tels sont les phénomènes que nous avons observés le plus fréquemment. Je ferai remarquer la rapidité extraordinaire avec laquelle, dans certaines circonstances, le pus se forme dans l'intérieur des articles ; ainsi nous avons vu chez :

Un caporal, pris d'infection purulente à la suite d'une fracture d'un métacarpien, l'articulation du genou gauche se remplir d'un pus verdâtre en vingt-quatre heures à peine : un pus séreux remplissait aussi l'épaule droite.

La plaie en changeant d'aspect présentait, surtout comme phénomène caractéristique, *une odeur de souris* pénétrante à chaque pansement. D'autres fois, et cela dans la forme chronique, la solution de continuité ne devenait pas blafarde, et conservant son aspect rosé elle continuait à bourgeonner et à suppurer : ce n'est que dans les derniers jours qu'elle prenait les caractères de plaie de mauvaise nature.

Des hémorrhagies peu abondantes, mais fréquentes, annonçaient le début de l'infection et se répétaient même quand l'économie était contaminée depuis quelques jours ; l'amaigrissement était alors très-rapide. Quand la marche était prompte, le blessé mourait en quatre ou cinq jours ; mais, dans plusieurs cas, la marche a été très-lente : un malade, atteint de fracture de l'omoplate, ne succomba qu'un mois après le début des accidents, et même dans l'intervalle des accès il semblait revenir à la santé. Chez l'artilleur du fort d'Issy, qui subit l'amputation peu classique que nous avons rapportée plus haut, nous avons vu les symptômes se prolonger pendant près de deux mois.

Les *altérations anatomo-pathologiques* que nous avons rencontrées n'ont pas été toujours telles que les décrivent les auteurs : « Dans les poumons, disent-ils, les abcès sont disséminés la plupart du temps à la surface de l'organe et en occupent le bord postérieur et la base; dans le foie comme dans le poumon, les abcès sont aussi disséminés et presque toujours superficiels, ne faisant pas de relief, etc. » Or, voici ce que l'autopsie nous a révélé dans deux des nombreux cas d'infection purulente que nous avons observés à Metz :

Chez un soldat de 25 ans, mort en huit jours de cette terrible complication à la suite d'un coup de feu à la commissure des quatrième et cinquième doigts de la main gauche, sans fracture, nous avons trouvé sur la face antérieure du poumon droit une *plaque jaune de la largeur de la paume de la main*, constituée par une foule d'abcès caséeux accumulés les uns à côté des autres et entourés d'une bordure rouge foncé : après avoir coupé cette plaque, on vit un *vaste foyer purulent* occupant le tiers antérieur du parenchyme du poumon ; un second et un troisième abcès, de la grosseur d'une noix, existaient dans le centre du poumon gauche et dans le foie ; la rate était volumineuse, sans petits abcès superficiels, et fortement congestionnée ; il y avait un peu d'épanchement thoracique.

Un caporal du 4e voltigeurs de la garde, de 32 ans, a la racine de la cuisse droite broyée par un énorme éclat d'obus pesant 1 livre et demie, qui va se loger sous la fesse droite, où je l'extrais : il meurt en dix jours d'infection purulente. A l'autopsie nous trouvons la cavité abdominale remplie d'un liquide purulent et de fausses membranes blanchâtres ; dans chacun des *lobes hépatiques* existe *un abcès au moins du volume d'un œuf de poule*, celui du côté gauche un peu moins considérable ; vers le bord postérieur du foie se rencontre un troisième *abcès de la grosseur d'une noix*, et dont le pus est diffluent et vert ; au niveau de ces collections purulentes, et tout autour, à une certaine distance, le tissu hépatique est marbré et d'un gris verdâtre. Sur toute la surface de la *rate* on voit des plaques congestives et de petits noyaux purulents disséminés. Grand épanchement purulent dans le côté droit de la poitrine. Les deux poumons, à leur surface et dans leur profondeur, sont criblés de petits abcès circonscrits, mamelonnés, dont plusieurs font une saillie évidente ; enfin, à la base de chaque poumon et au milieu du parenchyme, on trouve un *abcès plus volumineux qu'une noix*.

En un mot, comme lésion métastatique de l'infection purulente, nous avons trouvé tantôt les petits *abcès superficiels, disséminés*, ou par groupe de 5 ou 6, tantôt et spécialement dans le foie, des *marrons* remplis d'un pus épais, *caséeux*, comme du tubercule jaune, granuleux, circonscrits par une poche limitante ; tantôt des foyers remplis de *pus diffluent, verdâtre*, bien différent de la matière précédente et comme consistance et comme couleur.

Nous avons vu à Metz, à l'hôpital israélite, un cas d'amputation du bras gauche faite par un des aides de notre ambulance chez un homme présentant les principaux phénomènes de l'infection purulente : il s'est terminé par la guérison.

Un soldat reçoit à la main gauche un coup de feu qui lui fracture deux métacarpiens ; à la suite de l'élimination de plusieurs esquilles, la plaie ne prend pas bon aspect, les bourgeons charnus qui se forment ne sont pas de bonne nature; les choses en restaient là, lorsqu'un nouveau gonflement et des poussées inflammatoires se manifestèrent dans la main et l'avant-bras, et malgré les incisions multiples pratiquées contre ce phlegmon diffus suppuré, il en résulta des décollements considérables de la peau constatés à travers les pertes de substance produites par les incisions et la gangrène, plusieurs clapiers se vidaient difficilement ; sur ces entrefaites, le malade est pris de frissons répétés à de courtes distances, de toux, d'amaigrissement, et il se forme un abcès métastatique derrière la malléole externe. On donne le sulfate de quinine et on attend dix jours encore pendant lesquels de nouveaux frissons surviennent. Pas de diarrhée, pas de symptôme abdominal. Le chirurgien se décide, malgré cet état général alarmant, à amputer le bras gauche. Nous assistons à l'opération. Au moment où le couteau sectionne les muscles du bras, extraordinairement amaigris et réduits presque au volume de ceux de l'avant-bras d'un enfant, nous les voyons flasques et sans rétractilité ; mais ce qui nous frappe le plus, ce sont de *petites taches ecchymotiques* tranchant parfaitement sur la couleur anémiée du tissu musculaire. Le pansement alcoolisé fut employé. Je regardais cet opéré comme perdu lorsque, revenu à l'ambulance israélite douze jours après, je vis que la plaie s'était réunie par première intention, sauf un point qui suppurait un peu. Le malade avait repris un certain embonpoint et son état général était bien meilleur ; il guérit complétement, et de son infection purulente, traitée seulement par le sulfate de quinine, et de son amputation du bras.

Le sulfate de quinine, surtout à haute dose, jusqu'à 2 et 3 gr. dans les vingt-quatre heures, les opiacés, l'alcoolature d'aconit, ont été employés par nous dans cette redoutable complication, et ont été toujours des remèdes impuissants ; car tous les cas d'infection purulente que nous avons vus, sauf l'exemple précédent, que j'aurais peine à croire si je ne l'avais observé moi-même, se sont terminés par la mort. Une fois que l'infection est implantée dans l'économie, nous n'avons que de bien faibles moyens pour l'en chasser ; mais, comme certaines manœuvres sont propres à la développer, le chirurgien doit se mettre dans les meilleures conditions possibles, et prendre les précautions les plus minutieuses et en apparence les plus inutiles, pour éviter cette complication, c'est-à-dire faire la *prophylaxie de l'infection purulente.*

N'est-ce pas, en effet, favoriser le développement de cet horrible accident que d'irriter journellement la plaie, de fourrer dans sa profondeur des doigts qui viennent d'explorer ou de faire le pansement d'autres blessures et qu'on a quelquefois négligé de laver, de l'examiner avec des instruments (sonde de femme, sonde cannelée) ayant déjà servi à des blessés contaminés par un poison qui est alors inoculé à votre insu, de laver la solution de continuité avec des éponges qui ont déjà servi, ou d'injecter des liquides avec une canule que l'infirmier n'aura pas bien nettoyée ? etc.

M. Chevalet, interne des hôpitaux, m'a dit avoir examiné au microscope avec M. Hénocque, à plusieurs reprises différentes, des morceaux d'éponges ayant servi antérieurement à divers pansements, mais bien lavés et propres en apparence, et y avoir trouvé un nombre considérable de *microphytes* (bactéries) : or, on sait que les tissus atteints de pourriture d'hôpital en présentent une quantité innombrable. Je tenais à mentionner cette coïncidence, sans y voir cependant une relation évidente de cause à effet pour les complications qui nous occupent. Ne vaut-il pas mieux laisser la plaie à elle-même, en surveiller les modifications, éviter les injections irritantes et faire le pansement le plus simple ? car, je le répète, il est préférable de chercher, dans la mesure de ses forces, à prévenir cette épouvantable complication que de la combattre, une fois qu'elle existe, par des moyens aussi nombreux que peu efficaces.

Infection putride. — Un grand nombre de nos blessés ont été enlevés par cette autre complication, sœur de la précédente, mais qui, cependant, présente un degré moindre de gravité. C'est surtout dans les fractures du membre inférieur où nous voulions essayer la conservation, que nous l'avons vue survenir. L'intensité des symptômes et la durée de l'infection variaient avec la quantité de matériaux putrides résorbés. Les incisions, les injections chlorurées, mais surtout phéniquées et alcoolisées, le coaltar saponiné et les potions au rhum et eau-de-vie nous ont rendu service. Dans les autopsies, nous trouvions une diffluence très-grande du sang, des épanchements séreux dans l'abdomen et la poitrine, une infiltration de sérosité noirâtre, fétide, sanguinolente au niveau de la plaie et remontant très-haut ; mais ce qui nous a le plus frappé, comme lésion viscérale, c'est la présence de *granulations miliaires à la surface des poumons.* Ne pourrait-on pas rapprocher ce fait de ce qui se passe chez les animaux auxquels on injecte des matériaux putrides dans les veines, et qui offrent au bout de quelque temps des granulations sur les viscères thoraciques et abdominaux ?

Pourriture d'hôpital. — On observe souvent, dans les blessures par armes à feu, sous des influences diverses, un changement d'état de la plaie qui perd les caractères dont l'ensemble lui a fait, quand tout marche régulièrement, donner le nom de plaie de bonne nature; mais le chirurgien a trop de tendance à considérer toujours cette modification comme étant de la pourriture d'hôpital. Aussi, nous tenons à distinguer dans une plaie, ne suivant pas sa marche régulière, deux états qui correspondent : 1° à une *pourriture d'hôpital vraie, franche;* 2° à une *pourriture d'hôpital* non franche.

La *première* variété, qui est celle que nous avons le moins souvent observée, se présente, comme Delpech l'a décrite, sous trois formes principales (*ulcéreuse, pulpeuse, gangréneuse*); elle débute localement par un changement d'aspect de la blessure, auquel viennent s'ajouter des phénomènes généraux graves. Dans cette espèce, il faut se hâter d'appliquer une thérapeutique locale énergique; les principaux moyens dont nous avons reconnu plus particulièrement l'efficacité sont : la cautérisation avec le perchlorure de fer, le cautère actuel, l'application de pâte de Canquoin, l'acide phénique (solution concentrée), le camphre en poudre.

La *seconde* espèce de pourriture d'hôpital est bien différente de celle-ci et ne commence plus par un état local : ce sont des troubles fonctionnels qui la précèdent, ou plutôt elle n'est, en quelque sorte, qu'*une manifestation locale d'un état général* mauvais auquel il faut d'abord songer avant d'avoir recours aux médicaments topiques locaux. C'est ainsi que cette pourriture non franche présente un plus grand nombre de variétés que la vraie pourriture; on n'observe souvent, et c'est là le cas le plus bénin, qu'une *anémie*, une *sécheresse* de la solution de continuité. Tantôt la plaie se recouvre d'une *pellicule* d'un blanc grisâtre dont l'épaisseur variable et le plus ou moins de résistance aux remèdes locaux et généraux permettent de distinguer trois variétés (*pultacée, pulpo-membraneuse, diphthéritique*).

Généralement ces différents états n'ont pas une marche envahissante et sont rapidement modifiés par les topiques, ce qui est le contraire pour la vraie pourriture d'hôpital. Une purgation d'abord, puis des reconstituants à l'intérieur (extrait mou de quinquina, quina de Labarraque, etc.), et comme applications locales l'eau phéniquée, le permanganate de potasse très-dilué (car à la dose de 1/300° il nous a paru favoriser les hémorrhagies secondaires), les tranches et le jus de citron, le camphre en poudre, enfin le perchlorure de fer, ont triomphé la plupart du temps de ces différentes formes de pourriture d'hôpital.

Nous avons vu, à l'ambulance du Cours-la-Reine, une plaie nous présenter un *état végétant* tout à fait particulier, que je n'avais pas encore rencontré dans aucune blessure :

Une jeune fille de 23 ans est frappée, le 13 mai, par un éclat d'obus à la face externe de la cuisse gauche. Comme les vêtements, robe et jupons, ont amorti le choc, la plaie n'est que de la largeur de la paume de la main, à bords mâchés, bleuâtres, de la forme d'un fer à cheval, avec un petit lambeau supérieur, se soulevant et se réappliquant facilement dans la plaie comme une oreille de chien ou un opercule. Nous pansons d'abord à l'alcool, mais n'obtenons aucun changement; la plaie se mortifie dans la profondeur et sur les bords qui se décollent à pic; quand la plaque gangréneuse est tombée, le fond nous offre un état qui se rapproche bien un peu de la pourriture d'hôpital, mais n'en a pas tous les caractères; il est remarquable par l'apparition d'une *grande quantité de végétations,* hérissant la plaie et dont chacune se mortifie par son sommet, et qui sont extrêmement douloureuses. Ces symptômes locaux étaient accompagnés ou plutôt avaient été précédés par un état général mauvais; cette fille n'avait pas de sommeil, présentait une anorexie complète, et des vomissements et elle maigrissait. Je traitai d'abord l'état général, je lui donnai plusieurs purgatifs, puis des reconstituants, surtout de l'extrait mou de quinquina, et, m'adressant à la plaie, je pansai avec le vin aromatique puis avec de la charpie imbibée d'eau phéniquée. La malade mit près de deux mois à guérir : au moment où elle fut évacuée à la Salpêtrière, elle avait encore une petite plaie qui était cautérisée avec le nitrate d'argent tous les deux jours.

Nous n'avons observé que deux fois le *tétanos :* dans l'un des cas, ce fut à la suite d'une fracture du bras gauche, dans laquelle un des fragments, très-aigu, avait pénétré dans la profondeur d'un des muscles du bras. Quant au *délire nerveux* alcoolique, nous l'avons vu survenir quatre fois, deux fois à la suite de fracture de la jambe, et, dans les deux autres cas, chez des soldats qui, se trouvant à la bouche du canon au moment où le coup était parti, avaient des lésions multiples et principalement des brûlures profondes sur différentes parties du corps.

Accidents consécutifs. — A la suite des blessures par armes de guerre, et lorsqu'on peut, à la rigueur, considérer le malade comme rétabli, on l'entend se plaindre parfois de certains accidents qui se modifient avec le temps, mais qui n'en constituent pas moins des infirmités qui font souffrir les blessés, et qui les empêchent de vaquer à leurs occupations. Je veux parler :

1º De la *faiblesse musculaire* par *atrophie*, qui est le résultat du repos prolongé, auquel on a été obligé de condamner le membre ; — 2º des *névralgies* très-douloureuses, quelquefois intermittentes, avec ou sans hypéresthésie cutanée, avec fourmillements, etc., dont nous avons observé plusieurs exemples au niveau des membres inférieurs à la suite de sétons simples ; — 3º des *douleurs rhumatismales* qui se font sentir surtout au moment des temps humides ; — 4º de l'*anesthésie* persistante de la face antéro-externe de la cuisse par lésion d'un ou plusieurs filets du nerf crural ; — 5º de la *paralysie* musculaire, etc. Nous avons cité déjà la lésion du nerf sciatique poplité externe, qui anéantit l'action de tous les muscles correspondants de la jambe et empêcha le malade de porter le pied gauche dans l'extension. Que de fois le chirurgien se trouve en présence de malades guéris chez lesquels, à la suite d'un coup de feu à l'épaule, dans l'aisselle, au niveau de la clavicule, il constate une paralysie et atrophie du deltoïde ou d'autres muscles, ce qui est la preuve vivante de la lésion d'un ou de plusieurs nerfs du plexus brachial !

A la suite des *sétons profonds intra-musculaires* du membre inférieur, la marche est quelquefois très-longue à se rétablir et l'on entend, même après la guérison, des malades se plaindre fréquemment de douleurs, de pesanteurs qui empêchent le jeu des muscles de s'effectuer librement. Les *cicatrices*, principalement celles qui sont profondes et adhérentes, gênent très-longtemps les blessés, qui éprouvent à leur niveau une sensation continuelle de tiraillement, surtout pendant les premiers mois ; elles peuvent être la cause d'œdème et de varices du membre inférieur ou de névralgie traumatique persistante, en produisant une striction médiate des vaisseaux ou en comprimant un filet nerveux dans son épaisseur, comme nous en avons déjà cité un cas pour un filet du nerf sciatique à la suite d'une blessure de la partie postérieure de la cuisse par éclat d'obus. Les bains, le massage, les frictions, l'électricité, les injections calmantes, etc., doivent être essayés et choisis suivant tel ou tel cas. *La présence du corps étranger* qui n'a pas momentanément occasionné d'accidents et n'a pas empêché la cicatrisation d'avoir lieu, constitue une *épine* qui, sous une influence quelconque, un coup, une chute, réveille parfois de nouveaux phénomènes inflammatoires, des abcès, accidents tardifs qui peuvent acquérir une nouvelle gravité. — 6º Des *fistules*, surtout si l'os a été touché et si elles sont entretenues par une carie ou une nécrose des os spongieux, de la main ou du pied : elles sont, pour ainsi dire, interminables chez certains malades qui restent des mois, des années, consultant des chirurgiens jusqu'à ce que le séquestre sorte de lui-même.

Nous avons observé un grand nombre de ces fistules anciennes à l'épaule (acromion, épine de l'omoplate), à l'avant-bras, aux maxillaires supérieur et inférieur, à la jambe, au niveau des os du pied, du calcanéum principalement. Elles sont la source de tourment continuel pour les personnes qui en sont atteintes, et souvent déterminent de l'érythème, même des érysipèles ; le pus peut y être parfois retenu, et alors il se forme un clapier qu'il faut vider pour rétablir le trajet fistuleux. Nous avons fait dessiner deux *esquilles tertiaires :* l'une provient de la partie moyenne et antérieure du tibia ; je l'ai extraite chez un soldat atteint d'un coup de feu qui avait brisé cet os quinze mois auparavant. Cette esquille est aplatie ; une multitude de petits orifices qu'elle présente la fait ressembler un peu à un tissu spongieux très-délié ; elle est parcourue par un grand nombre de petits canaux flexueux s'anastomosant ensemble et séparés par des bosselures arrondies, veloutées, offrant à leur surface des milliers de petits pertuis extrêmement fins.

L'autre esquille m'a été apportée par la femme à laquelle j'avais amputé le bras gauche il y avait quinze mois, et qui, deux mois après l'opération, était sortie guérie avec une fistule persistante. On reconnaît facilement sur cette esquille, et au niveau de la partie inférieure, le trait de scie qui a intéressé l'humérus et dont tout le demi-cercle qui est représenté s'est nécrosé et détaché de lui-même. Ce qui surmonte le demi-cercle comprend la partie de la diaphyse de l'humérus qui s'est mortifiée ; elle est d'un blanc mat, rugueuse et mamelonnée ; en dedans, c'est-à-dire dans sa concavité, l'esquille est plus lisse et rappelle l'apparence de la face interne des os du crâne. La malade l'avait retirée de la fistule avec l'extrémité des branches d'une paire de ciseaux.

RÉSULTATS ÉLOIGNÉS DE QUELQUES AMPUTATIONS OU FRACTURES OBSERVÉES A L'AMBULANCE DU COURS-LA-REINE.

Amputés de la cuisse, 3.

1° Roux (Benjamin), 109ᵉ de ligne, 34 ans, homme vigoureux, blessé à l'Hay, le 30 sept mbre 1870 ; deux balles dans la jambe droite ; on essaye la conservation ; gangrène de la jambe ; amputé circulairement le 12 octobre 1870. Guérison complète en deux mois et demi. Le moignon est bien matelassé à son extrémité par *quatre ou cinq bosselures cutanées doublées de graisse*. N'est rentré à l'ambulance que pour un peu d'érythème. — Sorti (mai).

2° Cailloux (J.-B.), 28 ans, 61ᵉ de ligne ; homme de constitution très-forte, blessé à Beaumont le 30 août 1870. La jambe droite est complétement enlevée par un éclat d'obus au-dessous du genou. Amputé circulairement le lendemain 1ᵉʳ septembre. A mis quatre mois à guérir. Il est survenu, à différentes reprises, plus de 15 petits abcès qui s'ouvraient toujours d'eux-mêmes ; le moignon est bien conformé, mais il n'y a pas une ampleur de tissus comme dans le cas précédent. Il existe au centre du moignon une *petite ulcération* de la largeur d'une pièce d'un franc tout autour de laquelle la peau est lisse et mince. Un petit abcès se forme encore. Pansement vin aromatique. L'ulcération disparaît. Sorti (mai).

3° Consalvi (J.-B.), jeune sergent-major de 22 ans, Corse ; constitution lymphatique, blessé le 30 novembre 1870, à Champigny, au-dessous du genou gauche ; un chirurgien prussien essaye la conservation. — Amputation de la cuisse (22 jours après) à lambeau antérieur ; gangrène du lambeau. A mis quatre mois à guérir. Actuellement il porte un *moignon maigre très-conique* avec une *ulcération* centrale recouverte d'une croûte ; tout autour la peau est mince, tendue, violette. On essaye le citron, l'eau phéniquée, la cautérisation, rien n'y fait. L'ulcération se couvre sans cesse d'une membrane pultacée ; c'est l'acide phénique qui semble avoir réussi le mieux. Le 20 juin il porte encore une petite ulcération au niveau de la saillie osseuse. Sorti (juin).

Sur ces trois amputations de cuisse guéries, deux ont été faites secondairement. — La conicité du moignon, dans le troisième cas, a été due à la gangrène du lambeau ; l'accident ultérieur qui a prédominé, surtout dans le dernier cas, est une ulcération rebelle au niveau de la saillie du moignon, dont la peau s'amincit, devient tendue, luisante et violette, et tend à s'excorier à chaque instant.

Amputés de la jambe, 4.

Garzind (J.-B.), 22 ans, 22ᵉ de ligne, blessé à Champigny, le 30 novembre 1870, par un éclat d'obus au pied droit ; amputé le 16 décembre de la jambe droite au lieu d'élection, méthode circulaire, pas d'accident ; ne marche avec ses béquilles que depuis quinze jours. Moignon bien fourni ; au centre un orifice donnant du pus ; petit séquestre ; pansement glycérine. Sort non guéri, en mai.

Bredouard (Bapt.), 25 ans, 42ᵉ de ligne, blessé à Champigny, 30 novembre, éclat d'obus au pied droit. Amputation circulaire de la jambe au lieu d'élection, le 1ᵉʳ décembre ; actuellement le moignon a une *ulcération* de 3 cent. de diamètre qui n'est pas entièrement cicatrisée à sa sortie en juin. Ce malade porte en outre les traces d'une *fracture de la partie inférieure du péroné gauche* sans fracture du tibia, et celles d'une *fracture de la mâchoire inférieure* (côté droit). Guéri sans nécrose.

Bonvalet (Victor), 21 ans, soldat de ligne, blessé à Champigny le 30 novembre 1870. Coup de feu à la partie inférieure jambe gauche, gangrène du pied ; amputé (le 16 décembre) au lieu d'élection par la méthode de Lenoir dont le tracé nous est parfaitement indiqué par la plaie existante. Il y eut guérison complète le 15 février, puis il survint un abcès, et actuellement il porte un *ulcère* large comme la paume de la main, à bourgeons grisâtres. Pansement vin aromatique. Sort (mai) entièrement guéri.

Giry, 22 ans, soldat de la ligne, fracture des deux os de la jambe droite le 30 novembre ; amputation immédiate. *Moignon conique*. Peau très-mince ; légère ulcération rose-violette au bout du moignon. Évacué le 9 avril.

Sur ces quatre amputés, nous avons donc observé trois fois, comme accident tardif, une *ulcération rebelle*, avec amincissement de la peau tout autour; une seule fois le moignon était conique. Dans tous, l'amputation avait été circulaire; enfin, dans deux cas elle a été secondaire.

Résection de l'épaule, 1 cas.

Cocatrix (René), 21 ans, blessé à Champigny, 30 novembre 1870, balle ayant broyé l'extrémité supérieure de l'humérus gauche; résection de l'épaule par incision verticale antérieure quinze jours après l'accident par un chirurgien prussien; a mis trois mois et demi à guérir. Porte actuellement sur le trajet de la cicatrice linéaire deux orifices fistuleux au fond desquels on sent un séquestre; se sert de sa main pour porter des objets assez lourds. Sort dans le même état, fin d'avril.

La résection a été faite ici secondairement.

Fractures de la jambe (conservation), 3.

1° Milleray (Emile), 22 ans, 122e de ligne, blessé à Champigny, le 2 décembre, balle : fracture de la jambe gauche au tiers inférieur; pansé immédiatement à l'ambulance : appareil plâtré appliqué durant sept semaines; sortie de plusieurs esquilles. Ankylose tibio-tarsienne; les deux orifices de la balle sont encore fistuleux. Marche avec des béquilles.

2° Bernard (François), 23 ans, 35e de ligne, blessé à Champigny, 30 novembre 1870, balle : fracture des deux os, tiers inférieur, jambe gauche; appareil inamovible. Les deux orifices sont encore fistuleux. Ankylose tibio-tarsienne.

3° Maille (Joseph). 25 ans, 42e de ligne, blessé le 30 novembre à Champigny, balle : fracture des deux os, jambe gauche (partie moyenne). Le membre est mis dans une gouttière; ne s'est pas encore levé; a eu une dizaine d'abcès : actuellement ankylose tibio-tarsienne : porte en avant une large plaie suppurante de bonne nature, large comme la paume de la main, au centre de laquelle se trouve un séquestre qui ne se détache qu'au milieu de juin; la balle est restée dans la jambe jusqu'au 15 février. Pansement alcoolique phéniqué. Evacué guéri fin juin.

Dans ces trois cas, nous avons observé l'ankylose tibio-tarsienne et la présence de fistules entretenues par la nécrose consécutive; dans le dernier, la consolidation a peut-être été plus lente à s'établir, en raison du séjour persistant du corps étranger dans les tissus, car il ne fut extrait que deux mois environ après la blessure.

Ces fistules interminables à la suite de plaies par armes à feu se retrouvent encore dans les trois exemples qu'il me reste à mentionner.

Fractures de la mâchoire inférieure, 2.

Puèche (François), 26 ans, 77e de ligne, blessé à Belfort, 18 janvier 1871; balle entrée à la nuque, sortie au niveau de la fosse canine droite, probablement avec fracture de la mâchoire inférieure et du maxillaire supérieur; phlegmon chronique de la face, abcès à répétition, orifice fistuleux en avant; nécrose; ankylose temporo-maxillaire. J'ai revu le malade en avril 1872, l'orifice donne encore du pus et une grande quantité de salive quand il mâche de ce côté. Il y a encore un séquestre de la mâchoire qui n'est pas mobile.

Fracture de l'avant-bras, 1.

Lemove (Zéphir), 22 ans, blessé à Champigny, 2 décembre 1870. Séton par balle à travers l'avant-bras gauche, fracture des deux os; appareil plâtré; un orifice fistuleux, nécrose du cubitus, mouvements de pronation et de supination perdus; position en demi-pronation. Sort (juin) non guéri.

Fracture intra-articulaire du coude, 1.

Deschamps (Sylvain), 28 ans, blessé à Noir (Ardennes), le 29 août 1870, balle : fracture articulaire; deux orifices; ankylose du coude à angle presque droit; un orifice fistuleux; les doigts sont roides et la main ne peut lui rendre que peu de service.

CONCLUSIONS DU Dr GILLETTE.

1° Les *contusions* des tissus ne sont pas toujours en rapport de gravité avec la grosseur et le volume du projectile, et à une plaie superficielle, bénigne en apparence, peuvent correspondre tout d'abord ou consécutivement des accidents graves.

2° Les *sétons* simples peuvent guérir sans suppuration du trajet. Le trou de sortie de la balle Chassepot est plus grand et plus étoilé; l'orifice d'entrée est plus petit et plus arrondi. La dimension est plus large et la même pour les orifices de la balle du fusil à tabatière.

Parmi les sétons simples, celui du mollet est un des plus graves, en raison de la fréquence des hémorrhagies consécutives et de la suppuration abondante qu'ils entraînent.

3° *L'indication thérapeutique* (dans le séton) est de chercher à réunir les parois du trajet intermédiaire; la compression est donc un bon moyen.

4° *L'éclat d'obus* peut produire des sétons comme la balle, mais la plaie est toujours plus irrégulière et souvent en fer à cheval.

5° *Les balles peuvent s'enkyster;* mais la tolérance des parties molles est bien moindre pour les éclats d'obus et les morceaux de vêtements.

6° *La mortification partielle* des lambeaux ou de l'extrémité des lambeaux de la plaie par éclat d'obus est un symptôme que nous avons fréquemment observé.

7° Les variétés anatomiques des *fractures par armes à feu* sont très-nombreuses, depuis la simple fissure jusqu'au délabrement le plus grand; elles sont, le plus souvent, comminutives.

8° La gravité des désordres du squelette n'est pas toujours en rapport avec la grosseur du projectile, ni proportionnelle à l'étendue de la lésion osseuse.

9° Ces fractures peuvent être *avec* ou *sans esquilles*. Les esquilleuses sont plus communes. Elles présentent souvent la variété dite *écorniflure*.

10° Elles sont parfois modifiées ou complétées par la *chute du blessé* au moment de l'accident.

11° Une fracture comminutive peut avoir lieu sans lésion des parties molles extérieures.

12° Dans ces solutions de continuité, la *douleur* immédiate n'est pas vive, quelquefois nulle; le blessé perçoit un simple choc.

13° Les fractures articulaires présentent, au début, des *phénomènes bénins insidieux.*

14° A l'avant-bras, c'est la *fracture du cubitus gauche* qui est la plus fréquente.

15° *L'exploration* doit se pratiquer dans le moment qui est le plus rapproché de l'accident : on ne doit en faire qu'une seule et la plus complète possible.

16° Ces explorations doivent être encore plus réservées quand il s'agit de *fractures intra-articulaires.*

17° Chercher à enlever, dans cette exploration, les morceaux de corps étranger ou de vêtements, ou bien les esquilles. On *respectera les esquilles adhérentes au périoste.*

18° La sensation d'une esquille sur un explorateur métallique, dans la plaie, peut faire croire à la présence du projectile. Le stylet de M. Nélaton ou l'appareil de M. Trouvé peut éclairer dans ce cas le diagnostic.

19° Les longues et profondes incisions du *débridement* ne nous semblent pas indispensables. — Le débridement ne convient que pour faciliter les manœuvres exploratrices.

20° Placer le membre dans *l'immobilité la plus absolue* (attelles plâtrées), et préférer, comme pansement, les compresses d'eau légèrement alcoolisée, recouvertes d'une toile imperméable pour empêcher l'évaporation. La plaie est ainsi continuellement dans un bain humide à la température du corps.

21° La lésion immédiate d'une grosse artère (axillaire, humérale, fémorale), si on a le bonheur de faire la ligature, n'indique pas le sacrifice du membre. — La blessure de *l'artère poplitée* oblige, au contraire, à l'amputation immédiate.

22° Dans les cas où le vaisseau artériel est lésé incomplétement ou communique avec la veine, *la gangrène est moins rapide.*

23° La lésion d'un gros vaisseau (artère fémorale, par exemple), n'est pas toujours suivie de mort par écoulement sanguin ; *l'hémorrhagie peut s'arrêter d'elle-même* par suite de la syncope, de la stupeur locale, et surtout du recroquevillement des tuniques internes du vaisseau.

24° Pour les blessures de la tête, les *plus petites fêlures* peuvent déterminer des accidents mortels de méningo-encéphalite, phlébite des sinus, etc., tandis que de *grands délabrements*, avec perte de substance du crâne et du cerveau, peuvent être suivis de guérison.

25° Les *sétons de la poitrine* sont antéro-postérieurs ; ils sont ou *directs* ou *obliques*, et dans le sens horizontal et dans le sens vertical.

26° A des orifices thoraciques semblant situés aux extrémités du diamètre antéro-postérieur, ne correspond pas toujours un trajet intermédiaire direct dans le même sens, et, par conséquent, une perforation du poumon.

27° J'ai observé la *perforation d'une côte* par projectile.

28° *Les plaies pénétrantes de poitrine* peuvent se terminer par guérison, avec persistance du corps étranger dans la cavité thoracique.

29° Les blessures de l'omoplate (épine ou acromion) ne sont pas aussi graves que celles des fosses épineuses, mais sont longues à guérir, par suite des fistules interminables auxquelles elles donnent lieu.

30° Les blessures abdominales en *ceinture* ne sont pas rares.

31° L'extraction d'une balle (suite de *pénétration oblique* dans la cavité) par le chirurgien, détermine une *pénétration directe* dans la cavité de l'abdomen.

32° *Les blessures du foie* semblent être les plaies pénétrantes de l'abdomen les moins graves.

33° Les irrégularités de l'os innominé, l'épaisseur et la contraction des muscles entourant la ceinture pelvienne, impriment au projectile des déviations diverses et empêchent quelquefois la plaie d'être pénétrante.

34° C'est surtout dans les blessures de la *fesse* que le débridement est utile, pour rechercher le projectile, empêcher l'intensité de l'inflammation et éviter la stagnation du pus.

35° Les *hémorrhagies primitives* sont relativement assez rares.

36° L'intensité de la *fièvre traumatique* est en rapport avec la fréquence des complications graves ultérieures, telles que l'infection purulente, la pourriture d'hôpital, etc.

37° Les *hémorrhagies secondaires* sont très-fréquentes.

38° Les blessures les plus simples en apparence peuvent déterminer les accidents gangréneux les plus terribles.

39° *L'intoxication alcoolique* prédispose à *l'intoxication gangréneuse.*

40° *L'infection purulente* s'annonce fréquemment par de petites hémorrhagies répétées. Elle peut être aiguë ou chronique et durer plus de deux mois.

Les altérations anatomo-pathologiques se sont présentées à nous sous des formes qui ne rentrent pas absolument dans le cadre tracé par les auteurs.

41° Il n'existe pas de moyens thérapeutiques véritablement spécifiques de l'infection purulente. Le sulfate de quinine à haute dose est le seul remède qui semble avoir rendu quelque service.

42° C'est surtout à la *prophylaxie de l'infection purulente* que le chirurgien doit s'attacher, en évitant d'inoculer lui-même le poison dans la plaie.

43° *L'infection putride* nous a donné, comme altération, la présence de *granulations miliaires* à la surface des poumons.

44° Il y a deux sortes de *pourriture d'hôpital :* la pourriture *vraie*, qui commence par un état local, puis se généralise; la pourriture *fausse*, qui n'est qu'une manifestation locale d'un état général mauvais. Ces deux pourritures ont des indications thérapeutiques un peu différentes.

45° Parmi les accidents éloignés des blessures par armes à feu sont la paralysie, la névralgie, les tiraillements continuels, la faiblesse musculaire, les douleurs dites rhumatismales.

46° Les *ulcérations* sont fréquentes à la suite d'amputations terminées par la conicité du moignon, en raison de la peau qui est mince, luisante, violette et qui s'écorche facilement.

47° Ces ulcérations sont très-rebelles, par suite de la nouvelle texture qu'a prise la peau, et de la cause primitive qu'on ne peut faire disparaître qu'en faisant une opération chirurgicale.

TRAITEMENT DES FRACTURES DES MEMBRES PAR ARMES A FEU; *conservation, résection, amputation.* — LETTRE DU PROFESSEUR SÉDILLOT, CHIRURGIEN VOLONTAIRE AUX AMBULANCES DE HAGUENAU. — (Extrait de la *Gazette médicale de Strasbourg*, 1870-1871.)

« Dans quels cas les membres fracturés doivent-ils être conservés ou sacrifiés en partie (résection) ou en totalité (amputation)? Cette question, traitée par les hommes de l'art les plus expérimentés, n'est pas encore complétement résolue et semblerait même, au premier abord, avoir été rendue plus difficile et plus obscure par les dissidences et les contradictions qu'on y rencontre.

Un examen plus approfondi montre cependant qu'on tend de plus en plus à se rallier à des règles uniformes et fondamentales. Ainsi on admet unanimement la supériorité de la conservation des membres toutes les fois que le sacrifice n'en paraît pas indispensable, et, dans le cas contraire, on s'accorde à opérer immédiatement ou au moins dans les premières vingt-quatre heures. Les indications prennent dès lors une importance capitale, puisqu'elles décident du sort des malades.

L'*hygiène* explique aujourd'hui par des différences d'aération et de salubrité les résultats si variables des opérations à la suite des combats de terre ou de mer, sur des terrains marécageux ou dans des régions montagneuses, à l'air libre ou dans l'atmosphère confinée des villes, dans des localités saines ou dans des lieux infectés et infectieux, et les faits les plus opposés en apparence s'éclairent, se simplifient et concordent à ce point de vue supérieur. La *nature des projectiles* mérite également une sérieuse attention, reconnue nécessaire depuis longtemps par les chirurgiens militaires, le boulet, l'obus et ses éclats produisant des traumatismes plus compliqués et plus dangereux que les balles. La *constitution* et l'*état moral des blessés* jouent aussi un rôle important, et les *soins chirurgicaux*, les méthodes et les procédés du traitement complètent les diverses actions modificatrices dont il nous faut tenir compte pour arriver à la vérité. On comprend alors la diversité des traumatismes, la difficulté d'en prévoir l'issue et d'y apporter les meilleurs remèdes dans les circonstances particulières et souvent fatales qui nous sont imposées.

Ces considérations révèlent quelques-uns des problèmes dont la chirurgie de guerre doit poursuivre la solution. L'art réclame des tableaux exacts des conditions spéciales et multiples où se sont trouvés les blessés et les hommes de l'art, et c'est en comparant les degrés d'influence de la pureté de l'air, de la salubrité des localités et des traitements mis en usage, qu'on parviendra à ramener les faits à des règles communes et à édifier une œuvre scientifique.

L'expérience, la sagacité, l'habileté personnelle resteront sans doute les éléments définitifs de chaque décision, mais présenteront des écarts de moins en moins considérables et conduiront à des résultats plus favorables et plus certains.

Il pourrait sembler étonnant qu'après tant de guerres sanglantes qui désolent l'humanité et semblent nous condamner à une éternelle barbarie, on ne connaisse pas mieux les blessures par armes à feu et qu'on n'en ait pas épuisé tous les problèmes. C'est que les nations, si prodigues de sang et de dépenses pour leur salut et leur honneur, manquent presque toujours d'un personnel médical assez nombreux et d'approvisionnements chirurgicaux et pharmaceutiques suffisants pour l'étude et le salut de leurs malades et de leurs blessés. La convention internationale de Genève n'a pu assurer encore toutes ses heureuses conséquences, et des nécessités supérieures en paralysent trop souvent les bienfaits. Remarquons, en outre, que les hommes de l'art ont besoin d'expérience pour garder leur sang-froid au milieu des affreuses mortalités qui les entourent, et contre lesquelles ils luttent vainement dans des conditions d'encombrement et d'insalubrité. Les exigences pratiques absorbent leurs forces; des déplacements fréquents leur font perdre de vue leurs blessés; la guerre a cessé quand ils sont arrivés à d'utiles convictions, et leurs observations, incomplètes, isolées, partielles, manquent de suite et d'autorité.

La première question qui s'impose au chirurgien chargé de donner des soins aux blessés est le traitement des fractures. Quelle est la conduite à tenir? Trois méthodes s'offrent à son choix : la conservation, la résection, l'amputation. Dans quels cas doit il se résoudre à sacrifier un membre ou tenter de le conserver?

Aucune amputation ne serait évidemment pratiquée s'il y avait d'égales raisons pour ou contre; mais il n'en est pas ainsi : certaines amputations sont indispensables, et l'on compte des conservations incontestées; quelle est la limite? Sur ce terrain se rencontrent des convictions opposées et des partis pris, dont les conséquences sont tellement graves qu'on comprend l'hésitation. Si l'on tente la conservation et que le malade succombe ou doive être amputé plus tard, on reproche au chirurgien d'avoir manqué de hardiesse et de décision, et l'on suppose qu'il aurait sauvé la vie du malade ou qu'il lui aurait épargné les dangers d'une opération tardive et quelquefois inutile par une amputation immédiate. D'un autre côté, on accuse cette dernière, si elle réussit, d'avoir sacrifié un membre qu'on pouvait garder, ou d'avoir causé la mort en cas d'insuccès, de sorte que le chirurgien reste en butte, quoi qu'il arrive, à d'inévitables reproches. L'expérience, dira-t-on, n'a-t-elle pas conduit à des règles généralement adoptées, et ne suffit-il pas de s'y conformer? L'expérience est malheureusement trompeuse, et, comme l'a fait remarquer Faure en 1759, on remplirait un gros livre de toutes les observations de blessés que les plus habiles chirurgiens voulaient amputer, et qui ont cependant guéri en repoussant leurs conseils, tandis qu'un livre tout aussi volumineux pourrait être composé de l'histoire des blessés dont on espérait conserver les membres, et qui ont péri ou ont dû être amputés tardivement. Quoique ces faits aient été plus d'une fois exposés, on ne saurait trop les rappeler à l'esprit des chirurgiens, en raison de leur importance, et l'on s'explique comment les deux doctrines, conservation et amputation, trouvent des partisans et des adversaires dont les arguments semblent, au premier abord, également décisifs.

L'amputation, dit-on, faite immédiatement après la blessure, change une plaie compliquée en une plaie simple, susceptible d'être réunie et fermée en quelques jours. Les accidents inflammatoires ou secondaires sont prévenus; plus de menace de gangrène, plus d'esquilles, plus de suppurations de mauvaise nature, infectieuses et prolongées; cicatrisation facile et rapide; tandis que la conservation expose aux complications les plus redoutables, et qu'après des semaines et des mois de souffrances et de danger on finit par recourir à l'opération par laquelle on aurait dû commencer, et qu'on n'a différée qu'au détriment du malade, sans certitude suffisante de succès.

En amputant, répondent les adversaires de ces idées, on fait un sacrifice inutile, qui n'empêche nullement une terminaison funeste et qui la détermine même dans beaucoup de cas, et si vous sauvez la vie au malade, vous le laissez mutilé et impotent.

On oppose les faits : Percy, à Newbourg, avait eu 86 succès sur 92 amputations; Larrey, 12 sur 14; Marclet, 11 sur 11 à Aboukir; Del Signore, 30 sur 30, à la bataille de Navarin. Mais tel autre n'a eu que des revers. Celui-ci revient à la conservation après une série d'opérations désastreuses, et, effrayé de voir périr tous les malades dont il a tenté de conserver les membres, abandonne cette méthode et recommence à amputer.

Influence des conditions hygiéniques. Aération. — La discussion, engagée dans de pareils termes, serait interminable et sans solution, et il faut nécessairement y faire intervenir les nombreux modificateurs qui rendent compte des assertions divergentes et contradictoires que nous signalons. Comme tous les faits sont concordants et soumis à des lois régulières et invariables, il faut rechercher les raisons de leur différence, et c'est ainsi seulement qu'on parviendra à les expliquer et à en tirer une doctrine commune.

Le plus ou moins de pureté de l'air est la première condition à étudier, parce qu'elle est la cause la plus puissante des guérisons ou de la mortalité des blessés, et c'est d'abord et avant tout à l'hygiène que nous devons demander le salut de nos malades (1).

---

(1) Dans une communication du 7 septembre 1870, qui n'est peut-être pas parvenue à l'Académie des sciences, nous nous exprimions ainsi :

Une vérité fondamentale s'est fait jour et n'admet plus de discussion. Il faut placer les blessés dans des conditions hygiéniques favorables, et, pour cela, les disséminer. Mais comment, dans quelle proportion, sur quelle étendue de territoire ? Par quels moyens leur assurer des soins médicaux ? Voilà ce qu'il importe d'établir. L'Amérique, dès ses premiers pas, a presque entièrement résolu ces difficultés par de magnifiques baraquements où s'accumulaient toutes les ressources : viandes fraîches, conservées, fruits, légumes et autres aliments variés, laitage, glace, aération parfaite, pharmacies complètes rurgiens chargés, sans intermédiaires inutiles et par cela même dangereux, de la direction services ; ordre de brûler de fond en comble ces hôpitaux improvisés, dès qu'une apparence en compromettait la salubrité ; transports et évacuations rapides par chemins de fer; bâtiments maritimes transformés en hôpitaux ; aucun secours ne faisait défaut. Mais quelle nation européenne est capable de fournir une première mise volontaire de quatre cents millions pour secours à ses blessés ?

Il nous faut donc chercher d'autres ressources. Celles d'aujourd'hui, quoique supérieures à celles dont on s'est trop longtemps contenté, sont absolument insuffisantes. Partout nous voyons des hôpitaux, des ambulances, des villages et des villes encombrés. — Du huitième au douzième jour, on reconnaît les lieux où séjournent les blessés à l'odeur de suppuration et de gangrène qui s'en dégage. Quelques jours plus tard, l'infection devient générale et entraîne une immense mortalité. Le personnel médical et hospitalier n'échappe pas à cette action délétère, marquée, dès le début, par des affections gastro-intestinales plus ou moins graves. Comment de malheureux blessés pourraient-ils y résister ? On fait partir à pied, en voiture, en chemin de fer, les moins atteints ; ceux qui le sont le plus dangereusement occupent les lieux publics et les maisons offertes par la charité et le dévouement des habitants ; mais, malgré ces précautions, l'encombrement est partout, et dix ou vingt mille blessés, quelquefois davantage, ne peuvent être facilement disséminés à de grandes distances. Le pays entier doit être appelé à concourir à des mesures de salut plus radicales, et les médecins civils sont seuls capables, par leur nombre, leur zèle et leurs lumières, de subvenir à de si impérieuses exigences et de compléter la médecine militaire, qui ne compte pas mille docteurs et est débordée.

En règle générale, tous les blessés sont transportables, et la preuve en est fournie par les champs de bataille, où il n'en reste pas un seul au bout de peu de jours.

Un autre fait, digne de toutes les méditations, est qu'un homme jeune, sain et bien constitué, placé dans des conditions hygiéniques favorables, échappe habituellement aux traumatismes les plus compliqués, comme la médecine de nos villages en offre de si remarquables exemples. Là est la source d'indications capitales. Larrey père et d'autres chirurgiens ont signalé, avec une certaine surprise, l'état inespéré de blessés transportés à de grandes distances, en raison des nécessités de la guerre, et retrouvés en bonne voie de guérison. Le changement de lieux et une meilleure aération les avaient sauvés.

Des conditions différentes de salubrité sont donc les principales causes des revers et des succès des chirurgiens et de leurs dissidences. Si les amputations immédiates sont plus heureuses, c'est qu'à ce moment l'air n'est pas encore vicié. La mortalité des amputations faites pendant la période inflammatoire tiendrait, en partie du moins, à ce qu'elles ont lieu en pleine infection nosocomiale, et l'issue moins défavorable des amputations consécutives pourrait également s'expliquer par un commencement d'assainissement des localités, débarrassées par la mort d'un encombrement fatal.

Pour éviter de pareils désastres, assurer, dans la plus large limite, le salut des blessés et ne sacri-

La salubrité des habitations, des eaux, des matières alimentaires joue certainement un rôle considérable, mais secondaire. Cette vérité capitale finira par s'imposer si vivement à tous les esprits qu'un jour viendra où l'on ne se bornera pas à mettre sous la protection d'une neutralité, commandée par l'humanité et la justice, les blessés et le service médical, mais on l'étendra aux transports et à la dissémination, dans des localités favorables, des hommes devenus incapables, à jamais ou temporairement, de prendre part à de nouveaux combats, tandis qu'en les condamnant à l'encombrement et des milieux infectieux, on les voue à une mort presque certaine.

Supposez, comme ne l'ont que trop prouvé les lamentables statistiques du Dr Chenu, dont les travaux ont été couronnés par l'Académie des sciences, que les blessés soient laissés sans eau potable, sans aliments convenablement choisis et préparés, sans médicaments, sans moyens de pansements, au milieu d'une telle puanteur, qu'on était obligé, pour la masquer, de brûler du bois vert dans les salles, et vous comprendrez les effroyables mortalités qui ont eu lieu. Modifiez ces causes d'empoisonnements ; arrivez, par des progrès successifs, à des conditions hygiéniques favorables, et vous verrez les succès se multiplier et devenir habituels et presque constants, à ce point qu'on s'étonnera autant de la perte d'un malade qu'on était auparavant surpris de sa guérison.

Si l'on dressait des échelles de mortalité de 0 à 100, proportionnelles à la pureté de l'air et des autres modificateurs hygiéniques, on verrait l'intervention chirurgicale d'autant plus ....rable que les influences miasmatiques, infectieuses et pestilentielles seraient décroissantes. .... contre des gangrènes spontanées, la diphthérie, le phagédénisme, la pourriture .... hémorrhagies scorbutiques, les infections purulentes et putrides et le typhus ...., dernier terme de ces calamités ! Les doctrines, les méthodes, l'expérience dispa-

lier que les membres reconnus, par une expérience unanime, impossibles à sauver, nous proposons es mesures suivantes :

1° Les blessés seront assez éloignés les uns des autres pour prévenir, par ce seul fait, la viciation des localités et de l'air ambiant.

2° A cet effet, on pratiquera, dès le premier ou le deuxième jour de la blessure, les amputations et les résections que l'opinion unanime des hommes de l'art rend indispensables, et l'on appliquera le principe de la conservation, au moins provisoire, et on fera courir les chances heureuses aux blessés dans tous les cas où il y aura doute et hésitation.

3° Ces opérations terminées, et les appareils et les bandages exigés par la nature des lésions étant placés, on dirigera sur des lieux désignés à l'avance un nombre déterminé de blessés, répartis aux distances réglementaires qui auront été fixées. Deux blessés seulement pourront occuper une même chambre. C'est un moyen de société, de protection et de confiante intimité, dont les malades se trouvent généralement bien.

4° Les plus longs transports seront supportés par les moins souffrants. Ceux dont l'état exige le plus de ménagements et de soins seront envoyés de préférence dans les cités universitaires.

5° Les blessés conserveront leur solde de guerre et de vivres jusqu'à guérison, pour alléger volontairement les charges de ceux qui les reçoivent, ou améliorer, comme ils l'entendront, leur situation ; tous auront la faculté de se faire transporter, sans frais à leur charge, dans leur famille ou chez les parents et les amis qui les réclameront, et dont les moyens d'installation seront reconnus favorables. Les blessés non réclamés seront placés chez les personnes qui auront offert de les recevoir. Si cette hospitalité spontanée était insuffisante, on la rendrait obligatoire, sous des conditions de surveillance confiée à des Commissions spéciales.

6° Un rapport sur la nature des blessures, des complications et accidents et des résultats définitifs du traitement, sera fourni par le médecin traitant, et permettra, avec les renseignements officiels de l'autorité militaire, de compléter l'histoire de chaque cas particulier et d'arriver à des statistiques du plus haut intérêt par les règles opératoires, la gravité relative des blessures et les moyens les plus assurés de la guérison.

Conclusion. L'adoption de ces mesures nous paraît le plus sûr moyen de sauver des milliers de blessés et de prévenir une multitude de mutilations imposées à l'art par les fatales conditions d'encombrement, d'insalubrité et d'insuffisance de soins que déplorent l'humanité et la science.

raissent dans de pareils cataclysmes, et non-seulement les opérations ne réussissent plus, mais les hommes de l'art, découragés et désespérés, renoncent à les entreprendre. C'est ce que ne veulent pas comprendre les administrateurs étrangers à la médecine.

En principe, la plupart des blessures, même les plus graves, doivent guérir quand les malades sont jeunes, sains, convenablement soignés et placés dans des milieux salubres. Personne n'ignore l'énorme différence du résultat des opérations dans les hôpitaux des grandes villes et de celui des habitations de la campagne. Il est donc indispensable, si l'on veut arriver à une appréciation rationnelle des meilleurs moyens curatifs, de multiplier des statistiques d'une minutieuse exactitude, avec l'indication de toutes les influences intercurrentes, et, une commission générale, chargée de les étudier, arriverait à des indications très-précises; mais, en attendant ce grand et si utile travail, chacun doit s'efforcer d'y concourir par la relation partielle des faits dont il a été témoin, et de même que Baglivi mettait au frontispice de son ouvrage : *Scribo in aere romano*, chaque chirurgien doit signaler dans quel milieu pur ou infecté se trouvaient les blessés soumis à son observation. Ce n'est pas très-facile, sans doute, mais le but est trop important pour ne pas être poursuivi.

Les hôpitaux, les baraquements, tous les lieux où sont réunis de nombreux blessés, deviennent, en général, rapidement infectieux. Les liquides s'altèrent, les hémorrhagies sont fréquentes; la suppuration est sanieuse, souvent fétide; les contages, la pyohémie et la septico-pyohémie apparaissent, et sont suivis d'abcès métastatiques, généralement pulmonaires, d'épanchements articulaires, pleurétiques, etc. Les villes, les maisons deviennent infectieuses, quoique parfois deux bâtiments voisins offrent des différences de salubrité très-notables. La mortalité fut considérable au château de Reichshoffen, tandis qu'à la maison d'école les blessures se fermaient sans accidents. C'est que, d'un côté, les murailles étaient très-épaisses, les portes bien jointes, les fenêtres spacieuses, mais fort élevées, tandis que dans l'école tout était mal clos, les fenêtres basses et multipliées et l'aération incessante. Personne n'ignore, au reste, que, dans la même salle, certains lits placés dans des angles où l'air est confiné comptent assez d'accidents pour qu'on se décide à les supprimer. Nous nous sommes demandé si les différences de mortalité, si généralement reconnues entre les amputations primaires (immédiates), secondaires et tertiaires ne dépendraient pas, en partie du moins, des conditions d'aération plus ou moins favorables où elles seraient pratiquées. L'air sur les champs de bataille, autres que l'intérieur ou les entours d'une ville assiégée, n'est pas habituellement vicié, et les amputations et les réunions immédiates y réussissent. Les succès ne dépendent pas seulement de l'état des malades au moment de l'opération; il est positif que ceux-ci, transportés dans des hôpitaux encombrés et insalubres, y contractent la pourriture d'hôpital, y sont infectés et y meurent comme ceux qui y ont été opérés; mais ils succombent toutefois dans de moindres proportions, parce qu'ils offrent plus de résistance et n'ont pas été aussi profondément contaminés. Si les revers sont terribles pour les amputations secondaires faites pendant la période inflammatoire, une des causes en serait l'infection produite par l'accumulation dans un même lieu d'un grand nombre de blessés, dont les plaies, la suppuration et la gangrène répandent une odeur délétère et versent dans l'atmosphère des agents toxiques et contagieux. Le moindre danger des amputations tertiaires dépendrait enfin de la disparition partielle ou totale de cette période d'empoisonnement. La moitié ou les deux tiers des blessés ont péri ou ont été évacués sur d'autres localités. Les salles se vident; la propreté redevient possible; les pièces de pansement, les draps, les alèses, les matelas sont changés; l'air se purifie et dès lors les guérisons se multiplient. La preuve que ce n'est pas seulement d'après le temps écoulé depuis la blessure qu'il faut calculer les chances de salut, c'est que, opérés deux mois plus tard et à une période acceptée comme tardive, les tertiaires sont pris de frissons et de pyohémie comme les secondaires, et meurent comme eux, si les salles où ils se trouvent n'ont pas cessé d'être un milieu infecté et infectieux. Il y aurait donc quelques réserves à faire à l'occasion de ces divisions techniques entre les amputations, et des recherches à continuer pour analyser les diverses causes du danger. Nous croyons incontestable que la plupart des amputations secondaires, exécutées pour parer à de violentes inflammations compliquées de corps étrangers, d'esquilles irrégulières et douloureuses, de me-

I. 40

nace de mortification, procurent un soulagement complet et ramènent le sommeil, l'appétit et la confiance. Mais cet heureux changement ne dure pas, et bientôt les signes de la contamination constitutionnelle se déclarent et déterminent les plus graves accidents. Les suites de l'opération auraient-elles été aussi fâcheuses si le blessé avait été soustrait aux conditions d'insalubrité où il était ; c'est au moins une question que l'on doit poser et qui réclamerait de nouvelles observations. Nous n'avons pas vu, ou bien rarement, des blessés, amputés après des frissons infectieux, guérir quand on ne les changeait pas d'air ; mais nous possédons de nombreux exemples de blessés atteints de pyohémie, qui ont guéri de leur amputation après avoir été transportés dans d'autres localités plus salubres, chez eux, chez des amis, dans des maisons particulières, ou placés dans une salle où ils étaient seuls et qui n'avait pas servi de logement à d'autres malades.

Proux, soldat au 36e de ligne, atteint d'une balle au pied, avec fracas considérable des os du tarse et larges ouvertures articulaires, avait été traité par la conservation, malgré mon avis donné le 15 août à Walbourg. Aggravation des accidents. Frissons le 6 et le 7 septembre ; amputation de la jambe le 8. Ce malade, très-affaibli et d'une apparence squelettique, est transporté d'une serre malsaine, où il était traité, dans une chambre particulière, bien aérée et salubre. A partir de ce moment, les forces reviennent : la respiration, très-gênée et très-fréquente, s'améliore, l'appétit reparaît ; la plaie, réunie par première intention avec des points de suture, reste en grande partie fermée. Les frissons ne reparaissent plus. L'opéré se trouve, le 21 septembre, dans un état de guérison très-avancé et il a parfaitement guéri.

Nous croyons que cet homme serait mort inévitablement si on ne l'eût pas sorti du milieu infect où l'on n'a pas observé un seul cas de guérison de pyohémie ; mais il nous paraît à peu près certain que l'amputation eût présenté des chances plus favorables, pratiquée avant les frissons. La condition capitale du succès était le changement d'air, sans lequel tous les efforts de la chirurgie fussent restés infructueux, à moins de conditions nouvelles de salubrité, d'une réalisation habituellement impossible.

Première période des plaies d'armes à feu. — Après les blessures des membres et pendant le premier, le second, le troisième jour, et même quelquefois plus tard, selon l'impressionnabilité des sujets, l'étendue et la gravité des lésions, leur siège et leurs complications, les malades restent sans fièvre, sans vives douleurs et conservent souvent le sommeil et l'appétit. M. le docteur Spilmann a voulu distinguer les amputations *primaires* en *immédiates* ou faites dans les vingt-quatre heures qui suivent la blessure, et en *primitives*, après le premier jour, mais avant le développement de l'inflammation. Cette distinction ne paraît pas être suffisamment fondée. Les hommes du Nord offrent, sous le rapport des traumatismes, de grandes différences avec ceux du Midi, et nous avons vu des soldats russes n'offrir aucune trace de réaction inflammatoire le sixième jour de l'ablation d'un membre par un boulet. Les personnes maigres, nerveuses, excitables peuvent, au contraire, quand elles sont blessées, avoir de la fièvre au bout de quelques heures. Cet intervalle d'apyrexie est manifestement favorable aux opérations, et les amputations faites dans ces conditions et dites *immédiates* ou *primaires* réussissent beaucoup mieux que les autres. On pourrait même citer des cas où, la réunion par première intention ayant réussi, les plaies ont été fermées en peu de jours et les blessés soustraits à tout accident. Les exemples en sont rares, mais ils suffisent pour mettre hors de doute la supériorité d'une méthode préservant de toute disposition infectueuse et même de la fièvre, qui en paraît une des manifestations.

Seconde période. — La deuxième période des blessures est caractérisée par l'élévation du pouls, la douleur, la perte de l'appétit et du sommeil, le gonflement inflammatoire, la formation du pus, l'étranglement, l'imminence de la gangrène, des phlébites, des angioleucites, des érysipèles, des infections purulentes et putrides. Les amputations pratiquées pendant cette période et nommées *secondaires* donnent beaucoup moins de succès que les primaires, et parfois même, s'il règne de l'encombrement et des contages infectieux, ne sauvent personne. Les hémorrhagies, les gangrènes, les frissons, les abcès et les épanchements métastatiques enlèvent les blessés. Nous nous sommes déjà demandé quel est le rôle de l'impureté de l'air, et des empoisonnements qui en sont la conséquence, dans ces résultats, et nous avons exprimé le désir que la question fût soumise à de nouvelles expériences, mais depuis plus d'un siècle les chirurgiens sont tellement d'accord sur la gravité des amputations secondaires, qu'on doit l'attribuer à l'état inflammatoire et réactionnel des malades, plutôt qu'à l'insalubrité des milieux où ils se trouvent, malgré les réserves que nous avons indiquées, et qu'au reste nous maintenons.

Troisième période. — La troisième période des plaies par armes de guerre commence à la cessation de la fièvre et au moment où la guérison s'accomplirait si elle n'était empêchée par la gravité des lésions qui ont été produites et leur incurabilité.

Les amputations sont alors appelées *tertiaires, tardives, retardées* ou *consécutives*, et sont généralement regardées comme favorables, quoiqu'il y ait probablement aussi, dans ce cas, à tenir grand compte de l'état des conditions hygiéniques et particulièrement du degré de pureté de l'aération. On suppose que les blessés, affaiblis par une longue suppuration, modifiés dans leur constitution, impatients de leurs douleurs, regardant l'amputation comme un bienfait, la réclament, en éprouvent un soulagement profond, et en supportent les suites aussi heureusement que les malades atteints de lésions chroniques et dont la guérison est presque assurée.

Les amputations reconnues indispensables doivent être faites, sans retard, après les blessures et avant l'apparition de la fièvre. Telle est aujourd'hui la règle adoptée par les chirurgiens. On évite ainsi des dangers de la réaction inflammatoire et des accidents secon-daires; on soustrait les blessés aux chances d'une expectation inutile et périlleuse, et on abrége le temps de leur traitement et le terme de leur guérison, de tout l'intervalle qui s'écoulerait entre la blessure et l'époque d'une amputation retardée, mais inévitable.

Amputations primaires ou secondaires. — La supériorité des amputations sur le champ de bataille, ou immédiatement après les blessures et dans des conditions d'aé-ration ordinairement très-favorables, repose sur des raisons dont nous avons déjà dit quelques mots et qu'il suffit de rappeler. La présence des esquilles adhérentes, des fragments osseux irréguliers; celle des corps étrangers, qu'on n'a pu trouver ni retirer; l'irrégularité des plaies; les contusions et les dilacérations qu'elles ont subies; la continuité des fractures dans les extrémités articulaires; les réactions inflammatoires, avec douleurs excessives, tumé-factions énormes, gangrène ou imminence de cet accident; les abcès et les fusées purulentes; les phlébites, angioleucites, érysipèles, infections de toute sorte, sont autant de complications que l'on évite aux malades en abrégeant le terme de leur guérison, et personne ne saurait douter un instant de l'avantage des amputations immédiates quand l'opération est indis-pensable.

Nécessité de modifier profondément l'organisation des ambulances actuelles. — L'unanime accord des chirurgiens à l'égard de la supériorité des amputations primaires impose l'obliga-tion de préparer et de posséder des ambulances propres à remplir les services qu'on doit en attendre. L'insuffisance des secours actuels est incontestable, et il est à craindre qu'on ne par-vienne pas à y remédier tant que le service médical ne sera pas distinct, autonome et pourvu des plus grands moyens d'action et d'autorité. Quand on apprend que nos ambulances sont parfois composées d'un ou deux caissons placés sous les ordres d'un sous-intendant absent et représenté par un officier comptable, dégagé de toute subordination vis-à-vis du corps de santé, on ne saurait s'étonner que tout fasse défaut et que les chirurgiens soient accusés de manquer aux postes où leur présence aurait le plus d'utilité. Le commandement et l'adminis-tration ne se font aucune idée du personnel et des matériaux nécessaires aux opérations et aux pansements, et ils croient avoir rempli leurs devoirs quand ils répondent qu'un ou plu-sieurs médecins étaient sur les lieux, s'inquiétant assez peu de savoir si les instruments, les appareils, les médicaments et des pièces de pansement ont été mis à leur disposition. Pen-dant qu'on transporte des centaines de milliers de quintaux de poudre et de projectiles, on trouve exagérées les demandes de quelques tonnelets de plâtre non éventé, et on mesure la place aux objets les plus indispensables à l'exercice de l'art.

Une réforme profonde et complète de ces tristes errements est devenue urgente, et il faut que les ambulances puissent opérer et panser en vingt-quatre heures plusieurs milliers de blessés.

Amputations secondaires. — Malgré le danger des amputations pratiquées pendant la période inflammatoire, alors que les tissus sont tuméfiés et que la vascularité augmentée impose l'obligation de multiplier les ligatures, les chirurgiens se trouvent dans la nécessité d'y recourir, soit dans le cas où les primaires n'ont pas été faites en temps opportun, soit pour remédier à des causes de mort imminentes, telles que des hémorrhagies incoercibles, ce qui est fort rare, ou des gangrènes envahissantes qui ne laissent pas d'autre moyen de salut, quand le gonflement, avant-coureur du sphacèle, s'élève vers l'origine des membres. Pendant les encombrements infectieux, les plaies exposées au contact de l'air offrent une tuméfaction très-considérable, et chaque muscle, double et triple de volume, s'isole et fait saillie ; les téguments distendus forment corde et étranglent les parties molles qui les dépassent ; les chairs, recouvertes d'un enduit pultacé de mauvaise nature, grisâtre et adhérent, sont irritables et très-douloureuses aux moindres contacts, saignent facilement ou sont mollasses, boursouflées, creusées de petites ou de larges ulcérations, et l'amputation, quand il est encore possible de la faire, offre peu de chances favorables. On n'ignore pas combien les succès sont rares à la suite des amputations faites contre les gangrènes progressives gagnant le tronc. Il n'y a pas à hésiter, cependant, et on tente ce dernier moyen de salut. Si des frissons ont eu lieu, l'amputation ne les arrête pas et hâte habituellement une terminaison funeste si les malades ne sont pas changés de locaux. Nous avons cru reconnaître que les blessés dont les membres étaient conservés résistaient mieux aux frissons, aux suppurations et aux épanchements métastatiques que les amputés, à moins de déplacement de ces derniers et de transport dans des localités plus salubres ; mais ce changement de lieux réussirait encore mieux avec la conservation ; car si l'infection purulente et la septipyhémie sont alors moins graves, au milieu d'un encombrement toxique, ils doivent l'être *à fortiori* dans de meilleures conditions de salubrité.

Nous avons souvent vu des cas de phagédénisme, de gangrène d'hôpital, d'érysipèles gangréneux, d'ulcérations diphthéritiques, sur lesquels les avis étaient partagés, et l'amputation était regardée par la grande majorité de nos confrères comme indiquée. Nous soutenions l'opinion contraire, dans la crainte que les accidents ne reparussent sur le moignon et que l'opération n'aggravât encore la position du blessé. Si ces états morbides compliquent des plaies ordinairement peu étendues, quelle raison aurait-on de penser qu'ils n'envahiront pas les vastes surfaces d'une amputation, sous l'influence des mêmes conditions infectieuses ? L'abstention fondée sur ces motifs nous a conduit à des traitements que nous exposerons plus loin et qui ont prouvé, par de nombreux succès, que l'amputation ne donnait pas d'aussi prompts ni d'aussi favorables résultats et sacrifiait des membres que l'on pouvait encore sauver. Nous avons rencontré des états d'insensibilité des surfaces traumatiques, liés à des menaces de gangrène, qui n'ont pas été décrits et auxquels on n'a pas accordé une assez grande attention. Un de nos malades avait eu les deux jambes enlevées par un boulet au-dessus des malléoles. On avait achevé et régularisé l'amputation sur le champ de bataille, et cet homme, en pleine voie de guérison, eut, quelques semaines après sa blessure, une inflammation légèrement ulcéreuse des moignons, avec traînées lymphatiques le long des jambes et des cuisses, jusqu'aux aines, dont les ganglions devinrent douloureux. Plusieurs frissons se succédèrent, et nous combattîmes par des vomitifs et des cautérisations ponctuées ces graves accidents. En touchant les plaies avec le fer rouge, nous fûmes surpris de leur complète insensibilité. On pouvait laisser le cautère en place et même l'enfoncer dans les chairs, sans que le malade en ressentît aucune douleur. Nous n'eûmes pas la pensée d'une amputation secondaire, et le malade guérit, mais on pouvait craindre qu'elle ne devînt nécessaire.

Le danger présumé des amputations secondaires joue un trop grand rôle dans la chirurgie de guerre pour que nous n'en disions pas encore quelques mots. Nous avons exprimé, avec beaucoup de réserve, l'opinion que les endémies infectieuses pouvaient expliquer les différences si remarquables notées par tous les chirurgiens dans la mortalité des amputations primaires, secondaires et tertiaires. Les blessés traités à Haguenau, et presque tous amputés secondairement, nous paraissent fournir des exemples fort importants en faveur de cette manière de voir. Il y a eu, comme partout, des degrés différents d'insalubrité dans les établissements de cette ville ; mais là où les bâtiments étaient spacieux, bien exposés et n'étaient pas infiltrés pour ainsi dire de miasmes, par des émanations morbides séculaires, les résultats ont été très-heureux relativement à ce qu'on observe, soit après les amputations primaires des grandes villes, soit à la suite des amputations tertiaires retardées et pratiquées dans les hospices civils de Paris pour des affections chroniques. Voici un tableau des amputés du Petit-Quartier, à Haguenau, qui m'a été remis, le 10 octobre, par M. le D' Levy, directeur de cette ambulance :

Siége et nombre des amputations.	Morts.	Restant le 10 octobre.
Bras.	16	5	11
Cuisse	28	19	9
Jambe	23	11	12
Calcanéo-tibiale ou de Pirogoff	4	1	3
Tarso-tarsienne ou de Choppart	1	0	1

Ces succès ont été exceptionnels comparés à ceux de la plupart des autres ambulances, mais ils peuvent s'expliquer par de meilleures conditions de salubrité.

Guinet, caporal au 2ᵉ zouaves, 26 ans. Éclat d'obus en dedans et au-dessous du genou gauche. Déchirure des vaisseaux poplités. Hémorrhagies répétées. Gangrène de la jambe. Amputation secondaire de la cuisse, au tiers inférieur, le 11 août, par la méthode circulaire. Fusées purulentes jusqu'au bassin. Grande conicité du moignon. Frissons répétés. Diarrhée, suppuration fétide. Résection de 0ᵐ,10 de l'os nécrosé, le 21 septembre; amélioration. Guérison presque complète le 12 octobre.

Cet homme, que j'eus l'occasion de visiter plusieurs fois avec M. le D' Mayer, offrit un des plus remarquables exemples de guérison inespérée. J'avais demandé à assister à l'examen anatomique du moignon, et je m'informai pendant plusieurs jours de l'état du malade, dont j'étais étonné de ne pas apprendre la mort. L'os réséqué était noir, creux, dénudé, sans traces d'ossifications nouvelles périphériques. La respiration très-fréquente, le pouls à plus de 120, tout le corps émacié au plus haut degré et ictérique. Cependant le moignon, débarrassé de l'os nécrosé, se couvrit de bourgeons charnus de bonne nature; l'appétit reparut, le pouls tomba et peu à peu la santé se rétablit. A quelles causes devons-nous attribuer cette sorte de résurrection ? Nous n'en voyons pas d'autres que la disparition de l'insalubrité et une aération rendue plus pure par le nombre réduit des malades. N'est-ce pas une nouvelle preuve, si souvent donnée, au reste, depuis longtemps, des succès qu'on pourrait obtenir de meilleures conditions hygiéniques ? L'air pur, que les anciens appelaient *pabulum vitæ*, et qu'il semble si facile de se procurer, est ce qui nous manque le plus.

Les faits donnent la preuve du danger des blessures exposées aux endémies infectieuses et font comprendre la cruelle position des chirurgiens, surpris par des mortalités qui déconcertent leur dévouement et leur science, quelles qu'en soient les applications. Comme les militaires exposés aux coups de l'ennemi, ils doivent continuer leurs efforts de salut et se borner à représenter la consolation, le soulagement et l'espérance.

Pour terminer cette question des amputations secondaires, nous dirons avoir vu ces opérations, dans plusieurs ambulances, présenter, pour le bras et la jambe, d'assez beaux succès. Nous invoquerons l'exemple d'un malade auquel M. Sarazin réséqua sans accidents, le dix-septième jour de sa blessure, l'extrémité supérieure de l'humérus; deux autres réséqués de M. le professeur agrégé Bœckel; un de nos désarticulés de l'épaule, qui guérit parfaitement. Ces observations, que nous pourrions aisément multiplier, sont assez importantes pour mettre hors de doute la grande influence des conditions hygiéniques sur les résultats des amputations secondaires, très-curieuses à étudier à ce point de vue.

Amputations tertiaires. — Les considérations déjà présentées nous dispensent de longs développements ; nous les résumerons en disant qu'une distinction capitale mérite d'être établie entre ces amputations, selon qu'elles sont pratiquées pendant ou après la période d'encombrement et d'infection. Dans le premier cas, les revers sont proportionnels à l'insalubrité, et on doit leur appliquer nos remarques sur le danger des amputations secondaires. Les moignons sont le siége d'hémorrhagies dangereuses, de diphthéries, de phagédénisme, d'ulcérations gangréneuses, de phlébites et d'absorptions infectieuses, et les malades succombent en très-grand nombre.

Amputation tertiaire de la jambe, le 4 septembre. Amélioration subite et complète. Hémorrhagie arrêtée par la compression, le troisième jour. Frissons répétés à partir du septième jour. Mort le treizième jour de l'amputation.—Un de nos blessés avec fracture comminutive des deux os de la jambe fut atteint d'ulcérations phagédéniques à la fin du mois, et la peau fut détruite dans les deux tiers de sa circonférence. Douleurs très-vives; insomnies; plaintes continuelles. Nous pratiquons l'amputation au lieu d'élection, le 4 septembre, près d'un mois depuis la blessure, et après l'essai infructueux de divers moyens curatifs. Les deux os étaient brisés et suppurés avec commencement de nécroses partielles. Le malade se trouve parfaitement le premier et le second jour. Aucune douleur. Sommeil prolongé; appétit; gaieté et confiance. Mais le troisième jour, hémorrhagie facilement arrêtée par un léger tamponnement. Le malade s'inquiète, est pris de frissons le septième jour, et meurt le treizième avec des abcès pulmonaires métastatiques.

Cette opération devrait-elle être classée parmi les secondaires ou les tertiaires? Il aurait mieux valu, croyons-nous, ne pas l'entreprendre.

Plus tard, au contraire, lorsque la salubrité des salles et des locaux a reparu, les guérisons sont d'autant plus fréquentes que l'aération, les soins, les aliments offrent de meilleures conditions. La résistance des malades à toutes les causes de mort dont ils ont triomphé est la preuve d'une vitalité exceptionnelle; leurs blessures, passées à l'état chronique, sont moins susceptibles de réactions inflammatoires; les os altérés, les foyers purulents, les résorptions qui entretiennent la fièvre hectique, les ostéites et les caries articulaires représentent des complications locales qui empêchent seules la guérison; les malades réclament une amputation qui les délivre de leurs souffrances et les rende à la santé, et la perte d'un membre est compensée par tant d'avantages qu'ils la regardent comme un bienfait, en éprouvent un soulagement immédiat et se rétablissent par une sorte d'effort naturel après une lutte longue et périlleuse.

Des avantages et des inconvénients des trois principales méthodes applicables au traitement des fractures des membres par armes à feu : conservation, résection, amputation.

La *conservation* des membres a une supériorité si évidente sur tous les autres moyens de traitement qu'on ne saurait y renoncer dans les cas où elle semble absolument impossible, et les raisons présentées comparativement en faveur des résections et de l'amputation ne résistent pas à une sérieuse discussion.

L'opinion qu'une amputation donne une plaie plus simple, plus régulière, plus promptement cicatrisée que le trajet d'une balle, compliqué de fracture, n'est pas soutenable. Si l'on compare l'étendue des surfaces traumatiques et la gravité des lésions, il n'est pas difficile de se convaincre que la plaie d'une amputation est beaucoup plus vaste et que les désordres produits sont infiniment plus considérables, puisque tout le membre est divisé: peau, muscles, os, nerfs et vaisseaux; tandis que la peau est seulement traversée, ainsi que les parties molles, par le projectile; l'os est brisé, mais adhérent aux tissus environnants, soutenu par les muscles qui s'y insèrent et susceptible de consolidation; les cordons vasculaires et nerveux sont presque tous intacts. Si l'on tient compte du temps nécessaire à la guérison, on est souvent étonné de résultats qu'on n'aurait pas toujours prévus. Sauf les amputés du bras, dont la guérison fut généralement très-prompte et d'autant plus remarquée qu'ils se promenaient librement dans l'intérieur et au dehors de la ville, les autres amputés, particulièrement ceux de la cuisse, gardaient encore le lit à une époque où quelques-uns des malades auxquels ce membre avait été conservé se levaient et marchaient avec des béquilles. Il en fut parfois de même pour la jambe. Ajoutons qu'au point de vue du danger, les conservés sont très-rarement atteints d'accidents du moment où leur consolidation est entrée dans une période favorable, tandis que les amputés, tant que leur plaie n'est pas entièrement fermée, restent exposés à de graves complications, telles qu'érysipèles, ulcérations, ostéites tardives et infections. La comparaison est encore moins discutable si l'on considère les résultats des deux méthodes.

D'un côté, un membre raccourci, souvent déformé, mais complet et remplissant la plupart de ses usages ; de l'autre, une mutilation irréparable, mal dissimulée par nos moyens de prothèse les plus ingénieux, entravant la liberté des mouvements, condamnant à une position d'infériorité et d'infirmité regrettables, imposant une foule de privations et de regrets et troublant toute l'existence. On rencontre sans doute un grand nombre d'amputés qui supportent gaiement leur mutilation et en plaisantent ; quelques-uns d'entre eux ont parcouru une carrière brillante et sont parvenus, même à l'armée, aux grades les plus élevés ; mais aucun d'eux ne se refuserait cependant aux plus grands sacrifices pour retrouver son membre perdu. L'appréciation de la valeur d'un membre semblerait peut-être un peu délicate, mais les chirurgiens savent qu'un certain nombre de blessés préfèrent la mort à une mutilation et se refusent absolument à toute proposition d'amputation que l'ablation par un boulet ou l'envahissement de la gangrène ne rendent pas indispensable. Nous ne nous en étonnons pas, et la conservation nous paraît d'un si grand avantage que nous comprenons qu'on y sacrifie quelques chances de vie, de sorte, par exemple, que s'il y avait à choisir entre une amputation qui sauve la moitié des opérés et la conservation qui n'en sauverait qu'un sur trois, beaucoup de blessés n'hésiteraient pas à se confier à cette dernière, malgré l'aggravation des probabilités d'une terminaison fatale. Heureusement qu'il n'en est pas ainsi et que, dans les cas de doute, la conservation non-seulement sauve les membres, mais assure mieux le salut des blessés. Ces réflexions ne s'appliquent pas, comme nous le verrons, à tous les cas ni à toutes les résections, dont le danger, pour certaines articulations, est si grand qu'on est obligé de renoncer à les pratiquer.

Une considération décisive en faveur de la *conservation* reste à présenter. On ne sauve pas seulement un assez grand nombre de blessés qui ont repoussé les résections ou les amputations qu'on avait crues indiquées ; on voit encore guérir des hommes réputés incurables et qu'on n'avait pas voulu opérer en raison de leur état, en apparence désespéré. Ces exemples ont été assez fréquents dans tous les services, et nous en rapporterons deux des plus remarquables.

Fractures compliquées de l'épaule et de la cuisse gauche. Conservation. Guérison. — B..., couché à la salle 2 de notre hôpital, avait eu l'épaule gauche traversée par une balle qui avait ouvert l'articulation, brisé l'extrémité supérieure de l'humérus et passé au-dessous du scapulum, pour sortir près de son bord vertébral. Dans la chute de cheval que fit le blessé, il se cassa la partie moyenne de la cuisse du même côté, avec issue du fragment supérieur et délabrements des parties molles. Ces deux fractures également graves et compliquées parurent contre-indiquer toute opération et l'on se borna à fixer le bras sur des coussins et à faire l'application d'un appareil de Scultet, remplacé plus tard par un appareil de Desault et enfin par des bandages inamovibles, avec fenêtre, en employant successivement de l'amidon, du silicate de potasse et des attelles plâtrées. Le gonflement des membres fut énorme. Toute l'articulation de l'épaule représenta une sorte de sac rempli de pus. Il y eut des escarres au sacrum, mais jamais de frissons, et le malade finit par guérir avec un raccourcissement du bras de quatre travers de doigt, et un autre de la cuisse de la même étendue, et il survécut à nos trois réséqués du bras et à presque tous nos amputés de la cuisse.

Fracture du tiers moyen de la cuisse droite. Conservation. Guérison après des frissons répétés. — Perissière Millet, sergent au 13e bataillon de chasseurs, âgé de 28 ans, a eu le tiers moyen de la cuisse droite fracturé par une balle, entrée en dehors du membre et sortie à cinq ou six travers de doigt, plus haut, en arrière. Resté sur le champ de bataille vingt-quatre heures avant d'être pansé, on l'amène, le 15 août, à l'hôpital de Haguenau, où nous essayons de le placer dans la boîte de J.-L. Petit, dite aujourd'hui de Baudens. De vives douleurs nous ayant obligé d'enlever l'appareil, le blessé resté dans le décubitus, le membre étendu, en forte rotation en dehors, s'infiltre et double de volume jusqu'à l'aine. Frissons quatre jours de suite, à la fin d'août, arrêtés le 2 septembre par de fortes doses de sulfate de quinine. Le malade semble perdu, l'amputation impossible, et on s'étonne même à chaque visite de le retrouver vivant. Cependant les forces se relèvent, l'appétit se soutient ; la respiration, longtemps gênée, prend de l'ampleur. La jambe, placée sur un plan incliné, se dégorge rapidement. Cependant la cuisse, dont la p.aie d'entrée est ermée, est remplie de pus fétide mêlé à de l'air, qui s'écoule en très-grande abondance par la plaie de sortie. Une petite ponction avec la lancette, faite près de la saillie du fragment supérieur qui soulève la peau, donne passage à un mélange de sanie et d'air infects. Nous essayons d'un plan incliné, puis d'une grande attelle interne, puis d'attelles interne et antérieure. Un cal d'un très-grand volume tend à se produire, et vers la fin de septembre j'extrais par l'ouverture postérieure de la blessure une moitié de balle et plusieurs esquilles. Le 12 octobre, le membre était d'un tiers seulement plus volumineux que celui du côté opposé, la santé générale excellente, et la guérison semblait assurée avec un raccourcissement de 0ᵐ,07.

Balle ayant traversé d'avant en arrière et de dehors en dedans l'extrémité inférieure du tibia dans sa portion articulaire, et divisé très-probablement l'artère tibiale postérieure. Hémorrhagies répétées. Tamponnement; gangrène de la plaie. Amputation décidée et retardée accidentellement. Guérison avec conservation du membre et ankylose. — Barbeau, du 36ᵉ de ligne, 32 ans, après quelques jours à Reichshoffen, est apporté, le 8 août, à l'hôpital de Haguenau. En enlevant les pièces de pansement, M. le Dʳ Schnellbach voit du sang artériel sortir en abondance de la blessure. Tamponnement. Deux nouvelles hémorrhagies assez abondantes pour compromettre la vie. Le 19, je partage l'avis de ce confrère sur la nécessité de l'amputation. La plaie est mortifiée, l'os à nu, le malade pâle et exsangue, et comme il ne semble pas possible de lier l'artère au milieu de parties ramollies, infiltrées et converties en une sorte de détritus gangréneux noirâtre, nous convenons d'amputer le lendemain le malade, le temps ne permettant pas de le faire sur-le-champ. Comme le membre est condamné, je n'hésite pas à comprimer très-énergiquement la plaie, avec de la charpie trempée dans du perchlorure de fer, et une bande roulée, sans crainte d'augmenter l'étendue de la mortification, voulant surtout éviter la moindre perte de sang. Le lendemain, le bandage tient parfaitement, le blessé ne se plaint pas, et le pied ayant conservé sa chaleur et n'étant pas très-tuméfié, je remets l'opération au 21. Ce jour-là, même état. Nouvelle remise. Nous commençons à croire que nous pourrons conserver la jambe. On enlève le bandage compressif le 23. La plaie est assez belle. Plus d'hémorrhagies. Guérison au commencement d'octobre avec ankylose du cou-de-pied.

On ne voit pas sans regret le sacrifice d'un membre dépendre de pareils hasards, et on se fortifie davantage dans la doctrine de l'abstention et du rejet de toutes les amputations réputées douteuses. Des motifs d'une hésitation légitime se rencontreront toujours dans de pareils cas. Nous n'eussions pas osé recourir à une compression aussi énergique si nous avions espéré conserver la jambe, et l'hémorrhagie se fût peut-être reproduite. Comment indiquer la mesure exacte de la striction à exercer, puisque la gangrène du pied avait été dans nos prévisions et ne nous eût pas étonné? Supposons un chirurgien qui eût agi comme nous pour arrêter le sang, et qui eût trouvé, le lendemain, le pied mortifié. On répondra qu'il fallait borner la pression, la rendre circonscrite et partielle, l'exercer particulièrement sur les os, enfin réussir. Mais c'est là justement la difficulté : *Judicium difficile, experientia fallax.*

On pourrait croire que les conditions plus ou moins favorables de la salubrité sont capables d'apporter des éléments nouveaux aux jugements que nous venons d'exposer, mais il n'en est rien, et si elles font varier la mortalité, elles ne paraissent pas changer les indications ni la valeur des moyens du traitement, dont elles rendent seulement les influences plus manifestes, en raison de l'extrême danger que courent les malades et des résultats désastreux qu'entraînent les plus légères erreurs.

Résections articulaires.

Nous avons réuni les résections aux amputations dans nos considérations générales, pour éviter des répétitions inutiles. Il nous reste à poursuivre l'étude des indications de ces deux grandes ressources opératoires. Aucun doute ne semblerait possible dans un pareil choix, et la résection devrait toujours être préférée. Si l'on ne conserve pas la totalité du membre, on en sauve au moins la plus grande partie et la plupart des usages. Les résections de la tête du fémur, du cou-de-pied et du genou, avec ou sans ankyloses complètes, permettent la station et la marche, et le raccourcissement du membre est facilement dissimulé par une semelle et un talon plus élevés que du côté sain.

La résection de l'épaule sacrifie les mouvements d'élévation du bras, mais ce dernier peut être porté en avant et en arrière, et le coude, l'avant-bras, le poignet et la main restent intacts et continuent leurs fonctions. L'ablation du coude conserve la flexion de l'avant-bras, dont l'extension s'opère sans peine par le seul poids du membre, et le poignet et la main n'en éprouvent aucun dommage.

On sait, enfin, que les résections partielles du poignet et de la main sont réputées obligatoires toutes les fois qu'elles ne sont pas impossibles.

Les résections sont, en outre, une des plus brillantes conquêtes de la chirurgie. On les pratique sans peine par des procédés nombreux et méthodiques. On en a obtenu de fréquents et très-beaux succès, et celles du bras et du coude réussissent presque constamment. Nous avons personnellement montré, à la Société de médecine de Strasbourg, des malades de notre clinique, auxquels nous avions pratiqué des résections de la hanche (coxo-fémorale), du coude-pied, du coude, et qui se servaient très-bien de leurs membres et avaient recouvré une santé parfaite. Comment donc ces opérations si rationnelles, et dont les résultats sont si favorables, ne tiennent-elles pas une plus grande place dans la chirurgie de guerre? La raison en est triste à avouer. Les chirurgiens n'ont pu encore, malgré toutes leurs réclamations et l'évidence des désastres auxquels on les condamne, placer leurs blessés dans des conditions salubres, et l'encombrement et les endémies infectieuses paralysent leurs efforts et les privent d'une des plus belles ressources de leur art.

Nous avons pratiqué à Hagueneau trois résections de la tête de l'humérus, et une à Walbourg, pour des fractures comminutives de cette extrémité avec fragmentation et éclats osseux; nos malades sont morts d'infection purulente et putride, et l'un d'eux fut en outre atteint de variole. Quelques confrères ont été plus heureux dans de moins mauvaises conditions de localités, et M. le professeur Sarazin, médecin-major de l'armée et ex-répétiteur de l'Ecole de santé, a sauvé un malade; M. le professeur Bœckel en a guéri 2 sur 5; mais, en général, tous les réséqués des grandes articulations sont morts, et je n'ai pas vu ni entendu parler de succès. Il est vrai que, découragé par quelques tentatives funestes, on s'est abstenu de les renouveler.

Cependant il y a dans cette voie de grands progrès à accomplir, et avec un meilleur air et des appareils d'immobilisation plus perfectionnés on arrivera à de remarquables et nombreuses guérisons, car le nombre ici joue un rôle important, et un succès exceptionnel, acheté par une multitude de revers, ne saurait être vanté ni proposé pour exemple.

Nous reviendrons, au reste, sur ce sujet, en traitant des résections relatives à chaque membre; la conservation est toujours préférable, et si les résections ont si peu réussi dans nos milieux infectés, c'est que les surfaces articulaires enflammées sont comparables à celles des plaies, et que le danger, comme nous l'avons dit et comme nous continuerons à le répéter, est en raison de leur étendue. Nous admettons deux périodes dans l'inflammation des synoviales : la première, extrêmement grave, répond à l'altération et à l'infiltration des liquides articulaires, dont le contact provoque des suppurations et des gangrènes très-étendues et souvent mortelles ; la deuxième période est celle de la transformation des synoviales en surfaces pyogéniques. Celles-ci deviennent une barrière aux infiltrations et aux infections, et les accidents sont localisés.

Résections de continuité. Saillie et irréductibilité des fragments osseux. — On a recommandé d'enlever les extrémités osseuses faisant saillie sous les téguments ou en dehors des plaies et blessant et perforant, dans quelques cas, les parties profondes d'un membre. Ces indications sont rares en raison de l'union des fragments dans les fractures simples et de l'étendue des pertes de substance par fracas osseux, si les fractures sont compliquées. Cependant la résection serait applicable à une saillie osseuse dénudée et irréductible.

Des meilleurs moyens d'assurer les succès de la conservation, des résections et de l'amputation des membres.

Nous dirons quelques mots des moyens curatifs les plus favorables à la guérison des membres conservés, réséqués ou amputés.

1. 41

1° Des indications et des moyens curatifs applicables à la conservation des membres fracturés.

Simplification de la blessure par l'extraction des projectiles et des esquilles libres ou non adhérentes. — L'exploration digitale de la plaie sert à en reconnaître la direction, si le projectile n'est pas sorti; à constater la présence de ce dernier, resté entier ou divisé en fragments, et à s'assurer du nombre et du volume des esquilles libres ou non adhérentes. Quand le doigt ne suffit pas, on a recours aux stylets, aux sondes de femme, aux sondes de Mayor, dont on varie les courbures, aux débridements et aux contre-ouvertures, et il est rare qu'on ne parvienne pas à déterminer le siége des corps étrangers, qu'on extrait d'après les règles ordinaires, avec des pinces à pansement, à polypes, une mince tige d'acier à extrémité recourbée à angle droit dans une étendue de 0m,012, qui glisse en arrière de la balle, l'ébranle et sert à l'amener au dehors, pendant que l'index la soutient en avant; les pinces américaines, formées de deux branches arrondies et croisées, supportant une sorte de crochet demi-circulaire, dont les pointes constituent un anneau en se rapprochant. Si ces essais offraient trop de difficultés et qu'il fallût multiplier les contre-ouvertures et les incisions, mieux vaudrait, dans les lieux infectés, se fier à l'élimination spontanée du corps étranger et à la formation d'un abcès, qui l'entourerait et en permettrait l'extraction.

Les esquilles isolées et libres doivent être extraites; mais nous conseillons de laisser en place et même de rapprocher de la diaphyse osseuse celles qui sont encore adhérentes, et qu'on ne pourrait détacher sans blesser les parties molles et sans perte de sang. Ces esquilles sont vivantes et peuvent être absorbées en partie ou en totalité, ou se recouvrir de granulations et se réunir au cal, soit même contribuer à fortifier ce dernier. L'extraction en serait inutile, et comme il faudrait, pour l'exécuter, recourir à l'emploi du bistouri et des ciseaux et causer des délabrements et une aggravation du traumatisme, il paraît plus sage de s'abstenir. La ligature des artères au-dessus et au-dessous des points blessés rentre dans les règles ordinaires, dont nous n'avons pas à nous occuper.

Immobilisation du membre fracturé et occlusion des plaies. — L'indication la plus importante après la réduction de la fracture est d'en assurer la contention par une immobilisation absolue, condition essentielle et capitale de la guérison. L'urgence et la nécessité font recourir à des fanons de paille et à des attelles en bois plus ou moins matelassées; mais ces moyens provisoires sont remplacés, dès que le temps le permet, par les appareils de Scultet, de Desault, les plans inclinés, les extensions continues par traction avec des poids, soit par un décubitus incliné, entraînant le bassin vers le haut du lit, tandis que le fragment fémoral inférieur résiste par suite de la fixité du pied assujetti à une barre transversale, à une semelle, ou par tout autre moyen. Les bandages solidifiables avec l'amidon, la dextrine, le silicate de potasse et le plâtre donnent, après la période inflammatoire, des résultats excellents, et cette dernière substance est la meilleure, en raison de la rapidité de sa solidification. L'emploi du plâtre, recommandé par le Dr hollandais Hendriksz en 1814, par Mathyssen et Van de Loo (bandes plâtrées en flanelle demi-laine, 1854) a pris une grande extension. Des linges souples et d'un tissu un peu lâche, semblable à celui des compresses et des vieux draps, servent à faire des attelles, comme l'a enseigné et appliqué notre collègue M. Herrgott. Après avoir délayé le plâtre dans assez d'eau pour produire un mélange de consistance crémeuse et susceptible de rester liquide quinze à vingt minutes environ, on y trempe les linges taillés d'avance, selon les formes du membre, et ployés en deux, trois ou quatre doubles, selon la solidité dont on a besoin, et on les applique, soit directement sur la peau rasée et légèrement enduite du liquide solidifiable, pour en mieux assurer l'adhérence, soit après avoir entouré les téguments d'une couche de ouate ou de coton (Burgræve, de Gand), soutenue avec des bandes de tulle, de mousseline ou de quelques doloires de bandes de flanelle. Si le fémur est fracturé, on place la grande compresse plâtrée sur le lit et on y pose le membre. Les deux côtés de l'attelle sont relevés sur les faces externe et interne de la cuisse, dont la partie antérieure reste libre. La section oblique de haut en bas et de dehors en dedans du chef supérieur permet de l'étendre fort régulièrement depuis l'ischion jusqu'à l'épine iliaque, et le chef inférieur, fendu au niveau du talon, embrasse le bas de la jambe et le pied. Quelques coups de ciseaux dirigés sur les godets permettent d'en superposer les bords ou d'en enlever les parties excédantes. On obtient ainsi une grande gouttière, dont la solidification s'opère pendant que la réduction est faite et maintenue par les mains des aides. Des cravates plâtrées de la même manière et placées obliquement sur le haut de la cuisse et circulairement sur la partie supérieure de la jambe et autour du pied fixent l'appareil. Ces attelles supplémentaires peuvent varier en nombre, en largeur et en épaisseur, selon les indications, et font corps avec la gouttière, de manière à produire un bandage assez solide pour qu'on puisse soulever le membre et transporter le malade sans déplacement des fragments et sans douleur. On a sous ses yeux les parties restées découvertes, et on peut apprécier les degrés de la compression, prévenir l'étranglement ou y remédier.

Les plaies sont ensuite mises à nu au moyen de fenêtres taillées avec la pointe d'un couteau, de ciseaux ou tout autre instrument, quand on ne ramollit pas le plâtre avec une légère solution d'acide chlorhydrique, et pour empêcher le pus de mouiller et d'altérer l'appareil, on entoure la blessure d'un peu de coton ordinaire ou collodionné et on revêt les attelles d'une couche de vernis de voiture, qui les rend imperméables.

Si le fragment supérieur de la diaphyse fémorale, puisque nous avons pris pour exemple une fracture de la cuisse, est très-élevé, on prolonge l'attelle externe jusqu'au niveau de la crête iliaque et on la fixe par une dernière attelle circulaire faisant office de ceinture et embrassant tout le pourtour du bassin. Le même appareil, légèrement modifié selon le siége de la fracture, est applicable à tous les membres, en assure l'immobilité et peut être maintenu jusqu'au terme de la consolidation. Pour le coude, le genou, le cou-de-pied, on recourt, dans quelques cas, à des armatures en fil de fer passant autour et à une certaine distance de la jointure et fixées aux attelles plâtrées, à leurs deux extrémités. L'articulation reste libre, ainsi que les plaies, et n'est soumise à aucune pression ni à aucun contact, tout en étant immobilisée et accessible aux divers moyens de pansement. Nous avons décrit assez longuement cette méthode, en raison de l'importance de ses applications, et notre collègue M. Herrgott a certainement accompli un progrès par les ingénieuses dispositions de ses attelles. Nous croyons qu'il faudrait tenter un pas de plus et arriver à faire usage des appareils dès le début du traitement, et à en entourer toute la circonférence du membre pour en prévenir l'inflammation et le gonflement.

L'efficacité d'un pareil moyen, ses avantages et ses dangers méritent d'être particulièrement étudiés par la chirurgie de guerre, et si nous ne possédons pas assez d'observations pour traiter et résoudre une si haute question, nous pouvons au moins signaler quelques-unes des considérations pratiques et théoriques qui s'y rapportent.

Nous avons vu un assez grand nombre de fractures traitées par une enveloppe plâtrée complète, posée sur une couche de coton et fenêtrée en regard des plaies, qui apparaissaient saillantes et bleuâtres, et laissaient une issue assez libre au pus et aux esquilles qu'on n'avait pas immédiatement enlevées. Les malades souffraient peu, et leur guérison semblait fort avancée après un mois ou six semaines de traitement. Un de ces blessés avait eu tout le membre inférieur entouré d'un revêtement plâtré, sans fenêtre, pour une fracture simple du tiers inférieur de la cuisse par une balle, et avait été évacué dans cet état sans accident et était guéri, sauf un peu de faiblesse du cal à la levée de l'appareil, au bout de six semaines.

Une pareille hardiesse n'est pas nouvelle, et le génie chirurgical de Larrey père en avait deviné et compris les avantages et n'avait pas hésité à ériger ce traitement en méthode.

Larrey n'ignorait pas le danger des amputations de la cuisse, et il avait vu périr des centaines de blessés atteints de fractures des membres. Il savait les douleurs et les accidents du transport des malades, sans surveillance possible et sans soins ; il avait comparé les effets des divers appareils, et quand il appliquait et recommandait sa méthode de contention permanente, il cédait à la pression des faits et à la voix d'une expérience consommée. Personne ne l'accuserait certainement d'un entraînement irréfléchi, et s'il n'a pas toujours donné toutes les raisons scientifiques de ses procédés, ses appréciations ont toujours été fondées sur des observations multipliées, portant le cachet d'une remarquable sagacité. L'opinion d'un si habile chirurgien sur l'occlusion et l'immobilité des plaies, compliquées de fracture, mérite d'être particulièrement méditée. La chirurgie tend incessamment à rétablir la continuité de l'enveloppe tégumentaire par la réunion immédiate ou secondaire : sutures sèches ou sanglantes, dessiccatifs, astringents, caustiques, sont autant de procédés d'occlusion des plus efficaces. Les surfaces traumatiques rapprochées, desséchées, converties en escarres superficielles et formant une sorte de tégument artificiel, favorisent la reconstitution des tissus avec une grande rapidité, comme le prouvent si bien les résultats de la méthode sous-cutanée.

Les avantages de l'immobilité ne sont pas moins évidents dans la réunion immédiate et la consolidation des fractures. Tout mouvement produit autour d'un corps étranger ou d'un os brisé et irrégulier fatigue, irrite et blesse les parties voisines, provoque des congestions, des épanchements, une inflammation plus ou moins vive, du gonflement, de la suppuration, des phlébites, lymphites et autres complications dont la gravité et l'extension à l'économie entière, par absorption, pénétration et infection, compromettent la guérison et la vie. L'immobilité absolue laisse les parties dans un contact invariable, auquel on peut dire qu'elles s'habituent. La douleur est prévenue ; l'irritation reste bornée, la transformation fibreuse tend à s'accomplir, les tissus se réforment, ou de nouvelles surfaces de rapport se constituent (kystes d'enveloppe, etc.).

Les exemples de balles incrustées dans les os, sans réaction, pendant de longues années, sur les parties voisines, sont innombrables. Nous avons constaté le cas assez curieux d'une balle logée dans le canal crural, sans aucune réaction apparente :

Amputation de l'indicateur presque entièrement enlevé par une balle. Plaie à la partie postérieure de la cuisse gauche. Hémorrhagies répétées. Ligature de l'artère crurale. Mort. Balle trouvée en arrière de la veine et de l'artère dans le canal crural, sans aucune trace d'inflammation.

Nous fîmes, le 25 août, l'autopsie de ce malade, pour rechercher la balle que nous n'avions pu découvrir, et la source de l'hémorrhagie que n'avait pas arrêtée la ligature de la crurale, pratiquée au-dessous du ligament de Poupart. La plaie du doigt était presque entièrement guérie. La balle était entrée au tiers inférieur et à la partie postérieure de la cuisse. Le trajet qu'elle avait parcouru et qui avait été infructueusement comprimé et tamponné pour arrêter le sang, était très-large, rempli d'une bouillie noirâtre, jusqu'au niveau du col du fémur. A partir de cette région on n'en trouvait plus de trace. Les vaisseaux lésés étaient des branches ischiatiques et obturatrices, autant que nous pûmes nous en assurer. Je désarticulai la cuisse. Toutes les chairs étaient vermeilles et les os sains. Je dénudai l'ischion, la fosse obturatrice, la branche ascendante du pubis, sans rencontrer aucun indice de la présence de la balle. Le malade n'avait pas présenté d'accidents du côté de l'abdomen. Nous restions surpris de l'inutilité de nos recherches, quand, ayant divisé perpendiculairement toutes les parties molles, d'avant en arrière, au-dessous du ligament de Poupart, nous aperçûmes le projectile dans le canal crural entre le pubis et l'artère et la veine. Les tissus n'étaient ni gonflés ni enflammés, ce que nous attribuâmes à l'immobilité et à l'enclavement de la balle, dont les formes étaient peu altérées. Je n'examinerai pas ce que serait devenu ce corps étranger dans le cas où le malade se fût rétabli. Une élimination spontanée sans suppuration, un abcès, une sorte d'enkystement définitif auraient probablement eu lieu.

Des arthrites devenues indolentes sont réveillées par des exercices trop hâtifs. Tout organe enflammé exige avant tout le repos. Des esquilles, des corps étrangers, indolents pendant l'immobilité, déterminent des abcès ou des ulcérations éliminatrices sous l'influence des mouvements, parce que le changement survenu dans les surfaces de rapport cause de nouvelles pressions et de véritables blessures interstitielles, dont les effets s'accusent promptement.

Les dangers des appareils à pression et à contention permanentes dépendent de déchirures et de délabrements étendus, de foyers sanguins considérables, de fracas osseux irréductibles et réfractaires à la consolidation, d'esquilles adhérentes, enfoncées dans l'épaisseur des chairs, irritant les nerfs ; de contusions désorganisatrices et de certaines prédispositions individuelles à l'inflammation, à la suppuration, aux ulcérations et à la gangrène. Nous noterons encore les influences de l'aération, de l'encombrement, des contages, et nous arriverons à cette conclusion évidente que les plaies à un degré de simplicité primitive ou acquise et dans de bonnes conditions hygiéniques sont celles dont la guérison offre le plus de probabilités.

Telles sont quelques-unes des raisons à évoquer en faveur du traitement des fractures par armes à feu des membres par des appareils solidifiables immédiatement appliqués, et nous ne les croyons pas sans valeur. Les remplissages, tels que la ouate et le coton placés à l'intérieur de l'appareil, en rendent la pression plus uniforme et plus élastique, permettent un certain degré de tuméfaction et contribuent à immobiliser les parties et à en prévenir l'inflammation. La méthode de Larrey est donc fondée sur les considérations les plus rationnelles et mériterait d'être de nouveau essayée dans la chirurgie de guerre. Il faudrait en surveiller les effets et enlever quelques appareils, en cas d'étranglements menaçants; mais on arriverait à des indications assez sûres pour être remplies sans trop de danger, et la méthode amovo-inamovible, plus ou moins perfectionnée, offrirait encore de grandes ressources. Quant aux fractures plus compliquées, dont le gonflement semblerait inévitable, pendant les premiers jours au moins de la blessure, on suivrait le précepte habituel d'attendre la fin de la période inflammatoire pour appliquer les attelles plâtrées et achever le traitement.

Pansement des plaies. Complications. — Nous ne saurions trop rappeler la supériorité de l'occlusion des plaies, l'avantage des drains et des lavages répétés. Nous recommanderons encore les ponctions étroites, avec la pointe d'une lancette, des abcès circonvoisins, faites vers les parties les plus déclives; l'extraction consécutive ou tardive des corps étrangers. On retrouve fréquemment des fragments de balle et même leur portion la plus considérable dans les plaies, quoiqu'il y ait une ouverture de sortie assez large. En calculant le poids par 32 grammes pour les balles des fusils à aiguille et 28 grammes pour les chassepots, on peut en apprécier le volume proportionnel. Les esquilles libres qui n'ont pas été extraites immédiatement, ou qui se sont séparées plus tard, se présentent ou sont senties, recherchées et enlevées. Quand un trajet fistuleux persiste sans causes connues, on doit soupçonner la présence d'un corps étranger venu du dehors ou constitué par des tissus nécrosés ou mortifiés : os, tendons, cartilages, etc. Les complications, telles qu'hémorrhagie, inflammation excessive, état pultacé et diphthéritique, anémie, phagédénisme, pourriture à l'hôpital, gangrènes partielles, etc., offrent les indications ordinaires. Une utile précaution est de laisser particulièrement les plaies de sortie ouvertes pour l'écoulement des liquides, parce qu'elles sont la voie naturelle des blessures et qu'elles persistent ordinairement après la cicatrisation des ouvertures d'entrée. Cette différence dépend probablement de la direction des tissus poussés en avant par la balle, tassés sur eux-mêmes et par conséquent d'autant plus violemment écartés que le trajet du projectile est plus long et a rencontré des organes plus denses et plus résistants.

2° Des indications et des moyens curatifs applicables aux résections.

La règle de la conservation des membres et de l'abstention de toute opération d'une nécessité douteuse s'applique à la généralité des blessures. Les résections sont soumises à cette loi, et quand l'extraction immédiate des projectiles et des gros fragments osseux paraît suffisante, on doit s'y borner et fermer la plaie. S'il y a des saillies osseuses réfractaires à toute consolidation, on peut les réséquer partiellement par des dilatations de la plaie et quelques étroites incisions. Enfin on pratique des résections complètes, si l'on juge impossible de faire autrement.

Un des moyens de juger la préférence à donner à la conservation ou aux résections est la comparaison des traumatismes, dans lesquels il importe de comprendre les synoviales enflammées. Ainsi, *pour le bras,* une plaie de l'épaule avec fracture de l'humérus, de l'acromion, de l'apophyse coracoïde, donne-t-elle une plaie plus vaste et plus compliquée que celle qui résulterait de la résection, celle-ci serait préférable. Au cas contraire, la conservation l'emporterait. C'est une des bases du jugement qui nous paraît avoir une assez grande valeur. *Au coude*, une fracture compliquée de l'humérus et du cubitus, avec plaie et inflammation inévitable de la synoviale, rétention des liquides dans les anfractuosités de la jointure, et les complications qui en résulteront, donnera-t-elle une surface traumatique plus étendue et plus compliquée que la résection, ce sera une des raisons de préférer cette dernière. L'amputation du bras au creux deltoïdien l'emporte-t-elle manifestement sous ces deux rapports, il serait plus sûr de la pratiquer pour sauver la vie. Restera la question, déjà traitée, de la valeur d'un membre comparée à celle de la vie, qui s'impose presque toujours, et à laquelle on n'a peut-être pas assez songé, d'après le principe que le chirurgien doit avant tout sauver le malade. Mais que fera de sa vie un homme mutilé et condamné à devenir à charge à lui-même et aux autres ? Cependant, dans notre état de civilisation, cette règle l'emporte, et on doit espérer que les consolations et les secours ne manqueront jamais aux mutilés.

Poignet et main. — Les fractures partielles du poignet et de la main sont manifestement curables ; mais si le radius et le cubitus sont brisés et la jointure radio-carpienne profondément déchirée et compromise, les guérisons sont très-rares et l'expectation expose aux plus graves accidents. On peut cependant la tenter, en raison de l'extrême importance de la main, mais sans se dissimuler l'incertitude du succès. Les résections ne réussissent pas mieux ; mais si l'on appelle ainsi l'extraction des esquilles, et l'ablation, avec un ostéotome ou la scie, des fragments dont la consolidation semble impossible, et qui blessent les parties environnantes, on peut y avoir recours. Quant à la main, la conservation doit en être poursuivie à tout prix, et on retire des avantages surprenants, quoique moins remarquables encore qu'au pied, de l'immobilisation. Les résections s'appliquent : aux métacarpiens, aux phalanges, mais seulement dans le cas d'indications de dernière nécessité.

Hanche, mêmes réflexions. — Rendre les blessures aussi simples que possible par l'extraction des aiguilles libres et des gros fragments osseux, jouant le rôle de corps étrangers réfractaires à la guérison ; parer aux complications les plus urgentes : hémorrhagies, combattues par la ligature, les hémostatiques et la compression ; rétention du sang et des liquides, par de larges canules dans la plaie, et s'abstenir si la résection doit présenter des conditions plus graves que la blessure.

Genou. — En considérant les surfaces synoviales, dont l'inflammation s'est emparée, comme traumatiques, cette articulation est celle dont les blessures ont le plus de gravité. Nous citerons néanmoins des exemples assez nombreux de succès, dont nous avons été surpris, à la suite de la conservation de cette jointure ; mais les fractures doivent alors être simples et sans gros fragments osseux séparés.

Nous comprenons les avantages et l'incontestable supériorité de la résection sur l'amputation comme conservation presque entière du membre et de ses fonctions ; mais les suites en sont si funestes qu'on se tromperait peu en les disant mortelles, dans les conditions actuelles.

Il est donc prudent d'attendre l'époque où les progrès de la chirurgie et de l'hygiène permettront d'espérer quelques succès de la résection. L'amputation de la cuisse devient ainsi la seule ressource de salut quand la conservation est reconnue impossible.

Cou-de-pied. — Les mêmes indications s'appliquent à l'articulation tibio-tarsienne. La synoviale y est très-vaste, les saillies osseuses volumineuses, l'irrégularité des fragments presque constante, les gaînes synoviales tendineuses multipliées, les jointures voisines de l'astragale souvent compromises par la violence de la blessure, circonstances peu favorables à la conservation.

Les résections portant sur les malléoles, si l'extrémité tibiale est intacte, donnent des guérisons et sont à tenter ; autrement l'amputation de la jambe est préférable, quoiqu'elle entraîne le sacrifice du membre ; mais les moyens de prothèse sont si faciles que les fonctions sont assez peu gênées. Quant aux résections du cou-de-pied, l'immobilité, l'occlusion des plaies, des ouvertures étroites et déclives pour l'écoulement du pus, ainsi que l'application des autres procédés curatifs habituels, sont les règles du traitement.

Pied. — Nous n'avons pas à nous occuper particulièrement des résections du pied, dont les indications sont exceptionnelles, en raison des succès prodigieux de la conservation par les appareils d'immobilisation.

En résumé, le traitement des résections serait la simplification, l'étroitesse et l'occlusion de la blessure, l'immobilité des parties, l'écoulement libre du pus par des ouvertures et des drains d'un très-petit diamètre ou par des pressions réitérées et les autres indications générales de traitement des plaies.

3° Des indications et des moyens curatifs applicables aux amputations.

Méthodes, procédés, suites et conséquences. — On est étonné du nombre de questions incertaines et obscures qui surgissent des sujets les mieux étudiés en apparence et les plus connus. Les ossifications de nouvelle formation produites autour des os amputés, les nécroses partielles ou étendues, compliquées d'abcès profonds et de trajets fistuleux de la nature des cloaques, les dangers qui en résultent, la disposition des os à transpercer la peau, les résorptions interstitielles dont les diaphyses sont le siége, les transformations fibreuses qu'éprouvent leurs surfaces et leur extrémité de section, les conséquences qui en résultent pour l'intelligence des points d'appui à prendre directement sur les moignons, sont autant de sujets dignes de la plus sérieuse attention.

Occlusion des plaies. — Les myélites et les ostéo-myélites, qui compliquent si souvent les amputations, nous ont fait douter un moment de la valeur des méthodes et des procédés que nous avions longtemps jugés les meilleurs, et nous sommes arrivé à regarder l'occlusion de la plaie, malgré ses inconvénients, comme le moyen de traitement le moins dangereux.

On ne prévient pas complétement les ostéites, les ostéo-myélites, les nécroses et les autres complications de l'opération; mais on diminue l'étendue des surfaces traumatiques, on les expose moins au contact de l'air, et on soustrait le malade à un plus grand nombre de chances fâcheuses.

A ce point de vue, nous sommes disposé à revenir à la réunion immédiate par des points de suture séparés, quelle que soit la méthode d'amputation suivie : circulaire, à un ou deux lambeaux, oblique ou ovalaire. Sans doute, dans des milieux infectieux on ne réussit pas à fermer la plaie par première intention et on n'en évite pas la suppuration, mais avec quelques précautions on parvient à maintenir les adhérences de la peau et de quelques points de la plaie, et par des pertuis spontanés ou artificiels, par les ligatures laissées en dehors du moignon, par de petites canules de caoutchouc sous forme de drains, par des corps dilatants, tels que de l'éponge préparée ou le *laminaria digitata*, on donne issue au pus sans laisser pénétrer l'air, et au moyen d'injections modificatrices, avec des infusions aromatiques ou toute autre liqueur excitante et désinfectante, on remédie, dans une certaine mesure, aux accidents. C'est au moins ce que nous avons cru remarquer et que nous serions curieux de soumettre à de nouvelles observations.

Méthodes d'amputation. — Ces considérations conduisent au choix de la méthode d'amputation. S'il n'y a pas d'encombrement ni d'infection, les méthodes si variées qui ont été proposées et défendues, avec des modifications diverses, sont toutes soutenables, et nous avons pu nous assurer que la plus fréquemment appliquée est celle à un seul lambeau antérieur ou supérieur, dont nous avons particulièrement recommandé les avantages. Si une gangrène limitée ou envahissante menaçait l'origine des membres et qu'une mort inévitable exigeait le sacrifice du membre, on se guiderait d'après les indications locales et on prendrait la peau où elle aurait été conservée. Mais s'il y a infection par encombrement et contages, les plus légères influences prennent des proportions très-considérables, et rien ne doit être négligé pour lutter contre les causes et l'imminence de la mort.

Nous verrons quelles modifications semblent applicables à chaque amputation en particulier. Mais nous pouvons déjà exposer quelques remarques générales à ce sujet. A l'exception de la cuisse et de l'extrémité inférieure de la jambe, où l'on doit chercher à recouvrir

l'os par la peau doublée du pannicule graisseux, des aponévroses et d'une légère couche musculaire subjacente, tous les autres moignons peuvent présenter, sans inconvénient, une cicatrice plus ou moins linéaire, correspondant à l'extrémité osseuse, et pourvu que les chairs
soient souples et sans tension, le résultat en est bon. En effet, la cuisse est peut-être le seul
membre où il y ait avantage à laisser en avant de l'os une certaine épaisseur de parties
molles. La portion divisée de l'os se résorbe, devient fibreuse, se lie aux tissus en contact, se
continue et fait corps avec eux, et, sous l'influence de pressions répétées, l'épiderme s'épais-
sit, le pannicule graisseux se cloisonne, devient fibreux, se double parfois d'une bourse muqueuse et tend à prendre l'épaisseur et la résistance normales du talon, de manière à supporter le poids du corps sans fatigue et sans douleur. On voit dans les pieds-bots ces sortes
de talon se produire au-devant du scaphoïde et de l'astragale, renversés vers le sol et devenus des surfaces de sustentation, et les mêmes modifications se produisent au moignon crural, quand les conditions anatomo-pathologiques y sont favorables. Les mêmes changements
pourraient également avoir lieu à l'extrémité inférieure de la jambe, coupée au-dessus des
malléoles; mais le grand volume du tibia et la minceur des téguments immédiatement appliqués contre les extrémités osseuses rendent ces transformations très-rares, quoiqu'on en possède quelques exemples.

Nos moyens actuels de prothèse permettent de laisser libres les moignons de la cuisse et
de la jambe et d'appliquer à ces membres l'amputation circulaire, quand celle à lambeau
n'est pas préférée; mais voici quelques-unes des objections que nous présenterons contre
cette dernière méthode, dans le cas où l'air vicié altère les liquides et les tissus de l'économie
et produit des ostéites, des myélites et des ostéo-myélites redoutables : l'incision oblique des
chairs expose à diviser incomplétement les vaisseaux, selon leur longueur, sur un ou même
sur plusieurs points, et rend les ligatures plus difficiles à appliquer et moins stables. Le lambeau est d'autant moins soutenu qu'il est plus long, et quoiqu'il tombe au-devant de la plaie
par son propre poids, la tuméfaction dont il est le siége et la grande contractilité des muscles
le déplacent et le font remonter vers l'origine du membre, ou le dévient souvent en dedans ou
en dehors. Si cet effet n'a pas lieu, l'os, pressant contre le lambeau, l'ulcère, le mortifie et le
perfore. Les parties molles boursouflées, couenneuses, sans vitalité et sans résistance,
deviennent le siége d'hémorrhagies fréquentes, difficiles à rechercher et à arrêter sous un
lambeau qu'il faut relever en rompant les adhérences déjà formées. Il est difficile de faire des
injections modificatrices dans la plaie, de la panser, et, en cas de rétractilité musculaire, l'os,
recouvert d'un côté et largement dénudé du côté opposé, où se produisent des ostéophytes, des
nécroses partielles, circonscrites ou étendues, des cloaques et des trajets fistuleux, fait obstacle à la cicatrisation. La plaie est plus exposée aux infections, en raison de l'étendue de ses
surfaces.

L'amputation circulaire semblerait offrir, par comparaison, les avantages suivants : plaie
plus petite; division perpendiculaire des vaisseaux et des parties molles; facilité et sûreté
plus grandes pour l'application et le maintien des ligatures; chairs coupées plus courtes et
mieux soutenues; téguments linéairement réunis au-devant de l'os, qui en empêche la réunion, les sépare, en cas de saillie, sans les perforer, et reste, à leur centre et en arrière, dans
les conditions assez favorables, où les dépasse en les repoussant circulairement en dehors; la
peau est alors éloignée du cône granuleux représenté par la diaphyse; mais, au fur et à
mesure que celle-ci se résorbe, ainsi que les ostéophytes environnants, les téguments se rapprochent concentriquement et finissent par la recouvrir; s'il y a nécrose, l'extraction du
séquestre est plus facile; les abcès péri-osseux peuvent être ponctionnés et vidés au travers
des téguments; facilité plus grande des pansements, des injections, des applications modificatrices; ligatures secondaires et compression médiate ou immédiate plus aisées; cicatrisation plus régulière.

Des amputations de la cuisse, avec saillie de l'os. — Au milieu de la mortalité de nos blessés, opérés ou non, nous ne nous soumettions pas sans regrets à l'impuissance de l'art, et
nous recherchions avec anxiété de meilleurs moyens de salut. Les inconvénients de la section

oblique des chairs, dans les amputations à lambeaux, que nous avons signalés, nous préoccupaient vivement; l'état pultacé, gangréneux, hémorrhagique des moignons profonds, n'excitait pas moins notre attention, et nous crûmes avoir trouvé une ressource contre ces accidents dans la conicité des moignons. On sait que la saillie du fémur, dans l'amputation de la cuisse, que nous prendrons pour exemple, comme l'ont fait en tout temps les chirurgiens, n'est pas nécessairement le résultat d'une mauvaise exécution opératoire. La contractilité excessive des muscles, la dénudation de ces organes par des suppurations interstitielles, l'irritabilité des malades, leur rapide amaigrissement, le tamponnement employé contre les pertes de sang, la dénudation de l'os enflammé ou nécrosé, sont des causes communes de conicité. Personne n'ignore que, pour obtenir des moignons profonds, dont l'os forme le sommet, il faut diviser très-haut les parties molles, les priver d'une partie de leurs attaches et agrandir l'étendue du traumatisme.

Un autre fait d'une constatation facile est l'état relativement meilleur des amputés à moignon conique. L'obliquité des surfaces prévient la stagnation du pus, rend les lavages et les pansements plus faciles, ou même permet de les négliger, laisse apercevoir le siége des hémorrhagies et y porter remède, et les agents modificateurs des plaies sont rendus d'une application aisés. Sur dix amputés nous en avions perdu huit, dont l'os était parfaitement recouvert par un large lambeau, et les deux seuls survivants avaient des moignons coniques. J'avais vu, au mois d'août, vingt-cinq amputés de cuisse, dont vingt et un présentaient une saillie de l'os et semblaient aller d'autant mieux que la conicité du moignon était plus grande. Trois avaient eu des frissons et offraient des moignons profonds. Chez l'un, l'os avait perforé la peau. Le moignon d'un autre était gangréneux. Tous trois avaient eu des hémorrhagies, et il n'était pas douteux que les amputés à os saillants ne fussent dans toutes les ambulances comparativement mieux que les autres, à de très rares exceptions près. Plus tard, j'ai pu constater que les huit amputés de cuisse, en voie de guérison au 10 octobre, à l'école des filles, avaient tous eu des moignons coniques à différents degrés. C'est une remarque à vérifier dans d'autres conditions d'aération et de salubrité ; mais plusieurs confrères auxquels nous avons parlé de ces faits nous ont dit en avoir constaté de fréquents exemples.

Indications spéciales des amputations selon le siége et la gravité des lésions.

Épaule. — La désarticulation scapulo-humérale a donné plus de succès que les résections, et le procédé de Larrey, par sa simplicité, sa rapidité et le libre écoulement qu'il laisse aux liquides, est un des meilleurs, s'il n'est le plus sûr. Nous avons pratiqué un large lambeau supérieur acromio-coracoïdien, avec la précaution de ne pas laisser de brides tégumentaires dans l'aisselle, de nature à retenir le pus et amener des infiltrations. On ferme la plaie immédiatement par des points de suture, en laissant inférieurement une ouverture d'écoulement.

Bras. — Toutes les fois que le cinquième supérieur de l'humérus est seul brisé, la jointure de l'épaule ouverte, et que l'expectation ne paraît pas possible, la résection est indiquée. Les fracas du coude exigent l'amputation du bras au creux deltoïdien. La conservation de cette articulation a donné des guérisons quand les désordres n'étaient pas considérables ; mais les résections ont été fatales.

Nous avons constaté d'une manière irrécusable que les amputés au creux deltoïdien ont guéri beaucoup plus promptement et en plus grand nombre. Cette région, que l'on pourrait appeler le lieu d'élection des amputations du bras, offre une circonférence plus petite et une plaie moins étendue, et l'on ne trouve pas là les longs et épais faisceaux musculaires du biceps, du triceps, du brachial antérieur, d'autant plus considérables que l'amputation est plus rapprochée du coude, on observe dans ce cas des engorgements inflammatoires du moignon, des abcès profonds, des ostéites, tandis que les amputés à l'insertion deltoïdienne étaient exempts de ces accidents et les premiers guéris. Plus des trois quarts des survivants se trouvaient parmi eux, et, quoiqu'on ait fait de nombreuses amputations près du coude, on

I.   42

n'en retrouvait que fort peu. L'importance de cette remarque mérite d'être prise en considération sérieuse, surtout dans les milieux infectés.

Avant-bras. Poignet. Main. — Les amputations de l'avant-bras ont été fort rares, en raison du petit nombre, très-probablement accidentel, des blessures de ce membre et de la tendance si rationnelle des chirurgiens à conserver la main. Les blessures par trajet de balle nous ont paru cependant moins redoutables au pied, ce qui pourrait dépendre de la mobilité plus grande de la main, de la multiplicité et de l'étendue des gaines tendineuses et synoviales de cet organe.

Cuisse. — Malgré quelques exemples d'amputation faites au tiers supérieur de la cuisse et suivies de guérison, la conservation, comme le prouveront nos observations particulières, est bien préférable et sauve beaucoup plus de blessés. La désarticulation coxo-fémorale primitive est trop dangereuse pour être entreprise et nous la renvoyons à la période de chronicité, où elle semble présenter des chances moins fatales.

Genou. — L'on verra que les plaies du genou, compliquées de lésions des os, ne sont pas des causes absolues d'amputation de la cuisse. Les observations nombreuses et très-précises dont nous avons été témoin, mettent hors de doute la possibilité de la guérison, quand de grands fracas osseux n'ont pas eu lieu. Une immobilité absolue semble la condition capitale du succès.

Jambe. — Les fractures comminutives des deux os de la jambe, avec plaies traversant le membre de part en part d'avant en arrière, sont d'une consolidation très-difficile et paraissent généralement imposer l'amputation, surtout si l'on suppose des désordres du côté du genou ou du cou-de-pied. Les plaies transversales avec fractures des os, qui ne dépassent pas le plan antérieur de la jambe, guérissent mieux et sont susceptibles de conservation, ainsi que les fractures isolées du tibia et du péroné.

Cou-de-pied et pied. — Les fracas osseux de l'articulation tibio-tarsienne réclament l'amputation de la jambe, tandis que les fractures simples, avec extraction des esquilles et résections partielles des malléoles, présentent quelques succès. La conservation semble la règle pour la plupart des fractures du pied, dont les guérisons sont extrêmement communes.

Nous nous bornons à soumettre ces considérations à une confirmation pratique ultérieure, sans nous dissimuler la faible part réservée à ces particularités chirurgicales au milieu de l'insalubrité qui les commande. Nous conseillons l'usage des petites pinces hémostatiques, pendant les amputations sur les troncs veineux et les veinules, qui donnent très-souvent de volumineux jets de sang. Une compression momentanée suffit pour arrêter définitivement les hémorrhagies et est préférable à des ligatures permanentes, capables de provoquer des phlébites, d'irriter inutilement les parties en contact et de nuire à la réunion.

Sans attacher une grande importance à la séparation du périoste sous forme de gaîne, nous ne voyons que des avantages à recourir à ce procédé. Le périoste conservé protège à un certain degré les parties contre le contact de l'os, dont il est bon de réséquer les bords pour les arrondir et en rendre la présence moins irritante. L'occlusion de la plaie peut être obtenue, comme nous l'avons dit, par des points de suture, entre lesquels passent des ligatures, dont un des chefs a été coupé près du vaisseau. Nous avons vu d'assez beaux résultats de ces tentatives de réunion immédiate, surtout au bras et à la jambe, et nous croyons ces procédés utiles et très-rationnels.

Complications. — Nous avons peu de choses à dire des complications, dont nous avons parlé incidemment dans le cours de ce travail. Nous les avons considérées comme des conséquences presque forcées de l'encombrement et des endémies infectieuses, imposées presque fatalement à la chirurgie de guerre. Les remèdes les plus efficaces sont ceux que l'on puise dans l'hygiène et particulièrement une aération plus pure. L'élimination des matières hydrocarbonées et leur oxygénation incessante jouent un trop grand rôle dans les phénomènes et l'entretien de la vie pour que leur perturbation n'amène pas les modifications les plus redoutables dans la composition de nos tissus, et si l'on y ajoute l'influence toxique des miasmes des contages et des introductions toxiques dans le sang du pus et de liquides altérés et putrides, on comprendra l'importance capitale de ces causes dans les résultats de la chirurgie. La variole régna constamment à l'hôpital, sans y faire beaucoup de victimes, et l'évacuation et le traitement, hors de la ville, des femmes variolées parurent arrêter les progrès de cette affection. Nous nous bornerons à rappeler quelques préceptes généraux de salubrité, dignes d'adoption ou au moins d'un examen très-sérieux.

Nous croyons que l'on peut, sans inconvénients, laisser une partie des fenêtres des salles ouvertes, jour et nuit, avec la seule précaution d'éviter les courants d'air continus, ce qui est facile quand on ne donne de passage à l'air que d'un seul côté à la fois. Chacun sait que les armées qui vivent sous la tente et dans les bivouacs se portent mieux que dans les casernes. Il faudrait défendre absolument les hôpitaux bâtis en quadrilatères, avec des cours centrales entourées de murailles et ressemblant plutôt à des puits qu'à des lieux de promenade et d'aération. Les fenêtres devraient descendre jusqu'au plancher, car plus elles sont élevées au-dessus du sol, plus elles exposent aux infections par le confinement de l'air, comme l'ont prouvé les mortalités des blessés dans les églises. Les tentes, si l'on veut en faire usage, doivent être placées en plein air, avec des moyens d'aération près du sol et à leur sommet. Les grandes cheminées produisant des courants d'air considérables sont d'un emploi très-favorable, réchauffent les convalescents et les égayent, quand la température se refroidit.

Nous avons donné à nos blessés, sauf quelques rares contre-indications, deux cuillerées de vin de quinquina chaque jour, tout en recourant au sulfate de quinine contre les infections déclarées. Nous avons eu trois cas de tétanos, dont un fut suivi de mort.

Fracture comminutive du bras et de la jambe gauches. Tétanos. Amputation de la jambe. Mort.— X.... sergent aux tirailleurs algériens et de race arabe, avait eu le bras brisé et la jambe fracassée au tiers moyen, avec de larges esquilles, dont une avait mortifié et traversé la peau. Le malade s'était refusé à l'amputation de la jambe, et fut pris de tétanos le quinzième jour de sa blessure. A chaque mouvement, les os déchiraient les chairs et causaient d'affreuses souffrances, héroïquement supportées. Malgré l'opium, des boissons chaudes sudorifiques et des moyens de haute calorification, les accidents augmentèrent et le blessé demanda à être amputé de la jambe, le bras ne lui causant aucun mal. Le cas nous semblait désespéré, mais les observations de guérison de tétanos par section des nerfs, et qui ont été publiées à Lyon, nous décidèrent à remplir les vœux du malade, auquel la chloroformisation causait un soulagement momentané. L'opération n'arrêta pas un instant les contractions tétaniques, et la mort arriva quelques jours plus tard.

Amputation de la jambe droite. Balle ayant traversé le pied gauche. Tétanos. Guérison.—Le malade, dont nous reproduirons l'histoire plus détaillée allait très-bien, et l'amputation que nous lui avions pratiquée à la jambe du côté opposé était en pleine voie de cicatrisation, quand il fut atteint de trismus, douze jours après son opération. La plaie du pied était extrêmement douloureuse et irritable. On la pansa au laudanum, puis avec une solution de chlorhydrate de morphine. Opium à l'intérieur, boissons chaudes; moyens artificiels de calorification, briques chaudes, couvertures épaisses. Le trismus resta stationnaire longtemps, puis disparut et le malade se rétablit.

Ablation de la moitié interne des téguments de la cuisse, d'une portion du scrotum et de la peau de la verge par un éclat d'obus. Tétanos. Guérison.— Le malade, carabinier, d'une constitution athlétique, venait d'échapper à un état diphthérique assez grave, quand il fut atteint, le 28 août, de trismus. Le traitement fut le même que dans le cas précédent, et la guérison eut lieu. La plaie très-vaste de la cuisse et des parties génitales était presque entièrement fermée en octobre.

Les infusions aromatiques, avec addition de quelques gouttes de perchlorure de fer, nous réussirent assez bien contre l'état diphthérique et souvent ulcératif des plaies. Nous en rapporterons deux cas.

Ulcérations diphthériques de la jambe. Amputation proposée et différée. Guérison. — M. le Dr Levy me pria, au commencement d'octobre, de voir un de ses malades atteint de fracture au tiers inférieur de la jambe, dont la plaie prenait chaque jour une plus grande étendue par suite d'ulcérations diphthériques. Plusieurs confrères jugeaient l'amputation nécessaire. Seul d'un avis contraire, je proposai d'attendre quelques jours pour essayer l'effet de lotions avec l'infusion de camomille additionnée de quelques gouttes de perchlorure de fer. Les effets avantageux de ce traitement furent si prompts, qu'il ne fut plus question d'amputation et que M. le docteur Levy se montra aussi surpris que satisfait de cette cure.

BLESSURES DE GUERRE.

Fracture de la jambe. Diphthérie ulcérative. Amputation proposée Lotions et injections aromatiques répétées. Guérison. — Alexandre Goudey, de Grenoble (Isère), âgé de 21 ans, sergent au 3e régiment de ligne. Après avoir passé quatre jours sur le champ de bataille et dans une ferme des environs, où il fut pansé à l'eau fraîche, on le transporta à l'hôpital de Haguenau. L'articulation tibio-tarsienne était complètement et largement ouverte. La balle, entrée au-dessous de la malléole externe, était sortie au niveau de la malléole interne en la fracturant. Le fragment fut retiré quelques jours plus tard. Après deux contre-ouvertures pour donner plus facilement passage au pus, et des irrigations continues à l'eau fraîche et des pansements à l'alcool phéniqué et ensuite au vin aromatique, je fis appeler, vers le 8 septembre, M. le professeur Sédillot, qui reconnut que le pied était très-volumineux, la suppuration très-abondante, les douleurs ressenties par le malade très-vives, mais qui ne partagea pas l'avis d'autres confrères, qui avaient condamné le malade à l'amputation. Le blessé avait pendant cinq jours, chaque soir, un frisson violent, combattu par 75 centigrammes de sulfate de quinine. M. le professeur Sédillot ayant ordonné de faire des injections fréquentes dans l'articulation béante avec une forte infusion de fleurs de camomille e de recouvrir le pied de compresses imbibées de vin aromatique fréquemment renouvelées, l'on put voir le malade accuser peu à peu un mieux sensible ; la suppuration diminua, des bourgeons charnus de balle formation fermèrent presque complètement l'orifice externe, et l'ouverture interne qui conduisait à la cavité articulaire s'oblitéra également. Le 12 octobre, le malade commençait à marcher et son état général était excellent.

Les considérations générales que nous venons d'exposer sur l'histoire, les indications et les procédés de la conservation, de la résection et de l'amputation des membres atteints de fractures par armes à feu et particulièrement par des balles de fusil, genre de blessure presque unique sur les militaires que nous avons eus sous les yeux, à la suite de la bataille livrée le 6 août à Frœschviller, nous ont conduit à admettre : 1° la grande supériorité de la doctrine de la conservation, développée et soutenue par notre glorieuse Académie de chirurgie ; 2° le rôle prédominant de l'hygiène dans le traitement des blessures de guerre ; 3° la nécessité de créer une chirurgie qu'on pourrait appeler *chirurgie de salubrité;* 4° le précepte de ne pratiquer que les résections et les amputations unanimement reconnues indispensables ; 5° l'affirmation des avantages de la simplification, de l'occlusion et de l'immobilisation des plaies ; 6° la subordination de la chirurgie opératoire à la chirurgie conservatrice, et, comme conséquence, celle des amputations aux résections ; 7° la condamnation des grandes incisions d'après cet axiome que le danger des blessures est en raison de l'étendue des surfaces traumatiques (auxquelles nous assimilons les synoviales enflammées) ; 8° la préférence à donner aux opérations primaires (résection et amputation). susceptibles d'être toutes achevées sur le champ de bataille dans les premières vingt-quatre heures ; 9° l'obligation humanitaire de la dissémination des blessés.

L'étude particulière des fractures par armes à feu, dans la continuité des membres, montrera quelles modifications le siége de ces lésions apporte à ces préceptes généraux, et les observations que nous avons recueillies serviront de moyens de recherches et de contrôle.

DES FRACTURES PAR ARMES A FEU, CONSIDÉRÉES DANS CHAQUE ARTICULATION ET DANS LA CONTINUITÉ DE CHAQUE MEMBRE. — INDICATIONS CURATIVES ET OBSERVATIONS.

Nous aurions voulu publier un tableau complet de nos observations cliniques et y ajouter les statistiques qu'auraient bien voulu nous communiquer ceux de nos confrères qui avaient dirigé des ambulances ; mais de pareils documents sont très-difficiles à établir. Le personnel médical et administratif fait habituellement défaut, et l'on n'arrivera, comme nous l'avons remarqué, à connaître les résultats et la valeur des moyens de traitement employés dans toutes les conditions des blessures de guerre que par une nouvelle et meilleure organisation des services sanitaires ; réalisant les trois principes fondamentaux de toute institution : l'autorité, la responsabilité, la solidarité. Nous croyons cependant avoir réuni assez d'exemples de traumatismes soumis aux méthodes de la conservation, de la résection et de l'amputation, pour permettre d'en tirer quelques enseignements utiles dont on aura sous les yeux les éléments ; la discussion en sera rendue plus facile et ramènera à l'expérience clinique, seul et dernier juge de toutes les questions que nous agitons. — Quand des milliers d'existences dépendent de la sagacité et de l'habileté des hommes de l'art, les erreurs, même légères, entraînent les conséquences les plus graves, en raison du nombre de ceux qui en sont victimes, et aucun effort ne saurait être négligé pour les éviter.

Épaule ou articulation scapulo-humérale. — Le choix du traitement, dans les fractures de cette jointure, dépend : 1° de l'étendue de la plaie produite (*blessure primitive*) ou à produire (*résection* ou *amputation*), en y comprenant la synoviale considérée comme surface traumatique, en raison des accidents auxquels elle expose, soit par l'inflammation qui l'atteint (époque d'*infiltration* et d'*infection* d'une très-grande gravité), soit par la suppuration dont elle devient le siège consécutif (période de *localisation circonscrite*, beaucoup moins dangereuse). Sous ce rapport, l'ablation totale ou partielle de l'épaule par un boulet ou un éclat d'obus, avec fracas des os, dilacération profonde et attrition profonde des parties molles, représente la plaie la plus étendue, tandis que le trajet d'une balle fracturant l'extrémité supérieure de l'humérus, sans blessure de l'artère axillaire et du plexus brachial, donne la plaie la plus petite et la plus simple ; 2° du nombre, du siège et de la gravité des complications : fractures multiples, plus ou moins prolongées ; fracas osseux, hémorrhagies, paralysies, contusions, infiltrations, menaces de gangrène ; 3° du temps nécessaire à la guérison. La désarticulation est le traitement le plus prompt. — La conservation et les résections viennent ensuite et diffèrent entre elles, à cet égard, selon le siège, l'étendue et la gravité des lésions.

Conservation. — La présence ou le passage d'une balle dans la tête de l'humérus n'empêche pas le malade de conserver son membre, et, quoiqu'il soit parfaitement indiqué d'extraire le projectile et les autres corps étrangers libres, l'on possède des exemples de guérison dans des cas où cette extraction n'avait pas été pratiquée. Nous avons assisté à une désarticulation du bras, faite par Larrey père sur un invalide, qui portait, depuis vingt ans, une balle enclavée dans l'extrémité spongieuse de la tête de l'humérus, où elle avait fini par déterminer des accidents inflammatoires de la plus grande gravité. La conservation d'un bras complétement paralysé semble peu favorable. Nous avons vu des malades guéris dans de pareilles conditions et portant avec gène un membre inutile. Sans doute, le chirurgien peut espérer la régénération, au moins partielle, des nerfs et le rétablissement de quelques mouvements ; mais cette réapparition des fonctions nerveuses est si rare qu'on ne saurait y compter, et il est plus avantageux de désarticuler le bras. L'immobilité, dans les cas de conservation, est le moyen le plus efficace. Le pus trouve une issue par l'ouverture de sortie, s'il en existe, ou par celle d'entrée. L'éponge préparée, le laminaria servent à entretenir et à dilater les plaies. Les collections sont ouvertes par de petites ponctions déclives maintenues béantes par des drains, si l'écoulement spontané ou par pressions répétées ne suffit pas.

Il n'est pas douteux que la conservation de l'épaule expose à de très-sérieux dangers, et sur les dix-neuf morts de fractures du membre supérieur, traitées par cette méthode à Bischwiller, sept appartenaient à l'épaule ; mais ces résultats sont inévitables dans la pratique actuelle de la chirurgie de guerre.

Les fractures simples, sans fracas osseux, de la tête, du col et de la tranche supérieure de la diaphyse de l'humérus, même avec lésions de la cavité glénoïde, sont susceptibles de guérison. L'articulation devient énorme, suppure, offre de vastes foyers purulents et est exposée aux hémorrhagies et aux infections. Les fragments libres, s'ils n'ont pas tous été primitivement extraits, doivent être enlevés dès qu'on les sentira dénudés et mobiles ; on se bornera à élargir momentanément la plaie par des corps dilatants, si cela suffit. Un travail actif d'ossification se produit, englobe les fragments adhérents et l'extrémité de la diaphyse, ou les fait disparaître par résorption, et une nouvelle jointure plus ou moins mobile ou une ankylose termine la cure. On se demande si ces résultats ne sont pas achetés par une excessive mortalité.

J'ai vu chez Mme Kunzer, à Bischwiller, le 5 septembre, avec M. le docteur Rapp, un blessé qui avait reçu une balle dans la tête de l'humérus, où le doigt rencontrait un trou arrondi. Le projectile était sorti en dedans du bord postérieur du scapulum, sans le briser. Des esquilles avaient été extraites.

La suppuration était abondante et la maigreur extrême. Quinze jours plus tard, les plaies étaient fermées; l'extrémité humérale descendue, par suite de la paralysie du deltoïde, à deux travers de doigt au-dessous de l'acromion. Le malade ne souffrait pas, conservait l'usage complet de l'avant-bras et de la main, portait le bras en avant et en arrière, et était fort satisfait de sa guérison.

Laurent Laffont, du 2ᵉ zouaves, âgé de 24 ans, fut frappé par une balle entrée près du rachis, au niveau du bord supérieur du scapulum, et sortie au milieu du moignon de l'épaule gauche, à deux travers de doigt au-dessous de l'acromion. Resté deux jours à Wœrth sans soins, puis pansé à l'eau froide, il fut conduit, le 9, à Haguenau et placé à l'école des Frères. M. Bœckel arrêta une hémorrhagie par la ligature de la scapulaire commune, pratiquée au fond d'une longue incision faite en arrière de l'épaule. Plusieurs esquilles furent retirées. Suppuration très-abondante provenant d'une collection s'étendant assez bas vers le coude. Les deux plaies d'entrée et de sortie communiquaient assez largement et les injections les traversaient. L'humérus cassé est un peu raccourci. La consolidation paraît solide; le moignon de l'épaule est aplati et les mouvements volontaires nuls. La jointure scapulo-humérale n'a jamais été très-gonflée. L'état général est bon et on peut espérer la guérison (7 octobre), qui s'est accomplie.

Jean Balereau, du 2ᵉ zouaves, âgé de 23 ans, eut le moignon de l'épaule gauche atteint par une balle sortie un peu en avant du bord antérieur du scapulum. Fracture humérale; extraction d'esquilles à l'école des filles; hémorrhagies arrêtées par le tamponnement. L'articulation n'a jamais été très-gonflée. Les mouvements semblent conservés. Un gros séquestre appartenant au fragment supérieur est encore adhérent et est enfoncé dans une excavation traumatique profonde. L'humérus n'est pas consolidé. Suppuration abondante; guérison probable, avec une fausse articulation, qui semble difficile à éviter (9 octobre).

Les succès de la conservation sembleraient donc assez peu communs, et il ne faudrait se résoudre à la tenter que dans les cas de fractures simples, sans fracas osseux et sans esquilles libres volumineuses.

Résection. — Baudens obtint, en Afrique, de beaux succès de la résection de la tête de l'humérus, opération qu'on devrait désirer substituer à la désarticulation; mais les conditions hygiéniques et atmosphériques au milieu desquelles nous avons opéré étaient bien différentes et expliquent la terminaison funeste de la plupart des résections qui furent pratiquées.

Pierre Mougniet, du 47ᵉ de ligne, âgé de 26 ans, fut réséqué de la tête humérale gauche, le 16 août, à Haguenau, par le professeur Sarazin, dans la maison de M. Tourchi. L'opération, faite par l'ancien procédé de Sabatier, appelé aujourd'hui par quelques chirurgiens *procédé à épaulette*, consista à enlever, au-dessous du bord externe de l'acromion, dans une hauteur de cinq à six centimètres, un lambeau deltoïdien triangulaire. Le malade était presque entièrement guéri le 4 octobre et avait éprouvé peu d'accidents. Le moignon de l'épaule est remplacé par une cicatrice très-profonde, assez large, presque triangulaire et portée en dedans vers l'aisselle. J'ai vu le malade plusieurs fois et j'ai pu constater sa guérison.

Joseph Sonnier, du 51ᵉ de ligne, âgé de 23 ans, ayant eu le col chirurgical de l'humérus fracturé par une balle restée dans la plaie, vint à Haguenau le 10, et fut reçu dans une maison particulière, où la balle et des esquilles furent extraites. Transporté, le 17 août, à l'école des filles, l'extrémité humérale y fut réséquée, le 20, par M. Bœckel. Un appareil amidonné fut seulement gardé trois jours et remplacé par un bandage de corps. Le 28 septembre, la plaie était cicatrisée dans les deux tiers de sa longueur et la guérison très-avancée. Je revis le malade le 7 octobre et je le trouvai dans les meilleures conditions.

Mohammed-ould-Moctar, lieutenant au 2ᵉ tirailleurs algériens, atteint de fracture de la tête humérale par un coup de feu, fut transporté, au bout de plusieurs jours, à l'ambulance de la Douane, dirigée par le Dᵣ Mayer, et il fut opéré par M. Bœckel. Une incision verticale antéro-interne, étendue de l'acromion au niveau de l'insertion deltoïdienne, permit d'enlever la tête, le col et une petite portion de la diaphyse de l'humérus. Le bras fut fixé le long du thorax et l'avant-bras ployé à angle droit. J'ai eu l'occasion de voir le malade à plusieurs reprises, et il ne survint aucun accident; pas de gonflement; plaie simple, marchant rapidement vers la cicatrisation, qui était presque complète le 9 octobre.

Ces trois opérés ont l'extrémité inférieure du bras, le coude, l'avant-bras et la main parfaitement libres; mais le bras ne fournit pas encore aux muscles un point d'appui solide, et les mouvements de flexion de l'avant-bras ne sont possibles qu'avec la précaution d'assujettir et de fixer le bras avec la main du côté opposé.

Trois autres réséqués de l'épaule par M. Bœckel succombèrent, et les quatre résections que je fis de la même articulation n'eurent pas plus de succès. En voici la relation sommaire :

Résection : le 14 août, de la tête de l'humérus droite, brisée en gros fragments, au delà du col, par une balle, qui y était restée enclavée. Incision verticale, à partir du bord externe de l'acromion. Section de la diaphyse à peu de distance du col. Le bras est fixé le long du corps. Le malade, carabinier athlétique, a parfaitement supporté l'opération et a perdu peu de sang. Aucune douleur consécutive. Soulagement; confiance. Cependant le membre se tuméfie dans toute sa longueur, mais particulièrement au-dessus du coude. Suppuration très-abondante. Plaie grisâtre et pultacée. Le 30 août, seizième jour de l'opération, hémorrhagie, qu'on arrête avec peine par le tamponnement. Un pus sanieux et abondant s'étend jusqu'au coude. Les parties molles sont indurées et décollées autour du périoste. Nous ne voyons d'autre ressource que la désarticulation scapulo-humérale, que nous pratiquons le lendemain 31. Le bras et l'avant-bras étaient infiltrés de pus, et l'humérus dénudé et surmonté de gros champignons grisâtres sortant du canal médullaire. Plaie de la désarticulation verdâtre, ulcéreuse, pultacée. Frissons le 2 septembre. Mort le 8. L'autopsie, faite en présence de M. le Dr Baudelot, professeur à la Faculté des sciences de Strasbourg, révéla des abcès pulmonaires métastatiques innombrables et deux pleurésies pseudo-membraneuses avec épanchements.

La désarticulation faite le 14 août, au lieu de la résection, eût-elle donné des résultats moins regrettables ? La constitution du malade était très-bonne ; l'écoulement du pus eût été mieux assuré, et on eût pu espérer une guérison beaucoup plus prompte. Aucun accident d'infection n'était survenu pendant les dix-huit premiers jours, et la cicatrisation du moignon eût été très-avancée à cette époque. Ce ne sont là, au reste, que des probabilités et de simples conjectures.

Dans les cas d'endémie infectieuse, où les chairs se boursoufflent, deviennent grisâtres, pultacées et ulcéreuses, sans aucune tendance à la réunion, et où la déclivité produit des effets d'engorgements passifs des plus fâcheux, on rencontre de grandes difficultés à donner au membre réséqué une position favorable. Si on le fixe le long du corps, les liquides filtrent et stagnent du côté du coude et y produisent des inflammations purulentes sanieuses ; si l'on étend le bras sur des coussins pour combattre cet engorgement, qui gagne jusqu'aux doigts, les liquides se portent vers l'épaule et l'omoplate, stagnent dans la cavité glénoïde et y provoquent des accidents analogues. Dans le premier cas, si l'avant-bras n'est pas suffisamment soutenu, les parties molles, privées de la portion réséquée de l'os, s'allongent et gênent la circulation. Dans le second, la diaphyse remonte vers la cavité glénoïde et les chairs, les comprime et les ulcère, et y détermine des altérations plus ou moins profondes et des hémorrhagies. On comprend tous les embarras et les dangers de pareilles complications, et combien il est difficile d'y remédier, quoique la verticalité du membre, le long de la poitrine, soit encore la position la moins dangereuse. Il est avantageux de mesurer le membre et de le fixer de manière à ce qu'il ne soit ni allongé ni trop raccourci.

L'opération en elle-même n'est pas sans difficultés et semble offrir quelques indications spéciales. Il est rare que les plaies produites par le projectile, ou l'une d'elles, puissent être comprises dans l'incision que pratique le chirurgien, et il reste alors un trajet fistuleux plus ou moins large et plus ou moins irrégulier et profond, qui devient souvent une cause d'accidents et se ferme avec une grande lenteur. La position habituelle des malades, en décubitus dorsal, paraîtrait favorable à une incision postérieure externe pour faciliter l'écoulement du pus ; mais il devient alors plus difficile de contourner la tête humérale et de détacher les insertions musculaires des grosse et petite tubérosités. On ouvre nécessairement les artères circonflexes, alors même que l'on se sert d'un grattoir, et il n'est pas toujours aisé d'apercevoir les bouts de la circonflexe postérieure, qui donnent parfois beaucoup de sang, et on est obligé de tamponner la plaie. Une petite incision accroît les obstacles de la résection ; une grande en augmente les dangers. La rugination de l'os circonscrit mieux le traumatisme, mais est d'une exécution peu aisée. Si l'on rencontre des fractures obliques descendant très-bas, il faut ou enlever le fragment encore adhérent ou l'abandonner à une consolidation spontanée exposée à de nombreuses chances de suppuration et de nécrose. Un point capital du traitement est d'immobiliser le membre le long de la poitrine, de manière à éviter le double inconvénient de froncer trop fortement les chairs sans consistance et sans appui qui s'étendent de la diaphyse réséquée à la cavité glénoïde, ou de les soumettre à une extension dangereuse, si le membre n'est pas assez soutenu et cède à son propre poids. On est encore menacé d'autres périls. Chez quelques malades, la partie inférieure du bras et parfois même l'avant-bras et la main s'engorgent, se tuméfient et deviennent le siége de suppurations diffuses, de périostite et de clapiers, et on est obligé d'élever le membre et de rendre la plaie de l'épaule déclive pour permettre l'écoulement des liquides, à moins de recourir à des contre-ouvertures, qui devraient être très-profondes s'il fallait arriver à l'os. Un autre inconvénient se présente si l'on élève le bras : le pus fuse vers la cavité glénoïde et le scapulum, y séjourne et les altère.

Le plus sage est de n'entreprendre que les résections limitées à la tête et au col de l'humérus, de faire une incision peu étendue, de diviser l'os avec la scie à chaîne, qui exige moins d'espace ; de fermer la plaie provisoirement avec quelques points de suture, et d'immobiliser le membre sans l'allonger ni le trop raccourcir, avec la précaution que l'extrémité osseuse n'exerce aucune pression sur les parties molles. Si la diaphyse était fracturée et les désordres considérables, on pratiquerait immédiatement la désarticulation. Il ne faut pas oublier que la résection humérale guérit assez lentement et que la persistance d'une plaie exposée à des contages infectieux est, comme nous l'avons dit, une cause permanente de danger.

Amputation scapulo-humérale ou *désarticulation de l'épaule.* — Les fractures compliquées des os de l'épaule, tête, grosse et petite tubérosités, extrémité de la diaphyse de l'humérus, acromion, apophyse coracoïde, cavité glénoïdale, exposent à des infiltrations purulentes très-étendues, aux infections, à la gangrène du membre, à un traitement long et compliqué, qu'on ait recours à la conservation ou à la résection, tandis que la désarticulation peut prévenir la plupart de ces accidents et donner des guérisons très-rapides.

Les résultats peu favorables qu'obtenaient de cette opération les chirurgiens du dernier siècle doivent être, en partie, attribués aux procédés suivis, et celui de Larrey a réalisé un véritable progrès sous ce rapport. Il faut, pour la chirurgie de guerre, des procédés faciles, simples, rapides, exempts de complications, et nous n'en connaissons pas qui réunisse plus d'avantages. L'incision verticale deltoïdienne permet de bien reconnaître le siége et l'étendue des altérations, et de se décider pour la résection ou la désarticulation, selon les indications. Les deux lambeaux antérieur et postérieur, taillés par transfixion, laissent les vaisseaux et les nerfs de l'aisselle intacts et donnent le moyen de comprimer ou de lier les artères circonflexes, et quand on termine la section des téguments de l'aisselle, l'artère axillaire, saisie entre les doigts d'un aide, peut ne pas donner une goutte de sang. Un des grands mérites de cette opération est de laisser l'aisselle sans replis ni lambeaux tégumentaires, ce qui permet aux liquides une libre issue, sans empêcher la réunion immédiate du reste de la plaie, qui doit être aussi petite que possible et débarrassée des grandes masses musculaires dorso-pectorales qui la compliqueraient inutilement. Comme la rétraction des muscles est très-considérable, il est indispensable de tailler des lambeaux cutanés assez étendus pour s'y prêter, sans nuire à la réunion. Un vaste lambeau demi-circulaire, embrassant le moignon de l'épaule, tel que nous l'avons décrit et pratiqué, donne également de beaux succès quand on a eu la précaution de terminer l'opération, comme Larrey, en rasant l'aisselle au moment de la section des nerfs et vaisseaux axillaires.

Dans le cas où les extrémités des nerfs font saillie au delà de la plaie, nous croyons utile de les tirer un peu en dehors et de les exciser pour prévenir les douleurs primitives ou consécutives dont ils peuvent être le siége. La perte complète du membre est, sans aucun doute, des plus regrettables ; mais la vie est moins compromise que par les autres moyens de traitement, au moins dans les conditions actuelles de la pratique chirurgicale, puisqu'on ne doit pas renoncer à l'espoir de rendre les résections moins dangereuses et de les substituer un jour à beaucoup d'amputations.

Voici quelques exemples de guérison :

Tiers supérieur de l'humérus gauche réduit en esquilles par un coup de feu. Désarticulation par un vaste lambeau acromio-coracoïdien. Guérison en trois semaines. — Moïse Broussal, du 3ᵉ de ligne, âgé de 20 ans, traité à l'hôpital de Haguenau, fut désarticulé, le 16 août, de l'épaule gauche, pour une fracture comminutive. Je suivis le procédé à lambeau supérieur, que j'ai décrit, en prenant la précaution de ne laisser ni replis, ni lambeau tégumentaire dans l'aisselle. La plaie fut réunie par première intention dans les trois quarts de sa circonférence, en laissant un orifice axillaire pour le passage des liquides. Ce malade guérit très-vite, se levait et se promenait au bout de trois semaines, et, à l'exception d'une anémie assez prononcée qui se dissipa au grand air et par l'exercice, il n'éprouva aucun accident.

Désarticulation de l'épaule par le procédé de Larrey. Guérison. — Alexandre Petit, tambour au 2ᵉ tirailleurs algériens, âgé de 28 ans, eut l'épaule gauche fracassée par une balle restée dans la plaie. Désarticulé le 10 août, par M. le Dʳ Blum, à l'école des filles, il eut, le 12, une hémorrhagie, arrêtée par la ligature ; puis un abcès dorsal, au pourtour de la plaie de sortie. Le 28 septembre, ce malade était presque entièrement guéri, et la cicatrisation était complète le 7 octobre. Moignon très-régulier.

M. le colonel de Grammont, désarticulé du bras gauche sur le champ de bataille, était presque entièrement guéri, le 17 du même mois, quand je le vis chez M. le comte de Leusse.

M. Lafon, lieutenant au 3ᵉ zouaves, désarticulation secondaire du bras gauche, chez M. Jæger-Luroth, à Bischwiller ; allait très-bien à la fin de septembre.

Barrière, du 17ᵉ bataillon de chasseurs. Désarticulation secondaire du bras par M. le Dʳ Christian, de Bischwiller ; allait bien fin septembre.

Émile Barbet, du 74ᵉ de ligne. Désarticulation secondaire du bras droit ; allait bien, le 29 septembre, à l'ambulance Kayser, de Bischwiller, et a guéri, ne figurant pas au tableau de mortalité.

Jean-Baptiste Merle, du 3ᵉ zouaves. Désarticulation secondaire du bras droit ; allait bien à sa fin de septembre, à Bischwiller.

Ces trois derniers malades se trouvent sur un tableau que M. Adolphe Setzer, de l'ambulance Kayser, eut la bonté d'établir, et l'on est d'autant plus en droit de les porter guéris, que leurs noms ne se trouvent pas parmi ceux des 119 morts à Bischwiller, relevés authentiquement à la mairie de cette ville.

Sept succès n'ont certainement rien de décisif en faveur d'une désarticulation pratiquée et favorablement jugée depuis les grandes guerres de ce siècle ; mais on peut leur accorder une valeur considérable, comparés au petit nombre des heureux résultats des conservés et des réséqués. Nous ne connaissons pas toutes les désarticulations qui furent pratiquées ; nous n'avons eu de renseignements que sur ceux de Bischwiller et de Haguenau, et nous ignorons la proportion des revers, dont nous n'avons observé que deux exemples sur les malades de notre service. Le premier, et le seul qui mérite d'être compté, fut la conséquence d'une infection produite par une suppuration de l'aisselle, étendue très-loin autour des vaisseaux et des nerfs du plexus brachial. La veine axillaire était très-épaissie, béante, comme tomenteuse intérieurement et remplie de pus. Le second cas de mort fut offert par un de nos réséqués de l'épaule, auquel nous enlevâmes le bras comme dernière ressource, et qui mourut d'abcès pulmonaires métastatiques innombrables et putrides et de deux épanchements pleurétiques de même nature.

En résumé, la désarticulation de l'épaule tient le premier rang comme moyen de salut ; vient ensuite la conservation et enfin la résection ; mais il faut tenir grand compte des avantages de la conservation, infiniment préférable, chaque fois qu'elle offre quelques chances de succès.

La résection l'emporte, dans cet ordre d'idées, sur la désarticulation, à laquelle il faut cependant recourir si l'extrémité de l'os est brisée dans plus du cinquième de sa longueur, les fragments volumineux, le scapulum atteint et le malade soumis à des transports longs et fatigants.

Bras. — Les fractures du bras par armes à feu sont assez communes, et nous en rapporterons de nombreux exemples. Les balles avaient été la cause de l'immense majorité des blessures. Les éclats d'obus avaient été exceptionnels, et un seul cas (ablation de l'extrémité supérieure du membre) était dû à un boulet.

La *conservation* doit être le but principal du chirurgien, et nos observations prouvent qu'elle peut être fréquemment suivie de succès. Nous y avons eu recours sur des malades auxquels l'amputation avait été conseillée, et nous avons eu la satisfaction de sauver des membres qui allaient être sacrifiés. Sans doute l'amputation réussit plus sûrement et plus promptement ; mais les usages de la main sont d'une si grande utilité, qu'on peut abandonner quelques chances de vie devant l'avantage de les conserver, dans tous les cas où les pertes de substance ne sont pas trop considérables et où les nerfs et les vaisseaux n'ont pas été totalement divisés.

Un raccourcissement, même de plusieurs centimètres, a peu d'importance, et la nécessité d'extraire des esquilles libres, multiples et volumineuses, n'est pas une contre-indication. Les pseudarthroses, si communes dans les fractures simples ordinaires, par suite de la difficulté d'immobiliser le bras, surtout dans sa moitié supérieure, sont très-rares à la suite des plaies d'armes à feu, et on en trouve la raison dans l'activité et l'étendue du travail ostéogénique. L'os brisé se résorbe en totalité ou en grande partie, s'entoure de productions osseuses nouvelles qui enveloppent ce qui reste des fragments et se confondent avec eux, forment un cal triple ou quadruple du cal ordinaire, en hauteur et en circonférence, et comme les parties molles sont enflammées et indurées, l'immobilisation du membre est presque spontanée. Les appareils contentifs sont utiles, sans contredit, au début, particulièrement pour empêcher les déplacements, les difformités, les inflammations et les suppurations diffuses ; mais ils deviendraient inutiles à la fin de la cure, s'ils n'étaient des moyens de protection contre les violences extérieures et des positions défavorables, surtout pendant le sommeil. Quand on saisit le membre entre les mains, le bras paraît en voie d'ossification au niveau des os fracturés, et on aurait de la peine à y déterminer de la mobilité, car il faudrait pour cela rompre quelques-unes des ossifications continues déjà produites. Le plus grand danger est celui des esquilles, qui entretiennent des trajets fistuleux et des suppurations profondes ; mais la possibilité, pour le malade, de se promener à l'air libre, de reprendre des forces par l'exercice et l'emploi des gouttières en fil de fer, ou des appareils inamovibles, amidonnés, silicatés ou plâtrés, assurent très-heureusement la guérison. Dans quelques ambulances, où l'on comptait beaucoup d'amputations du bras, on ne rencontrait pas ou peu de conservations, ce qui semblait indiquer une sorte de parti pris en faveur de l'amputation.

Voici quelques cas de conservation qui sont la confirmation de ces remarques :

Louis Roux, du 3e de ligne. Fracture du tiers supérieur de l'humérus droit par une balle. Resté vingt-quatre sur le champ de bataille ; transporté le 11 août à l'hôpital de Haguenau ; on le traite par l'appareil de Scultet ; allait très-bien le 26 septembre, mais était atteint de paraplégie, par suite d'un éclat d'obus à la région dorsale.

Pierre Devineau, du 47e de ligne. Fracture du tiers inférieur de l'humérus par une balle qui n'est pas sortie. Extraction du projectile à l'ambulance de Reichshoffen. Transporté à la Douane le 12 août et à l'hôpital le 13. Nous enlevons, à son arrivée, quelques esquilles libres. Menace de phlegmon : appareil de Scultet. Appareil plâtré au commencement de septembre. Le 30 de ce mois, la consolidation commence, quoiqu'on reconnaisse encore la présence de quelques esquilles. État général très-favorable.

Augustin Grassemy, sergent au 2e tirailleurs algériens. Fracture du tiers moyen de l'humérus droit par une balle. Resté sans soins pendant plusieurs jours, on le transporte le 10 à la Douane et le 14 à l'hôpital, où je le fais chloroformer, pour extraire de nombreuses esquilles. Suppuration très-étendue et très-abondante. Attelles en carton mieux supportées que l'appareil plâtré. Plaie en voie de consolidation fin septembre et état général très-favorable.

Jean Pallot, du 36e de ligne. Fracture du tiers moyen de l'humérus gauche par une balle. Attelles à l'ambulance de Frœschwiller jusqu'au 8. Transporté le 9 à l'hôpital, où nous le trouvons. Application d'attelles plâtrées. Deux abcès accompagnés chaque fois de frissons. État favorable fin septembre, malgré une suppuration encore abondante.

Eugène Ladrey, du 2e zouaves. Fracture au tiers supérieur de l'humérus gauche ; pansement à Frœschwiller, jusqu'au 14, à l'eau froide ; transporté ce jour-là à l'hôpital de Haguenau. Suppuration énorme, sans abcès ni autres accidents. Commencement de consolidation dès os et état général favorable à la fin de septembre avec amélioration progressive dans les premiers jours d'octobre.

Amputation. — Nous croyons cette opération indiquée chaque fois que les os et les parties molles sont trop profondément lésés pour en faire espérer la conservation. Les cas n'en sont pas, néanmoins, très-communs, parce qu'alors les complications s'étendent à l'épaule ou au coude et modifient complétement le siége et la nature de la blessure. La paralysie du bras par destruction des principaux nerfs, l'ablation d'une grande étendue de la peau et des muscles, la destruction, par phagédénisme et par la pourriture d'hôpital, d'une portion trop considérable de téguments pour permettre la cicatrisation, enfin la gangrène envahissante ou limitée motivent et imposent habituellement le sacrifice du membre. Les blessures du coude et celles de la partie supérieure de l'avant-bras sont de nouvelles causes d'amputation du bras, et si nous ne parlons pas de la désarticulation du coude, c'est que nous ne la croyons pas favorable, malgré quelques rares exemples de succès.

Les procédés qui laissent peu de muscles et assez de peau pour fermer immédiatement la plaie sont les meilleurs; le circulaire et celui à un seul lambeau supérieur donnent d'excellents résultats.

Nous n'hésitons pas à affirmer que dans les lieux infectés et infectieux il faut couper l'humérus de 14 à 18 ou 20 centimètres environ au-dessous de l'acromion, au point de l'insertion du tendon du deltoïde, région où le bras présente le moins de circonférence et le moins de muscles. Nous avons nommé ce point : *le lieu d'élection de l'amputation du bras*, et nous avons constaté partout et toujours que les amputés dont les moignons avaient guéri le plus promptement et avec le moins d'accidents étaient ceux dont le bras avait été coupé au tiers supérieur. Sur le nombre total des amputés avec succès, les trois quarts l'avaient été au lieu d'élection, sciemment ou fortuitement. La plaie est alors beaucoup plus petite, les muscles rares et plus courts, les engorgements moins fréquents, tandis que plus l'amputation se rapproche du coude et plus les muscles biceps, triceps, brachial antérieur, sont épais et représentent des faisceaux fusiformes, tels que le biceps, dont la tuméfaction et l'inflammation sont très-difficiles à dissiper. Ces muscles se renflent à leur point de section, suppurent à leur périphérie, se rétractent le long du périoste, qui reste à nu. Des ostéites et des ostéomyélites surviennent, ainsi que des périostites consécutives, avec abcès et trajets fistuleux, et les malades courent les plus grands dangers.

On pourrait objecter qu'un moignon aussi court rendra moins de services qu'un moignon plus long; mais, quoique probable, ce fait pourrait être, jusqu'à un certain point, contesté. Le bras coupé à la dépression deltoïdienne conserve ses mouvements d'élévation, d'abaissement contre la poitrine, et est porté facilement en avant et en arrière par les muscles grand pectoral et grand dorsal. La circumduction est libre et le malade place facilement un corps quelconque sous l'aisselle et peut se servir d'un membre artificiel. Ce sont là les usages principaux d'un moignon brachial, et ils restent complets.

Parmi les blessés que nous avons amputés, nous avons été obligé de lier l'artère humérale à un brigadier au 2⁰ cuirassiers, nommé Victor Gaillot, dont nous citerons l'observation, et auquel nous avions coupé le bras au tiers moyen. Ce blessé nous donna longtemps beaucoup d'inquiétudes et guérit avec lenteur et difficultés. Un autre amputé tertiairement à la fin de septembre pour une destruction phagédénique du coude, eut des frissons et succomba. Nous avons signalé un autre blessé qui mourut d'une sorte de gangrène ou plutôt d'infiltration putride. Le tableau de M. le Dᵣ Levy donne cinq morts sur seize amputés du bras, et celui de Bischwiller en compte cinq. L'opération présente donc des dangers très-réels; mais, faite au lieu d'élection, elle sauve beaucoup de malades et est une des plus heureuses de la chirurgie.

Germain Rouler, 30 ans, sapeur au 48ᵉ de ligne. Fracture du tiers inférieur de l'humérus gauche par une balle. Pansé à l'eau froide, à Frœschwiller. Amené le 12 à l'hôpital de Haguenau, où il est amputé le 15, au lieu d'élection, par M. le Dᵣ Bœckel neveu. Léger engorgement du moignon, qui cède à la cautérisation ponctuée. Aucun autre accident. Se levait et se promenait au commencement de septembre et était complétement guéri à la fin du mois.

Joseph Robert, 30 ans, du 3ᵉ de ligne. Fracture au tiers supérieur de l'humérus gauche et à la mâchoire. Transporté à l'hôpital de Haguenau au bout de quelques jours. L'amputation du bras a été pratiquée au lieu d'élection et a rapidement guéri.

Emile Caillot, 27 ans, maréchal des logis chef au 12ᵉ d'artillerie. Fracture du tiers supérieur de l'humérus droit par un éclat d'obus. Amputé primitivement le 7 à l'ambulance de Fræschwiller. Transporté au Petit-Quartier, à Haguenau, le 9. Moignon très-court ; aucun accident ; complétement guéri le 15 septembre.

Alexis Raffer, **24 ans**, du 2ᵉ zouaves. Fracture du tiers inférieur de l'humérus droit par un éclat d'obus. Se rend lui-même à l'ambulance de Fræschwiller, où on place le membre dans un appareil en fil de laiton. Transporté le 10 à l'école des filles, et amputé le lendemain par M. le Dʳ Koller. Guérison rapide et sans accidents.

Coude. — Les fractures du coude par armes à feu, avec plaie articulaire, peuvent être guéries par les trois méthodes de traitement dont nous avons étudié les applications : la *conservation*, la *résection* et l'*amputation*, et quelques-unes des difficultés que nous avons rencontrées pour l'épaule vont se retrouver ici.

Quoique la résection du coude, dans la pratique ordinaire et particulièrement pour les affections chroniques, soit une des plus belles et des plus heureuses opérations de la chirurgie, nous ne l'avons cependant pas pratiquée, malgré les occasions multipliées qui s'en présentaient, et nous n'en connaissons qu'un exemple malheureux. Notre abstention, imitée par la plupart de nos confrères, était motivée par l'étendue et la complication de la plaie, comprenant les extrémités de trois os, dont la réunion par un nouveau tissu fibreux ou par ankylose exige beaucoup de temps et expose, en conséquence, aux plus grands dangers. Nos recherches sur le rôle du périoste dans les résections articulaires nous ôtaient toute confiance dans l'idée d'employer cette membrane à la régénération des os, et si nous avions tenté quelques résections, nous eussions isolé les os du périoste dans le seul but de mieux prévenir les pertes de sang, les incisions inutiles et l'irrégularité de la plaie.

La *conservation* de la jointure huméro-cubito-radiale peut être suivie de succès, et nous en avons observé un assez grand nombre de cas. Mais nous devons ajouter que les probabilités de la guérison sont en raison inverse de l'étendue et de la gravité du fracas des os. On réussit particulièrement lorsque le projectile n'a atteint qu'un os, en l'effleurant, le creusant en gouttière, ou brisant une portion de l'olécrane ou des saillies condyliennes ; mais la fragmentation de l'extrémité articulaire de l'humérus ou du cubitus entraînait des terminaisons funestes. Nous ne contestons pas néanmoins la possibilité ni l'existence de résultats favorables, mais nous les croyons très-rares, tandis qu'ils sont assez fréquents lorsque les os sont restés en place et intacts, au moins dans leur continuité, sans grosses esquilles complétement isolées, telles que la partie articulaire et cartilagineuse de l'humérus.

Modes de guérison des fractures articulaires avec plaie. — On est trop disposé, dans la pratique ordinaire, où les arthropathies sont presque toujours chroniques et produites ou entretenues par un état constitutionnel spécifique ou diathésique, telle que la scrofule par exemple, à croire les guérisons spontanées très-difficiles.

Nous avons déjà combattu cette opinion dans nos enseignements cliniques et soutenu l'avis qu'il fallait beaucoup compter sur le bénéfice du temps ; opinion défendue, du reste, par de grandes et d'anciennes autorités.

Dans la chirurgie de guerre, où les blessés sont généralement jeunes et sains et les traumatismes violents, le travail de consolidation des fractures articulaires s'opère avec une grande énergie. Après des accidents primitifs excessivement graves, tels que : gonflements énormes des membres par infiltration de liquides plus ou moins altérés, comme la synovie purulente ou décomposée, menaces de gangrène, fusées et collections purulentes très-redoutables, la fièvre diminue, le pus s'écoule par les plaies, surtout par celle de sortie, tandis que celle d'entrée se cicatrise, et si l'on ouvre les collections, sur les points déclives, par une ou plusieurs ponctions très-étroites avec la pointe d'une lancette, tous ces grands foyers diminuent, se recollent et n'empêchent ni la conservation du membre ni sa consolidation, avec ou sans ankylose. Le traitement le plus favorable paraît, au début de la blessure, l'immobilisation complète de la jointure ; la cautérisation ponctuée ; des embrocations huileuses et, plus tard, de larges cataplasmes et des canules ou drains pour l'écoulement du pus. Les larges incisions ne paraissent pas favorables, et la plaie doit être le moins possible exposée à l'influence de l'air. L'indication de l'occlusion par la peau ménagée nous semble très-positive. Il est rare que l'on puisse recourir aux irrigations froides continues et prolongées ; mais les pansements à l'eau froide, dès les premiers moments de la blessure, ont paru donner de bons résultats, sans valoir cependant l'immobilisation.

L'ablation des esquilles et des fragments osseux complétement libres ne devrait pas être négligée avant l'application d'un appareil ; mais quand ces fragments sont nombreux, d'un gros volume et le danger très-menaçant, l'amputation est le moyen le plus sûr, à moins qu'on ne tente la résection.

Comme nous supposons la conservation adoptée et les accidents primitifs en voie d'amélioration et de décroissance, les os blessés disparaissent en partie par nécrobiose graisseuse et s'entourent d'ossifications nouvelles. De petits séquestres s'éliminent ou sont extraits ; les os se reforment en restant volumineux, la suppuration diminue, les plaies se ferment et le membre conserve ses mouvements ou s'ankylose. On ne saurait se dissimuler les dangers immanents de la cure tant qu'elle n'est pas complétement terminée. Les hémorrhagies, la gangrène, les infections purulentes et putrides, les angioleucites, les phlébites, le phagédénisme, la diphthérie, l'ostéo-myélite, la pourriture d'hôpital sont de terribles complications ; mais un assez grand nombre de malades y échappent et ont l'immense avantage de conserver leur membre et de se servir facilement de leur main, quand le coude a été placé à angle droit et a perdu ses mouvements, ce qui n'est pas constant. On doit, au reste, dès que l'absence de l'inflammation et de la douleur le permet, mobiliser l'articulation, puisque tel est le plus sûr moyen de la reconstituer dans ses formes naturelles et d'en conserver, au moins partiellement, l'emploi.

On sera obligé, dans beaucoup de cas, de recourir à des amputations consécutives ; mais la main est d'une telle importance qu'on doit braver de très-grands dangers pour en éviter le sacrifice.

Voici quelques exemples de conservation :

Lerouch-ben-Boudgina, du 2ᵉ tirailleurs algériens, a eu la partie postérieure du coude gauche traversée par une balle ; l'olécrane a été brisé et permettait d'introduire le doigt dans la jointure. Gonflement énorme du bras et de l'avant-bras, convertis en une vaste poche purulente ; écoulement difficile et incomplet du pus par l'ouverture olécranienne. Traité les premiers jours à l'eau froide ; arrivé le 11 à l'hôpital. Cautérisations ponctuées ; incision étroite, mais profonde, à la partie postérieure du bras, où nous plaçons un tube en caoutchouc, laissé ouvert au-dessus d'un vase où s'écoule chaque jour un demi-litre de pus. Disparition du gonflement ; grande diminution de la suppuration ; état général excellent. Des portions brisées de l'olécrane adhérentes sont abandonnées dans la plaie. Le 30 septembre, tout fait espérer la guérison, qui était en très-bonne voie le 11 octobre.

Pierre Plas, du 96ᵉ de ligne, âgé de 21 ans, a eu le coude gauche traversé par une balle, et on a pratiqué l'extraction de nombreux fragments appartenant aux surfaces articulaires. Le malade a passé huit jours à Reichshoffen, où on a pansé ses plaies avec de la charpie. Transporté le 12 à la Douane de Haguenau ; le 14, à l'hôpital, il a refusé l'amputation que nous lui proposions. Extraction d'esquilles. Allait très-bien le 26 septembre et on supposait sa guérison prochaine, lorsque les plaies deviennent phagédéniques, s'ulcèrent et occupent rapidement par destruction des téguments tout le tiers, au moins, des parties postérieure, inférieure et latérale du bras. Le tendon du triceps est à nu et mortifié. Irrigations répétées avec des solutions tantôt phéniquées, tantôt au perchlorure de fer et à l'azotate d'argent. État alarmant au commencement d'octobre, où nous quittons Haguenau. Cet exemple montre à quels dangers persistants sont exposées les conservations.

Jean-Baptiste Schreiner, du 3ᵉ zouaves, âgé de 25 ans, a eu le coude droit traversé par une balle entrée à trois travers de doigt au-dessus et un peu en avant du bord externe de l'épicondyle et sortie au côté externe de la base de l'olécrane. Pansé à l'eau froide les premiers jours, il est entré à l'hôpital le 14 août. Extraction d'esquilles ; nombreux abcès ; la plaie d'entrée est entièrement cicatrisée et la plaie olécranienne presque fermée le 1ᵉʳ octobre. Le membre n'est pas entièrement ankylosé et de légers mouvements de la jointure sont possibles. La guérison paraît assurée et le malade jouit d'une excellente santé, ne porte plus d'appareils et sort tous les jours. Je l'ai rencontré deux mois plus tard, complétement guéri.

Antoine Julien, du 3ᵉ de ligne, âgé de 26 ans, a eu le coude gauche traversé par une balle, qui, entrée en arrière de l'articulation, a glissé le long de l'humérus jusqu'à l'épaule, d'où elle a été extraite, au presbytère de Pfaffenhoffen, en laissant supposer que la jointure scapulo-humérale avait été ouverte. Transporté le 16 septembre au Petit-Quartier, où l'amputation consécutive du bras a été proposée, puis remise à cause de la suppuration de l'épaule : abcès nombreux ; pronostic douteux le 27 septembre : mais amélioration progressive, m'a-t-on dit depuis cette époque.

Goudon, du 9ᵉ cuirassiers, âgé de 24 ans, a eu le coude droit traversé de part en part. La petite tête du radius est sortie en totalité ; mais le malade n'en a gardé qu'une moitié brisée de 0ᵐ,02 de hauteur, dont le cartilage et le contour sont parfaitement conservés et reconnaissables. Le malade se levait le 15 septembre, et il n'y avait plus de gonflement, lorsque de nouveaux abcès se sont formés et ont été ouverts le 2 octobre. Le 9, je vois ce malade, avec le M. Dʳ Mayer, à l'ambulance de la Douane, et le membre paraît dans un état excellent.

Lerouk-ben-Bouchaman, du 2ᵉ tirailleurs algériens, fracture du coude gauche et de l'extrémité inférieure de la diaphyse humérale par une balle. Pansé les premiers jours à l'eau froide. Transporté le 14 à l'hôpital de Haguenau, où je lui propose l'amputation du bras, qu'il refuse. Gonflement énorme ; vastes suppurations ; débridements. Tubes de drainage. A eu quelques frissons combattus par des cautérisations ponctuées et le sulfate de quinine. État favorable le 26 septembre. Nouveaux abcès à ouvrir. Allait bien dans les premiers jours d'octobre.

Résection du coude. — Nous ne connaissons qu'un seul cas de résection du coude pratiquée à Haguenau. Le malade allait assez mal le 25 septembre, et il a fini par succomber. Les plaies étaient blafardes et boursouflées. Nous avons exposé les motifs qui nous avaient fait rejeter cette opération dans les conditions actuelles de la chirurgie de guerre, et nous ne les rappellerons pas.

Amputation. — Nous y avons eu recours dans tous les cas où la jointure était fracturée avec fracas osseux considérables, et nous pouvons dire que les amputations du bras ont généralement réussi. Quelques-uns des opérés étaient guéris à la fin d'août et beaucoup se promenaient dès le commencement du mois de septembre.

Pierre Bergey, du 36ᵉ de ligne, âgé de 24 ans. Coude gauche traversé par une balle. Reste sur le champ de bataille jusqu'au 8 août. Transporté ce jour-là à la Douane, puis le lendemain 9 à l'hôpital. Traité jusqu'au 14 par l'eau froide. Gonflement énorme ; menace de gangrène. Nous l'amputons ce jour-là, au tiers inférieur du bras par lambeau antérieur ou supérieur. Deux frissons. Diarrhée persistante ; plusieurs hémoptysies. Guéri le 1ᵉʳ octobre de son opération ; mais la respiration reste très-gênée.

Avant-bras. — Les fractures par armes à feu des os de l'avant-bras, dans leur continuité, peuvent être traitées par la conservation toutes les fois que les os ne sont pas brisés en éclats, dans une étendue considérable, avec contusions violentes et destruction des parties molles, division des nerfs et des artères, très-nombreuses et communiquant par de vastes anastomoses, de manière à rendre les hémorrhagies fréquentes et répétées. Ces complications expliquent les amputations du bras, qui ont été souvent pratiquées pour les fractures simultanées du cubitus et du radius rapprochées du coude. Si un seul os est fracturé, le second, resté intact, sert d'attelles, prévient la mobilité et le déplacement des fragments, et la guérison devient très-probable.

Conservation. — La première règle en cas de fracture des deux os, après l'extraction des esquilles libres, est d'assurer l'immobilité du membre par un appareil plâtré, garni de ouate, avec des fenêtres communiquant avec les plaies. Si l'on craignait une tuméfaction dangereuse ou qu'on eût à la combattre, il faudrait se borner à l'application d'une attelle plâtrée embrassant les parties postérieure et légèrement latérale de l'avant-bras, du poignet et de la main, pour prévenir les mouvements et le déplacement dangereux des fragments. Cette attelle serait soutenue par deux circulaires plâtrées, l'une près ou au-dessus du coude, l'autre autour de la main, ou par tout autre moyen contentif. Nous avons vu réséquer avec la scie les extrémités fragmentaires d'une fracture des deux os, mais nous ne saurions approuver cette opération, qui nous paraît de nature à augmenter l'étendue et les désordres du traumatisme et aggraver la position du malade. Les résections partielles de continuité doivent rester exceptionnelles et réservées aux cas de la saillie d'un fragment aigu et dénudé, traversant les chairs ou menaçant de les ulcérer.

Les hémorrhagies sont fort difficiles à combattre. Si l'on va chercher l'artère pour en lier les deux bouts au-dessus et au-dessous du point lésé, on produit des plaies très-étendues. Si l'on comprime dans la blessure, on détermine des mortifications partielles, des dénudations osseuses, des fusées purulentes et leurs conséquences. La compression extérieure gêne la circulation, engorge le membre et risque beaucoup de ne pas réussir. La ligature de l'humérale est incertaine et rarement curative. Ces faits montrent que les hémorrhagies primitives ou consécutives de l'avant-bras fracturé sont des accidents fort sérieux qui peuvent décider le chirurgien à l'amputation, si d'autres motifs indiquent en même temps cette opération.

Fracture d'un seul os de l'avant-bras (cubitus). Conservation. Guérison. — Joseph Jacquet, 30 ans, sergent-major au 18e de ligne. Cubitus droit fracturé par une balle au tiers supérieur. Se rend lui-même à l'ambulance de Reichshoffen. Pansements à l'eau phéniquée. Transporté le 10 à Haguenau, dans une maison particulière. Hémorrhagies, qui le forcent à entrer à l'hôpital le 16. Tamponnements avec l'eau de Pagliari, puis le perchlorure de fer ; extraction d'esquilles. On craint à deux reprises d'être obligé de recourir à l'amputation. Abcès ouverts le long de l'avant-bras. Va bien fin septembre et conservera très-probablement les mouvements de pronation et de supination de l'avant-bras.

Fracture d'un seul os de l'avant-bras (cubitus). Conservation. Guérison. — Joseph Jocteur, 23 ans, du 47e de ligne. Cubitus gauche fracturé au tiers supérieur. La balle n'est pas sortie et a été retirée plus tard au côté interne du bras. Le blessé s'est rendu immédiatement à Haguenau, moitié à pied, moitié en voiture. Entré à l'école des filles ; M. le Dr Blum extrait quelques esquilles et résèque l'extrémité du fragment supérieur le 10 août. Abcès et suppuration. Allait assez bien le 27 septembre.

Amputation. — Dans le cas où les complications semblent trop graves pour permettre la conservation du membre, on a recours à l'amputation du bras, lorsque ces lésions s'étendent près du coude, et à celle du tiers ou de la moitié supérieure de l'avant-bras, pour les fractures du tiers inférieur de ce membre. Les indications de cette dernière opération sont assez rares et sont ordinairement fournies par les fractures du poignet, où nous les étudierons.

Voici deux exemples d'amputation du bras faite dans les conditions que nous avons supposées.

Fracture compliquée des deux os de l'avant-bras au tiers supérieur. Hémorrhagies répétées. Amputation du bras. Guérison probable. — Raymond Lafinte, 25 ans, du 3e de ligne. Fracture comminutive, par une balle, des deux os de l'avant-bras gauche, à leur tiers supérieur, avec de nombreuses esquilles. Pansé du 6 au 12 près du champ de bataille ; amené le 12 à Haguenau, à la Douane ; le 14 à l'hôpital. Cet homme avait déjà eu plusieurs hémorrhagies arrêtées par le perchlorure. Une nouvelle perte de sang me décide à l'amputer, le 16, au tiers inférieur du bras. Hémorrhagies répétées qui semblent démontrer une sorte d'hémophilie ou une prédisposition hémorrhagique accidentelle et morbide. Nous lions l'artère brachiale sur deux points écartés de 0m,015 et nous la divisons entre les deux ligatures. Abcès le long du moignon, assez étendus. Le malade était en voie de guérison à la fin de septembre, quoique encore faible et anémié.

Fracture des deux os de l'avant-bras au tiers supérieur. Amputation immédiate du bras. Guérison. — Marie Devaux, 28 ans, du 36e de ligne. Fracture, par une balle, de la partie supérieure de l'avant-bras droit. Ramassé sur le champ de bataille et amputé le lendemain au tiers inférieur du bras par M. Sarazin, chirurgien major, chef de l'ambulance de Frœschwiller. Le malade, transporté à l'hôpital de Haguenau, où il fut atteint de quelques faibles hémorrhagies, se levait et allait parfaitement le 25 septembre.

Poignet. — Les fractures de l'articulation radio-carpienne n'ont pas été très-communes, et les essais de conservation ont trouvé, dans ce cas, peu de partisans. Le volume et le nombre des os, la présence d'artères volumineuses, de vastes synoviales ; la multiplicité des tendons et des bourses muqueuses environnantes, les adhérences consécutives à la suppuration, amenant de vraies ou de fausses ankyloses, et l'immobilité plus ou moins considérable de la main et des doigts, paraissent des contre-indications fort sérieuses, quoique la main, quelque déformée et immobile qu'on la suppose, puisse encore rendre de très-grands services ne serait-ce que comme moyen de support et d'opposition. Les mêmes raisons ont également fait repousser la résection, que nous n'avons pas pratiquée et dont nous n'avons pas vu d'exemples.

Il est évident, cependant, que dans le cas où les désordres ne seraient pas très-profonds et où l'un des os de l'avant-bras ou quelques-uns seulement des os de la première rangée du carpe seraient lésés, sans grands fracas osseux ni destruction de nombreux tendons, on devrait tenter la conservation ou essayer une résection partielle; mais quand le radius est en éclats, la jointure largement ouverte, les tendons et les ligaments déchirés, l'amputation devient nécessaire, et ne sauve pas même la vie quand elle a été entreprise trop tardivement, comme nous en citons une observation. La chirurgie réclame de nouvelles recherches à ce sujet et l'examen détaillé d'un plus grand nombre de faits.

L'extraction des esquilles, l'occlusion des plaies, l'immobilisation du membre s'appliqueraient également à la conservation et à la résection. Quant aux amputations de l'avant-bras dont nous nous sommes déjà occupé, nous nous bornerons à recommander de laisser peu de tendons et de muscles dans la plaie, pour éviter les fusées purulentes et l'engorgement du moignon, que la peau et l'aponévrose superficielle étranglent facilement aux deux tiers supérieurs de l'avant-bras, malgré les débridements que l'on opère. Aussi pourrait-on recourir à un ou deux petits lambeaux tégumentaires et, en tout cas, à la réunion immédiate.

Conservation du poignet gauche fracturé. Guérison. — Mohamed-ben-Chqir, du 2e tirailleurs algériens, eut le poignet gauche traversé par une balle et les os du carpe brisés. Arrivé le 7 août à Haguenau et reçu à l'école des filles, il y refusa l'amputation, et était presque entièrement guéri le 2 octobre, après de nombreux abcès et une suppuration très-abondante et prolongée. La main, ankylosée dans la flexion, était presque immobilisée par des adhérences, et il serait intéressant de revoir ce malade dans un an.

Essai de conservation du poignet fracturé par une balle. Amputation tardive au bout d'un mois. Mort. — M. le Dr Rapp, de Bischwiller, me montra, au commencement de septembre, un jeune engagé volontaire. Ce jeune homme était atteint de fracture du poignet, dont on avait tenté la conservation. Douleurs très-vives; fusées purulentes; engorgement étendu à l'avant-bras et à la main; état diphthérique; os cassés et nécrosés. L'amputation fut pratiquée le 7 septembre et amena un grand soulagement; mais l'état pultacé et couenneux reparut, et le malade, ayant entrepris de retourner dans sa famille avec sa sœur et son beau-frère, qui étaient venus le chercher, fut obligé de s'arrêter à Bâle, où il succomba, d'après ce qui m'a été rapporté.

Fracture du poignet par une balle. Essai de conservation. Amputation tardive de l'avant-bras. Mort. — La balle avait brisé l'extrémité inférieure du radius en traversant l'articulation, sans lésions du cubitus ni des os du carpe. Immobilité du membre sur un coussin, après l'extraction de quelques esquilles. Hémorrhagies répétées. Ligature des deux bouts de l'artère radiale incomplétement divisée; gonflement énorme; des frissons; douleurs excessives; fusées purulentes dans la main et jusqu'au tiers supérieur du bras. Le malade réclame l'amputation, qui est pratiquée à la partie moyenne de l'avant-bras, le 28 août, par la méthode circulaire. Gonflement excessif du moignon; étranglement malgré deux débridements latéraux; état diphthérique et sensibilité excessive de la plaie; nouveaux frissons le 10 septembre. A partir de ce moment, le moignon se dégorge et va de mieux en mieux, tandis que l'état de la poitrine s'aggrave, et le malade meurt, le 22, d'abcès pulmonaires métastatiques avec un double épanchement pleurétique.

Résection. — Nous n'en avons vu aucun exemple.

Amputation.

Fracture du poignet. Amputation le troisième jour de la blessure. Guérison. — Joseph Charlot, caporal au 20e bataillon de chasseurs, âgé de 20 ans, a eu les extrémités inférieures des os de l'avant-bras gauche et le carpe fracturés par une balle. Amputé, le 9 août, au tiers moyen de l'avant-bras, par M. Jœssel. Se promenait hors la ville le 27 septembre.

Fracture du poignet. Amputation de l'avant-bras le deuxième jour. Guérison. — Saïd-Mohamed, du 3e tirailleurs algériens, a eu l'articulation radio-carpienne gauche brisée par une balle. Amputé, le 8 août, au tiers inférieur de l'avant-bras, par M. Jessel. Aucun accident; plaie presque fermée le 27 septembre.

Fracture du poignet. Amputation immédiate. Guérison. — Marc Devaux, du 56ᵉ de ligne, ayant eu le poignet droit traversé par une balle, fut immédiatement amputé à la partie moyenne de l'avant-bras par M. Sarazin. Venu à Haguenau le 9 août, il s'est bien porté jusqu'au 13 septembre, où il a été atteint d'ulcérations couenneuses, avec boursouflement, sensibilité très-vive et destruction sinueuse du moignon. Quelques confrères avaient proposé l'amputation du bras, dont je combattis l'opportunité, en faisant remarquer qu'une récidive serait menaçante tant que l'état du malade ne serait pas modifié. Des pansements très-fréquents et des lotions avec l'eau phéniquée, le vin aromatique et une faible solution d'azotate d'argent amenèrent la détersion de la plaie, et le 2 octobre, la guérison était presque terminée.

Cet exemple démontre clairement le danger que courent les blessés, même amputés immédiatement et en pleine voie de cicatrisation, lorsqu'ils sont laissés dans des milieux infectieux, comme nous en citerons plusieurs autres cas.

La conclusion de ces faits et des considérations que nous avons exposées est que la conservation est très-périlleuse, la résection inapplicable, dans la plupart des cas, et l'amputation de l'avant-bras immédiatement pratiquée, la règle générale des fractures du poignet.

Main. — La multitude des articulations de la main rend très-rares les fractures par armes à feu bornées à la continuité des os, et nous ne nous en occuperons pas. L'expectation, malgré ses dangers, est manifestement la seule conduite à tenir. On enlève les esquilles libres, on prévient ou on combat une inflammation trop vive par des lotions froides et l'immobilité ; on lie les artères ouvertes, on les comprime simplement ou avec de la charpie imprégnée d'eau de Pagliari ou d'une solution de perchlorure de fer. On les cautérise avec un peu de pâte Canquoin et l'on voit les plaies se cicatriser très-régulièrement, d'abord celle d'entrée, plus tard celle de sortie, au travers de laquelle on favorise l'écoulement du pus par de douces pressions. Lorsque toutes les esquilles, primitives ou consécutives, et les petits fragments osseux nécrosés ont été éliminés, les blessés recouvrent en grande partie l'usage de leur membre. La conservation est donc la règle générale, les résections partielles, exceptionnelles, et les amputations limitées aux portions de doigt ou de la région métacarpienne, dont le sacrifice est d'absolue nécessité.

Nous avons eu sous les yeux de nombreux exemples de plaies articulaires des métacarpiens et des phalanges, et nous les avons vues habituellement guérir.

Hanche. — *Articulation coxo-fémorale.* — Les belles statistiques américaines, modèles de hiérarchie, de moralité professionnelle, d'activité, d'ardeur et de dévouement scientifique et humanitaire, ont démontré la possibilité du succès des résections et des désarticulations primaires du fémur, que nous avions mises autrefois en doute.

Dans les conditions d'insalubrité où nous opérions, nous n'avons pas osé poursuivre de pareilles hardiesses opératoires et nous avons préféré l'expectation, nous réservant, dans le cas où la vitalité des malades serait assez énergique pour résister aux complications habituelles des fractures par armes à feu de l'extrémité supérieure du fémur, d'aviser ultérieurement à la conduite à tenir.

Nous sommes complétement l'avis d'enlever les fragments mobiles et la tête isolée du fémur, de laisser une voie à la ....ration par de gros drains placés dans la plaie, et d'ouvrir plus tard les collections p.. ..tes par les ponctions étroites, pour les soustraire à l'introduction et au contact de l'air extérieur ; mais nous hésiterions à pratiquer la désarticulation immédiate, malgré les trois succès américains, à moins d'une impérieuse et absolue nécessité. Le seul malade atteint de plaie pénétrante avec fracture de la jointure coxo-fémorale que nous eûmes l'occasion d'observer dans notre service, succomba le douzième jour de sa blessure à des accidents infectieux. Un autre blessé, désarticulé par M. Jœssel à la période secondaire, eut une hémorrhagie grave et mourut avec une plaie couenneuse, sans aucune réunion, même partielle, des lambeaux, malgré les points de suture qui avaient été appliqués.

Tels sont les seuls faits dont nous avons eu connaissance. Nous avons raconté l'histoire

I.

44

d'un jeune officier de zouaves dont on voulait désarticuler la cuisse et qui est aujourd'hui, janvier 1871, en pleine voie de guérison. Les observations relatives à cette grande question des fractures de la tête du fémur ne manqueront probablement pas lorsque les chefs de service des nombreuses ambulances de campagne auront le temps de les publier, et nous verrons quelles auront été les influences des diverses conditions hygiéniques et pathologiques sur les résultats de l'expectation, de la résection et de la désarticulation, dans les cas où ces divers modes de traitement auront été appliqués.

Cuisse. — L'extrême mortalité de l'amputation de la cuisse, dans la chirurgie de guerre, et les ennuis et les accidents que causent les moyens de prothèse destinés à remplacer ce membre, nous ont conduit à renoncer à cette opération dans tous les cas où la nécessité la plus évidente ne l'imposait pas. Les ablations partielles ou totales par un boulet, un éclat d'obus; des fracas osseux très-étendus avec division de l'artère, de la veine crurale et du nerf sciatique; la gangrène, les fractures avec large ouverture du genou et fragmentation des condyles du fémur et du tibia, sont les seules complications qui semblent empêcher absolument la conservation de la cuisse. Celle-ci offre sans doute des périls considérables et entraîne une multitude d'accidents funestes; mais, à supposer que l'on dût obtenir le même nombre de guérisons par l'une et l'autre de ces méthodes, la conservation donnerait encore des résultats très-supérieurs, puisque les malades pourraient encore se servir de leur membre, quelque difforme qu'on le suppose, beaucoup mieux que d'un cuissart. Nous ne sommes nullement certain qu'une revue des fracturés de la cuisse donne plus d'amputés que de conservés, et, à ce point de vue, le problème serait résolu; car beaucoup de conservés ont été amputés consécutivement, et d'autres blessés, amputés primitivement, auraient pu conserver leur membre, de sorte qu'à chances égales, les amputés devraient être beaucoup plus nombreux.

On ne saurait prétendre que le degré de vitalité des blessés est la seule cause de leur guérison ou de leur mort, et qu'il est indifférent de les traiter par la conservation ou l'amputation, puisque certaines amputations sont indispensables, et que de nombreux conservés ont été tardivement amputés et ont guéri.

La conservation comme l'amputation ont donc chacune des indications particulières et des probabilités plus ou moins heureuses; nous essaierons de les distinguer.

Conservation. — Une des meilleures preuves des avantages et de la supériorité des conservations de la cuisse est que beaucoup de blessés qui avaient refusé l'amputation ou auxquels on n'avait pas osé la pratiquer, en raison de l'extrême gravité de leur état, ont cependant guéri.

Belioul-ben-Kouda, du 1er tirailleurs algériens. Fémur droit fracturé par une balle, au tiers moyen. Resté sans soins pendant trois jours sur le champ de bataille. Transporté le 9 août à l'école des filles, y refuse l'amputation. Suppuration énorme; gonflement; déviation du membre; pas de consolidation. État général assez mauvais le 27 septembre. Revu le 2 octobre; allait un peu mieux; le 7 octobre, je le trouvai en très-bon état et presque entièrement consolidé, avec un raccourcissement de 0m,07. Guérison très-probable.

Nous avons vu, dans d'autres ambulances, quatre malades atteints de fracture du fémur par armes à feu, qui ont affirmé, en présence des chefs de service et sans être contredits, qu'ils avaient refusé l'amputation. Chez la plupart, la cuisse, étendue sur sa face externe, en rotation en dehors, était assez bien consolidée pour être spontanément soulevée, ainsi que la jambe, par les malades, et les plaies étaient guéries avec un raccourcissement plus ou moins considérable et un cal très-volumineux. Nous croyons qu'on trouverait de pareils exemples en assez grand nombre si l'on examinait tous les membres conservés; mais ceux que nous citons prouvent suffisamment que l'instinct et la volonté des malades ont indiqué la conduite à tenir et prouvé clairement la possibilité de la conservation dans des cas où d'habiles chirurgiens l'avaient méconnue.

Nous ne croyons pas qu'une fracture comminutive de la diaphyse fémorale avec éclats fragmentaires isolés soit susceptible de guérison par immobilité et occlusion ; mais si les fragments sont adhérents, peu nombreux et l'immobilité complète, nous comprenons l'absence des accidents et la possibilité de la cicatrisation des plaies et de la consolidation des os. La plus dangereuse et la principale raison de l'inflammation et de la suppuration est le mouvement ; en le supprimant on évite toute irritation locale ; la reconstitution organique s'opère graduellement et la guérison en est la suite. Les projectiles eux-mêmes, enfermés et immobilisés au milieu des chairs, n'y excitent pas toujours d'inflammation ni d'ulcération ; mais aussitôt que la mobilité y provoque des frottements, un travail d'irritation se manifeste, et c'est ainsi que des portions de balles ou des balles entières, cachées dans un membre immobilisé et restées indolentes, déterminent des abcès ou commencent à se rapprocher de la peau dès que les membres ont repris leurs usages. Nous serions donc disposé à revenir aux appareils d'occlusion et d'immobilisation de Larrey, avec modifications quelconques de son étoupade, dans les cas de fractures peu compliquées, c'est-à-dire sans grands désordres des parties molles et sans fragments osseux isolés. La chirurgie de guerre, appréciant la valeur des cas individuels et la possibilité de modifier les moyens de l'art selon les indications les plus variées, se préoccupe des méthodes curatives les plus heureuses et ne doit pas renoncer à de remarquables succès par une crainte exagérée des complications, surtout lorsqu'on voit tant de conservations ou d'amputations suivies de résultats funestes, après les soins les plus compliqués et les plus minutieux, mais les plus stériles.

Il ne faudrait pas oublier que le plus grand nombre des blessés atteints de fractures de cuisse, par armes à feu, sont destinés à périr quoi qu'on fasse, surtout en raison de l'insalubrité des conditions atmosphériques auxquelles ils seront exposés, et l'art est autorisé à de grandes hardiesses pour diminuer ces fatales mortalités.

Les observations suivantes sont des exemples de succès de la conservation.

Zaïd-ben-Joussel, du 3ᵉ tirailleurs algériens, âgé de 31 ans, a été frappé par une balle au niveau du grand trochanter droit, qui paraît n'avoir été que partiellement fracturé. Arrivé le 8 août à l'école des Frères, on débride la plaie et on la panse à l'eau phéniquée. Aucun appareil de contention ; pas d'accidents. La plaie est presque entièrement guérie, et le malade commence à marcher avec des béquilles le 29 septembre.

Ici la conservation était imposée par la nature même de la blessure, et le succès a été complet.

Auguste Durin, du 36ᵉ de ligne, âgé de 22 ans, a eu le tiers moyen de la cuisse droite fracturé par une balle. Resté trois jours sur le champ de bataille, est pansé avec des attelles. Conduit à Soultz, et le 11 août à l'école des Frères, où on lui applique un appareil plâtré, qui n'est levé que le 22 septembre. Aucun accident. Plaies guéries. Consolidation presque complète de la fracture le 8 octobre, jour où je le vois, avec 0ᵐ,06 de raccourcissement.

Cet exemple vient à l'appui de la méthode d'application des appareils inamovibles, après la non-apparition ou la disparition de la première période du gonflement inflammatoire. C'est une sorte de méthode mixte entre l'occlusion et l'immobilisation immédiates des plaies compliquées de fractures de la cuisse, et les mêmes moyens appliqués tardivement et dans des conditions à certains égards moins favorables, puisque la suppuration est établie. On se préserve, il est vrai, de l'étranglement, qui expose aux complications les plus dangereuses par l'inextensibilité de l'appareil. La conduite à tenir peut varier, selon que le malade est destiné à rester sous les yeux du chirurgien ou doit être transporté au loin, sans secours assurés, au moins pendant quelques jours. La perfection des appareils et la gravité des blessures expliquent la conduite du chirurgien.

Abd-el-Kader-ben-Massa, du 1ᵉʳ tirailleurs algériens, âgé de 26 ans, a eu le fémur droit complètement fracturé au tiers supérieur. Resté vingt-quatre heures sur le champ de bataille, ensuite pansé avec des attelles ordinaires et conduit le 10 à l'école des Frères. Accidents nuls. Guéri le 7 octobre avec 0ᵐ,06 de raccourcissement.

Pierre Schneider, du 88e de ligne, a eu la cuisse gauche fracturée par une balle, à la réunion du tiers supérieur avec le tiers moyen. Transporté le 9 août à l'école des filles; continue à y être pansé avec des attelles ordinaires jusqu'au 17 septembre. Depuis ce moment on laisse ouvertes les plaies, dont on retire des morceaux de balle. Accidents nuls. Consolidation de la fracture, et guérison, avec raccourcissement de 0m,06, le 7 octobre. Le membre est encore très-tuméfié et sans mouvement d'élévation possible; mais les plaies sont fermées, l'état général excellent, et le cal, assez volumineux, se fortifie de jour en jour.

Venance Paoli, sous-lieutenant au 47e de ligne, âgé de 34 ans. Fémur droit complétement fracturé par une balle, au tiers supérieur. Pansement, pendant trois jours, dans une maison particulière, avec deux attelles. Transporté le 10 août à l'école des filles. Nouvel appareil gardé jusqu'au 24 septembre. Accidents nuls. Plaies guéries et consolidation de la fracture, avec raccourcissement de 0m,06 le 7 octobre.

Les exemples de frissons sans terminaison funeste plus ou moins prompte ont été beaucoup plus fréquents sur les blessés dont les membres étaient conservés que sur les amputés. Ceux-ci ont presque tous péri tôt ou tard et parfois au moment où les moignons étaient en très-bon état et presque cicatrisés; les abcès pulmonaires métastatiques s'aggravaient et enlevaient le malade.

Nous avons vu à Bischwiller, avec M. le Dr Rapp, divers malades.

Le capitaine Sancery, du 48e de ligne, était entièrement guéri d'une fracture de la partie moyenne de la cuisse droite par une balle, dont les plaies d'entrée et de sortie étaient fermées au commencement du mois d'octobre, le cal était solide, avec un raccourcissement de 0m,05. Le seul traitement avait été un double plan incliné, sur lequel la jambe et la cuisse étaient étendues. La suppuration n'a pas été très-abondante; aucune esquille n'a été extraite et le succès est complet.

Ces exemples ne laissent pas de doute sur les avantages de la conservation de la cuisse. Dans la plupart des cas que nous avons rapportés, les blessures n'avaient pas été compliquées de grands fracas osseux, et les esquilles n'étaient ni volumineuses ni en grand nombre. Le fémur avait été plus souvent brisé dans ses deux tiers supérieurs qu'au tiers inférieur. Cette circonstance mériterait une attention particulière, parce qu'il serait possible qu'on eût habituellement amputé la cuisse dans ce dernier cas et qu'on ait reculé devant l'opération pour les parties supérieures du membre, où elle ne réussit que rarement.

Plusieurs malades dont la cuisse était fracturée très-haut ont guéri, même après l'extraction d'assez gros fragments osseux, et nous citerions peu d'amputations heureuses pour de pareilles fractures. Il ne faut pas oublier qu'une amputation au tiers supérieur de la cuisse suppose la fracture au tiers moyen, puisque l'os est toujours scié plus haut que les chairs, et que, pour ne pas laisser de fissures ni d'éclats dans la partie conservée de la diaphyse, on la divise à une certaine distance au-dessus du point où elle a été brisée. Nous serions, en conséquence, autorisé à admettre que la conservation est de rigueur dans toutes les fractures des deux tiers supérieurs de la cuisse, et qu'elle présentera des chances de guérison d'autant plus favorables que la lésion sera moins compliquée de fracas osseux. L'immobilité est manifestement un des plus sûrs moyens de succès. L'extraction des esquilles libres serait pratiquée immédiatement après la blessure, les plaies fermées par occlusion et un bandage ouaté et plâtré appliqué sur toute la longueur du membre, ou tout autre appareil solidifié avec l'amidon ou le silicate de potasse, dont l'usage devrait peut-être être réservé pour la fin du traitement, en raison de la difficulté qu'on éprouve à le ramollir et à l'enlever. On placerait des fenêtres vis-à-vis des plaies, avec la précaution de les fermer tant que l'abondance du pus n'en exigerait pas l'ouverture. Les faits montrent que l'appareil de Scultet a souvent réussi comme le double plan incliné, et que la simple position du membre sur sa face externe avec légère flexion du genou, a donné d'assez nombreuses guérisons dans les cas où le gonflement était énorme et la suppuration très-abondante. Plus tard, on redresse le membre, on le replace peu à peu sur sa face postérieure et on le fixe avec une longue attelle externe, seule ou combinée avec une autre attelle antérieure et une troisième interne, et on pratique graduellement des efforts d'extension, momentanés ou permanents, selon l'irritabilité du malade et l'étendue de la déviation et du raccourcissement.

La saillie des fragments sous la peau ne réclame pas de résection ; avec le temps, l'os se résorbe, se fixe au milieu du tissu fibreux environnant et n'amène plus d'accidents. On se borne à donner au membre la position convenable pour en éviter la pression et les accidents qui en seraient la suite. L'abaissement, l'abduction ou l'adduction du fragment inférieur, au moyen de coussins et d'autres soutiens, suffisent généralement pour arriver à ce résultat. Il paraît contre-indiqué d'ouvrir largement les foyers purulents qui se vident par la plaie de sortie, et si l'on jugeait une contre-ouverture nécessaire, on la ferait très-étroite avec la pointe d'une lancette effilée, et on aiderait à l'issue du pus par des pansements et des pressions réitérés. Ces petites plaies ne tendent pas à se fermer tant que l'écoulement les entretient, et il suffit ordinairement d'en décoller les bords le premier ou le second jour, avec une tête d'épingle, pour les rendre fistuleuses. On évite ainsi de produire une surface traumatique récente et, par cela même, dangereuse, et on prévient l'influence directe de l'air sur les parois du foyer.

Ces traitements, avec la multitude des indications qu'ils imposent : le choix des appareils, la position à donner, les pansements à faire, les moyens de prévenir et de combattre les complications et d'obtenir la cicatrisation des plaies et la formation d'un cal régulier, exigent beaucoup de soins et de temps, mais sont récompensés par de véritables succès. Les revers ne doivent pas surprendre et sont nombreux et inévitables dans les cas les plus compliqués ou lorsque les malades sont déjà gravement affectés ou d'une faible vitalité. Sur le tableau de mortalité des blessés de Bischwiller, nous trouvons quinze cas de fractures de cuisses traitées par conservation, et il en a été de même à peu près partout.

Amputation. — Malgré l'extrême danger de l'amputation de la cuisse, on se trouve dans la nécessité de pratiquer assez souvent cette opération, dont les indications sont plus variées que celles de la conservation. Cette dernière ne s'applique qu'aux fractures mêmes de la cuisse, tandis que les amputations sont exigées par les blessures graves du genou, les fractures comminutives, l'ablation par un boulet et la gangrène de la partie supérieure de la jambe. Si l'on comparait seulement la conservation et l'amputation de la cuisse réclamées par les fractures du fémur, on verrait que le nombre des guérisons obtenues par la conservation est de beaucoup supérieur à celui de l'amputation, et même en prenant celle-ci avec ses différentes causes provenant du genou et de la jambe, la supériorité numérique des conservations l'emporterait, croyons-nous, encore. On voit, dès lors, comment la question se présente et s'impose.

M. Gustave Bourson, lieutenant au 56ᵉ de ligne, âgé de 36 ans, a eu le genou gauche traversé par une balle, avec éclats osseux. Amputé circulairement par M. le Dr Mayer, le 9 août. La réunion de la plaie d'avant en arrière, avec des sutures, a parfaitement réussi, à l'exception de la partie interne du moignon, répondant à l'os. Pas d'accidents. Aujourd'hui 9 octobre, le malade se porte parfaitement, et il ne reste qu'un léger suintement au côté interne de la plaie, entretenu probablement par quelque parcelle osseuse. On sent au-dessous des téguments un gonflement osseux très-considérable, produit certainement par des productions engaînantes nouvelles et la destruction centrale de l'ancien os. Cette partie du moignon, haute de cinq travers de doigt, est sensible à la pression et sa circonférence est égale à celle du côté opposé, soit 0ᵐ,38 ; mais au-dessus, la cuisse amputée ne présente plus que 0ᵐ,40, et celle du côté sain 0ᵐ,44. Il faut, comme on le voit, tenir compte de l'atrophie consécutive à l'opération, pour s'expliquer le gonflement osseux que nous signalons, et qui disparaîtra peu à peu sans déterminer d'accident.

Fracture de la cuisse droite près du genou. Gangrène de la jambe. Amputation. Frisson le 17 septembre. Résection de la diaphyse saillante le 27. Mort le 9 octobre. — Adélaïde Thierry, 23 ans, du 18ᵉ de ligne. Cuisse droite fracturée près du genou. Reste sans soins pendant trois jours. Transporté à l'hôpital de Haguenau, nous le trouvons atteint de gonflement énorme de la jambe, avec commencement de sphacèle. Amputation de la cuisse, au tiers inférieur, par lambeau antérieur. La plaie se dégorge et n'est le siége d'aucun accident primitif, mais est très-sensible ; spasmes répétés ; sous l'influence d'une extrême irritabilité musculaire, le moignon, au bout d'un mois, était complétement conique. État général excellent. Appétit, sommeil, confiance ; aucune douleur. Peu à peu les surfaces traumatiques deviennent grisâtres, légèrement ulcéreuses ; l'os s'enflamme et est atteint de nécroses partielles ; un gros champignon grisâtre fait saillie au delà du canal médullaire ; un frisson a lieu le 17 septembre et ne se répète pas. Le vin de quinquina et le sulfate de quinine à doses fractionnées, le vin de Malaga, des boissons chaudes et diaphorétiques, une légère purgation arrêtent les accidents, qui n'ont plus reparu depuis ce moment, mais ont laissé la respiration gênée, de la toux, de la faiblesse, de l'anxiété et une grande préoccupation d'une fin inévitable et prochaine. Cependant le malade paraît en voie d'amélioration, et comme le moignon est très-volumineux, parsemé de trajets fistuleux profonds, blafard, irritable, que la suppuration est grisâtre, très-abondante, et que l'os dénudé et nécrosé à une grande hauteur est le principal obstacle à la guérison, nous nous décidons, le 29 septembre, à en pratiquer la résection.

Le moignon présentait deux parties distinctes : l'une extérieure ou de circonférence, formée par les chairs et par la peau ; l'autre centrale, arrondie, de 0^m,14 de contour à sa portion moyenne, était constituée par un nouvel os, uni à l'ancien par une couche épaisse de tissu rougeâtre, tomenteux, velouté, véritable paroi ostéogénique, se transformant en tissu osseux et recouverte elle-même, par places, de granulations très-serrées et très-vasculaires, dont quelques-unes avaient jusqu'à 0^m,01 d'épaisseur. Lorsque j'eus séparé, avec une spatule, l'ancien os des ostéophytes qui l'entouraient, et qu'il me fallut rompre en dehors pour écarter les chairs, je le sciai à près d'un décimètre de hauteur, et je détachai en même temps un fragment interne, de nouvelle formation, ayant 0^m,03 de largeur sur 0^m,04 de hauteur. Je retirai encore quelques fragments et je laissai dans la plaie les autres ostéophytes, qui remontaient beaucoup plus haut encore que la section diaphysaire.

L'ancien os offrait des modifications très-notables. Une première virole, de 0^m,003 de hauteur, blanche, nacrée et nécrosée, était surmontée d'un épais champignon grisâtre, sortant du canal osseux et ressemblant à la moelle qui y était contenue, et dans laquelle on observait de petits foyers blanchâtres, semblables à du pus. Au delà de la virole, l'os était rougeâtre, érodé, détruit et à jour sur certains points, terminé en pointes irrégulières à d'autres endroits et en voie de résorption. Ainsi il était comme fendu en dehors, manquait partiellement en dedans, où il se continuait par une sorte d'engrenage et d'invagination avec le nouvel os circonvoisin.

On voit que l'érosion et l'absorption, signalées par tous les anciens expérimentateurs (David, Troja, etc.), étaient très-marquées.

Nous dûmes tamponner la plaie avec de l'eau de Pagliari pour arrêter le sang. Quelques jours plus tard, et au premier pansement, la diaphyse, malgré l'étendue de la résection, était presque aussi saillante qu'auparavant, et la plupart des ostéophytes mis à nu étaient nécrosés et se détachèrent spontanément ou furent extraits. La suppuration ne fut nullement modifiée ; la diarrhée devint colliquative, et comme les soins de propreté étaient très-difficiles à obtenir, le scrotum fut atteint d'érysipèle et se gangrena. Une sœur à laquelle le malade s'était attaché, et qui lui avait témoigné beaucoup d'intérêt, fut envoyée dans une autre ville, et le pauvre opéré, après diverses alternatives de mieux et d'aggravation, succomba le 9 octobre. Le fémur était rempli de pus à plus de 0^m,1 de hauteur, et de vastes plaques d'ostéoses engainantes étaient noirâtres et suppurées dans la même étendue. Les deux poumons étaient remplis d'abcès, dont un, à droite, avait le volume du poing. Épanchements grisâtres et sanieux dans les deux plèvres.

Cet exemple de soins journaliers donnés, pendant plus de deux mois, à un blessé, jeune, sain, bien constitué, qu'on ne parvint pas à sauver, montre la triste situation des chirurgiens luttant contre de mauvaises conditions hygiéniques dans des milieux infectieux. Jusqu'au 17 septembre, époque du premier frisson, on avait cru la guérison presque certaine. L'espoir avait reparu, huit jours plus tard, par la non-réapparition du frisson ; mais la résolution des accidents métastatiques n'était qu'apparente, et les altérations, un instant stationnaires, firent bientôt de nouveaux progrès.

Changé de lieu et transporté à un meilleur air, même après l'apparition des complications infectieuses, cet homme eût pu guérir avec ou sans résection diaphysaire ; mais dans un milieu infecté, les accidents devaient se continuer et s'aggraver. Il nous paraîtrait peu rationnel, après une pareille démonstration, de compter sur la réussite des résections diaphysaires comme méthode ou moyen préconçu de traitement, et il faut les réserver aux cas exceptionnels où elles s'imposent, cas beaucoup plus rares qu'on ne le supposerait, puisque la nature remplace presque toujours ici l'action chirurgicale avec supériorité. Les séquestres se détachent, les diaphyses enflammées se résorbent, les ostéophytes disparaissent ; les chairs et la peau, attirées par la rétractilité inodulaire, s'avancent vers le centre du moignon, le rétrécissent et finissent par le fermer au moyen d'une cicatrice plus ou moins étroite. L'intervention de l'homme de l'art doit, en tout cas, être très-tardive, très-réservée et bornée aux seules indications d'une nécessité absolue.

Philibert Cherpin, 28 ans, du 78e de ligne. Balle ayant traversé le genou, d'avant en arrière, avec fracas des extrémités articulaires. Resté vingt-quatre heures sur le champ de bataille ; transporté le 9 à l'hôpital de Haguenau. Traitement provisoire par l'eau froide, puis hémorrhagie et commencement d'infiltration de la cuisse, que nous amputons le 15 au tiers intérieur. Ce malade a éprouvé des accidents multipliés ; plusieurs hémorrhagies difficilement arrêtées par la ligature et le tamponnement ; gangrène partielle du lambeau antérieur, qui rend la plaie circulaire; gonflement considérable et persistant du moignon, ostéomyélite : abcès, nécrose de la diaphyse ; trajets fistuleux très-profonds ; diarrhée répétée : ictère ; plaintes continuelles, est persuadé et répète tous les jours qu'on ne le sauvera pas et qu'il est condamné à mourir. Cet homme cependant, qui n'a jamais eu de frisson, commence, à la fin de septembre, à se mieux porter. M. Schnellbach incise quelques trajets fistuleux jusqu'à l'os à la partie postérieure du membre. La plaie, longtemps couenneuse, se délerge, et la guérison était très-avancée et semblait certaine le 12 octobre.

Jean Chauvelle, 23 ans, du 74e de ligne. Balle ayant fracassé le genou gauche. Amputé immédiatement le 7 par un lambeau antérieur ; transporté le 11 août à l'hôpital de Haguenau, ce malade n'a éprouvé d'autres accidents que des érysipèles provenant de la pression de la diaphyse contre le lambeau, qui était très-mince. Le moignon dépourvu de chairs semblait formé uniquement par l'os et la peau, qui fut menacée plusieurs fois d'ulcération. Cependant la guérison était complète au commencement d'octobre, et il n'y eut aucune trace d'infection.

Ce malade a été un des rares exemples d'amputation immédiate guérie sans aucun accident infectieux, malgré un long séjour dans les salles de l'hôpital, et ne peut être cité à l'appui de la valeur des opérations pratiquées dans les premières vingt-quatre heures.

Genou. *Articulation fémoro-tibiale. Indications.* — Les plaies pénétrantes du genou, avec fracture et fragmentation des os, paraissent exiger impérieusement l'amputation immédiate de la cuisse, malgré les terribles dangers de cette opération. Tout retard amène des accidents si formidables de gangrène, d'infiltrations purulentes aiguës étendues à la totalité de la cuisse, d'infections pyohémiques et septi-pyhémiques, qu'on se trouve dans la nécessité de recourir à une amputation secondaire, quelques jours plus tard, avec moins de chances encore de succès. L'expectation semble donc, dans ces cas, absolument contre-indiquée. Nous en dirons autant de la résection, que les progrès de la chirurgie rendront peut-être applicable un jour.

Les guérisons des amputés de la cuisse sont si rares qu'on ne saurait trop chercher les moyens de perfectionner les procédés de résection et d'en rendre les résultats moins fatals. De meilleures conditions de salubrité, l'occlusion des plaies, l'immobilisation du membre conduiront, on doit l'espérer, peut-être à des réussites, aujourd'hui impossibles ou tellement exceptionnelles et achetées par des probabilités de mort si multipliées et si menaçantes, que nous n'avons pas osé entreprendre ni conseiller cette résection, que nous repoussons absolument.

Les fractures simples, linéaires, et les érosions osseuses, en sillons, en gouttières, en ouvertures arrondies ou irrégulières, sans séparation complète des extrémités articulaires, entraînent ordinairement la mort ou imposent des amputations secondaires, presque toujours funestes ; mais la conservation n'en est pas néanmoins impossible, et les avantages en sont si grands qu'on peut être disposé à la tenter. Dans ce cas, l'occlusion des plaies, l'immobilisation, ou des irrigations froides, des applications froides, des conditions de salubrité favorables, un régime diététique sévère et, plus tard, l'ouverture étroite des collections ; la cautérisation ponctuée, pour maintenir ou réveiller la vitalité, prévenir et combattre les inflammations diffuses, les menaces de gangrène, les angioleucites et les phlébites ; les applications émollientes, les tubes de drainage et tous les moyens que les chirurgiens puiseront dans leur sagacité et leur expérience, seront mis en usage et favorisés par des soins continus et incessants.

Dans le cas où les balles n'ont fait qu'effleurer, entamer ou traverser la synoviale sans fracturer les os ni en intéresser profondément les surfaces articulaires, la conservation est manifestement indiquée.

Les faits suivants, rapportés dans leur ordre de gravité, paraissent confirmer ces doctrines, et si la pénétration articulaire peut être contestée sur quelques malades, le doute n'est pas permis pour beaucoup d'autres, et l'incrédulité que nous apportions à de tels succès, a dû céder au nombre et à l'évidence des guérisons.

François Bazillais, du 17ᵉ bataillon de chasseurs, 26 ans, a été atteint par une balle entrée à moins d'un travers de doigt au-dessus de la partie moyenne et supérieure de la rotule gauche, et sortie, après un trajet presque horizontal, immédiatement au-dessus des tendons qui forment la paroi interne du creux poplité. Ni hémorrhagie ni paralysie. Gonflement très-considérable du genou, de la cuisse et de la moitié supérieure de la jambe. Eau froide, puis cataplasmes. Évacué des environs de Niederbronn sur l'hôpital de Haguenau. Nous trouvons, le 10 septembre, les plaies cicatrisées. Le genou, plus volumineux que celui du côté droit de 0ᵐ,03, présentait un peu d'hydarthrose. Les mouvements de flexion sont gênés, mais peu douloureux. Nous appliquons un appareil plâtré pour prévenir toute imprudence. et à la fin du mois nous ne constatons plus aucun épanchement articulaire. On donne des béquilles au malade et on lui permet de se lever et de reprendre peu à peu l'usage de son membre.

Amable Breda, du 36ᵉ de ligne, âgé de 25 ans, a eu la partie supérieure et antérieure du genou droit traversée obliquement par une balle qui est passée au-dessous du bord supérieur externe de la rotule et est sortie en dedans à 0ᵐ,01 au moins au-dessus et en dedans du bord interne du même os. L'articulation a été nécessairement ouverte. Transporté à la Douane, le 8 août, M. le Dʳ Mayer a eu recours à des applications froides jusqu'au 18 août, et a placé le membre dans une gouttière de fil de fer, le 27 du même mois. Le gonflement, qui a été très-considérable, a diminué successivement ; les plaies étaient fermées dans le mois de septembre et encore écartées l'une de l'autre, à cette époque, de 0ᵐ,10, en raison de la tuméfaction persistante de l'article avec empâtement des deux côtés du ligament rotulien. Santé parfaite. La guérison est à peu près complète le 2 octobre ; les cicatrices solides, et les mouvements, quoique un peu gênés dans la flexion, ne causent aucune douleur. Le 9 octobre, restait 0ᵐ,03 de tuméfaction. Une ligne transversale tirée horizontalement au-dessus du bord supérieur de la rotule laisse la plaie d'entrée à 0ᵐ,01, au-dessous et celle de sortie à 0ᵐ,01 au-dessus. On n'a pas encore permis au malade se lever.

Alfred Anselet, brigadier au 2ᵉ cuirassiers, 21 ans, a été frappé par une balle à la partie interne du genou. Le projectile n'est pas sorti. On l'a cherché avec le doigt et un stylet à une profondeur, dit le malade, de 0ᵐ,03. Gonflement très-considérable, sans autres accidents. La cicatrice est complète, large et étoilée, à la fin de septembre et le genou libre et le malade parfaitement guéri. Qu'est devenue la balle ? A-t-elle glissé de bas en haut le long de la cuisse, ou de haut en bas vers la jambe ? Il semble impossible que les os, si superficiels au milieu de la face interne du genou, n'aient pas été fortement entamés et la synoviale ouverte, malgré les doutes que l'on pourrait formuler à cet égard.

Talah-ben-Mohammed, du 3ᵉ tirailleurs algériens, âgé de 21 ans, a été blessé au genou par une balle entrée d'arrière en avant et de dedans en dehors au niveau du condyle interne du tibia. Le projectile n'est pas sorti et a été trouvé plus tard entre la tubérosité antérieure du tibia et le bord inférieur de la rotule, d'où M. le Dʳ Mayer l'a extrait par incision le 13 septembre. La balle, que j'ai examinée, offrait deux gouttières assez profondes séparées par une cloison étroite, et s'était évidemment déformée sur un os. Le doigt porté dans l'articulation a senti les surfaces articulaires du fémur et du tibia intactes. Le traitement a consisté en irrigations froides continuées jusque vers la fin de septembre, où l'on a placé dans l'incision un tube de drainage. Abcès à la jambe et frisson. Le 29 septembre, ouverture de l'abcès. Amélioration. Le 3 octobre, le malade va bien.

Ici la blessure a été indubitablement pénétrante, avec érosion osseuse profonde et proéminence du projectile dans la jointure.

J'ai revu ce malade le 9 octobre. Ses plaies suppurent, mais il paraissait se porter très-bien. Le genou est légèrement fléchi et dans l'abduction.

M. de Finance, capitaine adjudant-major au 9ᵉ cuirassiers, a été atteint au genou droit par une balle entrée au travers du bord interne et supérieur de la rotule, et sortie dans le jarret en arrière et en dedans du tendon du biceps, près de la jointure péronéo-tibiale. L'articulation a donc été traversée de haut en bas et de dedans en dehors. Appareil plâtré : immobilisation parfaite. Aucun accident. Guérison des plaies sans élimination d'esquilles.

Nous avons vu le malade à Bischwiller, avec M. le Dʳ Rapp, le 5 septembre et le 3 octobre, époque où l'ablation de l'appareil a permis de constater l'excellent état du genou et sa guérison. Ce qui semble prouver que le traitement a été la véritable cause de ce succès, c'est qu'une autre plaie, à la jambe gauche, intéressant seulement la peau et la surface du condyle interne du tibia, a laissé une suppuration persistante, et qu'un abcès érysipélateux et gangréneux s'est formé au mollet et compromet aujourd'hui (3 octobre) la vie du malade, qui occupe une vaste chambre dans une maison particulière et jouit de conditions hygiéniques très-favorables en apparence.

Le 22 novembre, M. le Dr Rapp m'écrit :

M. le capitaine de Finance va parfaitement bien et sa plaie de la jambe gauche est presque entièrement cicatrisée. Quant au genou droit, la plaie d'entrée a donné issue à une gouttelette de pus, et on sent une petite saillie dans le voisinage de la plaie de sortie, qui pourrait bien renfermer une esquille. Aucune inflammation apparente ni aucune douleur ; sommeil et appétit excellents. »

Jambe. *Conservation*. — Les fractures de la jambe furent aussi nombreuses que variées, et la conservation réussit beaucoup moins, comme on pouvait le prévoir, dans le cas où les deux os étaient brisés que dans ceux où le tibia seul ou le péroné était atteint. Nous avons déjà fait remarquer que les blessures transversales, dans lesquelles la balle intéressait la moitié antérieure du membre, sans dépasser le plan osseux postérieur, nous avaient paru guérir plus facilement que celles d'avant en arrière. Il semblerait cependant que ces dernières, offrant une plus libre issue au pus, devraient être moins dangereuses; mais, dans le décubitus dorsal habituel, la jambe repose sur le mollet et ferme ainsi la plaie de sortie, à moins qu'on ne tienne le membre un peu élevé pour éviter cet inconvénient, précaution presque toujours négligée, et dont l'importance mériterait une attention particulière. L'on a pu renoncer aux appareils de contention et d'immobilisation lorsqu'un seul os était cassé, et se fier à la solidité de l'os intact pour assurer la consolidation. Dans quelques cas, on a eu recours néanmoins à des appareils à attelles, dans la supposition probable que le pied serait mieux soutenu et ne serait pas renversé et attiré en haut, du côté de l'os fracturé. Nous avons montré que, dans nos expériences, le péroné, à la suite des fractures du tibia, était quelquefois brisé, ou luxé en haut et en dehors, par le seul fait de la contraction musculaire, et que l'os fracturé se soudait presque constamment avec l'os intact, qui acquérait, quand son congénère ne se consolidait pas dans sa longueur, un volume égal à celui qu'il remplaçait, de manière à en accomplir plus sûrement les usages. Nous avons constaté sur l'homme des phénomènes semblables et il serait curieux d'en rechercher les exemples dans l'examen nécroscopique des membres plus ou moins longtemps après leur guérison. Nous avons obtenu d'heureux résultats de la cautérisation ponctuée, préventive ou curative des inflammations profondes, des érysipèles et des angioleucites, et lorsque, à la fin du traitement, les décollements purulents, persistaient, nous les avons combattus avec succès, par des applications réitérées de vésicatoires volants et par des injections irritantes. La présence du péroné rend les pertes de substance de la diaphyse tibiale très-difficiles à combler, et il y aurait peut-être à briser ce dernier sur un autre point, pour permettre l'affrontement des fragments et la formation du cal, avec un raccourcissement inévitable. C'est une supposition dont nous n'avons pas rencontré d'indications pratiques, et il est plus probable que les extrémités du tibia se rapprochent de la diaphyse péronière et s'y fixent à des hauteurs différentes par un cal osseux ou des adhérences fibreuses, tandis que le péroné acquiert un plus grand volume et une résistance proportionnelle, de manière à permettre le rétablissement des usages du membre, soit sans appui artificiel, soit avec une attelle ou une gouttière de soutien et de renforcement. Dans les fractures complètes des deux os, la contention et l'immobilisation par des appareils de toutes sortes, plâtrés, fenêtrés, garnis ou non d'une couche de ouate, sont indispensables, et il reste à démontrer la supériorité, soit des appareils embrassant la totalité du membre, soit de ceux qui n'en entourent que les trois quarts ou la moitié pour permettre de juger, de prévenir et de combattre l'imminence et les dangers de l'étranglement.

Amputation. — Un assez grand nombre de fractures de la jambe exigent l'amputation, soit immédiate, soit secondaire ou tertiaire, selon la gravité, le moment et la durée des accidents. L'amputation immédiate paraît indiquée lorsque les deux os sont brisés près du genou

I.   45

en fragments volumineux, avec ou sans complication d'hémorrhagie et de paralysie, circonstances qui ajoutent encore à la nécessité de l'opération. On sait que l'articulation péronéotibiale communique assez fréquemment avec celle du genou. La présence des gros troncs poplités vasculaires et nerveux est une cause de plus de danger, et il est même à craindre que des fusées purulentes, irradiant du côté de la cuisse et de la jambe, ne viennent compromettre la possibilité d'une amputation retardée. C'est au chirurgien à étudier et à bien comprendre toutes les conditions du traumatisme, avec l'idée que les amputations de la cuisse sont extrêmement redoutables, et qu'on est autorisé à risquer beaucoup pour sauver la jambe et éviter au blessé les ennuis et les incommodités d'un cuissart. Si les désordres paraissent incurables, on pratique, comme dernière ressource, l'amputation de la cuisse.

Les fractures complètes des deux os de la jambe au tiers moyen et au tiers inférieur guérissent sans doute, mais se consolident difficilement et après beaucoup d'accidents. Il semble donc prudent, quand les éclats osseux considérables, les pertes de substance étendues, les parties molles violemment déchirées et contuses, de se décider à l'amputation, soit au tiers supérieur, soit jusque dans les condyles du tibia, opération moins sûre, pensons-nous, qu'au lieu d'élection, mais infiniment préférable au sacrifice de la cuisse.

Il faut considérer que les amputations de la jambe, même les secondaires, guérissent en grand nombre et n'entraînent que des inconvénients assez faibles. On marche parfaitement avec une jambe de bois, et nous avons fait remarquer depuis longtemps qu'il n'était pas rare de trouver, parmi les voituriers de profession, des amputés de la jambe. Ces hommes marchent au pas de leurs chevaux et font chaque jour de longs trajets sans en être incommodés. Pour les blessés qui ont de la fortune et qui veulent dissimuler leur mutilation, les mécaniciens confectionnent des membres artificiels légers et habilement modelés, qui font illusion à la foule et sauvegardent l'amour-propre, assez mal placé, à notre avis, de ceux qui en font usage. Si l'on veut ne considérer que les chances de salut, il n'y a pas à hésiter, en face de désordres graves, à pratiquer l'amputation, souvent réclamée, en outre, par des hémorrhagies difficiles à arrêter. Plusieurs amputations ont été faites pour des fractures du tibia seul, et l'on doit admettre que des traumatismes ou des accidents exceptionnels les ont rendues nécessaires.

Les lésions de l'articulation tibio-tarsienne, dont nous nous occuperons plus loin, sont également une cause fréquente d'amputation de la jambe, et c'est dans ce cas qu'on a fait parfois l'opération à la partie inférieure du membre, au-dessus des malléoles. Il ne paraît pas douteux que cette amputation soit moins dangereuse que celle au lieu d'élection ; mais les moyens prothétiques en sont tellement incommodes et pénibles, que nous n'oserions pas la recommander, à moins de conditions individuelles toutes particulières, telles, par exemple, que le désir et la volonté de conserver la vie à tout prix. Ces fractures de la jointure tibio-tarsienne expliquent en partie le succès des amputations secondaires de la cuisse. Le danger de ces opérations est d'autant plus grand que les tissus sont plus enflammés et plus altérés, et quand, à la suite d'essais infructueux de conservation du cou-de-pied, on est forcé de sacrifier le membre et qu'on l'ampute au tiers supérieur, on peut encore agir sur des tissus sains ou à peine tuméfiés, et jusqu'à un certain point comparables à ceux d'une amputation primaire ou immédiate, quoique la vascularité soit toujours augmentée. Notre procédé d'amputation, qui consiste à laisser beaucoup de peau en avant et peu de téguments et de muscles en arrière, est certainement un des meilleurs, et en réunissant la plaie, par des points de suture, d'avant en arrière, on obtient de très-beaux et de très-heureux résultats.

Fracture complète de la jambe droite, au tiers supérieur. Amputation secondaire de la cuisse, le 15 août, par lambeau antérieur. Moignon conique. Résection de l'extrémité osseuse, le 19 septembre. Accidents nuls. État favorable au commencement d'octobre. — Charles-Jean Baptiste Nicolas, du 99e de ligne, 28 ans. Transporté le 7 au Petit-Quartier, y est amputé, le 15, par M. Jœssel. Pas d'accidents, mais grande conicité du moignon par rétraction et renversement latéral du lambeau antérieur. M. Jœssel résèque, le 19 septembre, 0m,1 environ de la diaphyse, qui est érodée, en partie absorbée ou nécrosée et entourée d'ostéophytes d'une grande étendue et épais de 0m,02 dans quelques points. Présent à l'opération, j'aide à détacher quelques-unes de ces productions osseuses, dont la séparation donne beaucoup de sang. Tamponnement de la plaie, qui est devenue très-large. Amélioration progressive. Le malade allait fort bien le 8 octobre.

Cou-de-pied. — La *conservation* est la règle dans les plaies pénétrantes du cou-de-pied non compliquées de fracas osseux. La *résection totale* des surfaces articulaires tibio-péronière et astragalienne ne semble pas offrir de chances de succès, et nous ne savons pas qu'elle ait été pratiquée. La *résection partielle* des extrémités malléolaires complétement ou incomplétement brisées fournirait peut-être quelques guérisons si les malades pouvaient être soumis aux soins non interrompus d'un homme de l'art très-expérimenté et dans d'excellentes conditions de salubrité, avantages presque impossibles dans la chirurgie de guerre, où les déplacements des blessés et des chirurgiens sont généralement multipliés. L'*amputation* de la jambe est le moyen de salut le plus certain et a été parfois remplacée par celle de Pirogoff, nommée aussi *résection tibio-calcanéenne*.

Louis Barboult, du 36e de ligne, âgé de 22 ans, a eu la partie inférieure du tibia gauche traversée par une balle d'avant en arrière ; transporté à l'hôpital de Haguenau le 8 août et traité par M. le Dr Schnelbach. Hémorrhagies répétées, suspendues par compression ; gangrène d'une assez large partie des tissus en avant et en arrière de l'os dénudé en bas jusqu'à l'articulation astragalienne et percé d'un trou arrondi et régulier. On me le présente, le 19 août, pour lui pratiquer l'amputation de la jambe, indiquée par la nature de la plaie, la mortification des parties et l'impossibilité de trouver et de lier l'artère ou les artères tibiales ouvertes au milieu du détritus noirâtre produit par des tamponnements au perchlorure de fer. Voulant prévenir toute nouvelle perte de sang chez ce blessé, déjà très-affaibli, et ne redoutant pas le danger de la mortification d'un pied qui sera sacrifié, je remplis la plaie de charpie et je la comprime avec une très-grande force au moyen d'une bande roulée. Le lendemain 20 août, l'hémorrhagie n'a pas reparu, et le pied, peu tuméfié, n'est pas menacé de mortification. Appelé, ce jour-là encore, à pratiquer des opérations urgentes, je renvoie de nouveau l'amputation au lendemain. Le 21, état satisfaisant du malade ; pied en bon état : nous entrevoyons la possibilité de le conserver, et à la levée du bandage, quelques jours plus tard, la plaie est en partie dégorgée, de couleur favorable, et la panse à plat. Amélioration progressive; dégorgement du mollet ; contre-ouvertures pour l'issue du pus en arrière et en dehors de l'extrémité inférieure de la jambe. Régime tonique, interrompu par quelques attaques diarrhéiques. Aujourd'hui 4 octobre, la plaie est presque fermée, et le malade, très-bien portant, se servira parfaitement de sa jambe et de son pied.

Résection tibio-calcanéenne ou *de Pirogoff.* — La conservation d'une portion du calcanéum scié obliquement de bas en haut et d'avant en arrière, pour en rendre la juxtaposition possible contre la surface également sciée de l'extrémité articulaire tibiale, peut être comptée parmi les résections les plus ingénieuses du cou-de-pied, puisqu'on garde la jambe et le talon, sur lequel le malade marche plus tard sans raccourcissement très-sensible, lorsque l'opération réussit.

Voici trois exemples de cette résection, trop récents encore pour qu'on puisse en apprécier les résultats avantageux, mais qui permettent de les espérer comme très-probables. [Tous les trois sont pensionnés.]

Louis Charlier, du 18e de ligne, âgé de 21 ans, eut la partie antérieure du pied enlevée par un éclat d'obus. Résection tibio-calcanéenne, le lendemain de la blessure, par M. Sarazin. Le malade, transporté au Petit-Quartier, a été bien jusqu'au 3 septembre. A cette date : gangrène partielle du moignon, abcès, diarrhée. Un peu faible le 27. Pronostic réservé. Va bien en octobre. Aucune consolidation tibio-calcanéenne.

Jean Barjet, du 9e cuirassiers, âgé de 26 ans, a eu le tarse et le métatarse droits brisés par une balle. Résection de Pirogoff, le 19 août, par M. Jœssel. Abcès ouvert consécutivement par le bistouri. Fièvre et diarrhée. État assez bon et plaie en bonne voie fin septembre. Calcanéum mobile sur le tibia.

François Berga, sergent au 56e de ligne, âgé de 33 ans, eut le tarse gauche brisé par un boulet. Opération de Pirogoff, le 7 août, par M. Jœssel. Abcès incisés. Cicatrisation rapide. État excellent et plaie guérie le 27 septembre. Calcanéum encore mobile.

Pied. — Les nombreuses jointures des os du tarse, du métatarse et des orteils rendent les fractures par armes à feu du pied presque constamment articulaires, et il est bien rare qu'un éclat ou une balle ait uniquement produit des lésions de la continuité des os. Dans le cas où des portions du membre ont été complétement enlevées, on en régularise la plaie par l'extraction des esquilles libres, la résection des extrémités osseuses saillantes, la formation de lambeaux tégumentaires propres à recouvrir la blessure ou en diminuer autant que possible les surfaces, ou bien l'on a recours aux amputations, de continuité et de contiguïté, des orteils et du métatarse. S'il ne restait que le tarse, on pourrait, selon l'étendue et la gravité des lésions, recourir aux opérations de Pirogoff, à la désarticulation du cuboïde et du scaphoïde avec les os cunéiformes et les deux derniers métatarsiens, et risquer même l'amputation de Chopart, malgré ses nombreux inconvénients.

L'amputation sous-astragalienne et celle de Syme pourraient également être faites de préférence à celle de la jambe, s'il était manifestement impossible de tenter la conservation du pied. Celle-ci donne, mieux encore qu'à la main, où la mobilité joue un si grand rôle, des résultats excellents, et si les guérisons sont parfois très-longues à obtenir en raison de la multiplicité des abcès et des esquilles, elles sont aussi quelquefois très-promptes, et la conservation du pied est d'une importance si capitale qu'elle explique et motive tous les essais tentés dans ce but. Nous avons déjà indiqué les modifications pathologiques dont les os sont le siège. Les cartilages articulaires et les synoviales s'enflamment, disparaissent et sont remplacés par des granulations qui localisent les accidents et amènent plus tard la fusion des os par ankylose. Les esquilles sont absorbées ou comprises dans le travail de la consolidation, éliminées avec le pus ou extraites, et les appareils d'immobilisation préviennent ou combattent les inflammations diffuses, ou sont remplacées par les moyens habituels de traitement des plaies articulaires.

Burgunder, sergent-fourrier au 56ᵉ de ligne, âgé de 23 ans, et presque guéri d'une amputation elliptique de la jambe droite, que je lui ai pratiquée le 16 août, pour une fracture complète des deux os au tiers supérieur du membre, a été en même temps blessé au pied gauche. La balle, entrée à la région plantaire entre l'extrémité postérieure des premier et deuxième métatarsiens et la partie antérieure des cunéiformes, est sortie au dos du pied, entre le premier métatarsien et le premier et le deuxième cunéiforme. Ce malade a été atteint de tétanos le douzième jour de son amputation, et la plaie du pied, devenue excessivement irritable et douloureuse, a été pansée avec des cataplasmes laudanisés. Traitement par les opiacés, les sudorifiques et la chaleur. Le trismus et le resserrement de la mâchoire diminuent au bout de huit jours et disparaissent. La plaie d'entrée du pied est cicatrisée; celle de sortie, à peine gonflée, laisse écouler un peu de pus, entretenu par de petites esquilles. Aucun accident; le malade marche en s'appuyant sur le calcanéum et des béquilles et est en voie prochaine de complète guérison (4 octobre).

Edouard Cognieville, du 3ᵉ bataillon de chasseurs, 24 ans, a eu les os du métatarse du pied gauche traversés par une balle. Traité à l'eau froide dans une maison particulière jusqu'au 13 septembre. Aucun accident. Ni abcès ni hémorrhagies. Extraction et élimination d'esquilles. Est presque guéri et commence à marcher à la fin du mois.

Alexis Aymé, du 3ᵉ zouaves, âgé de 22 ans, a eu le calcanéum gauche traversé par une balle. Resté vingt-quatre heures sur le champ de bataille, puis conduit à Fræschwiller; le 8 août, transporté à l'hospice des israélites de Haguenau, et le 10 septembre au Petit-Quartier. Élimination et extraction d'esquilles. Pas de complications. Plaie presque fermée le 27 septembre. Va parfaitement.

Antoine Estragniat, du 56ᵉ de ligne, 27 ans, a eu la région tarso-métatarsienne du pied gauche traversée et fracturée par une balle. Extraction d'esquilles; hémorrhagies. Transporté le 10 août à Haguenau, au Petit-Quartier. Lymphite; débridement; dyssenterie. Plaie fermée le 27 septembre. Roideur des orteils. Impossibilité de s'appuyer encore sur le pied. Rétablissement certain des fonctions.

M. le colonel Mena, du 56ᵉ de ligne, atteint de six balles, avait eu le pied droit traversé de part en part. Un appareil plâtré, doublé de coton, avec fenêtres, semblait avoir prévenu tous les accidents. La suppuration était assez abondante, mais de bonne nature, le 7 septembre.

Un autre officier, couché dans la même chambre que le colonel, à Oberbetschdorf, avait eu aussi un pied traversé par une balle, entrée en arrière de la malléole externe, et retirée par incision sous la peau de la face dorsale du pied. Esquilles, suppuration de bonne nature. Même appareil que celui du colonel. État excellent.

Ces faits, que l'on pourrait multiplier, ne laissent pas de doute sur les avantages de la conservation, dans les cas de fractures simples, multiples et compliquées du pied.

Amputation. — Nous avons rencontré, au Petit-Quartier, un malade amputé dans l'articulation tarso-métatarsienne.

Joseph Thierry, du 3ᵉ zouaves, âgé de 23 ans, a eu le métatarse du pied droit brisé par une balle. Amputation, le 9 août, par un chirurgien dont il ne se rappelle pas le nom. Transporté au Petit-Quartier, il a été atteint de gangrène et de pourriture d'hôpital. Cependant l'état général est bon et la plaie en voie de cicatrisation le 27 septembre.

Les faits précédents montrent la supériorité de la conservation dans les plaies du pied. La résection de Pirogoff mériterait d'être appliquée aux ablations de l'avant-pied ou à une destruction si grave de cet organe que le sacrifice partiel en serait indispensable. Les plaies articulaires avec fractures guérissent parfaitement, et l'immobilité la plus parfaite du membre, jointe à une légère compression, semble donner des résultats dignes de la plus sérieuse attention. » Dʳ SÉDILLOT.

BLESSURES DE LA TÊTE.

Nous avons observé un assez grand nombre de plaies de tête *sans lésion du squelette* ou *avec fracture des os :* 1° *Les blessures du crâne,* n'intéressant que les parties molles, soit par balle, soit par éclat d'obus, soit par des morceaux de pierre, ont guéri rapidement à l'aide du pansement alcoolisé ; elles affectaient plus particulièrement le sommet de la tête et consistaient surtout dans des plaies *en gouttière* et par *effleurement* du cuir chevelu. Dans la plupart des cas elles avaient été produites au moment où le soldat se trouvait couché à plat ventre, soit derrière une barricade, soit dans une tranchée.

Les fractures de la boîte crânienne ont varié depuis la *simple fissure* jusqu'aux *délabrements* les plus épouvantables. Des observations que nous avons eues sous les yeux on ne peut pas conclure encore ici que la gravité de la lésion est toujours en raison directe de l'étendue de la solution de continuité osseuse. C'est ainsi que nous avons été témoin de quatre cas de *félure du crâne* qui de prime abord ne paraissaient pas très-graves et qui se sont terminés cependant par la mort.

Dans l'un de ces exemples, observé à Metz :

Un éclat d'obus avait fait, chez Thinault (Aug), âgé de 22 ans, soldat au 3ᵉ voltigeurs, à la région sourcilière droite, une plaie de 5 centimètres, oblique en haut et en dedans. L'arcade sourcilière avait été évidemment atteinte, car à l'entrée du blessé, nous avions extrait une petite esquille de la plaie qui ne fut pas sondée une seule fois : le malade, pansé à l'eau alcoolisée, allait très-bien, lorsqu'au bout de dix jours, il fut pris d'*érysipèle*, puis de phénomènes graves de *méningo-encéphalite,* qui amenèrent la mort en cinq jours. A l'autopsie, nous trouvâmes l'hémisphère cérébral droit recouvert d'une pseudo-membrane épaisse comprenant l'arachnoïde et la pie-mère, et infiltrée de pus. De cette fausse membrane, partaient des vaisseaux gorgés de sang et le long desquels se trouvait une substance concrète jaunâtre qui les accompagnait dans leur trajet : la substance grise avait perdu un peu de sa consistance.

Dans un second cas, la balle, arrivée un peu plus haut que la racine du nez, sur la ligne médiane du frontal, avait produit sur cet os une fissure peu apparente pendant le premier jour, mais qui le devint beaucoup plus quand l'os eut macéré quelque temps dans la sérosité d'abord sanguinolente, puis purulente que fournit la plaie : on ne peut mieux comparer cette félure, qu'à celle d'une vaisselle de porcelaine qui d'abord peu visible quand elle est récente, le devient au contraire davantage quand le vase a été lavé plusieurs fois dans des eaux grasses. Une ecchymose se manifesta à la paupière gauche, puis survinrent du délire, des convulsions, etc. — A l'autopsie, on constata une propagation de la fracture à la base du crâne, s'accompagnant des lésions de contusion cérébrale et de méningo-encéphalite.

Chez un troisième blessé, qui présentait une fracture comminutive en *sac de noix,* de la jambe gauche, pour laquelle nous lui avons fait une amputation au lieu d'élection, nous avons observé une petite dénudation avec fissure du côté gauche du frontal, qui donna lieu à des phénomènes encéphaliques mortels.

Dans un dernier exemple, les fragments d'une balle qui s'est divisée sur le pavé d'une barricade, traversent le képi d'un soldat et viennent frapper la région fronto-pariétale droite, fracturant la table externe du crâne, qui donne une esquille assez large au bout de quelques jours. Des accidents de méningo-encéphalite apparaissent bientôt; une couronne de trépan est appliquée, je ne sais guère dans quel but, au niveau de la solution de continuité osseuse, et, à l'autopsie, on trouve une *fissure de la table interne*, sans propagation à la base, correspondant à la fracture du frontal, et *une ulcération de la largeur d'une pièce de 1 franc à la surface de l'encéphale* : cette ulcération, de couleur jaune, rappelant celle du *tissu phymatoïde*, est entourée d'une suffusion sanguine, avec engorgement des vaisseaux de la pie-mère et ramollissement du tissu cérébral : en dehors, il existait une coloration verte du cerveau, avec congestion prononcée des vaisseaux.

Lorsque la table externe seule est intéressée même dans une étendue assez considérable, la blessure est moins grave. M. Bassereau nous a rapporté le fait suivant :

Un soldat, au moment où il se précipite sur un fédéré la baïonnette en avant, reçoit un coup de feu à bout portant : le canon de l'arme est dévié par le fusil et la balle ne produit qu'une gouttière sur le cuir chevelu et la table externe du crâne. Le blessé eut une commotion cérébrale très-forte, quelques symptômes même de contusion encéphalique, puis de la pourriture d'hôpital sur la plaie, mais guérit parfaitement au bout d'un mois.

Par contre, on peut observer des fractures complètes, étendues et avec perte de substance cérébrale qui ont permis aux blessés de vivre longtemps et même de guérir.

Voici quelques faits à l'appui de cette assertion :

Un malade, du service de mon collègue, M. Martin, à Metz, a vécu plus d'un mois avec une fracture du crâne produite par éclat d'obus ayant déterminé une aphasie bien remarquable, et ayant fini par amener une phlébite des sinus de la dure-mère.

Un autre soldat de 23 ans, est blessé d'un coup de feu à la tête, le 18 août, à la bataille de Saint-Privat : la balle frappe la région occipito-pariétale gauche. Coma prolongé. La plaie se présente au bout de quelques jours, en raison du gonflement des parties molles périphériques, sous l'aspect d'un infundibulum de 5 centimètres à la base, au fond duquel on sent qu'il manque une rondelle de la boîte crânienne. On y perçoit également les mouvements du cerveau. Blessé le 18 août, ce soldat était guéri le 21 octobre 1870, sans avoir offert un seul instant des phénomènes de paralysie, ni même d'anesthésie passagère.

Au commencement du mois de mai 1871, T..., un jeune garde national fédéré, entre dans le service de M. Raynaud à l'ambulance du Cours-la-Reine, pour une fracture du crâne par éclat d'obus, avec perte de substance de la région frontale droite, rapprochée de la ligne médiane et située immédiatement au-dessus du sourcil droit. On constate par la plaie l'issue de la matière cérébrale et cette solution de continuité permet de voir les battements de l'encéphale : la plaie a une coloration noire verdâtre : la vue est complétement perdue du côté gauche, mais le blessé ne présente, comme symptôme fonctionnel unique, qu'une céphalalgie intense. Toutes les autres fonctions sont conservées; il n'existe point de paralysie du mouvement, ni de la sensibilité ; pas de troubles du côté de l'intelligence : il se lève presque toute la journée et a conservé la mémoire. Quatre jours après l'accident, nous le voyons se promener dans le jardin et causer avec celui qui l'accompagnait ; il était toujours dans le même état au moment de l'entrée des troupes régulières dans Paris.

M. Champlouis, qui a bien voulu récemment (juin 1872) me donner quelques renseignements sur cet intéressant malade, m'a dit qu'actuellement il y voit d'une façon assez satisfaisante de l'œil gauche, que sa mémoire fonctionne très-bien et qu'il ne doute pas pouvoir dans quelque temps reprendre un travail analogue à celui qu'il avait autrefois dans une fonderie. — D'GILLETTE.

Balle morte au front. — Contusion. — Méningite. — Mort. — Valroff, sous-lieutenant au 3e tirailleurs algériens : la peau présente seulement la trace d'une contusion ; extérieurement l'os est intact. Le blessé ne souffrait pas, et ne prenait aucune précaution, mangeant, se promenant, etc. — Premiers symptômes de méningite le 11 août ; mort le 14. — L'autopsie ne put être faite ; tout fait croire qu'il existait une fracture de la table interne du frontal.

Voilà une blessure d'apparence très-légère, qui très-rapidement entraîne une terminaison fatale. — D' CHRISTIAN. Bischwiller.

« A l'hôpital militaire de Strasbourg nous comptons 144 cas de plaies de tête, 14 par balle et 130 par éclats d'obus, qui ont donné 51 décès. Leur fréquence, relativement aux blessures des autres parties du corps, a été de 19 0/0.

Nous avons eu un nombre égal de plaies des téguments du crâne et de lésions de la boîte osseuse, 45 de part et d'autre ; mais la mortalité a été bien différente dans les deux catégories, et si, en général, les blessures du cuir chevelu ont guéri avec rapidité ; en revanche, les fractures du crâne ont été mortelles 41 fois sur 45 cas.

Les blessures des téguments ont été généralement peu graves, malgré l'étendue quelquefois considérable des plaies, de larges dénudations des os et un degré plus ou moins fort de commotion cérébrale ; la guérison, quand elle arrivait, se faisait avec la plus grande facilité et sans autre accident que des abcès. Nous comptons cependant 5 décès à la suite de plaies des téguments : un par variole confluente pourrait être, à la rigueur, négligé trois par résorption purulente, dont deux avec ictère et abcès métastatique du foie et un par tétanos.

Mittelhauser, garde mobile du Bas-Rhin, blessé le 27 août par des éclats d'obus qui ont divisé tout le cuir chevelu du vertex en plusieurs lambeaux largement détachés du crâne ; les plaies rayonnent du centre de la voûte crânienne vers le front et les tempes et laissent nue une portion assez large des pariétaux. Malgré l'étendue considérable de ces plaies, on avait pu réappliquer assez bien les lambeaux sur les os et la cicatrisation semblait devoir se faire rapidement, lorsque le 7 septembre, par un temps froid et pluvieux, parurent les premiers symptômes du tétanos. 3 jours après, Mittelhauser succombait.

Les blessures du crâne par armes à feu, et principalement par éclats d'obus, s'accompagnent presque inévitablement d'un ébranlement plus ou moins violent de la masse encéphalique, depuis la commotion légère jusqu'à la contusion, alors même qu'il y a intégrité de la boîte osseuse. Nous en avons eu plusieurs cas, parmi lesquels je citerai les suivants :

Sigwald, du 20ᵉ d'artillerie, fut blessé le 14 septembre par un éclat d'obus qui divisa le cuir chevelu sur une longueur de 20 centimètres à la région temporo-occipitale gauche ; hémorrhagie par une des branches de l'occipitale. Ce blessé à son entrée dans le service était dans un état d'hébétude complet ; il ne répondait à aucune question et ne s'inquiétait en rien de ce qui l'entourait, et, lorsqu'on cherchait à fixer son attention, il regardait un moment d'un air hagard, pour retomber immédiatement après dans son état primitif de torpeur. Pas d'écoulement par les oreilles ; pas d'ecchymose sousconjonctivale, pas de contraction des traits, mouvements libres ; urines et selles volontaires.

Application de dix sangsues derrière les oreilles, émétique en lavage, pansement simple de la plaie avec compression légère sur le tronc de l'artère divisée. Après quelques jours, le blessé paraît renaître peu à peu à la vie, son regard se fixe plus volontiers sur les objets et les personnes qui l'entourent, mais la physionomie conserve toujours la même placidité et on ne peut lui arracher une parole ; il semble atteint de surdi-mutité qui ne reconnaît pas même sa sœur qui est venue lui donner des soins. Le 1ᵉʳ octobre, seulement, 16ᵉ jour après la blessure, il répond par oui ou non aux questions qu'on lui adresse et dès lors l'amélioration fait chaque jour de nouveaux progrès et, le 16 octobre, on peut l'emmener dans sa famille pour y achever sa guérison. Je l'ai entièrement perdu de vue depuis lors.

Bergnose, soldat au 87ᵉ de ligne, blessé le 5 septembre par un éclat d'obus. Contusion violente de la voûte cranienne, sans plaie ni fracture. Perte de connaissance immédiate et en revenant à lui le blessé avait perdu la vision de l'œil gauche qui est atteint de mydriase depuis la blessure. Rien d'appréciable à l'examen ophthalmoscopique. Sorti le 20 septembre sans changement du côté de la vue.

Beulin, maréchal des logis au 5ᵉ d'artillerie, blessé le 2 septembre. Plusieurs plaies de petites dimensions à la tête, par des éclats d'obus, poudre incrustée dans la face et sur le cou : surdité momentanée par la commotion, sans perforation du tympan. — Sorti guéri le 19 septembre.

Les lésions des os du crâne ont été, comme toujours, fort graves, qu'elles aient été ou non suivies d'enfoncement ; j'en excepterai trois blessés, chez lesquels la table externe seule avait été intéressée et qui ont guéri tous trois sans le moindre accident. Quant aux autres, ils ont succombé presque tous dans les deux ou trois premiers jours ; 21 même n'ont pas survécu 24 heures à leur blessure, 5 seulement ont résisté plus longtemps et ont été jusqu'au 14ᵉ, 20ᵉ, 25ᵉ, 26ᵉ et 82ᵉ jours. Chez aucun des blessés dont il vient d'être question on n'a pratiqué d'opération chirurgicale, et, comme on le voit, la mort a été la règle absolue, puisque tous ont succombé à l'exception de celui dont l'observation suit et qui confirme la règle, plutôt qu'il ne l'infirme.

Giesser, grenadier badois, reçut le 1er septembre, presqu'à bout portant, un coup de feu derrière l'oreille ; la balle pénétrant par l'apophyse mastoïde a fracturé cet os, divisé le nerf facial et est allée sortir dans la région malaire en brisant l'apophyse zygomatique ; hémorrhagie abondante par une des branches de l'artère maxillaire interne ; hémiplégie faciale et perte complète de l'ouïe du côté blessé. Le 19 septembre, ce blessé était dans un état très-satisfaisant et fut échangé contre un prisonnier français.

Dans ce cas, que j'aurais pu ranger à la rigueur dans les blessures de la face, il y avait bien fracture du temporal, mais on peut dire, presque à coup sûr, que la cavité crânienne n'avait pas été compromise, ce qui explique le résultat favorable obtenu.

Je n'ai pas l'intention de discuter ici la question encore si controversée du trépan ; je me contenterai de dire qu'à l'hôpital militaire de Strasbourg nous n'avons, comme règle générale, trépané que dans les cas de fracture avec enfoncement considérable et compression du cerveau, ou dans le but d'enlever des esquilles complétement détachées qui pénétraient dans la masse encéphalique ; dans tous les cas, l'indication était formelle. Douze blessés ont été trépanés dans ces conditions ; onze sont morts ; un seul a guéri ou, pour être plus exact, a été emmené dans sa famille trente-deux jours après l'opération, la plaie étant couverte de bourgeons charnus et en pleine voie de réparation. Deux fois, en outre, nous avons extrait, au moyen des pinces et de l'élévateur, des esquilles libres appartenant aux deux tables de l'os et pénétrant plus au moins dans la cavité crânienne, sans qu'il y ait eu nécessité d'appliquer des couronnes de trépan. Les suites ont été aussi peu favorables qu'après la trépanation et nos blessés sont morts tous vers le huitième jour.

Je ne donnerai ici que trois observations de blessés trépanés ; toutes les autres se rapprochant plus ou moins de ces trois cas, et j'y joindrai l'observation du nommé Burel, blessé, non trépané. Cette dernière observation est instructive en ce sens, que si elle plaide en faveur de l'abstention dans les fractures du crâne, elle fait voir aussi combien il faut être réservé pour le pronostic dans les cas qui semblent devoir se terminer le plus heureusement.

Knoll, Jean-Baptiste, 23 ans, pontonnier au 16e d'artillerie, blessé le 5 septembre par un éclat d'obus. Fracture du pariétal droit avec enfoncement. Symptômes de compression. Le 6 septembre, j'applique trois couronnes de trépan au bord postérieur du pariétal pour pouvoir extraire les esquilles libres de toute adhérence et permettre de retirer une grande esquille de la table interne qui était entièrement détachée du diploé et comprimait le cerveau. Aussitôt après l'opération, cessation des phénomènes de compression : le blessé est gai, souriant et reste dans cet état jusqu'au 12 septembre au soir ; dans la nuit, céphalalgie, bientôt suivie de somnolence et de coma. Mort le 14 au soir.

Pastier, 20 ans, soldat au 17e bataillon de chasseurs à pied, blessé le 26 septembre à sept heures du matin par un fort éclat de bois, détaché d'une poutre par un obus. Perte momentanée de connaissance, suivie au réveil de somnolence et de troubles légers de l'intelligence, mais par intervalles seulement. Il n'y avait pas de plaie extérieure et la fracture paraissait douteuse à cause de la tuméfaction ; cependant le médecin traitant, M. le Dr Claudot, se décide à faire une incision cruciale et il trouve un enfoncement d'une portion considérable et ovalaire du pariétal droit ; trois couronnes de trépan permettent de relever le fragment et on trouve la table interne détachée et complétement isolée du corps de l'os ; elle avait déchiré la dure-mère sur une étendue de deux centimètres et pénétrait jusqu'au cerveau. L'opération fut suivie d'une hernie considérable du cerveau par la plaie. Mort le 3e jour.

Bonfils, soldat au 87e de ligne, blessé le 16 septembre au soir, par un éclat d'obus. Fracture comminutive de la région pariétale gauche. Coma. — Une seule couronne de trépan est appliquée par le Dr Tachard, au-dessus de l'angle inférieur et antérieur du pariétal et suffit pour relever les fragments déprimés ; l'opération fut faite sans chloroforme, le blessé étant plongé dans un coma complet qui le rend insensible ; mais immédiatement après l'extraction de la première esquille, la sensibilité renaît et le blessé, qui n'avait pas bougé jusque-là, porte vivement la main à la tête et dit qu'on lui fait mal ; l'intelligence cependant reste obtuse. Mort le 20 septembre, 4e jour.

Burel (Yves), soldat au 87e de ligne, est blessé le 25 août par un éclat d'obus à la bosse frontale droite ; fracture comminutive du frontal et issue de la masse cérébrale dont une portion est réduite à l'état de bouillie. L'état général et les désordres locaux parurent tellement graves qu'on porta un pronostic défavorable et que toute opération fut rejetée ; on se contenta de retirer avec des pinces quelques fragments osseux complétement libres : on nettoya la plaie et on la couvrit d'un pansement simple. Le blessé était dans un coma complet et les membres dans l'état de résolution. Pendant quatre jours consécutifs on entretint un écoulement de sang permanent au moyen de sangsues posées, quatre par quatre, derrière les oreilles ; aux émissions sanguines on fit succéder le calomel à doses fractionnées (un gramme par jour en dix prises). Au bout de dix jours, le coma prit fin, mais il resta une paralysie du côté droit de la face avec chute de la paupière supérieure droite, paralysie complète du bras gauche et incomplète du membre inférieur du même côté. Un érysipèle de la face et du cuir chevelu qui survint en septembre se termina heureusement, l'état général s'améliora ensuite et se maintint assez satisfaisant ; pendant ce temps la plaie se fermait complétement. Dans les premiers jours d'octobre, il se forme un petit trajet fistuleux que j'incisai le 10 octobre pour extraire une esquille osseuse de la table interne du frontal ; cette esquille mesurait un centimètre dans tous les sens : la petite plaie ne tarda pas à se refermer. La paralysie tend ensuite manifestement à diminuer, et Burel peut bientôt soulever son bras gauche par le seul effort musculaire : je le fais asseoir dans un fauteuil et porter journellement dans la cour ; les progrès sont si rapides, que le 30 octobre il se lève toute la journée et parcourt seul toute la salle en s'appuyant sur des béquilles, mais la paralysie faciale reste toujours au même point.

Le 5 novembre, les traits de la face sont beaucoup moins déviés et la paupière supérieure droite a recouvré une partie de sa contractilité et ne masque plus que la moitié du globe oculaire. — Le 7, la plaie du crâne, qui était complétement cicatrisée depuis le 25 octobre, se rouvre de nouveau, donne issue à un peu de pus bien lié, puis se referme.

Le 14, Burel reste couché et présente un peu d'hébétude qui dégénère rapidement en coma ; il succombe le lendemain, 82e jour après la blessure.

A l'autopsie, on constata la cicatrisation parfaite de la plaie des parties molles et une réparation osseuse de la fracture du crâne. Au-dessous de celle-ci se trouvait un abcès du cerveau dont le pus communiquait avec les ventricules latéraux ; on trouva dans ce pus un petit fragment osseux de très-petite dimension qui avait été évidemment détaché de la table interne de l'os, ce que l'on reconnaissait à sa surface polie.

On est autorisé à croire que cet homme aurait guéri si on avait pu extraire cette petite esquille, qui paraît avoir joué là le rôle de corps étranger et occasionné l'abcès du cerveau. Ce fait viendrait à l'appui de la thèse que soutenait M. le professeur Sédillot dans son enseignement clinique de l'hôpital civil de Strasbourg en 1870, que le grand danger des fractures du crâne réside précisément dans les esquilles détachées de la table interne, qui, en perdant toute connexion avec le crâne, deviennent de véritables corps étrangers et provoquent, à ce titre, des inflammations céphalo-méningiennes, que la trépanation permet seule d'éviter. — REEB, médecin en chef de l'hôpital militaire.

Fracture de l'apophyse mastoïde et de la clavicule. — Scholl, garde mobile, reçoit le 3 septembre une balle derrière l'apophyse mastoïde et un éclat d'obus au milieu de la clavicule gauche. A la tête il y a fracture et pénétration du projectile jusqu'à la dure-mère, qui n'est cependant pas ouverte. Extraction de nombreuses et larges esquilles laissant une ouverture de 6 centimètres de long sur 5 de large.

A la clavicule, l'éclat d'obus a brisé l'os dans sa partie moyenne, en pénétrant profondément de haut en bas, sous le grand pectoral. Extraction du projectile au niveau de la 3e côte.

Une vaste suppuration s'établit sous le plan musculaire ; elle s'écoule facilement par des contre-ouvertures dans l'aisselle et par les tubes de drainage.

Robuste, plein d'énergie, ce malade se soutint longtemps : la plaie du crâne bourgeonnait, marchant à la cicatrisation ; mais à la fin du siége des hémorrhagies répétées et considérables eurent lieu par la veine sous-clavière ; l'infection purulente se déclara. Les bourgeons de la plaie du crâne s'affaissèrent. Scholl mourut le 28 septembre.

Enfoncement du crâne, fracture du bassin. — Schlumberger, garde mobile, blessé le 27 septembre par un éclat d'obus au front ; plaie avec dépression sous-périostée, en cuvette, sensible immédiatement après l'accident sous la fluctuation de la bosse sanguine. Il porte encore une vaste plaie contuse à la hanche gauche, l'épine iliaque antérieure et supérieure est brisée. L'abdomen n'est pas ouvert, mais le malade souffre beaucoup à la moindre pression des parois abdominales.

Il n'y avait aucun accident cérébral, et malgré la dépression en cuvette de la calotte crânienne, la complication abdominale nous parut si grave que le trépan ne fut pas appliqué. Les symptômes d'encéphalite furent nuls, mais le blessé succomba à l'infection putride par la plaie de la hanche. — Dr PONCET, chirurgien-major à l'hôpital militaire de Strasbourg.

I.

Lycée de Metz. — Les plaies de tête, c'est-à-dire de la boîte crânienne, n'ont pas été fréquentes chez les blessés du Lycée. Comme celles du tronc, on les trouve moins souvent dans les ambulances, par la raison toute simple que, la plupart des plaies graves dans ces régions occasionnant une mort immédiate, les blessés restent sur le champ de bataille.

Toutefois, je trouve dix-sept cas de plaies de tête, sur lesquelles quatre fois il y a eu fracture.

Chez deux blessés le projectile avait déterminé une fracture du pariétal avec enfoncement.

Le premier, Barbier (Claude), du 88e de ligne, avait reçu un éclat d'obus à la bosse pariétale du côté gauche; l'os était enfoncé assez profondément pour que l'un des fragments fît saillie, au dehors, de toute la moitié de son épaisseur, tandis que l'autre, déprimé sur une étendue circulaire de la grandeur d'une pièce de 2 francs, pénétrait dans la boîte crânienne par une pointe empruntée à la face interne du fragment sain. Il était survenu dès les premiers jours de la blessure une hémiplégie du côté droit, qui persista dans le membre supérieur. Résolu à n'employer le trépan qu'en cas d'absolue nécessité, je résistai longtemps aux sollicitations de mes collaborateurs, et comme la paralysie du membre inférieur avait à peu près disparu, j'attendis; en effet le fragment enfoncé finit par se mobiliser, et je pus l'enlever six semaines après la blessure. Dès lors la paralysie du bras cessa complétement.

Le deuxième, Gasset (Charles), du 20e bataillon de chasseurs à pied, avait été frappé d'une balle à la région pariétale du côté droit; comme chez le précédent il y avait eu fracture, enfoncement du fragment et par suite hémiplégie gauche, la paralysie était complète; au bout de quelques jours il n'y avait aucun changement. L'emploi du trépan était indiqué; toutefois, à part l'hémiplégie, le blessé ne présentait pas de signes inquiétants, ni rien qui indiquât une inflammation des centres nerveux. Je temporisai encore; mais ne voyant survenir aucune amélioration au bout de trois semaines, je me décidais à opérer, lorsque cette amélioration que j'attendais apparut le jour même où je comptais trépaner; le blessé put se lever et faire quelques pas. A partir de ce moment les accidents diminuèrent peu à peu. Il est à remarquer que chez ce blessé, contrairement au précédent, c'est la paralysie du membre inférieur qui a persisté le plus longtemps.

Un troisième blessé, Lebreton, du 65e, avait reçu sur le côté gauche de la tête, à l'union du pariétal avec le frontal, une balle qui avait déterminé une simple fêlure de la boîte osseuse; pendant dix jours tout alla bien, la plaie marchait vers la cicatrisation, lorsqu'il fut pris de fièvre avec délire, puis survint progressivement une hémiplégie de tout le côté droit avec paralysie faciale du même côté et enfin de l'aphasie; le malade répétait le mot qu'on prononçait, mais ne pouvait le trouver par lui-même; l'intelligence ce moment avait repris en partie son intégrité. — L'autopsie démontra la présence d'une encéphalo-méningite du côté gauche, avec un foyer purulent dans le lobe frontal.

Le quatrième, Villet, du 1er de ligne, avait eu une fracture de la partie supérieure du frontal sur la ligne médiane. Le projectile avait produit un enfoncement considérable, et s'était logé au fond de la plaie. Il y eut quelques phénomènes de commotion cérébrale, stupeur, hébétude, mais pas de paralysie, ni d'inflammation du cerveau ou de ses enveloppes; le malade conserva longtemps ouverte sa blessure au fond de laquelle restait une assez grande étendue d'os dénudé et en voie d'élimination. Le 9 novembre la plaie n'était point encore fermée.

Les autres blessés atteints de lésions des parties molles ont guéri assez rapidement. Un seul cependant, le sieur Leloup, du 93e, a été pris d'infection purulente 15 jours après sa blessure et a succombé avec des abcès métastatiques du poumon et de la rate.

Fracture du crâne. — *Redressement du fragment enfoncé.* — Au moment où les Prussiens occupaient Château-Renault, quelques soldats qui quittaient la ville, se voyant sur le point d'être pris, se retournent une dernière fois et font feu sur l'ennemi. Les Prussiens ripostent par un feu de peloton; plusieurs hommes tombent; en particulier, C..., qui est laissé pour mort. Quelques instants après, des habitants de la localité, accourus pour porter secours, s'aperçoivent qu'il respire encore et le transportent dans une maison voisine où ont été déjà recueillis plusieurs blessés.

Nous voyons ce malheureux environ deux heures après: il est plongé dans le coma le plus complet; sa respiration est stertoreuse et il est insensible à toute excitation extérieure. La tête est couverte de sang, nous la débarrassons des caillots qui cachent la blessure et nous découvrons une plaie contuse de cinq centimètres de long environ, dirigée d'avant en arrière et située sur le sommet même de la tête, un peu à droite de la suture lambdoïde. Le doigt introduit au fond de la plaie fait reconnaître qu'un fragment du pariétal, régulièrement elliptique, de deux centimètres de long sur un de large environ, est enfoncé à près de huit millimètres.

C... a été blessé évidemment par une balle qui, ricochant sur son vertex, a enfoncé la portion d'os sur laquelle elle a frappé.

Une indication se présente : redresser le fragment déprimé. Après quelques essais infructueux, nous y parvenons au moyen d'une simple spatule ; puis, la plaie est nettoyée avec soin et pansée à la charpie sèche. Le blessé a paru s'apercevoir à peine de notre intervention.

D'autres soins nous appelant ailleurs, nous le quittons aussitôt après cette opération ; mais le lendemain matin, à notre seconde visite, nous le trouvons mangeant la soupe. Deux heures après notre départ il avait, nous dit-on, repris connaissance, mais sans recouvrer les mouvements, puis, peu à peu, ceux-ci étaient revenus, et c'est à peine s'il restait le lendemain un peu de gêne et de lenteur. Cet état ne fit que s'améliorer pendant la journée, et six jours après, quand nous abandonnâmes ce blessé, il n'avait présenté aucun accident. — Dr DEMONS, ambulance girondine.

TRÉPAN.

Nous avons appliqué trois fois le trépan, un seul de nos malades a survécu.

Nort, 13e bataillon de chasseurs à pied, blessé le 13 septembre. Un éclat d'obus a brisé les 4e et 5e métacarpiens de la main droite ; l'amputation nécessaire est pratiquée le jour même. Un 2e éclat d'obus frappant au vertex a dénudé les os et produit un enfoncement avec traits de fractures multiples, rayonnés et concentriques.

Les esquilles ne sont pas mobiles. Le malade ne présente pas de symptômes cérébraux. Deux couronnes de trépan sont appliquées sur les limites de l'enfoncement et laissent voir des esquilles libres, taillées en biseau aux dépens de la table vitrée. On en retire trois de 1 à 2 centimètres de long, engagées sous les bords de la fracture.

Cet homme mourut au 20e jour de l'opération avec les symptômes de la pyohémie.

Munch, garde mobile, blessé le 3 septembre, porte aussi deux blessures graves. L'une par coup de feu à l'épaule gauche : le col chirurgical de l'humérus est brisé, mais sans esquilles. L'autre par éclat d'obus à la région frontale gauche : les os sont dénudés, déprimés en cônes réguliers avec fêlures concentriques. On ne peut relever les esquilles enclavées. Application de 3 couronnes de tréphine. Extraction d'esquilles nombreuses, vitrées, libres à la face inférieure de la calotte crânienne.

La fracture de l'humérus simple, maintenue par un appareil en gutta-percha, était en bonne voie. La suppuration de bonne nature s'écoulait facilement. La plaie du crâne était couverte de bourgeons déjà en voie de cicatrice sur les bords de la plaie, quand apparurent vers la fin du siège les symptômes d'infection purulente. Le malade mourut le 27 septembre, jour de la capitulation, 24 jours après l'opération.

A l'autopsie on trouva une perforation de la dure-mère, large de 2 millimètres, au-dessous de laquelle existait un petit abcès du cerveau du volume d'une balle ronde. La masse cérébrale était du reste parfaitement saine, non ramollie. Pas de méningite. Le poumon et le foie étaient farcis d'abcès métastatiques.

Humbach, garde mobile, blessé le 18 septembre par un éclat d'obus au pariétal gauche, ayant produit un enfoncement considérable des os avec enclavement. Symptômes de compression : coma, paralysie incomplète du bras droit.

Deux couronnes de trépan permettent l'extraction de plusieurs esquilles libres. On trouve du sang épanché entre la dure-mère et les os, et une large déchirure de la fibreuse. A l'instant précis où l'on retira les esquilles, les symptômes de compression disparurent et le malade à peine endormi se réveilla subitement, agitant le bras jusqu'alors immobile. Il eut pendant l'opération une hémorrhagie veineuse que nous laissâmes couler quelques instants.

La plaie marcha simplement ; il n'y eut aucun symptôme cérébral, et les couronnes de trépan étaient entièrement couvertes de bourgeons charnus, quand le malade fut évacué sur son village aux environs de Strasbourg, le 26e jour de sa blessure. La plaie était en voie de cicatrisation. — Dr PONCET, Strasbourg.

Le nommé Denis Chansel, né à Gros-Chastang, arrondissement de Tulle (Corrèze), brigadier au 12e chasseurs à cheval, a été blessé d'un coup de sabre à la tête, au combat de Buzancy, le 28 août 1870. Il fut conduit à l'ambulance de Chême, où il est demeuré jusqu'au 23 octobre, époque à laquelle il fut envoyé chez les religieuses chanoinesses de l'ordre du Saint-Sépulcre à Charleville.

Il était alors, disent les renseignements écrits dont il était porteur, « muet, paralysé de tout le côté droit, ne pouvant marcher, ni se servir de son bras ; à peine comprenait-il ce qu'on lui disait, et il pouvait encore moins se faire comprendre. La mémoire était aussi tout à fait perdue. Plusieurs fois il est tombé sans connaissance, ce qui lui arrivait aussi bien à table qu'au lit. Néanmoins, on le voyait se fortifier tous les jours.—Le 18 février, il fut envoyé par l'intendance à l'ambulance du séminaire, place du Sépulcre, et enfin, le 13 mars, il est évacué sur Paris, pour y subir une opération qui doit lui rendre la parole. »

Le 15 mars, ce blessé entra à l'ambulance du Cours-la-Reine.

Il présente sur la tête une longue cicatrice du cuir chevelu, linéaire, étendue de l'extrémité externe de l'arcade orbitaire gauche à l'angle postéro-interne du pariétal du côté correspondant ; elle est par conséquent oblique de bas en haut, d'avant en arrière et de dehors en dedans.

Par le toucher, il est facile de s'assurer qu'il y a un enfoncement du crâne, bien que la dépression soit peu considérable, au moins pour la table externe, et il reste au milieu de la cicatrice un petit orifice fistuleux qui laisse suinter quelques gouttes de pus et indique qu'il y a encore quelques parcelles osseuses nécrosées à éliminer. Avec une sonde cannelée, on pénètre à peine dans ce pertuis. L'exploration est, du reste, faite avec de grands ménagements et ne permet pas d'indiquer d'une manière précise l'étendue et la direction du trajet fistuleux.

L'aspect extérieur du blessé, son faciès, ne présente au premier abord rien de particulier. Son visage est calme et il paraît intelligent ; ses yeux sont vifs, et s'il existe du strabisme convergent, il est si peu marqué qu'on peut le mettre en doute ; la vue, du reste, paraît normale et sans le moindre trouble. Mais, s'il rit, on constate immédiatement les signes ordinaires d'une paralysie de la face du côté droit ; la commissure labiale de ce côté est peu mobile, légèrement abaissée, etc., etc. S'il fume, la salive s'écoule involontairement de la commissure droite.

Les muscles de la partie supérieure de la face, ceux des paupières, du front, paraissent à peine atteints par cette paralysie. La langue, qu'il tire assez facilement, n'est point déviée quand elle dépasse peu les arcades dentaires, mais son mouvement forcé d'adduction du côté droit est impossible ; elle est dépouillée à son extrémité de son épithélium par petites plaques qui ont l'aspect de petites ulcérations grisâtres.

Le voile du palais ne présente rien de particulier, si ce n'est une très-légère déviation de la luette à droite. Les mouvements de mastication et de déglutition se font normalement. D'autre part, on constate, dans le membre supérieur du côté droit, une diminution encore très-notable de la force musculaire ; mais, dans le membre inférieur correspondant, tout phénomène de paralysie semble avoir disparu. Le blessé marche, se promène toute la journée sans fatigue.

A côté de ces phénomènes de paralysie actuellement peu accentués, on en constate un autre très-marqué : une aphasie presque absolue. Interroge-t-on ce blessé, il comprend facilement les questions qu'on lui pose, semble vouloir y répondre, mais témoigne, après quelques secondes d'hésitation, par un signe d'épaule et par l'expression de son visage, qu'il ne peut répondre malgré tout son désir et ses efforts.

Ce n'est qu'à grand'peine qu'il peut joindre au langage mimique les monosyllabes *oui* ou *non*, et il semble avoir d'autant plus de difficulté à les articuler, qu'on le presse davantage de répondre et que son désir en est plus grand. Il les prononce au contraire d'autant mieux qu'une question lui est posée plus *ex abrupto*, par surprise. Il prononce mieux le *oui* que le *non*, les voyelles que les consonnes ; mais les voyelles mêmes sont mal articulées ; ce sont plutôt des exclamations qu'il pousse que des lettres qu'il prononce. Il ne peut non plus redire les mots qu'on prononce devant lui.

La mémoire, qui, paraît-il, dans un temps a été complétement abolie, n'est point encore entièrement revenue. Il fait comprendre lui-même, quand on le questionne, qu'il y a bien des choses dont il ne se souvient pas.

L'intelligence est assez nette. Il comprend tout ce qu'on lui dit. Il est très-gai, rit très-volontiers avec ses camarades et joue avec eux aux dominos, ce qui montre d'une part qu'il compte bien et assez rapidement les points inscrits sur les dominos, et d'autre part, qu'il raisonne, car il joue intelligemment. Il comprend aussi très-bien la valeur des chiffres et fait facilement une addition.

La voix n'est pas entièrement éteinte ; il rit souvent bruyamment, fait quelquefois entendre des bruits assez forts, bien qu'un peu sourds ; une fois, il fut surpris à siffler. Quand il veut parler cependant, ou lorsqu'on l'invite à pousser un cri, il ne peut faire entendre des sons forts et clairs; le résultat est ordinairement le mot *hein*, prononcé d'une voix sourde.

L'état général de ce blessé est aussi bon que possible. Il est fort, robuste, bien portant. Son moral est excellent, et, bien qu'il ait parfaitement conscience de son état et qu'il paraisse quelquefois ennuyé de ne pouvoir point exprimer sa pensée, il ne semble nullement soucieux ni affecté. Enfin, depuis quelques jours seulement qu'il séjourne à l'ambulance, il paraît déjà avoir fait quelques progrès sous le rapport de la lecture mentale, de l'écriture, peut-être même de l'articulation des monosyllabes *oui* et *non ;* la paralysie de la face est aussi un peu moins marquée et les jeux de physionomie plus faciles. Il n'a plus eu d'attaque d'épilepsie depuis le jour de son entrée à l'ambulance, où il était tombé subitement sans connaissance pour quelques instants seulement et sans phénomènes convulsifs.

Cependant bientôt les accidents s'aggravèrent. Vers la fin du mois de mars survinrent des phénomènes nouveaux : en même temps que l'écoulement du pus par le trajet fistuleux était beaucoup moindre, la somnolence devenait beaucoup plus marquée, le blessé perdit sa gaieté, devint paresseux, indifférent aux choses qui l'entouraient ; il restait volontiers étendu sur son lit, dans un état d'assoupissement dont on avait peine à le tirer, même aux heures du repas ; il accusa également des maux de tête, une céphalée assez vague, contre laquelle les révulsifs restèrent sans action. La paralysie présentait néanmoins peu de changement ; il y avait seulement un peu plus d'abaissement de la commissure labiale gauche et un peu plus d'affaiblissement dans le membre supérieur du côté opposé. L'aphasie existait comme par le passé ; mais, en raison de son état comateux, le malade se prêtait moins à prononcer les syllabes qu'on s'efforçait de lui faire dire.

En présence de ces phénomènes comateux, coïncidant avec une diminution très-appréciable de l'écoulement du pus par la fistule, il fut rationnel de songer à une compression du cerveau par rétention du pus dans un foyer. L'opération du trépan fut donc décidée et pratiquée le 3 avril.

Cette opération a présenté quelques difficultés..... Appliqué sur des portions osseuses, rugueuses, qui avaient été fracturées et enfoncées par le coup de sabre et qui étaient mal soudées entre elles, l'instrument glissa légèrement ; une rondelle osseuse de la table externe fut sciée, et on reconnut qu'elle était séparée de la table externe, fracturée en plusieurs esquilles qui furent retirées avec des pinces..... et la dure-mère fut mise à nu. L'ouverture faite par le trépan était régulièrement arrondie, mousse et de la grandeur d'une pièce de un franc environ ; en enlevant les esquilles, quelques fragments des méninges qui y adhéraient se détachèrent, et le cerveau, dans cette petite étendue, se trouve à nu. Il ne s'écoula pas une seule goutte de pus.

On constata tout autour de l'ouverture faite par le trépan l'adhérence des méninges à la voûte crânienne et au cerveau, adhérences qui empêchèrent le cerveau de faire hernie et aussi l'exploration ; le bout du petit doigt introduit dans l'ouverture, jusque sur le cerveau, ne constata aucune fluctuation. On recula devant l'idée de plonger le bistouri dans le cerveau sans indications plus précises, et on attendit, espérant, d'ailleurs, que le pus qui s'écoulait déjà par une fissure à travers les os, s'écoulerait bien plus facilement alors que le crâne était largement ouvert, et que l'ouverture qu'on supposait exister à la dure-mère, mais qu'on n'avait pas pu constater, laisserait le pus s'écouler d'une manière facile et continue.

Le lendemain, 4 avril, coma plus prononcé encore que les jours précédents, phénomènes paralytiques plus marqués, fièvre intense, quelques nausées et vomissements; le cerveau s'est un peu engagé dans l'ouverture du trépan et fait légèrement saillie; on y sent des battements, mais il ne s'est point écoulé de pus, et on ne peut retrouver le petit pertuis par lequel on enfonçait, les jours précédents, un stylet à cinq centimètres de profondeur. Le soir on constate le début d'un érysipèle de la face.

Le 5 avril, coma profond, paralysie complète de la face et du bras droit, incomplète du membre inférieur du même côté; l'érysipèle a envahi tout le côté de la tête. Badigeonnages avec la teinture d'iode; le soir, une attaque d'épilepsie.

Les jours suivants, les phénomènes comateux et paralytiques diminuent ainsi que l'érysipèle, et, huit jours plus tard, le malade était à peu près revenu dans l'état où il était au moment de la trépanation; ils diminuèrent ensuite très-rapidement, et, à la fin d'avril, il n'y avait plus de traces de paralysie du membre inférieur; le blessé se servait beaucoup mieux de son bras et écrivait mieux qu'il n'avait jamais fait depuis sa blessure; du côté de la face il y avait également une grande diminution de la paralysie; l'intelligence, jamais abolie, mais très-obtuse pendant les jours qui suivirent l'opération, recouvra également peu à peu sa lucidité et redevint parfaitement nette; pendant ce temps, la plaie sécrétait un pus de bonne nature et présentait à son centre le cerveau à nu et faisant saillie dans l'ouverture du trépan; des bourgeons charnus se confondaient avec ceux de la plaie du cuir chevelu. Plusieurs petites esquilles furent éliminées avec la suppuration, et la cicatrisation marchait assez rapidement.

Dès la fin d'avril le blessé avait recouvré toute son intelligence, toute sa mémoire; il avait repris sa gaieté, son activité; il se levait, se promenait; il ne lui restait qu'un peu de paralysie de la face et l'aphasie; mais il suppléait la parole par les gestes et se mêlait à tous les jeux de ses camarades, se faisant assez bien comprendre d'eux; il se rappelait alors bien des choses, bien des événements, des noms, dont il avait perdu le souvenir depuis sa blessure. Toutes les épreuves qui avaient été faites, au moment de son arrivée dans le service, au point de vue de l'intelligence et de la mémoire, etc., etc., furent reprises et donnaient de meilleurs résultats. Le blessé pouvait maintenant écrire couramment, à la lecture ou à la dictée, ou traduire correctement sa pensée en écrivant; son écriture était devenue correcte, régulière, bien formée. — L'aphasie surtout présentait des modifications très-appréciables, et chaque jour le malade prenait une petite leçon de parole et de lecture, comme on eût fait pour un enfant auquel on apprend à parler, et peu à peu il arriva à prononcer quelques syllabes, quelques mots qu'il répétait après les avoir entendus, ou qu'il disait spontanément; mais ces leçons devaient être courtes, car son esprit attentif se fatiguait promptement; tel était l'état de ce blessé, qui n'éprouvait plus de grandes difficultés que pour prononcer les lettres S, F et R, et qui disait assez nettement ma-man....., pa-pa....., ba, be, bi, bo, bu; qu'il était même arrivé à dire chaque matin spontanément, lorsqu'on arrivait à son lit, bon-jou, mon-sieu Boinet....., comment vous portez-vous?.... Il buvait bien, mangeait bien, dormait de même et n'avait plus eu d'attaques épileptiformes, lorsque, dans la nuit du 16 au 17 mai, il succomba à deux attaques d'épilepsie, survenues coup sur coup, sans que le soir qu'il avait passé au jardin avec ses camarades, à fumer et à jouer, il eût présenté le moindre phénomène qui ait pu faire présager une fin si malheureuse et si prompte.

Autopsie. — L'autopsie fut faite. Les téguments étaient adhérents et cicatrisés au pourtour de la couronne du trépan. La boîte osseuse était légèrement injectée, principalement autour de la fracture; on y retrouvait la fente ou fissure produite par le coup de sabre, qui descendait assez loin au delà du point où la trépanation avait été faite, et le petit pertuis par lequel on avait introduit un stylet avant l'opération. Les tables externe et interne ne présentaient qu'une dépression peu considérable, tout à fait insuffisante pour déterminer des phénomènes de compression. Les sinus étaient gorgés de sang, ainsi que tous les plexus; il s'écoule une quantité très-considérable de sang noir; les méninges sont saines, moins l'injection qui existe dans presque toute leur étendue. Au niveau de la troisième circonvolution du lobe inférieur gauche, elles sont unies, confondues entre elles, et adhérentes, d'une part à la voûte crânienne, de l'autre à la surface du cerveau; dans ce point, elles sont épaissies, résistantes, et, en s'éloignant du point considéré comme centre, les caractères pathologiques sont moins marqués. Le cerveau, volumineux, pesait 1,425 grammes et était parfaitement sain à la surface. Au niveau des adhérences méningées et un peu en dehors de celles-ci, on remarquait une très-légère dépression, avec un peu moins de consistance de la substance cérébrale, mais sans la moindre trace de ramollissement vrai. Les coupes du cerveau furent faites d'avant en arrière, séparées d'environ 0,002 millimètres; toute la substance cérébrale fut trouvée parfaitement saine, excepté dans la troisième circonvolution, où l'on rencontra un vaste abcès, situé à 5 centimètres de l'extrémité antérieure du lobe frontal gauche, et à 1 centimètre au-dessus de la scissure de Sylvius, à 15 millimètres au-dessous de la couche corticale, juste en dehors du corps strié auquel il touchait; en dehors, il n'était séparé de la boîte osseuse que par l'épaisseur des méninges adhérentes entre elles et à la substance cérébrale; cet abcès, du volume et de l'épaisseur d'une noix, est clos de toutes parts, *avec la paroi la plus mince au niveau de la couronne du trépan.* Là, la dure-mère est adhérente dans une étendue de 4 à 5 centimètres; plus loin, la pie-mère est épaissie, adhérente en certains endroits à la substance grise, mais sans trace d'infiltration purulente dans les anfractuosités; la méningite a été extrêmement limitée, elle serait même presque contestable tant la teinte opaline est peu marquée; nulle part il n'existe de ramollisssement de la substance grise; quant à la substance blanche, elle présente ceci de très-remarquable, c'est qu'elle n'est pas non plus ramollie tout autour du foyer. On aperçoit très-nettement son tissu de nouvelle formation tout autour du foyer, il a une coloration violacée; cela ressemble à du tissu cicatriciel; la lésion est exactement limitée, le pus est bon, épais, crémeux.

Il est bien probable que ce n'est pas cet abcès qui a causé la mort d'une manière si subite, et que le malade a dû succomber aux accidents de compression déterminés par l'énorme turgescence vasculaire consécutive aux attaques épileptiformes; on a vu à l'autopsie que les sinus et les veines cérébrales étaient gorgés de sang; il y avait peu de liquide dans les ventricules; il est probable que si l'on avait osé enfoncer la pointe d'un bistouri dans le cerveau, après la trépanation, on aurait sauvé ce malade, qui a failli guérir par les seules forces de la nature... Quoique le pus du foyer n'ait pas eu d'issue, il n'en est pas moins vrai que ce foyer avait de la tendance à se rétrécir et le pus à se résorber, si l'on en juge par la marche des accidents après la trépanation et par l'état du foyer à l'autopsie. En effet, on remarque d'abord une grande diminution des accidents comateux, ensuite leur disparition complète, ainsi que celles de la paralysie des membres et de la face, quelques semaines après la trépanation, coïncidant très-probablement avec la résorption du pus, d'où l'épaississement des parois du foyer, sa diminution et celle de la compression par conséquent; puis retour progressif de la parole, qui, probablement, serait revenue complétement si le pus avait fini par se résorber. Le malade est donc mort par asphyxie, due à la compression du bulbe, par une congestion sanguine de tout le cerveau et du bulbe lui-même. — Dr BOINET, ambulance du Cours-la-Reine.

BLESSURES DE LA FACE.

Malgré des désordres parfois considérables, les plaies de la face ont été généralement suivies de guérison. — Très-fréquentes, elles peuvent s'accompagner ou non de lésions du squelette; c'est ainsi que nous avons vu un coup de feu produire un séton des parties molles de la région maxillaire inférieure gauche; nous avons déjà cité plus haut la perforation des deux joues par une balle sans fracture : la balle peut déchirer soit le lobule, soit le bord de l'hélice du pavillon de l'oreille. Dans un cas qui a trait à cette dernière blessure, l'hémorrhagie avait été assez abondante et ne s'était arrêtée que grâce à la réunion par première intention que j'avais immédiatement tentée et qui a réussi quoique la chose ne soit pas habituelle pour les plaies par armes à feu.

Un projectile passant transversalement en avant de la face peut intéresser une portion du nez : nous avons soigné une plaie de ce genre produite par balle, située au niveau de la racine du nez et réunie à l'aide de serre-fines.

L'œil se trouve souvent atteint par le corps étranger ; nous avons déjà rapporté cet exemple curieux dans lequel un éclat d'obus avait projeté dans l'orbite gauche deux boutons de la tunique d'un blessé. Dans un autre cas observé à Metz, ce fut la pointe d'un sabre qui fit sortir le globe oculaire de sa cavité.

Les différentes parties du squelette de la face se trouvent souvent intéressées. Nous avons vu, par exemple, des fractures de l'os malaire et de l'anse zygomatique ; dans l'une de ces blessures, comme il n'y avait qu'un orifice, le chirurgien crut d'abord que le corps dur, dont la présence lui avait été révélée par l'exploration à l'aide de la sonde cannelée, était le projectile resté dans la plaie : il fit plusieurs tentatives de traction assez forte lorsqu'il s'aperçut que cette partie résistante n'était autre qu'une volumineuse esquille de l'os malaire qu'il s'empressa de laisser en place. Cette erreur ne fut en aucune manière préjudiciable au malade, qui guérit sans fistule. Le stylet en porcelaine de M. Nélaton aurait pu dans ce cas éclairer le diagnostic.

Dans un fait bien intéressant et dont nous avons été témoin à l'ambulance du Cours-la-Reine :

Un éclat d'obus avait enlevé la paroi externe de l'orbite droit, sur un jeune fédéré de 18 ans : au fond de la plaie, on voyait la sclérotique à nu ; l'œil n'avait pas souffert ; mais, ce qu'il y a de plus curieux, c'est, *qu'au dire du malade*, lorsque les deux paupières étaient closes, ce dernier avait conscience de la clarté du jour du côté de sa plaie orbitaire !

Quelquefois il est impossible, à la suite des blessures de la face, de retrouver le projectile, bien qu'il n'existe qu'un orifice unique. La balle s'enfonce profondément et va se loger soit dans une des cavités de la face, soit dans le crâne (M. le Dr Lecoin en a retrouvé une logée *dans l'intérieur du rocher*), et y détermine immédiatement ou plus tard des accidents qui mettent les jours du blessé en danger. Tout récemment il y avait dans le service de M. Guyon, à Necker, une jeune fille présentant une paralysie faciale, à la suite d'un coup de révolver tiré dans l'oreille. La balle s'était logée dans le rocher. La santé générale de la malade était, du reste, excellente.

Chez un blessé que j'ai vu dans le service de M. Lascowski, au Palais de l'Industrie :

La balle, tirée à gauche, avait déchiré la paupière supérieure, sauf son bord inférieur ; l'œil était en partie détruit ; la balle, ou un de ses fragments, avait frappé le rebord orbitaire et avait produit, au niveau de la paroi interne, une ouverture qui permettait l'introduction de la pulpe de l'index. Un petit fragment de plomb fut seul extrait de la cavité orbitaire, et on ne put savoir si le reste du projectile était allé se loger, soit dans les fosses nasales, soit au niveau de la base du crâne.

Un second fait du même genre s'est présenté à nous dans la même ambulance :

C... (Hilaire), fédéré de 34 ans, est blessé le 12 mai, au Parc-des-Oiseaux, d'un coup de feu qui frappe l'angle interne de l'œil droit. Hémorrhagie immédiate par le nez, par la blessure et la bouche ; c'est au moment où il s'avançait en mettant son arme en joue, qu'il fut atteint : la sonde exploratrice pénètre tout à fait dans la direction du sac lacrymo-nasal où l'on sent les os brisés. En appuyant sur ce point, le malade éprouve une douleur au niveau des dents. La balle ne fut pas retrouvée : était-elle dans le sinus ? ou bien dans les fosses nasales ? ou bien avait-elle été avalée par le malade, comme on en cite plusieurs exemples ? Était-elle située au niveau de la base du crâne ? C'est là un diagnostic que nous ne pûmes éclaircir ; il se fit une suppuration de nature osseuse, sans accidents cérébraux ; les deux paupières se sphacélèrent dans leur tiers interne, mais l'œil resta toujours sain : à la fin du mois de mai, ce malade fut évacué sur Saint-Cloud, sans que nous ayons pu nous rendre un compte exact de la position occupée par le projectile.

J'ai rapporté un cas de *double autoplastie* pratiquée par M. Duplay, à l'hôpital de la Pitié, dans le but de réparer les désordres occasionnés par un coup de feu reçu à la face. *La balle avait labouré toute la région orbitaire droite* (os du nez brisés, sinus frontaux ouverts, paroi interne de l'orbite détruite, œil chassé de sa cavité, sinus maxillaire intéressé, paupière inférieure déchirée). Les indications qui nécessitaient deux autoplasties distinctes étaient les suivantes : 1° obturer la communication orbito-nasale, c'est-à-dire l'*hiatus* qui résultait de la fracture de la paroi interne de l'orbite et qui, laissant sortir la colonne d'air, empêchait le maintien d'un œil artificiel ; 2° reconstituer la paupière inférieure dans sa moitié interne. Deux lambeaux furent taillés, l'un de façon à rétablir la paupière, l'autre de manière à fermer l'orifice orbito-nasal. Ce résultat fut complet pour le premier point, mais moins avantageux pour le second ; cependant ce jeune homme bénéficia singulièrement de la double autoplastie pratiquée par M. Duplay : 1° au point de vue de *l'application de l'œil artificiel,* qui était devenue possible par la reconstitution de la paupière inférieure ; 2° au point de vue du *rétrécissement de l'hiatus orbito-nasal,* ce qui empêchait l'œil artificiel d'être chassé par la colonne d'air ; 3° au point de vue *de la beauté des formes,* car le lambeau blépharo-plastique était d'une régularité parfaite sans aucune gibbosité.

Il n'est pas très-rare enfin de voir la face traversée de part en part par une balle, soit au niveau des deux anses zygomatiques, soit au niveau des deux orbites, comme nous en avons vu un exemple, soit au niveau des deux articulations temporo-maxillaires.

Les fractures des mâchoires par armes à feu sont des lésions fréquentes. Ou bien la balle vient former une *gouttière* au niveau de l'angle du maxillaire, ou bien cet angle est écorné seulement :

Un soldat de la ligne reçoit un coup de feu à la partie supérieure et latérale gauche du cou ; la balle touche l'angle de la mâchoire inférieure et va se loger sous la base de la langue, sans déterminer aucun accident. Au bout d'un mois, le malade sort guéri, ne présentant qu'une fistule, au fond de laquelle on sent une petite surface de l'angle de la mâchoire dénudé, et gardant sa balle implantée dans la région sus-hyoïdienne.

Dans deux autres cas de fracture du maxillaire inférieur que j'ai eus sous les yeux à mon ambulance de Metz, et qui avaient été produits par une balle, la base de la langue fut labourée par le projectile. Dans l'un d'eux, ce dernier s'était fragmenté sur l'os et avait fait trois petits trous de sortie au niveau de la partie latérale droite du cou. Ce blessé mourut dans un accès de suffocation.

Nous pouvons encore citer trois faits se rapportant à des lésions du maxillaire inférieur par armes à feu, dans lesquelles il est survenu des hémorrhagies secondaires considérables.

1° Chez l'un d'eux, dont nous avons eu les pièces anatomiques en mains,

M. le Dr Raynaud pratiqua, en raison des hémorrhagies multiples, la ligature de la carotide primitive gauche. L'écoulement sanguin se reproduisit par une ulcération qui se fit au niveau de la bifurcation de la carotide, près de la naissance de la thyroïdienne supérieure.

2° Le second fait s'est rencontré dans le service de M. le Dr Lascowski :

Une balle avait brisé l'angle gauche de la mâchoire et pénétré vers le pharynx. Une hémorrhagie profonde venant sans doute de la maxillaire interne ou d'une de ses branches, se répéta à plusieurs reprises et fut fatale au blessé.

3° Nous avons fait la nécropsie d'un soldat chez lequel :

Une balle avait fracassé le maxillaire inférieur au niveau de la symphyse. Il y eut quatorze hémorrhagies sans que la mort s'ensuivit, mais il survint bientôt une suppuration fétide très-considérable de toute la région sus-hyoïdienne ; le pus fusa le long de la face interne des deux branches du maxillaire, décolla muscles et périoste et remonta jusqu'aux articulations temporo-maxillaires.

Nous avons vu enfin plusieurs cas intéressants de lésions du maxillaire supérieur :

Dans l'un, une balle de chassepot, entrée par la fosse canine droite, avait broyé les deux maxillaires supérieurs, laissant un fragment antérieur incisif mobile, et était sortie au niveau de la joue gauche. Il y avait large communication naso-buccale.

I.   47

Un autre, observé à l'ambulance du Cours-la-Reine, a trait à

Un jeune officier supérieur, M. C..., auquel une balle avait enlevé toute la partie médiane antérieure de la mâchoire supérieure sans lésion des lèvres : après l'élimination des incisives, des canines et d'esquilles nombreuses, la guérison eut lieu, et il resta une cavité tapissée par la muqueuse, et qu'un appareil prothétique comblait d'une façon si parfaite, que cet officier n'offrait aucune trace apparente de sa blessure, et n'avait qu'une très-légère difficulté pour la prononciation de certaines lettres. — Dʳ GIL-LETTE.

A Haguenau toutes les plaies de la face ont guéri, et quelques-unes malgré des délabrements considérables et des pertes de substance qui de prime abord paraissaient irréparables. (Partout on a fait la même observation.) 5 de nos blessés avaient perdu un œil.

L'un d'eux, Babon-Besse, chasseur, avait eu le 6 la mâchoire inférieure complétement fracassée par un coup de pistolet tiré à bout portant. La symphyse du menton avait disparu avec les apophyses géni et les attaches des muscles de la base de la langue, sans qu'il y eût tendance de renversement de l'organe en arrière. Toute la partie de la mâchoire inférieure qui supporte les dents incisives et canines avait disparu, les lambeaux charnus flottaient irrégulièrement des deux côtés de la face. M. le Dʳ Lévy avait dans la nuit du 6 août appliqué quelques sutures provisoires pour empêcher l'hémorrhagie qui, paraît-il, était assez abondante. Le 7 août nous avons enlevé les esquilles complétement flottantes, tout en ménageant avec le plus grand soin tout ce qui pouvait encore offrir la moindre chance de consolidation. Quant aux lambeaux cutanés, quoiqu'ils parussent menacés de mortification, nous en avons conservé tout ce qui pouvait offrir la moindre chance de vitalité. Malgré la perte de substance considérable et la tension inévitable de nos points de suture, la réunion se fit. Il se forma autour des extrémités de la mâchoire inférieure que nous avions maintenues réunies par des fils d'archal, un cal fibreux solide. A la joue il persista une fistule que nous avons réussi à fermer, après plusieurs tentatives, par un petit lambeau autoplastique.

Un cas de guérison plus curieux encore, vu la grandeur de la plaie, fut celui d'un tirailleur algérien. Un éclat d'obus lui avait emporté la moitié de la face gauche. L'arcade zygomatique et le sinus maxillaire étaient emportés; la cavité buccale largement ouverte, l'œil gauche et la moitié correspondante du nez avaient disparu.

Malgré la suppuration abondante produite par cette perte énorme de substance, malgré la difficulté de nourrir le malade, il fut cependant en voie de guérison au moment de notre départ de Haguenau. Il eût été intéressant de savoir définitivement comment a pu se cicatriser cette plaie si considérable, comment surtout a pu se fermer la cavité buccale. — Dʳ JOESSEL, Haguenau, ambulance du Petit-Quartier.

[Si nous avions le nom du blessé ou seulement son numéro matricule, nous pourrions donner satisfaction à notre savant confrère.]

Les plaies de la face, malgré le mauvais aspect qu'elles présentaient généralement, se sont fait remarquer par leur bénignité relative.

Les deux yeux enlevés par une balle. — Guérison. — Lacaud, caporal au 17ᵉ bataillon de chasseurs, est frappé par une balle qui lui enlève les deux yeux, en fracturant les os propres du nez. Malgré cette horrible blessure, Lacaud était l'un des blessés les plus gais. Sa plaie suppurait encore, quand il retourna en France le 19 octobre. J'ai appris depuis (août 1871) qu'il était entièrement guéri. — Dʳ CHRISTIAN, Bischwiller.

Fracture de la mâchoire inférieure et de la voûte palatine. — Guérison. — Delvoy, soldat au 96ᵉ de ligne, étant couché par terre, à plat ventre, est atteint par une balle qui, entrant dans la bouche vers la commissure labiale droite, fracture la voûte palatine, la mâchoire inférieure gauche, et sort dans le voisinage de l'épaule, entraînant deux molaires, qui furent extraites, l'une près de l'épaule, l'autre dans la région du cou; en outre il y eut à extraire plusieurs esquilles. Le 14 mars, quand Delvoy partit, il restait encore une petite plaie fistuleuse, suppurante, au côté gauche du cou. Dans la voûte palatine, il y avait une perte de substance de l'étendue d'une pièce de 2 francs, qui rendait la voix presque inintelligible : le blessé y remédiait au moyen d'un tampon de charpie en guise d'obturateur. Delvoy, qui était d'un tempérament lymphatique très-prononcé, avait une disposition remarquable pour l'érysipèle. Il en fut atteint à plusieurs reprises, et notamment au mois de janvier, où un érysipèle, parti du cou, envahit successivement la tête, la face, la poitrine et le dos, et mit ses jours en danger.

Fracture de la mâchoire inférieure. — Trajet remarquable de la balle. — Guérison. — Sabatier, soldat au 3ᵉ de ligne : une balle, entrée par la joue gauche, fracture la mâchoire inférieure et sort au côté droit du larynx, sans léser aucun organe important dans ce trajet extraordinaire. En janvier, je lui fis l'extraction de deux molaires qui, brisées par la balle, étaient restées enclavées dans la mâchoire; vers la même époque, plusieurs esquilles, provenant sans doute du maxillaire, sortirent par un abcès qui se forma au côté droit du larynx. La guérison était très-avancée quand il partit au mois de mars. — Dr CHRISTIAN, Bischwiller.

Fracture de la voûte palatine et des os du nez. — Osserl, cavalier au 1er régiment du train des équipages, tombe le 21 juillet d'un balcon du 1er étage, une pipe en bois à la bouche et en état d'ivresse.

La chute a eu lieu sur la face, les os du nez sont brisés et le tuyau de la pipe pénètre au milieu de la voûte palatine, séparant nettement les deux os. Le voile du palais est intact. Un léger chevauchement des deux portions horizontales était le seul signe de la fracture qui ne s'accompagnait d'aucune douleur aux apophyses ptérygoïdes.

La cicatrisation de la muqueuse déchirée se fit rapidement et la plaie était fermée le 6 août. La fracture des os du nez, accompagnée, le premier jour, d'un peu d'emphysème, ne donna lieu à aucun autre œdème, elle se termina sans déformation malgré l'absence de tout appareil. — Dr PONCET, Strasbourg.

A l'hôpital militaire de Strasbourg, nous avons eu 54 blessures de la face, 9 par balles, 45 par fragments d'obus; elles ont été quatre fois suivies de mort, ce qui nous donne une proportion de 7.4 0/0 de décès.

Il est reconnu depuis longtemps que les plaies, par armes à feu, de la face, sont plus effrayantes que réellement graves, et l'observation qui suit est une nouvelle preuve de l'innocuité relative de ces sortes de blessures. Toutes cependant ne présentent pas le même degré de gravité, et il est bon d'établir des catégories d'après les parties lésées, quoiqu'en réalité il soit bien difficile de tracer des limites anatomiques exactes entre ces différentes blessures qui intéressent souvent plusieurs tissus ou plusieurs os à la fois. Nous nous en tiendrons, pour ce que nous avons à en dire, à l'ordre généralement adopté et qui est le plus naturel.

On a peine à comprendre *à priori* que les *parties molles de la face* puissent être atteintes par des projectiles lancés par des armes à feu sans que la charpente osseuse soit lésée en même temps; cela est arrivé cependant assez souvent, puisque, sur 54 blessures, nous trouvons 32 cas qui n'ont présenté du reste d'autre particularité que leur tendance à la guérison.

Les *fractures du maxillaire supérieur* ne menacent pas directement la vie, et on peut affirmer que la guérison de ces blessures est la règle générale, quand il n'y a pas de complication grave. Parmi les 5 blessés de cette catégorie, traités à l'hôpital militaire, un seul a succombé, non par le fait de la fracture, mais par suite d'hémorrhagies répétées qui ont nécessité la ligature de la carotide. Nous avons rapporté ce fait à propos des hémorrhagies. Chez deux autres blessés on a pu extraire du sinus maxillaire un éclat volumineux, portion de l'enveloppe de plomb d'un obus, qui s'y était logé après avoir brisé le maxillaire supérieur au-dessous du rebord orbitaire. Dans les deux cas il y a eu hémorrhagie assez abondante par les divisions de l'artère sous-orbitaire. Un autre blessé nous fut apporté dans un état véritablement alarmant, et il mérite une mention spéciale à cause de sa guérison inespérée.

Paumey (Georges), pontonnier au 16e d'artillerie, fut blessé le 5 septembre par un fort éclat d'obus qui le frappa à la région malaire gauche en produisant des désordres considérables : le maxillaire inférieur, l'os malaire, l'apophyse zygomatique, tout le rebord orbitaire externe et inférieur, et une portion de la voûte orbitaire supérieure étaient fracturés comminutivement; il résultait de tout ce fracas une vaste excavation remplie de caillots sanguins, de terre, de fragments osseux, et dans le fond de cette plaie anfractueuse on apercevait en haut une portion de la face inférieure du lobe antérieur gauche du cerveau, bien reconnaissable à ses circonvolutions, ses battements et à sa coloration, puis le moignon noirâtre de l'œil complétement vidé, des éclats osseux plus ou moins volumineux et en partie adhérents; la muqueuse buccale était intacte, mais, en portant le doigt dans la bouche, on sentait un grand fragment du rebord alvéolaire du maxillaire gauche auquel on pouvait imprimer des mouvements de latéralité dans une assez grande étendue. La plaie fut débarrassée avec le plus grand soin de toutes les esquilles et de la terre qui la souillait, puis recouverte d'un linge fenêtré enduit de styrax; le pansement fut complété avec de la charpie, des compresses et des tours de bande. — Pour tout traitement je me contentai de nourrir, aussi bien que possible, le blessé et de maintenir la plaie dans le plus grand état de propreté; matin et soir, on faisait des injections alcoolisées dans la bouche et dans la plaie elle-même et on pansait ensuite au styrax, et nous avons eu la satisfaction de voir la perte de substance se combler peu à peu par des bourgeons charnus, se rétrécir insensiblement et arriver enfin à cicatrisation complète. L'alimentation fut rendue assez difficile par la mobilité du fragment du maxillaire supérieur, qui s'opposait à la mastication; mais la consolidation était parfaite le 19 octobre, époque à laquelle Paumey fut évacué sur France par le grand-duché de Bade et la Suisse.

Les *fractures du maxillaire inférieur* ont été plus graves que celles du maxillaire supérieur, puisque sur 7 cas nous comptons 3 décès. Cette gravité s'explique par la mobilité des fragments contre laquelle les pansements les mieux conçus ne peuvent souvent lutter avec efficacité et surtout par la suppuration qui est incessamment avalée par le blessé. Lorsque la fracture est simple ou que la plaie produite par le projectile ne communique pas avec le foyer de la fracture, quel que soit l'appareil de contention employé, la guérison est pour ainsi dire assurée; dans le cas contraire, la mort est toujours à redouter, et pour éviter cette issue fatale il serait utile de faciliter l'écoulement de la suppuration au dehors en maintenant soigneusement la plaie extérieure ouverte ou en faisant même une incision qu'on maintiendrait béante. Quant aux appareils de contention, ils sont difficilement supportés par les blessés, lorsqu'ils sont assez solidement appliqués pour maintenir exactement l'immobilité des fragments, à moins qu'on ne puisse obtenir celle-ci au moyen de fils métalliques fixés sur les dents de chaque côté de la solution de continuité; l'appareil en gutta-percha de Verneuil est d'une construction difficile et maintient le plus souvent fort incomplétement les fragments; l'appareil le plus simple et le plus universellement adopté est toujours la fronde. Dans les cas de fracture oblique on peut employer une espèce de suture métallique que j'ai vu appliquer avec succès par M. Isnard, de la façon suivante : par une petite incision pratiquée sur le rebord du maxillaire inférieur au niveau de la fracture, il fit passer un fil métallique qui remonta directement en avant du maxillaire, fut replié sur les dents, ramené en arrière de l'os et vint ressortir par le trou d'entrée; il ne resta plus alors qu'à tordre les deux chefs pour assujettir les deux fragments d'une manière solide jusqu'à consolidation parfaite. Dans certains cas spéciaux ce procédé peut rendre des services réels, mais, il faut le reconnaître, son application reste forcément très-restreinte.

Chez un des trois blessés qui ont succombé, la mort a été très-rapide, à cause de l'étendue des désordres; un éclat volumineux avait pénétré dans la bouche et non-seulement fracturé comminutivement le maxillaire inférieur et le rebord alvéolaire du maxillaire supérieur, il avait en outre déchiré la langue et l'épiglotte et amené l'asphyxie par suffocation; la trachéotomie, pratiquée *in extremis* par M. Poncet à l'arrivée du blessé à l'hôpital, n'empêcha pas la mort, qui eut lieu peu de temps après l'opération.

Dans le cas suivant, la mort a été plus lente et doit, je crois, être attribuée à l'absorption incessante du pus provenant de la plaie et du foyer de la fracture.

Vern (Paul), caporal, blessé le 18 septembre par un éclat d'obus à la face. Mort le 7 octobre suivant.

Ce blessé se présenta à nous avec les désordres suivants : plaie longitudinale partant du rebord du maxillaire inférieur, divisant la lèvre inférieure dans toute sa hauteur et près de la commissure droite, la lèvre supérieure, l'aile droite du nez et allant se terminer au grand angle de l'œil, ce qui constitue deux larges lambeaux cutanés à bords frangés et largement décollés des os sous-jacents; le maxillaire inférieur est fracturé verticalement dans le point qui répond extérieurement à la plaie; celle-ci correspond avec le foyer de la fracture, et la muqueuse buccale est déchirée au même niveau; le maxillaire supérieur est intact, mais les os du nez sont fracturés comminutivement et enfoncés. Après avoir extrait les esquilles mobiles et libres, nettoyé la plaie, je pose quelques points de suture sur le bord des deux lèvres et je réunis le reste des lambeaux aussi exactement que possible par de petites bandelettes de sparadrap; la cicatrisation par première intention se fit sur une assez grande étendue de la plaie; mais il s'établit une suppuration abondante dans le foyer de la fracture, et les soins de propreté, qu'on ne cessait de prendre, ne purent empêcher le blessé d'avaler incessamment du pus qui se mélangeait à sa salive, à sa tisane et aux rares aliments liquides qu'il prenait. Il succomba finalement à une véritable fièvre hectique, le 7 octobre.

La région orbitaire est assez fréquemment atteinte ; mais souvent il y a en outre d'autres lésions plus graves qui font classer le blessé dans une catégorie différente ; c'est ainsi que Paumey a été classé avec les fractures du maxillaire supérieur et que d'autres ont été compris dans les blessures du crâne. La perte de l'œil devient dans ces cas tout à fait accessoire, et si nous ne comptons dans notre statistique que huit blessures des yeux et de l'orbite, cela ne signifie pas que cette région n'ait pas été atteinte plus souvent, cela veut dire simplement que huit fois la blessure de l'œil ou de l'orbite a été la lésion unique ou prédominante.

Chez le nommé Rivoiret, maréchal des logis au 8e d'artillerie, atteint de contusion de la région orbitaire, par éclat d'obus, il y a eu un hypohéma qui a momentanément intercepté les rayons lumineux ; la vision s'est rétablie peu à peu à mesure que le sang épanché se résorbait.

Chez trois autres, la vision a été abolie définitivement dans un œil (cataracte traumatique) par suite de pénétration dans le cristallin d'un petit fragment de projectile ; chez un blessé on a constaté à l'ophthalmoscope un large épanchement sanguin de la rétine à la suite de contusion du globe oculaire par un fragment d'obus ; chez un autre enfin la pénétration dans l'œil d'un fragment de projectile a amené la fonte purulente de l'organe. — Dr REEB.

Éclat d'obus à la joue droite chez un adjudant d'artillerie. Toute la partie droite du nez, l'os malaire avaient été emportés, ainsi que la plus grande partie du maxillaire supérieur du même côté; la branche montante du maxillaire inférieur était fracturée et une partie retombait jusque sur la poitrine, adhérant encore aux chairs de la partie sous-maxillaire; cette vaste plaie se prolongeait jusqu'au-dessous de l'oreille droite. L'œil droit, sans paupière inférieure, existait dans son entier, comme suspendu au-dessus d'un abîme, ne pouvant plus être recouvert.

Toutes les parties déchirées de la joue et du maxillaire inférieur, ainsi que la langue, retombaient jusqu'au niveau de la clavicule, en sorte que la plaie avait de haut en bas une étendue d'environ 0m,20 centimètres sur 15 à 18 centimètres de largeur.

Les fosses nasales étaient ouvertes d'avant en arrière, on apercevait toute l'arrière-gorge.

Une hémorrhagie avait eu lieu au moment où la blessure avait été reçue ; on s'en était rendu maître.

Toutes les parties étaient grisâtres, extrêmement contuses, et comme hachées; il était impossible de distinguer quelles parties saines pourraient servir à une réparation de la face; nous nous sommes contenté de relever toutes les parties, à l'aide d'une bande convenablement appliquée, et deux fois par jour, le pansement était renouvelé; un grand lavage avec l'eau phéniquée était fait à l'aide d'un irrigateur.

Nous avons dû faire deux pansements par jour ; car du matin au soir la plaie devenait infecte et les souffrances intolérables.

La conjonctive, ainsi que tout le globe oculaire, se sont enflammés, sont devenus rouges, douloureux. La cornée a perdu sa transparence. Les douleurs ont augmenté d'intensité dans tout le globe de l'œil. La vue s'est tout à fait abolie.

Nous avons reçu dans notre ambulance la visite du Dr Lœffler, médecin en chef de la 2e armée prussienne, et du Dr Langenbeck. Ce dernier nous a prié de lui laisser faire, et cela dans la mesure du possible, le travail de sutures nécessaires à la réparation de ce visage, et à la réunion de toutes les parties entre elles, ce que nous lui avons accordé.

Le 9e jour de la blessure, les parties mortifiées s'étaient détachées, et les esquilles qui y adhéraient, ayant été enlevées successivement, tous les tissus restants étaient vifs et roses. Le blessé paraissait dans un état relativement bon. Nous l'avons fait transporter à l'ambulance anglo-américaine, où il devait être opéré le lendemain.

La nuit suivante une hémorrhagie se déclarait, et à notre arrivée, le lendemain, pour assister à l'opération, on nous apprenait sa mort. — Dr BRUEL (Léon), ambulance du Bourbonnais.

Au lycée de Metz, sur 7 blessures de la face parmi lesquelles 4 s'accompagnaient de fracture du maxillaire, je n'ai eu à déplorer aucun insuccès.

Chez deux blessés, les sieurs Nadaud, du 65e, et Pabiel, du 55e, il y a eu fracture du maxillaire inférieur du côté gauche. Un autre, le sieur Lhote, du 28e, avait reçu une balle au milieu du nez. Le projectile, après avoir fracturé le maxillaire supérieur, était sorti par la bouche en perforant largement la voûte palatine. Chez le quatrième, le sieur Edhaud, du 93ᵉ, la balle était entrée à l'angle interne de l'œil gauche; après avoir détruit cet organe elle s'était frayé un chemin à travers le maxillaire supérieur, et se dirigeant à droite et de haut en bas était venue sortir à la partie latérale droite et supérieure du col, sans léser le maxillaire inférieur, ni aucune des parties importantes de cette région.

Sauf la perte de l'œil, le blessé ne conservait aucune gêne après une aussi grave blessure. Un cinquième blessé, le sieur Lancrenon, sergent au 14ᵉ chasseurs à pied, avait eu au côté gauche la commissure des lèvres, le bord alvéolaire supérieur, la plus grande partie des dents molaires et la langue déchirés ou fracturés par un projectile; la commissure fut reconstituée au moyen de sutures. — Dʳ BERTRAND.

La facilité de réunion pour les plaies de la face s'est révélée dans trois cas de fractures du maxillaire supérieur.

Pudrix, 18ᵉ de ligne, blessé le 5 septembre par un énorme éclat d'obus de 8 centimètres de large, qui a déchiré la joue et pénétré profondément dans le sinus maxillaire, où il est resté enchâssé. Guéri le 2 octobre.

Dion, 5ᵉ d'artillerie, blessé le 6 septembre, reçoit un large fragment de plomb (10 centimètres) enroulé sur lui-même. C'est un fragment de la chemise d'un obus; le projectile est enclavé dans l'antre d'Highmore, au milieu d'esquilles de toute grandeur. Guéri le 8 octobre.

Chez ces deux blessés l'œil était sain; mais les os du nez, la voûte du palais étaient brisés, mobiles. Les plaies, hideuses par leur gonflement et leur étendue, n'étaient accompagnées d'aucun symptôme de commotion. On fit l'extraction des projectiles et des esquilles libres, sans chercher à arracher celles qui étaient encore adhérentes; l'eau fraîche phéniquée fut le seul pansement institué.

Il y eut, après l'hémorrhagie primitive, des pertes de sang consécutives assez inquiétantes et répétées. La compression, le perchlorure de fer ne rendirent point la ligature nécessaire. Elle eût dû porter sur la carotide primitive et une de ses branches.

Les malades furent alimentés avec des liquides, et à leur départ la rétraction du muscle temporal, assez prononcée, permettait toutefois la mastication de petits fragments de nourriture déjà ramollie.

Nous fîmes dans une autre circonstance l'extraction d'une esquille libre volumineuse, comprenant l'arcade dentaire supérieure droite depuis la dernière molaire jusqu'à la dent canine.

Bourra, 87ᵉ de ligne, blessé le 20 août, évacué le 15 septembre, reçut une balle entrant à l'angle de la mâchoire droite, sortie vers l'aile du nez. Le maxillaire inférieur présentait aussi une esquille qui n'avait pas rompu la continuité de l'os.

Cet homme n'a pas cessé de manger; la cicatrice intérieure était faite en 15 jours. Aucun accident de commotion cérébrale ne s'était produit.

La quatrième observation de fracture du maxillaire supérieur fut compliquée de ligature des gros troncs artériels.

Volmaker, garde mobile, est évacué vers la fin du mois de septembre d'une ambulance de la ville, pour des hémorrhagies répétées et menaçant en dernier lieu la vue du malade. A son entrée dans le service, cet homme est pâle, exsangue et à peu près incapable de tout mouvement. C'était le dernier degré de l'anémie. Nous apprîmes qu'il avait reçu un coup de feu à la face, vers la fin d'août. La balle, entrée vers le rebord dentaire du maxillaire supérieur droit, s'était logée dans la région gauche du cou. On ne sait si elle avait été extraite, ou si des esquilles avaient été entraînées avec elle; mais on sentait dans toute la région carotidienne supérieure gauche un empâtement profond, douloureux, sans rougeur apparente, sans tendance à la suppuration, sans battements expansifs, sans bruit de souffle. Le malade pouvait à peine avaler, le bol alimentaire causant des douleurs atroces à son passage dans le pharynx. Les hémorrhagies, qui avaient réduit cet homme au dernier degré de l'anémie, se faisaient par la bouche derrière l'apophyse ptérygoïde gauche. On prescrivit des potions au perchlorure de fer, l'immobilité, la glace en fragments dans la bouche, et le blessé put passer 5 jours sans hémorrhagie nouvelle. Il commençait à reprendre des forces et fut évacué, pour les besoins urgents de lits, sur un autre service. Le jour même une hémorrhagie se déclarait : l'état du malade ne permettait plus d'en attendre une seconde. Nous nous décidâmes, avec l'avis de notre médecin en chef, M. Reeb, à pratiquer la ligature. L'opération fut faite après quelques inhalations légères de chloroforme. Elle présenta, au milieu des tissus empâtés et gonflés, de sérieuses difficultés. La carotide primitive fut liée à 2 centimètres au-dessous du bord supérieur du cartilage thyroïde, et deux autres fils furent placés sur chacune des branches : sur la carotide externe et le plus haut possible, à peu près à 4 centimètres, pour éviter le retour d'une hémorrhagie par la palatine inférieure ou la pharyngienne inférieure que nous supposions être le siège de la lésion. Les trois fils ayant été placés, aucun symptôme immédiat ne se déclara : pas de syncope, pas de paralysie. Le sang ne reparut plus. Le soir on constata une paralysie générale du côté droit, et le lendemain des signes variables de paralysie de la face des deux côtés. Le malade vécut ainsi 4 jours avec des alternatives d'augmentation et de diminution dans la mobilité et la sensibilité du côté droit. Il ne pouvait avaler que de petites gorgées de bouillon et de thé alcoolisé. Il s'éteignit sans autres symptômes : l'hémorrhagie ne s'était pas produite. L'autopsie ne fut pas possible; cependant nous pûmes constater qu'il n'y avait aucun travail de cicatrisation vers les ligatures ; les tuniques interne et moyenne étaient coupées, rétractées, mais sans caillot obturateur, ni réunion par première intention. Dans ces conditions nous aurions donc eu hémorrhagie foudroyante.

Nous avons eu à soigner trois fractures du maxillaire inférieur par éclat d'obus ; elles sont infiniment plus graves que celles du maxillaire supérieur.

Cotheau, 96e de ligne, entré le 9 septembre pour un éclat d'obus à la portion horizontale de la mâchoire inférieure gauche. L'os est réduit en nombreuses esquilles dirigées vers l'angle de la mâchoire. Un autre trait de fracture existe vers la symphyse, mobile à la partie médiane. Le projectile, retiré par le malade lui-même, n'a fait qu'une ouverture de petite étendue (2 centimètres). On enlève les esquilles tout à fait libres, en laissant celles qui sont solidement adhérentes. Eau froide, fronde en diachylon immobilisant la mâchoire et formant une cuirasse moulée sur l'os brisé. Le malade, intelligent, boit en portant les liquides dans la rainure jugale. Un fil métallique, placé pour exercer une coaptation parfaite à la symphyse, n'avait pas été supporté ; les dents s'ébranlaient rapidement. Du reste, le masséter et le ptérygoïdien interne ayant été coupés à leur insertion inférieure, le déplacement n'était pas considérable ; la fronde maintenait les fragments, mais la perte de substance était grande. La fracture marchait donc à souhait, quand subitement se déclarèrent des symptômes sensibles d'intoxication putride : frissons, fièvre, sueurs profuses, diarrhée, délire, mort. Localement, la plaie n'avait présenté aucun symptôme ni d'érysipèle, ni de pourriture d'hôpital. Cet homme mourut le 29 septembre dans le délire avec un strabisme externe et un chémosis séreux péricornéen du côté de la fracture.

Massis, garde mobile, blessé le 11 septembre par un éclat d'obus à la mâchoire inférieure gauche avec fracture de l'os et plaie pénétrante, sans esquilles complètement détachées, a présenté aussi dès le 15e jour des symptômes d'infection purulente.

Indocile, impatient, le malade avait rejeté tous les appareils, fronde, gutta percha, etc., préférant avoir la bouche ouverte, salivant et présentant un chevauchement de 5 millimètres au niveau de l'incisive inférieure gauche. Le 28 septembre, il n'y avait aucun gonflement, indice d'un travail de consolidation : la mobilité était complète et le malade avait eu des frissons, de la fièvre et de la diarrhée. Il put heureusement, après la capitulation, rentrer dans un village d'Alsace ; à l'hôpital, la terminaison eût été fatale.

Un quatrième malade nous est arrivé *in extremis* portant une fracture par éclat d'obus sur la partie médiane du maxillaire inférieur ; mais il y avait d'autres complications : le projectile avait divisé la langue, l'os hyoïde, l'œsophage et s'était logé profondément au-dessus des clavicules vers la colonne vertébrale. Le doigt, porté dans l'arrière-gorge, sentait l'épiglotte flottant au-dessus de la glotte. Le sang sortait spumeux et bouillonnant par la bouche. L'asphyxie était imminente. Nous fîmes en toute hâte, sans difficulté, sans hémorrhagie, la trachéotomie, qui rendit la respiration plus facile par l'intermédiaire d'une large canule. Le malade mourut quelques heures après. — Dr PONCET, Strasbourg.

Plaie de la face. — *Fistule parotidienne.* — *Guérison.* — B... a été atteint le 10 janvier, au combat de Parigné-l'Évêque, par un éclat d'obus qui lui a labouré la joue droite à sa partie moyenne, a enlevé en partie le lobule de l'oreille, et enfin a légèrement entamé la peau au niveau de l'apophyse mastoïde. Cette plaie contuse ne présente aucun caractère particulier de gravité ; mais dès les premiers jours, on remarque, en faisant le pansement, que sur la joue coule un liquide clair et visqueux comme de la salive. Il est impossible de découvrir l'ouverture par laquelle a eu lieu cet écoulement. Une fois la plaie détergée, le pansement à la charpie sèche, employé jusque-là, est remplacé par un pansement par occlusion au moyen de bandelettes de diachylon régulièrement imbriquées.

Quatre jours après l'application de ce petit appareil, le blessé se plaint d'une douleur fort vive au-dessous de l'oreille gauche, et prétend y sentir une grosseur. En effet, une tumeur fluctuante du volume d'une grosse noix s'est formée au-dessous de l'oreille ; elle est assez douloureuse à la pression, mais elle ne présente pas, à proprement parler, de rougeur inflammatoire. Nous supposons que la salive, ne pouvant plus s'écouler librement sur la joue, et ayant sans doute ses voies excrétoires gênées par l'application trop exacte des bandelettes, a reflué et a formé un petit kyste. Nous enlevons la toile-dieu, et, en effet, une légère pression vide complétement cette tumeur dont le contenu est bien salivaire. De nouvelles bandelettes sont appliquées sur la plaie, qui se rétrécit peu à peu. L'écoulement de salive diminue en même temps que la guérison se prononce bientôt. On n'emploie plus que de la charpie sèche pour le pansement. Enfin, au bout d'une vingtaine de jours, quelques cautérisations au nitrate d'argent suffisent pour faire fermer complétement la plaie et tarir l'écoulement de salive par cette voie anormale. — Dr DEMONS, ambulance girondine.

Plaie avec corps étranger de la base de la langue. — Le nommé Mariot, âgé de 25 ans, soldat au 3e régiment des voltigeurs de la garde, fut blessé à Sainte-Agathe le jour du combat de Ladonchamps, le 7 octobre 1870, vers 5 heures du soir. Il fut apporté à l'ambulance, où je le vis pour la première fois, dans la soirée, à 8 heures.

Je trouvai le blessé assis sur son séant, extrêmement gêné pour avaler et respirer, et dans un véritable état d'angoisse ; il était dans l'impossibilité de parler et réduit à se faire comprendre par gestes et en écrivant.

La région de l'angle de la mâchoire, à gauche, était tuméfiée et douloureuse, par le fait d'un engorgement ganglionnaire remontant déjà à quelques jours. A droite, je constatai, au-dessus et en dehors de la commissure labiale, une plaie à bords mâchés ; la joue était perforée, et les deux secondes petites molaires supérieure et inférieure avaient été enlevées avec des fragments d'alvéole. La région sus-hyoïdienne était empâtée et douloureuse, surtout à la pression ; il me sembla même y percevoir la sensation d'emphysème.

Qu'était devenu le projectile ? L'exploration de la bouche était assez difficile, à cause du gonflement de la langue et des souffrances qu'éprouvait le malade ; je pus cependant m'assurer que le bord droit de l'organe était déchiré, et que la paroi gauche de la cavité buccale, dans la direction probable du projectile, était absolument intacte.

J'examinai de nouveau la région sus-hyoïdienne, tuméfiée et douloureuse, comme je l'ai déjà dit, et le blessé me fit comprendre qu'il y sentait de temps en temps quelque chose remuer. La balle était donc, selon toute vraisemblance, logée dans cette région ; mais comment y était-elle parvenue ? Une nouvelle exploration de la plaie linguale me le fit savoir, car je constatai avec surprise que cette plaie était le point de départ d'un trajet creusé dans l'épaisseur même du parenchyme de l'organe : en y introduisant le doigt, d'avant en arrière, avec tous les ménagements possibles, j'arrivai à parcourir toute la longueur de la langue, et rencontrai profondément, en un point correspondant à la partie inférieure de la région sus-hyoïdienne, un corps étranger dur et rugueux, jouissant d'une assez grande mobilité. Après deux ou trois tentatives infructueuses, je réussis à diriger sur le doigt une balle à pansement et à ramener une balle aplatie et déformée, accompagnée de la molaire supérieure qu'elle avait entraînée avec elle.

Le blessé, qui avait supporté avec le plus grand courage cette pénible extraction, se sentit un peu soulagé ; malheureusement cette amélioration ne dura pas ; dès le lendemain, le gonflement de la langue était devenu considérable, et un accident plus grave ne tarda pas d'ailleurs à se manifester. Dans la nuit du quatrième au cinquième jour, une hémorrhagie abondante eut lieu par la plaie linguale et laissa le malade extrêmement affaibli. Par la négligence de l'infirmier de service, celui de mes collègues qui était de garde fut appelé trop tard et n'arriva que pour constater la grande quantité de sang perdu. Dans la journée du lendemain, le sang parut de nouveau, mais cette fois en quantité minime. Néanmoins le blessé, plongé dans un état d'affaissement profond, succomba le 13 octobre au soir, six jours après son entrée à l'ambulance. L'examen anatomique ne put être fait. — Dr LAUGIER, ambulance n° 1, Metz.

BLESSURES DU COU.

Hôpital militaire de Strasbourg, 13 blessures, 7 par balles, 6 par éclats d'obus. Les premières, sans gravité, n'ont atteint que les parties molles et se sont toutes terminées favorablement ; les secondes, plus graves, n'ont néanmoins donné que deux décès : dans un des deux cas mortels, il y avait fracture de la 4e vertèbre cervicale avec paralysie remontant jusqu'aux bras ; le second s'accompagnait de lésion de la carotide primitive.

Le cas suivant m'a paru assez intéressant pour être cité comme un des exemples les plus remarquables que nous connaissions, de guérison.

Courtaux (François-Hippolyte), né le 10 décembre 1845, pontonnier, 16ᵉ d'artillerie, reçut, le 28 août, un volumineux éclat d'obus à la région antérieure et médiane du cou. Le projectile, brisant la partie inférieure du cartilage thyroïde et le cartilage cricoïde, avait creusé une anfractueuse et large brèche : la peau du cou formait un pont longitudinal sur cette ouverture béante de la trachée, laquelle était rétractée vers le sternum. Les carotides et les jugulaires étaient intactes, les deux thyroïdiennes supérieures furent liées dans la plaie ; elles avaient fourni une abondante hémorrhagie qui faillit asphyxier le malade au moment de la blessure. Le pont de 4 à 5 centimètres qui recouvrait la blessure et gênait l'entrée de l'air fut sectionné en travers et la plaie mise à nu. Aucun point de suture ne fut appliqué, une large canule fut placée dans l'ouverture de la trachée au-dessous du cricoïde, et la plaie pansée à la glycérine phéniquée. La déglutition des liquides fut possible avec un biberon dès les premiers jours ; le malade, nourri avec des potages substantiels, vit la plaie se déterger, se couvrir de bourgeons charnus. Elle s'étendait en long de l'os hyoïde au sternum et en travers au delà des deux sterno-mastoïdiens (13 centimètres de haut et 20 de large). Le gonflement des tissus, la suppuration abondante au début, le mélange de pus et de mucosités en faisaient une blessure dangereuse au point de vue de l'infection purulente. Des bandelettes et des pansements rares permirent la cicatrisation, et le 19 octobre, Courteaux, guéri, partit pour la France, respirant facilement par sa canule, n'ayant qu'une plaie d'un centimètre, en voie de cicatrisation sur les bords de l'instrument. — Cet homme, né à Luppy (Moselle), est pensionné. — Dʳ PONCET, Strasbourg.

Blessure de la trachée-artère et du poumon gauche. — Mort. — Rothé (Samuel), Prussien, âgé de 30 ans, entre, le 8 août au soir, à l'ambulance du collège de Haguenau. A son entrée, il est dans un état de cyanose et d'orthopnée violentes ; la peau est déjà froide, le pouls petit, filiforme ; ce malade a une blessure de poitrine produite par une balle qui a pénétré par la partie antérieure, au niveau des 3ᵉ et 4ᵉ cartilages trachéaux, et qui est ressortie au-dessous de l'épine de l'omoplate gauche. Le malade a perdu beaucoup de sang les deux premiers jours ; à son arrivée à l'ambulance, les deux plaies fournissent encore du sang et de l'écume, et, quand le malade peut tousser, il crache du sang.

En présence de ces symptômes graves et de ces lésions, qui nous paraissent au-dessus des ressources de l'art, nous pansons le malade et nous lui donnons de l'opium ; mais il meurt dans la nuit. — Dʳ FELTZ, Haguenau.

Lésion du plexus brachial. — Jaillant (Ernest-Justin), du 99ᵉ régiment de ligne, entre le 10 août à l'ambulance du collège. Il a eu une balle, entrée à 1 centimètre en dehors et à gauche de la cinquième vertèbre dorsale, a été extraite le 7 août, à 3 centimètres au-dessous de l'angle gauche de la mâchoire.

Immédiatement après sa blessure, le malade a ressenti des douleurs très-vives dans le bras, l'avant-bras et la main gauches, dont les mouvements ont tout de suite été complétement abolis. Le poumon et la plèvre ont été épargnés.

A son entrée, le malade se plaint très-vivement de l'endolorissement du bras et de la main gauches, qui sont tout à fait anesthésiés et paralysés : la main est un peu enflée. On panse les plaies et on lutte contre l'élément douleur.

Le 25 *août*, persistance des douleurs, qui occasionnent même de l'insomnie, persistance de la paralysie.

15 *septembre*. La plaie postérieure est en voie de guérison ; même état de l'avant-bras et de la main, dont toutefois le gonflement a disparu. On remarque un commencement d'atrophie du membre supérieur gauche.

Galvanisation une fois par jour, injections de morphine le soir.

La galvanisation n'est pas perçue pendant les dix premiers jours et ne donne lieu à aucune contraction musculaire ; peu à peu la sensibilité à l'électricité et les mouvements galvaniques se produisent.

1ᵉʳ *octobre*. Le malade commence à remuer un peu les quatre derniers doigts.

16 *octobre*. L'épaule et le bras sont toujours atrophiés, mais le malade remue un peu l'épaule ; la flexion et l'extension de l'avant-bras sont devenues possibles, mais la main est encore presque roide. La galvanisation est bien perçue ; elle donne lieu à tous les mouvements de l'épaule, du bras, de l'avant-bras et de la main, excepté à la flexion de la main, qui reste très-limitée. La main aussi est encore presque insensible ; cependant le malade commence à percevoir vaguement les piqûres d'épingle.

Le 5 *novembre*, le malade quitte l'ambulance à peu près dans le même état ; l'amélioration continue, mais très-lentement.

I.   48

Remarques. — Cette observation nous présente un cas de lésion du plexus brachial à son origine ou à ses racines ; les racines antérieures et les racines postérieures ont été atteintes, car il y a anesthésie et paralysie ; mais, comme dans le cas précédent, on remarque des douleurs spontanées vives dans un membre qui est insensible à la douleur provoquée, nous pensons que ces douleurs peuvent être comparées à celles que ressentent les amputés dans un membre qu'ils n'ont plus.

Au bout de quelque temps, la motilité galvanique, puis la motilité spontanée reviennent, ainsi que la sensibilité ; la flexion de la main seule ne peut s'opérer. Est-ce à dire pour cela que les nerfs primitivement coupés se sont reproduits sur place et qu'ainsi leurs fonctions se sont rétablies ? Nous ne le croyons pas, nous estimons que quelques racines seulement, et spécialement celles qui forment les rameaux anti-brachiaux et palmaire du nerf médian et le nerf cubital ont été plus profondément atteintes, et que les autres ont eu simplement une sorte de commotion ou ont été englobées dans un travail inflammatoire qui a d'abord gêné leurs fonctions, mais qui, après sa disparition, laissera revenir la sensibilité et la motilité, si toutefois le malade a soin de se faire traiter convenablement. On a remarqué aussi l'atrophie aiguë du membre, contre laquelle nous avons lutté par le galvanisme et qui disparaîtra avec la paralysie des muscles ; seuls les mouvements de flexion de la main nous paraissent plus gravement compromis. — Dr CHRISTIAN, Bischwiller.

BLESSURES DU THORAX.

Blessures de la poitrine. — *Fractures de l'omoplate.* — Nous avons observé : 1º des *contusions simples*, ou des plaies contuses, avec mortification limitée des parois de la poitrine par éclats d'obus ou par balle morte.

2º *Des sétons non pénétrants* de la paroi latérale du thorax seuls ou coïncidant avec un autre séton par le même projectile, soit au bras, soit à l'avant-bras du même côté ; très-souvent dans ce cas une ou deux côtes ont été frôlées par la balle et ont présenté une fracture incomplète :

Chez un soldat de 24 ans, du 73ᵉ de ligne, blessé le 16 août à Gravelotte, la balle avait traversé superficiellement la face supéro-interne du bras gauche et la paroi latérale correspondante du thorax : il ne survint aucun accident du côté des organes thoraciques, mais, au bout de trois semaines, nous retirâmes d'un des orifices deux esquilles tertiaires qui provenaient d'une côte et entretenaient la suppuration du trajet.

Sur un autre blessé, qui fut traité pour un séton de la base du thorax, à gauche, nous avons également extrait d'un des orifices six esquilles primitives, non adhérentes, appartenant à la dixième côte ; il n'y avait pas eu pénétration ; mais nous vîmes, à travers un débridement que nous fûmes obligé de faire pour lier l'artère intercostale, la plèvre à nu : le malade guérit en trois semaines, sans accidents du côté des organes respiratoires.

Ces esquilles sont remarquables par les vacuoles horizontales et parallèles qu'elles offrent et qui les distinguent de toutes les autres espèces d'esquilles. L'une est recourbée sur elle-même en forme de cupule, ce qui fait supposer qu'elle appartenait à un bord de la côte.

3º *Des plaies à ouverture unique et pénétrante.* — Nous ne citerons que les trois exemples suivants qui nous ont paru offrir le plus d'intérêt. Dans l'un d'eux (*blessure du médiastin antérieur*) :

Un officier prussien reçoit dans la région précordiale un coup de feu qui enlève en gouttière les parties molles et fracture une côte ; au fond de la plaie on voyait battre le cœur : il eut guérison au bout de deux mois.

Un second fait a trait à une plaie pénétrante de la poitrine par balle qui se termina aussi par la guérison, quoique le projectile fût resté dans l'intérieur de la cavité thoracique. Enfin un soldat dévissant un obus fait éclater le projectile qui tue deux hommes à côté de lui : un petit éclat pénètre à travers la cinquième côte, tout près du cartilage costal, et y fait une *perforation bien régulière*. Malgré l'opération de l'empyème le blessé mourut, et à l'autopsie nous trouvâmes la plèvre entièrement suppurée; des fausses membranes récentes recouvraient le poumon qui était dur et ratatiné le long de la colonne vertébrale.

4º *Les sétons pénétrants* de la cage thoracique sont des blessures fréquentes, mais dont la guérison est relativement assez rare; cependant nous avons quatre cas, à notre connaissance, qui se sont terminés sans accident :

Dans l'un d'eux, qui a guéri sans trace de suppuration, la balle avait pénétré en avant et au-dessus du cœur, dans un espace intercostal, et était sortie en arrière également entre deux côtes sans lésion osseuse.

Dans un autre la pénétration, au lieu d'être *antéro-postérieure*, avait été *oblique*, et les deux côtés de la poitrine avaient été traversés de part en part, puisque la balle avait son orifice d'entrée au sommet de l'épaule gauche et celui de sortie à la paroi interne de l'aisselle droite : le malade avait eu un crachement de sang prolongé et des phénomènes thoraciques, surtout à gauche, qui avaient nécessité l'emploi de vésicatoires et de sangsues, mais il avait fini par guérir.

Parmi les sétons pénétrants de la poitrine qui se sont terminés d'une façon fatale, les uns ont été immédiatement ou presque immédiatement mortels, c'est-à-dire que les blessés ont succombé soit à une *hémorrhagie foudroyante* par un des orifices, principalement celui de sortie, soit à une *suppuration abondante de la plèvre et de la surface du poumon*, soit à un *épanchement pleurétique* consécutif, séreux, ou sanguin, qui entravèrent les fonctions du cœur et celles de la respiration.

Un séton, dont les deux orifices sont situés chacun à une extrémité du diamètre antéro-postérieur de la poitrine, n'implique pas toujours l'idée d'une blessure du poumon ; la perforation de cet organe est même un fait assez rare dans ces sortes de lésions : les cartilages ou les côtes, les muscles intercostaux, peuvent faire éprouver au projectile une déviation telle, qu'à un orifice d'entrée situé en avant correspond une ouverture de sortie située dans un point diamétralement opposé en arrière, sans que le trajet profond qui les réunit soit antéro-postérieur ; le poumon lui-même ne se laisse pas pénétrer facilement par le projectile : au moment de l'ouverture de la poitrine, il fuit et vient par suite de son élasticité se coller contre les parties latérales de la colonne vertébrale.

Dans un des cas que nous avons observés, la communication de la cavité thoracique avec l'air extérieur ne s'établit que consécutivement à la chute d'une escarre : le bruit de glouglou extrêmement prononcé, qui se produisait au moment de la sortie, mais surtout au moment de l'entrée de l'air atmosphérique dans la poitrine, firent croire à quelques personnes que le poumon lésé et adhérent au thorax laissait pénétrer l'air par un des orifices, puis l'expulsait immédiatement après : ce phénomène n'était que le résultat de la vibration du pourtour d'une des ouvertures ; l'air, par le mécanisme du soufflet, pénétrait dans la cavité pleurale elle-même, puis en ressortait en faisant entendre ce bruit anormal. A l'autopsie, en effet, le poumon n'était pas lésé, mais réduit à un bien petit volume, ratatiné et collé le long de la colonne vertébrale ; toute la plèvre pariétale et viscérale était tapissée d'une fausse membrane épaisse, jaune et tomenteuse dans certains points, très-mince dans d'autres : dans la cavité pleurale on trouva un caillot qui était le résultat d'une hémorrhagie interne, suite de la lésion d'une artère de la paroi thoracique qui versait le sang à l'intérieur quand l'orifice externe fut bouché.

Tous ces sétons étaient *antéro-postérieurs* ou *obliques;* un autre bien remarquable était situé au niveau de la région précordiale, et quoiqu'ayant intéressé le médiastin antérieur, se termina par la guérison.

C'était le cas dont j'ai déjà parlé et dans lequel une balle et un bouton de tunique dont le numéro s'était imprimé sur elle, pénétrèrent tous deux à gauche du sternum et furent extraits à droite de cet os ; ce séton, dont les orifices étaient très-rapprochés l'un de l'autre, avait lésé les cartilages costaux et constituait un *séton antérieur de la poitrine*.

Le coup de feu peut, par suite de son obliquité dans le sens vertical, intéresser à la fois la poitrine et l'abdomen ; on a affaire alors au séton *pleuro-abdominal.* Nous avons eu occasion de voir dans le service de M. le Dr Raynaud à l'ambulance du Cours-la-Reine une blessure dans laquelle :

> La balle avait traversé obliquement de gauche à droite et de haut en bas la base de la poitrine en lésant le diaphragme et le foie ; il existait au niveau de l'hypochondre gauche une *fistule biliaire* développée au niveau du lobe gauche hépatique et donnant issue à de la bile très-pure. Le blessé, qui eut une pleuro-pneumonie traumatique grave, mourut subitement par syncope.

Nous voulons relater ici une observation qui nous a paru bien intéressante et que nous avons recueillie à Metz : elle a trait à une *blessure diaphragmatique* ayant donné lieu à une *hernie de viscères* dans la cavité thoracique et dont nous avons pris le dessin sur place.

Les hernies diaphragmatiques congénitales ne sont pas chose rare, car on en trouve un bon nombre d'observations dans les auteurs, mais celles qui sont le résultat d'un traumatisme, et en particulier celles qui reconnaissent pour cause un coup de feu sont bien moins fréquentes ; aussi ai-je voulu mentionner le fait avec la plupart de ses détails, le voici :

> *Coup de feu au niveau de la paroi latérale gauche du thorax.* — *Plaie pénétrante de la poitrine et de l'abdomen.* — *Perforation diaphragmatique.* — *Hernie complète de l'estomac, incomplète de la rate dans la cavité thoracique.* — Le nommé Voisset, âgé de 26 ans, premier soldat du 25° régiment de ligne est blessé à Ladonchamps, près Metz, le 7 octobre 1870 au soir, et est directement transporté du champ de bataille à l'ambulance du Jardin Fabert.
>
> A son entrée, il est en proie à une grande suffocation et à une douleur assez vive au niveau de l'appendice sternal. Il vomit du sang. La décoloration et le refroidissement de la peau sont notables, le pouls est petit, l'anxiété est extrême, le faciès est grippé.
>
> Le coup de feu, qui a atteint ce soldat au côté gauche de la poitrine lorsqu'il était couché dans la tranchée, lui a fait deux orifices, dont l'inférieur est situé au niveau des fausses côtes et dont le supérieur se trouve au point où le bord postérieur de l'aisselle rencontre la paroi thoracique correspondante. Nous diagnostiquons une *plaie pénétrante de la poitrine* avec blessure du poumon ayant occasionné comme d'habitude des vomissements de sang. Le 8 octobre, toujours même état d'anxiété ; il n'a pu, malgré les narcotiques, prendre une minute de repos pendant la nuit ; le décubitus dorsal accroît ses accès de suffocation, aussi est-il obligé de rester continuellement assis sur son séant, maintenu dans cette position par des oreillers et une chaise couchée derrière son dos. Dès le 11 octobre, les orifices produits par la balle sont fermés et n'ont donné lieu à aucune suppuration, mais les symptômes généraux se sont aggravés. Le pouls est d'une petitesse extrême ; le hoquet, les vomissements sont incessants, presque toujours sanguinolents ; ils sont surtout provoqués par les quelques cuillerées de tisane ou de bouillon que l'on veut faire prendre à ce pauvre garçon. La soif est ardente, la respiration est pénible ; il y a absence de murmure respiratoire à gauche, et un fait que nous remarquons, mais sans y attacher une grande importance, est que la *moitié droite du diaphragme* seule se contracte, la moitié gauche est immobile. La percussion de la paroi thoracique gauche nous donne une sonorité anormale qui, jointe à une sorte de tintement métallique que l'oreille perçoit à l'auscultation, nous fait émettre un moment la possibilité d'un pneumo-thorax. Les vomissements, qui semblent revenus par accès, par crise, sont généralement suivis de sueurs profuses, de petitesse et concentration du pouls, de constriction de la gorge. Le 14, après avoir eu un rejet de sang assez abondant, le malade sent ses extrémités se refroidir et meurt à trois heures de l'après-midi, avec toute sa connaissance et dans une extrême agitation sept jours après avoir reçu sa blessure.

Voici les faits que nous a révélés la *nécropsie :*

> La paroi sterno-costale étant enlevée, nous constatons immédiatement dans le côté gauche de la poitrine une *masse globuleuse ressemblant à une vessie insufflée.* Ma première impression est de croire à une distention énorme du péricarde par un épanchement. Regardant de plus près, je constate que cette poche pyriforme, plus grosse et plus allongée qu'une tête de fœtus, est sonore et constituée par *l'estomac hernié en totalité* dans la cavité gauche du thorax, à travers une *déchirure diaphragmatique* et considérablement distendu par des gaz. — L'estomac a pris la place du poumon qu'il a refoulé vers le sommet de la cavité de la poitrine : le cœur est légèrement repoussé à droite ; toute la moitié gauche du diaphragme est aplatie, déprimée, plutôt convexe du côté de l'abdomen, de sorte que la coupe transversale de cette cloison représente dans sa totalité la forme d'un S couché. Sur la poche stomacale considérablement congestionnée et à la surface de laquelle se remarquent plusieurs pétéchies bleuâtres sous-péritonéales, est

étalé comme un bonnet le grand épiploon, infiltré de sang dans certains endroits et dont les franges offrent des adhérences récentes, car elles sont très-molles, soit avec la paroi thoracique, soit avec le diaphragme, soit enfin avec le péricarde qu'elles recouvrent un peu. En décollant l'estomac en haut et en dehors on voit qu'il adhère au pourtour de l'orifice supérieur fait par la balle, orifice qui se trouve au niveau de la sixième côte gauche complétement fracturée.

Sur la partie gauche du centre phrénique est placée l'ouverture de 5 à 6 centimètres de diamètre à travers laquelle s'est hernié tout l'estomac et qui est resserrée sur le pédicule constitué par la réunion ou plutôt l'adossement du cardia et du pylore, la petite courbure de l'estomac, qui par sa position renversée devait se retrouver en bas, ayant complétement disparu par suite du rapprochement de ses deux extrémités. Pylore et cardia se croisent en X à la manière des ligaments croisés du genou, le pylore est plus en avant et à droite et se continue, en se portant à gauche par l'ouverture diaphragmatique, avec le reste des intestins. Le cardia occupe la partie postérieure gauche et se continue, en se réfléchissant à droite, avec l'œsophage.

A gauche de l'orifice du passage de l'estomac, nous découvrons une seconde ouverture du diaphragme entièrement séparée de la première et donnant issue à *une grande portion de la rate*, de sorte que cet organe, étranglé par cet orifice, se trouve séparé en deux lobes : un plus volumineux, sus-diaphragmatique, situé dans le thorax, à côté de l'estomac hernié ; l'autre, inférieur, sous-diaphragmatique, beaucoup plus petit, resté dans l'abdomen au-dessus du rein et tenant au premier lobe par un pédicule assez étroit, déchiqueté, passant par l'ouverture *de la hernie splénique*.

Le lobe thoracique de la rate est relié à l'estomac et à l'épiploon par des adhérences de peu de consistance, et qui sont récentes, car elles se détachent avec facilité. Tous les organes intra-thoraciques et intra-abdominaux, poumon, foie, etc., sont sains ; le poumon gauche seul est ratatiné, bleu, et ne devait pas servir beaucoup à la respiration du malade. Voulant conserver la pièce, je m'abstiens d'ouvrir la cavité stomacale : les pétéchies de la paroi nous indiquent qu'il s'est fait de petites ruptures partielles de la muqueuse qui ont donné lieu à l'hématémèse présentée par le malade pendant la vie.

Réflexions. — Quel a été le mécanisme de cette double hernie stomacale et splénique à travers le diaphragme ? L'explication ne nous paraît pas très-facile à donner. Le soldat étant à plat ventre, la balle, arrivée horizontalement, a pu en fracturant une fausse côte intéresser le diaphragme, au moment de l'expiration, c'est-à-dire quand il était fortement convexe, en deux points distincts, dont l'un a donné passage à l'estomac et l'autre à la rate ; mais comment s'est-il fait que le projectile ne soit pas alors sorti du côté droit ? car nous avons vu que le trou d'entrée et celui de sortie se trouvaient tous deux à gauche. La balle s'est-elle brisée sur une côte et chaque fragment n'a-t-il pas pu produire deux orifices séparés sur la partie gauche du diaphragme ? Ce qui détruit cette hypothèse, c'est que nous n'observons ici qu'une seule ouverture de sortie. Ne semble-t-il pas plus probable que le diaphragme traversé par le corps étranger s'est, à ce moment même, contracté énergiquement et s'est déchiré en un second endroit sans que le projectile ait pris part lui-même à la formation du deuxième orifice ? Ce ne sont là que des hypothèses, et la véritable explication du mécanisme de cette double hernie nous paraît impossible à donner d'une façon bien nette. Quoi qu'il en soit, le fait d'une inspiration brusque, au moment où la cloison diaphragmatique a été frappée par la balle, peut avoir aidé singulièrement au passage de l'estomac dans la cavité thoracique.

Nous mentionnerons aussi deux exemples d'*emphysème sous-cutané* (à la suite de coups de baïonnette), qui se sont présentés à nous à l'ambulance du Cours-la-Reine.

Dans l'un :

Une femme R... (Elisa), 44 ans, pendant la nuit du 30 avril, est prise d'un accès de manie furieuse : elle se porte plusieurs coups de baïonnette superficiels au niveau du sein gauche ; une des plaies, située au-dessus de la fourchette sternale, est un peu plus profonde. Quarante-huit heures après, nous remarquons un emphysème sous-cutané de la paroi antérieure gauche de la poitrine, du cou et de la nuque ; les phénomènes d'asphyxie sont peu intenses ; cette femme ne reste que cinq jours dans mon service, au bout desquels elle est évacuée dans une maison de santé : l'emphysème avait déjà beaucoup diminué.

L'autre cas est celui d'un *emphysème traumatique* presque généralisé des deux tiers supérieurs du corps par coups de baïonnette ayant lésé la poitrine.

C... (Jules), 37 ans, ancien capitaine de la garde mobile pendant le siége par les Prussiens, et ancien gendarme retraité, arrive à Paris le 10 mai, se rend à la place Vendôme et demande à parler au général Dombrowski, voulant s'enrôler, disait-il, dans les volontaires de la Commune : plusieurs marins doutant de sa parole, le jettent par terre, piétinent sur lui et lui portent plusieurs coups de baïonnette ; l'un d'eux frappe le côté gauche de la base de la poitrine. Au moment de son entrée à l'ambulance du Cours-la-Reine, je constate un *emphysème sous-cutané traumatique* occupant tout le thorax en avant et en arrière, les deux épaules, la paroi antérieure de l'abdomen, un peu les fesses, le cou et le côté gauche de la face : il n'y a rien aux bras et aux jambes ; les phénomènes de dyspnée sont considérables. Je ferme hermétiquement la plaie de la base de la poitrine, qui avait été la cause évidente de la pénétration de l'air et je laisse le malade au repos sans faire aucun traitement. Dix jours après, l'emphysème avait diminué de moitié et les lèvres de la plaie suppuraient un peu ; le blessé sortit de l'ambulance, puis revint nous voir le 8 juin : il était complétement guéri. — Dr GILLETTE, ambulance du Cours-la-Reine.

Sur 48 blessures de la poitrine soignées à l'hôpital militaire de Strasbourg, nous en comptons 17 par balles et 31 par éclats d'obus ; 24 de ces blessures ont été pénétrantes d'emblée et 4 le sont devenues tardivement à la suite de la chute d'escarres. Toutes les plaies pénétrantes ont été mortelles au bout d'un temps plus ou moins long ; dans celles produites par des fragments d'obus, les désordres étaient presque toujours considérables et la mort généralement très-rapide ; tel fut entre autres le cas d'un blessé du service de M. Tachard chez lequel les poumons et le péricarde avaient été mis à nu par suite de l'ablation par un gros projectile d'une portion considérable de la paroi thoracique antérieure. Dans les plaies pénétrantes par balles, tous les blessés ont eu la poitrine traversée complétement et ont succombé après avoir passé par la série des accidents communs à toutes plaies du poumon et des plèvres : pneumonie traumatique, épanchement séreux, sanguin ou purulent, fièvre hectique.

Ce qui fait la gravité de ces blessures, ce sont les corps étrangers qui séjournent dans la cavité pleurale ou dans le poumon et y développent des inflammations suppuratives, et, par corps étrangers, il faut entendre non-seulement les projectiles et les portions d'os et de vêtements qu'ils peuvent entraîner à leur suite, mais encore l'épanchement sanguin qui accompagne presque inévitablement ces sortes de blessures. Le sang épanché dans la cavité pleurale peut se résorber s'il n'est pas en trop grande quantité ; mais le plus souvent il s'altère au contact de l'air et devient une cause d'irritation aussi active au moins qu'un projectile ou une portion de vêtement ; d'où le précepte de fermer les plaies de poitrine aussi exactement qu'on le peut.

Les fractures de côtes n'ont fait défaut dans aucune de ces blessures ; nous avons eu en outre une fracture du sternum, trois fractures de l'omoplate et une fracture de vertèbre cervicale avec paralysie.

Cabujac (Baptiste), soldat au 87e de ligne, eut, le 2 septembre, la poitrine traversée par une balle un peu au-dessus du teton gauche. Après les accidents ordinaires des plaies pénétrantes de poitrine : crachats sanguinolents, sortie de l'air par les plaies, emphysème gagnant tout le côté thoracique gauche jusqu'à l'hypochondre, dyspnée, hémothorax, les plaies se fermèrent, l'épanchement diminua d'une façon très-appréciable et l'état général devint très-satisfaisant. L'état fébrile ne tarda pas à reparaître en même temps que la dyspnée, et la matité, qui était constatée au-dessous de l'épine de l'omoplate, remonta bientôt jusque dans la fosse sus-épineuse et sous la clavicule. La question de la thoracentèse se posa nettement et avait été résolue dans le sens de l'intervention, lorsque, pendant l'examen du malade, la plaie antérieure se rouvrit spontanément pendant un accès de toux et donna issue à une assez grande quantité de liquide séro-purulent. L'écoulement, favorisé par la position, par les mouvements inspiratoires et la toux, était assez abondant pour traverser rapidement les pièces du pansement et nécessiter leur changement trois ou quatre fois par jour.

Des injections phéniques au millième furent poussées dans la cavité pleurale et remplacées, après une dizaine de jours, par des injections iodées ; celles-ci modifièrent d'abord la matière putride de l'épanchement, mais le blessé, miné par la fièvre hectique, succomba néanmoins le 7 novembre, 65 jours après la blessure.

A l'autopsie, on trouva une fracture consolidée de la 3e et de la 4e côte gauches en avant et des 4e, 5e et 6e côtes en arrière ; il y avait en outre une pleurésie purulente, un abcès du poumon gauche et des tubercules en voie de ramollissement aux deux sommets. — Dr REEB, Strasbourg.

Plaie pénétrante de poitrine. — *Pleurésie purulente.* — *Injections iodées.* — *Guérison.* — S... a eu la poitrine traversée de part en part par une balle qui l'a atteint au niveau du sein droit. Immédiatement après la blessure, hémorrhagie par les deux plaies et hémoptysie tellement abondante que le sang s'échappe également par le nez. Cet écoulement persiste toute la nuit et laisse le blessé à peu près exsangue. Un pansement à la charpie sèche et un bandage de corps sont appliqués le lendemain. Réaction légère, quelques quintes de toux qui, pendant les premiers jours, amènent encore un peu de sang. Les deux plaies se comportent fort bien.

Cependant, au bout de quelques jours, on remarque que, tandis que la plaie postérieure ne donne que fort peu de suppuration, il s'en écoule une quantité fort notable par la plaie antérieure. Bientôt, la première se ferme, et la quantité de pus qui s'échappe à chaque pansement de la seconde est d'environ 2 à 300 grammes. Le blessé a parfois un peu de fièvre, qui coïncide chaque fois avec une augmentation de la suppuration. Il présente tous les symptômes d'un hydro-pneumo-thorax circonscrit; bientôt il apprend à provoquer l'évacuation complète du pus contenu dans sa plaie. Il fait une inspiration profonde, puis un effort violent pendant lequel le pus s'échappe avec force par la plaie antérieure.

Tant qu'il y eut de la fièvre, nous nous contentâmes de maintenir les forces du blessé au moyen de toniques, quinquina et alcool, et d'une nourriture réparatrice. La fièvre calmée, nous eûmes recours pour tarir l'écoulement aux injections iodées. Tous les trois ou quatre jours nous lavions la plaie avec un mélange d'eau et de teinture d'iode dans la proportion de 1 sur 10 environ. En peu de jours nous obtînmes une diminution notable de la suppuration, qui avait toujours été, du reste, de fort bonne nature. L'état général ne laissait également rien à désirer; S... a quitté l'ambulance dans les premiers jours de mars, à peu près guéri. La plaie postérieure était cicatrisée; l'autre était réduite à l'état de fistulette, ne donnant que quelques gouttes de pus dans les vingt-quatre heures.

Il n'y a jamais eu de pus rejeté par la bouche. — Dr DEMONS, ambulance girondine.

Fracture des deux clavicules et de la fourchette du sternum. — *Fistule trachéale.* — *Hémorrhagies.* — *Guérison.* — Callier (Charles-Eugène), né le 30 janvier 1838 à Brest (Finistère), du 1er bataillon des mobilisés de Nantes, a été conduit à notre ambulance le 6 février; il venait de Champagné, où nous avions eu déjà l'occasion de l'examiner; mais les fatigues du voyage, bien que les blessés fussent transportés couchés et au petit pas, semblaient avoir complétement épuisé ses forces.

La blessure de Callier est des plus graves. Il a été frappé près de l'église de Champagné presque à bout portant; la balle a d'abord traversé les parties molles du bras droit, en avant de l'humérus, est entrée au-dessous de la clavicule droite, a brisé l'extrémité interne de cet os, enlevé toute la fourchette du sternum, brisé l'extrémité interne de la clavicule gauche et est enfin sortie au-dessous de celle-ci, au niveau de son tiers externe. Un pansement à la charpie sèche a été appliqué dès le soir sur cette affreuse blessure, qui avait occasionné une abondante hémorrhagie, sans qu'il ait été nécessaire de faire des ligatures. Au bout de quelques jours, les parties molles contuses s'éliminant, il reste une large perte de substance de plus de 20 centimètres de long, sur 8 ou 10 de large, dans laquelle font saillie les deux clavicules et le sternum complétement désunis. Au fond, on voit battre la crosse de l'aorte, le tronc brachio-céphalique; on aperçoit la trachée qui, pendant quelque temps, présente une petite fistule.

Au moment de son arrivée à Changé, Callier est complétement épuisé par la suppuration extrêmement abondante qui s'écoule de toute la surface de cette vaste plaie. Pour comble de malheur, une hémorrhagie assez abondante se produit et se renouvelle pendant les trois ou quatre jours suivants, sans qu'il soit possible de découvrir d'où vient le sang; à la suite de ces hémorrhagies, il y a eu subdélirium. Cependant, comme les extrémités du sternum et des clavicules sont fort irrégulières, elles sont sans doute pour quelque chose dans la pathogénie de cet accident: aussi, pour en éviter le retour, nous recommandons à notre blessé l'immobilité absolue des membres supérieurs, et nous lui administrons une potion opiacée qui arrête une bronchite dont il était atteint. Callier se soumet avec la plus louable résignation à nos prescriptions; sa toux se calme, plus de mouvements dans la plaie, plus d'hémorrhagie. Au bout de quelques jours, les extrémités nécrosées du sternum et des clavicules sont enlevées, la plaie est dans toute son étendue recouverte de bourgeons charnus de bonne nature.

Il importe de mentionner que dès le jour où le blessé avait été confié à nos soins, nous l'avions soumis à un régime des plus toniques: quinquina, vin vieux à haute dose, viande rôtie ne lui avaient pas manqué; aussi fûmes-nous bientôt délivré des craintes que son état nous avait fait concevoir. Rien, en effet, ne vint plus entraver la guérison. Le séton du bras se ferma, la plaie de la poitrine alla se rétrécissant chaque jour; le 17 mars, quand Callier quitta l'ambulance pour se rendre au Mans, elle avait à peine 2 centimètres de diamètre; quant à l'état général, il ne laissait rien à désirer.

[Il est pensionné.] — Dr DEMONS, ambulance girondine.

Le lieutenant-colonel Vanche, du 100e de ligne, reçoit le 13 octobre à Bagneux une balle au côté gauche de la poitrine. La balle est entrée à quatre centimètres environ au-dessous de la partie moyenne de la clavicule gauche, et sortie en arrière dans la fosse sous-épineuse de l'omoplate. L'hémorrhagie est peu abondante ; le poumon est manifestement transpercé, car il sort de l'air par la plaie dans les mouvements d'expiration. M. Vanche est pansé deux fois par jour avec de l'eau tiède phéniquée. Il est assez bien portant au bout de dix jours pour se faire transporter chez lui à Paris. Là, une pneumonie se déclare et guérit.

M. Vanche est nommé colonel du 35° régiment. — D⸢r⸣ TARDIEU, médecin en chef de l'ambulance de campagne n° 8.

Blessure du poumon droit. — Guérison incertaine. — Hamed-ben-Zisala, du 3° régiment de tirailleurs algériens, arrive le 8 août 1870, à Haguenau, pour une plaie de poitrine.

La balle est entrée à la base du sternum à gauche et est ressortie au milieu de la partie postérieure droite du thorax. Le malade a expectoré beaucoup de sang ; il en crache encore lors de son entrée à l'ambulance, tousse beaucoup, a le facies anxieux, le pouls fréquent et petit. L'auscultation fait percevoir des râles crépitants fins dans la partie inférieure et postérieure du côté droit du thorax, qui est mat à la percussion. La plaie postérieure fournit un liquide peu abondant, noir, qui n'est autre que du sang ; l'air entre et sort par cette plaie dans les mouvements d'inspiration et d'expiration.

Le 12 août, le malade a une première hémorrhagie par la plaie postérieure ; il s'écoule à peu près un quart de litre de sang très-fluide. L'hémorrhagie s'arrête par un pansement au perchlorure de fer. Opium à l'intérieur. — Du 16 au 25 août, se présentent encore trois hémorrhagies par la même plaie, toujours arrêtées par le même moyen ; elles affaiblissent excessivement le malade, dont le pouls devient presque imperceptible.

A partir de ce moment il n'y eut plus d'hémorrhagies ; le malade resta longtemps très-faible, très-anémié, fut miné par des accès de fièvre irréguliers, expectora du pus en grande abondance pendant qu'il y avait des signes d'épanchement dans la plèvre du côté droit.

25 septembre. — Le malade s'est un peu relevé, a le pouls moins fréquent, plus plein, l'appétit meilleur et le facies moins décomposé. La plaie antérieure est presque guérie ; la plaie postérieure laisse encore pénétrer l'air directement dans le poumon et la cavité pleurale, elle donne aussi encore du pus, mais en moins grande abondance, l'expectoration est toujours purulente. Décoction de quinquina.

3 octobre. — Le malade s'est un peu relevé ; la plaie antérieure est guérie ; la plaie postérieure donne encore du pus ; la partie inférieure du thorax présente encore les signes d'un épanchement et d'un engorgement, l'expectoration puriforme est abondante. Sucre de saturne.

31 octobre. — Les deux plaies sont guéries.

24 novembre. — Le malade quitte l'ambulance ; son état général est un peu meilleur, mais ne laisse pas que de nous inquiéter pour un avenir très-prochain, en considérant l'expectoration puriforme qui est très-abondante. — D⸢r⸣ FELTZ, Haguenau.

Plaie du poumon gauche. — Guérison. — Auguste Rouvier, soldat au 3° régiment de zouaves, entre à l'ambulance de M⸢lle⸣ Schmitt, le 8 août 1870. Il a eu un coup de feu dans l'épaule gauche ; la balle a pénétré dans les chairs en dedans de la partie antérieure de l'articulation scapulo-humérale et est ressortie au-dessus de l'épine de l'omoplate en arrière. Le projectile a traversé le poumon. Immédiatement après la blessure, le malade a craché du sang ; à son entrée à l'ambulance il en crache encore ; il est dans un état d'asphyxie assez considérable, et en même temps il est pâle, anémié. Nous ne croyons pas pouvoir lui faire d'émissions sanguines et nous nous bornons à lui administrer de l'opium.

Le 10 août, dans la soirée, légère hémorrhagie par la plaie postérieure : un pansement au perchlorure de fer y met bientôt fin ; continuation de l'opium et limonade sulfurique.

Le 11 août, nous constatons des signes évidents de pneumonie à la partie postérieure et supérieure du poumon gauche ; mais le reste de la poitrine est en bon état. Il ne se produit plus d'hémorrhagie. l'asphyxie diminue, la fièvre disparaît, la toux se calme et le 18 août le malade est dans un état assez satisfaisant pour pouvoir être évacué. — D⸢r⸣ FELTZ, Haguenau.

Blessure des deux poumons. — Hémorrhagies successives. — Mort. — Richaud, Joseph, du 13° régiment de lanciers, entre, le 9 août, à l'ambulance du collège de Haguenau, avec une blessure de poitrine produite par une balle qui a pénétré dans le thorax à la partie médiane du côté droit antérieur et qui est ressortie à la partie médiane du côté gauche postérieur.

Les premiers jours le malade a expectoré beaucoup de sang.

A son entrée il y a encore de l'hémoptysie, beaucoup de toux, de la dyspnée et un écoulement séro-sanguinolent considérable par la plaie postérieure.

Les deux poumons présentent des signes, l'un de pneumonie simple, l'autre de pleuro-pneumonie ; mais l'état d'anémie ne permet pas d'intervenir activement.

Pendant les premiers jours, le malade semble aller un peu mieux; le repos au lit et les soins hygiéniques diminuent la toux; mais les symptômes physiques d'épanchement à gauche persistent.

Le 25 août survient une première hémorrhagie par la plaie postérieure; elle est assez abondante, mais s'arrête tout de suite par un pansement au perchlorure de fer.

Le 1er septembre commencement de fièvre hectique : petits frissons irréguliers suivis de chaleur et de sueurs; la toux est toujours fréquente et donne lieu à un écoulement séro-sanguinolent.

5 septembre. — Nouvelle hémorrhagie peu abondante arrêtée immédiatement.

14 septembre. — Troisième et dernière hémorrhagie peu considérable.

Le malade, déjà très-affaibli, s'use tous les jours davantage par la fièvre et la toux et finit par succomber le 19 septembre. — Dr FELTZ, Haguenau.

Balle dans la poitrine, non extraite, logée dans le médiastin antérieur. — *Contre-ouverture.* — *Guérison.* — Rousselle, soldat au 3e zouaves, 18 ans : étant couché par terre à plat ventre, il est frappé par une balle qui pénètre au niveau du 2e espace intercostal droit; plusieurs côtes sont fracturées, et la balle se perd dans la poitrine. Suppuration très-abondante; mais le pus ne s'écoule que difficilement par l'ouverture d'entrée, et s'accumulant dans la poitrine, il gêne la respiration. Le blessé avait perdu l'appétit, fièvre intense. Cependant l'examen de la poitrine ne révélait aucune lésion du poumon. Le 13 septembre, assisté d'un de mes confrères, je pratiquai, au niveau du 6e espace intercostal, une large incision, afin de faciliter l'écoulement du pus. Nous constatâmes alors, en sondant avec précaution, que l'abcès n'occupait que le médiastin antérieur; que la plèvre et le poumon étaient intacts. Toutes les recherches pour retrouver la balle furent vaines. A la suite de cette opération la fièvre tomba, la suppuration diminua peu à peu, et l'amélioration fut si rapide, que le 19 octobre Rousselle put retourner en France. — Dr CHRISTIAN, Bischwiller.

Blessure du poumon droit. — *Mort.* — Bertrand (Charles), du 96e régiment de ligne, entre, le 9 août au soir, à l'ambulance du collège.

La partie médiane du thorax est traversée par une balle à droite et d'avant en arrière.

Le malade a eu, sur le champ de bataille, une hémoptysie assez considérable et a perdu du sang par les deux plaies. A son entrée à l'ambulance, il est très-anémié, et présente des signes d'un épanchement pleurétique du côté droit. Les jours suivants l'épanchement ne fait qu'augmenter. Dans les mouvements d'inspiration et d'expiration, les deux plaies fournissent un liquide citrin, quelquefois sanguinolent. Le 15 août, le liquide devient séro-purulent. A partir de ce moment, le malade prend des accès de fièvre irréguliers, avec des sueurs considérables, il s'affaiblit tous les jours davantage et meurt le 30 août.

Blessure du poumon droit. — *Mort.* — Simon (Jean), du 2e régiment de zouaves, entre, le 8 août 1870, à l'ambulance du collège. Il a eu le poumon droit traversé par une balle : hémoptysie abondante sur le champ de bataille. A son entrée à l'ambulance, celle-ci subsiste; outre cela le malade présente les symptômes d'une pneumonie qui occupe presque tout le poumon droit. La fièvre est très-vive, la respiration embarrassée. En raison de la débilitation du malade, nous lui donnons seulement de l'opium. Le 20 août, le malade paraît mieux aller; mais dès le soir, il reprend un mouvement de fièvre qui se reproduit deux fois par jour les jours suivants; il meurt enfin épuisé le 23 août 1870. — Dr FELTZ, Haguenau.

Hernie traumatique du poumon. — Becker (Georges), du 16e d'artillerie, blessé le 25 août par un éclat d'obus; fracture de l'humérus droit et de la 3e côte droite; déchirure des muscles intercostaux correspondants, *sans plaie extérieure*, suivie de hernie du poumon par la brèche du 3e espace intercostal. Le blessé nous dit avoir craché du sang pendant une vingtaine de jours. A son arrivée à l'hôpital militaire de Strasbourg, le 10 novembre suivant, il est complétement guéri de ses deux fractures, mais la hernie du poumon persiste et se présente sous la forme d'une tumeur molle du volume d'une grosse noix qui, soumise à une pression peu énergique, rentre dans la cavité thoracique en produisant un bruit semblable au gargouillement iliaque. — Dr REEB, médecin en chef.

Vedrennes (Simon), 3e zouaves. Blessé le 6, entré le 8 août. Coup de feu. La balle est entrée à la partie interne du mamelon droit et sortie vers le bord axillaire de l'omoplate droite. La 6e côte est fracturée à la partie antérieure. Le malade a craché beaucoup de sang les premiers jours. La plaie antérieure a fourni elle-même une quantité de sang assez considérable. Le 14 août, le malade a eu beaucoup de fièvre avec frissons. Matité à la partie postérieure du poumon droit. Pyo-pneumothorax. A chaque expiration il sort une quantité de pus assez considérable par la plaie postérieure; le malade a eu des crachats sanguinolents le 24 août; le 24 septembre il persiste encore une fistule à la partie postérieure, mais la respiration se fait bien dans presque tout le poumon droit. Le malade jouit, du reste, d'une bonne santé, il se promène. — Dr JOESSEL, Haguenau.

Duchemin, soldat du génie, reçoit un coup de couteau le 25 juillet au côté gauche de la poitrine, sur le bord inférieur de l'aisselle gauche. Il perd connaissance sur le coup. A l'hôpital, je constate un épanchement considérable dans la poitrine; le cœur est fortement dévié à droite. Râle crépitant au premier jour. Emphysème extérieur remontant jusqu'au cou. Réunion immédiate de la plaie, par des points de suture. Thrombus énorme, suite de cette opération. L'emphysème n'augmente pas. Le 14 juillet, on laisse s'écouler le sang du thrombus et on ferme la plaie par du diachylon. Bandage de corps. Résorption de l'épanchement. Guérison complète le 11 août. — Dʳ PONCET, Strasbourg.

Plaies pénétrantes de poitrine. — Dans la poitrine, les coups de feu n'ont pas la gravité qu'on serait tenté de leur attribuer de prime abord. Ainsi, à Autrecourt, sur 8 plaies pénétrantes, nous n'avons eu à constater que 3 morts, une le lendemain de la blessure, une autre le troisième jour, et enfin la dernière, le seizième jour, à la suite d'une hémorrhagie. — A la Ramaurie, 7 cas de plaies pénétrantes donnèrent 4 morts. — A Auvilliers, sur 5 plaies pénétrantes, nous cûmes à constater trois décès, un le deuxième jour, un autre le cinquième et le dernier le quinzième jour. — A Terminiers, il n'y eut que deux blessés ayant des plaies pénétrantes de poitrine; tous deux eurent de la pneumonie traumatique, mais ils furent d'ailleurs laissés dans un état satisfaisant. — Dʳ PELTIER, de l'ambulance de campagne nº 5. Dʳ TRÉLAT, chirurgien en chef.

BLESSURES DE L'ABDOMEN.

1º *Plaies de l'abdomen sans pénétration.* — Elles se rapportent bien souvent à des *éraflures*, des *contusions simples*, des *plaies superficielles*, des *sétons* avec ou sans lésion d'un des membres. La contusion de la paroi abdominale s'accompagne quelquefois de contusion plus profonde de certains viscères; c'est ainsi que nous avons soigné une plaie superficielle de la région rénale, par éclat d'obus, compliquée d'hématurie, c'est-à-dire de retentissement du côté du rein correspondant; le malade fut complétement guéri au bout d'un mois.

D'autres fois, et nous en connaissons deux exemples également terminés par guérison, le projectile entrant soit par la face antérieure, soit par la face postérieure de la paroi abdominale, décrit un trajet curviligne dans l'épaisseur de cette paroi pour ressortir ou être extrait dans le point diamétralement opposé; on a affaire alors à une plaie sous-cutanée *en gouttière* ou *en ceinture* de l'abdomen; dans ces cas ce sont les muscles, surtout la masse sacro-lombaire, qui résistent et impriment une direction curviligne à la balle; il se produit assez souvent un phlegmon de la paroi de l'abdomen avec fusées purulentes.

Chez un blessé, le corps vulnérant avait fait, dans le flanc droit, une *plaie en doigt de gant* au fond de laquelle on put l'aller chercher et l'extraire. Quelquefois la balle arrivant obliquement au niveau de la paroi abdominale, continue son trajet oblique en lésant la séreuse et va se loger sous la peau à une distance plus ou moins grande de l'orifice d'entrée; l'extraction du projectile convertit alors une plaie primitivement pénétrante, il est vrai, mais sous-cutanée, *en blessure pénétrante directe*, ce qui augmente beaucoup la gravité de la blessure; je crois que dans ces cas le mieux est de s'abstenir de toute opération ou au moins d'attendre quelque temps avant de pratiquer l'extraction du projectile : ainsi je me souviens, à la caserne du génie à Metz, d'avoir extrait une balle située sous la peau au niveau de l'hypochondre gauche :

Elle était entrée par la partie la plus reculée du flanc droit : l'ablation du projectile me démontra la pénétration abdominale : j'avais pris soin cependant, au moment où je faisais l'incision, de faire saillir la balle le plus en avant possible en pinçant la peau derrière elle; je me hâtai de réunir la petite plaie que j'avais faite; le malade, vingt-quatre heures après, était emporté par une péritonite suraiguë.

Nous avons vu au moment où un de nos collègues, à Chatel, après la bataille de Saint-Privat, faisait l'extraction d'une balle logée sous la peau dans la région inguino-crurale, une anse intestinale venir faire issue au niveau de la plaie pratiquée par le chirurgien. Enfin j'ai observé le fait suivant à l'ambulance du Cours-la-Reine :

Un fédéré reçoit une balle qui, pénétrant par la partie postéro-latérale gauche de l'abdomen, va se loger en avant sous la peau : le malade ne ressent sur le moment qu'un simple choc, il croit avoir reçu un coup de pierre; le chirurgien extrait la balle, mais commet la faute de ne pas immédiatement réunir la plaie qu'il a pratiquée et le blessé entre à l'ambulance avec issue de 1 centimètre et demi au moins d'anse intestinale par l'incision : on réduit et on fait une suture ; le lendemain le blessé est pris de vomissements bilieux, mais n'offre pas d'autres symptômes de péritonite ; on pouvait même au bout de quelques jours le considérer comme entièrement guéri, quand au moment de l'entrée des troupes régulières dans Paris il fut tué dans son lit par une balle. — Dʳ GILLETTE, ambulance nº 1.

2º *Plaies avec pénétration.* — Les blessures pénétrantes de l'abdomen par projectiles de guerre ne nous ont pas présenté d'intérêt anatomique ou clinique particulier; presque toutes ont développé une péritonite suraiguë rapidement mortelle, mais qui, dans certains cas, n'a pas duré moins de huit jours avant d'amener la fin des souffrances du blessé, comme nous l'avons vu chez un de nos infirmiers frappé au ventre par une balle.

Chez un lieutenant de mobiles, âgé de 25 ans, touché à l'hypogastre par une balle prussienne à Metz, il est survenu un phénomène particulier. Le blessé a cru avoir, au moment du choc, la cuisse cassée, et le membre inférieur s'est fortement fléchi sur le bassin : la balle s'était-elle logée dans le muscle psoas? nous n'avons pu faire l'autopsie. Par la plaie faisait issue l'épiploon et s'échappaient les matières fécales. Je noterai encore un fait clinique intéressant : quelques secondes à peine s'étaient écoulées depuis l'accident, que ce jeune homme était pris de vomissements répétés, avant que la péritonite ait eu le temps de se déclarer.

Je ne dirai rien de ces larges éventrations dans lesquelles tout un paquet intestinal se trouve au dehors, et qui ne laissent après la réduction, contrairement à ce qui a lieu pour les animaux, aucune espèce de chance de succès.

Le *foie* est un des organes abdominaux le plus souvent atteint en raison de son volume et de sa fixité qui l'empêchent de se déplacer et d'échapper au projectile, comme cela existe jusqu'à un certain point pour les intestins. S'il est frappé perpendiculairement à sa surface, il se produit une grande quantité de fissures qui rayonnent toutes vers le point touché : la déchirure de l'organe présente la forme *étoilée*, il semble qu'il se soit déchiré du centre vers la circonférence. Dans deux circonstances, nous avons observé des *fistules biliaires*, qui se sont terminées d'une façon malheureuse. Enfin un séton antéro-postérieur pénétrant à travers le foie s'est terminé, à Metz, par une guérison complète : voici quelques détails à ce sujet :

Tilly (Pierre), 25 ans, du 3ᵉ voltigeurs, reçoit à Ladonchamps un coup de feu qui traverse d'avant en arrière l'hypochondre droit : la balle est entrée en avant sous les fausses côtes droites et est sortie sur une ligne parallèle à l'orifice d'entrée au niveau de la onzième côte. Le blessé n'est pas tombé sur le coup et a eu un peu d'hémorrhagie par l'ouverture antérieure. A son arrivée il présente quelques douleurs abdominales à la pression, mais n'a pas de vomissements. L'orifice d'entrée est plus petit que le postérieur : le trajet n'est pas sous-cutané, car il n'y a du côté de la base de la poitrine ni décollement de la peau, ni douleur au toucher. Les seuls accidents que le malade offrit avant de guérir furent un embarras gastrique intense, quelques vomissements et de la dyspnée.

Nous avons trouvé, en faisant la nécropsie d'un blessé que nous n'avions pas soigné, une déchirure étendue de la *rate;* la balle avait produit un séton pénétrant à travers l'hypochondre gauche en fracturant quatre côtes d'une façon comminutive; quoique l'autopsie ait été faite quelques heures seulement après la mort, la rate était très-friable et réduite littéralement à une bouillie dans toute sa moitié inférieure. C'est la pulpe qui avait surtout souffert et laissait voir une grande quantité de lacunes limitées par des cloisonnements celluleux de forme et de dimension variables.

Le *diagnostic de la pénétration abdominale* est dans certains cas difficile à établir; mais il faut bien savoir que le chirurgien n'a aucun besoin, pour l'intérêt du malade, d'en établir la certitude par des manœuvres toujours blâmables; il doit donc s'abstenir de toute exploration. Nous avons vu commettre une singulière erreur que je rapporterai ici, puisqu'elle n'a été aucunement préjudiciable au blessé qui est sorti guéri et a pu, je crois, ultérieurement échapper aux recherches minutieuses dont il a été l'objet :

Le 29 avril, O..., officier de la Commune, reçoit par mégarde ou avec intention un coup de révolver à l'hypogastre : il est apporté à l'ambulance du Cours-la-Reine et on constate à gauche et au-dessus de la symphyse pubienne un orifice qui ne permet l'introduction du petit doigt qu'à une faible profondeur : l'aide-chirurgien de service, ne voyant d'abord qu'un orifice, examine les régions voisines pour y chercher le projectile, et sa main s'arrêtant sur le scrotum y trouve un corps assez résistant et oblong ; il incise et reconnait une induration arrondie très-prononcée qui lui donne le change et lui fait croire à la présence du projectile à ce niveau ; le blessé avait eu antérieurement une ou plusieurs blennorrhagies qui avaient été la cause de ce *noyau d'induration épididymaire*. Le surlendemain la balle était rapportée par un ami qui l'avait trouvée dans la chambre où avait eu lieu l'accident ; l'orifice de sortie avait échappé à l'investigation faite par le chirurgien et existait en effet sur la fesse gauche : avait-elle suivi un trajet abdominal, était-elle sortie par le trou obturateur ? c'est là un fait dont on ne put se rendre compte ; toujours est-il que le blessé ne présenta aucun symptôme du côté de l'abdomen et qu'après une mortification peu étendue du scrotum il fut évacué guéri, deux mois après son entrée à l'ambulance.

Nous connaissons deux cas où la balle a pénétré dans l'intérieur de la *cavité vésicale*. Dans l'un, le projectile s'est introduit par ricochet dans la cuisse avant de toucher l'ischion et est allé se loger dans la vessie ; dans l'autre, c'était en fracturant le grand trochanter qu'il était entré dans le petit bassin.

Je mentionnerai enfin un cas dans lequel l'appareil de M. Trouvé a démontré, par les résultats négatifs qu'il a donnés, qu'on avait affaire non pas à un projectile de guerre logé dans la cavité vésicale, mais bien à une esquille osseuse ayant pénétré dans cette cavité après avoir perforé ses parois.

Soret, mobile d'Ille-et-Vilaine : plaie pénétrante de l'abdomen au-dessus de la crête iliaque gauche ; balle restée dans le ventre ; sortie de matières fécales et de pepins de raisin ou de figue par la plaie pendant plusieurs semaines ; pas de péritonite ; énorme abcès dans la fosse iliaque vidé par la plaie, en extrayant une portion d'aponévrose mortifiée ; état général toujours très-bon ; garde-robes normales ; fistule simple pendant trois mois. — Immobilité ; lavements et injections ; liquide iodo-tannique ; cataplasmes sur le ventre ; nourriture ordinaire ; injections de teinture d'iode dans le trajet. — Guérison.

Brunel (Henry), du 86ᵉ de ligne (11ᵉ de marche), né à Jambin (Loire) le 14 mars 1849. Blessé apporté d'Arcueil, ayant reçu, le 2 novembre, un coup de feu dans le bas-ventre ; fracture de la branche descendante du pubis ; péritonite ; hémorrhagie interne le 2 décembre ; tétanos.

A l'autopsie, balle trouvée dans le petit bassin, à droite du rectum ; lésion de l'artère iliaque interne ; drain placé à Arcueil dans le trajet de la balle ; chloral. — Dʳ BOIXET, ambulance du Cours-la-Reine.

Les plaies non pénétrantes de l'abdomen n'ont donné aucun cas de mort ; et cependant nous avons eu des sillons et des sétons profonds, étendus, soit sur les-côtés de la poitrine, soit sur les parois de l'abdomen. Quand ils étaient produits par les nouvelles balles, petites, ovalaires, les accidents ont été de la plus grande bénignité, la guérison aussi rapide que possible. Dus aux éclats d'obus, le pronostic s'aggravait singulièrement et les sillons ou les plaies les plus minimes se compliquaient d'attrition des muscles, de déchirures d'aponévroses toujours longues à se fermer ; mais le point essentiel dans un service encombré, c'est de faire lever le malade. Tous les blessés qui pouvaient vivre dans les jardins de l'hôpital guérissaient ; dans les salles, au contraire, le plus léger éclat d'obus amenait des suppurations diffuses interminables. L'innocuité de ces blessures dépend donc surtout de ce fait, que nous forcions tous les blessés à rester en dehors des salles de l'hôpital.

Que dire de ces éclats d'obus perdus dans le foie, broyant les reins sous un fragment de fonte de 350 grammes, enlevant toute la partie inférieure du petit bassin, coupant l'intestin en cinq ou six points différents et déchirant en lambeaux les parois de l'abdomen ?

Dans les plaies pénétrantes nous avons compris six cas d'éventration par obus avec hernie d'une portion plus ou moins considérable de l'intestin ; dans un de ces cas, le gros intestin lui-même faisait hernie, tant la brèche était énorme. Ces horribles blessures, qui s'accompagnaient presque toutes de plaies du tube intestinal, étaient au-dessus des ressources de l'art : aussi, notre unique préoccupation était-elle de soulager les souffrances de ces malheureux blessés ; nous leur donnions, dans ce but, une position convenable, nous recouvrions les anses intestinales herniées avec un linge huilé et modérément chauffé, nous enveloppions les blessés dans des couvertures et, cela fait, nous leur administrions sans hésitation la morphine à l'intérieur. Une fois même, cédant aux sollicitations du blessé, nous avons eu recours aux inhalations de chloroforme pour calmer ses atroces douleurs.

Abstraction faite de ces cas d'éventration, il nous est entré 35 plaies pénétrantes de l'abdomen, et dans tous les cas, sauf un, les blessés ont succombé rapidement à une péritonite aiguë. Chez plusieurs de ces blessés les projectiles, quelquefois volumineux, étaient perdus dans la cavité abdominale, et nous nous sommes abstenus de faire des recherches pour les extraire ; une seule fois, l'ouverture d'entrée était assez large pour permettre l'introduction facile de fortes pinces jusque dans le gros intestin, et M. Poncet parvint ainsi à en extraire un fort éclat d'obus qui y était resté. On avait espéré un moment, en raison de la situation de la plaie et de la portion d'intestin lésée, que le blessé pourrait guérir avec un anus contre nature ; mais cet espoir ne fut pas de longue durée et une péritonite suraiguë emporta ce blessé comme les autres.

Le foie a été intéressé directement dans deux cas par des projectiles, un éclat d'obus et une balle, qui ont pénétré à travers les parois abdominales jusque dans l'épaisseur de l'organe. Ces blessés ont succombé en moins de vingt-quatre heures dans un état algide des plus prononcés, avec vomissements incessants, pouls filiforme, sueurs froides, etc.

Sur les 35 plaies pénétrantes, 10 fois le projectile avait traversé et fracturé l'os iliaque ou le sacrum ; la fracture était ici une question secondaire, puisque tous ces blessés ont succombé à la péritonite et non par suite de la lésion osseuse.

La mort en résumé a été la règle générale et, nous dirions absolue, dans les plaies pénétrantes de l'abdomen, si nous ne comptions une guérison à la suite de plaie pénétrante par éclat d'obus.

Grad, du 18e de ligne, est entré à l'hôpital dans le service de M. Tachard. Le 22 septembre, peu d'instants après avoir reçu un éclat d'obus à la région hypochondriaque droite, la plaie, de petite dimension, était hermétiquement bouchée par une portion de l'épiploon qui faisait hernie et se présentait sous la forme d'une petite tumeur ovalaire de la grosseur d'une forte noisette. On se garda bien de toucher à ce bouchon protecteur qui prévint sans doute tous les accidents de péritonite et qui se couvrit rapidement de tissu cicatriciel. Grad était parfaitement guéri dès le 10 octobre, et s'il ne sortit de l'hôpital que le 23 octobre, c'est qu'il dut attendre que l'autorité allemande, très-formaliste, lui eût donné pour cela une autorisation signée du gouverneur de l'Alsace, après visite et contre-visite. — Dr REEB, Strasbourg.

Dans les deux cas suivants, le projectile a lésé le rein ou ses annexes.

Sardin, 10e dragons, blessé le 12 septembre à la région lombaire par un éclat d'obus. — Hématurie et paraplégie. Mort le 14 septembre. A l'autopsie on constate une fracture de la 2e vertèbre lombaire et une lésion du rein droit qui est divisé à sa partie inférieure.

Demelnauer, 22 ans, soldat au 16e d'artillerie, est blessé le 14 septembre par un éclat d'obus qui pénètre à la région lombaire ; un autre éclat lui fracture en même temps deux orteils du pied droit. Extraction du projectile de la région lombaire et écoulement permanent d'urine par la plaie. Mort le 22 septembre dans un état de délire aigu. — Dr REEB, hôpital militaire de Strasbourg.

Coup de feu dans le côlon descendant. — Balle rendue par les selles. — Cuvier (Louis), du 47e de ligne, a reçu trois coups de feu le 6 août. 1° fracture des 2e et 3e métacarpiens de la main gauche ; 2° sillon des parties molles à l'avant-bras gauche ; 3° coup de feu au flanc gauche et pénétration du projectile dans le côlon descendant. La balle, du poids de 30 grammes, a été retrouvée trois jours après dans les selles, et le bruit qu'elle fit en tombant dans le vase fit seul reconnaître sa présence. — La blessure guérit sans accident. — Dr REEB, Strasbourg.

Abdomen et vessie. — D..., du 37e de marche, est remis à nos soins par les médecins prussiens, le 20 janvier. Ce blessé est dans une situation déplorable ; il a une fièvre intense, son corps est tout entier couvert d'une sueur froide et visqueuse, son aspect fait songer à un état typhoïde grave. Mais D... nous dit être atteint au bas-ventre. Nous constatons, en effet, qu'il a eu cette région traversée par une balle qui, entrée en arrière à droite, à 4 centimètres environ de la ligne médiane, à la hauteur de la partie moyenne du sacrum, est venue sortir à droite de la racine de la verge, et immédiatement contre celle-ci, sans toutefois entamer les corps caverneux. Les deux plaies, mais surtout l'antérieure, laissent suinter goutte à goutte un liquide clair que nous reconnaissons aisément être de l'urine.

D... nous assure que, depuis le moment de sa blessure, c'est-à-dire depuis dix jours, il n'a jamais uriné et n'en a même pas éprouvé le besoin. Pendant les premiers temps, pansé avec un simple tampon de charpie sèche par les médecins prussiens, il n'a éprouvé aucun accident ; mais depuis trois jours il a été pris par la fièvre et souffre beaucoup du bas-ventre. Il y a un œdème considérable de la paroi abdominale et de la verge, et même du scrotum. Un phlegmon urineux nous paraît imminent ; aussi nous nous empressons de placer une sonde à demeure, en ayant soin de la laisser toujours ouverte, de façon que l'écoulement de l'urine se fasse d'une manière incessante, et que ce liquide n'ait pas le temps de s'accumuler dans la vessie. Ce but est de suite atteint, et, dès le premier jour, les deux plaies, pansées avec de la charpie sèche, ne laissent plus passer l'urine. Le blessé, qui a pris 1 gramme de sulfate de quinine, n'a plus de fièvre, l'œdème semble vouloir céder. Le même traitement est continué pendant quelques jours, et bientôt toute menace de phlegmon disparaît. L'état général se relève.

Vingt jours après, la sonde est supprimée ; le blessé a d'abord un peu d'incontinence, mais bientôt il conserve ses urines ; il n'y a plus le moindre écoulement par les plaies, qui ainsi simplifiées se cicatrisent rapidement. D... a quitté l'ambulance dans les premiers jours de mars ; il était complétement guéri. — Dr DEMONS, ambulance girondine.

Plaie pénétrante de l'abdomen. — *Hernie de l'épiploon.* — *Résection.* — *Guérison.* — M..., du 37e de marche, est transporté à l'ambulance française de Changé le 18 janvier. Il raconte qu'il a été pansé par les Prussiens le 10 janvier, jour où il a été blessé, mais que depuis il est demeuré sans soins. Le pansement consiste en un simple bandage de corps. Nous constatons une blessure de l'abdomen produite par une balle qui, entrée au niveau et à 3 centimètres à droite de l'ombilic, est allée sortir à la même hauteur en arrière, à 8 centimètres de la ligne médiane. M... nous dit qu'au moment où il est tombé il a éprouvé une douleur très-vive dans le ventre, que l'hémorrhagie a été fort peu abondante ; il n'a éprouvé ensuite que quelques tiraillements vagues, quelques coliques, mais pendant huit jours il a eu des vomissements incessants qui ne lui permettaient pas de garder une minute même une simple cuillerée de tisane.

Au moment où nous l'examinons, M... ne souffre presque plus ; il n'a pas de fièvre, le ventre est peu douloureux, les plaies ont bon aspect, mais une toux assez fréquente fatigue notre blessé. (Potion calmante.) Le lendemain, pendant une quinte de toux, M... éprouve une violente crampe d'estomac, une sueur froide l'inonde, il a quelques coliques et des douleurs qui correspondent à la plaie postérieure.

Au pansement suivant nous trouvons la cause de ces accidents. L'épiploon est venu faire par la plaie postérieure une hernie considérable qui ne mesure pas moins de 12 centimètres de long. (Pansement à la charpie sèche ; potion laudanisée.)

Au bout de quelques jours, quand nous estimons que des adhérences sont établies entre les lèvres de la plaie et l'épiploon, celui-ci conservant toute sa vitalité, nous procédons à sa résection. Un fil quadruple enserre sa base à 1 centimètre environ des téguments ; chaque jour on imprime un mouvement de torsion à ce fil, de manière à diminuer l'anse qui embrasse la hernie. A chaque fois, le blessé accuse une assez vive douleur, s'irradiant jusqu'au creux épigastrique. (Pansement à la charpie sèche.) Quelques jours après, la hernie tombe en sphacèle ; le moignon, qui fait une légère saillie, est vigoureusement touché avec le nitrate d'argent. Entre temps la plaie antérieure s'était fermée ; dans les premiers jours de mars la cicatrisation de la plaie postérieure s'achevait, et M... nous quittait complétement guéri. — Dr DEMONS, ambulance girondine.

Les plaies pénétrantes de l'abdomen avec lésion des intestins ont été nombreuses.

A moins de désordres considérables, on doit toujours immobiliser le blessé en espérant qu'il s'établira des adhérences de la plaie intestinale avec les parties voisines et qu'il pourra se former un anus contre nature dont les moyens chirurgicaux ou le temps permettent la guérison.

Les plaies abdominales produites par balle sont rarement suivies de la hernie immédiate de l'intestin. Peu ou point d'investigation, l'immobilité est le meilleur moyen.

Les plaies intestinales par instruments tranchants réclament au contraire l'intervention chirurgicale immédiate.

Le 16 août, un blessé atteint à Gravelotte d'un coup de baïonnette à quelques travers de doigt au-dessous et à gauche de l'ombilic, fut apporté à l'ambulance du quartier général, dans l'état suivant : plusieurs anses de l'intestin grêle étaient à la surface de l'abdomen, agglutinées entre elles par des caillots sanguins. Après lavage, je constatai qu'une des anses intestinales avait une plaie transversale d'environ deux centimètres, que l'anse voisine avait été atteinte dans sa convexité et que la plaie avait aussi deux centimètres environ. L'extrême distension de l'intestin nous donna la certitude qu'il était étranglé par l'ouverture faite à la paroi abdominale. Ces deux plaies donnaient beaucoup de sang; je pratiquai de suite la suture. Les dimensions des ouvertures ne me parurent pas nécessiter d'autre procédé que celui de la suture à points séparés qui convient même à des plaies bien plus étendues. Quatre points de suture furent appliqués en ayant soin d'adosser les séreuses, puis je tentai la réduction; mes tentatives demeurant infructueuses, je dus inciser les téguments au-dessus et au-dessous de la blessure dans une étendue d'un centimètre, sans être plus heureux. Je fus obligé de débrider à l'aide d'un bistouri boutonné à lame étroite, les aponévroses antérieures, les fibres musculaires, les aponévroses profondes et enfin le péritoine. L'ouverture du péritoine, petite et doublée d'un fascia résistant, avait été la cause principale de l'insuccès de mes tentatives de réduction. Après un dernier débridement, la réduction de tout le paquet intestinal s'effectua rapidement. La plaie extérieure comprenant les muscles et les téguments fut réunie par quatre points de suture encheyillée, en maintenant les portions suturées au niveau de la plaie péritonéale, et je fixai à l'extérieur les ligatures intestinales. Le blessé fut évacué sur Metz.

Les particularités suivantes se présentent dans presque toutes les opérations analogues : 1° les fils de suture intestinale doivent avoir au moins 80 centimètres de longueur pour éviter leur rentrée dans l'abdomen au moment de la réduction; leur agglutination et la mobilité des anses intestinales les entraînant très-profondément, on s'exposerait sans cette précaution à en perdre dans la cavité péritonéale; 2° la distension des anses intestinales est due à la gêne de la circulation du sang et non au développement des gaz. Cette observation paraît démontrer comme contre-indiquée la ponction de l'intestin pour faciliter la réduction. Il faut bien qu'il en soit ainsi, dans le cas où l'intestin n'est pas distendu, blessé, puisque. qu'il y ait ou non une plaie intestinale, la distension des anses herniées existe toujours quand il y a étranglement. — Dr CUVELIER.

A Autrecourt, nous n'avons observé aucune plaie pénétrante de l'abdomen. — A la Ramaurie deux fois l'abdomen fut intéressé; une fois il y avait blessure des reins, et l'autre fois de la vessie et de l'intestin; les deux blessés succombèrent; le dernier résista assez longtemps; il ne mourut que le dixième jour de péritonite généralisée. — A Auvilliers, sur trois plaies abdominales, deux amenèrent la mort. Dans un cas, les reins et l'intestin avaient été atteints et le blessé mourut le deuxième jour. Dans le troisième cas, qui guérit, la lance paraissait avoir intéressé le rein droit; cependant le blessé n'eut aucun accident grave. — A Termiiniers, nous observâmes quatre cas de plaies pénétrantes de l'abdomen, trois avec des lésion intestinales, une avec une plaie du foie; les quatre blessés succombèrent.

Ainsi donc, sur 9 plaies pénétrantes de l'abdomen nous ne réussîmes à sauver qu'un seul blessé; il est vrai de dire que, dans tous les cas, les blessures avaient intéressé des organes très-importants et avaient produit des désordres considérables. — Aussi, sans vouloir dire que ces plaies sont toujours mortelles, nous devons croire qu'elles comportent une gravité exceptionnelle, et que nous avons peu de moyens d'empêcher une issue fatale. La suture intestinale pourrait être quelquefois tentée avec succès; mais, dans aucun cas, nous ne nous sommes trouvé dans des conditions où cette opération fût possible. — Dr PELTIER, ambulance de campagne n° 5. Dr TRÉLAT.

Les contusions de l'abdomen empruntent quelquefois une gravité spéciale aux dispositions anatomiques de la région. Le cas suivant en est un exemple.

Georges (François), du 87ᵉ de ligne, fut renversé le 31 août par un éclat d'obus qui vint le frapper à la région hépatique, sans cependant produire de plaie extérieure. Apporté à l'hôpital militaire de Strasbourg le jour même, il succomba quelques heures après son admission, et à l'autopsie on constata dans le péritoine un épanchement sanguin considérable, occasionné par une déchirure très-étendue du lobe gauche du foie.

Nous avons déjà relaté d'autres faits dans lesquels la contusion de l'abdomen fut assez forte malgré l'absence de plaie extérieure, pour déterminer la gangrène de toute l'épaisseur des parois abdominales et de l'anse intestinale située au-dessous du point frappé; il en est résulté chaque fois un anus contre nature suivi de mort.

Les suites de lésions d'organes internes dans les contusions de l'abdomen ne sont pas toujours aussi déplorables ; ainsi un blessé, traité dans le service de M. Lacassagne, avait reçu un fort éclat d'obus dans la région iléo-costale droite ; large ecchymose sans solution de continuité extérieure ; le lendemain, le blessé pisse le sang à plein jet ; soumis à un traitement antiphlogistique énergique, il guérit dans l'espace de quelques jours et sans autre accident. Il y avait eu là, sans doute, déchirure partielle du rein. — Dᴿ REEB, hôpital militaire de Strasbourg.

Muller, garde mobile, blessé le 24 août, reçoit un énorme éclat d'obus à la fin de sa course à l'hypochondre gauche. Pas de blessure à la peau Symptômes immédiats de péritonite. Opium à haute dose. Localisation de la péritonite. Formation d'une tumeur emphysémateuse circonscrite avec escarre au centre. L'ouverture de l'escarre donne issue à la matière fécale du gros intestin. Mort le 1ᵉʳ septembre d'infection putride et de gangrène des bords de la plaie.

Poirier, 10ᵉ d'artillerie, reçoit le 7 septembre le sommet entier d'un gros projectile, à la région ombilicale. Péritonite suraiguë pendant quelques jours. Opium à très-haute dose. Une pilule de 5 centigrammes, de demi-heure en demi-heure jusqu'au sommeil profond, comme dans le cas précédent : formation d'un anus contre nature, donnant issue à des matières moins avancées dans leur digestion. Mort d'épuisement le 18. — Dᴿ PONCET, Strasbourg.

Abdomen. — Guelloux-ben-Allah, du 1ᵉʳ tirailleurs, fut blessé par un coup de feu. La balle lui traversa la main gauche à 3 centimètres au-dessus de l'articulation du poignet. Sa blessure au bras exigea l'amputation de l'avant-bras, qui fut pratiquée le 10 août.

Mais la balle, après avoir traversé le bras gauche, pénétra dans la région abdominale à 10 centimètres de l'appendice xiphoïde du sternum pour ressortir à la partie postérieure, au niveau de la onzième côte. Il s'était produit par la plaie abdominale antérieure un épiplocèle de la longueur de 5 centimètres. La tumeur épiploïque était dure et il eût été impossible de la réduire sans débridement préalable ; nous nous sommes contenté de recommander à notre malade un repos absolu, en attendant les accidents de péritonite que nous croyions inévitables. Heureusement il n'y eut pas de péritonite ; la hernie rentra peu à peu ; une petite partie seulement de l'épiploon se gangréna, et le malade fut évacué le 26 septembre en Allemagne. — Dᴿ JOESSEL, Haguenau.

FRACTURES DU BASSIN.

Les *fractures de la crête iliaque* sont communes et peu graves, mais souvent elles laissent après elles des fistules nécrosiques qui sont très-longues à guérir : nous en avons observé plusieurs à la suite de séton situé au niveau de la région abdomino-iliaque ; généralement un des orifices se ferme, tandis que l'autre est entretenu par l'altération osseuse persistante qui s'élimine avec difficulté. Nous avons observé un cas de fracture de *la branche ischio-pubienne droite* par coup de feu chez un jeune fédéré de 22 ans qui mourut rapidement d'infection putride ; il n'y avait qu'un seul orifice situé au niveau du cordon ; l'exploration ne fit point découvrir le projectile, et le malade ne présenta aucun symptôme de péritonite.

La *portion iliaque de l'os innominé* peut être détruite dans une étendue variable ou perforée par le projectile, qui entre alors dans le petit bassin et produit des dégâts internes considérables. J'ai vu à l'ambulance du Cours-la-Reine, dans le service de mon ami Liégeois, un exemple bien remarquable de perforation oblique ou de séton en gouttière de l'os iliaque ; voici le trajet suivi par la balle :

La balle, après avoir pénétré par la fesse, avait perforé la fosse iliaque externe et avait repoussé un peu en dedans une partie de la table interne qui représentait un creux sur lequel le corps étranger s'était réfléchi pour quitter sa direction première et aller se loger dans la fosse iliaque interne entre le muscle iliaque et l'os lui-même : il y avait eu pénétration de la ceinture osseuse du bassin sans lésion du péritoine ; le malade mourut d'infection purulente sans aucun phénomène abdominal.

Si, dans cet exemple, le changement de direction du projectile peut être attribué à la résistance d'une portion de la table interne de l'os iliaque qui s'est formé en gouttière d'appui sur laquelle la balle s'est réfléchie, on doit aussi tenir compte, jusqu'à un certain point, de la contraction du muscle psoas-iliaque qui a pu faire obstacle à la direction première du projectile : ce mécanisme est d'autant plus admissible qu'au moment où il reçut sa blessure ce soldat courait, le corps penché en avant, et que par conséquent il produisait des contractions répétées des muscles psoas-iliaques.

M. le Dᵣ Lecoin m'a rapporté un exemple de fracture du bassin qui ne manque pas d'un certain intérêt, surtout au point de vue du trajet en zig-zag que le projectile a suivi dans le petit bassin :

La balle avait pénétré au niveau du grand trochanter droit, avait brisé l'os iliaque pour entrer dans le petit bassin, puis était allée se réfléchir à angle obtus sur la face antérieure du sacrum; de là le projectile se portant d'arrière en avant passa par le trou obturateur gauche au-dessous des vaisseaux fémoraux qu'il ne toucha pas et sortit en avant et en dedans de la racine de la cuisse gauche. Il en résulta une *fistule stercorale* droite au niveau de l'orifice d'entrée sus-trochantérien ; mais cette fistule ne s'établit qu'au bout de quelques jours lorsque l'escarre que produisit le frôlement de la balle sur la paroi rectale se fut détachée.

Nous avons enfin été témoin d'une perforation de la ceinture pelvienne par un énorme éclat d'obus ; nous ferons remarquer ici que malgré l'étendue des désordres du bassin, malgré le volume du projectile et sa pénétration au centre même de la cavité abdominale, aucune partie du tube intestinal et de ses annexes n'avait été rompue. Voici le résumé de cette observation :

Fracture par enfoncement de la fosse iliaque gauche, pénétration de l'éclat d'obus au milieu de la cavité abdominale. — Un soldat de l'armée régulière, âgé de 25 ans, est amené le 26 mai à l'ambulance dans un état affreux. L'altération du visage (facies hippocratique) nous annonce une inflammation suraiguë du péritoine, dénotée du reste par les autres signes. Au milieu de la fesse gauche on aperçoit une ouverture béante à bords mâchés, noirâtre, assez large pour donner passage à un gros œuf, et laissant écouler un liquide séro-sanguinolent. Les doigts facilement introduits dans ce long trajet anfractueux nous permettent de constater une fracture esquilleuse ou plutôt un broiement de la *portion iliaque* de l'os du bassin ; en retirant les doigts de la plaie nous ramenons plusieurs esquilles de tissu spongieux. Pendant que nous explorons la plaie, le malade, qui a toute sa connaissance, nous dit qu'il a un gros morceau d'obus dans le ventre et nous supplie de lui en faire l'extraction. La main appliquée sur l'abdomen sent en effet *un corps étranger énorme et anguleux ballottant dans l'intérieur de la cavité.* Nous ne croyons pas devoir accéder au désir de ce pauvre garçon et nous nous contentons de lui faire donner une potion au rhum. La vie se prolonge jusqu'au lendemain soir. Voici la description anatomique de cette fracture. Les portions pubienne, ischiatique et la partie de la cavité cotyloïde qui les réunit ne sont point lésées. Le broiement est borné à l'iléon et à la partie du petit bassin correspondant à l'arrière-fond du cotyle, il s'étend sur tout le bord postérieur de l'os des iles depuis l'épine iliaque postéro-inférieure jusqu'à l'épine sciatique ; il semble que l'éclat d'obus ait trouvé la grande échancrure sciatique trop étroite, pour se frayer un passage dans la cavité abdominale; il avait agrandi cette échancrure en broyant tout le bord de l'iléon qui la forme. D'abord toute la portion spongieuse des tubérosités postérieures est complètement détachée de l'os et forme un fragment mobile de 9 centimètres de haut sur 5 de large. Au niveau de l'échancrure sciatique il existe trois sillons dont le médian comprend toute l'épaisseur de l'os; ces trois sillons forment comme des rayons partant de l'échancrure pour se diriger vers le bord supérieur et circonscrivent des fragments iliaques adhérents par leur base. Du côté de l'échancrure ces fragments sont irrégulièrement dentelés. Au niveau de la cavité cotyloïde, l'iléon se trouve complètement séparé du reste de l'os par un double trait situé en avant sur l'éminence iléo-pectinée et passant en arrière par l'échancrure cotyloïdienne postéro-supérieure ; n'était le bourrelet cotyloïdien qui est intact et qui n'a subi aucune déchirure, l'iléon se détacherait entièrement des deux autres portions de l'os innominé. Toute l'écorce de tissu compacte qui forme le fond du cotyle se trouve arrachée et repoussée du côté du petit bassin et adhère encore à l'os iliaque par la partie inférieure.

L'épine sciatique est presque complètement séparée et d'une façon isolée. Plusieurs esquilles de tissu spongieux se trouvent dans le foyer. Muscles, nerf sciatique, artères, grand ligament sacro-sciatique, sont broyés ; les intestins n'ont pas été déchirés, mais offrent les caractères anatomo-pathologiques d'une péritonite suraiguë. Dans la fosse iliaque droite nous trouvons, flottant dans le ventre, un énorme éclat d'obus de sept, sur lequel on voit la vis de la lumière du projectile ; il a 7 centimètres en hauteur et 8 en largeur. Au niveau de la base il offre deux pointes, c'est obliquement et par l'une d'elles qu'il a probablement pénétré à l'os iliaque. — Dᵣ GILLETTE.

I. 50

Redon (Jean), du 38e de ligne, n° mle 3760, né à Penne (Lot-et-Garonne). Entré au palais de l'Industrie le 30 septembre 1870 ; évacué le 29 novembre, 19, place Saint-Georges ; évacué au Cours-la-Reine le 11 mars 1871 ; sorti le 26 mai par évacuation. Plaie pénétrante du bassin ; balle pénétrant par la fesse gauche dans le rectum, qu'elle traverse de part en part au-dessous du péritoine, et venant sortir à la partie supérieure et antérieure de la cuisse droite, d'où elle est extraite ; hémorrhagie anale ; sortie des matières fécales par les deux orifices, de même que les lavements ; aucun phénomène de péritonite ; trajet fistuleux ; abcès consécutif de la fesse droite en mars 1871. Immobilité ; lavements à l'eau simple matin et soir ; injections et compresses iodo-tanniques ; styrax ; point de réaction. — Guérison rapide de l'ouverture de sortie sans suppuration. Injections iodées dans le trajet fistuleux de la fesse gauche ; ouverture de l'abcès de la fesse droite. — Guérison.

Fouassier (Eugène), du 136e de ligne, né à Sancerre (Cher) le 7 août 1849. Entré au Grand-Hôtel le 19 janvier ; sorti du Cours-la-Reine le 26 mai par évacuation. Séton de 3 centimètres, par balle, au niveau du rebord de l'os iliaque droit ; fracture de l'os iliaque ; corps étrangers dans la plaie ; bronchite ; pneumonie. Pansement au liquide iodo-tannique ; injections ; suppuration ; incision du pont qui sépare les deux ouvertures de la balle ; extraction d'une grosse esquille, de morceaux de vêtements. — Guérison. — Dr BOINET.

Fracture de cuisse. — Plaie pénétrante du bassin. — Anus contre nature. — Mort. — S..., du 1er bataillon de chasseurs à pied, est blessé le 11 janvier au combat de Changé, pendant la retraite. Il tombe frappé d'une balle à la partie supérieure et externe de la cuisse gauche. Une hémorrhagie abondante a lieu aussitôt, mais S..., ne pouvant se soulever, est obligé de demeurer couché sur la neige, et le froid arrête l'écoulement du sang. Deux heures après, les Prussiens, maîtres du champ de bataille, relèvent les blessés et transportent S... dans une maison où il est soigné plusieurs jours par un simple infirmier.

Le 20, il est évacué sur l'ambulance, à Changé, et l'on constate l'état suivant : la balle a pénétré à la partie supérieure et externe de la cuisse gauche, elle a fracturé le fémur, puis elle s'est perdue, car il n'y a pas de trou de sortie, et il est impossible de la retrouver par l'exploration la plus minutieuse. Le blessé affirme que l'ennemi se trouvait en contre-bas de la position qu'il occupait au moment où il a été frappé, ce qui donne à craindre que la balle ne soit allée jusque dans l'abdomen. Il n'y a cependant aucun phénomène qui puisse faire craindre quelque complication de ce côté. La fracture du fémur est comminutive, et le fragment inférieur fort aigu fait sous la peau une saillie très-prononcée. On applique avec soin un appareil de Scultet, une extension graduelle ayant permis une adaptation à peu près parfaite des fragments. Une suppuration fort abondante s'établit ; tous les deux jours on applique sur la plaie un vaste gâteau de charpie.

Tout semblant aller pour le mieux, et le malade se plaignant depuis deux jours seulement d'un peu de diarrhée, on procède, le 9 février, à un examen complet de la blessure, et l'on enlève l'appareil de Scultet qui doit être remplacé par un appareil plâtré. On constate un commencement de consolidation, car le membre abandonné à lui-même n'a plus de tendance au raccourcissement, et les mouvements, bien que possibles au niveau de la fracture, ne sont plus aussi étendus. Mais, pendant que nous faisons ces remarques, nous voyons le pus, qui s'écoulait assez abondamment par la plaie, être tout à coup remplacé par un flot de matières fécales très-fluides. Les craintes que nous avait fait concevoir et exprimer la direction de la blessure se sont malheureusement réalisées, et devant cet accident nous diagnostiquons une blessure du rectum ou de la fin du côlon.

Malgré tout, nous appliquons un appareil plâtré dans lequel une vaste fenêtre est ménagée au niveau de la blessure. On prescrit en outre au blessé une potion fortement astringente, avec laudanum, 40 gouttes, extrait de ratanhia, 4 grammes. Sous l'influence de cette médication, la diarrhée se calme un peu, mais malgré cette amélioration, qui n'est du reste que passagère, l'écoulement de matières fécales continue par la plaie, et le malheureux blessé, qui ignore complètement son état et se méprend sur la nature du liquide qui inonde son pansement, se croit constipé et nous réclame des évacuants. Vers le 20 février, la diarrhée, d'abord calmée, devient beaucoup plus abondante, en même temps apparaissent des accès de fièvre intermittente ; le malade s'épuise peu à peu et finit par s'éteindre dans le marasme, le 20 février.

La nécropsie permet de reconnaître qu'il y avait eu un commencement de consolidation entre la plupart des esquilles, et fit reconnaître le trajet de la balle qui, après avoir brisé le fémur, était entrée dans le petit bassin, puis, passant entre le sacrum et le rectum, avait perforé celui-ci et était allée se perdre dans la fosse iliaque droite. Jamais le blessé ne s'était plaint de douleur dans cette région. — Dr DEMONS, ambulance girondine.

Luxation du sacrum en avant. — Mentionnons comme un fait assurément fort rare, s'il n'est unique, une luxation du sacrum en avant, produite par le choc d'un canon démonté qui roula du haut du talus du rempart et frappa un artilleur à la région sacrée. Cet homme, d'abord traité à l'ambulance du lycée, n'a été évacué sur l'hôpital militaire que le 2 novembre ; la luxation persistait avec ses signes bien tranchés et la paraplégie qui existait au début avait déjà diminué.

Mauroy (Joseph), 50e de ligne, était accroupi au bas du talus du rempart à Strasbourg, le 25 août 1870, lorsqu'une pièce de canon démontée, glissant le long de ce talus, vint le frapper à la région sacrée. Transporté à l'ambulance du lycée, il fut le 10 novembre évacué sur l'hôpital militaire où je constatai une luxation du sacrum en avant. Le blessé avait des fourmillements dans le pied droit, une grande faiblesse et des douleurs sourdes dans les deux membres inférieurs, aussi gardait-il presque constamment le lit et ne pouvait que péniblement se traîner en se soutenant avec deux béquilles. — L'émission des urines et des matières fécales avait été très-difficile au début, nous dit-il, mais elle se faisait d'une façon normale à son entrée à l'hôpital ; à l'examen de la région sacrée, il était facile de reconnaître que les os iliaques faisaient en arrière une saillie de trois centimètres environ par suite de la projection en avant de l'extrémité supérieure du sacrum. Cet os avait subi une sorte de mouvement de bascule qui avait porté sa base en avant, tandis que sa pointe, projetée en arrière, venait faire saillie. — La déformation qui en résultait ne pouvait laisser subsister aucun doute sur la nature de la lésion et je regrette de n'avoir pas eu le temps d'en prendre le moule. — Dr REEB, Strasbourg.

BLESSURES DES PARTIES GÉNITALES.

Je me souviens d'avoir observé, au moment de l'entrée des troupes régulières dans Paris, plusieurs cas de blessures des organes génitaux par coups de feu ; ils m'ont paru offrir quelque intérêt au point de vue anatomique, je les mentionnerai rapidement.

Le premier fait est relatif à un :

Coup de feu reçu au périnée et ayant occasionné *une fistule traumatique recto-uréthrale.* — La victime de cette horrible blessure, un jeune soldat de 20 ans, avait le genou gauche reposant sur le sol, le corps fortement penché en avant et les fesses relevées ; une balle arrive en arrière, frappe le périnée à peu près au milieu du triangle ischio-uréthral et va se loger dans l'abdomen. Au moment de l'entrée à l'ambulance, la communication recto-uréthrale est manifeste, car le malade rend ses urines par le rectum, la verge est tuméfiée et le cathétérisme vésical est impossible. En quelques heures on voit la tuméfaction, purement inflammatoire d'abord, devenir *emphysémateuse* et envahir le périnée, le scrotum et la verge ; nous fîmes des incisions multiples, mais la mort survint rapidement et au moment où nous proposions de faire chez ce malade une uréthrotomie externe, c'est-à-dire d'aller à la recherche du bout postérieur du canal de l'urèthre.

Les autres cas sont des *sétons du périnée et des organes génitaux* produits par des coups de feu.

Dans l'un, la balle ayant pénétré obliquement dans la fesse droite, avait traversé le périnée en passant au-dessus de l'urèthre qu'elle n'avait aucunement lésé, et continuant son trajet oblique le projectile était ressorti au niveau de la racine gauche du scrotum, sans blesser ni le testicule, ni le cordon. Les souffrances du malade étaient peu vives et la guérison ne se fit pas longtemps attendre.

Un garde national fédéré reçoit un coup de feu dans la région pénienne. La balle rase le dos du pénis en éraillant la face supérieure des corps caverneux, ce qui donne lieu à une hémorrhagie primitive considérable, puis se dirige obliquement en bas pour aller faire un séton à la partie antérieure de la racine de la cuisse droite ; le projectile avait produit trois orifices, la miction n'était aucunement gênée.

Un autre garde national de la Commune, âgé de 34 ans, reçoit dans les parties génitales un coup de feu qui lui est tiré de haut en bas et de gauche à droite. La balle fait à la partie gauche et antérieure du scrotum un séton dont l'orifice d'entrée est plus haut et beaucoup plus considérable que l'orifice de sortie, puis continuant son trajet oblique, le projectile entre dans la région antérieure de la cuisse droite où il produit un second séton à orifices de diamètres à peu près égaux. Comme au moment de l'arrivée de la balle le pénis se trouvait à gauche dans le pantalon, elle toucha la paroi gauche de cet organe avant de pénétrer dans le scrotum en écornant un peu le gland à ce niveau : cette plaie glandaire contuse a été suivie immédiatement d'une hémorrhagie qui s'arrêta d'elle-même et s'est recouverte d'une croûte noire épaisse formée en grande partie par la coagulation sanguine. Lorsque nous vîmes le malade, c'est-à-dire quelques heures après l'accident, il avait une orchite traumatique du côté gauche. Il fut évacué bientôt et nous le perdîmes de vue.

Nous connaissons une horrible blessure produite par un éclat d'obus ayant enlevé toute la fesse droite et les parties molles antérieures de la cuisse du même côté, ayant arraché le testicule droit et mis le testicule gauche à nu en enlevant le scrotum presque en entier.

Enfin, nous avons observé à l'ambulance du Cours-la-Reine, chez une femme, *une large plaie par éclat d'obus des deux régions génito-crurales*, qui s'est terminée par la guérison :

La nommée Charlot (Florence), âgée de 27 ans, cuisinière, au moment où elle entre, le 23 mai, dans la maison de ses maîtres, rue Saint-Florentin, voit un obus pénétrer par la fenêtre ; le projectile éclate et un fragment volumineux s'introduisant sous les jupons, fait en dedans de la racine des cuisses deux plaies larges et profondes intéressant les deux régions génito-crurales. La fente vulvaire n'offre aucune lésion ; il en est de même de la moitié interne des deux grandes lèvres, la moitié externe de chacune d'elles est labourée par le projectile (probablement que les deux cuisses étaient fortement rapprochées au moment de l'accident), la plaie génito-crurale droite a plus de 15 centimètres en hauteur et empiète en haut sur la région inguino-crurale, transversalement elle arrive en avant de l'artère fémorale qui n'a pas été lésée ; les lèvres de cette horrible blessure sont mâchées, très-irrégulièrement festonnées, bleuâtres, le fond est très-anfractueux et couvert de lambeaux de chairs à moitié arrachées. A gauche, la plaie ressemble à celle de droite, mais elle est un peu moins étendue en longueur, elle arrive également jusqu'en avant de l'artère crurale, dans le sens transversal ; de ce côté il existe, de plus, à la partie postérieure de la racine de la cuisse gauche un séton par éclat d'obus parcourant d'un côté à l'autre toute la profondeur du membre. Les jours suivants les plaies s'agrandirent encore par suite de l'élimination de portions gangrenées qui bordaient ces deux plaies, le gonflement inflammatoire consécutif détermina pendant deux jours une rétention d'urine qui nécessita le cathétérisme. Le pansement consista uniquement dans l'application quotidienne de plusieurs compresses pliées en double, imbibées d'eau alcoolisée et phéniquée maintenues continuellement humides par la superposition d'un large tablier de toile gommée ; à la fin je pratiquai quelques cautérisations avec le nitrate d'argent. Le 20 juillet elle était évacuée à la Salpêtrière à peu près guérie ; les deux plaies singulièrement rétrécies bourgeonnaient encore. J'ai revu cette malade le 3 février 1872, elle est complétement rétablie ; deux longues cicatrices peu adhérentes sillonnent la face interne des deux cuisses. Elle éprouve des douleurs parfois assez intenses au niveau du séton postérieur de la cuisse gauche, douleurs qui sont probablement occasionnées par l'emprisonnement de quelque filet du nerf sciatique dans la cicatrice profonde qu'a déterminée ce séton. — Dr GILLETTE.

A l'hôpital militaire de Strasbourg, quatre cas seulement de blessures de ce genre ont été observés, tous quatre sont suivis de mort ; trois de ces blessés avaient de larges plaies par éclat d'obus qui s'étendaient du coccyx au pli génito-crural ; ces blessures intéressaient la partie inférieure du rectum, le scrotum et avaient deux fois mis à nu le corps du testicule sans atteindre le canal de l'urèthre ; l'infection purulente a emporté ces trois blessés.

Le quatrième, Sarrat, du 13e bataillon de chasseurs, entré le 24 septembre, mort le 3 octobre, avait un large séton par éclat d'obus qui avait dénudé le paquet vasculaire au triangle de Scarpa, déchiré le scrotum, les deux tuniques vaginales et l'enveloppe propre du testicule ; les tubes séminifères faisaient hernie à travers les lèvres de la plaie. La gangrène s'empara de tout le scrotum, s'étendit rapidement à tout le membre inférieur et amena la mort en quelques jours.

Ce ne sont pas là les seules blessures des organes génitaux urinaires que nous ayons observées, celles qui n'ont pas été comprises sous ce titre ont été classées ailleurs à cause d'une seconde blessure plus grave. Il en a été ainsi pour les deux blessés suivants, classé, l'un dans les blessures de la cuisse et l'autre dans les plaies pénétrantes de l'abdomen.

Petitprêtre, du 16e d'artillerie, a reçu le 12 septembre une balle qui lui a traversé les deux cuisses et la partie moyenne des corps caverneux, sans intéresser ni les os, ni le canal de l'urèthre. La cuisse gauche et la verge étaient bien guéries le 1er novembre, et lorsque je quittai Strasbourg le 21 novembre je laissai ce blessé aux soins des médecins allemands à cause de l'abondante suppuration qui continuait à couler par les deux plaies de la cuisse droite, côté de la sortie du projectile.

Leroux, du 5e d'artillerie, a été blessé le 8 septembre par des éclats d'obus ; l'un fractura comminutivement les trois métacarpiens du milieu de la main droite en déchirant toutes les parties molles du dos de la main ; le second produisit une plaie étendue de la région inguino-scrotale ; le scrotum avait été complétement détruit dans toute sa paroi droite et le testicule apparaisait nu au fond de la plaie, ainsi que le cordon spermatique. Cette plaie ne me parut pas tout d'abord aussi grave qu'elle l'était réellement ; après avoir appliqué un pansement simple et à plat, je m'occupai plus spécialement de la main, sur laquelle je pratiquai, séance tenante, la désarticulation des trois métacarpiens du milieu par le procédé elliptique, le seul possible dans le cas actuel ; le lendemain, se déclara une péritonite suraiguë qui emporta le blessé dans les vingt-quatre heures. — Dr REEB, Strasbourg.

Ano-périnéale. — Un artilleur, couché dans l'école des filles à l'Isle-sur-le-Doubs, présentait une vaste plaie des régions périnéale, scrotale, inguino-crurales des deux côtés, fessières et crurales internes des deux côtés. Un obus était venu éclater justement dans l'angle supérieur des cuisses, et avait labouré toutes les parties voisines d'une manière effroyable. Un des testicules était entièrement à découvert, l'autre l'était partiellement ; le scrotum était déchiré, dilacéré, fortement tuméfié et gorgé de sang noir. Le canal de l'urèthre n'était pas atteint, et le malade urinait naturellement ; seulement la gaîne de la verge et le prépuce étaient considérablement gonflés par l'œdème et ecchymosés en partie. La plaie fournissait une sérosité purulo-sanguinolente très-abondante ; et quoique les pansements fussent renouvelés deux fois par jour et qu'on y prodiguât la charpie et les compresses, le lit était toujours mouillé par le liquide de la plaie. Une odeur très-pénétrante s'échappait de ce foyer, où le liquide se corrompait rapidement sous l'influence de la chaleur du lit et de la région. Le pouls était fréquent, développé, régulier ; la peau avait une chaleur proportionnée au degré de la fièvre, qui ne présentait que de bons caractères.

D'épais gâteaux de charpie imbibés d'abord d'eau phéniquée, et plus tard d'eau phéniquée et d'alcool camphré, des badigeonnages quotidiens au nitrate d'argent, quand la plaie eut été recouverte de bourgeons charnus, amenèrent une cicatrisation si rapide de cette large surface, que nous en étions tous les jours étonnés. Au bout de vingt jours, la surface suppurante avait des dimensions si réduites, que le malade put sans peine se mettre en route sur une charrette, et je ne doute pas que quelques jours aient suffi pour une entière guérison. — Dr SABATIER, ambulance du Midi.

Blessure du rectum. — Roux (Raymond), 47e de ligne. Entré le 10 août. Un éclat d'obus avait traversé la région fessière et produit un double anus contre nature. Toutes les matières fécales passaient par les orifices de la plaie. A une première exploration faite par le rectum on avait constaté, à une hauteur où l'on pouvait à peine arriver avec le doigt, l'existence d'un corps dur un peu mobile, situé derrière la paroi postérieure du rectum et qu'on supposait être une partie du sacrum brisé par l'éclat d'obus.

Le malade allait bien jusqu'au 27 septembre, il s'était formé alors une collection purulente et phlegmoneuse sur le côté latéral du rectum à gauche et qu'on se proposait d'ouvrir.

En introduisant le doigt dans le rectum, on sentait distinctement le corps étranger mobile qui s'était rapproché de l'anus.

Nous parvînmes à l'extraire par l'incision pratiquée pour ouvrir la collection purulente : c'était un fragment d'obus.

Le blessé, qui vivait encore au commencement du mois d'octobre, a succombé plus tard à la phthisie pulmonaire. — Dr JOESSEL, Haguenau.

Un caporal du 98e, Bisson, eut les deux fesses traversées de droite à gauche avec fracture du sacrum et paralysie du sphincter anal et de la vessie ; il mourut 10 jours après sa blessure par infection purulente. — Dr BERTRAND, lycée de Metz.

BLESSURES DES FESSES.

Un séton de l'une ou des deux fesses, une plaie avec perte de substance par éclat d'obus de l'une d'elles, ne sont pas blessures rares. S'il n'y a qu'un orifice, et si le gonflement survient rapidement, comme cela a presque toujours lieu, il est bien difficile d'aller à la recherche du projectile, qui décrit souvent dans cette portion du corps des trajets plus ou moins flexueux qu'il n'est pas commode d'explorer. Nous avons vu deux fois, à la suite de semblables blessures, survenir un phlegmon diffus terminé par infection purulente : le séton est moins grave, mais cependant nous l'avons vu déterminer une suppuration intra-musculaire très-considérable. Dans un cas, le projectile ayant pénétré au-dessus du grand trochanter droit, avait perforé la fesse et avait été extrait au-dessous de la peau, près du pli fessier. — Dans une horrible blessure de la partie postérieure du périnée, un éclat d'obus avait entamé la fesse droite en déchirant le nerf sciatique, écorné le bord interne de l'os iliaque et la pointe du coccyx, mis le rectum à nu, et était allé se loger dans l'autre fesse en déterminant une plaie pénétrante du petit bassin sans lésion du péritoine.

La suppuration est la règle dans les blessures de la fesse : aussi je crois que le *débridement* primitif peut recevoir ici une application utile, d'autant plus qu'il est souvent nécessaire de l'employer dans le but de rechercher le projectile qui est profondément situé. *Le drainage* est aussi un bon moyen thérapeutique, car il faut éviter la stagnation et surtout la décomposition du pus dans des clapiers qui ne se vident que difficilement, en raison de la position que prend le malade en se mettant continuellement sur le ventre ou sur un des côtés du corps. — Dr GILLETTE.

Blanchard (Paul-Louis-Albert), mobile du Loiret, né à Orléans le 16 juillet 1848. — Séton profond de la fesse gauche, par un éclat d'obus; lésion du sacrum; décollement considérable au niveau du sacrum; vêtements dans la plaie. — Pansement au liquide iodo-tannique; cataplasmes; extraction de corps étrangers (boucle de pantalon, vêtements); drainage. Guérison. — Dr BOINET.

Hôpital militaire de Strasbourg. — Les fesses notamment ont été fréquemment traversées par des balles ou des éclats de forme variable, et ces blessures s'accompagnaient assez souvent d'hémorrhagies par une des nombreuses branches artérielles qui sillonnent cette région; aucune cependant n'a été assez grave pour nécessiter une opération chirurgicale; elles ont toujours cédé aux injections et aux fomentations froides et légèrement alcoolisées. La guérison a donc été la règle générale dans ces sortes de blessures, et comme exemple assez curieux je citerai le fait suivant :

Ohleyer, du 87e de ligne, reçut le 10 septembre un éclat d'obus volumineux et de forme triangulaire qui lui traversa les deux fesses en produisant quatre ouvertures assez larges, les deux médianes placées de chaque côté de l'anus, et deux sétons qui, en définitive, guérirent assez facilement en laissant une cicatrice bridée qui gênait le blessé dans la position assise et le mettait, nous disait-il, dans l'impossibilité de reprendre son état de ramoneur.

Nous avons donné les observations de deux hommes qui ont succombé à des plaies, par éclats d'obus, des parties molles des fesses sans pénétration dans le bassin ; l'un avait eu les deux fesses emportées par un obus et est mort par suite d'hémorrhagie; le second a succombé à une gangrène étendue. — Dr REEB, hôpital militaire, Strasbourg.

Lycée de Metz. — Vingt hommes ont été blessés aux régions dorsale, lombaire et fessière. Plusieurs fois le projectile, profondément enclavé sous les masses musculaires des gouttières vertébrales, n'a pu être extrait primitivement et a déterminé d'énormes abcès de ces régions.

A la région lombaire il y a eu fracture des vertèbres suivie d'une mort prompte. Un sous-officier du 2e voltigeurs de la garde (Féreux) avait eu la région lombaire littéralement coupée en deux par un éclat d'obus, les chairs étaient tranchées dans toute leur épaisseur jusqu'aux vertèbres et la section s'étendait transversalement de l'une à l'autre crête iliaque; j'ai rarement vu des plaies plus horribles. La cicatrisation s'est néanmoins faite très-bien, et le blessé a guéri en conservant un renversement du tronc en arrière par suite de la rétraction du tissu cicatriciel. — Dr BERTRAND.

BLESSURES DE L'ÉPAULE.

Fractures de l'omoplate. — L'épine du *scapulum* et l'*acromion* sont les parties atteintes le plus fréquemment par les projectiles. Tantôt la balle n'écorne que le bec de l'acromion, tantôt elle fracture l'extrémité externe de la clavicule et l'acromion, puis ressort au-dessus de l'épine de l'omoplate. Ces blessures ne sont pas extrêmement graves, mais elles sont très-longues à guérir, en raison des abcès qui se forment à différentes reprises et des esquilles consécutives mettant très-longtemps à s'éliminer et maintenant les trajets fistuleux pendant des mois entiers ; nous avons vu une de ces blessures avec lésion de l'acromion et de l'épine du scapulum par balle déterminer un phlegmon intense de l'épaule et du bras, donner lieu à des fusées purulentes considérables et se terminer par une infection purulente rapide. Une autre infection purulente chronique dura plus de six semaines chez :

Un blessé, qui avait reçu une balle au niveau de l'épaule. Le projectile était entré au niveau du bord postérieur de l'aisselle gauche, avait fracturé deux côtes pour pénétrer dans la poitrine, s'était engagé dans la fosse scapulaire, avait traversé *la fosse sous-épineuse de l'omoplate* près du bord axillaire, et était allé se loger dans les muscles du dos : des fusées purulentes se développèrent tout autour du scapulum ; des incisions furent faites, et le malade semblait aller mieux, lorsque la carie amena une suppuration sanieuse, des accès de fièvre avec sueurs profuses, et plusieurs abcès musculaires firent diagnostiquer l'infection purulente qui prit un caractère de chronicité ; mais le malade ne présenta aucun accident du côté du poumon. A l'autopsie nous trouvons une perforation de l'omoplate irrégulière et hérissée d'aiguilles osseuses qui aboutissent à l'orifice : l'os est rugueux et offre par place une couche de tissu osseux de nouvelle formation encore friable et qui, en se desséchant, se détache facilement par l'ongle.

Nous rapporterons enfin trois cas de blessures du scapulum produites par éclats d'obus·

Dans l'un il s'agissait d'un fragment de petite dimension qui, ayant pénétré à travers la paroi antérieure de l'aisselle, avait touché et mis à nu le sommet de l'apophyse coracoïde. La guérison s'effectua sans accident après la formation d'un abcès au bras, dans la gaîne du biceps.

Chez un autre blessé de 29 ans, observé dans le service de M. le Dr Dubrisay, nous avons constaté une large plaie de la partie postérieure de l'épaule faite par un éclat d'obus, qui avait enlevé tous les tissus cutanés et profonds, y compris l'omoplate, en rasant la cage thoracique. Le blessé, au moment de l'accident, n'avait eu que la sensation d'un coup de poing violent appliqué sur l'épaule ; le doigt sentait dans la plaie des débris osseux, mais l'articulation de l'épaule n'avait pas été touchée ; je ne sais ce que devint ultérieurement ce malade.

J'ai été témoin, au moment de l'entrée des troupes régulières, d'une blessure de l'omoplate par éclat d'obus assez curieuse quant aux conditions dans lesquelles elle s'est produite.

Michaud (Louis), du 26e bataillon de chasseurs, est touché à l'épaule droite au moment où, le sac au dos, il est à genou devant l'ambulance, sur le quai du Cours-la-Reine. C'est à peine s'il sent le coup, ne croit pas avoir une blessure grave et fait encore au moins 600 mètres en tirant, portant dans sa plaie de l'épaule un gros éclat d'obus du poids de 2 livres dont un camarade le débarrasse facilement en l'enlevant avec les doigts. L'hémorrhagie immédiate est peu considérable. A son entrée, nous constatons une plaie horizontale de 21 centimètres, allant de la colonne vertébrale à l'acromion, qu'elle déborde. L'épine de l'omoplate et l'apophyse acromiale sont broyées, mais l'articulation scapulo-humérale est saine. Le pansement consiste d'abord dans l'application de compresses imbibées d'eau alcoolisée, puis de glycérine phéniquée. Au bout de huit jours, la suppuration est de bonne nature, non odorante, quoique produite en partie par les os et très-abondante. Nous détachons plusieurs esquilles secondaires, l'une d'elles volumineuse. On y retrouve vaguement la forme de la partie la plus large de l'acromion ; le tissu spongieux s'y révèle par une foule de vacuoles horizontales sur lesquelles existe une plaque de l'écorce du tissu compacte. Le blessé fut évacué en bon état, mais non entièrement guéri.—Dr GILLETTE.

Fracture de la clavicule. — Nous n'avons vu qu'un exemple de *fracture de la partie moyenne de la clavicule :*

Un homme de 46 ans, armurier, étant sur le pas de sa porte, reçut un coup de revolver au niveau de la clavicule droite. Cet os fut fracturé comminutivement ; l'exploration de l'ouverture unique, qui existait tout à fait à la partie supérieure de la paroi antérieure de l'aisselle, permit de constater un trajet long et profond, se dirigeant en dedans au milieu du cou. Il se développa un phlegmon suppuré profond du cou, sans retentissement aucun du côté de l'aisselle, et, malgré les incisions que nous nous hâtâmes de pratiquer, le pus se fit jour dans le médiastin, et cet homme mourut, trois semaines après son entrée à l'ambulance, d'une suppuration de la plèvre. — Dr GILLETTE.

Coup de feu dans l'épaule ; fracture de l'omoplate. — *Extraction de séquestre.* — *Pourriture d'hôpital.* — *Guérison.* — Roche, soldat de la ligne. Epaule droite traversée d'arrière en avant par une balle qui passe à travers l'omoplate en y faisant un trou comme à l'emporte-pièce, et vient se briser en deux fragments au-dessous de la clavicule : l'un qui sortit, l'autre qui resta sous la peau et fut extrait par incision. Au mois de mars, l'ouverture de sortie était cicatrisée ; le bras avait de la roideur. En arrière la plaie d'entrée suppurait, et, en la sondant, on arrivait profondément à un cul-de-sac dans lequel on sentait des fragments osseux libres.

Une incision faite le 2 mars, sur la plaie postérieure, nous permit d'arriver, à travers une ouverture circulaire qui existe dans l'omoplate, au-dessous de l'épine, dans une cavité bien limitée, occupant la fosse sous-scapulaire. De cette cavité, nous pûmes, sans grands efforts, extraire plusieurs fragments osseux, dont l'un, quadrangulaire, assez volumineux. Ces fragments provenaient manifestement de l'omoplate : il n'y eut presque pas d'écoulement de sang.

Dès le lendemain, une couenne épaisse, pulpeuse, recouvrait la plaie : fièvre, perte de l'appétit, vomissements. Le badigeonnage avec la teinture de brôme fut très-douloureux ; mais, continué pendant plusieurs jours, il fit disparaître les accidents. Suppuration abondante. Roche était presque guéri quand il partit, le 15 avril. La roideur qui persistait dans le bras ne pourra se dissiper que par une gymnastique prolongée.

Je viens de revoir ce blessé (17 septembre) ; la plaie est parfaitement guérie, et les mouvements du bras sont presque revenus à leur état normal. — D' CHRISTIAN, Bischwiller.

Hôpital militaire de Strasbourg, 138 blessés, 50 par balles, 88 par éclats d'obus. — 23 morts, soit 16,6 0/0.

Nous avons compris sous cette dénomination, outre les plaies proprement dites de l'épaule, quatre blessures de la région axillaire ; deux sans gravité suivies de guérison et deux avec section complète de l'artère axillaire sans hémorrhagie, mais avec gangrène consécutive du membre. Voici ces deux dernières observations :

Grosjean, caporal au 21ᵉ de ligne, âgé de 40 ans, est frappé le 27 août à 8 huit heures du soir, par un gros éclat d'obus qui pénètre au-dessus et un peu en dedans du rebord axillaire postérieur gauche et vient sortir en avant en déchirant presque toute la paroi antérieure de l'aisselle sans fracturer les os ; pas d'hémorrhagie. Le 30 août, tout le membre supérieur est frappé de gangrène jusqu'au-dessous de l'insertion deltoïdienne, en dehors, et jusqu'à deux ou trois centimètres de la clavicule, en dedans. Je pratique par lui même la désarticulation scapulo-humérale par un procédé ovalaire de nécessité ; je suis, pour l'incision verticale, le trajet de la plaie antérieure ; passant en dessous du deltoïde, je contourne le membre et viens rejoindre en dedans le point de départ, circonscrivant dans l'ovale décrit toutes les parties frappées de mort ; j'obtiens ainsi un beau lambeau postérieur bien matelassé qui recouvrait parfaitement la cavité glénoïde ; mais, en avant, il me fut impossible de réunir exactement la peau à cause des désordres produits par le projectile et la gangrène. — Il n'y eut pour ainsi dire pas d'écoulement de sang pendant l'opération ; ni l'axillaire, ni les circonflexes ne donnèrent, quoique j'eusse fait cesser la compression, soupçonnant une oblitération de l'artère par rétraction de ses tuniques coupées en travers. J'allai à la recherche de l'artère axillaire qui était effectivement complétement divisée et oblitérée sur une longueur de 4 centimètres environ ; je l'isolai et en fis, par précaution, la ligature. Le plexus brachial avait été également coupé en partie. Ce blessé guérit sans autre accident qu'un abcès que je dus ouvrir sur le bord antérieur du grand dorsal ; il partit pour France, le 19 octobre, avec une évacuation de blessés.

Pareil fait s'est présenté dans le service de M. le Dʳ Poncet, mais les suites ne furent pas aussi favorables.

Holtzmann (Michel), garde mobile, âgé de 22 ans, reçoit le 3 septembre un éclat d'obus qui entre au bord antérieur de l'aisselle et va sortir en arrière au bord de l'omoplate. Section de l'artère axillaire, gangrène du membre ; désarticulation scapulo-humérale, le 5 septembre.

L'opération n'arrête pas la marche de la gangrène, qui gagne la paroi thoracique, et le malade, atteint en outre de dyssenterie, succombe le 6 septembre.

Les autres blessures des parties molles de l'épaule étaient des sétons par balles ou des plaies plus ou moins étendues par des éclats d'obus ; dans plusieurs cas, le deltoïde a été plus ou moins profondément divisé, et une fois il y a eu des hémorrhagies assez abondantes par les branches des circonflexes. Un de ces blessés, atteint de simple séton par balle, a succombé à une variole confluente contractée à l'hôpital ; un autre à la suite d'une plaie par éclat d'obus, eut un vaste phlegmon du dos avec décollement suivi de mort.

Les blessures accompagnées de lésions osseuses comprennent une fracture de l'acromion (service de M. Tachard) compliquée de plaie et d'hémorrhagie. Ce blessé avait encore d'autres blessures au dos, aux lombes et à la face ; il est mort le troisième jour.

Cinq fractures de la tête humérale traitées une fois par la conservation, deux fois par la résection et deux fois par la désarticulation. Il est à peine besoin de dire que les différences dans le traitement provenaient de différences dans l'étendue des désordres et qu'on ne se décidait à la mutilation d'un membre que lorsqu'on en avait reconnu l'absolue nécessité.

Pons, du 3ᵉ de ligne, blessé le 6 août à Frœschwiller, gagna Strasbourg à pied, en passant par Saverne, faisant ainsi un long détour ; ainsi n'arriva-t-il dans nos salles que le 8 août au soir. Il avait un coup de feu qui traversait l'épaule droite d'avant en arrière et avait fracturé le col chirurgical de l'humérus, ce qu'il était facile de constater au moyen d'un stylet ou d'une sonde de femme qu'on pouvait faire pénétrer entre les deux fragments. Je lui appliquai, après quelques jours d'irrigations continues, un appareil en gutta-percha moulé sur le membre et emboîtant le bras et l'épaule. Le 3 octobre, il fut dirigé sur l'Allemagne comme prisonnier de guerre après consolidation de la fracture, mais avec persistance d'un trajet fistuleux qui conduit sur un point de l'os nécrosé.

Rousseau, du 78ᵉ de ligne, reçoit le 4 septembre une balle au bord postérieur du deltoïde ; hémorrhagie immédiate combattue par des tampons de charpie imbibés de perchlorure de fer et enfoncés dans la plaie. A son arrivée à l'hôpital, l'écoulement de sang est arrêté et on constate une fracture du col chirurgical de l'humérus. Immobilisation du membre par une écharpe et pansement simple. Le lendemain, 5, le membre est chaud, tuméfié, douloureux ; on applique un large cataplasme. Le 6, l'état local s'est peu modifié, l'épaule est seulement un peu plus tuméfiée et plus chaude. Le 7, état général grave, affaissement du blessé ; refroidissement du moignon, qui nous paraît fortement menacé de gangrène ; le blessé est transporté à la salle d'opérations, et je pratique la résection au moyen d'une incision verticale passant par la plaie, c'est-à-dire à la partie postéro-externe de l'article. Mort 2 heures après l'opération.

C'est certainement à l'application inopportune du perchlorure de fer qu'il faut attribuer la gangrène qui s'est déclarée chez ce blessé et la mort rapide qui en a été la conséquence ; la blessure en elle-même ne différait que par l'hémorrhagie de celle du blessé précédent, et, ainsi que nous avons pu nous en assurer pendant l'opération, la fracture était simple et dans des conditions à être traitée par la conservation. En bouchant la plaie par un tampon imbibé de perchlorure, on avait bien semblé remédier à un danger immédiat et mis obstacle à l'écoulement extérieur du sang ; mais l'action hémostatique avait-elle porté jusque sur la plaie artérielle et n'avait-on pas, en bouchant l'orifice extérieur, forcé simplement le sang à s'infiltrer dans les interstices celluleux du membre et déterminé un étranglement interne et la gangrène, ou bien encore la causticité du perchlorure n'est-elle pas assez grande par elle-même pour amener ce triste résultat ? Nous croyons, quant à nous, que le perchlorure de fer est un caustique dangereux et que, introduit, comme cela se fait trop souvent, dans des trajets de balles, il peut être cause directe de gangrène.

Une autre résection de l'épaule a été faite par M. Poncet, pour une fracture de la tête de l'humérus.

Billard, conducteur au 5ᵉ d'artillerie, a eu le 4 septembre l'extrémité supérieure de l'humérus fracturée par une balle ; le lendemain, M. Poncet réséque la partie supérieure de l'os au moyen d'une incision verticale passant par la plaie, en dehors de la coulisse bicipitale ; la section de l'os dut être faite au-dessous de l'insertion du grand pectoral. Cet homme a traversé toutes sortes d'orages : pourriture d'hôpital, érysipèle, abcès phlegmoneux, chute sur le membre réséqué, inflammation consécutive, et nous avons dû le laisser aux soins des médecins allemands. Je viens d'apprendre que ceux-ci lui ont enlevé le membre en totalité au mois de décembre 1870 et que Billard a rejoint son corps après guérison.

Deux autres blessés, les nommés Renaudin, marin des équipages de la flotte, et Lafage, cavalier au 2ᵉ lanciers, atteints tous deux de fracture de la tête humérale, ont été désarticulés de l'épaule par MM. Tachard et Poncet, l'étendue des lésions osseuses s'opposant à la résection ; le premier a guéri, le second est mort dans le délire. — Dʳ REEB, Strasbourg.

Plaie pénétrante de l'articulation scapulo-humérale. — Résection. — Guérison. — G..., soldat au 52ᵉ de marche, blessé à Changé le 10 janvier. La balle a pénétré à l'extrémité supérieure du bras gauche, à quelques centimètres au-dessous de la voûte acromio-coracoïdienne; l'orifice de sortie se voit en arrière, au niveau de la fosse sous-épineuse, plus près du bord axillaire que du bord spinal de l'omoplate. Les deux ouvertures sont petites et circulaires. Pendant quelques jours, le blessé est pansé à plat, les phénomènes inflammatoires sont modérés; mais bientôt survient une abondante suppuration qui sort avec difficulté d'une vaste cavité s'étendant sous le deltoïde et les tendons des pectoraux. G... maigrit et perd ses forces.

Nous l'examinons avec plus de soin que nous n'avions pu faire pendant les premiers jours, et nous constatons les symptômes d'une luxation sous-coracoïdienne. Le stylet, introduit par l'orifice antérieur, fait reconnaître d'abord des décollements étendus, puis arrive sur des surfaces osseuses dénudées. En arrière, il ne rencontre que des parties molles. Les mouvements imprimés au bras sont douloureux, mais se transmettent à la tête humérale. Nous ne sentons pas de crépitation.

Nous posons le diagnostic suivant : luxation de la tête de l'humérus chassée de sa cavité par le choc du projectile qui en même temps l'a écornée ou traversée.

Nous nous décidons à pratiquer la résection. Une incision longitudinale est faite suivant l'axe de l'humérus. Elle part de l'ouverture même d'entrée, et s'étend sur une longueur de 12 centimètres. Une grande quantité de pus s'échappe à ce moment. La tête est, en effet, luxée en dedans; les doigts introduits dans la plaie la saisissent ; on imprime à tout le membre quelques mouvements, et bientôt la tête est ramenée dans la cavité glénoïde. Nous la trouvons en partie broyée, le col anatomique et le col chirurgical sont sains; nous nous contentons alors d'enlever la portion articulaire, mais le bord inférieur de la cavité glénoïde a été aussi intéressé. Nous enlevons quelques petites esquilles et régularisons la surface de section. Les autres parties de l'omoplate sont saines, la balle n'a atteint que les parties molles.

Cette opération laisse une vaste cavité que nous bourrons de charpie légèrement humectée d'eau-de-vie camphrée; le bras est maintenu par une écharpe, le pansement renouvelé tous les deux jours. Malgré toutes nos précautions pour empêcher la surface de se cicatriser avant le fond, les bourgeons charnus se développent bientôt avec tant de rapidité que la plaie superficielle se ferme presque complétement. Il en résulta un abcès, dont un simple coup de bistouri fit justice. A un moment quelques points de pourriture d'hôpital se montrèrent, mais disparurent rapidement sous l'influence du perchlorure de fer.

Après l'opération, le blessé reprit des forces et de l'embonpoint, son teint se colora, et au moment de notre départ, il était complétement guéri.

Nous espérons qu'il arrivera à se servir assez bien de son bras, vu la faible longueur d'os enlevée. Malheureusement G..., qui est gaucher, a été blessé au bras gauche. — Dr DEMONS, ambulance girondine.

Les plaies de l'épaule comptent pour 40 dans le total des blessures soignées au lycée de Metz, 12 étaient compliquées de fracture de l'omoplate, 2 de fracture de la clavicule.

Les blessures de cette région ont présenté, en général, plus de gravité que les autres; la fracture de l'omoplate, même dans la partie mince, s'est toujours accompagnée de suppurations longues et interminables, d'abcès consécutifs qui donnaient issue à de nombreuses esquilles; il semblerait que dans cette portion l'os presque entièrement dépourvu de tissu spongieux est plus facilement frappé de nécrose partielle; le projectile, en opérant la fracture, donne souvent lieu à une perte de substance autour de laquelle rayonnent de nombreuses fêlures formant ainsi une fracture étoilée dont chaque pointe ne tarde pas à se nécroser au fond de la plaie.

L'élimination de ces nombreux fragments, le plus souvent d'un très-petit volume, entretient une suppuration d'autant plus longue qu'ils sont toujours adhérents au reste de l'os et échappent ainsi à l'action des instruments.

Une autre cause de gravité des blessures de l'épaule se trouve dans le voisinage de l'articulation, qui peut s'enflammer consécutivement; la paroi thoracique est souvent atteinte par le projectile qui a frappé l'omoplate, et la contusion peut amener des lésions de la plèvre et du poumon, dans lesquels le projectile pénètre même directement. Enfin, le voisinage des vaisseaux axillaires et du plexus brachial constitue encore un surcroît de danger.

Dans les plaies en apparence simples, j'ai souvent remarqué que la cicatrisation était longue à se faire, et plusieurs fois la suppuration était entretenue par des corps étrangers d'un très-petit volume, tels qu'un brin de la frange d'une épaulette, etc.

Le projectile en atteignant l'épaule peut faire souvent un très-long trajet, soit qu'il se dirige obliquement du haut de l'épaule vers le milieu de l'épine vertébrale, ou même qu'il traverse transversalement les tissus en arrière d'une épaule à l'autre, ou bien que le trajet soit vertical, et qu'une balle entrée à l'épine de l'omoplate vienne se perdre dans la région lombaire.

Les plaies par éclats d'obus, chez plusieurs blessés, ont donné lieu à de grands désordres. Ainsi chez Roos, du 62ᵉ, un éclat d'obus avait trituré les tissus sous la peau sans faire à celle-ci de solution de continuité, et sans fracturer le scapulum. Il y eut une mortification complète et très-étendue des tissus sous-cutanés, et le blessé mourut presque subitement trois jours après sa blessure. Quelquefois le projectile s'arrête dans l'épaisseur des tissus du dos, à une grande profondeur, et détermine d'énormes abcès.

Lapouge, du 98ᵉ, au combat du 7 octobre, devant Metz, avait reçu une balle qui, entrée au col à 3 centimètres au-dessous de l'angle du maxillaire inférieur du côté gauche, était sortie à 5 centimètres au-dessous de l'angle inférieur de l'omoplate, du même côté. Aucune lésion importante ne s'était produite dans ce long trajet, où la balle avait rasé le bord interne du scapulum en plongeant très-profondément dans les muscles de la région. Pour permettre un tel trajet en ligne droite, il fallait que le blessé fût, lors de sa blessure, dans une position presque horizontale; il courait en effet devant l'ennemi ayant la tête et le corps baissés et tenant son fusil prêt à tirer. — Dʳ BERTRAND.

BLESSURES DU BRAS.

Hôpital militaire de Strasbourg, 32 blessés : 22 blessures des parties molles, 10 avec fracture de l'humérus ont donné 6 décès.

Les blessures des parties molles ont toutes été suivies de guérison, quoique quelques-unes aient eu une étendue considérable en surface et même en profondeur.

Tel est le cas du nommé Cottin, du 87ᵉ de ligne, blessé le 10 septembre 1870, par un éclat d'obus; la plaie s'étendait tout le long de la face postéro-externe du bras et se continuait sur la face interne de l'avant-bras jusqu'au poignet; le triceps brachial avait été emporté sur une assez grande étendue; l'humérus dénudé et le nerf radial apparaissaient à nu dans le fond de la plaie sur une longueur de 5 à 6 centimètres. Pansé au styrax, ce blessé guérit assez rapidement pour pouvoir être évacué sur France le 19 octobre, n'ayant plus qu'une petite plaie en voie de guérison.

Nous avions l'habitude de panser ces vastes plaies d'obus au styrax, rendu maniable par l'addition d'un peu de cérat ou avec la glycérine pure ou tenant en dissolution du sulfate de cuivre dans la proportion de 1 0/0 ; pour le lavage des plaies, nous nous servions d'eau phéniquée ou d'eau additionnée d'alcool camphré, et les éponges avaient été remplacées, dans tous les services, par des seringues, dans le but d'éviter autant que possible la transmission de la pourriture d'hôpital d'un blessé à l'autre.

Les 10 fractures de l'humérus ont nécessité deux fois l'amputation du membre, trois fois l'amputation scapulo-humérale, et un blessé a subi une double amputation d'un bras et d'un avant-bras.

Montaud, soldat au 87ᵉ de ligne, âgé de 23 ans, a succombé le 22 septembre, à la suite d'une double amputation du bras et de l'avant-bras. Blessé le 16 septembre par des éclats d'obus, il était dans un état de stupeur et de débilité considérables, par suite d'hémorrhagie, lorsqu'il fut apporté à l'hôpital; il avait comme lésions au bras droit : une destruction presque complète des parties molles de la face interne du membre depuis le coude jusqu'à l'aisselle, une section de l'artère humérale et une fracture incomplète de l'humérus ; à gauche : broiement d'une partie du carpe et du métacarpe, et fracture de l'extrémité inférieure du radius. On fit immédiatement la ligature de l'humérale dans la plaie; mais l'hémorrhagie continuant et l'état général ne permettant pas d'attendre plus longtemps, le Dʳ Claudot pratiqua, trois heures après la blessure, l'amputation du bras droit au quart supérieur, par un procédé de nécessité à lambeau externe, et immédiatement après, l'amputation circulaire de l'avant-bras gauche au quart inférieur. Dans le cours de l'opération, la respiration fut plusieurs fois sur le point de s'arrêter et il fallut ensuite réchauffer artificiellement le blessé; il se remit cependant assez rapidement, mais ici encore les muscles avaient été si violemment contus qu'ils se gangrenèrent; la mortification gagna l'épaule et un frisson violent vint de plus démontrer l'invasion de l'infection purulente qui emporta le blessé le 6ᵉ jour après l'opération.

Les deux amputés du bras (Parois, du 50e de ligne, et Tenneron, du 87e de ligne) ont succombé tous deux à la pyohémie.

Sur les trois désarticulations scapulo-humérales (Elien, clairon, au 87e de ligne, mort; Schneider, du 87e de ligne, mort, et Mazier, du 21e de ligne, guéri) nous ne comptons qu'un succès; les deux autres amputés ont succombé à la pyohémie.

Trois fois la fracture a été produite par des balles, et l'étendue moindre des lésions a permis de tenter la conservation; chez deux blessés (Nanet, du 47e de ligne et Kaddour-bel-Abbès, du 3e régiment de tirailleurs algériens) on fit l'extraction de quelques esquilles libres, et, le moment venu, on appliqua un appareil inamovible qui put être maintenu jusqu'à consolidation; le premier a été envoyé en Allemagne comme prisonnier de guerre; le second a été évacué sur France à cause d'un petit trajet fistuleux qui conduisait sur un point nécrosé; le troisième, Kaddour-bel-Abbès, du 3e tirailleurs, que nous avons perdu de vue, a été évacué sur une ambulance de la ville, porteur d'un appareil. La conservation avait été tentée également chez le nommé Pascault, du 96e de ligne, qui avait eu l'humérus fracturé le 15 septembre par un éclat d'obus. Cet homme est mort le 14 octobre; mes notes ne mentionnent pas la cause du décès. — Dr REED.

Parmi les fractures du bras nous avons fait trois résections; nous n'avons guéri qu'un malade, et cependant nous jugeons cette opération infiniment moins grave que l'amputation. Pas d'hémorrhagie immédiate, et celles qui arrivent plus tard sont des indices de l'infection purulente; par conséquent ce sont des accidents en dehors de l'opération.

Le malade ne ressent pas ce choc nerveux, cette stupeur de l'opération qui suit toujours plus ou moins l'ablation d'un membre. La plaie se comble rapidement de bourgeons charnus, et dans de bonnes conditions d'hygiène, ces opérations guériront toujours. Nos deux premiers opérés sont morts presque guéris, un mois après l'opération, enlevés par la pyohémie. J'avoue que je ne connais pas de spectacle plus triste que celui de cette maladie fatale détruisant tous les efforts les mieux combinés et presque couronnés de succès.

Le troisième réséqué a mis longtemps à se rétablir; mais la section de l'humérus avait porté très-bas; ce jeune homme a guéri parce qu'il est sorti de l'hôpital, recueilli par les sœurs de Niederbronn, soigné, bien nourri, en bon air.

J'ai vu quelques opérés après un an, soit dans les salles de l'hôpital, soit aux visites de réforme pour la retraite. L'un deux, opéré à Strasbourg (septembre 1870) par notre médecin en chef, M. Reeb, a dû subir l'amputation au mois de mai à Montpellier. La plaie ne se cicatrisait pas, elle s'était prise de pourriture d'hôpital; l'avant-bras était inerte, les doigts en fuseaux, peu mobiles; le malade demandait à grands cris à être débarrassé de cet impedimentum gênant et dangereux.

Un deuxième, présenté pour la réforme, portait son avant-bras gauche réséqué au coude, avec sa main droite, ou dans une écharpe. Ses doigts étaient immobiles, rétractés en griffes, et les mouvements de flexion du coude perdus.

En somme, entre la question d'innocuité primitive, incontestable, il faudrait juger l'utilité définitive de ces membres conservés, et sous ce rapport il n'y a pas encore dans la science de travail d'ensemble bien complet.

Nous avons eu 6 fractures de l'humérus avec plaies pénétrantes et esquilles : 2 traitées par l'amputation ont donné 2 guérisons; 4 traitées par la conservation ont donné 2 morts et 2 guérisons.

Vaut-il mieux amputer que conserver? A vrai dire nous ne comprenons pas pourquoi on a posé cette question et comment on a voulu la résoudre en commentant des chiffres. Mieux vaudrait demander quelles sont les conditions d'hygiène, quelles sont les forces de résistance propre à chaque malade; chaque jour ces conditions varient avec l'encombrement des salles, l'état météorologique, la nourriture des malades, l'état moral des opérés. En prenant uniquement le nombre des morts et des survivants, vouloir, à distance des faits, établir par une addition comparative la ligne de conduite de l'opérateur, c'est, croyons-nous, s'exposer à des conclusions sans aucun rapport de vérité avec la question. Il suffirait, pour le prouver, de reprendre les résultats purement numériques et laborieusement et consciencieusement réunis par le Dr Chenu, puis de revoir dans quelles conditions on a voulu en tirer des règles pour la chirurgie. Nous engageons ceux qui voudraient eux-mêmes, sans parti pris, refaire ce travail, à tenir grand compte des colonnes : *plaies indéterminées ou sans indications précises*, souvent négligées dans les travaux de statistique. Elles suffisent cependant pour changer la proportion des résultats.

A Strasbourg voici ce que nous avons obtenu : nos deux amputés ont guéri dès le commencement de la guerre, nos deux fractures conservées sont encore des blessés de Frœschwiller, du commencement de la campagne, et nos deux morts étaient deux malheureux enfants maigres, débilités par les fatigues du siége, blessés dans le mois de septembre.

Nous avons tenté trois fois la désarticulation humérale ; nos opérés ont succombé, 10, 12, 48 heures après l'opération.

Le premier fut blessé le 3 septembre, et la conservation, tentée, avait été suivie de gangrène totale du membre. Les deux autres étaient des blessés de la fin de septembre ; tous deux succombaient au choc de l'opération, dans le délire, la stupeur, et ne fournissant pas la moindre suppuration.

Nous noterons encore quelques différences spéciales à la médecine opératoire clinique : sur le vivant après l'extirpation de la tête humérale, après la simple incision de Larrey, on a de la peine à réunir par la suture les lèvres de la plaie qui n'ont subi cependant aucune perte de substance tégumentaire. Il faut donc éviter soigneusement toute perte cutanée dans les premiers temps de l'opération. Au deuxième temps, tailler le lambeau interne de dedans en dehors, est une manœuvre dangereuse ; non pas au point de vue de l'hémorrhagie, mais parce qu'on s'expose toujours à n'avoir pas assez de peau en dedans.

Dans le procédé de Lisfranc, il ne faut pas se borner à prendre un lambeau de 6 à 9 centimètres, comme le commande cet auteur, ni surtout le tailler en commençant à couper les muscles.

On doit, après avoir taillé le lambeau externe dont la peau adhérente au deltoïde ne se rétracte pas beaucoup, on doit quitter le couteau et tracer alors avec le bistouri un large et très-long lambeau interne cutané descendant jusqu'à 10 centimètres au-dessous du bord inférieur de l'aisselle et non pas de 9 centimètres à partir de la base de ce lambeau ou de l'article, comme le dit Lisfranc. La peau se rétracte et l'opérateur peut terminer l'opération, contourner la tête sous l'os et couper les muscles au niveau de l'incision cutanée. Sans cette précaution il est très-difficile d'avoir un lambeau interne régulier, suffisant et bien constitué.

Pour les résections, nous avons eu à les pratiquer deux fois dans leur maximum d'étendue, et ce sont les deux cas qui ont été suivis de succès.

A la tête humérale, on a recommandé de ne point dépasser l'insertion du grand pectoral ; l'incision de la résection étant faite, nous avons rencontré une esquille longue de 10 centimètres au-dessous du col anatomique, et au lieu de désarticuler nous avons préféré tenter une résection aussi longue.

La plaie s'est complétement fermée, le malade a été guéri. Le 28 octobre, une chute sur le bras amena une inflammation de l'os et nécessita la désarticulation. Cette opération secondaire réussit comme la première.

Au coude, une fracture de l'humérus remontait à 3 centimètres au-dessus du condyle huméral atteignant presque la limite d'insertion des muscles épicondyliens. La résection de l'article a été faite.

Nous avons eu de nombreux abcès dans toute la longueur du membre, les fusées purulentes remontaient à la gaîne du biceps et descendaient aux bourses des fléchisseurs, sans toutefois envahir l'une ou l'autre. Le malade a guéri de sa plaie ; nous ne connaissons pas l'état fonctionnel du membre : point important des résections qu'une enquête générale sur les résultats ultimes ne saurait trop éclairer. — Dr Poncet, Strasbourg.

Miloud-ben-Abbou, blessé le 6 août, à Frœschwiller, arrivé le 8 août à Strasbourg à 10 heures. Une balle avait traversé le bras droit, obliquement de bas en haut, de dedans en dehors, brisant le coude et l'humérus en longues esquilles qui remontaient dans la partie moyenne de l'os. L'amputation fut faite le 9, trois jours après la blessure. Le malade avait déjà de la fièvre et la plaie commençait à suppurer.

L'amputation à deux lambeaux fut faite assez bas en se servant des parties molles au niveau de la fracture; aucun accident : guérison après suppuration, mais définitive dès les premiers jours de septembre. — Moignon bien conformé. — Évacué sur France au commencement d'octobre.

Pinau, 3e zouaves, blessé le 6 août, arrivé le 8. La balle, entrée au côté interne, a brisé l'épitrochlée et le cubitus pour sortir au-dessous du condyle. Après avoir exploré la plaie, extrait quelques esquilles, nous crûmes pouvoir conserver le membre. Un appareil fut placé, laissant s'écouler la suppuration ; des débridements furent pratiqués pour donner issue au pus qui se formait. Mais le 19 nous acquîmes la certitude que la fracture remontait jusqu'à la moitié de l'humérus, et en outre, l'articulation était ouverte et suppurait.

Amputation à double lambeau au tiers supérieur. Suppuration normale. Guérison le 10 septembre, évacué sur France au commencement d'octobre.

Nanet, 47e de ligne, caporal, dont il a été déjà parlé, atteint de fracture de l'humérus, à deux travers de doigt au-dessus de l'épicondyle ; la balle était sortie en dedans à quatre travers de doigt de l'épitrochlée, ouvertures petites, débridements, extraction d'esquilles.

Eau froide et immobilité dans une gouttière pendant les premiers jours. La suppuration s'établit régulièrement, de nombreux abcès furent ouverts au bras et à l'avant-bras. Mais enfin, on put placer le bras dans un appareil de gutta-percha, qui permit au malade de se lever le 30 août. La consolidation était faite dès le 15 septembre et le malade partit avec une demi-ankylose du coude, le bras solide et guéri. — Conduit en captivité malgré l'ankylose.

Kaddour-bel-Abbès, dont il a déjà été parlé aussi, blessé le 6 août, coup de feu brisant l'humérus à sa partie moyenne sans lésion des nerfs, des artères, ni de l'articulation. Conservation. Extraction de longues esquilles, suppuration interminable. État général souvent mauvais. Cependant le cal se forme, la consolidation se fait dans l'appareil dextriné, et le 19 octobre le malade, ne conservant qu'une légère fistule, rentrait en France.

Deux autres cas de fractures de l'humérus, traités dans des conditions hygiéniques moins favorables, se sont terminés par la mort :

Poirier, du 16e d'artillerie, blessé le 7 septembre d'un coup de feu à la partie moyenne de l'humérus, sans complication nécessitant l'amputation, meurt le 22 septembre, c'est-à-dire 15 jours après la blessure, d'infection putride.

Pascal, du 96e de ligne, blessé par un éclat d'obus, le 25 septembre, à la partie postérieure du bras, au tiers supérieur. Portait en même temps une vaste perte de substance au côté externe. Le paquet des vaisseaux et des nerfs était sain. A cette époque la nourriture laissait beaucoup à désirer, le sujet était déjà affaibli, débilité. La suppuration, abondante d'abord, devint peu à peu moins louable, fétide et sanieuse. Des hémorrhagies capillaires à chaque pansement, une nécrose de l'os, l'infection putride enlevèrent le malade le 12 octobre.

Sur 4 blessures de la tête de l'humérus, 3 ont nécessité la désarticulation, et une la résection de la tête humérale.

Holkmann, garde mobile. Blessé le 3 septembre par un éclat d'obus qui, pénétrant dans l'article, s'était logé dans l'aisselle. Fracture humérale comminutive. On enlève les esquilles et le malade se trouve dans les conditions d'un réséqué. Le pouls était conservé à la radiale et à la cubitale. Appareil immobilisant le coude au tronc. Gouttière avec coton cardé. Le 4, les téguments prenaient une teinte livide au côté interne du bras, les doigts étaient froids. Le 5, la gangrène était complète. La désarticulation faite dans ces conditions avait perdu chance de réussite. Le malade mourut le 6 dans le délire de l'intoxication putride.

Val, 2e régiment d'artillerie. Blessé le 2 septembre par un éclat d'obus brisant comminutivement la tête de l'humérus et sectionnant l'artère. Opération le jour même. Mort le lendemain dans la stupeur qui suivit la désarticulation humérale.

Lafaye, 16e d'artillerie, blessé le 20 septembre par un éclat d'obus enlevant une partie de l'épaule et brisant l'os jusqu'au-dessous du pectoral. Cet homme, faible, amaigri, est apporté dans la stupeur ; on attend jusqu'au lendemain. Les excitants le relèvent assez pour pouvoir tenter alors l'opération. Hémorrhagie peu abondante : cependant la stupeur succède immédiatement au sommeil chloroformique, elle est remplacée à la fin par le délire des opérés. Le malade arrache le pansement. Mort le 24 septembre.

Nous n'avons eu qu'une seule fois l'occasion de faire la résection de la tête humérale sur un blessé dont il a déjà été question.

Billard, 5e d'artillerie, d'une constitution robuste, blessé le 5 septembre d'un coup de feu à l'épaule. La balle a brisé l'os à la partie inférieure du col chirurgical. Les désordres osseux sont grands, mais le paquet vasculo-nerveux est intact. La résection est pratiquée séance tenante à 1 centimètre au-dessous de l'attache du grand pectoral. On enlève une esquille longue de 9 centimètres au-dessous du col anatomique. L'incision est faite au milieu de la voûte acromio-coracoïdienne ; le tendon du biceps fut conservé. Aucune complication ne survint ; la plaie bourgeonne franchement et largement jusqu'au 23 septembre; ce jour, quelques frissons et deux hémorrhagies. Sulfate de quinine, 2 grammes ; les bourgeons charnus se sont affaisés, leur couleur rutilante est devenue terne, le malade est très-affecté par ces accidents. Dès le 28 septembre, amélioration dans l'état général, qui va en se consolidant jusqu'au moment de notre départ le 24 octobre. A ce moment, la plaie, de 12 centimètres, était complétement cicatrisée et le malade aurait pu être évacué. Mon collègue, M. Tachard, qui prit le service, m'a transmis les renseignements suivants :

Le 28 octobre, le malade, qui était mal nourri par les Prussiens, fut pris d'une syncope et tomba sur son moignon. Il en résulta une ostéo-myélite de tout le bras. La cicatrice s'était ouverte et donnait issue à de la sérosité de mauvaise nature. Fièvre et frissons à partir du 5 au 15 novembre. La température du malade présente les courbes de la pyohémie ; 36° le matin, 40° le soir. Les médecins prussiens prennent le service à l'hôpital à cette époque; j'ai su que Billard avait dû subir la désarticulation de l'épaule et qu'il était *guéri*. — Dr PONCET, Strasbourg.

BLESSURES DU COUDE.

Hôpital militaire de Strasbourg, 15 blessures : 4 des parties molles, guéries; 11 avec lésion des extrémités articulaires, 6 décès.

Les fractures du coude par armes à feu, avec ou sans plaie articulaire, sont des blessures toujours graves; presque constamment elles nécessitent l'ablation du membre ou la résection des extrémités articulaires, soit immédiatement, la gravité des lésions s'opposant à toute tentative de conservation, soit consécutivement par suite des progrès de l'inflammation et de son extension à la séreuse articulaire. Elles présentent, sous ce rapport, plus de gravité que les blessures de l'épaule et on voit souvent, à cause de la violence du traumatisme, l'articulation du coude être prise d'inflammation suppurative suivie de destruction des cartilages et des ligaments. Ces suites fâcheuses sont à redouter même dans les cas où la fracture est extracapsulaire, comme nous avons eu l'occasion de le constater.

Parmi les 11 fractures du coude que nous avons eu à traiter, nous n'avons pu tenter que quatre fois la conservation, et quoique le succès n'ait pas couronné nos efforts, nous n'en persistons pas moins à croire que nous avons agi d'après les règles d'une sage pratique, et que dans toute fracture simple, sans large perte de substance des parties molles, qu'il y ait eu ou non pénétration dans la cavité articulaire, le devoir du chirurgien est de s'abstenir de toute amputation primitive et d'essayer d'abord de la conservation.

Aucune de nos fractures n'a pu être menée à guérison sans mutilation et elles ont nécessité les 11 opérations suivantes :

5 résections du coude, dont 3 suivies de mort; nous y reviendrons tout à l'heure.

Une double amputation immédiate des deux bras chez le nommé Bichon, tambour au 18e de ligne, qui avait eu les deux coudes broyés par un obus, et qui succomba le 11e jour à la pourriture d'hôpital et à la pyohémie.

Deux amputations primitives du bras qui ont donné une guérison : Milou-ben-Abbou, dont il a déjà été parlé, amputé, et un décès par pyohémie.

Trois amputations consécutives, après tentative infructueuse de conservation : un mort par pyohémie et pourriture d'hôpital (Raguet, garde mobile, amputé pour une arthrite suppurée du coude, suite de fracture de l'épitrochlée par obus) ; une guérison (Pineau, 3e zouaves, amputé) et un résultat indéterminé.

Le dernier cas est celui de Laporte, soldat au 87° de ligne, blessé le 15 septembre 1870 par un fort éclat d'obus à la partie interne du coude droit. Transporté d'abord dans une ambulance de la ville, il fut évacué le lendemain au soir, 16 septembre, sur l'hôpital. Le coude ne présentait aucune plaie, mais il était déjà le siége d'un gonflement inflammatoire si considérable, qu'il ne fut plus possible de reconnaître avec certitude la nature des lésions : on se contenta donc de combattre l'inflammation par l'immobilisation du membre, les antiphlogistiques et plus tard, lorsqu'on reconnut l'existence d'une fracture, il y avait déjà une arthrite suppurée ; on essaya cependant encore de conjurer les accidents avec la pensée de conserver le membre, qui fut, à cet effet, maintenu sur une attelle coudée ; de larges incisions furent pratiquées pour donner un écoulement facile au pus, et le membre fut recouvert de larges cataplasmes ; le 7 novembre, un gonflement œdémateux considérable s'étendait des doigts au creux axillaire ; du pus continuait à s'écouler en abondance par les incisions pratiquées, une nouvelle collection purulente se formait dans le pli du bras, le blessé s'affaiblissait et, après consultation, il fut décidé qu'on tenterait la résection du coude quitte à faire l'amputation si les désordres étaient trop étendus. Le jour même, le médecin traitant, M. Tachard, fit sur le bord externe de l'article une longue incision verticale qui pénétra jusqu'à l'os et ouvrit une artère de gros calibre qui donna un écoulement de sang abondant malgré la compression exercée sur l'humérale ; l'humérus mis à nu était atteint d'ostéite et dépouillé de son périoste ; l'articulation largement ouverte et baignée de pus ; l'amputation fut reconnue nécessaire et pratiquée séance tenante, avec deux lambeaux antérieur et postérieur.

L'autopsie du membre fit constater les lésions suivantes : arthrite suppurée, destruction presque complète des cartilages, des ligaments et de la cupule radiale ; fracture transversale de l'olécrane à sa base ; écrasement de l'épitrochlée ; humérus dépouillé de son périoste jusqu'au tiers moyen ; production d'ostéophytes au-dessus de l'épitrochlée.

Nous avons tous quitté Strasbourg quelques jours après et nous avons laissé ce blessé aux soins des médecins allemands.

Les amputations du bras n'ont présenté aucune particularité au point de vue du manuel opératoire ou des suites, et il serait oiseux de revenir encore sur l'éternelle question de la pourriture d'hôpital et de l'infection purulente qui ont été, pour cette opération comme pour toutes les autres, les causes principales de nos échecs et de nos préoccupations ; je ne crois cependant pas devoir me dispenser de citer le fait suivant, qui vient à l'appui de ce que nous avons dit sur la nécessité de créer, en temps de guerre, de petits hôpitaux pour recevoir les amputés dès qu'ils seraient entrés dans la période de cicatrisation et de convalescence.

Oeby, garde mobile du Bas-Rhin, amputé du bras gauche le 26 août, par M. Claudot, pour une fracture comminutive du coude par éclat d'obus ; cet homme était guéri et se promenait journellement dans les cours de l'hôpital, lorsqu'il se déclara des accidents de résorption, auxquels il succomba le 1er octobre.

Il est hors de doute que ce blessé eût survécu, si nous avions pu l'envoyer dans sa famille, qui habitait les environs de Strasbourg.

Je ferai remarquer le nombre relativement élevé des fractures du coude, guéries sans amputation, et ces succès, quelque longs qu'ils aient été à obtenir, n'en doivent pas moins encourager les chirurgiens à tenter la conservation dans tous les cas où les désordres ne sont pas trop considérables.

La résection du coude, qui a été faite cinq fois par M. Poncet et par moi, présente, dans la pratique des hôpitaux, des avantages incontestables, et je ne parle ici, bien entendu, que de son application aux blessures de guerre ; il arrive malheureusement trop souvent, surtout dans les blessures du coude par éclats d'obus, que les désordres sont tellement étendus, la perte de substance et le fracas des os si grands, que l'amputation est seule praticable et s'impose au chirurgien ; mais toutes les fois que la conservation ne pouvant être essayée ou continuée, la question est indécise entre l'amputation et la résection, je n'hésite pas à me prononcer en faveur de celle-ci, si elle est possible.

La guérison est plus longue à obtenir qu'après l'amputation, je ne le conteste pas ; mais quel que soit le procédé employé pour faire la résection, il est toujours facile de ménager les gros vaisseaux et les nerfs principaux du membre, et c'est là, surtout dans les hôpitaux infectés, un élément de succès dont on ne tient peut-être pas assez compte, et d'ailleurs la main est un organe d'une si grande utilité qu'on peut bien, pour en conserver l'usage, supporter les ennuis d'un traitement plus long, s'il est prouvé qu'il n'expose pas à plus de dangers que l'amputation, et les statistiques publiées jusqu'à ce jour ne sont pas, que je sache, défavorables à la résection du coude.

Nous nous sommes inspirés de ces idées dans notre pratique pendant le bombardement de Strasbourg, mes camarades et moi, et si nous n'avons pas fait plus de 5 résections du coude sur 11 fractures de cette articulation, c'est que 6 fois, l'amputation était nettement indiquée par la gravité des désordres. Ces 5 résections nous ont donné les 3 décès suivants.

Tressner, 19 ans, soldat au 3ᵉ d'artillerie, réséqué le 6 septembre par M. Poncet pour une fracture de l'olécrane par coup de feu. — Mort le 10 octobre.

Fabre (Pierre), 27 ans, soldat au 36ᵉ de ligne, réséqué du coude gauche le 24 septembre par M. Poncet pour une fracture de l'olécrane et plaie articulaire. — Mort le 22 octobre.

Raymond, 23 ans, soldat au 24ᵉ de ligne, réséqué du coude gauche, par M. Reeb, le 6 septembre, pour fracture comminutive de la trochlée humérale et du cubitus avec plaie articulaire par éclat d'obus. — Mort le 26 septembre.

Ces 3 réséqués ont succombé à la pyohémie le 34ᵉ, 27ᵉ et 20ᵉ jour après l'opération ; ils avaient déjà dépassé la période la plus difficile, celle du début ; chez Raymond en particulier, que je pansais moi-même, les bourgeons charnus avaient déjà comblé la perte de substance ; ils étaient arrivés au niveau de la peau et étaient bordés par du tissu cicatriciel qui gagnait chaque jour vers le centre, lorsque parurent les premiers frissons.

Voici les observations succinctes des deux réséqués qui ont survécu et dont l'un a été consécutivement amputé du bras.

Cousimié (Jean-Baptiste), soldat au 87ᵉ de ligne, blessé le 30 août par un éclat d'obus à la partie interne du coude gauche. — Fracture de la trochlée humérale avec petite plaie pénétrante au bord interne de l'olécrane. La petite étendue et la position déclive de la plaie, ainsi que la netteté de la fracture, qui paraissait simple et sans esquille, nous déterminèrent à essayer de la conservation ; j'appliquai en conséquence un bandage inamovible bivalve en gutta-percha, avec une fenêtre en regard de la plaie ; des lacs à boucle permettaient de serrer plus ou moins le bandage suivant le degré de gonflement du membre. Tout allait pour le mieux, lorsque, le 19 septembre, nous trouvons le membre tuméfié, chaud et douloureux ; le blessé nous raconta alors qu'il avait passé presque toute la journée du 18 dans la cour et que vers le soir il s'était déclaré une hémorrhagie légère par la plaie, que je trouve en effet bouchée par un caillot sanguin ; une inflammation vive est le résultat de cette hémorrhagie et, dans la crainte d'une gangrène, je me décide, le 20 septembre, à faire la résection du coude par le procédé de Roux ; je fus obligé de scier l'humérus assez haut à cause d'une fracture en bec de flûte aux limites de laquelle je portai le trait de scie ; le cubitus et le radius, qui étaient intacts, furent sciés également au-dessous de l'article. Le membre fut placé sur une attelle coudée et pansé au styrax. Pour faciliter l'écoulement du pus qui séjournait dans le cul-de-sac produit par l'ablation des extrémités articulaires, je fis, le 1ᵉʳ octobre, une contre-ouverture à la partie interne du pli du coude, puis une autre sur le bord cubital de l'avant-bras ; on y passa ensuite des tubes de drainage. Le 30 octobre, la cicatrisation est déjà bien avancée et comprend les 4/5ᵉ de la plaie. Le 7 novembre, suppuration très-peu abondante ; plaie réduite, état général très-satisfaisant. On commence à exercer quelques mouvements de flexion de l'avant-bras sur le bras. Le 20 novembre, je remets cet opéré aux soins des médecins allemands, dans l'état le plus satisfaisant.

J'ai appris depuis lors, par une lettre de M. Poncet, que Cousimié avait été évacué de Strasbourg sur l'hôpital Saint-Éloi de Montpellier, sans appareil inamovible. « Il était à peu près guéri, m'écrit mon collègue, lorsqu'il fut atteint de pourriture d'hôpital et d'hémorrhagie ; la plaie ne marchait pas et M. Moulet fit l'amputation du bras. Guérison par première intention en huit jours. Quand j'ai vu la plaie le 25 avril, ajoute M. Poncet, elle était sinon rosée, du moins assez belle et le membre ne présentait aucune inflammation phlegmoneuse.

« L'autopsie du membre a démontré une soudure du radius et du cubitus et une régénération périosto-fibreuse de l'humérus. Je crois qu'on aurait pu attendre encore et que l'opération n'était pas indiquée. »

Je partage l'opinion de mon collègue sur la possibilité et j'ajoute la probabilité d'une guérison définitive, sans avoir à recourir à l'amputation du bras. Pourquoi cette dernière opération a-t-elle été pra-

I. 52

tiquée, si ce n'est pour des accidents tout à fait superficiels, pour une pourriture d'hôpital qui ne paraît pas avoir été bien grave et qu'il eût été sans doute possible de modifier avantageusement en changeant le blessé de milieu ? La conservation de la main est d'une si haute importance qu'à moins de danger pour la vie du blessé, il y avait lieu d'attendre avant d'en venir à la ressource extrême de l'amputation.

Marc de Cromières, soldat au 10ᵉ dragons, blessé le 13 septembre par une balle qui fractura la trochlée humérale et l'extrémité supérieure du cubitus (olécrane et apophyse coronoïde). Résection du coude gauche par le procédé de Nélaton pratiquée le jour même par M. Poncet. Pourriture d'hôpital et état fébrile continu ; le malade est placé à demeure sous une tente, dans la cour de l'hôpital, afin de le soustraire à l'influence infectieuse des salles. L'amélioration n'étant pas suffisamment prononcée, j'obtiens de l'autorité allemande l'autorisation de faire transporter le blessé en ville chez les sœurs de Niederbronn, qui voulurent bien se charger de lui donner leurs soins dévoués. Ce changement de milieu eut les meilleurs résultats, et, le 28 mars 1871, de Cromières quittait Strasbourg, après guérison, pour se rendre dans sa famille, à Auratour-sur-Vert (Haute-Vienne). D'après les renseignements que m'a donnés la sœur qui le pansait, la plaie était entièrement cicatrisée, et il y avait ankylose incomplète de l'articulation réséquée.

Cette observation est le corollaire d'une observation précédente, et démontre l'influence du milieu sur la marche des plaies par amputation. — Dʳ REED.

Dans notre service à l'hôpital militaire de Strasbourg, nous avons pratiqué trois fois la résection du coude, et au moment où nous avons quitté le service, un seul de nos opérés survivait à l'opération.

Cresmer, 5ᵉ d'artillerie, blessé le 5 septembre d'un coup de feu au coude droit. Homme vigoureux, d'une constitution athlétique. Garçon boucher, 25 ans. La plaie était petite, la balle avait brisé l'olécrane et l'extrémité inférieure de l'humérus; les trois os furent réséqués dans une petite étendue en conservant, autant que possible, la capsule fibreuse articulaire. Pas d'hémorrhagie, aucune commotion ; on place le membre sur une attelle coudée, en ayant soin de faire porter toute la longueur du membre, excepté à l'endroit de l'opération, libre de toute pression. Ce malade nous donne les plus grandes espérances ; les os avaient bourgeonné, s'étaient entièrement recouverts et déjà la cicatrice de la plaie extérieure se faisait sans qu'il y ait eu la moindre fusée purulente au bras ni à l'avant-bras. Le jour de la reddition de la place, le 27 septembre, un premier frisson se déclara. Puis la pyohémie, avec son cortége d'hémorrhagies et de diarrhée. Le malade mourut le 3 octobre, un mois après sa blessure, dans le délire. Toute la partie inférieure était cicatrisée ; il ne restait en dehors qu'une surface de 5 centimètres carrés. — Dʳ PONCET, Strasbourg.

Un des préceptes les plus importants de la chirurgie de guerre, et qu'il ne faut jamais perdre de vue, lorsqu'on a à traiter des blessures par armes à feu, sous peine de commettre de graves méprises, de s'exposer à des recherches inutiles et laborieuses, est le suivant : demander toujours aux blessés la situation exacte dans laquelle se trouvait le corps au moment où ils ont été frappés. Ce simple renseignement, généralement facile à obtenir, fournit des données très-précieuses sur la véritable direction suivie par le projectile et permet parfois lorsque ce dernier est resté dans les tissus, de le rechercher loin de l'ouverture d'entrée.

En voici un exemple curieux, que nous avons eu l'occasion d'observer au mois d'août 1870, après la bataille de Frœschwiller, à l'ambulance internationale de Pfaffenhoffen, dont la direction nous avait été confiée.

Jullien, soldat au 99ᵉ régiment de ligne, a été blessé le 6 août par une balle, qui, entrée au niveau de l'articulation du coude droit, n'est pas sortie. Transporté dans la petite ville de Pfaffenhoffen, à quatre lieues du champ de bataille, nous le trouvons le dimanche 15 août, au matin, jour auquel nous avons pris la direction du service, dans l'état suivant : la balle est entrée au côté externe du coude droit; à ce niveau existe une plaie de forme elliptique allongée; l'ouverture d'entrée du projectile a été manifestement débridée pour faciliter les recherches. L'articulation est largement ouverte. Le bras et l'épaule sont le siège d'une tuméfaction œdémateuse considérable ; ces régions sont très-tendues et douloureuses au toucher ; elles présentent une teinte livide, couleur feuille-morte, qui fait craindre un commencement de gangrène ; sur la partie latérale du thorax nous constatons la présence de plusieurs plaques de coloration et d'aspect semblables. A la face externe du bras, trois plaies longitudinales, nettes, longues de 2 à 3 centimètres, n'ayant intéressé que la peau et le tissu cellulaire, sont manifestement produites par un instrument tranchant. L'état général est fort mauvais, la fièvre intense; les moindres mouvements imprimés au membre sont douloureux; les tissus sont luisants, la tension extrême. Nous recueillons sur ce blessé les renseignements suivants : il y a quelques jours, un médecin allemand, le docteur K....., professeur à l'Université de Breslau, de passage à Pfaffenhoffen, a visité l'ambulance de cette localité et y a pratiqué un certain nombre d'opérations. Il a également donné des soins à Jullien, et, après anesthésie préalable, a débridé l'ouverture d'entrée de la balle. Ayant cru sentir le projectile enclavé dans l'articulation du coude, il a fait des tentatives d'extraction, d'abord avec une pince à pansement, puis avec un fort davier, sans réussir à l'amener en dehors, malgré l'énergie des tractions mises en jeu.

A la suite de cette opération infructueuse, le bras et l'épaule se sont rapidement tuméfiés, et le Dr K..... a pratiqué les incisions signalées plus haut, dans le but probable de combattre l'étranglement. Notre confrère d'outre-Rhin est ensuite parti, annonçant au personnel de l'ambulance que la gangrène était inévitable et que le blessé était perdu sans ressources, l'amputation n'étant même plus praticable.

En présence des symptômes inflammatoires si graves dont nous venons de parler, une nouvelle intervention chirurgicale nous parut devoir être différée; nous nous contentons de donner au membre une position convenable, et de le faire envelopper de morceaux de flanelle imbibés d'une forte infusion de fleurs de camomille et de sureau.

Contre notre attente, au bout de quelques jours de repos et de pansements de ce genre, survint une détente; le gonflement et la tension diminuèrent au point que la gangrène n'était plus à craindre; l'état général fébrile s'amenda parallèlement aux phénomènes locaux. A ce moment, et avant d'aller plus loin, nous interrogeons le blessé sur la situation dans laquelle il était placé au moment où la balle est venue le frapper; il nous répond que son fusil était épaulé. Ce renseignement recueilli, nous le faisons chloroformer par un de nos aides, M. Gross, étudiant en médecine. La plaie du coude est débridée plus largement; avec l'index, nous constatons que l'articulation radio-humérale et radio-cubitale supérieure est ouverte; la surface lisse de la tête du radius est sentie au fond de la plaie, mais, par contre, aucune trace de la balle. Une sonde cannelée ordinaire pénètre de toute sa longueur, et sans difficulté, le long de la face externe du bras; c'est là évidemment le trajet du projectile. La sonde étant trop courte, nous mettons à découvert son bec au moyen d'une incision pratiquée à la partie moyenne de la face externe du bras; puis nous réintroduisons la sonde cannelée dans le trajet; elle file de toute sa longueur jusqu'à l'apophyse coracoïde, au niveau de laquelle on sent plusieurs esquilles peu volumineuses, qu'on extrait avec une longue pince à pansement. Malgré des explorations attentives et répétées, la balle n'est pas encore sentie. Alors nous vient l'idée qu'elle a peut-être contourné la clavicule pour se loger à la face postérieure de l'épaule. Nous faisons asseoir le blessé, qui dans l'intervalle s'était réveillé, et en explorant la fosse sous-épineuse, nous sentons immédiatement, sous les téguments de cette région, un corps dur, arrondi, qui ne peut être que le projectile. Une petite incision permet de l'extraire; c'est une balle aplatie, déformée, du fusil à aiguille. Le blessé est pansé et reporté dans son lit.

On le soumet à un régime tonique et au vin de quinquina; le pansement est renouvelé deux fois par jour; les plaies et le trajet de la balle sont injectés avec une solution d'acide phénique ou d'eau-de-vie camphrée; des mèches de charpie imbibée du même liquide sont introduites; un bandage roulé compressif destiné à favoriser le dégorgement du bras, est appliqué depuis la racine des doigts jusque vers le moignon de l'épaule.

Ce dernier doit en même temps lutter contre la tendance du membre à s'œdématier, indication qu'il remplit favorablement.

Des accidents de pourriture d'hôpital (forme diphthéritique) ayant éclaté dans nos salles, le blessé avec quelques autres opérés graves, est évacué dans une vaste pièce, inoccupée jusqu'à présent et parfaitement aérée. Il en résulte que les plaies, d'abord grises et blafardes, gagnent une fort belle apparence.

Dans les premiers jours de septembre, l'opéré a presque tous les soirs une fièvre intense, accompagnée de sueurs abondantes. On administre le sulfate de quinine, sans grand résultat. La suppuration est extrêmement considérable, tant par la plaie articulaire que par le long trajet du projectile; elle épuise le malade, qui maigrit beaucoup malgré une nourriture réconfortante et le vin de quinquina. Dans ces conditions, nous proposons au patient, comme moyen possible de salut, la résection du coude ou l'amputation du bras; nous pensions, en amputant, pouvoir diminuer suffisamment le champ de la suppuration; Jullien refuse obstinément, malgré des sollicitations réitérées et pressantes.

Sur ces entrefaites, nous quittons le service. Nous avons appris plus tard que le malade avait été évacué sur les hôpitaux de Haguenau, où on lui a pratiqué l'amputation *in extremis*, et qu'il y a succombé. — Dr RAEIS, Pfaffenhoffen.

Plaie du coude. — *Résection.* — *Guérison.* — B..., soldat au 76ᵉ de mobiles, est blessé le 10 janvier à Parigné-l'Evêque, par une balle qui, entrée au niveau du tiers supérieur et sur le côté externe de l'avant-bras gauche, est sortie au-dessus et en arrière de la trochlée humérale. Un pansement simple est appliqué presque aussitôt après la blessure. Les jours suivants on n'observe que fort peu de gonflement et de douleur, bien que la palpation permette de reconnaître la présence d'esquilles; mais les mouvements de l'articulation étant libres et très-peu pénibles, on est en droit de supposer que la balle n'a fait qu'écorner la partie inférieure de l'humérus. Cet état satisfaisant persiste jusque dans les premiers jours de février ; à cette époque, les bourgeons charnus dont les deux plaies s'étaient recouvertes, deviennent pâles, le membre se tuméfie dans toute son étendue, il devient rouge et douloureux, et une palpation attentive fait constater la liberté absolue de plusieurs esquilles.

En présence de cette non-consolidation et de la menace de phlegmon, nous décidons qu'il y a lieu de pratiquer la résection du coude ou tout au moins, en débridant, d'aller à la recherche des esquilles. Une incision longitudinale est pratiquée à la partie postérieure du coude, elle s'étend de la plaie supérieure jusqu'au niveau de la tête du radius. En introduisant le doigt dans la plaie, nous trouvons le radius indemne, la partie interne de l'olécrane est réduite en fragments, la trochlée et l'épitrochlée forment la base de deux esquilles volumineuses dirigées, suivant la longueur de l'os, sur une étendue de 5 à 6 centimètres. Tous ces débris osseux sont enlevés avec soin, le membre est placé dans une gouttière en fil de fer, et le pansement est uniquement constitué par de la charpie sèche ; l'hémorrhagie a été fort légère, il n'a pas été nécessaire de faire des ligatures.

Le pansement est renouvelé tous les deux jours ; dès le lendemain de l'opération, le blessé se trouve beaucoup mieux, l'appétit et le sommeil, qui avaient disparu, sont revenus, et le membre a considérablement diminué de volume. Vers le 20 février, le blessé a quelques frissons irréguliers, un peu de fièvre qui, d'abord, nous inquiètent, mais sur la nature desquels nous sommes bientôt rassurés, par suite de l'apparition, sur la partie externe de l'avant-bras et la partie antérieure du bras, de deux abcès volumineux. L'incision de ces abcès donne écoulement à une assez grande quantité de pus de bonne nature ; dès ce moment, la plaie marche rapidement vers la cicatrisation. La convalescence était favorisée par un régime tonique et l'administration régulière de préparations de quinquina. Le blessé a été laissé en fort bonne voie de guérison quand nous avons évacué Parigné-l'Evêque. — Dʳ DEMONS, ambulance girondine.

Fracture comminutive du coude et de l'humérus. — *Amputation.* — *Gangrène du moignon.* — *Tétanos.* — *Guérison.* — M..., soldat au 62ᵉ de marche, blessé à Changé, le 10 janvier, par une balle qui fractura comminutivement l'extrémité inférieure de l'humérus droit et pénétra dans l'articulation. Les symptômes inflammatoires se montrèrent si violents et les désordres étaient tels, que l'amputation fut jugée indispensable. Elle fut pratiquée, le 18 janvier, par la méthode circulaire. Quelques jours après le moignon se gangrena à la partie antérieure et sur une assez grande étendue.

Le sphacèle s'était limité, les escarres étaient presque complétement tombées, les bourgeons charnus superbes, l'état général excellent, lorsque, le 2 février, apparurent les premiers symptômes du tétanos. Il débuta par un trismus très-douloureux avec difficulté dans la déglutition, suivi bientôt d'un opisthotonos des plus pénibles. La fièvre survint, accompagnée d'insomnie. La plaie devint blafarde, douloureuse, et peu à peu les parties molles se rétractèrent vers l'épaule. Les muscles du cou et du moignon de l'épaule étaient également atteints de contractions tétaniques.

Le chloral fut donné d'abord à la dose de 4 grammes, puis de 6, et enfin de 7 grammes. Ce médicament amena, dès le début, un sommeil paisible. L'appétit revint, la fièvre céda ; mais le tétanos ne disparut que le 25 février. Le chloral fut administré régulièrement pendant toute cette période de vingt-trois jours.

Au bout de ce temps nous fûmes obligés de réséquer la portion d'os saillante longue de 4 à 5 centimètres, et gênant la cicatrisation. Quand nous avons laissé ce blessé, le 19 mars, la plaie était presque fermée et l'état général était excellent.

Depuis, nous avons revu M... à l'ambulance du Petit-Fresquet (Bordeaux, 15 mai) ; il nous raconte qu'une rondelle d'humérus nécrosée est tombée il y a quelque temps. La plaie est réduite à un simple bourgeon charnu. Etat général des plus satisfaisants. Polysarcie des opérés. — Dʳ DEMONS, ambulance girondine.

BLESSURES DE L'AVANT-BRAS.

Hôpital militaire de Strasbourg, 17 blessures, une seule par balle et 16 par éclats d'obus ; 2 décès : 1 par résorption purulente, après amputation du bras, et un par épuisement ; ce blessé, Poulleau, maréchal des logis au 5ᵉ d'artillerie, apporté presque exsangue à l'hôpital militaire, était dans un tel état d'affaissement que toute opération fut jugée impossible ; il succomba quelques heures après son admission.

Les blessures des *parties molles,* au nombre de dix, étaient produites par des éclats d'obus, c'est-à-dire qu'elles s'accompagnaient toutes de pertes de substance plus ou moins étendues ; elles se sont cependant terminées par la guérison, non sans que le traitement ait été traversé par quelques accidents de pourriture d'hôpital ou de phlegmon diffus qui, chez un blessé, a nécessité des incisions multiples et le drainage.

Les lésions des os comprennent une fracture du cubitus au tiers moyen, guérie sans accident et 7 fractures des deux os toutes par éclats d'obus. Deux fois seulement il n'a pas été fait d'opération : un de ces blessés, Poulleau, dont il vient d'être question, n'était pas opérable ; le second, Billard (page 401), du 3e zouaves, blessé le 6 septembre, a eu des accidents divers (érysipèle, variole confluente grave) qui ont prolongé son séjour à l'hôpital où j'ai dû le laisser à notre départ de Strasbourg. Dans les autres cas, les désordres des parties molles aussi bien que ceux des os ont nécessité l'ablation du membre.

1° *Trois amputations de l'avant-bras,* dont une suivie de mort.

Deplace, 24 ans, soldat au 2e zouaves, blessé, le 26 septembre, à 2 heures du matin, par une bombe. Fracture comminutive des deux os de l'avant-bras droit et de la main, avec plaie. Amputation de l'avant-bras à lambeau postéro-externe de nécessité. Guéri. Rentré en France le 16 novembre.

Tessière (Jean), 25 ans, soldat au 87e de ligne, blessé, le 18 septembre, par un obus. Fracture comminutive et complète de l'avant-bras gauche avec plaie au tiers moyen. — Amputation de l'avant-bras au quart supérieur avec lambeau antérieur de nécessité, le 18. Mort par pyohémie le 4 octobre ; le premier frisson avait été observé le 24 septembre.

Becker (Jean), du 16e d'artillerie, âgé de 26 ans, blessé, le 22 septembre, par un éclat d'obus. — Fracture comminutive du radius et du cubitus au tiers supérieur, plaie très-étendue et hémorrhagie. Amputation d'urgence à 9 heures du soir, au quart inférieur du bras. Sorti le 23 octobre.

2° *Deux désarticulations huméro-cubitales* avec issue favorable.

Dumont (Antoine), clairon au 78e de ligne, blessé, le 12 septembre, par un éclat d'obus. Fracture comminutive de l'avant-bras au quart supérieur avec deux plaies sur le bord radial et le bord cubital du membre. — Désarticulation du coude droit faite le même jour ; deux lambeaux, antérieur et postérieur, procédé de nécessité. — Le lambeau postérieur se mortifie en partie et toute la surface de la plaie est envahie par la pourriture d'hôpital. Application répétée de persulfate de fer, et dès le 20 septembre la plaie a repris bon aspect et marche vers une cicatrisation régulière, que rien ne vient plus entraver. — Parti le 19 octobre pour France après guérison complète.

Raucher, garde mobile du Bas-Rhin, broiement de l'avant-bras droit par un éclat d'obus. Désarticulation du coude le même jour. — Guérison. — Renvoyé dans ses foyers, le 18 octobre, bien qu'atteint de varioloïde.

La désarticulation huméro-cubitale est pour un certain nombre de chirurgiens, M. Sédillot entre autres, plus dangereuse que l'amputation du bras et ne devrait par conséquent lui être préférée dans aucun cas. Les deux exemples que nous donnons plus haut ne sauraient trancher la question en faveur de la désarticulation ; nous devons néanmoins tenir grand compte des deux succès faciles que nous avons obtenus, eu égard surtout à la mortalité considérable qui frappait nos opérés pendant la durée du siége. On ne saurait contester du reste qu'un os sectionné par la scie ne soit plus susceptible, que celui qui est laissé intact, d'être atteint d'ostéomyélite, cette complication si fréquente et si redoutable des amputations dans la continuité. Je n'ai pas besoin de rappeler ici les idées de M. Roux à cet égard et les faits nombreux que lui ont fournis nos blessés de Crimée. A ne considérer que le moignon, il est certain qu'aucun de nos amputés du bras n'avait un moignon aussi bien garni de muscles que nos désarticulés. — Dr REEB, Strasbourg.

Fractures de l'avant-bras. — Les fractures de l'avant-bras et principalement celles qui n'intéressent qu'un os ont un caractère de gravité bien moindre que les autres fractures, surtout quand il n'y a pas de lésion d'une artère volumineuse. Bien souvent il n'y a qu'un os cassé, et c'est le *cubitus du côté gauche* qui est le plus fréquemment atteint : sur trente cas de fractures de l'avant-bras par coups de feu, quatorze fois le cubitus gauche avait été seul lésé : l'explication de ce fait nous paraît possible à donner, à la rigueur : c'est bien souvent au moment où le soldat tient son fusil en joue et lâche la détente que le choc a lieu ; or, dans cette position l'avant-bras gauche qui soutient l'arme est un peu en demi-pronation et le cubitus est l'os le plus à découvert et par conséquent le plus exposé à être brisé par le coup de feu.

Il n'est pas rare aussi de voir la lésion porter en même temps sur l'avant-bras et sur une autre partie du corps : ainsi la même balle fracture l'avant-bras et fait ou une contusion à la paroi thoracique ou une plaie pénétrante de poitrine ; une autre traverse l'avant-bras gauche, puis la paroi latérale du thorax en y produisant un séton non pénétrant ; d'autres projectiles lèsent en même temps l'avant-bras et l'abdomen ou le bassin, etc.

Nous avons vu une balle fracturer le cubitus gauche, puis pénétrer dans le bras correspondant où j'ai extrait le projectile. Dans ce dernier cas, l'avant-bras et le bras se trouvaient en flexion, par conséquent très-rapprochés l'un de l'autre, et il n'est pas étonnant que le même corps étranger ait frappé les deux segments du même membre. A moins de délabrements considérables, ces fractures ne déterminent pas un gonflement énorme et les phénomènes de réaction, dus à la *fièvre traumatique*, ne sont pas violents, si le projectile est sorti ou a pu être extrait peu de temps après la blessure. Si l'on voit survenir en quelques jours, quelques heures même, une tuméfaction insolite et des douleurs intenses, et si d'autre part il n'existe qu'une ouverture à l'avant-bras, on peut être presque sûr que le corps étranger seul ou accompagné de morceaux de vêtements se trouve encore dans les chairs.

Je me rappelle un caporal de voltigeurs, de 39 ans, entré à l'ambulance pour une fracture comminutive du cubitus gauche par coup de feu : une douleur-très violente et une tension considérable du coude et de la partie inférieure du bras, survenues en peu de temps, nous obligèrent à pratiquer l'amputation très-haut. Nous trouvâmes après la section de l'humérus un trajet allant jusqu'à l'aisselle et au fond duquel se trouvait la balle ayant produit, comme nous l'avons dit plus haut, une blessure par enfilade.

Les *hémorrhagies secondaires* sont assez fréquentes dans ces sortes de lésions, et il n'est pas rare qu'elles mettent dans la nécessité de lier jusqu'à l'artère axillaire.

Nous avons été témoin, dans un cas de fracture de l'avant-bras gauche, à Metz, d'un phénomène curieux, ou plutôt d'une véritable complication que nous ne trouvons pas citée dans les auteurs qui se sont occupés de cette question :

Chez un soldat du 80e de ligne, nous avons vu apparaître, au bout de douze jours, au niveau du double orifice produit par la balle, deux espèces de *champignons* fongueux faisant hernie à l'extérieur, de couleur grisâtre, mamelonnés et assez friables pour pouvoir être enlevés par la traction. Au bout de huit jours il n'y en avait plus trace. Ces produits coexistaient avec une tuméfaction assez notable de l'avant-bras et avaient un aspect *fibrino-gélatineux*, se cassant, *se détachant avec facilité*. Ils s'étaient développés aux dépens des parties molles sous-cutanées et musculaires, peut-être aussi aux dépens de la moelle du canal médullaire : leur chute, une fois opérée, laissa voir des bourgeons roses et de bonne nature, et le blessé guérit en peu de temps.

Fracture, par balle, du radius, à quelques centimètres de son extrémité supérieure. Hémorrhagie par l'artère cubitale. Ligature au tiers moyen de l'avant-bras. Impossibilité de réduire le fragment supérieur attiré en avant par le tendon du biceps. Amputation du bras. — Guérison. — X..., caporal au 12e bataillon de chasseurs, a été blessé le 6 août par une balle qui a traversé obliquement l'avant-bras gauche et transporté à l'ambulance établie au village d'Ettendorf, à 6 kilomètres de Pfaffenhoffen. C'est là que nous le voyons dans la seconde quinzaine du mois d'août. La sœur qui en a soin nous dit qu'il a eu des hémorrhagies par les deux plaies dans le courant de la nuit et que l'écoulement n'a pu être arrêté que par un tamponnement énergique,

La balle, entrée à la partie supérieure externe de l'avant-bras, a fracturé nettement le radius à quelques centimètres de son extrémité articulaire supérieure ; elle a labouré l'espace interosseux et est sortie un peu au-dessous de la partie moyenne de l'avant-bras, en ébréchant légèrement le bord externe du cubitus. L'hémorrhagie s'est faite en jet volumineux par l'ouverture de sortie ; quelques instants après le sang jaillissait également par la plaie supérieure. Après avoir enlevé le bandage compressif, l'hémorrhagie se reproduit; la plaie de sortie donne un jet du volume d'une plume de corbeau. Il est évident que l'artère cubitale a été intéressée, et, séance tenante, après chloroformisation, nous procédons à la ligature du vaisseau, un peu au-dessus de la plaie; cette opération ne présenta rien de particulier, sauf quelques accidents dus au chloroforme, qui avait été administré par un aide peu exercé et dont la respiration artificielle eut promptement raison. L'écoulement sanguin s'arrêta immédiatement.

Ce danger écarté, nous examinons attentivement la blessure: le radius est fracturé nettement et horizontalement, comme nous l'avons dit; le fragment supérieur n'a qu'une longueur de 4 centimètres; il n'est pas situé parallèlement à l'axe de l'avant-bras, mais a fait bascule, entraîné par la contraction du tendon du biceps, de sorte que la surface arrondie de section regarde directement en avant et est placée de champ au fond de la plaie.

En introduisant le doigt dans la plaie débridée et en écartant les masses musculaires, l'extension et la contre-extension pratiquées par des aides, on parvient aisément à replacer le fragment et à le mettre bout à bout avec le fragment inférieur; mais dès qu'on le lâche, il reprend sa situation anormale. Dans ces conditions, nous jugeons convenable de faire transporter le blessé à Pfaffenhoffen, afin de l'avoir plus directement sous les yeux.

Le surlendemain il est de nouveau chloroformé. Notre plan était de tenter la section du tendon du biceps au moyen d'un bistouri boutonné, conduit par la plaie sur la pulpe de l'indicateur gauche, et en cas d'insuccès, de procéder, séance tenante, à l'amputation du bras. L'index gauche introduit au fond de la blessure suit le fragment supérieur du radius et sent vers le coude une corde vibreuse fortement tendue; de la main droite un bistouri boutonné est conduit jusque-là et sectionne à petits coups ménagés l'objet présumé de la résistance. A la suite de cette opération la reposition est plus facile; mais dès qu'on lâche le fragment, il reprend vivement sa situation vicieuse, comme s'il était attiré par un ressort. Il y avait évidemment d'autres obstacles au maintien du redressement, parmi lesquels nous pensions que le ligament annulaire jouait le principal rôle. Ne pouvant songer à les lever, nous pratiquons l'amputation circulaire du bras au tiers inférieur. Cette opération ne présente rien de particulier; la réunion immédiate est tentée à l'aide de plusieurs épingles; on panse avec une compresse imbibée d'eau froide recouverte d'un carré de taffetas ciré, le tout fixé par une bande roulée. Après l'extraction des épingles le quatrième jour, on s'aperçoit que la réunion s'est faite *per primam* dans la profondeur; superficiellement il y a peu d'écartement qui devra se cicatriser par bourgeonnement; enfin une fistule s'établit au côté interne du moignon, correspondant au fil de ligature de l'artère humérale. Pendant la période de granulation la plaie devient blafarde et diphthéritique, se ressent du génie épidémique régnant dans nos salles; elle est plusieurs fois cautérisée avec le fer rouge et pansée, à la chute des escarres, avec une solution concentrée de chlorate de potasse, médication dont nous n'avons eu qu'à nous louer, et que nous recommandons vivement dans des cas analogues. Vers le milieu de septembre la guérison était complète.

L'autopsie du membre amputé révéla les particularités suivantes: c'était bien l'artère cubitale qui avait été ouverte par le projectile, et avait donné lieu à l'hémorrhagie. Le fil de la ligature était encore en place; le caillot était en voie d'organisation. Les masses musculaires placées entre les deux os avaient été broyées; il existait quelques esquilles adhérentes au bord externe du cubitus, dont la continuité du corps avait été respectée. Le tendon du biceps était le seul agent de la situation vicieuse du fragment supérieur du radius; il n'avait été sectionné que très-incomplètement. La partie supérieure du ligament interosseux avait presque disparu. — Dr RAUS, ambulance de Pfaffenhoffen.

Blessure de l'avant-bras. — Séquestre dans le radius; extraction. — Guérison. — Biche, 3e zouaves; l'avant-bras traversé par une balle. Cette blessure parut très-grave dans les premiers temps; l'avant-bras était très-gonflé, la suppuration était considérable; sortie de plusieurs esquilles. (Bains de bras émollients; cautérisation ponctuée.) Les accidents se calmèrent peu à peu, et, au mois de février, Biche était dans l'état suivant: une fistule traversait l'avant-bras de part en part, sans toucher aux os; une autre, borgne, s'ouvrant à la face postérieure de l'avant-bras, aboutissait à un cloaque existant dans le radius, et dans lequel on sentait un séquestre mobile volumineux. Nous en pratiquâmes l'extraction, M. le Dr Welcker et moi, le 28 février; elle fut très-laborieuse. Le séquestre, entièrement nécrosé, avait une longueur de près de 6 centimètres; il fallut le briser pour l'extraire. Il y eut peu de réaction; un peu de pourriture d'hôpital sur la plaie, mais que la teinture de brôme fit rapidement disparaître. Quand le blessé partit, au mois d'avril, les mouvements du poignet étaient encore très-limités, et il faudra, pour les faire revenir, une gymnastique convenable et prolongée. — Dr CHRISTIAN, Bischwiller.

Cette observation est un exemple de la facilité avec laquelle les opérations tardives ont guéri.

Brault (Alexis), du 75ᵉ de ligne, né à Berguain (Calvados) en 1843. Séton par balle à l'avant-bras droit; fracture comminutive du cubitus à son tiers supérieur; section de l'artère cubitale; hémorrhagie; lésion du nerf cubital; phlegmon diffus du bras et de l'avant-bras; sortie de nombreuses esquilles; suppuration abondante. — Ligature de la cubitale à la partie supérieure; gouttière; cataplasmes; contre-ouvertures nombreuses; drainage; injections iodées; compressions méthodiques; extraction de nombreuses esquilles.—Consolidation de l'os; guérison radicale; mouvements de pronation très-limités. Vu au mois de mars 1871 — Dʳ BOINET.

Au lycée de Metz, les blessures de l'avant-bras s'élèvent au chiffre de 34 dont 13 avec fracture.

Parmi ces dernières, je citerai la blessure de Polet, du 25ᵉ de ligne, qui avait eu les deux avant-bras atteints par un éclat d'obus avec destruction de la presque totalité des parties molles à la face antérieure du membre, et fracture du cubitus gauche; il guérit cependant de cette affreuse mutilation. Une autre fracture du radius à la partie supérieure se compliqua d'hémorrhagie qui, arrêtée pendant 8 jours par la ligature de l'humérale, se reproduisit et emporta le malade par anémie.

C'est dans cette catégorie de blessés que j'ai eu le plus de guérisons et chez aucun je n'ai dû recourir à l'amputation; sur les 34 blessés, deux fois seulement la lésion a été causée par des éclats d'obus; parmi les projectiles j'en signalerai un singulièrement disposé.

Grand, soldat au 94ᵉ, reçut un coup de feu qui pénétra très-profondément dans les chairs de la partie antérieure de l'avant-bras droit; le projectile n'était pas sorti; en procédant à sa recherche le doigt rencontrait une pointe très-aiguë qui résistait à toute tentative d'extraction.

Le débridement de la plaie fit reconnaître qu'il s'agissait d'une longue tige métallique très-profondément engagée sous le radius; une contre-ouverture permit d'arriver sur le projectile, qui fut enfin extrait.

C'était une balle olivaire coiffée d'un fil de fer qui l'embrassait dans une anse de deux centimètres et se continuait dans une longueur de 10 centimètres; tous les blessés présents s'indignaient de voir un ennemi armé de semblables projectiles. Or, voici ce qui avait eu lieu, probablement : la balle avant de frapper le malade avait rencontré un fil de fer tendu sous un treillage et en avait entraîné avec elle un fragment qui avait ainsi pénétré dans le membre. — Dʳ BERTRAND.

BLESSURES DU POIGNET.

Hôpital militaire de Strasbourg. — Nous avons eu seulement 4 blessures du poignet : 1 par balle sans lésion osseuse et 3 par obus avec fracture; dans un cas, la fracture était simple, sans déplacement et guérit malgré une plaie siégeant à la partie postéro-externe de l'articulation.

Dans les deux autres cas, il y avait broiement du poignet et nécessité d'amputer immédiatement; ces deux blessés ont succombé à la résorption purulente; ce sont :

Goelb, du 16ᵉ bataillon de chasseurs à pied, âgé de 29 ans, blessé, le 14 septembre, amputé immédiatement de l'avant-bras, en état d'ivresse. Mort le 14 octobre, ayant eu le premier frisson le 30 septembre.

Richell (Alfred-Frédéric), garde mobile du Bas-Rhin, blessé le 7 septembre; amputé immédiatement de l'avant-bras; frissons répétés et ictère; évacué sur sa demande, sur l'ambulance Berger-Levrault, où il est mort peu de jours après. — Dʳ REEB.

Trois blessures avec ouverture des articulations radio-carpiennes ont été traitées avec succès complet par la conservation.

Kertner, 5ᵉ d'artillerie, reçoit le 29 août, un éclat d'obus à la partie postérieure et inférieure du poignet gauche.

Il y a fracture de l'extrémité du cubitus et des os du carpe dont les articulations sont largement ouvertes, et plaie pénétrante de l'articulation radio-carpienne. Le membre est immobilisé, pansé à plat par la fenêtre d'un appareil dextriné. Aucun symptôme d'arthrite générale ne se montre. Les os se couvrent de bourgeons et la plaie se cicatrise sans aucun accident. On n'avait enlevé aucun fragment osseux, tout est resté en place, ou a été éliminé par la suppuration. Le malade sort le 30 septembre ayant un appareil dextriné.

Ahmed-ben-Ahmed, blessé le 6 août, arrivé à Strasbourg le 8 août. Cet homme avait reçu à un centimètre au dessus de l'articulation radio-carpienne, un coup de feu brisant l'apophyse du radius, les os du carpe, la tête des 1er et 2e métacarpiens. La balle était sortie du côté externe de l'articulation de la 1re plalange de l'index. Extraction d'esquilles nombreuses, de fragments de plomb et de drap. Appareil dextriné.— Le gonflement s'étend jusqu'au bras ; plegmon de l'avant-bras. Les tubes de drainage donnent issue à une suppuration abondante, diffuse, de la paume de la main et de toute la masse des fléchisseurs. Le malade mange bien et se soutient : pas d'infection purulente. Le 1er octobre je fus sur le point d'amputer : la main était tuméfiée, œdémateuse ; chaque jour on enlevait des esquilles et chaque recherche d'esquille s'accompagnait d'hémorrhagie. Si l'amputation ne fut pas faite, c'est que la pyohémie décimait nos opérés à cette époque, et je craignais une mort plus rapide en créant une nouvelle plaie. Peu à peu, les choses se modifiaient : l'immobilité fut plus assurée que jamais, la planchette remplacée par un bandage dextriné à fenêtre. La suppuration tarit et la plaie était à peu près fermée le 19 octobre, quand Ahmed put être évacué ; en tout cas le malade a conservé sa main et l'usage de ses doigts.

Bouvard, 2e cuirassiers, blessé le 2 septembre, reçoit aux ramparts un coup de feu qui brise l'extrémité inférieure du radius en l'érodant obliquement à l'apophyse styloïde avec plaie articulaire probable de petite dimension. Une seconde balle entrée au niveau de l'anneau des adducteurs à la cuisse sortait de la partie postérieure et supérieure du membre. Cette dernière blessure guérit sans aucune suppuration interne : les deux trajets suppuraient à peine. La blessure du radius, traitée par l'immobilité et l'eau froide, ne donna lieu à aucun accident. La fracture était sans esquilles libres, mais avec plaie laissant voir le trait de fracture des fragments. Aucune exploration ne fut faite pour reconnaître la pénétration articulaire de la plaie, qui se continuait en bas vers l'apophyse styloïde ; la direction de la fracture, celle de la plaie m'indiquent une fracture intra-articulaire. Le malade guérit sans aucune arthrite suppurée et fut évacué avant le 27 septembre sur une ambulance de la ville, comme malade peu grave et en voie de guérison.

Nos blessures de l'articulation radio-carpienne ont guéri avec un rare succès ; mais les deux plus graves dataient du commencement du siége ; l'une d'elles, la plus compliquée, se montrait sur un turco, et le fait de la guérison plus facile des blessures sur les Arabes est généralement accepté. Voilà des conditions importantes, qui ont modifié en bien les résultats de nos tentatives de conservation. — Dr PONCET, Strasbourg.

Lycée de Metz. — Le poignet a été lésé chez six hommes, trois fois avec fracture des os du carpe à travers lesquels la balle s'était creusé un chemin. J'ai tenté dans ces trois cas la conservation de la main, deux fois j'ai dû recourir à l'amputation retardée ; l'abondance de la suppuration, l'énorme quantité d'esquilles, les abcès qui se continuaient sur l'avant-bras le long des gaînes tendineuses compromirent plus d'une fois la vie des malades, que l'amputation ne put arracher à l'infection purulente.

Le troisième blessé, le sieur Bayot, sergent, au 1er grenadiers, passa par de nombreuses péripéties ; à plusieurs reprises je songeai à l'amputer et chaque fois une amélioration passagère me porta à différer l'opération. En somme, lors de l'évacuation de l'ambulance, le 9 novembre, environ trois mois après sa blessure, il était dans un état assez satisfaisant pour faire espérer une guérison. — Dans les autres cas les parties molles seules étaient lésées. — Dr BERTRAND.

BLESSURES DE LA MAIN.

Hôpital militaire de Strasbourg. — Elles ont été fort peu nombreuses, puisqu'elles n'entrent dans le total de nos blessés que dans la proportion de 4,8 0/0 ; 19 ont été produites par des balles et 17 par des éclats d'obus.

Quand les os n'étaient pas brisés en éclats trop nombreux et que les parties molles n'étaient pas trop déchirées, nous nous sommes contentés d'extraire les esquilles mobiles et de fixer les doigts fracturés ou la main sur des palettes, et nous avons pu ainsi conserver l'usage de la main à des blessés qu'une amputation même partielle eût mutilés sans retour. Huit fois

I.

seulement, on a fait des amputations régulières de phalanges toutes suivies de guérison ; mais plusieurs fois la guérison a été entravée par des fusées purulentes le long des tendons fléchisseurs et surtout extenseurs. Pour les fractures du carpe et du métacarpe, nous avons suivi la même règle de conduite, et sur dix cas nous n'avions fait que les trois opérations suivantes : 1° une désarticulation du premier métacarpien ; 2° une désarticulation des deux premiers métacarpiens avec le trapèze et le trapézoïde ; 3° une amputation de phalanges du médius et de l'index et résection de l'extrémité supérieure des 3° et 4° métacarpiens dans leur articulation avec l'os crochu.

Nous donnons ci-dessous ces trois observations.

Dans les autres fractures du métacarpe on a fait de la conservation et tous les blessés ont guéri, à l'exception du nommé Blanchet, brigadier au 16° d'artillerie, atteint de fracture des 2° et 3° métacarpiens, qui a succombé à la pyohémie.

Jérôme, sergent, au 18° de ligne, âgé de 34 ans, reçoit le 17 août deux coups de feu ; le premier lui fracture comminutivement le cubitus gauche à la réunion du tiers moyen avec le tiers inférieur ; le second brise en éclats le métacarpien. J'extrais une longue esquille du cubitus gauche et je fixe le membre sur une palette ; je désarticule ensuite le 1er métacarpien par le procédé ovalaire, l'ovale décrit par l'incision circonscrivant la plaie produite par le projectile ; l'artère radiale, ne donnant pas de sang à son passage dans le premier espace métacarpien, ne fut pas liée ; le 20, hémorrhagie par la plaie d'amputation, arrêtée par la ligature de la radiale au-dessus du poignet. Phlegmon du dos de la main et sur le bord radial du membre ; plusieurs incisions sont nécessaires pour donner issue au pus ; les articulations du carpe et du poignet s'enflamment à leur tour et on sent très-nettement le frottement des surfaces articulaires ; je fus plusieurs fois sur le point d'amputer l'avant-bras et je ne remis l'opération qu'à cause de l'état général du blessé, qui ne laissait rien à désirer, et des conditions d'insalubrité de l'hôpital ; j'insistai donc sur l'immobilisation du membre et sur les irrigations continues d'abord, puis sur les applications journalières de pointes de feu, et je pus enfin appliquer un bandage inamovible qui permit d'évacuer Jérôme sur France, le 19 octobre. J'ai eu indirectement des nouvelles de ce blessé, qui avait rejoint, m'a-t-on dit, le dépôt de son corps, à Bordeaux, après guérison.

Pautard, sergent au 87° de ligne, âgé de 25 ans, blessé, le 12 septembre, par des éclats d'obus. — Fracture des os du nez avec plaie, fracture comminutive des 1er et 2° métacarpiens dans leur articulation supérieure. M. Poncet, médecin-major, désarticule ces deux os et extrait le trapèze et le trapézoïde par un procédé à lambeau, nécessité par la plaie des parties molles. Phlegmon des gaines tendineuses des fléchisseurs. Guérison. — Rentré en France le 19 octobre.

Pfeiffer (Georges), préposé des douanes à la 2° légion, blessé, le 8 septembre, par un éclat d'obus. Broiement de la 2° phalange du médius, de l'annulaire et de l'index gauches : fracture de l'extrémité supérieure des 4° et 5° métacarpiens droits dans leur articulation avec l'os crochu. M. Tachard pratique immédiatement l'amputation de la phalangine du médius dans la continuité, de la phalangette de l'index et l'extraction des esquilles libres des métacarpiens fracturés. Guérison et conservation de l'usage des deux mains. — Dr REEB.

Les amputations de phalanges dans la continuité et dans l'article, les désarticulations des métacarpiens ont toujours été suivies de succès ; mais presque tous ces cas, dans lesquels la conservation était jugée impossible, ont été suivis de fusées purulentes, de phlegmon à l'avant-bras. Aucune de ces petites amputations ne s'est réunie par première intention.

Trois cas de fractures avec plaies de phalanges et des métacarpiens traitées par la conservation, ont guéri au contraire sans accident d'aucune nature, sans déplacement et avec l'intégrité de la fonction.

Les métacarpiens voisins servaient d'attelles.

Pour les fractures des doigts et des métacarpiens, nos résultats ont été aussi complets par la conservation que par l'amputation. Ici la fonction doit être la ligne de conduite du chirurgien, et quand la conservation doit laisser un doigt inutile, gênant, bien qu'on puisse le conserver au malade, il faut amputer. — Dr PONCET, Strasbourg.

Lycée de Metz. — 50 blessés ont présenté des lésions de la main et des doigts. Le grand nombre des parties osseuses qui forment le squelette de cette région, leur situation sous la peau, l'absence de parties charnues font prévoir combien doivent être fréquentes les lésions des os dans les plaies de la main. En outre, la paume de la main étant le plus souvent protégée par l'arme que tient le soldat et par les doigts repliés, c'est la face dorsale qui est le plus souvent atteinte.

En effet, les blessures n'ont siégé à la face palmaire que chez un petit nombre de blessés.

Trente fois il y a eu lésion osseuse, soit fracture comminutive, soit fracture simple des métacarpiens ou des doigts. — Le nombre des doigts amputés après la blessure s'élève à 12 ; dans un cas le tétanos a suivi l'amputation des deux dernières phalanges du médius et de l'annulaire droits brisés par un éclat d'obus ; deux fois l'amputation d'un doigt a été suivie de mort par infection purulente, et à ce propos, je crois bon de rappeler une observation qui montre combien la négligence et le défaut de soins peuvent être nuisibles dans des blessures même très-légères.

Boyer, soldat au 1ᵉʳ de ligne, avait reçu à l'index gauche une balle qui lui avait brisé le doigt ; arrivé à Metz il fut recueilli à l'hôtel du Lion-d'Argent ; un élève en médecine lui pratiqua la désarticulation métacarpo-phalangienne, par un procédé qui ne trouvera place dans aucun traité de médecine opératoire ; après avoir fait une incision circulaire au niveau de l'articulation de la première avec la deuxième phalange, il incisa perpendiculairement les tissus sur les deux faces du doigt jusqu'au métacarpe, disséqua les deux lambeaux, et opéra la désarticulation. Les deux lambeaux réunis formèrent un moignon charnu de cinq centimètres de longueur avec lequel on ne put recouvrir la tête du métacarpien ; le blessé ne revit plus son opérateur, qui n'avait pas songé à lier les vaisseaux ; d'abondantes hémorrhagies survinrent, et le malheureux, profondément anémié, mal nourri, obligé de se panser lui-même, vint se réfugier à l'ambulance, où malgré tous nos efforts il mourut de pyohémie avec abcès métastatiques du foie et pleurésie purulente. — La blessure avait été le point de départ de nombreux abcès de la main et de l'avant-bras, et le blessé n'avait pu suffire à une telle suppuration.

Je n'ai pas eu à observer un seul cas de mutilation volontaire parmi ces blessures des doigts ; plus tard à l'armée de l'Est, par exemple, les médecins ont constaté avec douleur qu'un grand nombre d'hommes, surtout parmi les régiments de mobiles, avaient eu la lâcheté de se blesser volontairement un doigt pour avoir l'occasion d'entrer aux ambulances ; de pareils faits auraient dû être flétris énergiquement, et réunis aux nombreux cas de syphilis volontairement contractée par les mobiles de l'armée de Paris ; ils prouvent combien est grande l'illusion de ceux qui croient le succès possible avec des troupes improvisées. Le fait douloureux que je signale a été officiellement mis en lumière par l'inspection médicale de l'armée de l'Est. — Dʳ BERTRAND.

Mutilations volontaires. Les mutilations volontaires des doigts ont été nombreuses dans les rangs de la garde mobile ; mais c'est surtout à l'armée de l'Est qu'on en a constaté le plus grand nombre ; les amputations de doigts et particulièrement des deux dernières phalanges de l'indicateur et de l'annulaire de la main droite, ont été extrêmement fréquentes pendant la campagne de l'Est. Tous les chirurgiens en ont fait l'observation, et pour nous, nous étions on ne peut plus étonné, les premiers jours, de l'affinité extraordinaire des balles prussiennes pour les doigts de nos combattants.

L'entrée du projectile à la face palmaire du doigt, l'absence de toute autre blessure, surtout le dépôt noir sur le doigt et l'odeur caractéristique de la poudre, nous indiquaient la cause de la mutilation. — Dʳ SABATIER, ambulance du Midi.

Mais dans les combats livrés sous Belfort du 15 au 17 janvier, j'avais noté que sur 20 blessés par balle, 11 s'étaient présentés avec une mutilation de la phalangette de l'un des doigts, surtout de l'indicateur de la main droite, mutilation qui se bornait souvent à la perte des parties molles de la pulpe et dont les bords noircis, brûlés par la déflagration de la poudre attestait la lâche origine. — Dʳ LAVAL, médecin militaire.

BLESSURES DE LA CUISSE.

Les fractures comminutives du fémur par armes à feu sont, on le sait, l'écueil de la chirurgie conservatrice et de la chirurgie opérante. Les insuccès nombreux des amputations de la cuisse dans cette dernière guerre ne doivent cependant pas faire oublier que, chez les opérés placés dans de meilleures conditions hygiéniques, ces amputations en Afrique et en Italie ont donné un grand nombre de guérisons. Nous pensons que dans cette région, l'amputation est la règle et que les tentatives de conservation ne sont possibles que dans les fractures du tiers supérieur. Nous avons obtenu quelques résultats heureux en Italie, par la conservation, lorsque nous n'avions le choix qu'entre la désarticulation coxo-fémorale, dont on connaît les périls, et les chances incertaines de la conservation des fractures au tiers supérieur. — Dr CUVELIER.

Hôpital militaire de Strasbourg. — Ce sont les extrémités inférieures qui ont été le plus fréquemment atteintes, puisque, sur un total de 754 blessés, nous en trouvons 304 touchés aux membres pelviens, et nous ne comprenons pas dans ce chiffre les plaies des fesses et de la hanche qui ont été classées avec les blessures du bassin.

La mortalité de ces blessures a été de 112, c'est-à-dire de 36,8 0/0, tandis que pour les membres supérieurs elle n'a été que de 16,6 0/0 ; il n'est pas hors de propos d'ajouter que parmi les 304 blessures des membres inférieurs, nous comptons 18 ablations d'un ou des deux membres par des obus ; toutes, moins une, suivies de mort.

110 blessures de la cuisse : 24 par balles, 86 par obus ou par leurs éclats ; 42 décès, soit près de 40 0/0.

77 fois les parties molles étaient seules lésées et 33 fois le fémur était fracturé plus ou moins comminutivement.

Les blessures des parties molles par balles se sont toutes terminées heureusement au bout d'un temps plus ou moins long ; la durée du traitement était subordonnée à la présence ou à l'absence des corps étrangers dans le trajet de la balle et chez plusieurs de ces blessés le projectile ou des portions de vêtement ont séjourné dans la profondeur des tissus entretenant une suppuration abondante qui ne prenait fin qu'après leur extraction. Le plus souvent cependant, le membre a été traversé de part en part, et cinq fois même les deux cuisses ont été traversées ; chez Petit-Prêtre, la balle avait en outre fait séton à la partie moyenne de la verge.

Les suites des plaies des parties molles par des éclats d'obus n'ont pas été aussi favorables qu'après les coups de feu par balle, et sur 55 cas nous enregistrons 14 décès, soit 25,4 0/0 ; l'étendue quelquefois considérable de la perte de substance, les lésions de vaisseaux et des nerfs qui les accompagnaient, la violence du traumatisme et les complications si fréquentes de ces larges blessures expliquent suffisamment cette différence dans les résultats.

Quand la perte de substance était considérable, les blessés arrivaient difficilement jusqu'à cicatrisation sans accident ; c'est ainsi que M. Roy, élève du service de santé, a succombé au tétanos ; la même complication nous a enlevé quatre autres blessés et parmi eux je citerai encore le cas suivant :

Bourjon, soldat au 36e de ligne, est blessé, le 19 août, par un obus qui lui laboure toute la face antérieure de la cuisse, le pli inguinal et le quart inférieur de l'abdomen ; cela fait une vaste plaie à bords déchiqués, noirâtre, dans laquelle on reconnaît le muscle couturier et les couches superficielles du triceps qui sont déchirés en lambeaux ; l'artère crurale et la veine sont entièrement dénudées dans le triangle de Scarpa ; la veine saphène interne est divisée, ainsi que de grosses branches artérielles provenant de la grande musculaire et de la circonflexe iliaque ; je fais la ligature de tous ces vaisseaux pour arrêter l'écoulement du sang, et après avoir nettoyé, tant bien que mal, cette vaste plaie anfractueuse, je la panse au styrax, recouvert de plumasseaux de charpie imbibés d'eau alcoolisée ; les parties privées de vie furent rapidement éliminées, et la plaie avait pris une belle teinte rosée, bourgeonnante, lorsque le tétanos vint nous emporter notre blessé le 29 août.

Un autre accident assez commun a été la gangrène qui, huit fois, a été cause de mort dans les plaies des parties molles de la cuisse ; elle était le plus souvent la conséquence directe du traumatisme, et dans le cas suivant elle succéda à la ligature de la fémorale.

Michon, soldat au 21e de ligne, fut blessé le 15 septembre à la partie moyenne et interne de la cuisse par un éclat d'obus qui divisa le couturier et l'artère fémorale ; hémorrhagie ; ligature de l'artère fémorale dans la plaie, gangrène rapide du membre. Mort le 17 septembre.

Chez le nommé Weisser, du 13e bataillon de chasseurs à pied, l'amputation de cuisse, faite le 17 septembre, pour une gangrène du membre consécutive à une plaie des parties molles par obus, sans fracture, fut suivie de mort en quelques heures.

Ces exemples de mort rapide après des amputations faites pour gangrène traumatique sont loin d'être rares, et nous en avons déjà cité quelques cas dans le cours de notre rapport.

C'est que la gangrène traumatique se propage avec une extrême rapidité, et pour peu qu'elle prenne une certaine extension, elle s'accompagne presque infailliblement d'un état adynamique grave qui peut entraîner la mort par lui-même et qui, tout au moins, met le blessé dans l'impossibilité de résister au traumatisme de l'opération. Il ne faut donc pas craindre d'amputer dès qu'on en a reconnu la nécessité, mais il faut le faire avant que la gangrène ait amené des phénomènes généraux graves et sans attendre qu'elle soit limitée. On peut même porter le couteau sur des parties déjà menacées de gangrène, pour peu que la peau ait conservé un reste de chaleur et de vitalité ; le tissu cellulaire, frappé de mort, s'élimine, la peau résiste et suffit pour assurer la cicatrisation du moignon.

Notons encore à l'occasion de ces plaies, un décès par hémorrhagie artérielle, celui de M. Lacourt, élève du service de santé militaire, dont il a été question plus haut. — Dr REEB.

Les fractures du fémur par armes à feu sont des lésions dont l'extrême gravité est bien connue de tous les chirurgiens d'armée ; mais tous ne sont pas d'accord sur le mode de traitement qu'il convient de leur appliquer ; les uns, effrayés de la mortalité considérable que donnent les amputations de cuisse, font de la conservation une règle presque absolue ; les autres, préoccupés de la longueur et des dangers du traitement par la conservation, ainsi que du peu d'utilité des membres que l'on a réussi à conserver et qui sont souvent une cause de gêne permanente, préfèrent d'une manière générale faire d'emblée l'ablation du membre.

L'une et l'autre de ces méthodes trouvent leur application, et en chirurgie pas plus qu'en médecine, on ne peut tracer de règles de conduite absolues. Il est incontestable néanmoins que, lorsque la fracture est simple, sans éclats ; que les parties molles ne sont pas désorganisées dans une trop grande étendue, que les vaisseaux et nerfs principaux sont intacts, on doit tenter la conservation, car on fait ainsi courir moins de risque au blessé, surtout si l'hôpital est déjà encombré et infecté, comme cela arrive trop fréquemment dans la chirurgie de guerre ; mais il ne faut pas trop perdre de vue non plus que ces blessés peuvent bien rarement se servir du membre qu'on leur a si péniblement conservé, et que presque tous sont condamnés à marcher toute leur vie avec des béquilles. Qui ne se rappelle avoir vu de ces malheureux traîner un membre difforme, raccourci de plusieurs centimètres, fortement incurvé et atrophié, avec les articulations ankylosées et un pied maintenu dans une extension permanente et renversé en dedans ? Combien n'est pas préférable le sort de l'amputé qui, lorsqu'il est muni d'un appareil de prothèse bien fait, a du moins la libre jouissance de ses mains !

La question n'est donc pas aussi simple qu'elle le paraît de prime abord et elle se complique d'une foule de considérations qui, quoique accessoires en apparence (salubrité des locaux, âge et état social du blessé, etc., etc.), n'en sont pas moins d'une importance capitale et pèsent d'un grand poids dans la décision à intervenir comme dans le résultat final du traitement. Le chirurgien devra, pour chaque cas en particulier, peser scrupuleusement le pour et le contre de l'amputation et de la conservation, il supputera les chances plus ou moins probables de guérison, le but à atteindre étant en définitive la conservation de la vie. C'est pour cette raison que nous pensons que dans un hôpital infecté, comme l'était le nôtre, un chirurgien prudent doit, autant que la nature de la blessure le permet, faire marcher la conservation avant l'amputation pour éviter d'ouvrir de nouvelles voies à l'infection.

Mais il est des fractures qui commandent l'amputation et pour lesquelles on ne peut songer à la conservation, et c'était le cas habituel pendant le siège de Strasbourg. Telles sont les ablations partielles ou totales d'un membre ; les fracas des os avec vastes plaies ; les larges pertes de substance des parties molles avec lésion des artères et des nerfs principaux du membre.

A Strasbourg, nous avons fait six tentatives de conservation et nous n'avons eu que trois décès, tandis que la mortalité générale de nos amputations de cuisse a été de 38 sur 48, soit 81 0/0. Si j'établis ce rapprochement, ce n'est pas que j'attache une grande importance à ces statistiques partielles ; la mortalité si considérable de nos amputations, et de celles de cuisse en particulier, tient en effet à des circonstances qu'on ne retrouve pas toujours : l'insalubrité de l'hôpital d'une part et la gravité exceptionnelle de la plupart des blessures, qui ont motivé des amputations faites quelquefois *in extremis* et sans espoir de succès, comme nous le verrons plus tard.

Voici d'abord les observations succinctes des blessés qui ont conservé leur membre.

Blanc, soldat au 87ᵉ de ligne, blessé, le 7 septembre, par un éclat d'obus à la partie moyenne externe de la cuisse gauche, fracture simple du fémur et plaie de petite dimension. Appareil inamovible au mélange solidifiable. Cicatrisation de la plaie le 20 septembre. Levée de l'appareil le 3 novembre. Consolidation avec raccourcissement de quatre centimètres. A notre départ de Strasbourg, ce blessé n'était pas encore en état de faire le long voyage imposé à tous les malades qu'on rapatriait par le grand-duché de Bade et la Suisse.

Stierer, soldat au 87ᵉ de ligne, eut la cuisse gauche fracturée, le 4 septembre, par des sacs à terre projetés sur lui par un boulet ; il n'y avait pas de plaie, et la fracture paraissait simple ; un appareil dextriné fut appliqué et resta en place jusqu'au 7 novembre, époque à laquelle on constata qu'il n'y avait pas trace de cal ni de consolidation. Ce blessé est resté à l'hôpital à notre départ de Strasbourg.

Aucune des autres fractures que nous avons eues à traiter ne se présentait dans des conditions à permettre la conservation du membre ; dans les cas les moins graves, l'amputation immédiate était nécessitée par le fracas des os et la désorganisation des parties molles. D'autres blessés nous furent apportés presque mourants et dans un tel état de faiblesse que toute opération était, d'un avis unanime, reconnue impraticable ; chez quelques-uns enfin l'amputation a été faite pour l'acquit de notre conscience et sans espoir de guérison. Si nous nous étions préoccupés des résultats de notre statistique plus que de l'intérêt de nos blessés, nous eussions certes hésité plus d'une fois à entreprendre une opération que tout indiquait devoir se terminer fatalement ; mais nous croyons que c'est un devoir rigoureux pour le chirurgien de ne jamais désespérer du salut d'un blessé et d'intervenir activement, quelque faibles que soient les chances de succès, toutes les fois que la blessure, abandonnée à elle-même, doit inévitablement conduire à la mort. Nous ne nous sommes abstenus dans ces cas désespérés que lorsque nous avions toute raison de craindre que le blessé n'expirât pendant l'opération ; nous nous contentions alors de jeter des ligatures sur les vaisseaux qui pouvaient donner du sang et de ranimer la circulation par les excitants, cherchant ainsi à mettre le blessé en état de supporter le traumatisme de l'amputation.

Nous avons donc eu à pratiquer un certain nombre d'amputations de cuisse dans des conditions bien peu favorables, à ne considérer que l'état du blessé et la gravité de la blessure ; j'en donnerai quelques exemples ci-après ; mais si la plupart de ces opérés ont succombé, nous avons eu aussi la satisfaction d'obtenir quelques succès inespérés : témoin le cas suivant :

Humann (Georges), 22 ans, garde mobile du Bas-Rhin, est blessé le 24 août dans l'après-midi, par un obus qui lui fracasse le fémur en nombreux éclats à sa partie moyenne et détruit toutes les parties molles de la face antérieure de la cuisse, depuis le genou jusqu'au quart supérieur. Le cas était des plus graves, et la nécessité d'amputer immédiatement ne pouvait faire doute pour personne, mais la perte de substance était si grande en avant, que les procédés classiques nous auraient conduits à faire la section de l'os près du grand trochanter ; je préférai appliquer dans ce cas le procédé ovalaire, qui me permettait d'utiliser les chairs des parois postérieures et latérales du membre, et scier l'os plus bas ; je pus, en effet, par ce procédé, porter le trait de scie immédiatement au-dessus de la fracture, c'est-à-dire au tiers supérieur ; et pour mieux recouvrir l'os, je posai quelques points de suture soutenus par des bandelettes de sparadrap

L'hôpital n'était pas encore encombré; aussi la réunion se fit-elle très-régulièrement et l'os resta complétement recouvert.

Aussitôt après la capitulation, je m'occupai de renvoyer ce blessé dans sa famille pour éviter les accidents infectieux qui étaient si fréquents alors, et auxquels il avait pu échapper jusque-là. Son état général était très-bon, la plaie avait bon aspect et ne mesurait plus que cinq centimètres dans le sens vertical, sur un de largeur environ; mais il s'écoulait depuis plusieurs jours une assez grande quantité de pus par un pertuis qui s'était formé à la partie déclive de la plaie. C'était le commencement d'une ostéo-myélite dont je craignais les suites, et il devenait urgent de soustraire notre opéré à l'influence nosocomiale, ce que j'obtins le 8 octobre. J'ai eu plusieurs fois, depuis lors, des nouvelles de Humann, par sa sœur, qui me raconta, qu'après avoir passé quelques semaines dans sa famille, il se fit admettre à l'hôpital civil de Barr (Bas-Rhin) à cause de la persistance de la suppuration, qui était devenue plus abondante et qui l'avait déjà fortement amaigri.

Le 21 juin 1871, enfin, on fit l'extraction d'un long séquestre que j'ai eu entre les mains et dont la photographie m'a été envoyée par Humann; il a la forme d'une virole incomplète, et mesure $0^m,65$ millimètres dans sa plus grande longueur; son extrémité supérieure est frangée irrégulièrement, l'inférieure au contraire est plane et constituée par toute la portion du fémur sur laquelle a porté le trait de scie. L'expulsion de ce séquestre fit cesser tous les accidents en quelques jours et Humann reprit rapidement son appétit et son embonpoint. Il est aujourd'hui au dépôt du 4e de ligne, à Châlons-sur-Marne. Le moignon est très-charnu, mais très-court, et on n'a pu encore y adapter un membre artificiel. — On est en droit de se demander si, dans ce cas, il n'eût pas été préférable de faire la résection de l'os nécrosé au lieu d'attendre l'expulsion, pour ainsi dire spontanée, de ce long séquestre et si la guérison n'eût pas été rendue ainsi plus prompte et plus facile.

Dans le cas suivant, la résection a été pratiquée tardivement, il est vrai, et la guérison ne s'est pas fait attendre.

Revol (Jean-Baptiste), 25 ans, caporal au 18e de ligne, a les condyles du fémur brisés comminutivement par un éclat d'obus, le 13 septembre 1870; l'amputation circulaire de la cuisse au tiers inférieur est faite dès l'entrée du blessé à l'hôpital, par M. Poncet. La pourriture d'hôpital, à forme diphthéritique, puis ulcéreuse, vint non-seulement entraver la cicatrisation, mais encore déterminer la conicité du moignon et une légère saillie de l'os. La plaie avait repris un bel aspect rosé, le 20 novembre, époque à laquelle nous le laissâmes entre les mains des médecins prussiens. J'ai revu ce blessé à l'hôpital civil de Strasbourg, le 20 septembre 1871; il nous raconta qu'au mois de janvier, un phlegmon se développa à la partie interne du moignon et fut ouvert par une incision pratiquée dans le triangle de Scarpa. Cette incision donna lieu à une hémorrhagie abondante pour laquelle on dut faire, le soir même, la ligature de la fémorale au-dessous de l'arcade. Arrêt de l'hémorrhagie. — Évacué le 10 mai 1871 sur l'hôpital civil, Revol fut admis dans le service de M. le professeur Bœckel, qui pratiqua, le 13 mai, la résection de l'extrémité de l'os nécrosé. Cette opération fut suivie d'une guérison rapide et définitive; et si Revol a prolongé son séjour à l'hôpital, c'est uniquement pour refaire sa constitution altérée par la longue suppuration et les autres accidents qu'il avait eu à supporter.

L'ostéo-myélite s'est présentée chez d'autres amputés de cuisse; plusieurs ont été évacués sur France portant encore des trajets fistuleux qui donnaient une suppuration abondante, et il est permis de supposer que dans le nombre il en est qui ont eu des portions d'os nécrosées; nous ne pouvons toutefois émettre à ce sujet que des suppositions, ayant perdu ces blessés de vue.

Nous avons dit plus haut que, dans certaines fractures, nous avons jugé à propos de ne pas tenter une opération, soit à cause de l'état de stupeur et d'épuisement du blessé, soit à cause de l'étendue des lésions qui remontaient parfois jusqu'à la racine du membre. C'est ainsi que sur neuf ablations complètes d'une ou des deux cuisses par des obus, deux fois seulement on crut pouvoir faire une amputation régularisatrice, et encore cette tentative ne fut-elle pas heureuse : le douanier Guscherung avait eu, le 25 août les deux membres emportés; il n'arriva à l'hôpital militaire que vingt-sept heures après, déjà épuisé par la perte de sang. M. Poncet crut néanmoins pouvoir tenter l'amputation, mais le blessé succomba entre ses mains. Chez Aïssa-ben-Yahia, du 3e tirailleurs algériens, qui avait, comme le précédent, les deux membres emportés par un obus, M. Poncet fit l'amputation de la cuisse droite et n'osa continuer à cause de l'état de faiblesse du blessé, qui succomba trois heures après.

Il me reste à donner quelques observations de fractures graves, pour lesquelles nous avons fait des amputations de cuisse sans grand espoir de succès et qui ont été suivies de mort rapide. Ces observations ont surtout pour but de montrer que les statistiques n'ont pas toute l'importance qu'on leur accorde trop généralement. A moins qu'elles ne portent sur des chiffres élevés et ne comprennent plusieurs séries d'amputations faites dans des conditions différentes, les statistiques ne peuvent servir d'élément d'appréciation pour ou contre l'amputation ; telles qu'elles sont données habituellement, elles n'établissent aucune distinction entre les blessés suivant leur âge, la gravité de leur blessure, leur position sociale, la salubrité des locaux, toutes conditions qui ont cependant la plus grande influence sur le résultat. On ne saurait nier par exemple qu'un blessé qu'on ampute pour une fracture produite par une balle ne se trouve dans des conditions relativement beaucoup moins défavorables que celui qui subit la même opération après une ablation partielle ou totale du membre par un boulet ou qui est déjà épuisé par une perte de sang considérable.

M. Combier, élève du service de santé militaire, était de service avec son camarade M. Lacourt, à l'ambulance de la porte de Pierre, le 5 septembre, lorsqu'un obus vint faire explosion dans l'intérieur même du poste, vers quatre heures du matin, et les atteindre tous deux aux membres inférieurs. Ils furent d'abord transportés à l'ambulance du château, puis à l'hôpital militaire, où M. Lacourt succomba, presque immédiatement après son arrivée, à une hémorrhagie de l'artère crurale. Quant à M. Combier, il était dans la stupeur et très-affaibli déjà par la perte de sang, qui avait été très-abondante. Il présentait les lésions suivantes : fracture comminutive du tibia et du fémur droits, brisés en nombreux éclats, désorganisation et perte de substance des parties molles du membre, remontant jusque vers le tiers moyen de la cuisse ; à gauche, vaste plaie contuse et mâchée, occupant une grande partie de la face interne de la cuisse, sans fracture de l'os ; autre plaie déchirée à la partie interne de l'articulation tibio-tarsienne gauche avec hémorrhagie artérielle que j'arrêtai aussitôt par la ligature de la tibiale postérieure derrière la malléole. La situation de notre intéressant blessé nous parut à tous désespérée et cependant je n'hésitai pas à faire immédiatement l'amputation de la cuisse droite. M. Combier l'avait acceptée avec beaucoup de courage et en reconnaissait lui-même la nécessité ; il n'y avait du reste pas un moment à perdre, car le sang continuait à couler abondamment par les nombreux vaisseaux ouverts par le projectile, et différer l'opération, c'était prolonger inutilement les souffrances du blessé et diminuer encore les chances déjà si faibles de succès.

L'amputation terminée, le membre gauche rapidement pansé, le blessé fut transporté dans un lit préalablement chauffé et enveloppé de couvertures, puis on lui administra du thé alcoolisé en vue de ranimer la circulation ; la réaction ne put s'établir franchement et M. Combier succomba à 5 heures du soir, l'amputation ayant été faite à 6 heures du matin.

Martin, 2ᵉ servant au 12ᵉ d'artillerie, eut le 10 septembre la jambe gauche emportée par un boulet qui lui fractura en outre comminutivement la jambe et la main droites ; il y avait eu perte considérable de sang et grande prostation du blessé. M. Tachard pratiqua néanmoins une double amputation des deux cuisses au tiers inférieur, comme ressource extrême. Mort cinq minutes après l'opération et une heure après la blessure.

Caussidière (Léonard), soldat au 47ᵉ de ligne, âgé de 23 ans, reçoit le 21 septembre un éclat d'obus qui lui fracture comminutivement le fémur au tiers moyen ; hémorrhagie abondante. Amputation de la cuisse au tiers supérieur, par un procédé de nécessité, à lambeaux antérieur et postérieur. — Après l'opération, pâleur de la face, grande agitation, vomissements, petitesse du pouls. Mort le lendemain 23 septembre.

Marre (Fulcrand), soldat au 87ᵉ de ligne, âgé de 22 ans, a le fémur gauche fracturé comminutivement au tiers supérieur par un éclat d'obus, le 11 septembre ; deux plaies contuses communiquant avec le foyer de la fracture. — Amputation de la cuisse au tiers supérieur à lambeau interne de nécessité. Mort le lendemain matin à 8 heures sans que le malade soit sorti un instant de la stupeur dans laquelle il était plongé depuis la blessure.

Teston (Florentin), soldat au 18ᵉ de ligne, blessé le 24 septembre par un éclat d'obus qui lui fracture l'extrémité inférieure du fémur en déchirant les parties molles. A son arrivée à l'hôpital (9 heures du matin) le blessé était inondé de sang, et M. Tachard, dans le service duquel il entra, fit immédiatement la ligature de la fémorale dans la plaie ; l'hémorrhagie, un moment suspendue, ne tarda pas à se reproduire par les branches de la fémorale profonde, et elle fut assez abondante pour traverser en quelques instants le matelas et la paillasse sur lesquels il était couché. L'amputation de la cuisse est faite à une heure de l'après-midi par la méthode circulaire. — Mort le même jour. — Dʳ REEB.

Civiral, 87ᵉ de ligne. Blessé le 9 septembre, mort le 9. Homme fatigué et épuisé. Un éclat d'obus emportant une grande partie des chairs à la partie antérieure et moyenne de la cuisse, coupant nerfs et artères; une balle au bras droit, avait plongé le blessé dans la stupeur. La ligature de la fémorale fut faite dans la plaie sur les deux bouts divisés. La veine était aussi coupée. La seule opération possible était l'amputation au tiers supérieur. La jambe froide au début parut se réchauffer pendant les premiers jours, et pendant 6 jours nous eûmes l'espérance de voir guérir le blessé; mais le 15, la gangrène envahit la plaie elle-même, remontant rapidement à la racine du membre, l'amputation n'était plus possible. — Dʳ PONCET.

Parmi les fractures de cuisse traitées par la conservation, l'unique cas de guérison s'est présenté dans les conditions les plus simples d'une fracture avec plaie pénétrante.

Weiss, douanier, homme solidement constitué, est blessé, le 19 septembre, par plusieurs petits éclats d'obus qui pénètrent dans la partie externe de la cuisse droite. L'un d'eux brise le fémur au milieu, en produisant une petite plaie de la largeur d'un centimètre; mais autour du trajet nous constatons une attrition profonde et étendue des muscles réduits en bouillie. Pas d'esquilles. Le membre est placé dans un appareil de Scultet et surveillé au point de vue de la gangrène. Les petites plaies avaient été fermées par des carrés de diachylum superposés. Aucune suppuration ne se déclara, un peu de sang corrompu s'écoula dans les premiers jours, mais on put laisser l'appareil plus longtemps et enfin placer un appareil dextriné vers le 3 octobre. Le malade guérit sans autre complication et sans raccourcissement apparent. Nous avons été moins heureux pour le blessé de l'observation suivante :

Rivière, 87ᵉ de ligne, blessé, le 14 septembre, par un éclat d'obus à la partie antérieure et moyenne de la cuisse gauche ; le projectile a traversé le membre dans toute son épaisseur et brisé la cuisse en esquilles. Nous en enlevons un certain nombre, volumineuses, mais nous sentons un fragment mesurant au moins huit centimètres, très-adhérent. Nous le laissons en place. La suppuration s'établit en abondance; des pansements réguliers sont établis en changeant le moins souvent possible l'appareil de Scultet qui maintient le membre. Le pus s'écoule facilement et le malade se soutient. Après des alternatives de bien et de mal, la pyohémie se déclara et enleva le blessé le 28 octobre, plus d'un mois après la blessure.

Les deux autres observations se rapportent à des fractures du tiers supérieur pour lesquelles la désarticulation eût été nécessaire, sans même songer à la résection.

Husson, soldat au 16ᵉ d'artillerie, reçoit vers la fin du siège (24 septembre) une balle de mitraille qui, pénétrant entre le grand trochanter et l'épine iliaque est allée sortir au côté interne vers l'ischion. Le doigt dans la plaie reconnaît une grande quantité d'esquilles, et surtout un fragment qui se prolonge plus bas que le petit trochanter. Le débridement permet l'extraction d'esquilles principales; un tube de drainage établi d'avant en arrière laisse facilement s'écouler le pus. Deux attelles appliquées avec des bandelettes de diachylum maintiennent le membre dans la rectitude ; l'extension est faite au pied du lit et la contre-extension par le poids du corps, la blessure de l'ischion ne permettant pas d'appliquer de lacs en dedans. Les premiers symptômes furent peu inquiétants. La suppuration était abondante, avec issue d'esquilles ; on fit quelques débridements, mais il n'y eut point de phlegmon généralisé. Le blessé se soutint ainsi jusqu'au mois de novembre ; il succomba à la résorption purulente. A l'autopsie on trouva le grand trochanter réuni à la tête du fémur par un cal volumineux, mais la fracture vers le petit trochanter était sans travail de suppuration. La fracture du col était donc guérie.

Ali-ben-Abdalah, 3ᵉ tirailleurs algériens, reçoit le 16 septembre un énorme éclat d'obus qui, pénétrant par une perte de substance considérable, en avant, à la base de la cuisse, a brisé le fémur, puis est sorti vers le grand trochanter. Cet homme, blessé une première fois à Frœschwiller, était retourné, après guérison, à la citadelle. Il était faible, amaigri; il refusa la désarticulation avec l'obstination particulière aux Arabes, puis il se décida, mais il était trop tard; l'inflammation gangréneuse envahissait la région en avant et en arrière et déjà le 18 il eût été impossible d'avoir des lambeaux sains et non menacés de gangrène. Cet homme mourut le 22 d'infection putride.

Doll, 87ᵉ de ligne, blessé le 28 août, mort le 29. Un énorme éclat d'obus pénétrant au grand trochanter avait brisé le fémur et déchiré les chairs profondément en bas et en dedans. Le malade avait perdu beaucoup de sang, et à son arrivée dans la salle, je pratiquai la ligature de l'iliaque interne. L'hémorrhagie s'arrêta, mais le malade mourut le soir même dans la stupeur.

Nos tentatives de conservation n'ont pas été heureuses et cependant nous croyons qu'avec d'autres conditions hygiéniques elles eussent été couronnées de succès. Nous écartons les

I. 54

deux cas de Ali-ben-Abdalah et de Doll qui; par la gangrène et la stupeur étaient au-dessus de tout traitement; mais pour les deux fractures, l'une au trochanter, l'autre à la partie moyenne, les accidents les plus graves avaient été conjurés, la période enflammatoire n'existait plus; bien nourris, respirant un bon air, ces malades eussent guéri : l'hôpital était empoisonné, la nourriture mauvaise et insuffisante, ils devaient succomber.

Péraveau, du 87e de ligne, blessé le 18 septembre, mort le 4 octobre. La balle avait traversé la partie interne et supérieure de la cuisse gauche et le scrotum du même côté, faisant ainsi quatre ouvertures. Il n'y eut aucune hémorrhagie; mais le malade, obligé d'occuper un lit dans l'endroit le plus malsain de la salle, près des fosses d'aisances, subit comme d'autres blessés couchés à cette place, une intoxication générale dont le premier effet fut l'état gangréneux du trajet de la balle, gangrène indolente, grisâtre, sans phlegmon voisin.

Malgré tous les antiseptiques, elle fit des progrès, et le malade mourut de résorption putride. C'est donc par le fait d'une mauvaise condition hygiénique et non par la gravité de la blessure, que mourut cet homme.

X..., soldat badois prisonnier, blessé le 21 août, a eu les deux cuisses traversées à la partie postérieure par une balle. Les ouvertures ont pris, dès le lendemain, un aspect gangréneux qui s'est étendu pendant quelques jours. Les deux cuisses ont fourni une abondante suppuration et on dut pratiquer de larges débridements vers les plaies d'entrée et de sortie.

Malgré tout, cet homme était guéri vers les premiers jours d'octobre. Il a eu pendant longtemps l'abdomen et la partie interne et supérieure des cuisses couverts d'une teinte jaune-grisâtre qui n'était pas celle de l'ecchymose ordinaire, mais celle appelée tabac d'Espagne; ce fait a été déjà constaté à la Société de médecine de Strasbourg, et nous l'avons observé deux ou trois fois.

En regard des tentatives de conservation, nous placerons les amputations de cuisse et de jambe.

Tout d'abord disons que nous n'avons amputé que dans les cas où la moindre chance de conservation était écartée. Les plaies par éclats d'obus réduisent les os en tant que fragments et détruisent les chairs dans une étendue telle, qu'il est souvent impossible de songer à tout autre moyen qu'à l'amputation. Presque toutes nos observations répondent à cette condition.

Doucet, 5e d'artillerie, fracture comminutive de l'extrémité supérieure du tibia gauche; perte énorme des parties molles. Amputation immédiate circulaire au tiers inférieur, le 24 août. Mort le 26 septembre de résorption purulente. La plaie avait la largeur d'une pièce de 5 francs. L'os était tuméfié par l'ostéomyélite.

Kuntz, 96e de ligne, blessé le 26 août. Fracture comminutive du tibia, près du genou, tentative de conservation, arthrite, fragments mobiles et multiples de l'article; amputé. Méthode circulaire au tiers inférieur de la cuisse le 31 août, mort le 6 septembre.

Laurière, 16e d'artillerie, artificier. Blessé le 26 août, mort le 27. Jambe gauche emportée par un obus au niveau du genou; jambe droite criblée de contusions et de plaies contuses profondes; plaies contuses à la main droite. Amputé de la cuisse le même jour au tiers inférieur; coma, stupeur jusqu'à la mort. Homme âgé, ivrogne, 21 ans de service, gangrène de la jambe droite. Mort le 27 août.

Paulus, 16e d'artillerie, 2e soldat. Fracture comminutive de la jambe gauche par éclat d'obus; blessé le 26 août, amputation de la cuisse 24 heures après, méthode circulaire au tiers inférieur. Mort le 4 septembre dans le délire et la stupeur.

Boucol, 87e de ligne, blessé le 4 septembre d'un coup de feu à la jambe; esquilles nombreuses, perte de la peau dans une grande étendue. Amputé de la cuisse le jour même au tiers inférieur, méthode circulaire; mort de pyohémie le 16.

Guy, 5e d'artillerie, maréchal des logis, blessé le 9 septembre, fracture comminutive de la jambe droite par éclat d'obus. Amputé de la cuisse le même jour. Gangrène de la partie inférieure du lambeau, hémorrhagies multiples, résorption putride; mort le 15 septembre.

Amhed-ben-Taar, 3e tirailleurs, blessé le 15 septembre d'un coup de feu simple au mollet droit. Cet homme a voulu d'abord continuer son service et est entré bientôt après à l'hôpital avec une gangrène de la jambe, remontant au niveau du genou. Amputation de la cuisse *in extremis*, au tiers inférieur, circulaire. Mort subite dans la soirée.

Hervieux, 21e de ligne, blessé le 20 septembre par un éclat d'obus à la partie supérieure et posté-

rieure médiane du mollet ; gangrène de la jambe le lendemain. Amputé de la cuisse le 22 au tiers inférieur, méthode circulaire (oblique en bas et en dedans). Cet homme était guéri au 27 octobre ; transporté
à la fin dans une maison particulière. — Dr PONCET, Strasbourg.

Fracture très-oblique du fémur par éclat d'obus. — Le 14 août 1870, alors que nous diri-
gions l'ambulance de Pfaffenhoffen (Bas-Rhin), en qualité de médecin de la Société de
secours aux blessés, on vint nous prier, le matin de très-bonne heure, de donner d'urgence
des soins à un jeune sous-lieutenant de turcos dont la vie était mise en danger par une
hémorrhagie très-abondante. Cet officier avait été blessé par un éclat d'obus le 6 août, à la
bataille de Frœschwiller. Transporté le lendemain chez M. le curé du village d'Ueberach, à
une portée de fusil de Pfaffenhoffen, à environ 4 lieues du champ de bataille, il y reçut les
premiers soins du médecin de la localité, M. le docteur Rauch, qui fit, au niveau de la partie
inférieure de la fesse droite, l'extraction d'un éclat très-volumineux, et constata l'existence
d'une fracture du fémur du même côté accompagnée d'un délabrement considérable des
parties molles de la face externe de la cuisse.

Le pronostic de cette blessure parut désespéré à notre confrère ; aussi, surchargé de
travail par suite des arrivées incessantes de blessés dans le rayon de sa pratique, se con-
tenta-t-il de faire installer le blessé sur un lit, et d'ordonner des pansements fréquemment
renouvelés avec une solution d'acide phénique. Aucune tentative de réduction ne fut faite
aucun appareil ne fut appliqué. De nombreux médecins attachés à l'armée allemande virent
le blessé au moment de leur passage et déclarèrent unanimement que la lésion était au-dessus
des ressources de l'art et entraînerait inévitablement une mort prochaine. Tous ceux que la
sollicitude de M. le curé, qui ne pouvait se résigner à ces arrêts désespérants de la science,
appelait auprès du malheureux blessé, venaient regarder, examiner, puis hochaient la tête,
et s'en allaient en disant qu'il n'y avait rien à faire, et qu'il valait mieux le laisser mourir
tranquillement que de le soumettre à des tourments inutiles. On se contenta donc de panser
plusieurs fois par jour la blessure, et d'entretenir les soins de propreté, en attendant l'échéance
fatale.

Dans la nuit du 13 au 14 août survint une hémorrhagie considérable pour laquelle nous
fûmes mandé le 14, le matin de très-bonne heure. Nous constatons l'état suivant :

Le blessé est couché dans une chambre au premier étage, bien propre et bien aérée,
qu'il occupe tout seul ; il est entouré des soins les plus assidus. C'est un jeune homme de
20 ans, blond, de bonne constitution, ayant les apparences extérieures d'une demoiselle,
mais d'une énergie morale peu commune. A première vue on distingue les effets d'une perte
de sang abondante : la face et les téguments du corps présentent une teinte couleur de cire
blanche ; les muqueuses sont complétement décolorées. L'intelligence est intacte. Le pouls
radial est extrêmement fréquent, et peut à peine être compté ; la plus légère pression du doigt
le fait disparaître ; on constate un notable degré de refroidissement général. Des cordiaux ont
été administrés pour parer aux lipothymies qui survenaient à chaque instant. L'hémorrhagie
s'était déclarée dans la nuit et avait été des plus abondantes ; le lit et les pièces de pansement étaient inondés. Il n'y avait pas de temps à perdre. Après avoir rapidement enlevé la
charpie imprégnée de sang, qui recouvrait la plaie, voyant que le suintement artériel continuait, nous faisons chloroformer le malade par notre aide d'ambulance, M. Ch. Gross, étudiant en médecine, pendant que nous-même nous comprimons la fémorale au pli de l'aine
sur le pubis. Notre but était de lier le tronc artériel, au niveau du triangle de Scarpa.
L'anesthésie fut obtenue sans accident. Puis le blessé est transporté avec tous les ménagements convenables sur un lit improvisé par terre, pendant que nous continuons à comprimer
l'artère. Cette compression avait suffi pour arrêter l'hémorrhagie, et nous pouvions, provisoirement du moins, renoncer à l'opération de la ligature.

Pendant qu'on renouvelle le lit sali par le sang, nous examinons minutieusement la
blessure, tout en faisant maintenir l'anesthésie. La plaie forme un double ovale irrégulier,
allongé, très-considérable, occupant la partie externe de la cuisse droite, ayant pour limite
inférieure le genou, s'étendant en haut jusqu'au voisinage du grand trochanter, en avant

empiétant légèrement sur la face antérieure du membre. Les bourgeons charnus sont très-pâles, volumineux, irréguliers, ne masquant qu'incomplétement les reliefs musculaires, qui sont à nu. Un peu au-dessous de la partie moyenne de la cuisse se trouve l'ouverture d'entrée du projectile, entourée d'un pont de téguments intacts, qui séparent les deux plaies ci-dessus décrites. A première vue on s'aperçoit d'une énorme déformation de la cuisse, indice d'une fracture du fémur ; à la palpation, on sent un fragment pointu immédiatement au-dessous de la peau du côté externe du membre ; la position du fragment interne ne peut être appréciée. La tuméfaction du membre est en général peu considérable. Le raccourcissement, exactement mesuré, est de 10 centimètres.

D'un coup de bistouri nous débridons l'ouverture d'entrée de l'éclat, afin de mettre à nu la saillie du fragment et d'en opérer la réduction et au besoin la résection ; ainsi que nous l'avions prévu, il était très-pointu et tranchant, circonstance à la faveur de laquelle il s'était fait jour à travers les plans musculaires de la face externe de la cuisse, pour se loger directement sous la peau. C'est probablement ce même fragment qui avait occasionné l'hémorrhagie, en intéressant une artère musculaire d'un certain calibre.

Pour nous assurer de l'état de ses rapports avec le fragment interne, et de la direction des plans de la fracture, nous introduisons à travers l'ouverture d'entrée du projectile le doigt dans la profondeur de la cuisse ; cette exploration révèle les particularités suivantes : la fracture est extrêmement oblique, pour ainsi dire parallèle au canal médullaire de l'os, de sorte qu'on pourrait presque la qualifier de fracture longitudinale ; elle remonte tellement haut vers la racine du membre que nous n'arrivons pas à l'origine de son point de départ, qui doit être très-près de la région trochantérienne. Le fragment externe était immobilisé dans sa situation anormale par une véritable boutonnière musculaire qu'il s'était créée en se frayant un passage vers les téguments ; de plus il était séparé du fragment interne ou inférieur par une épaisse couche de muscles qui s'étaient interposés entre eux. C'était évidemment l'action du muscle psoas qui, s'exerçant sur le fragment externe et supérieur, l'avait porté en avant et en dehors, tandis que le fragment interne, soumis à la traction des muscles adducteurs, avait basculé en arrière et en dedans.

Les dispositions que nous venons de décrire dénotaient une lésion des plus graves qu'on puisse s'imaginer et ne laissaient au chirurgien d'autre alternative que le sacrifice complet du membre par la désarticulation coxo-fémorale, ou la conservation intégrale avec toutes ses chances aléatoires, mais en tout cas avec très-peu d'espoir de succès. Nous adoptâmes néanmoins ce dernier parti pour des raisons que nous indiquerons à la suite de l'observation.

L'anneau musculaire qui embrassait le fragment externe et supérieur fut débridé, et la pointe saillante et acérée qui pouvait devenir le point de départ de nouveaux accidents, entretenir un travail permanent d'irritation, occasionner des douleurs, de l'insomnie, de la fièvre, fut réséquée avec la scie à chaîne dans l'étendue d'un centimètre. Après quoi le blessé fut transporté sur son lit, convenablement renouvelé et refait.

L'extension et la contre-extension étant pratiquées par deux aides de la manière ordinaire, nous procédons à la réduction : le fragment externe est lentement refoulé vers le centre de la cuisse, et mis en rapport avec l'autre fragment après refoulement des masses musculaires qui s'étaient interposées. Cette opération eut le résultat désirable ; le membre avait recouvré sa rectitude, et le raccourcissement n'était plus que de 4 centimètres ; mais il y avait impossibilité à le diminuer davantage à cause des violentes douleurs accusées par le blessé dans la plaie lorsqu'on voulait aller au delà.

Restait la question de la contention et de l'appareil. L'extension continue nous semblait indiquée ; mais il était évident qu'elle ne pouvait être poussée très-loin à cause de la plaie qui devait nécessairement supporter une grande part de l'effort de traction ; trop forte, les bourgeons charnus étaient exposés à être tiraillés et déchirés incessamment, nouvelle source de douleurs, d'irritation et d'accidents généraux qui pouvaient la rendre promptement intolérable et ouvrir la porte aux redoutables accidents de la pyohémie. Trop faible, elle manquait son but, et n'obviait plus au raccourcissement. C'était là une question de mesure, qui nous semblait devoir être le plus avantageusement résolue par la tolérance du blessé lui-même. L'extension adoptée en principe, nous avions le choix entre l'extension rectiligne et l'extension dans la position demi-fléchie du membre. Cette dernière nous procurait l'avantage du relâchement musculaire des adducteurs, et surtout du psoas, dont la contraction avait amené le déplacement si considérable du fragment externe. Différentes raisons nous engagèrent cependant à essayer d'abord d'une extension rectiligne; nous aurons l'occasion de revenir sur ce sujet.

Dans le moment, nous n'avions à notre disposition aucun des appareils spéciaux qui servent dans la pratique chirurgicale à la contention des fractures obliques du fémur, et il nous fallut improviser. Nous procédâmes ainsi : le cou-de-pied, les malléoles et le talon bien matelassés avec une épaisse couche d'ouate, nous appliquons avec une bande roulée bien souple l'anse de Desault, puis deux cordes sont passées dans les anneaux latéraux de cette anse, soumises à une traction aussi énergique que possible, et nouées autour d'un piton implanté dans le mur, du côté du pied du lit. Voilà pour l'extension.

Pour la contre-extension, nous ordonnons que le blessé reste couché dans une situation tout à fait horizontale, la tête aussi basse que possible, afin d'éviter le glissement du tronc et du bassin vers le pied du lit. De plus un anneau bien matelassé d'ouate est placé autour de la racine du membre, en prenant un point d'appui sur la tubérosité de l'ischion; dans l'anse de cet anneau, du côté externe, est fixé le plein d'une seconde corde dont les chefs sont noués autour d'un piton solidement implanté dans le mur, du côté de la tête du lit.

Tout le membre est laissé à découvert, afin de pouvoir en surveiller facilement l'état, et les modifications qui pourraient survenir du côté des parties molles et des fragments. La plaie est bien lavée avec de l'eau phéniquée, et débarrassée avec soin des parcelles mortifiées qui par-ci par-là recouvrent encore les bourgeons charnus; puis on la panse avec une épaisse couche de charpie imbibée d'une solution d'acide phénique.

Le lendemain nous trouvons les liens extensifs et contre-extensifs entièrement relâchés; le blessé n'a pu supporter l'appareil; l'extension le faisait souffrir, disait-il, au cou-de-pied et dans la plaie; l'anneau contre-extenseur, passant en arrière au niveau de la plaie résultant de l'extraction du projectile, était également mal toléré, d'autant plus que des escarres de décubitus, nouvelle complication bien redoutable, étaient en voie de formation.

L'état général était mauvais; le pouls petit, très-fréquent (130), moins filiforme pourtant qu'hier, la peau chaude, l'anémie toujours complète. Un peu de sommeil et d'appétit, langue humide, point de frissons. La déformation de la cuisse est redevenue ce qu'elle était avant l'application de l'appareil : raccourcissement de 10 centimètres, fragment externe dévié en avant et en dehors. Nous tentons l'extension sur un double plan incliné que nous improvisons immédiatement à l'aide de deux planchettes clouées ensemble dans une direction angulaire; l'extension est pratiquée sur le pied encore mieux matelassé qu'hier et les liens en sont fixés à une semelle de bois adaptée à l'appareil; la contre-extension est abandonnée au poids du corps. Quelques lacs maintiennent la direction rectiligne, en fixant la jambe et la cuisse sur les planchettes qui leur correspondent. La plaie est lavée et pansée comme hier. Nous recommandons la plus grande propreté, les soins les plus minutieux, l'aération incessante de l'appartement, qui de plus est désinfecté à l'acide phénique. Le blessé sera soumis à un régime doux et sévère; quelques cuillerées d'un vin généreux, de la limonade vineuse pareront à l'indication vitale; un peu d'opium le soir pour assurer le sommeil et pour entretenir un certain degré de resserrement du ventre nécessaire à cause des escarres et de la plaie de la région postérieure.

Cet appareil ne fut pas mieux supporté que le précédent; dès le surlendemain de son application le blessé se plaignait de douleurs à la région poplitée et au cou-de-pied, telles qu'il fallut y renoncer. Ces parties avaient pourtant été convenablement matelassées.

Pendant quelques jours, nous n'eûmes alors recours qu'à des moyens extrêmement simples, renonçant à l'extension continue, et nous contentant de maintenir autant que possible la direction rectiligne du membre. Dans cet intervalle, l'état général du blessé s'améliorait légèrement; le pouls, toujours fréquent, se relevait, l'appétit se développait, la langue restait nette et humide, le sommeil se maintenait assez bien, grâce à l'opium; la plaie n'avait pas mauvais aspect, bien que les bourgeons en fussent toujours pâles, la suppuration n'était pas trop abondante, sans odeur; la douleur était supportable; il y avait, en un mot, un ensemble de circonstances qui permettaient d'avoir une lueur d'espoir. Les escarres de décubitus faisaient ombre au tableau; il y en avait deux qui s'étaient notablement agrandies, placées juste sur la ligne médiane du plan postérieur du corps, vers la région sacro-coccygienne. Nous les faisons frictionner fréquemment avec une pommade au nitrate d'argent au quinzième; une pièce carrée de toile de caoutchouc très-souple est glissée sous le siége qui repose en outre sur un coussin annulaire élastique, rempli alternativement d'air ou d'eau froide. Nous recommandons à l'entourage de redoubler de minutie dans la surveillance des soins de propreté. Le régime est rendu plus réparateur, plus franchement tonique.

Sur ces entrefaites arrive dans la localité un confrère bavarois, le Dʳ S....., qui nous exprime le désir de voir le malade avec nous. D'après le récit que nous lui avions fait de la situation, il pense qu'il convient de tenter de nouveau l'extension continue; le plan qu'il propose, consiste à mettre le membre dans une gouttière de fer-blanc bien matelassée, les lacs extensifs seraient fixés sur les parties latérales d'une bottine de plâtre, et passeraient dans la rainure d'une petite poulie implantée sur le montant du lit; l'extension serait graduée à l'aide d'un poids attaché à l'extrémité de la corde d'extension; le poids du corps ferait seul la contre-extension. Ce plan de traitement proposé par notre confrère allemand nous parut rationnel, et nous consentons à l'essayer.

Le malade préalablement anesthésié par le chloroforme, on applique la bottine plâtrée, en ayant soin de garnir toutes les parties d'une très-épaisse couche d'ouate, un demi-anneau formé par un morceau de bande très-solide est fixé entre les différentes couches de l'appareil de plâtre, et devra recevoir dans son plein la corde extensive après dessiccation complète du bandage. La poulie est adaptée au montant du lit.

Après ces préparatifs préliminaires, notre confrère examine avec soin la fracture. Quelle n'est pas notre surprise, lorsque nous l'entendons, cet examen achevé, dire qu'on a fait fausse route en tentant la conservation du membre, qui, à ses yeux, est impossible, et nous proposer, comme seule voie de salut pour le blessé, la désarticulation coxo-fémorale immédiatement pratiquée! Les principales raisons de notre confrère à l'appui de sa manière de voir sont l'étendue de la plaie des parties molles, la direction presque verticale de la fracture, qui a pour ainsi dire fendu le fémur dans le sens de la longueur, et remonte très-haut vers la racine du membre, l'abondance et la longue durée de la suppuration qui achèveront de ruiner une organisation déjà profondément délabrée par l'hémorrhagie, la difficulté extrême de la consolidation dans ces conditions, les escarres de décubitus, les chances presque inévitables de pyohémie. Sans méconnaître l'importance, la justesse et la valeur relatives de quelques-uns des arguments invoqués par le médecin allemand, nous croyons cependant devoir nous opposer à l'opération, en faisant valoir la jeunesse du blessé, sa bonne constitution, son énergie morale si remarquable, les excellentes conditions hygiéniques dans lesquelles il est placé, loin de toute influence nosocomiale, les soins intelligents et dévoués qu'on lui prodigue chaque jour, l'état relativement favorable de la situation locale et générale, la bonne apparence de la plaie, la modération et la qualité de la suppuration, l'absence d'œdème et de gonfle-ment, l'amélioration progressive, bien que lente de l'état général, la conservation de l'appétit et du sommeil, l'humidité de la langue, l'intégrité des organes et des fonctions digestifs, le peu d'intensité de la fièvre, l'absence de frissons et d'autres symptômes caractéristiques de l'infection purulente ou putride, la gravité extraordinaire bien connue du traumatisme résultant de la désarticulation de la cuisse, l'impossibilité de se rendre assez rapidement maître de l'hémorrhagie provenant des artères postérieures, branches terminales de l'ischiatique et de la fessière, inaccessibles à la compression à cause de leur origine anatomique, le danger extrême, en raison de ces circonstances, de voir succomber sous le couteau le blessé, encore profondément anémié par l'hémorrhagie des jours précédents, et dont la moindre goutte de sang devait être soigneusement ménagée. Nous ajoutions à ces arguments l'ébranlement nerveux et les congestions viscérales, si redoutables à la suite d'une opération retranchant brusquement de l'organisme un volume équivalant au sixième de la masse totale, sans compter que l'abondance de la suppuration et par suite les chances d'épuisement et de pyohémie ne s'en trouveraient guère diminuées.

A ces arguments notre confrère répondait par d'autres, ainsi résumés : son expérience des choses chirurgicales, la rapidité de la manœuvre opératoire, la simplification de la plaie débarrassée de l'épine osseuse, véritable source de suppuration, point de départ toujours redoutable de pyohémie, la possibilité d'opérer presque à sec, en liant au préalable le tronc de la fémorale à l'aine, et en comprimant l'aorte abdominale pour obvier aux périls provenant de l'hypogastrique.

Ces raisons n'étaient pas toutes mauvaises, car ici, comme dans tous les cas difficiles de la pratique chirurgicale, il n'y avait rien d'absolu, et le pour et le contre pouvaient être défendus par des arguments également plausibles ; il fallait, pour choisir, le tact d'un maître, fondé sur une immense expérience.

Dans ces conditions, notre illustre et vénéré maître, M. le professeur Sédillot, qui, heureusement, se trouvait à proximité, aux ambulances de Haguenau, fut invité à se joindre à nous, et à trancher la question en faveur de l'un ou l'autre contradicteur. Nous eûmes la satisfaction de voir le célèbre chirurgien incliner franchement vers les idées de conservation, en se basant sur les mêmes raisons que nous avions fait valoir, et d'annoncer cette bonne nouvelle, à notre blessé qui s'était déjà stoïquement résigné au cruel sacrifice qu'on lui demandait.

Nous pratiquâmes alors l'extension continue à l'aide de la corde, de la poulie et d'un poids convenable. Ce nouveau mode d'extension ne fut pas mieux supporté que les précédents : dès le lendemain le blessé se plaignait vivement d'une douleur insupportable au talon et au cou-de-pied, qui l'avait empêché de dormir. Section de la gouttière plâtrée pour augmenter l'épaisseur du coussinet d'ouate, application sous le talon d'une vessie contenant de l'eau très-froide fréquemment renouvelée, relâchement de la force extensive, diminution du poids attaché à la corde, toutes ces mesures furent inutiles, et au bout de trois jours force fut de renoncer à ce nouvel appareil.

Nous fîmes alors fabriquer une boîte de Baudens, et nous appliquâmes dans toute sa rigueur l'appareil de ce célèbre chirurgien militaire. Entre autres avantages, il nous procurait la facilité de multiplier les points d'appui de la force extensive, de diviser, de répartir sur différents points du membre son action, et peut-être de la rendre de cette façon tolérable pour le blessé.

L'anneau contre-extenseur fut laissé de côté, le soin de la contre-extension, abandonné au seul poids du corps ; les lacs extensifs furent fixés au nombre de six, deux sur les parties latérales d'une molletière plâtrée, deux sur les parties latérales d'une bottine également plâtrée, et deux sous la plante du même appareil. De cette manière l'extension fut parfaitement supportée, à la condition toutefois qu'on ne voulût pas obtenir un allongement trop considérable ; il fallait se résigner à un raccourcissement de 4 centimètres, sous peine de provoquer dans la plaie des douleurs intolérables, résultant du tiraillement et de la déchirure des bourgeons charnus. Pour obvier au déplacement du fragment externe, qui avait toujours de la tendance à se porter en dehors, et à saillir entre les bourgeons, le plein d'une bande fut placé sur ce fragment, ou plutôt sur la charpie qui servait au pansement de la plaie, les deux chefs passant en avant et en arrière de la cuisse, s'engageant dans deux ouvertures de la paroi latérale opposée de la boîte, puis se réfléchissant sous son plancher pour être noués définitivement sur une des ouvertures de la paroi latérale correspondant à la blessure. Dans l'intérêt des soins de propreté, tous les coussins furent recouverts de taffetas ciré, afin d'en empêcher l'imbibition par le pus, et de permettre des lavages journaliers avec de l'eau phéniquée. Le pansement avec la charpie trempée dans une solution d'acide phénique, le coussin percé insufflé d'air, et la toile de caoutchouc sous la région sacro-lombaire furent maintenus. Du vin de quinquina ferrugineux, un bon régime réparateur, quelques pilules opiacées pour le soir, afin d'assurer le sommeil et de maintenir un léger degré de constipation, telles furent les prescriptions mises en usage.

Sous l'influence de ces divers moyens combinés, les choses marchèrent à souhait : la plaie prit rapidement un aspect magnifique, au point d'être la plus belle parmi toutes celles qui, dans le même moment, étaient confiées à nos soins ; l'os se recouvrit de bourgeons charnus qui en masquèrent définitivement la saillie ; en même temps l'état général s'améliorait à vue d'œil ; le teint reprit un aspect rosé, les chairs devinrent plus fermes, le pouls se releva, l'appétit et le sommeil ne laissèrent rien à désirer, en un mot tout faisait prévoir la solution favorable d'un cas qui, à l'origine, avait paru désespéré à bien des médecins.

Dans les premiers jours de septembre, notre blessé, qui n'éprouvait plus aucune souffrance, mangeait et dormait, fredonnait des refrains, lisait des journaux, fumait sa cigarette comme s'il ne s'était jamais mieux porté ; lui qui, il y a moins d'un mois, avait consenti sans murmurer à la plus terrible des mutilations, si elle était jugée nécessaire, ne manifestait à présent qu'une crainte, celle de ne plus pouvoir servir son pays après sa guérison.

Le 7 septembre les plaies du décubitus et celle qu'on avait faite pour extraire l'éclat d'obus étaient définitivement cicatrisées. Par contre il s'était formé vers le milieu de la cuisse un abcès assez volumineux qui dut être ouvert sans entraver un seul instant la marche vers la guérison.

Le 11 du même mois, la situation générale et locale était telle que la guérison ne nous paraissait plus qu'une affaire de temps et de patience, et que nous pûmes quitter sans aucune préoccupation l'ambulance de Pfaffenhoffen, laissant le blessé aux soins intelligents et dévoués de M. le docteur Rauch et de M. Gross, notre aide, qui habitait non loin de là, et qui, désirant faire de ce cas remarquable le sujet de sa dissertation inaugurale, nous promit de le revoir régulièrement une fois par semaine.

Depuis ce moment nous avons reçu plusieurs fois de ses nouvelles, et l'année ne s'était pas écoulée que le blessé marchait, ne conservant plus qu'une petite fistule et ayant une cuisse parfaitement droite et solide, mais raccourcie de 3 à 4 centimètres. — RAEIS, Pfaffenhoffen.

Réflexions. — En résumé, fracture très-oblique du fémur, remontant très-haut vers la racine du membre, au point que le doigt profondément plongé dans la cuisse ne peut en atteindre les limites supérieures, plaie énorme occupant l'espace situé entre le genou et la région du grand trochanter, communiquant largement avec le foyer de la fracture, lésions produites toutes les deux par même cause vulnérante, le choc d'un énorme éclat d'obus, et jugées par plusieurs confrères comme étant complétement au-dessus des ressources de l'art. Comme conséquences de ces idées d'un pessimisme décourageant, abandon du blessé, pendant un septénaire entier, aux seules ressources de la nature, sans qu'on songe même à faire la réduction ou à mettre un appareil ; hémorrhagie le huitième jour, conduisant le malheureux aux portes du tombeau, résultant de la déchirure d'une artère par la pointe du fragment externe qui a traversé les muscles pour se loger sous la peau. A partir de ce moment, et à l'occasion de cet accident, soins sérieux et journaliers que nous avons la satisfaction de voir couronnés d'un succès inattendu, mais bien fait pour nous dédommager de toutes nos peines. Tels sont, en peu de mots, les principaux traits de cette observation que notre cher maître, M. le professeur Sédillot, n'a pas hésité d'appeler un des plus beaux cas de chirurgie conservatrice qui se puissent rencontrer.

Divers enseignements découlent des faits que nous venons de résumer. D'abord le chirurgien, véritablement digne de ce nom, ne doit jamais désespérer du salut d'un malade et se conduire, même dans les cas qui apparemment présentent le moins de ressources, comme si les blessés pouvaient et devaient guérir. Certes, il est loin de notre pensée de vouloir incriminer la conduite des honorables confrères qui ont vu le blessé avant nous : les lésions étaient d'une gravité véritablement exceptionnelle, autorisant les plus sombres pronostics ; de plus les traditions de la chirurgie sur ce sujet n'étaient pas de nature à les encourager beaucoup ;

enfin il ne faut pas oublier l'encombrement énorme de blessés, et la nécessité pour les médecins de se multiplier pour ainsi dire dans les premiers jours qui suivirent une bataille aussi sanglante que celle de Frœschwiller. Et cependant par quelles phases cruelles de douleurs et d'insomnies notre blessé a-t-il dû passer pendant huit jours avec une cuisse fracturée, sans réduction et sans appareil contentif? Si l'on avait fait la réduction, si, à l'aide d'un appareil convenable, on avait cherché à maintenir les fragments dans une direction satisfaisante, il est certain, ou du moins très-probable, que l'hémorrhagie qui faillit enlever le malade et nécessita notre intervention n'aurait pas eu lieu. Il faut réellement admirer la puissance des forces conservatrices de la nature, qui se manifeste jusque dans les circonstances les plus désespérées.

Au commencement de l'observation nous avons dit que nous reviendrions sur les raisons qui, dès notre première visite, nous avaient fait pencher en faveur de la conservation. Ces motifs ont déjà été en grande partie exposés, lorsqu'il s'est agi de discuter l'opinion et les arguments de notre confrère bavarois, le Dr S...., qui avait franchement conseillé la désarticulation de la cuisse, et, joignant l'exemple au précepte, voulait incontinent avoir recours à cette grave mutilation. Nous n'y reviendrons que pour dire qu'au moment où nous fûmes appelé pour la première fois auprès du blessé, l'hémorrhagie profuse qui avait porté une atteinte radicale aux forces de la vie nous parut une contre-indication encore plus absolue que huit jours après, lors de notre discussion avec le médecin allemand et alors que la nature commençait déjà manifestement à réparer ses pertes.

L'amputation coxo-fémorale pour lésions traumatiques est une opération qui ne compte pour ainsi dire que des revers ; nous sommes néanmoins d'avis, malgré les résultats désespérants que fournissent les statistiques, que, comme dernière et unique ressource, il ne faudrait pas hésiter d'y avoir recours. Peut-être, sur le champ de bataille, ou quelques heures après la blessure, l'eussions-nous pratiquée, car, en principe, nous sommes partisan des amputations primitives pour peu que les indications soient formelles. Nous ne voulons même pas arguer du résultat final, qui eût donné tort même à l'amputation primitive, puisque le blessé a guéri sans mutilation, car nous savons fort bien qu'en chirurgie, comme en toute chose, il est dangereux d'ériger les faits exceptionnels en règles générales, et qu'avec le système de la conservation quand même fondé sur une base aussi fragile, on s'exposerait à de fréquents mécomptes.

Nous avons ensuite le droit et le devoir de nous demander s'il n'existerait pas certaines raisons qui ont pu influer puissamment sur le résultat exceptionnellement heureux que nous avons obtenu. Nous pensons que la bonne constitution du malade, son énergie morale, les excellentes conditions hygiéniques au milieu desquelles le blessé était placé, l'air de la campagne, l'isolement, l'absence de toute influence nosocomiale, les soins assidus et intelligents, l'entretien d'une propreté minutieuse, une diète sagement réglée constituent des facteurs très-importants pour la solution de la question posée.

Nous nous sommes demandé aussi si l'hémorrhagie abondante qui avait failli perdre notre blessé, n'a pas joué un rôle dans la terminaison favorable que nous avons pu enregistrer, question scabreuse que nous posons avec un point d'interrogation, mais en tout cas hypothèse qu'il serait téméraire de qualifier d'absurde et en faveur de laquelle les partisans de la médication antiphlogistique, peut-être trop honnie de nos jours, ne manqueraient pas de trouver et de faire valoir des arguments.

Les escharres de décubitus ont été une complication bien gênante et bien redoutable ; on a vu par quels moyens nous sommes arrivé à l'écarter.

Plusieurs appareils ont été essayés ; la boîte de Baudens a été seule supportée, grâce à la multiplication des points d'appui des forces extensives.

Du jour où notre blessé a été mis dans cet appareil véritablement excellent, la situation générale et locale est devenue complétement satisfaisante ; huit jours après, la guérison pouvait être considérée comme infiniment probable, sinon certaine.

Plusieurs modifications de détail ont dû être apportées à la constitution de l'appareil :

I. 55

nous avons supprimé l'anneau contre-extenseur qui portait sur les plaies de la région postérieure, et nous avons abandonné la contre-extension au seul poids du corps, couché très-
horizontalement, la tête très-basse. Le mélange solidifiant de Baudens a été remplacé par le
plâtre ; nous nous sommes servi d'une bottine et d'une genouillère plâtrée pour fixer les lacs
extenseurs. L'appareil de Baudens a quatre lacs extenseurs, dont deux tirent au-dessous du
genou, de chaque côté, et deux prennent un point d'appui sur la plante du pied ; nous y avons
ajouté deux lacs tirant de chaque côté de la cheville, au-dessus des régions malléolaires.
Enfin tous les coussins servant de remplissage à la boîte ont été garnis de taffetas ciré pour
éviter l'imbibition par le pus, et les conséquences fâcheuses au point de vue de l'odeur et de
la propreté qui pouvaient en être le résultat, et pour permettre de les soumettre à des lotions
journalières d'eau phéniquée.

Ces détails peuvent paraître trop minutieux ; mais nous croyons, avec les maîtres, qu'en
chirurgie les plus petites choses ont leur importance ; quand il s'agit du bien-être d'un malade,
aucun détail n'est à dédaigner.

Il ne suffit pas d'être un brillant opérateur, il faut être surtout un vrai praticien, auquel
rien de ce qui peut assurer le succès de l'opération ne saurait échapper.

Lycée de Metz. — Le nombre des blessures de la cuisse s'élève à 63, dont 4 seulement par
éclats d'obus et 8 avec fractures comminutives du fémur ; les blessés de cette dernière catégorie ont tous succombé par suite d'infection purulente à l'exception de deux : le sergent-
major Vallot, du 26e, et le soldat Briet du 98e, qui étaient en voie de guérison lorsqu'ils ont
quitté l'ambulance.

Malgré l'extraction de toutes les esquilles, la coaptation des fragments et le soin de sim-
plifier autant que possible la fracture, la suppuration abondante épuisait les blessés, et
au bout d'un temps qui a varié de trois semaines à deux mois ils étaient emportés par la pyohémie.

Aucune amputation de cuisse n'ayant réussi à Metz, je n'ai pas à regretter de n'avoir
point recouru à cette opération qui vouait fatalement nos blessés à la mort.

Les moyens de contention des fractures de cuisse nous ont manqué. Il n'y avait pas de
gouttières, et nous n'avons pu trouver dans la ville d'ouvriers capables d'en fabriquer ; les
feuilles de zinc manquaient aussi ; le plâtre ne nous a pas réussi ; nous avons fait usage d'une
longue attelle externe dont l'emploi avait été préconisé par M. le Dr Isnard, ancien médecin
en chef de l'hôpital militaire de Metz, et qui nous a rendu de grands services.

C'est l'attelle de Desault que l'on construit assez longue pour dépasser de 5 centimètres
la crête iliaque et la plante du pied. — Dr BERTRAND.

M. Ehrmann m'avait fait remarquer un mode de pansement usité à Metz pour les fractures de la cuisse ; il consiste dans l'application d'une seule attelle externe, large de 6 centimètres, en bois dur, percée de trous à ses deux extrémités, assez longue pour dépasser le
pied de 20 à 25 centimètres, et s'élevant de 20 centimètres environ au-dessus du bord supérieur de la crête iliaque. L'extension est faite par une cravate qui entoure les malléoles et
dont les chefs sont roulés, tordus et nattés de manière à éviter tout échappement du pied, et
fixés dans un des trous de l'attelle avec une forte ficelle double ; une cheville de bois est
passée dans l'anse de cette corde, et peut la tordre au besoin pour augmenter l'extension.

Une autre cravate embrasse la cuisse dans le pli fessier et crural ; ses chefs tordus et
nattés vont se fixer dans un des trous les plus élevés de l'attelle, de la même manière que les
lacs d'extension, enfin quelques tours de bande en huit de chiffres enveloppent et fixent le
genou à la partie correspondante de l'attelle.

Le Dr Isnard qui, le premier, a réduit à l'application méthodique de cette simple attelle
le traitement complet jusqu'à guérison de toutes les fractures de cuisse, pense que l'avantage
de ce mode de pansement consiste à obtenir la résolution musculaire mieux que par tout autre
procédé et sans danger, puisque l'on a toujours sous les yeux le membre découvert et les
moyens d'action.

La réduction se fait pour ainsi dire d'elle-même et la guérison s'obtient sans raccourcissement. Le Dr Ehrmann, pour éviter l'échappement de la cravate qui fixe le bas de la jambe avait l'habitude d'entourer le pied d'un bandage à entorse de Baudens. — Dr CUVELIER.

Lésion du nerf sciatique poplité externe. — *Névralgie consécutive.* — *Injections de morphine.* — *Guérison.* — B..., des mobilisés de Nantes, blessé le 11 janvier, à Champagné, a eu la cuisse droite traversée par une balle, à 10 centimètres à peu près au-dessus du genou, et en arrière du fémur. Au moment où il est frappé, B... éprouve une douleur fulgurante extrêmement vive dans la jambe et le pied. Il ne peut se relever et est transporté dans une maison où on lui fait un pansement simple (charpie sèche et simple bande). Un peu revenu à lui, ce blessé, qui est fort intelligent, s'aperçoit, dès le jour même, que le côté externe de sa jambe et la face dorsale du pied sont complétement insensibles, tandis que la face interne de la jambe et la plante du pied ont conservé leur sensibilité normale.

Cette anesthésie persiste les jours suivants pendant que la plaie, qui est des plus simples, marche rapidement vers la guérison. Au bout d'une quinzaine de jours, quand la cicatrice commençait à se faire, B... éprouve quelques douleurs, quelques élancements dans la partie anesthésiée. Ces phénomènes, d'abord passagers, se reproduisent chaque jour plus souvent et deviennent d'autant plus pénibles que l'état de la plaie semble être plus satisfaisant, jusqu'à ce qu'enfin une douleur persistante occupe tout le côté externe de la jambe et du pied, et ne laisse au blessé aucun moment de repos. Rien à noter du côté du mouvement.

B... est évacué en cet état à Changé, le 1er février. Nous lui donnons aussitôt un lavement fortement laudanisé et chloroformisé, qui ne calme que fort peu les phénomènes douloureux. Le 10, une injection hypodermique, au moyen de la seringue de Pravaz, de 1 centigramme de chlorhydrate de morphine amène un soulagement presque immédiat. Son effet persiste jusqu'au 15 mars; ce jour-là les douleurs reparaissent, mais sont cependant beaucoup moins vives. Nouvelle injection de 2 centigrammes après laquelle les douleurs ne reparaissent plus. B... remarque toutefois que la sensibilité n'est pas aussi nette sur la face externe que sur la face interne de sa jambe. La plaie est complétement cicatrisée. Tous les mouvements du pied et de la jambe étaient libres. — Dr DEMONS, ambulance girondine.

Fracture de cuisse. — *Consolidation.* — N..., du 22e mobiles, est blessé au Tertre, commune de Changé, le 11 janvier, par une balle qui lui traverse la cuisse gauche. Il est transporté par ses camarades dans une ferme voisine, où un chirurgien constate une fracture du fémur et le maintient au moyen de deux attelles improvisées et d'une simple bande. N... reste sans nouveaux soins pendant six jours, après lesquels il est transporté à l'ambulance.

Là, on constate que la balle, entrée à quelques centimètres au-dessous du grand trochanter par la partie externe et postérieure de la cuisse, est venue se loger immédiatement sous la peau de la face interne, après avoir brisé le fémur. La balle est extraite au moyen d'une petite incision. Le membre est douloureux et tuméfié par suite de la compression exercée par l'appareil, que l'on remplace par un pansement à la charpie sèche et un simple bandage roulé; la cuisse et la jambe sont maintenues par des coussins.

Le 20 janvier, ce gonflement ayant en grande partie disparu, on applique un appareil de Scultet, en ayant soin de recouvrir les deux plaies d'un épais gâteau de charpie pour recueillir la suppuration; celle-ci est peu abondante et de bonne nature. L'application de cet appareil procure un soulagement très-marqué; le blessé n'accuse presque plus de douleur, il est pansé tous les deux ou trois jours, suivant l'abondance de la suppuration. Il mange et dort à merveille.

Le 9 février, en présence de cet état des plus satisfaisants, nous remplaçons l'appareil de Scultet par un appareil plâtré dans lequel deux fenêtres sont ménagées au niveau des deux plaies. Celles-ci commencent, du reste, à se rétrécir; l'écoulement de pus a beaucoup diminué, il n'y a presque plus de douleur, et les manœuvres nécessaires pour l'application de l'appareil permettent de constater un commencement de consolidation très-manifeste. Les mouvements ne sont plus possibles que dans un seul sens et encore sont-ils fort limités.

Tout va pour le mieux jusque vers le 25 février. A cette époque, le blessé a un peu de fièvre, quelques frissons; la cuisse devient très-douloureuse, la jambe et le pied se tuméfient; la suppuration, qui avait beaucoup diminué, est revenue plus abondante. Nous enlevons l'appareil plâtré et nous reconnaissons l'existence d'un phlegmon limité autour de la fracture. Il y a une fluctuation évidente à la partie moyenne et externe de la cuisse; une large incision donne issue à une vaste collection purulente. L'appareil plâtré est remplacé par une gouttière en toile métallique (charpie sèche). Dès le lendemain, nous constatons une amélioration notable; le membre a repris un volume normal, plus de fièvre, l'appétit et le sommeil reviennent. La suppuration diminue les jours suivants, et l'état local était excellent quand, dans les premiers jours de mars, le blessé est pris d'accès de fièvre intermittente. Nous lui donnons aussitôt du sulfate de quinine, mais ce médicament lui fatigue beaucoup l'estomac. Nous avons recours alors à d'autres préparations de quinquina dont l'action trouble bien la fièvre, change les heures des accès, en diminue la durée, mais la fièvre n'avait pas encore complétement disparu quand nous évacuâmes N... au Mans, le 16 mars.

A cette époque, la consolidation était à peu près complète, un cal très-volumineux englobait les fragments de l'os fracturé, et le trou d'entrée de la balle était cicatrisé; les deux incisions ne donnaient plus issue qu'à quelques gouttes de pus. — Dr DEMONS, ambulance girondine.

Fracture de cuisse. — *Guérison.* — Y..., du 62e de marche, tombe le 11 janvier sur le champ de bataille de Changé, une balle l'a atteint à la cuisse gauche. Il ne peut se relever et reste trois heures sur la neige ; sous l'influence du froid, l'hémorrhagie, d'abord abondante, cesse complétement. Vers le soir, les Prussiens le ramassent et le transportent dans une ferme où ils le laissent six jours sans traitement et presque sans nourriture. Cependant, ce jeune soldat est un Alsacien qui parle fort bien la langue allemande et se fait facilement comprendre des reitres qui l'entourent. Il est enfin conduit, au bout de ces six jours, à l'ambulance de la mairie de Changé, où un médecin prussien l'examine et lui applique pour tout pansement quelques brins de charpie sèche maintenue par deux bandelettes de toile-dieu.

Le lendemain, nous prenons possession de l'ambulance et nous constatons que Y... a eu la cuisse gauche traversée à sa partie moyenne, de dehors en dedans, par une balle qui a fracassé le fémur. Le membre inférieur tout entier est le siége d'un gonflement considérable; la suppuration commence à s'établir ; il souffre beaucoup, mais il supporte ses souffrances avec un courage héroïque. Nous appliquons un appareil de Scultet, après avoir pratiqué une extension méthodique du membre de façon à réduire le plus complétement possible les fragments nombreux que l'on sent crépiter au moindre mouvement.

Dès le surlendemain, amélioration notable. Y... ne souffre presque plus ; le membre a considérablement diminué, il faut réappliquer l'appareil. La suppuration étant assez abondante, nous garnissons chaque plaie d'un épais tampon de charpie, mais nous ne changeons ce pansement que tous les quatre jours.

Même régime jusqu'au 28 février. Ce jour-là, la suppuration ayant déjà beaucoup diminué, nous remplaçons l'appareil de Scultet par un appareil plâtré dans deux fenêtres sont ménagées au niveau des plaies. Pendant cette application, nous constatons qu'il y a un commencement de consolidation. On ne sent plus de crépitation, les mouvements sont très-limités dans tous les sens; le cal se présente sous forme d'une tumeur ovoïde de près de 15 centimètres dans son long diamètre vertical (pansement tous les deux jours avec de la charpie sèche). La suppuration est beaucoup plus abondante par la plaie externe, qui est l'orifice d'entrée, que par la plaie interne; celle-ci est un peu obstruée par les bourgeons charnus, qu'on réprime avec le nitrate d'argent. Cependant, il se forme au-dessous une collection purulente ; une incision pare bientôt à ce petit accident, et rien ne vient plus entraver la guérison de Y..., dont l'état général est excellent.

Le 7 mars, nous enlevons l'appareil plâtré, la consolidation est complète, le blessé peut mouvoir son membre dans tous les sens. Le cal est très-volumineux et très-solide, la plaie interne est complétement fermée depuis quelques jours, l'externe ne donne que quelques gouttes de pus. Le 16 mars, le blessé peut être évacué sur le Mans, *assis* dans une des voitures de l'ambulance.— Dr DEMONS, ambulance girondine.

Fracture de la cuisse; luxation et nécrose de la tête du fémur. — *Extractiom.* — *Guérison.* — Bonnet, 2e zouaves : balle au haut de la cuisse droite, fracture du fémur; balle non extraite. Au mois de février, il existait une double fistule, par laquelle s'écoulait une grande quantité de pus fétide. L'une des ouvertures était l'ouverture d'entrée de la balle, l'autre provenait d'un abcès. La cuisse était notablement déformée, raccourcie, les mouvements de la jambe impossibles. En imprimant à la cuisse des mouvements de latéralité, on entendait des craquements très-distincts. Il parut évident que la suppuration était entretenue par un séquestre, et l'extraction en fut décidée le 13 février.

Une longue incision sur le côté externe de la cuisse me permit de pénétrer jusque dans le foyer; mais l'os qui formait le séquestre ne put être extrait par M. le Dr Welcker, qu'après de longs efforts, et après que l'ouverture eût été agrandie dans tous les sens. L'os ainsi extrait était la tête du fémur, luxée et logée dans le trou ovale. Séparée de l'os par une cassure nette, qui allait obliquement du petit trochanter au rebord de la tête, elle était complétement nécrosée; il n'existait plus de vestiges ni du périoste, ni du cartilage d'encroûtement, ni du ligament interarticulaire. Sur la cassure il n'y avait aucune trace du projectile. La partie inférieure du fémur, déjetée en dehors, était enveloppée d'un tissu dégénéré, d'apparence lardacée, dans lequel sans doute le projectile est enclavé.

Bonnet raconte qu'il fut blessé pendant que, s'appuyant sur la jambe atteinte, le corps porté en avant, il cherchait à soutenir un camarade. On peut donc admettre que la fracture et la luxation se sont produites en même temps, et non que la luxation ait été consécutive à la suppuration.

L'opération dura plus d'une heure et demie ; quelques artérioles durent être liées ; le blessé fut constamment tenu sous l'influence du chloroforme.

15 février. Suppuration abondante, très-fétide. Irrigations. Fièvre presque nulle. — 22 février. La plaie a bon aspect ; toute la partie intérieure a guéri par première intention : pas de fièvre. — 3 mars. Un peu de diphthérite sur la plaie : teinture de brôme qui dissipe rapidement les accidents. — 1er avril. Depuis quelques jours le blessé a des frissons, des vomissements, face grippée, teinte ictérique. Il se forme une tumeur près de l'ombilic (abcès ?). — 17 avril. L'abcès près de l'ombilic est ouvert d'un coup de bistouri ; il s'en écoule une grande quantité de pus fétide.

A partir de ce jour la guérison marche à grands pas. Bientôt Bonnet peut se lever et sortir, appuyé sur des béquilles. La plaie, qui suppurait encore un peu, finit par se fermer ; et au moment de son départ, on pouvait le considérer comme entièrement guéri.

A cette époque, la jambe droite était raccourcie de plus de 8 centimètres ; aucun mouvement de flexion n'était possible, mais la jambe offrait assez de résistance pour que Bonnet pût s'appuyer sur elle. On sent dans la cuisse, sur le côté externe, une tige osseuse, résistante, qui va jusqu'au rebord de l'os iliaque, auquel elle paraît soudée. Se formera-t-il là une fausse articulation qui, plus tard, puisse permettre quelques mouvements de la cuisse ? Il ne paraît pas téméraire de l'espérer.

Quoi qu'il en soit, cette opération, très-analogue à une résection de la tête du fémur, a donné des résultats tout à fait inespérés : faite tardivement, elle n'a été suivie d'aucune réaction inflammatoire, et, malgré la production d'un abcès considérable dans la paroi abdominale, elle a eu les suites les plus heureuses. — Dr CHRISTIAN, Bischwiller.

Plaie de la cuisse communiquant avec le rectum.— Le nommé D..., âgé de vingt-quatre ans, artilleur au 4e régiment, fut grièvement blessé à Colombey le jour de la bataille de Borny (14 août 1870). Il avait reçu un éclat d'obus qui avait broyé la jambe droite à la partie supérieure, en même temps qu'un fragment l'atteignait à la partie moyenne de la cuisse, du même côté, et pénétrait, ainsi qu'on le verra plus loin, jusque dans le rectum. Le surlendemain de la bataille, 16 août, M. Liégeois pratiqua l'amputation de la cuisse au tiers inférieur, par la méthode à lambeaux, et pendant quelque temps, l'état du blessé donna quelque espoir.

Le jour même de la blessure, il y avait eu, par la plaie de la cuisse, une sortie de matières stercorales, et cet accident eut lieu depuis tous les jours. L'évacuation n'était pas très-abondante chaque fois, mais elle avait lieu régulièrement deux ou trois fois par jour, et surtout chaque matin, au moment du pansement. Pour laver complétement le trajet fistuleux, nous introduisions la canule d'un clyso-pompe, tantôt dans l'anus, tantôt dans la plaie de la cuisse, et l'eau sortait facilement par les deux orifices. Dans les premiers jours de septembre, l'état du moignon était satisfaisant, malgré la formation d'une fusée purulente à la face postérieure de la cuisse, quand le malade fut pris d'une diarrhée véritablement incoercible. Il succomba le 15 septembre, dans un état de maigreur et d'épuisement complet. Quelques jours avant sa mort, il avait rendu par l'anus le petit fragment d'obus qui avait pénétré par la cuisse.

L'autopsie put être faite, au moins en partie, et voici ce qu'elle nous révéla. Le projectile avait suivi un trajet oblique commençant à la partie moyenne de la face interne de la cuisse et se dirigeant vers la symphyse, avait fracturé, en passant, la branche ascendante de l'ischion, pénétré dans le petit bassin, et perforé le rectum, à 4 centimètres de l'orifice anal. La paroi de l'intestin présentait une ouverture olivaire d'un centimètre environ de hauteur. Il nous fut impossible de pousser plus loin nos recherches, et le cadavre fut enlevé sans que nous ayons pu vérifier si la plaie du rectum n'avait pas été le point de départ d'une recto-colite dont la diarrhée incoercible aurait été la conséquence. — Dr LAUGIER, ambulance n° 1, Metz.

Diré (Alexis), du 2e train d'artillerie. Entré le 18 septembre au Palais de l'Industrie ; évacué à l'ambulance 174, rue Saint-Maur ; sorti le 2 janvier 1871. Éclat d'obus dans la cuisse gauche, à son tiers supérieur, un peu en arrière de l'artère fémorale ; abcès au-dessous du pli de la fesse, déterminé par la présence du projectile resté ignoré dans la profondeur des tissus ; tétanos le huitième jour de la blessure. Extraction du projectile (pesant 55 grammes) ; cataplasmes ; injections iodo-tanniques ; tétanos, 20 jours de durée ; chloral, 8 grammes par 24 heures ; sulfate de quinine ; sudorifiques. — Guérison.

Farges (Jean), du 126e de ligne, né à Carnac (Corrèze) le 2 avril 1849. Balle dans le grand trochanter gauche ; fracture ; ostéo-périostite ; décollement considérable à la face antérieure et externe de la cuisse, vêtements dans la plaie. Recherche infructueuse de la balle ; extraction d'esquilles mobiles et de morceaux de drap ; drainage, injections iodo-tanniques ; compression méthodique. — Marche depuis trois mois ; claudication. — Dr BOINET.

BLESSURES DU GENOU.

Les plaies pénétrantes du genou, avec lésion des condyles du fémur, des tubérosités du tibia ou seulement des surfaces articulaires sont, malgré leur bénignité apparente, des cas d'amputation immédiate. Les complications sont tellement latentes, insidieuses dans leur marche, malgré leur gravité, que la temporisation est trop souvent fatale. Ainsi, soit la résection, soit l'amputation qui me paraît toujours à préférer, il ne faut pas hésiter. Lorsque l'exploration destinée à préciser le diagnostic différentiel d'une lésion articulaire de celle qui n'est que péri-articulaire, ne peut donner de certitude, on peut seulement alors tenter la conservation.

En l'absence de toute pénétration, de nombreuses observations nous ont prouvé, qu'à la suite de lésions péri-articulaires les dangers étaient imminents ; la cavité articulaire du genou était prise progressivement d'inflammation et de suppuration par suite de la suppuration contiguë des trajets parcourus par les projectiles. Cette inflammation par contiguïté s'est plusieurs fois déclarée après 18, 20 et 25 jours de traitement, alors que l'état du blessé permettait de concevoir de grandes espérances. L'étranglement de la région et l'élimination des parties ligamenteuses escharrifères ont été l'occasion de cette funeste complication, en même temps que l'impatience du blessé, et sa confiance l'encourageait à tenter quelques mouvements. L'immobilité du genou pendant le traitement d'une lésion articulaire doit être de suite exigée et maintenue pendant 25 à 30 jours, et jusqu'à ce qu'aucun accident ne soit plus à redouter. C'est à la suite d'une blessure péri-articulaire du genou gauche que le général Decaen a succombé après 16 jours d'un traitement qui donnait la plus grande sécurité. Il n'observa pas complètement l'immobilité qui lui était recommandée. — Dr CUVELIER, Metz.

L'extrême gravité des plaies pénétrantes du genou n'est contestée par personne, et j'ai entendu beaucoup de chirurgiens expérimentés professer que l'amputation de la cuisse était généralement indiquée. — Cette opinion est trop absolue ; dans certains cas la guérison peut survenir sans opération. Ainsi, sur 19 plaies pénétrantes du genou, il y a eu ;

Conservés..	9	Guéris. 3	Morts. 6
Amputés de cuisse.	8	— 3	— 5
Réséqués.	2	— »	— 2

Houdmon, 3e zouaves. Balle dans le genou droit, entrée par le creux poplité et restée dans l'articulation. On sent distinctement au côté interne de la rotule un corps dur qui ne saurait être que la balle, ou un fragment d'os détaché et entraîné par le projectile. Aucune réaction inflammatoire. La plaie d'entrée guérit dès les premiers jours sans suppuration. Le membre est mis dans un appareil plâtré, remplacé quelque temps après par un appareil au silicate de potasse. Houdmon quitta l'ambulance au mois de février ; la jambe droite est atrophiée, le pied retombe en avant, le genou est ankylosé, mais la guérison est telle qu'on pouvait l'espérer.

Jaeger, 8e cuirassiers. Ce blessé avait au côté externe du genou gauche une petite plaie arrondie, par laquelle il affirmait qu'une balle avait pénétré dans l'articulation et s'y trouvait encore. Pas de gonflement, ni de douleur ; réaction presque nulle ; mouvements du genou tout à fait impossibles. Je me bornai pendant les premiers jours à le maintenir au repos absolu, avec applications froides sur le genou. Je le perdis de vue et j'appris qu'au bout d'une quinzaine de jours, il fut emmené prisonnier en Allemagne. Je l'ai revu ici le 3 mars, revenant de captivité. Il m'apprit que le 20 septembre, à l'hôpital de Breslau, on lui avait fait l'extraction de la balle, qui se trouvait logée au côté interne du genou, au-dessous du condyle ; la cicatrice de l'opération était bien visible et la guérison était parfaite. Jaeger marchait sans canne, et il fallait être prévenu pour voir qu'il boîtait légèrement. Quant au projectile, c'était une balle cylindrique en fer. — Dr CHRISTIAN, Bischwiller.

Hôpital militaire de Strasbourg. — Pour ne pas multiplier outre mesure les divisions du rapport, j'ai réuni, aux blessures du genou, 6 blessures du creux poplité, quoique, en réalité, aucune d'elles n'ait intéressé les extrémités articulaires, ni ouvert la synoviale. 3 ont guéri sans accident sérieux et n'ont entraîné qu'une fois la flexion permanente de la jambe par rétraction des fléchisseurs ; les trois autres ont au contraire été suivis d'accidents divers et graves. Un de ces blessés, Erhart, du 18e de ligne, blessé le 11 septembre, par un éclat d'obus au creux poplité, a eu un phlegmon diffus de la jambe et a succombé le 3 octobre, à la résorption purulente ; un autre, Évillon avait eu l'artère poplitée coupée par le projectile et a succombé à l'amputation de la cuisse nécessitée par une gangrène du membre, consécutive à la ligature de l'artère ; le dernier enfin, dont l'observation suit, nous a présenté un cas intéressant d'anévrysme traumatique guéri par la compression digitale.

M. Moreno, général de brigade, reçut le 25 août, à la citadelle, deux petits éclats d'obus qui pénétrèrent, l'un à la partie externe du bras au-dessous de l'insertion deltoïdienne ; l'autre à la partie externe du creux poplité du même côté, vers l'insertion du jumeau externe. Les deux plaies produites par ces projectiles étaient de petite dimension, et n'avaient donné qu'un écoulement de sang insignifiant ; elles n'avaient pas atteint les os et paraissaient toutes deux sans gravité. La cicatrisation, en effet, ne se fit pas attendre, au moins pour la plaie du jarret ; celle du bras mit un peu plus de temps à guérir à cause de la présence dans les tissus, d'un petit fragment d'obus et d'une rondelle de drap et de flanelle. Le 1er septembre, mon attention fut éveillée par la présence, au côté externe du creux poplité, d'une tumeur bien circonscrite, pulsatile, ayant la forme et le volume d'un gros œuf de poule. Cette tumeur offrait un mouvement d'expansion très-appréciable, non-seulement au toucher, mais encore à la vue. Ses battements, isochrones à ceux du pouls, cessaient lorsqu'on comprimait l'artère crurale sur le pubis ; enfin on y constatait par le sthétoscope un bruit de souffle un peu râpeux. Le diagnostic n'offrait donc aucune difficulté quant à la nature de la tumeur ; c'était bien un anévrysme traumatique, il ne pouvait y avoir d'hésitation que sur le point d'origine de la poche anévrysmale et encore toutes les probabilités étaient-elles pour une lésion de l'artère jumelle externe. Malgré l'accroissement rapide de la tumeur, je me décidai à essayer la compression digitale qui fut faite avec beaucoup de soin et d'intelligence par les élèves du service. Commencée le 3 septembre à 11 heures du matin, elle fut continuée sans interruption jusqu'au lendemain matin 7 heures, c'est-à-dire pendant vingt heures consécutives ; dès la veille au soir l'affaissement de la tumeur était déjà très-appréciable et les battements avaient presque entièrement cessé. On reprit la compression à 11 heures du matin, le 4, et on la conduisit jusqu'à 5 heures du soir. Nouvelle diminution de la tumeur, persistance des pulsations. Le 5 septembre, la compression fut faite de midi à 4 heures du soir ; le 6, de midi à 2 heures ; la tumeur était réduite alors à un petit noyau dur, de la grosseur d'une noisette ; elle ne donnait plus depuis la veille aucun indice de battements, ni de bruit de souffle ; je ne crus donc pas nécessaire de continuer la compression ; le 29 septembre, le général Moreno quittait l'hôpital ne ressentant plus qu'un peu de gêne dans les mouvements du membre.

Les blessures proprement dites du genou comprennent 14 plaies ou contusions sans fracture, ni pénétration, deux pénétrations sans lésions osseuses, 10 fractures articulaires. Les 14 blessures péri-articulaires n'ont pas été exemptes de complications et dans la plupart des cas nous avons eu à combattre une inflammation plus ou moins violente de l'articulation et des tissus avoisinants avec ses conséquences habituelles ; engorgement de l'articulation, hydarthrose, phlegmon circonscrit ou diffus et parfois pénétration consécutive dans la séreuse articulaire. Nous donnons ci-après quelques observations de ces blessures.

Belkassem-ben-Sliman, du 3e tirailleurs algériens, entré le 24 septembre dans le service de M. Tachard, avait reçu le même jour un coup de feu au bord interne de la rotule ; à la suite de cette blessure survint un phlegmon diffus de la jambe ; l'inflammation s'étendit rapidement à la synoviale, des fusées purulentes se développèrent dans la cuisse et nécessitèrent des débridements multiples ; l'amputation du membre reconnue nécessaire fut d'abord obstinément refusée par le blessé ; acceptée enfin le 8 octobre, elle fut pratiquée au tiers moyen de la cuisse, par un procédé à lambeaux antérieur et postérieur. La section des chairs porta sur des tissus déjà envahis par la suppuration. Mort le 11 octobre. A l'autopsie du membre, on constata une érosion du condyle interne du fémur sans éclats et une synovite purulente.

Schmidt, garde mobile, blessé le 18 septembre par des éclats d'obus au tarse et au genou droits, entra dans le même service avec une plaie contuse sur la face antérieure de la rotule, et un gonflement assez considérable de l'articulation tibio-fémorale, qui firent croire tout d'abord à une plaie pénétrante du genou et à la nécessité de l'amputation de la cuisse. Un examen plus attentif fit reconnaître que la bourse séreuse pré-rotulienne était seule ouverte, et à l'amputation du membre on substitua l'incision cruciale de la poche. Les accidents se calmèrent après cette petite opération, mais la guérison n'était pas encore obtenue à notre départ de Strasbourg où nous avons laissé ce blessé avec une plaie de bon aspect et bourgeonnant activement.

Maxant, du 2e zouaves, fut blessé le 6 août à Frœschwiller, par une balle qui pénétra au bord externe du creux poplité et alla sortir au bord supérieur de la rotule vers son côté interne. Traité d'abord au grand séminaire où on lui appliqua un appareil plâtré, il fut évacué le 17 août sur l'hôpital, militaire à cause de son indocilité, disait le billet d'évacuation. Après des accidents inflammatoires d'intensité médiocre et une hydarthrose modérée, ce blessé guérit sans ankylose et ne conservant qu'un peu de roideur dans les mouvements du genou.

Dans ce cas, le diagnostic est resté douteux et si nous l'avons classé dans les blessures non pénétrantes du genou, c'est à cause du faible développement des accidents inflammatoires et de la rapidité de la guérison, et cependant on a peine à s'expliquer que la synoviale n'ait pas été ouverte par le projectile dans le trajet oblique qu'il a parcouru.

Hamon-ben-Saad, du 3e tirailleurs algériens. Blessé le 6 septembre, par une balle au bord supérieur de la rotule gauche, entré à l'hôpital militaire le 8 septembre, venant par évacuation d'une ambulance de la ville. Une seule ouverture, pas de projectile. Arthrite subaiguë du genou, épanchement synovial considérable, fomentations froides alcoolisées. Appareil inamovible, pointes de feu. Teinture d'iode en badigeonnage. Engorgement chronique de l'articulation. Laissé à l'hôpital de Strasbourg sans amélioration bien sensible le 20 novembre.

Les deux plaies pénétrantes du genou sans fracture que nous avons reçues ont été produites, l'une, par un éclat d'obus, l'autre par une balle ; elles ont été toutes deux suivies de mort, la première, après amputation immédiate de la cuisse, la seconde après tentative de conservation.

Fruhauff (Frédéric), 22 ans, garde mobile, a été atteint le 12 septembre au soir par un fort éclat d'obus qui lui a labouré la face interne du membre inférieur droit, dilacéré profondément les parties molles depuis la partie moyenne de la cuisse jusqu'au tiers inférieur de la jambe et ouvert largement l'articulation du genou ; le condyle interne du fémur était dénudé, contus, mais ne présentait pas de solution de continuité. Le 13 septembre au matin, je pratiquai l'amputation de la cuisse au tiers moyen par un procédé de nécessité à lambeau externe. Mort le 17 septembre.

Faure, du 87e de ligne, reçut, le 3 septembre, un coup de feu qui ouvrit le cul-de-sac supérieur de la cavité synoviale du genou au-dessus de la rotule sans fracturer les os. Tentative de conservation. Arthrite suppurée, phlegmon diffus de la cuisse. Mort le 16 septembre.

Les dix fractures articulaires du genou que nous avons eues ont été produites trois fois seulement par des balles et sept fois par des éclats d'obus ; dans aucun cas, la gravité des lésions ne pouvait laisser de doute sur la nécessité de l'amputation immédiate, ainsi que le prouvent les observations suivantes ; une fois seulement, on crut pouvoir faire la résection, mais la tentative n'a pas été heureuse et je crois que cette opération doit être rejetée complétement de la chirurgie d'armée, à moins qu'on ne se trouve dans des conditions exceptionnelles de salubrité et de stabilité.

Bastier, âgé de 26 ans, clairon au 18e de ligne, a été atteint le 17 août 1870 par une balle qui a fracturé comminutivement l'extrémité supérieure du tibia et pénétré dans l'articulation du genou. Une hémorrhagie abondante et l'étendue de la lésion me mirent dans l'obligation de faire immédiatement l'amputation de la cuisse au tiers inférieur par la méthode circulaire. L'hôpital n'étant pas encore encombré, la cicatrisation se fit très-régulièrement et le blessé se croyait déjà guéri, lorsque dans les premiers jours de septembre, le moignon devint douloureux, œdémateux, et une incision pratiquée à la partie interne donna issue à une assez grande quantité de pus bien lié. Les jours suivants, la suppuration continua à s'écouler très-abondamment, au point d'imbiber toutes les pièces du pansement qu'on renouvelait matin et soir. Je fis faire alors des injections alcoolisées dans le foyer et j'appliquai journellement des pointes de feu sur le moignon ; sous l'influence de ce traitement, le gonflement disparut, la suppuration diminua notablement, mais elle ne se tarit pas, et le 18 octobre, j'évacuai Bastier sur France malgré la persistance de la suppuration. J'ignore ce qu'est devenu ce blessé, mais un de ses camarades de voyage m'a affirmé plus tard qu'il est resté quelque temps chez une dame charitable de Saint-Louis, près Bâle, et qu'il fut évacué ensuite sur Lyon, en très-bon état de santé.

Schlegel, âgé de 20 ans, soldat au 87e de ligne, a eu le genou gauche fracassé par un éclat d'obus le 25 août. Amputation immédiate de la cuisse au tiers inférieur. Cicatrisation régulière et, à dater du 10 septembre, Schlegel se promène journellement dans la salle avec des béquilles. Le 24 septembre, ponction d'un abcès avec le bistouri à la face externe du moignon. Rentré dans ses foyers le 9 octobre la cicatrisation de la plaie d'amputation étant très-avancée et l'abcès continuant encore à donner une certaine quantité de pus. J'ai appris que ce blessé a eu divers accidents ultérieurs sur la nature desquels je n'ai pu être fixé et qu'il a rejoint finalement le dépôt de son corps après guérison complète.

Kehrès, âgé de 26 ans, pontonnier au 16e d'artillerie, a été frappé au genou gauche par un éclat d'obus le 27 août au soir. — Fracture en éclats du condyle externe du fémur avec pénétration dans l'article et vaste plaie déchirée qui remonte à la face postérieure de la cuisse jusqu'à son tiers supérieur ; la plaie vers sa partie supérieure était peu profonde, ne dépassant pas la couche musculaire superficielle et je crus qu'il y avait tout avantage à faire l'amputation au tiers moyen, en conservant dans le moignon une plaie étendue, il est vrai, mais superficielle ; si j'avais voulu porter le couteau au delà des limites de la plaie, j'aurais été conduit à scier l'os au quart supérieur. Je fis donc l'amputation au tiers moyen avec un lambeau interne que je pus tailler aussi grand qu'il le fallait. Les plaies avaient un très-bon aspect et le lambeau s'était accolé dans une grande partie de son étendue, lorsque, le 7 septembre, le malade fut pris de trismus ; le lendemain 8, se déclara une hémorrhagie abondante que j'arrêtai par la ligature de la crurale sous l'arcade. Mort le 10, troisième jour du tétanos, malgré les injections hypodermiques de morphine à haute dose et les bains de vapeur.

Cannelle, âgé de 24 ans, du 36e de ligne, blessé le 6 septembre au soir par un éclat d'obus ; fracture comminutive de l'extrémité supérieure du tibia avec plaie communiquant largement avec l'articulation du genou. Amputation circulaire de la cuisse le 7 septembre. Mort le 18 septembre de résorption purulente.

Gauthier (Adrien), cavalier au 2e régiment du train d'artillerie, blessé, le 14 septembre au soir, par des éclats d'obus, est apporté à l'hôpital militaire dans un état de stupeur et de demi-coma occasionné par des blessures multiples qui laissent peu d'espoir de guérison : fracture comminutive du genou et du cou-de-pied droits ; fracture de l'os malaire et de l'apophyse orbitaire externe, destruction de l'œil droit ; ces fractures sont accompagnées de larges plaies contuses déchirées ; il existe encore d'autres plaies et contusions avec ecchymose au pied gauche, à la verge et à l'œil gauche. — Malgré la gravité et la multiplicité de ces lésions, je ne crois pas devoir rester inactif et je fais l'amputation de la cuisse droite au tiers inférieur, plutôt pour débarrasser le blessé d'un membre dans lequel chaque mouvement retentit douloureusement, qu'en vue d'obtenir une guérison qui restait bien problématique. — Mort le lendemain 16 septembre.

Ywin, âgé de 24 ans, du 21e de ligne, est atteint, le 23 septembre, par des éclats d'obus qui lui broient le genou gauche et le coude droit. Apporté à l'hôpital militaire, il est amputé de la cuisse gauche et du bras droit, par M. Claudot, médecin aide-major ; le soir même il est pris de délire violent qui continue les jours suivants et qu'on parvient à arrêter par des injections hypodermiques répétées d'hydrochlorate de morphine ; la pourriture d'hôpital se déclare dans les deux plaies d'amputation et est enrayée dans sa marche, le 3 octobre, par des applications répétées de perchlorure de fer. Le blessé succombe, le 6 octobre, à l'infection purulente.

Valdeyron (Jean), âgé de 23 ans, conducteur au 2e régiment du train d'artillerie, a le genou gauche fracassé par un éclat d'obus, le 20 septembre. — Amputé le même jour par M. Poncet, au tiers inférieur et par le procédé à lambeau antérieur. Mort cinq heures après l'opération dans un délire nerveux aigu.

Wolff (Michel), 23 ans, garde mobile, a le genou gauche fracturé comminutivement par un obus, le 26 septembre. — Amputé le même jour par M. Poncet avec un lambeau antérieur de nécessité. Gangrène d'une partie du lambeau. Mort le 1er octobre.

Delattre (Amédée), ouvrier au 16e artillerie, âgé de 26 ans, reçut, le 22 septembre, une balle qui pénétra au milieu de la rotule droite et alla sortir au milieu du creux poplité, fracturant la rotule et le fémur en éclats. La nécessité de l'amputation n'était pas discutable et elle était d'autant plus urgente qu'il y avait une hémorrhagie artérielle assez abondante ; je la pratiquai immédiatement par la méthode circulaire légèrement modifiée, c'est-à-dire, qu'au lieu de faire l'incision perpendiculaire à l'axe du membre, je divisai la peau et les muscles suivant une ligne fortement oblique, descendant au côté interne du membre à trois travers de doigt plus bas que sur le côté externe. J'avais été amené à faire cette modification par la rétraction toujours si énergique en dedans, et qui, dans le procédé circulaire, entraîne presque fatalement la conicité du moignon. Le résultat immédiat fut très-beau, mais nous étions alors au plus fort de la période infectieuse, et les lambeaux, loin de s'agglutiner, furent envahis par la pourriture d'hôpital dans sa forme la plus grave ; ils devinrent douloureux, œdématiés, puis infiltrés de pus séreux, grisâtre, à odeur spéciale, qu'on en exprimait par la pression et qui s'en écoulait spontanément ; criblé en outre d'une foule de petits foyers purulents remplis de pus crémeux, bien lié ; la surface de la plaie était couverte par une pulpe grisâtre, très-adhérente. Les cautérisations au persulfate de fer et au fer rouge, appliqué énergiquement, n'apportèrent aucune modification dans l'état des lambeaux, et leur mortification partielle d'une part, leur transformation pulpeuse et l'ulcération de l'autre, mirent rapidement l'os à nu dans une étendue de 4 à 5 centimètres. Delattre, miné par les souffrances et la fièvre, succomba le 5 octobre, 13 jours après la blessure et l'amputation.

Pour terminer ce que nous avons à dire des blessures du genou, je donnerai encore l'observation succincte de la seule fracture articulaire qui ait été traitée par la résection fémoro-tibiale.

Moulen (Antoine), âgé de 27 ans, du 87ᵉ de ligne, est entré, le 20 septembre, à l'hôpital militaire, peu d'instants après avoir été atteint au genou droit par un éclat d'obus.

L'examen du membre fit reconnaître une fracture verticale de la rotule et du condyle interne du fémur, compliquée de plaie articulaire de petite dimension. Le médecin traitant, M. l'aide-major Claudot, crut à la possibilité de conserver le membre par la résection, quoique les conditions hygiéniques de l'hôpital me parussent peu favorables à une pareille opération; il fit en conséquence une incision cruciale sur la rotule, enleva cet os et scia ensuite l'extrémité condylienne du fémur et de la surface articulaire du tibia; les os rapprochés furent maintenus en contact au moyen d'une attelle postérieure, tout en ménageant une issue facile au pus et à la sérosité. Les cinq premiers jours, tout alla bien; la plaie avait bon aspect, la suppuration était de bonne nature et la réaction fébrile très-modérée. Le 25 septembre, survint un violent frisson suivi de chaleur, et le soir même, le blessé fut pris de délire nerveux à la suite duquel il tomba dans un profond affaissement et un état semi-comateux; la plaie avait pris en même temps un aspect grisâtre, sanieux. — Mort le 1ᵉʳ octobre, dix jours après l'opération, cinq jours après le début des accidents infectieux.

Les observations qui précèdent ont caractérisé d'une manière assez complète les conditions fâcheuses dans lesquelles se présentaient un grand nombre des blessés du siége de Strasbourg, tant sous le rapport de la gravité de leurs blessures, qu'au point de vue de l'insalubrité des locaux dans lesquels ils subissaient des opérations déjà graves par elles-mêmes. — Dʳ REEB.

Evillion, soldat au 24ᵉ de ligne, blessé le 23 août d'un coup de feu traversant le creux poplité gauche en séton près de l'os. Il eut sur le coup une hémorrhagie assez abondante que le médecin de tranchée arrêta par l'introduction d'un tampon de perchlorure de fer dans les deux ouvertures. Le malade resta couché, le membre immobilisé entre des attelles et pendant les premiers jours la plaie marcha simplement. Deux hémorrhagies abondantes survinrent; nous avions éloigné l'idée d'une section de la poplitée, car le blessé avait passé deux ou trois jours sans perte de sang, alors qu'aucune ligature n'avait été pratiquée. Nous fîmes la ligature à l'anneau; aucun signe de gangrène ne se manifesta et l'hémorrhagie s'arrêta.

Cet homme était délicat, affaibli par ses premières pertes de sang assez abondantes. Les ouvertures du séton ne se cicatrisaient pas, et malgré l'immobilité absolue du membre, il se formait une suppuration sanieuse dans le creux poplité; de petites hémorrhagies se firent de nouveau le 4 et le 5 septembre. Le malade s'affaiblissait de plus en plus, la compression était établie aussi exactement que possible le long de la fémorale. Mais le 9, une hémorrhagie considérable se fit par les deux ouvertures du séton. On ne pouvait plus attendre : une opération était nécessaire. Il fallait ouvrir le creux poplité et aller à la recherche de l'artère lésée. Nous trouvâmes une suppuration sanio-putride du creux poplité, et au milieu l'artère poplitée elle-même coupée complétement; une ligature fut faite sur chacune des extrémités. Les parois de la veine nous parurent déjà épaissies et la veine elle-même garnie de caillots. Le membre fut réchauffé entre des bouteilles d'eau chaude, mais, dès le soir, la jambe présentait une teinte brune, verdâtre; le lendemain, la gangrène en occupait la moitié. L'amputation de cuisse fut faite à la partie moyenne; le malade mourut deux jours après dans le délire de l'anémie. La plaie ne suppurait plus. Cet homme mourut pendant la visite, me disant à son dernier moment : « Je sens que c'est fini, mais je donne avec plaisir ma vie pour la France; j'ai fait mon devoir, je meurs content. » Il s'éteignit en prononçant ces mots.

Faury, 9ᵉ cuirassiers, reçoit, le 12 septembre, un éclat d'obus au bord interne du ligament rotulien, à trois travers de doigt au-dessous de la rotule. Nous ne cherchons pas à nous assurer de la déchirure de la capsule. Le genou fut immobilisé dans une gouttière, arrosé d'eau froide et nous eûmes le bonheur de voir les bourgeons s'établir sans accident. Le malade guéri, était évacué le 1ᵉʳ octobre.

Faur, 87ᵉ de ligne, blessé le 3 septembre, meurt le 17. Coup de feu : balle ronde traversant le genou au-dessous du tendon droit antérieur, juste au niveau de la rotule, sans lésion de l'os. Pronostic grave, immobilisation absolue; malgré tout, fusées purulentes dans la cuisse. Mort de pyohémie 14 jours après la blessure. — Dʳ PONCET, Strasbourg.

Claudet (Stéphane), 3e chasseurs, né à Chautrans (Doubs) le 9 octobre 1846. Séton par balle à deux travers de doigt au-dessus de la rotule gauche, et sortie dans le creux poplité; trajet direct, rectiligne, à travers le fémur, dans le tissu spongieux, entre les condyles, sans lésion des gros troncs vasculaires ou nerveux; écoulement considérable de sang pendant douze heures; arthrite.— Immobilisation de l'articulation dans une gouttière; liquide iodo-tannique sur les plaies d'entrée et de sortie; large vésicatoire sur le genou; suppuration à peine appréciable à l'orifice des plaies. — Guérison. — Dr BOINET, Cours-la-Reine.

Genou. — Désarticulation. — Mort. — D..., garde mobile, 23 ans, fracture comminutive du tibia au tiers supérieur (intégrité du péroné), combat de Bagneux, 13 octobre. — Le 14, désarticulation du genou, par le Dr Gosselin.

Deux jours après, rougeur érysipélateuse du lambeau antérieur. Fièvre, ballonnement du ventre, diarrhée, taches ombrées sur l'abdomen et les cuisses. Même état pendant quelques jours, puis amélioration marquée.

Cependant la bourse synoviale du cul-de-sac des extenseurs s'est remplie de pus et un vaste clapier remonte jusqu'à la partie interne de la cuisse. Large incision, drainage.

15 novembre. Les cartilages des condyles sont tombés, l'os a bourgeonné, la cicatrisation réunit presque sur tous les points les deux lambeaux. Le foyer purulent au-dessus de l'articulation n'existe plus. Malheureusement, malgré les toniques et les précautions les plus grandes, de profondes escarres ont entamé le sacrum, et le blessé s'épuise de jour en jour et meurt le 3 décembre, après avoir présenté les symptômes de l'infection lente. — D^r JOB, ambulance Rothschild.

BLESSURES DE LA JAMBE.

Hôpital militaire de Strasbourg, 115 blessures de jambes, 12 par balles, 103 par éclats d'obus ont donné 42 décès, soit 36,5 0/0, presque autant que les blessures de la cuisse.

Les plaies des parties molles, au nombre de 54, n'ont présenté aucune particularité propre à la région, sauf une blessure de la tibiale postérieure derrière la malléole et une de la tibiale antérieure à la partie moyenne de la jambe, traitées, l'une par la ligature à distance, la seconde par la ligature directe. Nous avons eu du reste là, comme ailleurs, toutes les variétés de blessures par balles et surtout par éclats d'obus et toute la série de complications qu'elles entraînent à leur suite; phlegmon diffus, érysipèle, fusées purulentes, gangrène, etc., et malgré l'absence de lésions osseuses, nous avons dû faire trois fois l'amputation de la cuisse; cette grave opération fut nécessitée, une fois par l'étendue considérable de la perte de substance des parties molles, et deux fois par la gangrène du membre. Deux de ces amputés ont succombé; le troisième,

Hervieux, du 21e de ligne, et dont nous avons déjà parlé, a guéri après avoir eu une pourriture d'hôpital grave qui a entraîné la conicité du moignon.

Deux autres hommes, atteints de plaies des parties molles ont succombé, l'un par épuisement et l'autre par résorption purulente.

Les fractures ont été très-fréquentes et toutes, sauf trois, ont été produites par des éclats d'obus, c'est-à-dire que presque toujours elles se présentaient avec une gravité exceptionnelle et que nous avons eu rarement l'occasion de faire de la conservation. Dans la majorité des cas les deux os étaient broyés ou fracturés en éclats, et l'étendue des plaies des parties molles ajoutait encore à la gravité de la lésion. L'amputation, dans ces cas, était la seule ressource et elle était pratiquée le plus bas possible; il fallut néanmoins recourir souvent à l'amputation de la cuisse, soit parce que la fracture remontait jusque dans les condyles du tibia, soit parce qu'il ne restait pas de parties molles suffisantes pour une amputation de jambe.

Quatre blessés avaient les deux jambes littéralement broyées par de gros projectiles et à leur arrivée à l'hôpital ils étaient dans un tel état de faiblesse que toute opération fut jugée impraticable. — Neuf fois enfin, on nous apporta des blessés avec ablation complète d'une jambe par obus; un de ces hommes, déjà épuisé par la perte de sang (Muller, garde mobile), n'était pas en état de subir une amputation, et on dut se contenter de lier la fémorale pour arrêter l'hémorrhagie ; il succomba néanmoins peu de temps après ; les sept autres furent amputés immédiatement, 6 de la cuisse, 2 de la jambe ; 1 seul survécut à ce double et violent traumatisme.

Défalcation faite des neuf ablations de jambe par obus, il nous reste 52 fractures ; 36 complètes, 8 du tibia seul, 8 du péroné, le tibia restant intact ; 7 fractures simples et sans gravité ont guéri sans amputation ; 40 plus graves ont exigé l'amputation, soit immédiate, soit consécutive ; et 5 non opérables ont été suivies de mort rapide.

Nous avons en définitive pratiqué pour les blessures de jambe les opérations suivantes : 24 amputations de cuisse qui n'ont donné que 5 guérisons et 27 amputations de jambe pour lesquelles nous comptons 12 guérisons et 15 morts. Je dois dire ici cependant, que, pour les amputations de cuisse, nous nous sommes avant tout préoccupés de faire la section de l'os le plus bas possible et que, dans ce but, nous avons souvent donné la préférence à la méthode à lambeaux, qui nous permettait d'utiliser des parties molles restées saines et qu'il eût fallu sacrifier par la méthode circulaire.

Quand nous pratiquons l'amputation de cuisse par la méthode circulaire, nous avons l'habitude de faire la section des parties molles suivant une ligne oblique en bas et en dedans, de manière à corriger l'effet de la rétraction si énergique des muscles demi-tendineux, demi-membraneux et couturier. Si l'on fait la section suivant un plan perpendiculaire à l'axe du membre, la rétraction de ces muscles est assez forte pour entraîner la peau et laisser encore à la partie interne du moignon une dépression profonde mal disposée pour la réunion et dans laquelle se cachent des branches vasculaires dont la ligature est parfois assez pénible.

Quant à l'amputation de jambe au lieu d'élection, c'est à la méthode circulaire que nous avons eu recours dans la majorité des cas, et quoique nous n'ayons jamais négligé d'abattre par un trait de scie la pointe anguleuse du tibia, nous avons vu assez fréquemment l'extrémité de l'os perforer la peau et être frappée de nécrose. C'est là un petit accident de peu d'importance en somme, puisqu'il n'entrave en rien la marche de la cicatrisation et je n'en fais mention que parce que la plupart des auteurs classiques prétendent que l'ablation de l'angle antérieur du tibia met à l'abri de cet inconvénient ; pour moi, je crois que le meilleur moyen de l'éviter consiste dans la réunion oblique de la plaie.

Lanternier, 87ᵉ de ligne, a reçu le 4 septembre plusieurs éclats d'obus au bras, à l'avant-bras gauche et à la face antérieure de la jambe droite. Ce dernier éclat a creusé un sillon profond au tiers inférieur de la face antéro-interne du tibia, sans cependant fracturer l'os dans toute son épaisseur. Pansement au styrax, sans appareil. — Sorti guéri le 5 octobre.

Fleckinger, du 87ᵉ de ligne, est frappé le 15 septembre à la partie moyenne de la jambe droite par un éclat d'obus ; fracture complète de la jambe sans plaie. Appareil de Scultet suivi d'un appareil dextriné ; consolidation sans difformité. Rentré dans ses foyers fin octobre.

Mahi ben Mahi, tirailleur algérien, blessé le 12 septembre par un éclat d'obus qui lui a fracturé comminutivement le péroné à deux travers de doigt au-dessus de la malléole. Extraction de plusieurs esquilles ; pas d'appareil, le tibia reste intact faisant office d'attelle. Sorti guéri le 12 octobre.

Helm, du 3ᵉ de ligne, a reçu le 6 août, à Frœschwiller, une balle qui a pénétré au-dessus de la malléole externe, a fracturé comminutivement le péroné et est allée sortir au bord interne du tendon d'Achille, sans toucher le tibia. Extraction d'esquilles, pas d'appareil. Sorti guéri le 1ᵉʳ octobre.

Laurent (Benoît) du 99ᵉ de ligne, âgé de 28 ans, blessé le 28 août par un éclat d'obus ; vaste plaie à la partie supérieure externe de la jambe droite communiquant avec l'articulation péronéo-tibiale supérieure ; fracture comminutive du péroné au tiers supérieur. Amputation circulaire immédiate de la cuisse droite ; ostéo-myélite consécutive combattue par la cautérisation ponctuée. Évacué sur France le 19 octobre, la suppuration n'étant pas encore complètement tarie.

Palangié, maréchal des logis au 1ᵉʳ régiment du train d'artillerie, est blessé le 7 septembre par un éclat d'obus qui a fracturé comminutivement le péroné à sa partie inférieure ; une plaie contuse communique avec le foyer de la fracture ; elle a été pansée sur le terrain même et remplie de charpie imbibée de perchlorure de fer, en vue sans doute d'arrêter une hémorrhagie. Le lendemain au soir, la gangrène envahit le membre et remonte rapidement jusqu'au genou. Amputation circulaire de la cuisse au tiers inférieur. Mort le 25 septembre par pyohémie.

N'est-ce pas à l'application du perchlorure de fer qu'il faut attribuer, ici, l'apparition de la gangrène? Je réponds sans hésitation par l'affirmative et les faits dont j'ai été témoin n'ont laissé aucun doute dans mon esprit sur les conséquences fâcheuses qu'entraîne l'introduction de ce caustique dans des plaies anfractueuses et déjà violemment contuses ; je ne conteste pas pour cela l'influence des autres causes, telles que la viciation de l'air par l'encombrement, l'attrition violente des parties par le projectile ; mais, plus ces causes agissent avec puissance, plus aussi on doit être réservé dans l'emploi de ce caustique liquide, qui s'infiltre dans les tissus et éteint le peu de vitalité qu'ils ont pu conserver.

Muller (Jean-Baptiste), du 96ᵉ de ligne, âgé de 21 ans, blessé le 2 septembre par un éclat d'obus. Fracture longitudinale du tibia au tiers inférieur, pénétrant dans l'articulation tibio-tarsienne. Amputation circulaire de la jambe au lieu d'élection. Sorti guéri le 8 octobre.

Haussart (Joseph), âgé de 22 ans, pontonnier au 16ᵉ d'artillerie, a été blessé le 20 septembre par un éclat d'obus qui a produit les lésions suivantes : fracture comminutive de l'extrémité supérieure du péroné gauche; vaste plaie occupant toute la moitié supérieure et postéro-externe du membre ; section des jumeaux et du soléaire : hémorrhagie. — Amputation circulaire immédiate de la cuisse gauche au tiers inférieur, nécessitée plus par la perte de substance des parties molles dont on ne pouvait espérer la réparation, que par la fracture du péroné. Le 24, hémorrhagie artérielle arrêtée par la ligature de la fémorale au moyen d'une incision pratiquée à la face interne du moignon, dont les bords étaient déjà en partie agglutinés. Le 23, violent frisson suivi du délire aigu, qui se prolonge jusqu'à la mort, le 29 septembre.

C'est encore là un exemple de ces hémorrhagies pyohémiques dont nous avons parlé plus haut.

Bach (Charles), 23 ans, garde mobile du Bas-Rhin, est blessé le 18 septembre par un éclat d'obus. Fracture comminutive de l'extrémité supérieure du tibia avec plaie étendue à la face interne et supérieure du membre. Amputation de la cuisse au quart inférieur, avec incision oblique. Pourriture d'hôpital à forme diphthéritique, puis ulcéreuse, s'étendant sur toute la surface de la plaie, décollant l'extrémité du fémur, disséquant les muscles dont les interstices sont criblés de petits foyers purulents à contenu liquide, grisâtre, d'une odeur sui generis. Frissons répétés. Mort le 6 octobre.

Oberlé (Bernard), du 87ᵉ de ligne, âgé de 22 ans, reçut le 20 septembre un coup de feu qui fit séton à la partie antérieure et supérieure de la jambe gauche et creusa un sillon dans la crête du tibia ; l'amputation circulaire de la cuisse, devenue nécessaire par les progrès de l'inflammation qui gagne tous les tissus péri-articulaires, est pratiquée le 1ᵉʳ octobre. On reconnaît à l'autopsie du membre que la capsule synoviale n'avait pas encore été ouverte. Cet amputé a été renvoyé dans sa famille, le 10 octobre, ayant déjà eu quelques frissons. J'ignore ce qu'il est devenu.

Warrot, 24 ans, du 87ᵉ de ligne, est frappé le 2 septembre, par un éclat d'obus à la partie externe de la jambe gauche ; il n'y avait pas de plaie extérieure, mais un épanchement sanguin considérable qui nécessita un large débridement; on reconnut ainsi une fracture du péroné et une violente attrition des muscles. La question d'amputation posée par le médecin traitant, fut résolue négativement par une consultation; la gangrène envahit le membre et le 10 septembre l'amputation de la cuisse au tiers inférieur fut pratiquée; la gangrène continuant ses progrès, emporte le blessé le 14 septembre.

Heinzler (Joseph), 21 ans, du 96ᵉ de ligne, a eu, le 27 août, la jambe gauche fracassée au tiers supérieur par un éclat d'obus. Je pratique immédiatement l'amputation circulaire de la cuisse au tiers inférieur. Le 14 septembre, la cicatrisation est déjà très-avancée, mais la plaie est envahie par la pourriture d'hôpital qui est arrêtée rapidement par deux ou trois cautérisations avec le persulfate de fer. Le 7 octobre, Heinzler rentre dans ses foyers, il a rejoint plus tard son régiment à Versailles. J'ai eu l'occasion de le voir plusieurs fois depuis, il marchait avec beaucoup d'aisance au moyen d'un cuissard que lui a fait M. Elser, l'habile coutelier de Strasbourg.

Coni, du 36ᵉ de ligne, âgé de 32 ans ; fracture comminutive de la jambe gauche au tiers moyen avec plaie par éclat d'obus, le 24 août. Amputation circulaire de la jambe au lieu d'élection par M. Reeb. Réunion oblique de la plaie. Guérison rapide sans que l'angle du tibia ait perforé la manchette. Évacué sur France par le premier convoi le 19 octobre.

Chabalier (Louis), du 18ᵉ de ligne, âgé de 23 ans, a eu le 14 août 1870, la jambe gauche fracturée par une balle au tiers inférieur. Il fut traité d'abord à l'ambulance du Grand Séminaire, où M. Hergott tenta la conservation. L'indocilité peu commune du blessé provoqua son évacuation sur l'hôpital militaire, le 27 août, 13ᵉ jour après la blessure ; je voulus essayer encore de conserver le membre, que je plaçai, à cet effet, dans un appareil de gutta-percha, muni de fenêtres en regard des plaies ; mais tous les moyens mis en œuvre pour maintenir l'immobilité échouèrent par l'indocilité du blessé ; il ne pouvait garder, pendant une heure la même position et ne cessait, sous le moindre prétexte, d'enlever les liens de son appareil. Une inflammation vive avec tendance gangréneuse, due autant à ces mouvements désordonnés qu'à la constitution médicale du moment rendit bientôt l'amputation nécessaire; elle fut pratiquée, le 8 septembre, au lieu d'élection, et le couteau porta sur des tissus déjà infiltrés de pus et de sérosité dans toute la circonférence du membre. Comme je l'avais prévu, cela n'entrava pas le travail de cicatrisation qui se fit normalement et sans accident, et la guérison était complète dès les premiers jours d'octobre. Le blessé cependant refusait de se lever et se plaignait de douleurs dans le genou droit, côté opposé à l'amputation; ces douleurs devinrent assez vives pour le mettre dans l'impossibilité de profiter des évacuations successives faites sur France et je dus le laisser aux soins des médecins allemands. Au mois de septembre 1871 je le retrouvai à l'hôpital civil, dans les salles de M. Bœckel, avec une coxalgie du côté droit arrivée à une période très-avancée; il y avait une déformation considérable de la hanche, avec déviation et raccourcissement du membre, qui rendait la station debout complètement impossible.

Henriot (Eugène), maréchal des logis chef au 2ᵉ régiment du train d'artillerie, est apporté à l'hôpital militaire le 7 septembre, atteint de fracture comminutive de la jambe gauche au tiers moyen, avec perte de substance des parties molles de la face externe du membre par éclat d'obus; il existe encore une autre plaie contuse à la jambe droite. M. Tachard, médecin traitant, fait immédiatement l'amputation de la jambe par un procédé de nécessité à lambeau interne. Le 23 septembre, 18ᵉ jour, chute spontanée de la ligature suivie d'hémorrhagie qui s'arrête seule et sans l'intervention du médecin de garde. Le 26, nouvelle hémorrhagie plus abondante, pour laquelle M. Tachard pratique, à 4 heures du soir, la ligature de la fémorale au sommet du triangle de Scarpa. Frissons répétés. Mort le 9 octobre de pyohémie.

Tallot, pontonnier au 16ᵉ d'artillerie, a eu, le 22 septembre 1870, la jambe droite fracassée à la partie inférieure par un éclat d'obus. Le même jour, amputation circulaire de la jambe, au tiers moyen, par M. Poncet. La plaie d'amputation resta blafarde et se cicatrisa difficilement. Deux collections purulentes se développèrent dans le moignon et furent ouvertes par le bistouri, l'une près de la crête du tibia, l'autre vers l'extrémité du moignon. L'amputé, miné par une fièvre lente, dépérissait et se décourageait, et il devint nécessaire de le soustraire à l'influence infectieuse des salles; on le plaça à demeure sous une des tentes dressées dans une cour de l'hôpital et, le 27 octobre, j'obtins l'autorisation de le faire transporter dans l'établissement des sœurs de Niederbronn, où il se remit promptement. Après notre départ de Strasbourg; Tallot reçut les soins de M. le professeur Bœckel qui, le 28 mars 1871, lui enleva avec la gouge et le maillet, un long séquestre invaginé du tibia. Je revis ce blessé, le 23 mai suivant; il était guéri, bien portant et passant ses journées entières dans un fauteuil; la cavité creusée dans le tibia était couverte de bourgeons charnus et tout annonçait une guérison prochaine. J'ai appris depuis que Tallot avait quitté Strasbourg, après guérison, pour rejoindre son corps.

Valette (Benjamin), âgé de 26 ans, du 87ᵉ de ligne, a eu, le 2 septembre, la jambe broyée par un obus; M. Bresson, médecin aide-major, qui se trouvait de service près de là, pratiqua d'urgence l'amputation circulaire de la jambe au lieu d'élection, à cause d'une hémorrhagie inquiétante, puis il fit transporter le blessé à l'hôpital. Réunion transversale de la plaie par des points de suture; manchette longue et bien matelassée; la pointe du tibia vint néanmoins perforer la peau, et la portion d'os mise à nu se nécrosa dans une épaisseur d'un à deux millimètres et fut éliminée plus tard. — Guérison parfaite. Évacué sur France, le 19 octobre.

Desplanques (Félix), âgé de 46 ans, du 13ᵉ bataillon de chasseurs, a eu la jambe emportée par un obus, le 23 août. Je lui pratiquai, le même jour, l'amputation circulaire de la cuisse au tiers inférieur. La cicatrisation était en bonne voie, l'amputé mangeait de bon appétit la portion d'aliments avec vin, lorsque le 3 septembre, 9ᵉ jour après l'amputation, il succomba en quelques minutes à une hémorrhagie subite de la crurale; le médecin de garde arriva trop tard et ne put que constater le décès.

Heintz, garde mobile du Bas-Rhin. Ablation de la jambe droite, par un éclat d'obus, le 2 septembre, au tiers inférieur. Amputation circulaire de la jambe au lieu d'élection, par M. Poncet. — Rentré dans ses foyers, le 18 octobre, presque entièrement guéri. — Dʳ REED.

Guber, du 87ᵉ de ligne, reçoit, le 19 septembre, une balle au côté interne de la jambe, entre le tendon d'Achille et le calcanéum, près de la malléole. La balle traversa la jambe sans briser les os. L'hémorrhagie, abondante sur le coup, fut arrêtée sur le terrain par des tampons de perchlorure de fer. À l'hôpital, prévenu de cet accident, on laissa le pansement tomber de lui-même, sous l'irrigation d'eau froide renouvelée pendant la journée. Le soir une hémorrhagie abondante se déclara; l'état de la plaie, fortement cautérisée par le perchlorure de fer, rendait la recherche de l'artère difficile; ne pouvant agir localement, nous nous hâtâmes de faire la ligature de la tibiale postérieure au tiers moyen (procédé de Lisfranc). L'hémorrhagie s'arrêta et ne reparut plus. Aucune menace de gangrène ne survint, et le malade, guéri, fut évacué sur la France après la capitulation.

Legros, 3e d'artillerie, homme profondément anémique, ancien ouvrier cordonnier, rappelé. Blessé, le 6 septembre, d'un éclat d'obus, brisant simplement les os de la jambe au tiers inférieur ; la perte de substance des parties molles, après l'extraction du projectile et des fragments, était de la largeur de 4 centimètres sur 6 de long. Pas d'esquilles libres. Appareil de Scultet. Suppuration considérable, puis appareil dextriné. La consolidation était sensible au 20 octobre, et la plaie bourgeonnait avec vigueur, marchant à la cicatrisation rapidement.

Le 28, hémorrhagies successives en nappe ; le régime des blessés devenait de plus en plus défectueux ; nous perdions tous nos malades de pyohémie. Un abcès se forma au côté interne sous les muscles de la patte d'oie : ce fut le signal d'une suppuration par diffusion de toute la cuisse et le malade, en somme, guéri de la fracture de jambe qui s'était consolidée, succomba à la pyohémie du phlegmon de la cuisse.

Goutal, du 48e de ligne. Blessé, le 28 août, par un éclat d'obus au côté interne de la tubérosité tibiale gauche. Hémorrhagie artérielle abondante, arrêtée sur le lieu de la blessure avec du perchlorure de fer. De là, impossibilité de reconnaître les détails de la blessure. Quelques jours après, on voit une perte de substance à la crête du tibia et une fracture du péroné dont la tête est visible au fond de la blessure. Un appareil immobilisa le genou et la suppuration s'établit franchement en donnant naissance à des bourgeons charnus. Mais par une fâcheuse circonstance, l'articulation péronéo-tibiale communique avec celle du genou. Une arthrite aiguë suppurée se complique de phlegmon de la cuisse et la mort arrive par la pyohémie, le 21 septembre.

Helm, 3e de ligne. Blessé, le 6 août à Freschwiller, d'un coup de feu, à un centimètre au-dessus de l'extrémité inférieure du péroné gauche. La balle a réduit la malléole en esquilles et contourné le tibia en passant en avant du tendon d'Achille pour sortir à son côté interne. Extraction d'esquilles multiples, appareil inamovible à fenêtre, pas d'hémorrhagie. Les symptômes d'arthrite furent modérés ; pendant les premières semaines, la plaie bourgeonna vigoureusement et le malade, Alsacien, rentrait chez lui, le 1er octobre, tout à fait guéri, marchant sur la jambe gauche comme sur l'autre.

Ces cinq observations forment tout notre bilan pour les tentatives de conservation que nous avons indiquées. Dans les plaies du genou, même dans leur plus grande simplicité au début du siége, la mort est survenue rapidement. Une seule fracture de jambe s'était consolidée, il survint une petite complication purulente dans les gaines des muscles de la patte d'oie. Ce fut la cause d'une infection purulente rapide. Une seule fracture du péroné, à l'extrémité inférieure ouvrant l'article, a pu guérir dès les premiers jours de la défense (6 août). — Dr PONCET, Strasbourg.

NOTES SUR QUELQUES AMPUTATIONS DE LA JAMBE.

Hôpital militaire de Strasbourg. — Wiedenkeller, du 48e de ligne, âgé de 20 ans, blessé le 21 septembre, par un éclat d'obus ; écrasement du calcanéum et plaie contuse remontant jusqu'au tiers moyen de la jambe. Le 22, amputation circulaire de la jambe gauche au lieu d'élection. Mort le 18 octobre par pyohémie.

Laurent, du 87e de ligne, âgé de 20 ans, blessé, le 12 septembre, par des éclats d'obus. Fracture des 2e et 3e métatarsiens droits avec plaie ; seconde plaie contuse, simple, à la jambe gauche. Tentative de conservation. Phlegmon du pied, fusées purulentes. Amputation consécutive de la jambe droite au lieu d'élection, le 20 septembre, 7e jour après la blessure. Mort le 23 septembre.

Les résultats de nos amputations sus-malléolaires ont été fort peu encourageants puisque sur huit opérés, nous n'en avons guéri que deux. Déjà on avait remarqué que cette amputation avait donné, en Orient, une mortalité plus grande que l'amputation au lieu d'élection et, comme elle a souvent des résultats définitifs déplorables au point de vue de l'aptitude à la marche, on la rejette d'une façon absolue de la chirurgie d'armée et on la réserve pour les cas exceptionnels où la position sociale des opérés ne leur impose ni marche ni travail. Je m'associe pleinement à cette manière de voir, et, généralement je donne la préférence à l'amputation au lieu d'élection, qui met l'opéré dans les conditions les plus favorables pour la marche.

On peut en dire tout autant de l'amputation de Pyrogoff, qui, plus encore que l'amputation sus-malléolaire, devrait être rejetée de la chirurgie de guerre ; elle exige, en effet, pour sa guérison, un temps considérable et une immobilité que ne comportent pas les exigences du service médical en campagne et elle expose de plus, par la longue durée du traitement, à tous les accidents infectieux si fréquents dans les hôpitaux encombrés de blessés.

Amputation sus-malléolaire. — Thuclin (François), 23 ans, du 87ᵉ de ligne, apporté à 8 heures du soir, le 16 septembre à l'hôpital militaire, le pied gauche fracassé par un obus. Hémorrhagie. Amputation sus-malléolaire immédiate, procédé Lenoir. Pourriture d'hôpital guérie par le persulfate de fer. Résorption purulente, injections hypodermiques de sulfate de quinine. Mort le 9 octobre.

Robin, du 18ᵉ de ligne, âgé de 26 ans. Ecrasement du calcanéum et de l'astragale avec destruction des parties molles du talon par éclat d'obus, le 5 septembre. Amputation sus-malléolaire immédiate· Mort le 1ᵉʳ octobre par résorption purulente, bien que la plaie eût conservé son aspect normal et fût presque entièrement cicatrisée. Quelques jours avant sa mort, il avait été pris de frissons et d'ictère et à l'autopsie on a trouvé comme lésions prédominantes une .hypertrophie de la rate et une double pleurésie purulente.

Rassat (Jean), du 87ᵉ de ligne, âgé de 24 ans, a eu le calcanéum broyé et toute la face plantaire profondément déchirée par un éclat d'obus le 16 septembre. Le jour même, amputation sus-malléolaire, procédé Lenoir, par M. Tachard. La cicatrisation de la plaie d'amputation était complète le 8 octobre, mais l'état général était fort peu satisfaisant ; fièvre lente, inappétence, insomnie, amaigrissement progressif. Mort le 2 novembre. A l'autopsie, on trouva des abcès dans le foie et le poumon.

Barge (Joseph), du 87ᵉ de ligne, 22 ans, a eu le 24 septembre le pied droit et le bras gauche fracassés par des éclats d'obus. Double amputation immédiate du bras gauche au col chirurgical et sus-malléolaire de la jambe droite. Après l'opération, délire aigu que l'on parvient à calmer par la morphine. Gangrène partielle des lambeaux du bras et du pied. Sueurs profuses. Mort le 30 septembre, six jours après l'amputation.

Dumont, du 21ᵉ de ligne, âgé de 25 ans, a eu, le 8, septembre, le pied gauche broyé par un obus Amputation sus-malléolaire immédiate ; guérison. Evacué le 19 octobre sur Bâle, où il a séjourné jusqu'au 21 novembre, époque à laquelle j'ai revu ce blessé bien portant et guéri. — Dʳ REEB.

OBSERVATIONS SOMMAIRES SUR QUELQUES AMPUTATIONS DE JAMBE A L'HÔPITAL MILITAIRE DE STRASBOURG.

Heintz, garde mobile, 2ᵉ soldat, a la jambe droite emportée par un éclat d'obus le 2 septembre. Amputation *immédiate* au lieu d'élection. Gangrène d'une portion de la manchette, stupeur, délire nerveux au début, puis la scène change et la cicatrisation d'abord entravée se fait régulièrement. Guéri le 12 octobre.

Laurent, 87ᵉ de ligne. Blessé le 12 septembre par un éclat d'obus brisant avec plaie pénétrante les 3ᵉ, 4ᵉ et 5ᵉ métatarsiens droits. Délire nerveux. Insoumission complète à toute espèce de pansement. Le 18, phlegmon du pied, fusées purulentes en arrière. Gangrène localisée au pied. Amputé le 20 au lieu d'élection. Le malade enlève les pansements, s'appuie sur son moignon. Résorption putride, mort le 23. Je n'avais jamais rencontré d'exemple aussi curieux de délire des opérés. Cet homme était assez tranquille les premiers jours ; il laissait faire son pansement, promettait d'être sage, demandait très-nettement ce qu'il voulait ; puis quelques instants après, en cachette, brisait liens, bandes, attelles, jetant tout au vent, Il en fut ainsi jusqu'au dernier jour sans qu'on ait pu même avec la camisole de force, obtenir l'immobilité. Si c'est du délire, il ne portait que sur ce point limité : son pansement à défaire. En dehors de ce point, il était parfaitement raisonnable ; car notons qu'il dissimulait avec soin tous ses mouvements devant les infirmiers.

Nœhrig, garde mobile. Blessé le 12 septembre par un éclat d'obus au-dessus des malléoles. La jambe est réduite en esquilles. *Amputation au lieu d'élection immédiate, circulaire.* Mort d'infection purulente le 6 octobre, après avoir donné l'espérance d'une guérison rapide.

Tallot, 16ᵉ d'artillerie. Blessé le 22 septembre par un éclat d'obus emportant la jambe droite. Homme d'une gaieté remarquable, toujours content. Amputation circulaire *immédiate* un peu au-dessous du lieu d'élection. Pas d'accidents, sinon un peu de pourriture d'hôpital vers la fin du siège. Guérison achevée en ville ; un long séquestre a été extrait de la plaie.

Chaboy, 16ᵉ d'artillerie. Blessé le 8 septembre par un éclat d'obus qui traverse la cuisse gauche sans briser l'os, et d'un éclat qui brise la jambe droite. Amputation *immédiate* circulaire au lieu d'élection. Mort le lendemain dans la stupeur.

Zwilker, 18ᵉ de ligne. Blessé le 26 septembre par un éclat d'obus brisant la jambe en enlevant toutes les parties molles du côté interne et moyen. Amputation de Sédillot, immédiate. Gangrène de tout le lambeau deux jours après. Mort le 1ᵉʳ octobre.

Parisy, du 18ᵉ du ligne. Blessé le 10 septembre ; éclats d'obus, fracture simple à la jambe gauche et fracture compliquée à la jambe droite. *Amputation le même jour* du côté droit, par *lambeau externe* de nécessité, *hémorrhagie*, résorption putride. Mort le 15 septembre.

Il nous reste à examiner les amputations du tiers inférieur. Elles ne nous ont donné aucun succès. Quatre amputations, quatre morts.

Weidmann, du 1ᵉʳ chasseurs à pied. Blessé le 24 août d'un éclat d'obus ouvrant l'articulation tibio-tarsienne. Tentative de conservation, phlegmon de tout le pied, frottement dans toutes les articulations tarsiennes, suppuration plantaire, amputation de jambe au tiers inférieur. Procédé Lenoir modifié le 6 septembre. Mort de pyohémie, le 3 octobre.

Gaspard, 13ᵉ d'artillerie. Blessé le 12 septembre, éclat d'obus, brisant les malléoles et l'astragale. Amputation *immédiate* au tiers inférieur. Mort de résorption purulente le 4 octobre.

Feuillard, 87ᵉ de ligne, fourrier. Blessé le 16 septembre, éclat d'obus réduisant le pied en bouillie. Amputé *immédiatement* le 16 au tiers inférieur. Pourriture d'hôpital, moral affecté par la reddition de la place. Le malade est mis en plein air, sous la tente ouverte largement; la pourriture continue malgré tous les moyens usités en pareil cas. Mort le 28 octobre.

Kaiser, 87ᵉ de ligne, blessé le 6 septembre. Fracture de la partie inférieure du bras par éclat d'obus détachant presque complétement le membre. Amputé du bras droit ; fracture de jambe aux malléoles, plaie pénétrante, esquilles longues et multiples. Amputation sus-malléolaire. Les deux amputations furent faites le même jour. Le malade a toujours eu jusqu'à la mort une demi-stupeur, quelquefois du délire. Résorption purulente. Mort le 19 septembre.

Fracture de la jambe. — Resection.— Guérison. — M..., du 37ᵉ de marche, étant en tirailleur le 11 janvier, en avant de Changé, est frappé, vers deux heures après-midi, par une balle à la partie supérieure de la jambe gauche. Il tombe, ne peut plus se relever, et est immédiatement transporté dans une maison voisine. Une hémorrhagie abondante se produit et s'arrête presque spontanément. A dix heures du soir, les chirurgiens prussiens appliquent un tampon de charpie maintenu par un simple bandage roulé. L'hémorrhagie continue, mais est beaucoup moins considérable.

Le 14, un chirurgien français voit le blessé et défait cet appareil, reconnaît une fracture des deux os de la jambe, et n'ayant rien autre sous la main, maintient le membre au moyen de deux piquets de tente transformés pour la circonstance en attelles.

M..., qui jusque-là avait horriblement souffert, se trouve immédiatement soulagé. Il est transporté à l'ambulance de Changé. Le 17, il est vu par les chirurgiens prussiens, qui remplacent les bâtons de tente par des attelles véritables, appuyées sur des rouleaux de paille et faisant office de coussin. Ceux-ci sont supprimés le lendemain par un infirmier prussien à l'esprit novateur, de telle sorte que les attelles en bois reposent directement sur le membre.

Le 19, nous voyons le blessé, qui nous dit éprouver, depuis vingt-quatre heures, des souffrances horribles. La jambe est dans un état déplorable ; elle est tuméfiée, les téguments sont violacés et semblent devoir tomber en gangrène ; l'œdème a même gagné la cuisse, qui est notablement plus volumineuse que celle de droite. Dans l'aine se trouvent plusieurs ganglions très-tuméfiés et fort douloureux. L'examen du membre fait reconnaître une fracture comminutive du tibia et du péroné. La balle a atteint le premier de ces deux os sur sa face interne, à sa partie supérieure, à 5 centimètres environ au-dessous du plateau ; elle n'est pas sortie. Au moindre contact, on entend et on sent une crépitation très-forte qui indique la présence de nombreux fragments, dont on peut, du moins pour quelques-uns, apprécier la forme.

Une amputation de cuisse paraît à peu près inévitable ; cependant, à part la faiblesse amenée par les souffrances atroces qu'il vient de subir, l'état général du malade est assez satisfaisant ; il nous paraît convenable d'attendre un peu, afin de laisser disparaître les complications dues à un pansement intempestif. Le membre est placé dans une gouttière.

Le lendemain, état général excellent. Pas de fièvre ; le malade a dormi ; la cuisse et la jambe ont diminué de volume, la tendance au sphacèle ne paraît persister que sur une petite étendue et au point correspondant à la fracture. Devant ces modifications, nous renonçons à l'amputation de la cuisse et nous procédons à une resection. Une incision de 12 centimètres est pratiquée sur la face interne du tibia : une douzaine d'esquilles, dont de très-volumineuses, sont enlevées. La fracture s'est surtout étendue par en bas ; le plateau est sain, le bout inférieur seul nécessite un coup de scie. La balle divisée en deux est découverte à la partie inférieure du creux poplité ; il est difficile de l'extraire par la plaie antérieure. Nous faisons une incision à la partie postérieure, et nous en profitons pour passer un drain. Le membre est replacé dans une gouttière. (Pansement à la charpie sèche.)

Les jours suivants, état des plus satisfaisants. Le 25, la gouttière est remplacée par un appareil

I. 57

plâtré portant une large fenêtre antérieure et une petite fenêtre postérieure Dès ce moment, la blessure tend à la guérison. Pas de fièvre. La diarrhée, qui s'était montrée vers le 25, cède rapidement à une médication appropriée. Le membre tout entier diminue de volume, la suppuration est abondante et de bonne nature, la plaie se couvre de bourgeons du plus bel aspect qu'il faut réprimer avec le nitrate d'argent.

Le 14 février, l'extrémité du bout inférieur du tibia tombe, ce qui porte à environ 10 centimètres la longueur suivant laquelle cet os a été complétement réséqué. Dès lors rien à noter, la cicatrisation se fait peu à peu, le drain est supprimé.

Le 10 mars, on enlève l'appareil plâtré devenu un peu trop large, et nous constatons qu'il y a une consolidation déjà assez avancée pour ne permettre que de très-légers mouvements dans le foyer de la fracture.

Le membre est placé dans une gouttière en fil de fer, et le blessé, qui a repris ses forces et son embonpoint est évacué sur le Mans, le 21 mars, en très-bonne voie de guérison. — Dʳ DEMONS, ambulance girondine.

Plaie par éclat d'obus au mollet. — *Guérison.* — Lapeyre, né à Sauveterre, département de l'Aveyron, 20 ans, blessé le 15 janvier.

Il présente au mollet gauche une première et vaste plaie de 12 centimètres de largeur sur 22 centimètres de hauteur, située à la partie postéro-externe de la jambe, et une deuxième plaie de 6 centimètres de largeur sur 7 centimètres de hauteur, située à la partie antéro-externe de la même jambe. Les bords de la plaie postéro-externe sont noirâtres, sales, la plaie a une teinte blafarde. Les tissus sont contus, sans vitalité. Il est difficile de distinguer, quelles sont les parties qui vont se détacher, se mortifier et quelles sont celles qui pourront être conservées.

Il n'y a pas eu d'hémorrhagie importante, l'état général est bon, une large communication existe entre les deux plaies, et en pratiquant une irrigation pour laver la plaie dans toutes ses anfractuosités, le liquide passe avec la plus grande facilité d'une plaie à l'autre. Il n'existe pas de fracture, le tibia et le péroné ont été complétement épargnés.

Ces deux plaies ont été produites par un ou plusieurs éclats d'obus, la force de projection était telle, que les éclats ont traversé la jambe sans s'arrêter.

Nous tentons la conservation, malgré l'énorme étendue de la plaie. Tous les jours des irrigations sont faites avec l'eau phéniquée, et les plaies sont pansées à la charpie imbibée avec l'eau phéniquée ou avec l'alcool.

D'énormes lambeaux de peau, de tissus cellulaire et musculaire se détachent peu à peu, et alors on voit apparaître des plaies roses, qui deviennent un peu saignantes sous l'injection.

Vers le septième ou huitième jour, les grands lambeaux de tissus se sont détachés, et les plaies deviennent roses et bourgeonnantes, elles suppurent abondamment et le 19 janvier le blessé est évacué sur Audincourt, d'où il sort guéri, le 20 avril. — Dʳ BRUEL (Léon), ambulance du Bourbonnais.

Paradis (Jean), 4ᵉ zouaves, entré au Grand-Hôtel le 1ᵉʳ décembre 1870, évacué à l'ambulance du Cours-la-Reine, sorti le 26 mai. Séton à la partie moyenne de la jambe droite ; fracture comminutive des deux os ; esquilles nombreuses ; abcès ; forte saillie du fragment inférieur du tibia hors de la plaie ; suppuration. Extraction d'esquilles mobiles, de morceaux de vêtement et d'un morceau de la balle ; gouttière ; immobilité ; liquide iodo-tannique ; ouvertures d'abcès ; érysipèle ; badigeonnage avec teinture d'iode ; appareil dextriné le 3 mars. — Marche avec des béquilles. — Dʳ BOINET.

Haguenau. — Bagari (Jules), du 1ᵉʳ bataillon de chasseurs, entre, le 8 août, à l'ambulance de Mˡˡᵉ Schmitt, avec une plaie de la jambe gauche, produite par une balle qui a traversé la jambe d'avant en arrière en fracturant le tibia. On tente la conservation; mais vers le 18 août la jambe se tuméfie davantage ; la suppuration, très-abondante, devient fétide, la plaie blafarde. Le 19 août, on pratique l'amputation au tiers supérieur ; le tibia est brisé en plusieurs fragments, et le péroné est également fracturé. Pas d'accident jusque dans les premiers jours de septembre ; alors le moignon, qui était resté gros, tendu et luisant, devient le siège de douleurs lancinantes vives, surtout à la partie supérieure où la fluctuation fait reconnaître la présence d'un abcès.

6 septembre. — Ouverture de l'abcès et écoulement d'une assez grande quantité de pus. 15 septembre. — L'abcès donne encore toujours du pus, mais le moignon devient mou ; la plaie, qui était excessivement grande, commence à diminuer. Du 15 septembre au 16 octobre, il n'y a pas d'autre accident qu'un peu d'embarras gastrique, qui est combattu avec succès par un purgatif. Le 16 octobre, la plaie a encore 4 centimètres de large, a bon aspect : le moignon a repris le volume ordinaire de la jambe ; mais à la partie antérieure, là où nous avions un abcès, il paraît toujours y avoir une petite collection de pus. Pointes de feu.

Du 16 octobre au 23 novembre, le malade va de mieux en mieux, mais lentement. A la date du 2 décembre, il y a encore une plaie comme une pièce de 2 francs, qui est enfin cicatrisée le 28 décembre.

Cherrier (Jean-Joseph-Augustin), âgé de 25 ans, sergent au 2ᵉ régiment de tirailleurs, entre le 10 août 1870. Il a autour de la jambe droite un appareil plâtré, formé de deux gouttières. En enlevant cet appareil, nous constatons une fracture *des deux os de la jambe*, produite par une balle qui est entrée à la partie moyenne et antérieure du tibia et qui est ressortie à la cheville du côté externe. On applique des compresses glacées, mais la jambe, déjà enflée, se tuméfie davantage, la plaie d'entrée et surtout la plaie de sortie prennent mauvais aspect; une suppuration abondante et fétide s'écoule par les deux orifices.

Le 13 août, amputation au tiers supérieur par le procédé circulaire avec une raquette interne.

Les jours suivants pas d'accident.

Le 10 septembre, accès de fièvre; nous constatons la présence d'un petit abcès à la partie antérieure du tibia; nous l'ouvrons; la plaie est encore très-grande; mais belle, le moignon gros, un peu tendu.

A partir de ce moment la cicatrisation marche rapidement.

Le 6 octobre, la plaie a encore 3 centimètres de longueur sur 1 centimètre et demi de largeur.

Le 31 octobre, le malade est tout à fait guéri.

Petit (Amédée), âgé de 25 ans, du 95ᵉ de ligne, entre le 10 août 1870. Il a une fracture de l'extrémité inférieure du tibia droit, produite par une balle; la fracture va jusque dans l'intérieur de l'articulation. — Le 13 août, nous pratiquons l'amputation au tiers inférieur par le procédé circulaire avec une raquette dorsale et nous transportons le malade dans une autre salle. Le soir de l'opération, le malade, qui paraît très-anémié, est pris sans cause connue, sans présence de fièvre, d'un délire furieux, pendant lequel nous avons de la peine à le retenir au lit. — Opium à haute dose et vin. Le lendemain, le malade délire toujours, veut se lever, défait le pansement, ne veut pas manger; même traitement; on lui fait prendre des bouillons. Le 18, nous transportons encore le malade dans une autre salle; il délire encore, mais beaucoup moins; il a un peu plus d'appétit. On continue le traitement. Le 24, le malade est encore transporté dans une nouvelle salle; il ne délire plus, mais est très-pâle, très-anémié. On insiste beaucoup sur une alimentation reconstituante. Le 30 et le 31 août au soir, deux petits accès de fièvre, coupés par la quinine. A partir de ce moment il n'y a plus d'accidents; le malade prend peu à peu de l'embonpoint et des couleurs, et au fur et à mesure son intelligence devient plus lucide; il n'est plus question de délire. Le 31 octobre, le malade est guéri. — Dʳ FELTZ, Haguenau.

Les blessures des pieds et étrangères au feu de l'ennemi atteignent le nombre de 37 : 13 œdèmes, 8 plaies contuses, 16 entorses.

Ces œdèmes des extrémités inférieures existaient sur des hommes vigoureux et non anémiques (zouaves, tirailleurs algériens) débarqués à Marseille et arrivés en chemin de fer, directement, à Strasbourg. Les guêtres en cuir ou en drap, les moletières étaient accusées par ces hommes qui avaient bien au début ressenti une douleur assez vive, mais paresse ou ignorance, ils avaient négligé de délacer les cordons. La station prolongée assise, la trépidation du chemin de fer, sont les causes de toutes ces affections.

L'œdème commençant aux orteils s'élevait avec des niveaux interrompus jusqu'au bord supérieur de la guêtre, marquée par une dépression circulaire; puis il s'étendait uniformément jusqu'au genou. La trace des cordons, des œillets, des rebords du cuir restait imprimée sur la peau pendant plusieurs jours.

Dans plusieurs cas, ce n'était plus de l'œdème simple, la compression avait déterminé des ecchymoses sous-cutanées dans les points en relief, ecchymoses noires, pointillées comme du purpura et subissant la régression ordinaire.

Nous avons trouvé aussi des bulles pleines de sérosité sanguinolente, et enfin des escharres noires, sèches, superficielles, numulaires.

Le repos pendant 4 ou 5 jours a suffi pour rétablir ces hommes, mais ils n'ont pu rejoindre leur régiment.

Treize entorses appartiennent aux mêmes bataillons. Elles s'accompagnaient de cet œdème qui crée une prédisposition à la déchirure des téguments. Toutes ces entorses étaient, du reste, légères.

Il suffirait d'attirer l'attention des hommes sur les accidents consécutifs à la station assise prolongée dans les chemins de fer, quand les chaussures sont conservées, pour éviter la perte d'un assez grand nombre de soldats isolés pour longtemps de leur corps. — Poncet, Strasbourg.

« Les médecins prussiens nous ont affirmé que toutes ces lésions des pieds sont inconnues dans l'armée prussienne, où l'état de la chaussure est l'objet d'une surveillance des plus minutieuses. » Dr Viaud, Grand-Marais.

BLESSURES DE LA RÉGION TIBIO-TARSIENNE ET DU PIED.

Hôpital militaire de Strasbourg. — Nous n'avons eu que dix blessures bornées à la région tibio-tarsienne, quatre des parties molles et sans gravité ; six qui ont plus ou moins intéressé les extrémités articulaires. Sur les six fractures articulaires, deux moins graves ont été menées à guérison sans amputation, et les quatre autres ont exigé les opérations suivantes : deux amputations consécutives de la jambe au lieu d'élection, toutes deux suivies de mort ; une amputation immédiate du tiers inférieur guérie et une amputation sus-malléolaire consécutive suivie de mort.

Voici celles de ces observations qui ont présenté quelque particularité.

Marchal (Charles), âgé de 27 ans, caporal au 87ᵉ de ligne, entré à l'hôpital militaire le 12 septembre avec un séton par éclat d'obus à la cuisse gauche et un coup de feu sur le cou-de-pied droit vers le milieu de l'espace intermalléolaire. Une seule ouverture, le membre est placé sur une attelle coudée et soumis à des irrigations continues. Arthrite suppurée. Amputation de la jambe au lieu d'élection, le 17 septembre par M. Reeb. Pourriture d'hôpital et gangrène d'une grande partie de la manchette. Mort par résorption putride le 26 septembre. A l'autopsie du membre, nous avons trouvé une fracture du scaphoïde et de l'astragale, et la balle enclavée dans la tête de cet os.

M. Gerbaut, sous-lieutenant au 87ᵉ de ligne, blessé le 6 septembre par un éclat d'obus à la malléole interne. Plaie et fracture articulaire ; tentative de conservation par l'immobilisation et les irrigations continues. Le lendemain 7, délire alcoolique aigu qu'on ne parvient à dominer que le 6ᵉ jour, par l'opium à haute dose et les injections hypodermiques d'hydrochlorate de morphine. Inflammation gangreneuse de la plaie et arthrite suppurée. Amputation sus-malléolaire le 13 septembre par M. Reeb. Pourriture d'hôpital à forme diphthéritique combattue avec succès par le persulfate de fer. Le 20 septembre, au soir, violent frisson. Le sulfate de quinine, à la dose d'un gramme par jour, n'arrête pas le progrès de la résorption purulente qui emporte ce blessé le 30 septembre.

Gally (Paul), âgé de 22 ans, soldat au 87ᵉ de ligne. Fracture comminutive de l'articulation tibio-tarsienne avec plaie par éclat d'obus le 5 septembre. Trois heures après, amputation de la jambe au tiers inférieur par M. Claudot. Inflammation vive du moignon. Ostéomyélite bourgeonnante. Cautérisation actuelle. Guérison. Evacué sur France le 19 octobre.

Weidmann, soldat au 13ᵉ bataillon de chasseurs à pied, blessé le 24 août par des éclats d'obus. Plaie contuse à la hanche droite et fracture de la malléole interne avec plaie articulaire. Tentative de conservation. Arthrite suppurée. Amputation circulaire de la jambe au lieu d'élection le 7 septembre, 14ᵉ jour, par M. Poncet. Mort le 3 octobre par pyohémie. — Dr Reeb.

Haguenau. — Barck-Mohammed, âgé de 25 ans, soldat au 3ᵉ régiment de tirailleurs algériens, entre le 8 août, à l'ambulance de Mlle Schmitt. Il a eu les deux malléoles brisées et l'articulation tibio-tarsienne gauche ouverte par une balle. Le 11 août, amputation circulaire. Il ne présente jamais aucune sorte d'accident, mange toujours avec appétit, ne se plaint jamais, mais la cicatrisation avance lentement. Le 6 octobre, la plaie a encore 4 centimètres de côté. A partir de ce moment elle ne tend presque plus à se fermer, et reste dans le même état à peu près jusqu'au 10 décembre, époque à laquelle se détache un petit fragment du tibia nécrosé ; puis la cicatrisation avance, et le 6 janvier 1871 le malade est tout à fait guéri. — Dr Feltz, Haguenau.

Luxation du 1ᵉʳ métartasien par coup de feu. — Rey, du 87ᵉ de ligne, a reçu le 17 septembre un éclat d'obus à la partie interne et antérieure de la plante du pied. Le gonflement considérable du pied a fait d'abord méconnaître la lésion et ce n'est que plus tard que l'on reconnut une luxation incomplète et en haut de l'extrémité postérieure du 1ᵉʳ métatarsien ; toutes les tentatives faites pour réduire cette luxation restèrent sans résultat. — Dr Reeb.

Un mobile alsacien avait reçu un éclat d'obus sur le dos du pied. Les orteils étaient restés intacts, mais la région pédieuse ne présentait qu'une excavation dont les parties molles étaient dilacérées. Les articulations tarsiennes et tarso-métatarsiennes étaient ouvertes et les os broyés en partie. Nous n'hési-tâmes pas à juger qu'il s'agissait d'une amputation', soit tibio-tarsienne, soit plutôt sus-malléolaire. Mais le malade y était peu disposé, et il nous pria d'attendre, ce que nous fîmes d'autant plus volontiers qu'il avait peu de fièvre, qu'il paraissait supporter sa lésion, et qu'il n'y avait pas péril en la demeure. Nous bourrâmes cette large fosse de charpie imbibée d'eau phéniquée, et nous alimentâmes bien le malade. Au bout de quelques jours, contre notre attente, la plaie se nettoya, l'aspect en devint meilleur, des esquilles se détachèrent, une bonne suppuration s'établit ; la fièvre n'augmenta pas, le bourgeonne-ment se fit franchement, et nous pûmes espérer conserver le pied à ce malade. L'amélioration continua sans interruption, et quelques jours avant notre départ ce soldat, désireux de rentrer dans son pays, dont il était peu éloigné, put partir sur un chariot d'évacuation avec d'autres blessés en voie de gué-rison. On peut conjecturer que la suppuration a dû persister encore longtemps, que les os nécrosés ont dû se séparer lentement, et que la guérison complète a dû demander encore un temps assez long ; mais l'état du blessé, lors de son départ, nous permet d'affirmer aussi que, à moins d'accidents que rien ne faisait prévoir, il a dû conserver son pied, plus ou moins déformé sans doute.

Il va sans dire que nous n'avons pas toujours été aussi heureux, soit parce que l'étendue des plaies et la nature des tissus lésés rendaient les réparations difficiles et les suppurations trop abondantes, soit parce que l'état général du blessé mettait obstacle aux efforts de la nature, soit à cause des complications sérieuses qui étaient dues au siége de la lésion. — Dr SABATIER, ambulance du Midi.

Fracture de l'astragale. — Résection. — M..., du 62ᵉ de marche, reçoit le 10 janvier, à Changé, une balle qui lui traverse le pied droit, de dedans en dehors, un peu en avant de l'articulation tibio-tarsienne. Il enroule lui-même une bande autour de sa blessure, et arrête ainsi l'hémorrhagie, puis il se traîne jusqu'à une maison voisine abandonnée. Des médecins prussiens viennent le voir vers le soir et lui font un pansement simple (charpie et eau fraîche). Ce pansement est laissé en place pendant six jours, au bout desquels le blessé, transporté dans une maison du bourg, est pansé par les habitants avec du linge cérate. Enfin, le 20, il est apporté par nos soins à l'ambulance.

Nous constatons l'état suivant : la balle, entrée à la partie interne, presque immédiatement en avant de la malléole, a traversé le pied horizontalement, en passant sous les tendons des extenseurs, et est sortie à la partie externe, en avant de la malléole. La plaie interne est petite, nette ; la plaie externe est plus large, et on y voit faire saillie un fragment osseux assez volumineux. Le pied et la jambe ne présentent qu'un léger gonflement, l'articulation tibio-tarsienne n'est ni tuméfiée, ni douloureuse ; en avant de la plaie la pression ne détermine qu'une douleur fort supportable. Tous ces symptômes, joints à la direction de la plaie, nous font diagnostiquer une fracture de l'astragale, dont la partie antérieure seule a dû être enlevée par la balle, qui s'est creusé une gouttière dans l'os. La suppuration, de bonne nature, s'écoule librement par les deux plaies ; il n'y a pas de phénomène inquiétant . nous nous déci-dons pour l'expectation. (Pansement à la charpie sèche ; bandage de l'étrier soigneusement appliqué pour immobiliser le pied. Ce pansement est renouvelé tous les deux jours.)

Le 1ᵉʳ février, le blessé nous dit qu'il a beaucoup souffert depuis deux jours ; nous trouvons, en effet, un phlegmon au pied ; la rougeur et la tuméfaction sont surtout considérables à la partie externe. Trois incisions sont aussitôt pratiquées : les deux premières, longues de 10 centimètres, l'une sur la face dorsale, l'autre sur la face externe du pied, donnant issue à une grande quantité de pus ; la troisième agrandit la plaie externe et permet d'en retirer un gros fragment osseux et plusieurs petites esquilles. Le doigt introduit dans cette plaie fait reconnaître l'exactitude du diagnostic. La balle a creusé en gout-tière la partie antérieure de l'astragale sans pénétrer dans les articulations voisines. Le pied devait être au moment où il a été frappé, dans l'extension forcée ; mais c'est ce sur quoi le blessé ne peut rien affir-mer. (Pansement à la charpie sèche.) Dès le lendemain, il y a une amélioration sensible : le pied est dégonflé au bout de quatre ou cinq jours, la suppuration diminue ; le pansement n'est plus fait que tous les deux jours.

Le 10, le blessé accuse de nouvelles souffrances, dont il n'a pas voulu parler de peur des coups de bistouri. Nous trouvons un second phlegmon qui occupe toute la partie interne du pied et le tiers infé-rieur et interne de la jambe. L'articulation tibio-tarsienne est tuméfiée et douloureuse ; nous craignons un moment qu'il y ait arthrite, soit que le pus eût fusé dans l'article, soit que l'astragale fût fissuré. L'amputation paraît inévitable ; cependant, nous voulons essayer encore un nouvel effort en faveur de la conservation, et nous pratiquons deux nouvelles incisions, l'une de 8 centimètres, le long des os méta-tarsiens ; la seconde, de 12 centimètres, en arrière de la malléole interne, suivant le trajet de la tibiale postérieure. Il s'écoule une grande quantité de pus. (Pansement à la charpie sèche.) Le malade, qui depuis deux jours éprouvait de très-vives douleurs et avait une fièvre continue, se trouve aussitôt sou-lagé. La fièvre tombe, le gonflement et la rougeur disparaissent : quarante-huit heures après, tout danger avait disparu.

Dès lors, rien ne vient plus entraver la guérison de cette singulière blessure. Les six larges plaies sont comblées en quelques jours par des bourgeons charnus, les incisions se referment rapidement, l'état général se relève, et le malade quitte l'ambulance le 4 mars, complétement guéri. — Dr DEMONS, ambulance girondine.

Hôpital militaire de Strasbourg. — Les blessures du pied par balles et éclats d'obus se présentent dans des conditions pathologiques extrêmement variables, et en raison du grand nombre d'os et d'articulations qui constituent le squelette du pied, elles peuvent donner l'occasion de pratiquer des opérations partielles très-nombreuses et susceptibles de varier avec chaque cas particulier. Comme nous ne faisons que rendre compte de ce que nous avons vu et fait à Strasbourg, nous n'avons pas à discuter ici l'utilité, plus ou moins contestée, de quelques-unes de ces opérations; nous n'avons pas eu du reste l'occasion de revoir la plupart de nos opérés, quelque temps après leur guérison et nous ne savons pas jusqu'à quel point la marche a été gênée par les opérations qu'ils ont subies. — Je donnerai plus loin la relation des diverses opérations que nous avons pratiquées sur le pied; mais auparavant je dois noter comme particularité, des plaies des parties molles, un cas de tétanos mortel au cinquième jour à la suite d'une plaie contuse du pied droit par éclat d'obus. Chez deux autres blessés (Fresneau, du 3e tirailleurs et Bordes, sergent-fourrier au 87e de ligne), atteints de plaie par obus à la face plantaire, j'ai dû pratiquer un large et profond débridement qui a mis rapidement fin aux accidents inflammatoires qui s'étaient développés avec intensité.

Quant aux fractures, trois seulement ont guéri sans opérations.

Mornand, du 16e d'artillerie, entré le 8 septembre pour fracture des 3e et 4e métatarsiens par un obus, sans plaie. Sorti guéri le 3 octobre.

Haffner, garde mobile, entré le 1er septembre avec un séton à la plante du pied et fracture du 1er métatarsien par éclat d'obus. Sorti le 26 septembre.

Beaudesson, soldat au 18e de ligne, entré le 18 septembre, fracture des dernières phalanges des 2e et 3e orteils et plaie des parties molles des 1er et 4e orteils par éclat d'obus. Extraction des esquilles. Sorti guéri le 19 octobre.

Les autres fractures ont donné lieu aux opérations suivantes :

1º Une désarticulation d'une phalange du 1er orteil. Guérison.

2º Une désarticulation des 2e et 3e orteils. Guérison.

3º Une désarticulation du 4e orteil et amputation dans la continuité du métatarsien correspondant. Guérison probable.

4º Une désarticulation du 1er métatarsien et du 2e orteil. Guérison.

5º Une désarticulation des 1er et 2e métatarsiens avec résection d'une portion du 1er cunéiforme. Guérison.

6º Une désarticulation du 5e métatarsien avec le cuboïde. Mort.

7º Une résection des 4 derniers métatarsiens fracturés. Guérison.

8º Une amputation de Pyrogoff. Mort.

9º Cinq amputations sus-malléolaires. 4 morts.

10º Deux amputations de la jambe au lieu d'élection. 2 morts. — Dr REED.

Blessures du pied. — *Conservation.* — Salin, 13e bataillon de chasseurs, blessé le 29 août par un éclat d'obus qui ouvre l'articulation tibio-tarsienne et celle du cuboïde avec le calcanéum. Appareil inamovible immédiat, parfaitement supporté. Eau froide. Pas d'accidents. Guérison complète le 10 octobre.

North, 87e de ligne, blessé le 5 septembre par un éclat d'obus au niveau de la facette antérieure du calcanéum, ouverture visible de l'articulation calcanéo-astragalienne et cuboïdienne. Appareil inamovible après l'extraction d'esquilles venant du calcanéum. Part guéri dans les premiers jours d'octobre.

Suelzer, garde mobile, blessé le 6 septembre par un éclat d'obus qui enlève les parties molles de toute la plante du pied, depuis la tête du 1er métatarsien jusqu'au talon. Destruction du calcanéum abrasé en partie. Hémorrhagie pour laquelle est faite la ligature de la tibiale postérieure derrière la malléole. Guérison complète et des plus simples.

Hoffner, garde mobile, blessé le 3 septembre par un éclat d'obus à la plante du pied, brisant le 1er métatarsien, sans esquilles, mais avec dénudation du trait de la fracture. Plaie contuse à l'avant-bras droit par éclat d'obus. Appareil inamovible avec fenêtre interne. Le blessé fut évacué le 16 septembre; la consolidation était faite.

Preffa, garde mobile, blessé le 20 septembre par un éclat d'obus à la plante du pied au niveau de l'articulation de la première phalange du gros orteil droit. Les tendons sont à nu. Phlegmon du dos du pied. Accidents sérieux, de résorption purulente. Il part à peu près complétement guéri chez ses parents le 3 octobre, avec une ankylose de la première phalange. — Dr PONCET, Strasbourg.

Amputations de métatarsiens. — Motte (Henry), du 87e de ligne, 23 ans, entré à l'hôpital militaire le 22 septembre. Fracture du 4e métatarsien et des phalanges de l'orteil correspondant (pied gauche) par coup de feu. Amputation immédiate du 4e métatarsien dans la continuité et de l'orteil correspondant par M. Poncet; fusées purulentes sur le dos du pied. N'était pas encore guéri à notre départ de Strasbourg.

Jarrot, 23 ans, du 4e cuirassiers, blessé le 18 septembre, par un éclat d'obus; fracture du 1er métatarsien et écrasement du 2e orteil du pied droit avec plaie contuse. Désarticulation du 1er métatarsien et du 2e orteil, procédé ovalaire, le 19 septembre. Gangrène du lambeau cutané le 21 septembre. Guérison. Evacué sur France le 16 novembre.

Decloître, 22 ans, du 87e de ligne, a reçu le 16 août une balle qui est entrée au bord interne et antérieur du 1er cunéiforme pour sortir entre le 2e et le 3e orteil. Fracture comminutive des 1er et 2e métatarsiens, et fracture antéro-postérieure du 1er cunéiforme. Le même jour, désarticulation par le procédé ovalaire modifié, des 1er et 2e métatarsiens et résection du fragment interne du 1er cunéiforme. Gangrène partielle du lambeau dorsal, phlegmons consécutifs sur le dos du pied et au tiers inférieur de la jambe, ouverts les 3 et 7 septembre. Guérison le 15 octobre. Evacué sur France le 19 octobre.

Walter, âgé de 27 ans, pontonnier, au 16e d'artillerie. Ecrasement du bord externe du pied droit par éclat de bombe le 18 septembre. Le lendemain, M. Tachard désarticule le 5e métatarsien et le cuboïde, fracturés tous deux, et il lie ensuite la tibiale postérieure derrière la malléole pour arrêter l'hémorrhagie qui continuait après la ligature de toutes les artérioles. Mort par résorption putride le 5 octobre. A l'autopsie, on trouva du pus dans les articulations métatarso-tarsiennes, médio-tarsiennes et jusque dans l'articulation tibio-tarsienne.

Falk (Jean), garde mobile; le 22 septembre, fracture comminutive des quatre derniers métatarsiens, avec plaie par éclat d'obus. Le lendemain, M. Poncet régularise la plaie en enlevant toutes les esquilles libres et réséquant les extrémités anguleuses. Sorti guéri le 15 octobre. — Dr REEB.

Amputation de Pyrogoff. — Larger (Eugène), 27 ans, maître ouvrier au 16e d'artillerie, a eu, le 22 septembre, la partie antérieure du pied presque entièrement détachée par un obus au niveau des articulations tarso-tarsiennes. M. Poncet pratique immédiatement l'amputation de Pyrogoff. Gangrène du moignon gagnant rapidement toute la jambe. Le 29 septembre, amputation circulaire de la cuisse par M. Poncet. Mort le 8 octobre. — Dr REEB.

Amputation d'orteils. — Bricker, soldat au 87e de ligne. Ecrasement du gros orteil par une bombe, le 16 septembre. Amputation de la phalange unguéale du gros orteil droit. Guérison.

Gauthier (François), soldat au 87e de ligne, 30 ans, blessé le 6 septembre par éclat d'obus. Fracture comminutive avec plaie des 2e et 3e orteils du pied gauche; désarticulation immédiate des deux orteils par la méthode ovalaire. Fusées purulentes sur le dos du pied et abcès à la plante du pied, ouvert le 8 octobre. Guérison. Evacué sur France, le 19 octobre, marchant sans difficulté. — Dr REEB.

Veyrinc, 96e de ligne. Balle en séton au côté externe du pied gauche. Cette blessure, d'apparence peu grave les premiers jours, se compliqua d'un phlegmon diffus. Le Dr Ferron fit alors une incision, et pratiqua l'extraction de toutes les esquilles. A partir de ce moment, la plaie sembla marcher rapidement vers la cicatrisation, quand apparurent des accès de fièvre : frissons, chaleur, sueurs profuses; troubles de la digestion (diarrhée, vomissements); anémie profonde. Les derniers jours, pleurésie. Veyrinc succomba le 8 octobre. A l'autopsie, on trouva un épanchement séro-purulent énorme dans la plèvre droite, et dans le foie un abcès enkysté du volume d'une petite orange. — Dr CHIRTIAN, Bischwiller.

Nous avons été frappé de la bénignité relative que nous ont présentée les blessures par armes à feu des articulations tibio-tarsiennes et des articulations du pied.

Nous avons recueilli les observations de 14 plaies des articulations du pied. Un cas de plaie de l'articulation tibio-tarsienne, compliquée de fracture de l'extrémité inférieure du tibia, a été suivi de mort par résorption purulente. Sur les 14 plaies des articulations et des os du pied, nous n'avons opéré que quatre fois : trois opérations de Pyrogoff, une désarticulation par le procédé de Chopart. Un cas de désarticulation de Syme et un de Chopart nous ont été amenés du champ de bataille. Sur les 6 opérations du pied, 2 ont entraîné la mort. — Dʳ JOESSEL, Haguenau.

Bohic (Jean-Marie), 4ᵉ zouaves Séton du métatarse gauche, oblique de dedans en dehors ; fracture comminutive des trois derniers métatarsiens ; section de l'artère pédieuse ; suppuration abondante. Extraction des esquilles mobiles ; ligature de la pédieuse dans la plaie ; pansement iodo-tannique ; cataplasmes ; incisions d'abcès ; contre-ouvertures. — Sorti marchant bien.

Janvier (Paul), mobile du Nord. Séton de 7 centimètres au-dessous de la malléole interne du pied gauche ; lésion du tibia ; fusées purulentes dans toute la jambe et la plante du pied ; fièvre typhoïde ; bronchite généralisée ; pourriture d'hôpital ; léger épanchement pleurétique à droite. Pansement simple au début ; liquide iodo-tannique ; onguent styrax ; teinture d'iode contre la pourriture d'hôpital ; incisions ; contre-ouvertures ; drainage : potions alcoolisées ; émollientes ; loocks. — Marche depuis longtemps ; état général très-bon.

Goureau (Jean), 75ᵉ de ligne. Palais de l'Industrie, le 30 septembre 1870. Pied traversé par une balle, entrée au niveau de l'extrémité antérieure du 5ᵉ métatarsien et sortie à la partie postérieure de la face interne du calcanéum, avec fracture comminutive des os du tarse et du métatarse ; gonflement énorme du pied, de la jambe ; lymphangite ; sortie de nombreuses esquilles ; suppuration profonde. Cataplasmes ; badigeonnages avec la teinture d'iode ; extraction d'esquilles nombreuses ; drainage ; injections iodées. — Guérison. Le pied n'est pas déformé ; les trajets fistuleux sont fermés : il marche depuis longtemps avec des béquilles, puis avec une canne. —Dʳ BOINET.

COMPLICATIONS DES BLESSURES DE GUERRE

Les plaies par armes à feu, et surtout les blessures par éclats d'obus, empruntent leur gravité à l'étendue des désordres produits immédiatement et directement par le projectile (plaies des parties molles, des vaisseaux et des nerfs, fracas des os); elles s'accompagnent en outre assez souvent d'accidents divers, qui ajoutent beaucoup à leur gravité première et augmentent dans une forte proportion le chiffre des décès; les uns, comme la gangrène, l'hémorrhagie, sont encore le résultat direct, mais non toujours immédiat, de la blessure; les autres, comme la pourriture d'hôpital, la pyohémie, naissent dans des conditions particulières qu'il serait au pouvoir du chirurgien de modifier heureusement, par des mesures préventives surtout et bien connues de tous, c'est-à-dire par la dissémination aussi large que possible des blessés. — Dr Reeb, Strasbourg.

Avant l'arrivée des blessés dans les hôpitaux de Metz, ces divers établissements contenaient un assez grand nombre de malades atteints d'affections diverses causées par l'abus des fruits et des boissons pendant les chaleurs autant que par les fatigues de la guerre. Vers le milieu d'août, dès que les blessés de Borny et de Gravelotte furent évacués sur Metz, les fiévreux et les blessés ont dû être placés dans les mêmes locaux les uns à côté des autres. Le grand nombre de blessés, la précipitation de chacun dans la répartition, même dans les hôpitaux bien dirigés, ne permirent pas de séparation cependant si indispensable. Les émanations des dyssentériques, des hommes atteints de fièvre typhoïde en traitement sont, en général, le point de départ des maladies infectieuses, et lorsque l'encombrement vient encore ajouter son influence toxique, l'infection putride, la résorption purulente, la pourriture d'hôpital sont toujours à redouter.

Ces complications, qui surviennent même à l'occasion de blessures légères, n'ont rencontré que trop d'occasions d'éclore dans ce milieu encombré de fiévreux et de blessés.

Dans les premiers temps, les amputés et les grands blessés succombèrent par suite d'infection purulente. — Dr Cuvelier, médecin en chef de l'armée du Rhin.

Pour les administrateurs, l'infection est invisible sur les murs, les planches des salles, les toiles, et le sol des ambulances; elle existe cependant après un certain temps, pour le médecin exercé qui sait parfaitement la reconnaître surtout par ses effets.

A Strasbourg, comme dans les autres villes bombardées, le besoin impérieux de mettre les blessés à l'abri des projectiles lancés sur la place a dû faire renoncer aux règles de l'hygiène au profit d'une fausse sécurité, mais l'air vicié des salles et l'encombrement ont été bien plus funestes. Quelle sécurité! Aussi le médecin en chef, Dr Reeb, faisait-il, malgré le danger des obus et des bombes, placer pendant plusieurs heures dans les cours de l'hôpital, les blessés qui ne pouvaient pas marcher.

Stupeur. — *Hôpital militaire de Strasbourg.* — Deux complications immédiates des blessures nous ont paru surtout rendre les plaies par obus éminemment dangereuses et mortelles; ce sont : la stupeur et les hémorrhagies.

La stupeur, qu'il est plus facile de décrire que de définir, accompagne les plaies par les gros projectiles, par les éclats volumineux ou ceux même qui ne dépassent pas 5 à 6 centimètres; jointe le plus souvent à des désordres osseux, mais aussi à l'ablation de vastes parties molles, elle complique rarement les plaies avec fractures par les balles rondes de mitraille, ou coniques et ovalaires des fusils; produite par les éclats d'un grand diamètre, elle arrive même dans les blessures des extrémités des membres, à la jambe, aux malléoles, beaucoup moins souvent à l'avant-bras. Pour les petits éclats, les désordres osseux doivent

I.   58

être rapprochés du tronc, et d'une manière générale la stupeur existe plus fréquemment après les blessures de la cuisse qu'après celles du bras. A son maximum, après l'ablation des deux cuisses, elle diminue d'intensité, jusqu'aux malléoles où elle cesse ; au ventre, à la poitrine il est assez difficile de la distinguer des autres lésions concomitantes ; à la tête, elle se confond avec la commotion. Mais encore existe-t-il de grandes différences individuelles inexplicables, et les mêmes causes ne produisent pas toujours les mêmes effets.

On admet généralement la stupeur locale et la stupeur générale. Tout en acceptant cette division qui facilite l'étude, il faut convenir qu'il est bien difficile de trouver la stupeur générale sans ébranlement local, et probablement il n'y a là qu'une différence d'intensité du même phénomène.

Un homme atteint par un éclat volumineux ayant les deux cuisses enlevées ou broyées, tombe foudroyé, anéanti : on dirait que toute la somme de mouvement du projectile, transmise au corps, ébranle l'organisme qui s'arrête subitement. Le blessé exhale une odeur forte de chair broyée, mélangée de sueur et de sang, particulière à l'homme. Les vêtements déchirés, lacérés, sont couverts de terre et mouillés par l'hémorrhagie abondante à l'instant même de la blessure. Le visage est d'une pâleur mortelle, les traits sont crispés, immobiles, les yeux fermés ou hagards, fixes, terreux ; la salive souille la barbe. La poitrine est froide, ou recouverte comme les tempes d'une sueur visqueuse. Les membres sont dans la résolution la plus complète, insensibles et sans chaleur. Le pouls est petit, lent, filiforme. Le malade a perdu toute connaissance. On rencontre rarement l'émission involontaire des urines ou des matières fécales. C'est l'image de l'agonie ou de la mort.

Entre ce degré le plus élevé et la stupeur locale (que nous croyons être le degré le plus léger), on peut en trouver beaucoup d'autres intermédiaires suivant la gravité, la durée de tel ou tel symptôme. C'est ainsi que le coma peut disparaître quand on excite vigoureusement le blessé ou qu'on l'appelle par son nom, puis il reprend immédiatement. La respiration, au lieu d'être peu sensible, peut se faire bruyante par le mouvement des lèvres qui flottent à chaque respiration. Le malade, sans être immobile, peut, sous une excitation vive, s'agiter, crier, inconscient de sa blessure, et redevenir aussitôt après un corps inerte.

La stupeur locale est caractérisée par l'insensibilité de la blessure et le refroidissement du membre. L'hémorrhagie a cessé : les chairs sont déchirées à différente hauteur, les muscles, isolés de leur gaîne, flottent au milieu des esquilles et sur l'os saillant. On ne voit plus comme dans les amputations la fibre musculaire se rétracter sous la plus légère excitation ; les chairs sont pâles, inertes, insensibles. Tout d'abord, ce sont les seuls symptômes à combattre, et si à cet état ne se joint pas la stupeur générale, il est assez difficile de la connaître isolément dès les premiers instants de la blessure. Plus tard on voit les phénomènes de réaction, de gangrène inflammatoire et décomposition rapide des tissus et des liquides.

La stupeur générale peut durer de une à deux heures jusqu'à vingt-quatres heures. Elle se termine par la mort ou le retour à la vie. Dans le premier cas, le blessé ne sort pas de cet état d'anéantissement où il a été plongé par le traumatisme ; la respiration s'élève de temps en temps, le pouls peut pendant quelques heures, par un traitement stimulant, reprendre un peu d'ampleur, mais le sommeil continue. Qu'on appelle à haute voix le malade, il lèvera la paupière, remuera les lèvres, puis s'endormira de nouveau. Ces alternatives dépassent rarement 24 heures ; c'est l'extrême limite que nous avons observée, et si ces premières heures peuvent être traversées, si aucune autre complication ne se produit, la stupeur disparaît. — Entouré de sources de chaleur ; eau chaude, briques brûlantes, couvertures ; réchauffé à l'intérieur par des infusions chaudes aromatiques, fortement alcoolisées, l'homme frappé de stupeur commence après quelques heures de sommeil à ouvrir les yeux, à se plaindre, demande à boire, puis se rendort profondément. C'est après ces alternatives de sommeil, interrompu par la soif et la douleur, que se manifeste le retour des grandes fonctions : la respiration s'élargit, le pouls se relève et enfin l'homme revient complétement à lui.

La stupeur locale est suivie moins facilement dans son évolution ; il est impossible de voir le moment où elle cesse pour être remplacée par un phénomène plus terrible encore, la gangrène inflammatoire : aussi est-ce sur la stupeur générale qu'il faut se guider, parce que le membre broyé se réchauffe, dit-on, et reprend sa vie locale en même temps que les fonctions cérébrales reparaissent.

Le pronostic de la stupeur locale ou générale est de la plus haute gravité. Avec la prédominance de l'artillerie dans les combats actuels, cette complication tend à devenir très-fréquente et elle jouera désormais le plus grand rôle dans la chirurgie d'armée. Pendant le siége de Strasbourg, nous n'hésitions pas à lui attribuer une grande part dans nos décès.

La stupeur constitue la contre-indication la plus formelle à toute intervention chirurgicale immédiate ; et si dans les autres blessures par coup de feu non compliquées d'ébranlement nerveux, l'opération doit se faire le plus tôt possible, dans la chirurgie d'obus le précepte contraire est applicable dans toute sa rigueur ; il faut opérer le plus tard possible.

Alla-ben-Yala en fournit une preuve frappante. Ce tirailleur, apporté le 28 août à l'hôpital, avait la cuisse droite emportée par un obus et la jambe gauche broyée ; il fut pansé et ranimé par tous les excitants à notre disposition. Le lendemain, les souffrances étaient telles qu'il demanda lui-même l'opération ; le pouls était encore petit, filiforme ; on attendit jusqu'à trois heures de l'après-midi, et quand il fut amené à la salle d'opération la stupeur avait complétement disparu depuis le matin,

Le chloroforme administré avec grand soin produisit l'excitation habituelle. La cuisse et la jambe furent amputées ; on avait pris les plus grandes précautions pour éviter toute perte de sang, et celle-ci fut en effet réduite au minimum. Malgré tout, le réveil du chloroforme fut à peine accentué ; cet homme resta dans un état d'affaissement complet et mourut deux heures après l'opération. Pour nous, le traumatisme nouveau ramena la stupeur à laquelle succomba l'opéré malgré une attente de 24 heures, quand l'état général paraissait commander l'opération.

Les faits de ce genre ont été malheureusement trop nombreux dans notre service :

Nous citerons des hommes dont nous avons déjà parlé, Guscherung : mort le jour de l'opération qui eut lieu 24 heures après la blessure ; Chaboy, ayant les deux jambes brisées, opéré, dans le moment où la stupeur avait disparu, le jour même et mourant le lendemain dans le coma, Valdayrau, amputé de la cuisse pour une fracture comminutive du genou, mort le lendemain dans le délire et la stupeur ; Lafaye, désarticulé après fracture par obus du moignon de l'épaule ; blessé le 20 septembre, opéré le 21 ; Stupeur avant l'opération.—Après : stupeur et délire, etc. etc.

Cependant il faut opérer, régulariser le membre emporté ! Nous avons parlé de la stupeur générale, et il nous faut aussi compter avec la stupeur locale : elle est aussi grave, et si on ne la laisse pas disparaître bien plus complétement encore, les lambeaux se gangréneront, les manchettes tomberont.

Il nous paraît que dans ces deux conditions, la fièvre est le meilleur signe indiquant la vitalité des tissus, et c'est elle que nous attendrons, à son début, pour pratiquer une opération quelconque après la stupeur. La seule objection à faire à ce précepte, c'est le danger de ne pas pouvoir modérer localement l'inflammation et de s'exposer à une gangrène envahissant rapidement les tissus près du tronc ; si le chirurgien peut voir les malades plusieurs fois par jour, il peut connaître exactement l'instant où commence la fièvre et ne pas laisser arriver le gonflement au point ou il détermine la mort des tissus. Le thermomètre ne peut-il pas donner les indications les plus précises ? La fièvre accélérant la rapidité du sang, amène l'élimination des parties mortes à tout jamais et laisse plus de sécurité à l'opérateur pour ne pas comprendre dans le lambeau ou la manchette des parties secrètement sphacélées.

La réaction dans les parties amène toujours un débridement, une hémorrhagie déplétive qui s'opposeront à la gangrène par le fait du traumatisme.

Nous avons guéri ainsi un de nos amputés de cuisse opéré au début de la période inflammatoire : c'est le nommé Hervieu.

Moins que jamais nous croyons à l'urgence des amputations pratiquées sur le champ de bataille. Pour les plaies d'obus avec stupeur il n'y a aucun doute : l'opération immédiate, c'est la mort ; les amputations doivent être plutôt presque médiates que primitives.—Dr PONCET, Strasbourg.

HÉMORRHAGIES PRIMITIVES. — *Hôpital militaire de Strasbourg*. — Depuis quelques années l'attention est attirée sur la fréquence des hémorrhagies après les blessures de guerre : l'idée qui faisait regarder l'écoulement de sang comme rare dans les déchirures artérielles ou veineuses a été, à juste titre, délaissée : aussi nous avons été étonné de voir, dans la séance de l'Académie du 14 juin 1871, un chirurgien distingué, présenter cinq cas de blessures de grosses artères par projectiles de guerre, cas dans lesquels il n'avait pas observé d'hémorrhagie. Dans ces cinq observations, l'hémostase s'est faite, dit le professeur de Lariboisière, par un caillot débordant encore les tuniques coupées ras, non effilées, ni rétractées. Ces faits sont complétement d'accord avec ce que nous avons vu à Strasbourg ; seulement ce chirurgien n'a pas vu, ni su, si ces malades avaient primitivement perdu beaucoup de sang ; pour nous la chose n'est pas douteuse et le caillot n'a pu se former que par la circonstance du liquide accumulé dans les anfractuosités de la plaie ou des vêtements ; l'impulsion cardiaque a diminué avec l'hémorragie et alors la coagulation obturatrice a pu se faire. C'est toujours ainsi que les hémorrhagies s'arrètent sur le champ de bataille. Pour nous, ces cinq observations sont des exemples d'hémorrhagies primitives ; elles nous servent encore à affirmer que ces hémorrhagies sont la règle après les blessures par éclats d'obus. Elles constituent avec la stupeur, et peut-être avant celle-ci, la cause principale, immédiate ou secondaire, de la mort dans les blessures des membres.

Nous rapportons cet accident à la conformation tranchante des éclats d'obus. Les fragments aigus de la fonte coupent les vaisseaux nettement, et la rétraction de la tunique moyenne, l'allongement en spirale de la tunique externe ne se produisent pas, le sang s'écoule librement ; si la ligature n'est pas faite sur-le-champ, la mort survient ; si ce n'est pas la mort immédiate, il en résulte tout au moins un état de faiblesse et d'anémie, complication la plus terrible de la stupeur, préparation la plus fatale pour la pyohémie.

Nous n'avons rien à ajouter à la description classique de ces hémorrhagies primitives ; tout ce qu'on a dit sur leur fréquence à la fin d'un siége où les hommes sont fatigués, pendant la période de pyohémie dont elles sont l'avant-coureur, a été contrôlé par tous les chirurgiens ; et ces faits rappelés dans les dernières discussions académiques sont passés depuis longtemps dans la pratique des blessures de guerre. Les préceptes de Guthrie, d'Anel ou de Hunter ont été successivement employés et les indications en sont aujourd'hui tracées. — Cependant il est une sorte d'hémorrhagie qui, au siége de Strasbourg, nous a surtout inquiété dans les plaies d'obus. Malgré nos recherches nous n'avons rien trouvé à ce sujet dans les auteurs : nous voulons parler des *hémorrhagies capillaires osseuses*. On a bien signalé les pertes de sang provenant de l'altération de l'économie, mais celles dont nous voulons parler sont le plus souvent primitives et indépendantes de l'état général. Voici du reste ce qu'en dit M. Legouest : « C'est surtout à la suite des opérations qu'on les observe, « ou à la suite de larges plaies par gros projectiles ou éclats de projectiles creux. » C'est bien par les éclats d'obus, à la suite de large traumatisme, mais dans les lésions du tissu osseux, spongieux, que nous les avons rencontrées ; ce sont, en résumé, des hémorrhagies médullaires. Dans les diaphyses, on peut obturer le canal par un tampon de ôre ou de perchlorure de fer ; mais aux extrémités du tibia, aux condyles du fémur, ces hémorrhagies ont résisté souvent à tous les agents hémostatiques : perchlorure de fer, compression locale, fer rouge, etc. On arrête en un point, puis sous la côagulation superficielle, on voit sourdre la goutte de sang, indice de l'écoulement non interrompu. La ligature est impossible : pour la tête du tibia, par exemple, il faudrait lier la poplitée, mais le sang reviendrait aussitôt à l'artère nourricière, etc.

Si la plaie est grave et si elle offre peu de chance de guérison, l'amputation se présente comme le seul moyen d'arrêter cette hémorrhagie. Dans ces conditions, nous demandons ce que doit faire le chirurgien si le malade est dans la stupeur ? Et ce n'est pas à plaisir que nous réunissons les difficultés. Nous nous sommes trouvé, dès le début du siége, plusieurs fois dans cette alternative, parce que les hommes, derrière les remparts, étaient surtout touchés à la cuisse et au genou. Voici ce que nous croyons pouvoir conclure des faits que nous avons observés : le blessé étant dans la stupeur depuis moins de 24 heures, se réveille ; si on ampute, pour arrêter une hémorrhagie du tissu spongieux des os, le malade reste dans le sommeil chloroformique et succombe. D'un autre côté, la stupeur existant avec une plaie du tissu osseux, si vous n'avez pas arrêté cette petite hémorrhagie lente, mais grave à cause de l'extrême faiblesse du blessé, la mort arrive sans l'amputation, par l'aggravation des phénomènes de stupeur et de refroidissement. — Dʳ PONCET, Strasbourg.

Hôpital militaire de Strasbourg. — L'hémorrhagie est, de tous les accidents qui accompagnent les blessures de guerre, un de ceux qui compromettent le plus directement et le plus rapidement l'existence des blessés; qu'elle soit primitive ou secondaire, trop souvent elle se termine par la mort avant que le chirurgien ait eu le temps d'intervenir.

Les hémorrhagies primitives sont bien moins rares qu'on ne veut bien le dire, même à la suite des coups de feu par balles, et nous en avons observé un certain nombre pour notre part; mais il faut reconnaître que c'est surtout à la suite des blessures par éclats d'obus qu'elles ont été fréquentes. Dans certains cas, l'hémorrhagie provenait d'une petite branche artérielle et les divers moyens hémostatiques pouvaient alors être employés utilement; mais on ne saurait trop s'élever contre la tendance de quelques jeunes médecins à bourrer les plaies d'armes à feu de tampons de charpie imbibés de perchlorure de fer en vue d'arrêter une hémorrhagie. Il n'est pas, à nos yeux, de pire moyen pour les plaies profondes et sinueuses, comme le sont la plupart des sétons par balle et même par de petits éclats d'obus, et mieux vaut cent fois fendre hardiment la plaie et aller à la recherche du vaisseau qui donne le sang et le lier dans la plaie même; et, si cela est impossible, mieux vaut encore faire la compression ou la ligature de l'artère. Nous nous sommes, quant à nous, opposé de tout notre pouvoir à ce qu'on fît usage, dans nos salles, de perchlorure de fer pour arrêter une hémorrhagie primitive ou secondaire; nous lui préférons, dans tous les cas, le persulfate de fer qui est moins caustique, quoique d'une action coagulante au moins égale et encore le proscrivons-nous aussi d'une manière absolue dans toute plaie profonde, le réservant pour les plaies à ciel ouvert et pour les hémorrhagies capillaires.

Quand une artère d'un certain calibre était lésée, l'écoulement du sang était plus abondant, plus rapide et les blessés ne nous arrivaient alors que déjà épuisés par la perte de sang et dans un état de faiblesse tel que toute opération n'eût fait que précipiter le dénoûment.

C'est dans ces conditions que nous avons reçu à l'hôpital militaire, M. Lacourt, élève de l'école de service de santé militaire, qui venait d'être blessé à son poste de la porte de Pierre (5 septembre) par des éclats d'obus. Il avait les parties molles des deux cuisses déchirées, du pli de l'aine jusqu'au genou, et quand il arriva dans mon service, ce ne fut que pour y rendre le dernier soupir. En examinant la blessure, pour me rendre compte des causes de la mort, je reconnus que les os étaient intacts, mais l'artère fémorale gauche avait été incomplétement divisée et l'hémorrhagie avait été assez abondante pendant le trajet qu'on lui avait fait parcourir pour qu'il nous arrivât exsangue et agonisant.

Nous avons eu des cas enfin où tout un groupe de branches artérielles profondes était lésé et dans ce cas la ligature était impossible et les autres moyens hémostatiques inefficaces.

Voici quelques observations succinctes d'hémorrhagies primitives qui rentrent dans les conditions ci-dessus :

Gruber, du 87ᵉ de ligne, reçoit, le 19 septembre, une balle sphérique de shrapnell qui pénètre entre le tendon d'Achille et le calcanéum du côté interne du pied; hémorrhagie primitive, ligature de l'artère tibiale postérieure au tiers moyen. Sorti guéri le 13 octobre.

Sultzer, garde mobile, est blessé, le 6 septembre, par un éclat d'obus qui déchire les parties molles de la plante du pied, depuis le talon jusqu'au niveau du 1ᵉʳ métatarsien; dénudation du calcanéum; hémorrhagie. Ligature de la tibiale postérieure derrière la malléole interne. Sorti guéri le 13 octobre.

Tisserand, caporal au 87ᵉ de ligne, blessé, le 12 septembre, par un éclat d'obus, présente les lésions suivantes : plaie à la partie moyenne et externe de la jambe gauche, fracture comminutive du péroné, intégrité du tibia, hémorrhagie primitive que n'avaient arrêtée, ni la compression, ni le tampon imbibé de perchlorure de fer dont on avait bourré la plaie avant d'envoyer ce blessé à l'hôpital. Je pratique immédiatement la ligature de la tibiale antérieure dans la plaie, opération rendue longue et pénible par le perchlorure de fer qui avait confondu tous les tissus dans un magma noirâtre. J'extrais ensuite trois longues esquilles du péroné, et après avoir bien nettoyé la plaie et reconnu que l'hémorrhagie était arrêtée, je fais reporter le blessé dans son lit. Le lendemain, la gangrène se dessine sur le pied et gagne ensuite rapidement toute la jambe. Amputation de la jambe au-dessus du lieu d'élection, le 15 septembre; délire nerveux, aigu, jusqu'au 20 septembre, jour de la mort.

Clottel, 11e chasseurs, a, le 18 septembre, les deux fesses littéralement emportées par un obus; hémorrhagie abondante par les branches terminales des fessières et ischiatiques. Mort dans la nuit, le 19 septembre.

Angst, maréchal des logis au 16e d'artillerie, est frappé, le 8 septembre, par un éclat d'obus à la région cervicale antérieure droite. Lésion de la carotide primitive, hémorrhagie abondante qui s'arrête un instant pendant une syncope du blessé. Apporté à l'hôpital militaire, il y succombe presque immédiatement pendant que je tentais la ligature de l'artère.

Hémorrhagies secondaires. — Les hémorrhagies secondaires n'ont pas été moins fréquentes que les primitives et provenaient, soit d'une artère déjà lésée précédemment, soit du moignon d'un amputé, soit d'un coup de feu par balle ou par éclat d'obus. Nous nous sommes déjà suffisamment expliqué sur la valeur diagnostique de la gravité des hémorrhagies secondaires considérées dans leur rapport avec la résorption purulente; nous n'avons donc plus à revenir sur cette question. Nous nous contenterons de dire que deux fois des hémorrhagies par l'artère fémorale, à la suite d'amputation de cuisse, furent si subites et si abondantes qu'elles entraînèrent la mort avant l'arrivée du médecin de garde; quatre fois on put faire à temps la ligature et arrêter la perte de sang, mais le résultat final fut le même: les blessés moururent de pyohémie au lieu de succomber à l'hémorrhagie. Nous avons vu aussi quatre hémorrhagies consécutives par une artère intercostale, arrivées le 7e, 16e, 18e et 41e jour après la blessure; ces hémorrhagies, compliquées de plaies pénétrantes de poitrine, ont été mortelles toutes les quatre.

Dans le cas suivant, l'hémorrhagie a nécessité deux ligatures qui ont été suivies de gangrène du membre.

Evillion, au 24e de ligne, et dont nous avons déjà parlé, reçoit, le 22 août, un coup de feu au milieu du creux poplité. Cette blessure est suivie, le 3 septembre, d'une hémorrhagie considérable pour laquelle M. Poncet pratique le jour même la ligature de la fémorale à l'anneau; l'hémorrhagie se reproduisant le lendemain légère et le surlendemain assez abondante, M. Poncet se décide, le 6 septembre, à inciser le creux poplité pour lier l'artère dans la plaie; il trouve la poplitée détruite dans une partie de son étendue et jette un fil au-dessus et au-dessous de la solution de continuité. Arrêt immédiat et définitif de l'hémorrhagie, mais le membre est frappé de gangrène et l'amputation de cuisse est pratiquée le 12 septembre. Mort le lendemain 13 septembre.

L'observation suivante est un exemple d'hémorrhagie secondaire de la carotide primitive à la suite d'un coup de feu chez un blessé apporté tardivement à l'hôpital.

Hochrvelleker (Henri), garde mobile. Coup de feu à la face le 20 septembre 1870; la balle entrée en dehors de la narine droite avait fracturé le maxillaire supérieur et enlevé une dent du même côté, traversé la langue et était allée se perdre dans le côté gauche du cou. Traité à l'ambulance de la loge maçonnique, il y eut de nombreuses hémorrhagies qui le jetèrent dans une profonde anémie. Le 14 octobre, il fut évacué sur l'hôpital militaire; il était alors dans un état de faiblesse extrême et d'une pâleur livide; les hémorrhagies se renouvelant continuellement et le sang venant visiblement de la paroi gauche du pharynx, M. Poncet fit, le 16 octobre, la ligature de la carotide primitive et de ses deux divisions. L'hémorrhagie fut arrêtée, mais le blessé fut pris le lendemain d'hémiplégie et d'aphasie et il succomba le 20 octobre. — Dr REEB.

Michon, 21e de ligne, blessé, le 15 septembre, par un éclat d'obus, à la partie médiane interne de la cuisse. Le couturier est coupé, la gaine des vaisseaux et les vaisseaux eux-mêmes divisés. Il n'y avait pas eu d'hémorrhagie primitive; mais le second jour, le 16, je fus obligé de faire la ligature des deux bouts de l'artère dans la plaie. Celle-ci fut prise de gangrène, et le lendemain, au-dessus de la ligature supérieure une hémorrhagie foudroyante enlevait le malade en quelques minutes, dans la nuit. — Dr PONCET.

Lazaret belge. — Nous avons eu un cas d'hémorrhagie foudroyante chez un lieutenant-colonel du 36ᵉ de ligne, qui avait subi la ligature de l'artère carotide. L'artère s'est ouverte à l'endroit même de la ligature, au-dessus de la clavicule.

Ce colonel, entré à l'ambulance le 11 octobre 1870, avait une fracture de la mâchoire inférieure, côté droit, avec lésion profonde de la glande parotide. Recueilli par l'ambulance anglaise, il eut par la bouche des hémorrhagies qu'on ne put arrêter. On pratiqua la ligature de la carotide un peu au-dessous de la plaie. L'hémorrhagie se renouvela ; seconde ligature de la carotide immédiatement au-dessus de la clavicule. La plaie se cicatrisa, mais incomplétement. Il existait encore deux points fistuleux, l'un supérieur communiquant avec la bouche, l'autre inférieur aboutissant à la ligature susclaviculaire. 4 novembre, accès de fièvre. Vers minuit, hémorrhagie foudroyante par le point fistuleux inférieur. — Dʳ BOUGARD, lazaret, Belgique.

Ambulance du Midi. — Nous avons pu observer un certain nombre de cas d'hémorrhagies retardées ou d'hémorrhagies secondaires, dont quelques-unes ont donné lieu à des observations de quelque intérêt. Je vais les rapporter ici.

Un soldat reçut au combat de Ladon un coup de feu qui, ayant atteint le maxillaire inférieur au-devant du muscle masséter gauche, avait fracturé cet os, avait traversé ensuite la région sus-hyoïdienne obliquement de haut en bas et de gauche à droite, et était venu sortir au niveau du bord supérieur de la moitié droite du cartilage thyroïde. Nous relevâmes le blessé au moment où il venait d'être frappé, et nous constatâmes une légère hémorrhagie qui s'écoulait par la bouche. La voix avait entièrement disparu. Des lotions et un pansement à l'eau froide suffirent pour arrêter cette hémorrhagie ; une fronde fut placée, et le malade, transporté dans notre ambulance de Bellegarde, y fut soigné sans nouvel incident pendant les deux premiers jours.

Le troisième jour, le blessé rendit en crachant une quantité notable de sang. On prescrivit des gargarismes froids et astringents, soit avec de l'eau vinaigrée, soit avec une solution légère de perchlorure de fer, et la perte de sang s'arrêta. Le quatrième jour, je fus appelé auprès du malade, qui venait de présenter une hémorrhagie bien plus abondante, dont l'écoulement se faisait également par la bouche : il avait déjà rendu plus de 300 grammes de sang environ. Mais ce qui me frappa surtout chez lui, ce fut la dyspnée qui, déjà prononcée quand j'arrivai auprès de lui, augmenta si rapidement que je songeai aussitôt à la nécessité de pratiquer la trachéotomie. On eut à peine le temps très-court de chercher les instruments, que le malade faisait quelques inspirations convulsives et ne donnait plus signe de vie. Je fis néanmoins l'opération, j'ouvris la trachée très-rapidement, j'introduisis une canule et je pratiquai la respiration artificielle et l'insufflation directe. Tout fut inutile, et la vie ne reparut point.

Les phénomènes présentés par ce blessé avaient naturellement éveillé dans notre esprit la pensée que l'artère laryngée supérieure droite avait été atteinte, et que, l'hémorrhagie se produisant au niveau de la glotte, lésée probablement aussi et incapable de se clore complètement, le sang avait pénétré dans la trachée et les bronches, et avait déterminé les phénomènes d'asphyxie qui avaient emporté le malade.

L'autopsie faite le lendemain confirma pleinement ce diagnostic, en nous présentant le bord supérieur droit du cartilage thyroïde, la membrane hyo-thyroïdienne et les cordes vocales de ce côté déchirés, déchiquetés, entourés de détritus et de caillots sanguins. La trachée et les bronches étaient également obstrués par des caillots.

Si nous avions pu faire la trachéotomie avant que l'obstruction fût accomplie, nous eussions eu sans doute quelques chances de succès dont il ne faudrait pourtant pas exagérer la valeur. La présence de la canule aurait eu le double avantage de permettre la respiration et de fermer la trachée à l'entrée du sang. Nous aurions pu alors agir sur la partie supérieure du larynx à l'aide de topiques astringents portés avec un tampon ou une éponge fixés à une tige flexible. Mais si l'hémorrhagie avait persisté, ce qui est probable, il eût fallu recourir à la ligature de la thyroïdienne supérieure qui donne naissance à la laryngée supérieure. Cette opération, à cause des nombreuses anastomoses artérielles des vaisseaux de la région, aurait exigé, pour procurer une hémostasie complète, d'être accompagnée de la ligature, non-seulement de la thyroïdienne supérieure gauche, mais encore des deux thyroïdiennes inférieures. Il n'était pas permis d'ailleurs de songer à chercher l'artère laryngée dans la plaie, et d'en tenter la ligature directe. Outre en effet que ce vaisseau est d'un petit calibre, et par conséquent d'une recherche très-difficile, la position de la blessure permettait de penser sûrement que le vaisseau avait dû être rompu au voisinage de son origine sur la thyroïdienne, et par conséquent dans un point où il était illusoire et irrationnel de tenter une ligature. Cette dernière circonstance même permettrait d'expliquer la facilité avec laquelle les hémorrhagies se sont reproduites.

Voici un autre exemple d'hémorrhagie consécutive à une lésion de l'appareil respiratoire.

Nous amenâmes de Ladon à Bellegarde un soldat prussien qui avait reçu une balle sur la face antérieure du côté gauche du thorax, au niveau de l'intervalle qui sépare la troisième de la quatrième côte. Le projectile avait traversé le thorax d'avant en arrière, et était sorti sur la face postérieure en dedans du bord spinal de l'omoplate. Le poumon avait été traversé ; le malade avait craché du sang encore trois jours après avoir reçu sa blessure ; la dyspnée était assez prononcée : il n'y avait pas d'emphysème. On trouvait une matité considérable à la percussion dans tout ce côté du thorax ; on n'entendait pas le murmure respiratoire. Le malade avait une fièvre vive, de l'anxiété, de la toux. La plaie antérieure fournissait un écoulement séro-purulent d'une médiocre abondance ; la plaie postérieure suppurait légèrement. La dyspnée et l'anxiété faisaient des progrès, quand, deux jours après son entrée à l'ambulance, ce blessé fut pris brusquement, à la suite d'efforts de toux, d'un écoulement très-abondant par la plaie antérieure. Cet écoulement, qui augmentait avec les efforts d'expiration, était composé de sérosité fortement sanguinolente. Il sortit ainsi un demi-litre de liquide au moins. Des sinapismes furent mis aux extrémités inférieures et des applications froides au niveau de la plaie : l'écoulement s'arrêta, et le blessé se trouva relativement soulagé.

Il respirait plus librement. Mais la dyspnée reparut bientôt, et le lendemain il survint encore brusquement un écoulement analogue à celui de la veille. Cependant l'état général s'aggravait, les forces disparaissaient rapidement ; et quand nous quittâmes le blessé, peu de jours après, nous ne gardions aucun espoir pour la conservation de sa vie. Nous n'avons pas su ce qu'il était devenu.

Cette intermittence d'évacuation de la cavité pleurale avait attiré notre attention sur ce cas de lésion thoracique. Le liquide fourni par la plaie n'était pas formé de sang pur ; mais il y a lieu de penser qu'il était constitué par de la sérosité pleurale à laquelle s'était mêlée une forte proportion de sang. Quelle était l'origine de ce sang ? Provenait-il des vaisseaux mêmes du poumon ou des vaisseaux intercostaux ? C'est à cette dernière opinion que nous nous sommes rangé, quoique nous ne puissions pas douter que le poumon lui-même ait été lésé. Notre conviction s'appuie sur cette circonstance que les crachats sanguinolents qui avaient existé au début avaient disparu, ce qui n'aurait très-probablement pas eu lieu si le poumon eût fourni lui-même le sang de l'épanchement. Je suis donc porté à penser que l'artère intercostale, ou l'une de ses branches, ou une branche de la mammaire interne, devaient avoir été lésées. Enfin, pour expliquer ces intermittences si complètes d'écoulement du liquide pleural, il est naturel de croire que des adhérences récentes, formées au niveau de la plaie entre la plèvre pariétale et le poumon, avaient dû céder, tant à l'accroissement rapide de l'épanchement séro-sanguin qu'aux mouvements brusques provoqués par les efforts de toux ou d'expiration. Ce qui vient à l'appui de cette explication, c'est que la blessure, depuis le moment où nous l'avons vue jusqu'à l'apparition subite de cet écoulement séro-sanguin, n'était accompagnée d'aucune trace d'emphysème et ne présentait, pendant les mouvements respiratoires, aucune variation notable dans l'écoulement purulent. Celui-ci semblait naître là d'une plaie tout à fait superficielle et sans communication avec le soufflet thoracique.

Quant à la possibilité de l'action chirurgicale, elle était bien restreinte. Le Dr Leenhardt, dans le service duquel était le malade, avait appliqué sur la plaie un pansement simple, et songeait à soutenir les forces du malade et à combattre la toux. J'ai dit ce qui avait été fait pour arreter l'écoulement. Pour en prévenir le retour, on aurait pu penser à une ligature si le diagnostic n'eût pas été entouré d'obscurité, et si surtout l'état général du malade, dont le pouls était à la fois très-fréquent et filiforme, la peau chaude et la maigreur extrême, avait permis d'espérer quelque chose d'une opération.

Nous avons observé à l'Isle-sur-le-Doubs deux cas d'hémorrhagies retardées à la suite de blessures du membre inférieur.

Un soldat avait reçu un éclat d'obus au niveau de la partie antérieure et supérieure de la jambe droite. La plaie était étroite, profonde, et pénétrait dans l'intervalle du tibia et du péroné, au niveau des parties supérieures des muscles tibial antérieur et extenseur commun des orteils. Il n'y avait qu'un orifice, et le projectile avait été déjà retiré de la plaie. Il n'y avait pas eu d'hémorrhagie notable avant l'arrivée du malade, et quand nous le vîmes pour la première fois nous considérâmes son état comme peu sérieux. La plaie fut pansée avec de la charpie imbibée d'eau phéniquée.

Vers le dixième jour de la blessure, nous fûmes appelé auprès du blessé pour une hémorrhagie abondante. Le Dr Leenhardt bourra la plaie de charpie imbibée d'une solution de perchlorure de fer, et appliqua un bandage circulaire compressif : l'écoulement de sang s'arrêta, mais non sans avoir rougi les linges à pansement. L'hémorrhagie ne s'était pas reproduite. Au bout de quelques jours, sur les instances du malade, que cette compression fatiguait, nous enlevâmes les bandes et la charpie, et nous appliquâmes un pansement simple à l'eau phéniquée. Le surlendemain, l'hémorrhagie reparut avec violence, et nous eûmes beaucoup de peine à l'arrêter avec le perchlorure et la compression exercée sur la plaie même à l'aide d'un bandage circulaire, et sur l'artère fémorale avec un tourniquet de Jean-Louis Petit.

L'hémorrhagie ne se reproduisit pas, mais il y eut du gonflement de la jambe et du pied ; et quelques jours après, ces parties, qui étaient devenues le siége d'une tension considérable, présentèrent des phénomènes graves. Elles prirent une teinte livide, ecchymotique même sur certains points, et devinrent froides et très-douloureuses. Nous eûmes beau enlever le bandage circulaire, craignant qu'il n'eût occasionné une interruption fâcheuse de la circulation veineuse : les phénomènes locaux, loin de se modifier, s'aggravèrent. Du reste, l'état général du blessé était parfaitement en harmonie avec ces signes de débilité locale : le pouls était très-petit et fréquent, la température de la peau était faible, les forces avaient disparu, du délire était survenu ; et, quand nous nous demandâmes s'il n'y aurait pas lieu d'amputer le membre, nous fûmes détourné de cette entreprise par la situation déplorable des forces du blessé. Celui-ci mourut peu de jours après, avec une jambe très-tuméfiée, verdâtre sur certains points, ecchymosée sur d'autres.

Ce malade a été pour nous le sujet de réflexions sérieuses. Nous nous sommes demandé si notre conduite avait été toujours rationnelle et s'il n'y aurait pas eu moyen d'être plus heureux.

Lors de la première hémorrhagie, il était très-sage de penser à une application de perchlorure de fer : la forme elle-même de la plaie, étroite et profonde, rendait cette application facile et en assurait le succès. Mais quand nous vîmes l'hémorrhagie se renouveler si facilement et si abondamment, nous suffisait-il de renouveler ce pansement qui, s'il arrêtait l'écoulement à l'extérieur, pouvait avoir et a eu en réalité pour effet d'accumuler le sang épanché dans des poches formées dans les interstices musculaires, dans les gaînes des muscles et des artères, et de provoquer un état gangréneux du membre ? C'est là ce que nous nous demandons. Que pouvions-nous faire ? Ou pratiquer la ligature de l'artère blessée, ou celle de la fémorale, ou amputer la cuisse au lieu d'élection, c'est-à-dire aussi bas que possible. La ligature de l'artère tibiale antérieure, qui était très-probablement le siége de l'hémorrhagie, n'était guère praticable, soit à cause de la profondeur du vaisseau à ce niveau, soit à cause de la difficulté extrême qu'il y eût eu à le trouver dans cette plaie irrégulière et altérée par le perchlorure. D'ailleurs, nous pouvions nous demander si l'artère n'était pas ouverte au voisinage du point où elle traverse le ligament interosseux, et où par conséquent elle n'est pas susceptible d'être liée. Pour ces motifs, nous n'avons pas songé à la ligature de la tibiale dans la plaie.

Pour la ligature de la fémorale, les mêmes motifs d'abstention n'existaient pas. Mais comme une première fois le perchlorure, aidé de la compression, avait conjuré les accidents, nous crûmes devoir éviter au blessé une opération aussi grave, et nous en tenir aux moyens employés déjà si efficacement. Nous le crûmes d'autant plus que le blessé était très-affaibli par les fatigues, et que nous redoutions les conséquences de la ligature d'un gros vaisseau. Il y avait pourtant alors quelques chances pour le succès de l'opération. Quand au contraire nous reconnûmes l'état si compromis du membre inférieur, il était trop tard pour songer à

I.   59

une ligature. La gangrène du membre en aurait été fatalement la conséquence. L'amputation seule était possible, mais l'état général nous la défendait. Nous nous trouvâmes donc désarmé, pour avoir hésité et n'avoir pas pris une résolution énergique quand il en était encore temps.

Le second blessé qui nous a présenté des hémorrhagies sérieuses des artères du membre inférieur avait reçu une blessure à la région crurale, à 4 ou 5 centimètres au-dessous du ligament de Poupart et au niveau du bord interne du muscle couturier. Cette plaie étroite, profonde, irrégulière, causée par une balle qui était sortie par la face postérieure de la cuisse, donna lieu à plusieurs hémorrhagies retardées, qui ne furent pas très-abondantes, grâce aux applications de perchlorure et à la compression artérielle.

Pensant que l'hémorrhagie provenait d'une blessure de l'artère fémorale ou de la fémorale profonde près de son origine, nous nous demandâmes s'il n'y avait pas lieu de pratiquer une ligature; et nous avions pris la résolution de lier l'iliaque externe, quand nous renonçâmes à cette opération, en considération de la faiblesse extrême du malade et de la gravité de l'état général.

Le malade, atteint d'une diarrhée incessante qui avait ruiné ses forces, mourut en effet dans la journée, et sans qu'une nouvelle hémorrhagie fût survenue.

Ce blessé était resté peu de jours dans l'ambulance. Arrivé après avoir essuyé sans doute des pertes considérables de sang, il était déjà très-affaibli. Une ligature faite ce jour-là eût peut-être permis de conserver ses jours; mais surchargé de travail, en présence d'un nombre beaucoup trop considérable de cas graves et pressants, nous songeâmes d'autant moins à cette opération que nous ignorions qu'il y eût là une source opiniâtre d'hémorrhagie; et quand cela nous fut démontré, il était déjà trop tard.

Ces deux faits, qui se présentèrent simultanément à notre observation, éveillèrent en nous cette réflexion : qu'on tarde toujours trop à employer pour les hémorrhagies qui se renouvellent les moyens radicaux de la ligature, et même l'amputation quand la ligature est impossible ou contre-indiquée. — Dr SABATIER, ambulance du Midi.

Haguenau. — Les hémorrhagies sont l'un des accidents les plus graves et les plus émouvants qui se présentent dans la pratique des plaies de guerre. Généralement on n'a que des hémorrhagies secondaires à combattre, non que les hémorrhagies primitives soient en réalité aussi rares qu'on a bien voulu le dire, mais parce qu'elles n'arrivent pas d'ordinaire à l'observation du médecin. Si une grosse artère est ouverte, la perte de sang entraîne le plus souvent la mort dans l'espace de quelques minutes, et la victime est jetée dans la fosse commune avec des centaines d'autres, sans qu'on s'enquière des causes de la mort. Si l'artère atteinte est de moindre calibre, ou si sa déchirure est incomplète, une syncope bienfaisante met un terme à l'écoulement sanguin. Ce fait reste ignoré à l'ambulance, où la blessure est considérée comme une plaie simple, jusqu'à ce qu'une hémorrhagie secondaire vienne révéler la lésion vasculaire.

Il faut donc se garder d'appliquer aux blessures par armes à feu la théorie des plaies contuses, d'après laquelle les artères déchirées ne saignent pas, par suite du recoquillement de leurs tuniques internes et de la torsion de leur tunique externe; cela n'est vrai que pour les déchirures par élongation. Mais quand une artère est atteinte en plein par une balle, elle se comporte comme si elle était divisée par un instrument tranchant.

On ne peut guère constater ces détails dans la bagarre des combats; mais quelques observations faites en temps de paix en fournissent la preuve. Ainsi, l'un des premiers accidents occasionnés par le fusil Chassepot eut lieu à Lyon, il y a deux ou trois ans, pendant la vérification des armes. Un fusil couché sur une table partit par suite d'une maladresse, et atteignit un sous-officier au pli de l'aine, exactement au niveau de l'artère fémorale; le blessé périt par hémorrhagie avant qu'on pût lui porter secours. Il existe d'autres exemples de ce genre.

Néanmoins, on doit reconnaître que la plupart des hémorrhagies primitives mortelles, produites par des balles, proviennent de lésions des organes internes, et qu'aux membres les artères d'un certain volume sont rarement déchirées en travers, puisqu'elles fuient le plus souvent devant les corps étrangers.

Il n'en est plus de même pour les blessures par gros projectiles. Les boulets pleins d'autrefois broyaient les membres ou les emportaient sans hémorrhagie primitive notable.

Les fragments d'obus, au contraire, par leurs bords tranchants et déchiquetés, coupent les vaisseaux sans mettre obstacle à la perte de sang. Aussi la plupart des blessés qu'on apportait aux ambulances de Strasbourg, avec une lésion d'une artère un peu importante, arrivaient-ils presque exsangues, malgré le faible trajet à parcourir. Un certain nombre d'entre eux étaient tellement bas, qu'on ne pouvait plus songer à les opérer, ou le chirurgien était obligé de le faire dans des conditions déplorables. D'autres, présentant des fractures susceptibles de guérison, durent être amputés à cause d'hémorrhagies concomitantes.

Il serait inutile d'en rapporter des exemples qui n'ont été que trop nombreux pendant le siége de Strasbourg, et l'on aura, sans doute, fait des observations analogues dans les autres villes bombardées.

Je ne citerai qu'un cas, pris parmi ces nombreux accidents par obus qui se présentent encore chaque semaine, et qui sont dus à l'imprudence avec laquelle les gens du peuple manient ceux de ces projectiles dangereux qui sont tombés sur notre ville sans éclater.

Blessure de la jambe par éclat d'obus ; fracture du péroné ; hémorrhagie primitive; ligature des artères tibiale postérieure et péronière. Gangrène de la jambe'; amputation de cuisse ; mort par hémorrhagie consécutive. — Aloys Schæffer, âgé de 19 ans, garçon brasseur à Schiltigheim, est apporté à l'hôpital de Strasbourg, dans la soirée du 3 novembre 1870, pour une blessure par éclat d'obus.

Quelques heures auparavant, il était occupé avec deux de ses camarades à décharger un obus. Après l'avoir vidé aux deux tiers, ils ont la malheureuse idée d'y jeter un charbon ardent pour brûler le reste de poudre. L'obus éclate, et l'un des imprudents est tué sur le coup ; le second a le haut du bras broyé, de façon à nécessiter la désarticulation de l'humérus ; il guérit de sa mutilation sans accidents. Enfin, Schæffer a la jambe gauche traversée par un fragment. Il peut encore faire quelques pas, en perdant beaucoup de sang, et l'hémorrhagie n'est pas complétement arrêtée quand on l'apporte à l'hôpital en même temps que son camarade.

En l'examinant peu de temps après son arrivée, on constate à la partie postérieure de la jambe, juste au-dessous du mollet, une plaie déchiquetée, à bords noircis, de la grandeur d'un écu de 5 francs. C'est l'ouverture d'entrée du projectile, qui est ressorti en avant à la même hauteur, par le milieu de l'espace interosseux. Des deux côtés des lambeaux musculaires et aponévrotiques font hernie à travers les plaies, dont la postérieure laisse échapper un filet de sang vermeil. Le tibia est intact ; mais le doigt introduit dans l'ouverture postérieure y rencontre des fragments du péroné.

Le blessé, d'une forte constitution, est anémique, mais parfaitement à lui et explique la manière dont l'accident s'est produit.

En présence de l'intégrité du tibia, je me décide pour la conservation du membre ; mais il faut arrêter l'hémorrhagie, qui est évidemment de nature artérielle. Les trois artères principales de la jambe se trouvant toutes sur le trajet du projectile, il est impossible de savoir laquelle est blessée. Un instant j'eus l'idée de lier l'artère fémorale ; mais ayant plus de confiance dans la ligature directe, je me décide à débrider la plaie postérieure pour chercher la source du sang, pendant qu'un aide fait la compression au pli de l'aine. Arrivé entre la couche des muscles superficiels et profonds de la jambe, je constate que l'artère tibiale postérieure est déchirée. Le bout supérieur est rempli par un caillot. J'y applique un fil pour plus de précaution ; le bout inférieur, qui donne un jet de sang faible mais continu, est lié également. Néanmoins l'hémorrhagie continue ; je me dirige alors plus en dehors vers l'artère péronière, qui est également atteinte et dont je lie les deux bouts. Le nerf tibial, qui sépare les deux vaisseaux, n'est plus représenté que par quelques filaments de tissu connectif. A ce moment il vient encore un petit filet de sang de la partie profonde du trajet dans la direction du ligament interosseux, ce qui fait craindre que l'artère tibiale antérieure ne soit également lésée. Cependant, après avoir débridé l'ouverture antérieure, je puis écarter les muscles et m'assurer de l'intégrité de ce vaisseau, qui bat sous le doigt. Une petite éponge imbibée d'alcool, placée au fond de la plaie derrière le tibia, achève d'arrêter toute hémorrhagie. Après avoir enlevé quelques fragments mobiles du péroné, le membre est placé dans une boîte de Baudens et recouvert par une couche de ouate, sans aucune constriction qui pourrait gêner la circulation du sang, déjà si compromise. — 4 novembre. Il n'y a plus eu d'hémorrhagie, quoique le malade ait été très-agité toute la nuit. Le pied blessé s'est très-bien réchauffé : il est même plus chaud que celui du côté opposé. C'est un signe de mauvais augure, puisque cela indique que la circulation se fait par les capillaires. — 5 novembre. Le pronostic commence déjà à se vérifier : le pied gauche est sensiblement plus froid que le droit, et le malade y ressent des fourmillements douloureux. Le tampon placé dans la profondeur est retiré sans hémorrhagie. Pansement désinfectant au sulfite de soude. — 6 novembre. Le pied gauche est froid et prend une teinte bleuâtre ; crépitation emphysémateuse. Affaissement du malade. Température, 39°,4. Pouls, 108. — 7 novembre. La gangrène est manifeste dans la moitié inférieure de la jambe; une infiltration s'étend jusqu'au genou. On se décide, comme dernière ressource, à une amputation de cuisse qui ne présente rien de particulier, si ce n'est une consistance poisseuse du sang. — 8 novembre. Grande agitation du malade, vomissements fréquents. Température, 37°,6 la matin, 39°,8 le soir. Le pouls faiblit et devient très-fréquent. Vin chaud. Glace. — 9 novembre. Même état. Température, 38°,8. Dans la soirée le malade s'affaisse subitement et, quand on arrive, on le trouve baigné de sang. Il expire quelques instants plus tard.

A l'autopsie on constate que la ligature de la fémorale a complétement coupé l'artère, qui ne renferme aucune trace de caillot.

En présence de cette terminaison funeste, on peut regretter de n'avoir pas pratiqué l'amputation immédiate du membre ; mais non d'avoir préféré la ligature directe à la ligature éloignée. Cette dernière n'aurait sans doute pas prévenu le résultat fatal. Quant à l'amputation, je l'ai rejetée au début à cause de l'intégrité du tibia.

Si les hémorrhagies primitives sont rarement observées, en raison des circonstances que nous avons signalées plus haut, il n'en est plus de même des *hémorrhagies consécutives.* Cependant à blessures égales, leur fréquence varie beaucoup selon l'état sanitaire des ambulances. Plus la pyohémie et la pourriture d'hôpital y prédominent, plus aussi les hémorrhagies seront fréquentes et plus elles seront difficiles à combattre. Par suite d'un état ulcéreux des plaies, l'extrémité des artères blessées est corrodée et le caillot oblitérateur se dissout. En même temps le sang perd de sa plasticité et, lorsqu'un fil est appliqué sur l'artère, il ne se forme pas de bouchon fibrineux, ou celui-ci reste incomplet et ne contracte pas d'adhérence avec la tunique interne. Cette circonstance est donc extrêmement défavorable pour l'hémostase, quel que soit le moyen qu'on adopte. Même la ligature du tronc de l'artère, à une certaine distance au-dessus de la plaie, ne donne qu'un répit momentané, à moins qu'on ne parvienne dans cet intervalle à modifier l'état général du blessé, sinon l'hémorrhagie se reproduit à l'endroit même où l'artère a été liée dans la continuité.

A Haguenau, vers la fin d'août, je fus appelé au milieu de la nuit, dans une maison particulière auprès d'un lieutenant d'artillerie qui avait été amputé de la cuisse, par un de mes collègues, une dizaine de jours auparavant. Le blessé était très-affaibli, anxieux, en proie à une fièvre intense ; déjà la veille il avait eu une petite perte de sang qu'on avait arrêtée par tamponnement. Le moignon était douloureux, couvert d'une couche grisâtre, et fournissait une sanie mince. Il fallut recourir à l'anesthésie pour pouvoir l'examiner convenablement. On constata alors que le sang provenait du nerf sciatique. Deux fois je saisis le point qui fournissait le sang, mais chaque fois les tissus se déchirèrent sous l'étreinte de la pince. Voyant que la compression au pli de l'aine suspendait l'hémorrhagie, je liai la fémorale, séance tenante, au-dessous du ligament de Fallope. Un léger suintement qui continuait fut arrêté par un tampon au perchlorure. Le blessé succomba huit jours plus tard à la pyohémie, sans renouvellement de la perte de sang.

Dans l'observation suivante, l'hémorrhagie m'a paru produite également par l'action corrosive du pus sur le caillot artériel. Elle a été arrêtée avec succès par la ligature directe.

Blessure, par obus, de la tibiale postérieure. Abcès profond de la jambe ; hémorrhagie secondaire. Ligature de la tibiale. Guérison. — Schœnborn (Léonard), âgé de 62 ans, cordonnier de son état, fut blessé pendant le bombardement de Strasbourg. Il était installé avec toute sa famille dans une chambre basse, au rez-de-chaussée, donnant sur le quai Saint-Thomas. Les fenêtres étaient fermées par des volets pleins et garnis de matelas. Le 26 août 1870, un obus de 12, lancé par une batterie volante, traversa ce blindage incomplet et vint éclater au milieu de la famille. Un petit enfant de 2 ans fut tué sur le coup ; la fille et le gendre de Schœnborn reçurent des blessures assez graves aux pieds. Lui-même eut la jambe gauche fracassée et fut en outre atteint à la jambe droite. Transporté à l'hôpital civil, M. le professeur Rigaud lui pratiqua immédiatement l'amputation du côté gauche ; à l'autre jambe un éclat d'obus avait écorné la crête du tibia et pénétré dans l'espace interosseux. Quelques jours plus tard il se forma un abcès dans le mollet et l'on y passa un tube de drainage.

A la fin de septembre, quand M. Rigaud me remet son service, le malade se trouve dans l'état suivant : il est pâle, amaigri ; en proie à une fièvre intense, causée par une vaste collection purulente développée dans le mollet droit et qui ne se vide pas par le tube de drainage. La crête du tibia est à nu un peu au-dessus du milieu de la jambe et en voie de nécrose. La plaie du projectile, qui pénètre à côté de ce point dans l'espace interosseux, a fourni la veille une hémorrhagie. Celle-ci s'est renouvelée dans la nuit et a nécessité un bandage compressif serré. Quant à la plaie d'amputation de la jambe gauche, elle est pâle et flasque, mais du reste en bon état.

Le 1er octobre, au moment de la visite, il n'y a plus d'écoulement de sang, mais on ne peut laisser le blessé sous le coup d'une troisième hémorrhagie qui l'emportera infailliblement. Je songe un instant à la ligature de la fémorale, étant dans l'incertitude sur l'artère lésée. Cependant les probabilités sont pour la blessure de la tibiale postérieure, d'après le trajet de la plaie, et comme il faut de toute façon fendre le mollet pour ouvrir la collection de pus, je me décide à faire une tentative de ligature sur place.

En conséquence, une incision de 10 centimètres divise les tissus vers le tiers supérieur de la jambe, à deux travers de doigt en dedans du tibia, et ouvre le foyer purulent qui se trouve entre la couche des muscles superficiels et profonds de la jambe.

Après avoir bien abstergé la cavité, on découvre un point sur le trajet de l'artère tibiale qui fournit du sang rutilant. Le vaisseau est dénudé et lié au-dessus et au dessous de ce point. Toute hémorrhagie cesse aussitôt. La plaie est maintenue béante pour assurer l'écoulement du pus et soumise à des pansements répétés au sulfite de soude. Régime tonique. Sous l'influence de ce traitement les forces se relèvent et la vaste plaie du mollet se comble de bourgeons de bonne nature.

Cependant vers la fin d'octobre il survient un nouvel arrêt dans la guérison. Le malade perd l'appétit et a de la diarrhée. On l'engage à rentrer chez lui pour le soustraire à l'influence nosocomiale. Il a de la peine à se relever, mais à la fin de décembre j'ai la satisfaction de constater que la guérison est à peu près complète des deux côtés et que l'état général est excellent. En janvier 1871 il commence à marcher avec l'aide de béquilles, en appuyant sur la jambe droite qu'on a pu conserver.

Voilà donc deux exemples d'hémorrhagies, arrêtées primitivement par un fil ou un thrombus et qui reparaissent sous l'action corrosive d'un pus de mauvaise qualité qui détruit le travail d'oblitération commencé.

Ces hémorrhagies pourraient être dites *septicohémiques;* d'autres se produisent par *action mécanique.* Ce sont les secousses d'un transport trop rude, ou une impulsion cardiaque exagérée par suite d'émotion ou de fièvre qui détachent le caillot oblitérateur. D'autres fois une esquille en voie d'élimination ulcère une artère, ou le stylet trop zélé d'un aide inexpérimenté dérange le travail d'oblitération. C'est probablement à l'une de ces dernières causes qu'est due l'hémorrhagie dans l'observation suivante :

Un zouave d'une forte constitution fut atteint à la bataille de Wœrth par deux balles qui frappèrent la partie moyenne de chacun des tibias. Il en résulta une fracture comminutive des deux jambes. On lui appliqua dans la journée deux appareils plâtrés, fenêtrés au niveau des plaies, et il fut évacué à Haguenau à l'ambulance de l'école des Frères. Peu de gonflement et de réaction les premiers jours malgré le transport. Plus tard il fallut élargir les plaies cutanées et extraire de nombreuses esquilles ; mais la suppuration resta de bonne nature et tout semblait promettre la guérison de cette double lésion si grave, quand, vers la fin d'août, il se déclara à la jambe droite des hémorrhagies, qui se laissèrent chaque fois arrêter par un tamponnement modéré, mais qui se répétèrent plusieurs jours de suite et affaiblirent le blessé au point que je jugeai prudent de l'amputer. Malheureusement le membre amputé fut jeté sans que j'aie pu m'assurer de la cause véritable de l'hémorrhagie. Cet homme guérit parfaitement de son amputation et de son autre fracture comminutive, et en janvier 1871, je le vis passer à Strasbourg en bonne santé, pour rejoindre le dépôt de son régiment.

Il faut avouer cependant que les influences mécaniques que je viens de citer, causent rarement à elles seules des hémorrhagies, quant la nature de la plaie artérielle n'y prédispose pas. Si une artère, même du volume de l'humérale ou peut-être de la fémorale, est *divisée* COMPLÈTEMENT *en travers*, l'hémorrhagie primitive emporte souvent le malade ; mais si elle est arrêtée, soit par une syncope, soit par un pansement approprié, il ne survient plus d'hémorrhagies consécutives tant que les conditions sanitaires restent bonnes. Le travail de cicatrisation de l'artère, préparé par la formation d'un thrombus et la rétraction des parois vasculaires, s'achève sans encombre.

Il n'en est plus de même quand une artère, même beaucoup plus petite, est *divisée* INCOMPLÉTEMENT ou dans le *voisinage immédiat d'une forte collatérale*. Une blessure de ce genre entraîne presque forcément à sa suite l'hémorrhagie secondaire, quelque bonnes que soient les autres conditions. Dans les cas les plus favorables, il est vrai, la plaie des parties molles se cicatrise, mais il se produit un anévrisme ; encore cette terminaison est-elle rare.

Ces conséquences des plaies artérielles incomplètes ont été parfaitement étudiées par les chirurgiens du commencement de ce siècle et leurs recherches sont trop connues pour que je les rappelle ici ; mais tout en les connaissant on en tient, en général, peu compte dans la pratique. Et cependant elles ont une importance majeure ; en effet si les lésions de l'arcade palmaire donnent lieu à des hémorrhagies si rebelles, c'est que les plaies de ce vaisseau se trouvent presque fatalement à côté d'une collatérale, vu le grand nombre de branches qui en naissent. D'un autre côté, toutes les hémorrhagies à répétition que j'ai vues succéder à la blessure accidentelle d'une artère radiale ou cubitale, coïncidaient avec une division incomplète de ces vaisseaux.

Les hémorrhagies de ce genre commencent ordinairement dès les premiers jours après la blessure ; par des bandages compressifs, ou le tamponnement au perchlorure, on les suspend momentanément, mais, comme la cicatrisation définitive de l'artère n'est pas possible dans ces conditions, la perte de sang reprend. La ligature éloignée aussi n'apporte qu'un secours temporaire, à moins de provoquer l'oblitération complète de tout le tube artériel depuis la ligature jusqu'à l'endroit blessé. Or, on sait que ce n'est pas le cas ordinaire et qu'au bout de quelques jours la circulation se rétablit le plus souvent dans le vaisseau au-dessous du point lié. Cet espace de temps eût été suffisant pour la cicatrisation d'une artère divisée complètement en travers, mais non d'une artère simplement entamée.

Ces considérations s'appliquent également aux plaies par armes à feu, quoique les balles entament rarement une artère comme le ferait un instrument tranchant. Par contre en les frôlant, elles les contusionnent et provoquent la nécrose d'une portion de la paroi. A la chute de l'escarre, le cylindre artériel se trouve entamé et nous nous trouvons en présence d'une plaie artérielle incomplète avec toutes ses conséquences graves. C'est ordinairement du 8e au 12e jour que l'escarre commence à se détacher, et c'est aussi à ce moment que les hémorrhagies provenant de cette cause se déclarent presque épidémiquement dans les ambulances.

Ordinairement une ou deux petites hémorrhagies prémonitoires précèdent le moment critique ; sans doute l'escarre se détache d'abord en un point très-limité qui fournit la petite quantité de sang.

A Haguenau, dix jours après la bataille de Wœrth, j'ai eu à lier deux artères blessées de cette manière.

Fracture de l'omoplate par balle. Lésion de l'artère scapulaire commune. Anévrisme faux, hémorrhagies. Ligature de l'artère au fond de la tumeur. Guérison. — Laurent (Lafon), du 2e régiment de zouaves, reçoit le 6 août 1870 une balle qui pénètre vers le milieu du moignon de l'épaule gauche et sort à côté de l'épine de la 11e ou 12e vertèbre dorsale.

L'humérus est intact : le doigt introduit dans l'ouverture d'entrée ne constate pas de fracture ; aucun signe de lésion thoracique. Compresse d'eau fraîche.

La suppuration devient bientôt très-abondante et vers le 12 août elle est mêlée d'un peu de sang, en même temps que la partie postérieure de l'épaule devient le siége d'un gonflement considérable. Première hémorrhagie légère par les deux trous de balle, le 14 août. Elle est arrêtée par le Dr Strauss, qui dirige alors l'ambulance, au moyen du tamponnement ; mais elle se répète plusieurs fois dans la journée du 15 août. Le lendemain, 16 août, M. Strauss me prie de voir le blessé, qui est déjà très-affaibli et qu'on ne peut laisser plus longtemps dans cet état. Je constate à la partie postérieure de l'épaule un gonflement diffus, élastique, qui présente le volume d'une tête d'enfant à terme et est animé d'un mouvement d'expansion isochrone au pouls. Les battements sont faibles, mais cependant indubitables. Bruit de souffle lointain. Il est évident que nous avons affaire à un anévrisme faux, diffus, de la scapulaire commune ou d'une de ses branches, à en juger d'après le siége de la tumeur, et je me décide à l'opérer par l'incision directe.

A cet effet le malade est anesthésié et couché sur le côté sain ; puis je pratique sur la partie la plus saillante de la tumeur une incision de 10-12 centimètres dans la direction du bord postérieur du deltoïde. Je tombe dans une vaste cavité remplie en partie de caillots stratifiés et en partie d'un mélange de sang et de pus. Au fond un vaisseau assez volumineux fournit du sang rutilant. L'index gauche, introduit de toute sa longueur dans la plaie, le comprime contre le bord axillaire de l'omoplate, qu'on trouve fracturé à ce niveau, avec des bords très-tranchants. La vraie difficulté consiste à passer un fil autour de l'artère à cette profondeur, surtout sans instrument approprié. Je fais monter une aiguille à suture courbe par sa pointe dans un porte-aiguille, et le chas muni d'un fil me sert à passer une ligature au-dessus et au-dessous du point lésé, que j'ai dégagé préalablement avec la sonde cannelée. Aussitôt la soie serrée, l'hémorrhagie s'arrête. La plaie est mollement remplie de charpie et le bras fixé sur un coussin contre le thorax.

Dès le lendemain le pansement fut régulièrement renouvelé matin et soir, et la guérison de cette vaste plaie marcha sans encombre, avec éliminations de quelques esquilles. A la fin de septembre, quand je quittai Haguenau, toutes les plaies étaient fermées, et le malade commençait à se servir de son bras ; l'articulation scapulo-humérale était tout à fait libre.

Il n'est pas absolument certain que chez ce blessé l'hémorrhagie ait été la suite d'une contusion artérielle ; le vaisseau a peut-être été blessé par les fragments tranchants de l'omoplate que j'ai constatés pendant l'opération. Dans l'observation suivante, au contraire, la contusion est hors de doute.

Anévrisme faux de la brachiale par blessure de balle. Hémorrhagies. Ligature des deux bouts de l'artère. Guérison. — Claude Ancey, du 56e régiment de ligne, natif de la Haute-Savoie, reçut à la bataille de Wœrth une balle qui pénétra vers le milieu du bras gauche, au bord interne du biceps, et sortit à la partie postérieure du membre sans lésion d'os, ni de nerfs ; hémorrhagie primitive insignifiante.

Il fut reçu à Haguenau dans une maison particulière, où M. Arnaud, chirurgien-major, atteint lui-même à Wissembourg d'un double séton de balle au bras et à la poitrine, lui donna des soins.

Le 15 août, première hémorrhagie qui fut arrêtée par tamponnement.

Le 16 août, à 7 heures du soir, nouvelle perte formidable de sang. On court en toute hâte à la pension, où nous dinions, pour appeler du secours. Je me transporte auprès du blessé avec mon collègue, le Dr Blum, quoiqu'on nous assure que nous arriverons trop tard. Nous le trouvons exsangue, en syncope. M. Arnaud, malgré ses deux blessures, comprimait l'artère humérale, et son dévouement a certainement sauvé la vie à ce soldat.

Entre les deux ouvertures de la balle, sur le trajet de l'artère humérale, il existe une tumeur sanguine considérable, qui, jointe à la violence de l'hémorrhagie, indique la nature de la lésion. Je me mets immédiatement en demeure de lier l'artère sur place, malgré un éclairage artificiel assez incomplet. Les téguments sont divisés en long sur le trajet du vaisseau ; puis j'enlève les coagulums rouges, au milieu desquels se trouve une coque fibrineuse, blanchâtre, en forme de nid d'hirondelle, du volume d'une noisette. C'est la poche de l'anévrisme faux, qui avait assez de consistance sans pouvoir être enlevée et conservée dans de l'alcool. En faisant alors lâcher la compression, je trouve facilement le bout supérieur de l'artère, qui est serré dans un fil. Mais le bout inférieur continue à donner, et, pour pouvoir le saisir, je suis obligé de rechercher d'abord le nerf médian, derrière lequel je parviens à découvrir et à isoler l'artère. En soulevant légèrement les deux ligatures, j'achève de diviser la bandelette du vaisseau qui est restée intacte. La plaie est pansée à plat et, après quelques jours de forte suppuration, elle guérit rapidement sans nouveaux accidents.

En résumé, les observations que j'ai pu faire pendant cette guerre, quoique assez restreintes par leur nombre, m'ont confirmé dans l'idée que, dans les hémorrgagies traumatiques, il fallait chercher avec persévérance à lier les deux bouts de l'artère dans la plaie. La ligature du vaisseau dans la continuité, entre la plaie et le cœur, ne doit être considérée que comme un pis-aller. Cependant beaucoup de chirurgiens la pratiquent de préférence, parce qu'elle constitue une opération brillante qu'on peut exécuter rapidement et sûrement avec des connaissances anatomiques précises. Mais, si le but immédiat est facilement atteint, le but final, c'est-à-dire l'hémostase, ne l'est d'ordinaire que pour une courte durée. Après un temps qui varie de quelques heures à quelques jours, l'hémorrhagie reparaît dans la plaie et l'on est bien heureux encore s'il ne s'en joint pas une seconde au niveau de la ligature.

On reproche à la ligature directe dans la plaie d'être difficile et chanceuse; on n'est jamais sûr, dit-on, de trouver l'artère qui fournit le sang et l'on a fait alors des délabrements inutiles qui aggravent la situation du blessé. Il y a du vrai dans ces objections, mais il ne faut pas s'en exagérer la portée. Des incisions nécessaires, quelque larges qu'on les suppose, si elles agrandissent la plaie, ont par contre l'avantage de débrider un membre gonflé et infiltré de pus et de sang ; sous ce rapport, elles simplifient même la situation. Le plus souvent on trouvera l'ouverture du vaisseau, si l'on ne craint pas d'élargir suffisamment la plaie. Dans toutes les opérations que j'ai entreprises, j'y ai réussi quoique l'éclairage et le nombre d'aides fussent souvent insuffisants. Mais, même si on ne trouvait pas le vaisseau, le tamponnement serait bien plus efficace dans la plaie débridée, puisqu'il arriverait plus sûrement sur l'orifice vasculaire.

De plus la ligature directe, si elle réussit, est bien plus sûre au point de vue de l'hémostase définitive. Il faut la pratiquer avec une certaine prédilection ; sinon les incertitudes de l'opération font reculer le chirurgien et, à chaque nouvelle hémorrhagie, il trouve des prétextes pour recourir à la ligature éloignée. — Dr BOECKEL, Haguenau.

ERYSIPÈLE. — *Lycée de Metz.* — L'érysipèle est venu compliquer les plaies chez neuf de nos blessés; trois fois il a pris la forme phlegmoneuse et a donné lieu à de vastes suppurations qui ont mis en danger la vie des malades.

Péan, du 97ᵉ de ligne; l'érysipèle a arrêté la consolidation déjà avancée d'une fracture comminutive de la jambe gauche, a donné lieu à de nombreux abcès et s'est étendu sur le tronc.

Louchet, du 3ᵉ grenadiers, atteint aussi de fracture du tibia, a eu d'énormes suppurations par suite de phlegmons qui ont détruit la peau de la jambe et du pied dans presque toute l'étendue du membre.

Pérès, blessé à la main, a eu un érysipèle de tout le bras gauche avec abcès axillaire, puis le mal s'est porté au pied droit et y a déterminé un phlegmon considérable.

L'érysipèle aux membres a toujours été arrêté par l'application d'une étroite bandelette d'emplâtre vésicatoire qui a opposé une barrière infranchissable à l'inflammation, à la condition d'entourer entièrement le membre. Les malades se sont aussi bien trouvés de l'emploi de l'éthérolé de camphre et de tannin.

L'érysipèle s'est surtout manifesté dans un dortoir du petit lycée, dont j'ai signalé les mauvaises conditions d'aération et d'hygiène, et il a atteint de préférence les blessés atteints à la jambe ou à la cuisse, qui, ne pouvant quitter leurs lits, étaient obligés de rester plus longtemps que leurs camarades dans l'air malsain de la salle. Ce dortoir a eu pour son compte, à lui seul, six cas d'érysipèle grave. Je noterai encore que cette complication n'est survenue qu'à la fin du blocus et à partir du 15 octobre.

Il en a été à peu près de même de la pourriture d'hôpital dont j'ai eu à traiter une dizaine de cas ; la forme pulpeuse ou diphthérite a toujours prédominé. Chez un seul blessé, j'ai eu à combattre la forme ulcéreuse hémorrhagique ; ce qui m'a le mieux réussi est la solution de perchlorure de fer; le camphre en poudre ne m'a donné aucun résultat, tandis que les pansements à l'alcool camphré ont souvent suffi à ranimer les plaies et le bourgeonnement. Sur dix cas de pourriture d'hôpital, sept se sont manifestés dans les dortoirs du petit lycée.

GANGRÈNE. — *Hôpital militaire de Strasbourg.* — Elle a été très-fréquente dans les divers services et elle tenait à des causes variées; tantôt elle était la conséquence de la section complète de l'artère principale d'un membre par un projectile; nous en avons donné deux exemples remarquables, à l'occasion des blessures de l'épaule; tantôt elle succédait à la ligature d'une artère faite dans la plaie même ou entre celle-ci et le cœur en vue d'arrêter une hémorrhagie primitive ou secondaire, c'est le cas des nommés Tisserand, Evillon et

Michon. Dans d'autres cas, et cela a été observé uniquement à la suite de blessures par éclats d'obus, la contusion avait été assez violente pour détruire toute vitalité, non-seulement dans le point touché, mais encore dans un rayon assez large et avait amené des gangrènes étendues et jusqu'au sphacèle d'un membre entier. Vingt-sept fois nous avons vu la gangrène se développer dans ces conditions. Je citerai entre autres les cas suivants :

Kuhn, garde mobile, blessé le 7 septembre par des éclats d'obus, entre le même jour à l'hôpital militaire avec une plaie au bras gauche et une autre à la fesse droite ; cette dernière large et profonde a divisé le grand fessier dans toute son épaisseur ; hémorrhagie légère qui s'arrête spontanément. Dès le lendemain, la gangrène envahit toute la fesse, gagne la partie supérieure de la cuisse et ne s'arrête dans sa marche qu'à la mort du blessé, le 9 septembre, 3 jours après la blessure.

Schott, du 87e de ligne, est frappé le 24 septembre par un éclat d'obus à la partie supérieure externe de la cuisse. Pas de lésion artérielle ni osseuse ; gangrène du membre. Mort le 20 octobre.

Lecadet, 21 ans, soldat au 87e de ligne, a, le 28 septembre, la jambe gauche fracturée par un fort éclat d'obus. Les dimensions très-restreintes de la plaie permettent de tenter la conservation du membre, mais, avant même l'application d'un appareil contentif, on voit apparaître la gangrène qui s'empare de toute la jambe et remonte en 27 heures jusqu'au tiers inférieur de la cuisse, surtout vers la partie interne. L'amputation de la cuisse est faite au tiers moyen, le 30 septembre, dans des conditions déplorables et comme ressource extrême, le trajet de la saphène étant déjà dessiné sur la peau par une ligne violacée qui remonte jusqu'au pli de l'aine. Mort le 10 octobre.

Palangié, 24 ans, maréchal des logis au 1er régiment du train d'artillerie, blessé le 7 septembre par un éclat d'obus, qui fracture le péroné au tiers inférieur et produit une petite plaie. Pronostic favorable et cependant dès le lendemain, 8 septembre, la gangrène envahit toute la jambe et s'étend même jusqu'à la cuisse. Amputation de cuisse au tiers moyen, le 9 septembre. Mort le 24 septembre par septicémie.

Sarrat, 13e bataillon de chasseurs à pied, blessé le 24 septembre par un éclat d'obus ; large séton ayant dénudé le paquet vasculaire au triangle de Scarpa ; déchirure du scrotum et des deux tuniques vaginales, hernie double des tubes séminifères. Gangrène du scrotum qui gagne tout le membre inférieur. Mort le 3 octobre.

On voit, d'après les exemples ci-dessus, que nous aurions pu multiplier, avec quelle rapidité la gangrène se développe et les conséquences graves qu'elle entraîne, alors que l'étendue apparente des lésions premières ne laissait pas prévoir d'aussi graves désordres.

Dans d'autres circonstances nous avons reçu des hommes qui présentaient une simple contusion du tronc avec érosion du derme produite par un éclat d'obus et, dès le lendemain, on voyait apparaître chez eux une large plaque gangréneuse qui s'étendait plus en profondeur qu'en surface, et il est arrivé plusieurs fois qu'à la chute de l'escarre il y avait large communication avec la cavité thoracique ou abdominale.

Brinckmann, 2e conducteur au 20e d'artillerie, blessé le 2 septembre par un éclat d'obus à la région thoracique postérieure ; simple érosion du derme qui a une teinte rougeâtre ; dès le lendemain, escarre noirâtre qui se détache le 12 septembre, en laissant une large communication de la cavité pleurale avec l'air. Pyothorax. Mort le 13 septembre.

Berthelet, 2e conducteur au 20e d'artillerie, est atteint le 2 septembre par plusieurs éclats d'obus à l'occiput, à l'avant-bras gauche et à la partie postérieure de la poitrine. — A l'avant-bras, la plaie, qui était de petite dimension, s'accompagne d'un phlegmon diffus et de fusées purulentes qui nécessitent de larges débridements. Tout allait bien de ce côté et à l'occiput lorsque l'escarre située entre les deux omoplates se détache le 18 septembre, et laisse une large plaie pénétrante qui se complique, le 20, d'une abondante hémorrhagie intercostale. Mort le 21 septembre.

Poirier, maréchal des logis au 16e d'artillerie, reçoit le 7 septembre un éclat d'obus à la région ombilicale. Contusion violente sans plaie. Dès le lendemain le point contus est le siége d'un gonflement qui prend rapidement des proportions considérables, s'accompagne d'emphysème et de gangrène de toute l'épaisseur de la paroi abdominale. Anus contre nature consécutif. Mort le 22 septembre.

Muller, garde mobile, entré le 24 août pour contusion violente de l'hypochondre gauche par éclat d'obus : la marche fut la même. Gonflement emphysémateux, escarre, anus contre nature, et mort le 1er septembre.

En résumé, vingt-sept cas de gangrène d'une partie ou de la totalité d'un membre. 4 par suite de lésion artérielle, 3 par suite de la ligature d'une artère (fémorale, poplitée et tibiale antérieure), 17 par suite de la violence de la contusion, 3 enfin consécutives à des amputations. Ces gangrènes ont nécessité quatre fois l'amputation de la cuisse, trois fois l'amputation de la jambe, deux désarticulations scapulo-humérales, une résection de la tête de l'humérus. Elles ont été 24 fois suivies de mort. — Dr REEB.

CORPS ÉTRANGERS. — *Ambulance du Midi.* — Parmi les complications des plaies que nous avons pu observer, se trouvent quelques cas intéressants dont je désire rapporter l'observation. On sait qu'une des complications les plus fréquentes des plaies par armes à feu c'est la présence de projectiles ou de corps étrangers, tels que vêtements, boutons, fragments de pierre entraînés par le projectile. Nous avons été frappés du nombre, relativement assez grand, des cas où il était difficile et quelquefois même impossible, dans les premiers jours de la blessure, de trouver et d'extraire le projectile. La longueur du trajet qu'il a parcouru, la profondeur du point où il s'est logé, rendent cette recherche difficile ; de plus, les saillies osseuses, les plans musculaires et aponévrotiques impriment souvent au projectile une voie sinueuse et des changements brusques de direction. J'ai déjà cité quelques faits qui présentaient des conditions semblables.

Quand les membres sont atteints presque parallèlement à leur axe, les balles les labourent intérieurement dans une longueur variable suivant le niveau de l'orifice d'entrée, et suivant l'acuité de l'angle formé par l'axe du membre et la direction de la trajectoire du projectile. J'ai vu un mobilisé du Rhône atteint par une balle sur la face antérieure de la cuisse, un peu au-dessus de l'articulation du genou. La balle, qui l'avait frappé tandis que, faisant face à l'ennemi, il avait la cuisse fléchie sur le bassin, avait parcouru d'avant en arrière toute la longueur du segment, et était venue se loger dans la région pelvi-trochantérienne, en arrière du grand trochanter. Elle avait rencontré le fémur, avait contourné sa face externe arrondie en s'aplatissant et se recourbant en forme de croissant, et antérieure au fémur était devenue postérieure. La forme aplatie de la balle, sa profondeur en même temps que sa distance du point de départ, nous empêchèrent de la découvrir pendant les premiers jours qui suivirent la blessure. Quand la suppuration s'établit partout et qu'une collection de pus fut formée en arrière du grand trochanter, nous éprouvâmes à la fois la fluctuation et l'impression d'un vide dans lequel les tissus avaient perdu de leur consistance, et où la peau cédait facilement à la pression des doigts. Nous fîmes là une large incision dans le but de favoriser l'écoulement du pus, et dans l'espoir d'y rencontrer le projectile. Cet espoir ne fut pas déçu en effet, et la poche une fois ouverte par l'incision toucha un corps dur, aplati, poli, appliqué contre les parois de l'abcès, et encore solidement retenu par des brides membraneuses qu'il fallut rompre avec l'ongle pour le détacher.

Il resta là un long et vaste trajet fistuleux, presque aussi long que le fémur et fournissant une quantité énorme de pus. Des tubes de drainage furent placés, des injections répétées furent faites, tantôt avec l'eau phéniquée, tantôt avec l'alcool camphré; un bandage compressif fut soigneusement appliqué pour vider les foyers, et un régime tonique (vin de quinquina, viande, etc.) fut ordonné ; malgré cela, la suppuration continua d'être très-abondante, le trajet fistuleux ne fit aucun progrès vers la guérison ; le malade maigrit, la fièvre s'alluma, et nous pûmes craindre une issue malheureuse. Cette persistance dans l'abondance de la suppuration et le retard dans l'apparition des phénomènes de réparation n'avaient pas lieu de nous étonner, car il n'était pas permis de douter que le fémur n'eût été fortement contus et même écorné par le projectile, et qu'il n'y eût un travail d'élimination osseuse, travail toujours long et sérieux dans ces profondeurs. Grâce au traitement tonique et aux soins très-assidus qui furent donnés, l'état général s'améliora, et lors de notre départ, c'est-à-dire un mois environ après la date de la blessure, on pouvait espérer une guérison, malgré la persistance des accidents locaux. Cette espérance m'a été confirmée le 3 avril, c'est-à-dire deux mois après, par le Dr Pernod, de l'Isle-sur-le-Doubs. Ce confrère m'apprend qu'il a pu extraire une esquille, que depuis lors la suppuration diminue beaucoup, et que l'embonpoint semble vouloir reparaître. — Dr SABATIER, ambulance du Midi.

Délire nerveux. — *Hôpital militaire de Strasbourg.* — Dans la deuxième quinzaine de septembre, nous étions alors en pleine période infectieuse, la canonnade était continuelle et prenait à certains moments, le soir surtout, des proportions véritablement effrayantes ; les malades et blessés étaient tenus constamment en éveil et par le bruit sinistre des obus qui tombaient journellement sur l'hôpital militaire et par la lueur des incendies qui menaçaient de se propager de l'arsenal à l'hôpital. Des cas de délire aigu se déclarèrent alors en assez grand nombre chez les fiévreux, comme chez les blessés, et on nota chez la plupart une grande excitation des sentiments affectifs ; dans les salles de chirurgie, des amputés se dressaient sur leurs moignons, arrachaient les pièces de pansement et les ligatures, voulaient à tout prix aller retrouver leur mère où leur père et finissaient par succomber dans une agitation incroyable, mêlée de pleurs et de plaintes ; d'autres, en plus petit nombre, lançaient des imprécations contre les Prussiens, demandaient des fusils pour les tuer tous, ou faisaient des commandements militaires.

Comment s'étonner encore, après tout ce que nous venons de dire, que nous ayons eu une aussi forte mortalité chez nos blessés et nos opérés, et quelle conclusion doit-on tirer de la statistique déplorable que nous pouvons donner ? Nulle au point de vue de la blessure ou de l'opération en elle-même et dégagée de toutes les conditions de milieu, cette statistique prouverait une fois de plus que les résultats, dans la chirurgie de guerre, sont en rapport constant avec le degré de salubrité des locaux dans lesquels on place les blessés et les opérés. Il est temps que cette vérité, proclamée par tous les chirurgiens et que l'on aurait cru devoir s'imposer à tout le monde après les expériences si concluantes des guerres de Crimée, d'Italie et d'Amérique ; il est temps, dis-je, qu'elle serve enfin de ligne de conduite pour l'avenir et qu'on change du tout au tout le système suivi jusqu'à ce jour. La dissémination des blessés, voilà ce qu'il faut obtenir à tout prix, et c'est moins difficile qu'on ne pense ; il suffit de le vouloir, et l'autorité militaire est assez puissamment armée en temps de guerre pour imposer aux particuliers l'obligation de donner asile à ceux qui ont versé leur sang pour la patrie.

Chaque fois qu'on réunira un certain nombre de blessés et surtout d'opérés dans un même établissement, on aura beau aérer, désinfecter par le chlorure de chaux et l'acide phénique, on verra fatalement apparaître au bout de quelques jours tout ce triste cortége de maladies infectieuses qui décourage les chirurgiens les plus habiles et prélève de si nombreuses victimes.

Eparpillez au contraire vos opérés et blessés dans des habitations particulières, par groupes de 10, 15, 20 au plus ; disposez de tous les moyens de transport, voitures, chemins de fer pour les envoyer au loin, et vous obtiendrez des résultats inespérés, quelque inhabile qu'aurait pu être l'opérateur.

Comme beaucoup de nos camarades, j'ai suivi des colonnes expéditionnaires en Algérie, et, comme eux, j'ai vu les blessures et les amputations guérir avec la plus grande facilité, malgré les conditions défavorables de couchage, de transport, de nourriture et souvent de température. A quoi tient cette différence dans les résultats, si ce n'est au degré de pureté de l'atmosphère qui entoure les blessés ? — Dr Reeb.

Le délire nerveux a joué un rôle si important dans toutes les blessures de guerre, qu'on aurait pu croire, pendant certains moments, à une véritable épidémie ; et de fait elle aurait eu sa période d'augment vers la fin du mois d'août et les premiers jours de septembre ; son point culminant au moment de la reddition de la place et sa phase de déclin pendant le mois d'octobre. Du 25 au 30 septembre presque tous nos blessés (150 environ) présentaient ces symptômes nerveux : on eût dit d'une salle d'aliénés. Pendant la nuit du 19 septembre, le feu détruisait l'arsenal, séparé de nos salles par l'étroit canal de Vauban ; à minuit, une pluie de flammèches et d'étincelles couvrait l'hôpital, la clarté de l'incendie illuminait les lits des malades, plus vivement qu'en plein midi ; un coup de vent et nous étions enveloppés dans les flammes. Les obus nombreux éclataient sur l'arsenal, entretenaient l'incendie, tuant, blessant ceux qui portaient secours, et pénétraient jusqu'au centre de l'hôpital où ils atteignaient les malades incapables de se mouvoir. La terreur s'empara des blessés, malgré toutes les assurances d'un secours organisé et certain; nos amputés se levèrent, les fracturés agitaient leur appareil, le délire devint général. Il fallut assister chaque blessé, aller de l'un à l'autre et rétablir le calme chez ces malheureux qui, après avoir échappé à la mort, au moment d'une blessure, d'une opération, la voyaient encore à côté d'eux plus atroce que jamais. Les uns étaient hallucinés, menaçaient l'ennemi; les autres, au contraire, tranquilles en apparence, suivaient d'un regard inquiet et terrifié les progrès du feu, le trajet des obus. Le lendemain, quand le danger imminent était éloigné, le délire éclatait chez les plus calmes de la veille et les troubles cérébraux étaient suivis de gangrène complète des moignons et des lambeaux, du frisson initial de la pyohémie et de morts subites. C'est le 28 septembre et dans les jours suivants que nous avons eu la mortalité la plus forte. — Dr PONCET, Strasbourg.

TÉTANOS. — *Hôpital militaire de Strasbourg.* — Le tétanos est aussi venu prélever sa bonne part de victimes parmi nos blessés, et son apparition a coïncidé, d'une façon remarquable, avec l'abaissement de température et les pluies du commencement de septembre; et, s'il faut en croire les renseignements qui m'ont été donnés sur le service médical de l'armée assiégeante, il en aurait été de même dans leurs ambulances de Hœnheim et de Brumath près Strasbourg.

Nous avons eu 12 cas, dont 10 mortels. Le traitement a consisté généralement dans l'usage des stimulants, des bains de vapeur et des injections hypodermiques d'hydrochlorate de morphine; mais la mort a été la règle commune et elle est survenue du 3e au 5e jour; une fois le chloral administré à la dose de 6 grammes par jour a paru retarder la mort, qui n'est arrivée que le 7e jour.

Les deux seuls cas suivis de guérison étaient des cas à marche lente, et n'ont, du reste, pas été traités différemment que les autres.

M. Roy, élève de l'école de santé militaire, avait été blessé le 24 août par un éclat d'obus qui lui avait labouré toute la partie interne de la cuisse et du tiers supérieur de la jambe gauche; la plaie très-étendue fut pansée au styrax et elle était couverte de bourgeons charnus de belle couleur, lorsque, le 13e jour du traitement, M. Roy fut pris de trismus; traité immédiatement par les bains de vapeur et les injections hypodermiques d'hydrochlorate de morphine à haute dose, il éprouva un soulagement très-réel en même temps qu'il était couvert d'une transpiration abondante; l'amélioration fut de courte durée et la mort arriva le 11 septembre, 5 jours après le début du trismus. — Dr REEB.

X..., blessé le 5 septembre par un petit éclat d'obus à la cuisse : lésion superficielle et rapidement guérie en 10 jours, sans laisser aucune induration, ni corps étranger dans l'intérieur des tissus. Le 18 septembre, trismus et roideur de la nuque. Le malade fut traité par les bains de vapeur et le sulfate de quinine à haute dose : 2, 3 grammes. Le mal n'augmenta pas, mais resta longtemps à cette période jusqu'au 15 octobre. Le blessé, guéri, fut évacué.

Chevalier, 13e bataillon de chasseurs à pied, blessé le 3 septembre par un éclat d'obus qui, remontant à la partie postérieure de la cuisse, avait décollé la peau dans toute la longueur du membre et sur toute la surface postérieure. Perte énorme de substance. Suppuration considérable. Le 18 presque en même temps que le blessé de l'observation précédente, en face duquel il s'était couché, Chevalier est pris de trismus, de roideur de la nuque et de difficulté d'avaler. Bains de vapeur, sulfate de quinine, injections hypodermiques, 10 centigrammes. Le mal reste dans cet état et n'envahit pas les muscles du tronc ni des membres, mais il persiste jusqu'au 2 octobre avec la même intensité. La cicatrisation se fit lentement et au 27 octobre elle était loin d'être complète. Le tétanos était guéri; notre collègue M. Tachard vit la plaie se fermer et le malade put rentrer en France. — Dr PONCET, Strasbourg.

Ambulance du Midi. — Un Belge, fort et vigoureux, engagé volontaire dans les zouaves, avait été atteint sur la face externe de la cuisse droite par un éclat d'obus qui avait fait une plaie n'intéressant que les parties molles. Cette plaie, assez profonde, elliptique, avait son grand axe parallèle à l'axe du membre, et présentait environ 7 centimètres en largeur sur 12 de longueur. Elle s'était recouverte de bourgeons charnus et marchait rapidement vers la cicatrisation, lorsque vers le vingtième jour le malade se plaignit de trismus. Les dents étaient serrées et leur écartement ne pouvait dépasser 1 et quelquefois 2 millimètres. Les muscles de la nuque étaient un peu contractés et douloureux, mais moins que ceux des maxillaires. La plaie continuait à avoir un bel aspect. Elle était badigeonnée avec la solution de nitrate d'argent au 30e, et recouverte de charpie au glycérolé d'amidon. Je fis couvrir le malade et lui fis donner des infusions chaudes, de manière à provoquer la transpiration ; je prescrivis, de plus, une potion avec 5 grammes de chloral à prendre dans les vingt-quatre heures, et je fis le soir une injection hypodermique avec 8 gouttes d'une solution concentrée de chlorhydrate de morphine.

Dès le lendemain, les symptômes s'amendèrent ; ils continuèrent pendant quelques jours, en présentant à divers intervalles un peu d'exacerbation, et ils finirent par disparaître entièrement. La médication au chloral fut continuée tout le temps. Vers la fin de cette atteinte tétanique il apparut, à la face postérieure du bras droit, immédiatement au-dessus de l'articulation du coude, une douleur très-vive à la pression, avec rougeur et gonflement. Ces derniers symptômes s'accrurent, s'étendirent et me firent craindre un phlegmon du bras : ils étaient accompagnés de chaleur et de fréquence dans le pouls. Des frictions furent faites avec l'onguent mercuriel belladoné, et des cataplasmes furent employés d'une manière permanente. Sous l'influence de cette médication le mal se modéra ; mais quand nous partîmes de l'Isle-sur-le-Doubs, le malade n'était pas encore guéri et tout semblait faire craindre la formation d'un abcès. — Dr SABATIER, ambulance du Midi.

Lycée de Metz. — Le tétanos s'est manifesté cinq fois :

Le premier cas s'est présenté chez Ravinet, du 25e de ligne, dont l'épaule avait été entièrement broyée par un obus. Il s'est borné à du trismus et à quelques secousses musculaires survenues deux jours avant la mort de ce blessé, qui a survécu huit jours à sa blessure.

Le deuxième s'est montré chez le sergent Suffize du 32e de ligne ; ce sous-officier avait eu le médius et l'annulaire de la main droite amputés après un coup de feu ; le 8e jour parut une hémorrhagie légère ; le soir, les mouvements de la mâchoire étaient difficiles ; la nuit, des secousses tétaniques envahirent les muscles des mollets et les extenseurs des bras, en même temps que survenait de la rigidité à la nuque. L'opium à haute dose et les inspirations de chloroforme semblaient avoir amélioré l'état du blessé, les contractions étaient séparées par de plus longs intervalles, lorsque le 4e jour il mourut après une contraction générale subite qui envahit tous les muscles de la poitrine.

Greissern, du 84e, avait eu un coup de feu avec fracture ; la plaie allait à merveille lorsque le 12e jour il fut pris de fièvre, de roideur dans la mâchoire et de contraction permanente des fléchisseurs du cou du côté droit. Il prend 4 grammes de chloral ; le lendemain, douleurs vives dans le col, quelques secousses dans tout le côté droit, le chloral est porté à six grammes ; la nuit est tranquille, le malade dort et sue abondamment ; le 31 août, secousses vives, douleurs excessives, contraction de tous les muscles du tronc à droite, pleurostotonos porté à sa limite extrême ; je donne 8 grammes de chloral ; sommeil ; un peu d'ivresse ; la diaphorèse est activée par des boissons chaudes et des couvertures de laine ; de nombreux sudamina couvrent la peau. Le 1er septembre, il y a une amélioration notable ; les douleurs et les secousses ont disparu, le pleurostotonos a bien diminué, la bouche s'ouvre, mais cet état d'amélioration ne persista malheureusement point et le malade succomba le 5 septembre. Le tétanos avait duré 8 jours.

Mugnier, du 12e de ligne, avait eu la malléole interne brisée d'un coup de feu avec ouverture de l'articulation tibio-tarsienne ; il fut pris de trismus le 10e jour, puis de roideur de la nuque et secousses convulsives contre lesquelles le chloral à haute dose et le chloroforme en inspirations ne produisirent pas grand effet ; la mort survint après 5 jours.

Oberst, sergent-major du 43e, avait été blessé par des éclats d'obus qui lui avaient fait une large blessure des parties molles, à la partie externe du genou gauche et au poignet droit ; il fut pris de trismus et de contracture des membres inférieurs et des muscles des gouttières vertébrales ; l'affection sembla prendre tout d'abord une marche chronique, le trismus resta assez limité pour permettre un écart d'un centimètre entre les mâchoires ; les contractures, modérées, quoique permanentes, surtout en arrière du tronc, ne présentèrent pas de fréquentes exacerbations. Le blessé conserva cette marche lente du début, et il guérit enfin après 25 jours. Chez lui, le chloral produisit un excellent effet en ce sens que lorsqu'on cessait son administration, le malade sentait la roideur musculaire et le trismus reparaître. Il n'y eut aucun trouble gastrique à la suite de cette administration prolongée.

Malgré l'insuccès de ce médicament dans les deux premiers cas, je n'hésite pas à lui reconnaître une qualité précieuse, c'est de calmer les souffrances du malade et de diminuer la fréquence des secousses tétaniques. — Dr BERTRAND.

Metz. Ambulance du Saulcy. — La mortalité est effrayante. Les hommes y sont arrivés déjà contaminés par la pourriture d'hôpital ; et le froid, qui se fait sentir surtout pendant la nuit, est cause d'une sorte d'épidémie de tétanos qui enlève très-rapidement beaucoup de nos blessés opérés ou non. D^r D'EXPERS, médecin principal.

Ambulance de l'esplanade. Sur six tétaniques, un seul a guéri par l'administration du chloral à haute dose. Le tétanos était complet, aigu, avec toutes les apparences de la plus grande gravité. — Dr LEPLAT, médecin principal.

Dans les cas de tétanos guéris par l'emploi du chloral à haute dose (8 grammes par jour), on fait remarquer qu'il faut en même temps provoquer une diaphorèse abondante par tous les moyens possibles.

D'autres parlent de bons résultats obtenus à l'aide de l'opium à haute dose (15 centigrammes, extrait gommeux, plus une pilule de 5 centigrammes du même extrait toutes les heures). — Dr BOURDEILLETTE, ambulance n° 7 de la réorganisation de Bruxelles.

POURRITURE D'HÔPITAL. — *Hôpital militaire de Strasbourg.* — Deux autres complications, la pourriture d'hôpital et la pyohémie, presque aussi meurtrières que le tétanos, et inconnues dans nos salles jusque vers le 10 septembre, vinrent à partir de cette époque cruellement sévir sur nos blessés et changer du tout au tout les résultats de nos opérations.

Nous avions alors déjà plus de 700 malades, et ce chiffre n'a fait que croître jusqu'à la fin du siége ; or, c'est un fait indiscutable aujourd'hui et accepté par tous les chirurgiens que la *pyohémie* et sa fidèle compagne, la *pourriture d'hôpital,* naissent de l'encombrement et de l'intoxication nosocomiale qui en est la conséquence. A Strasbourg, cette règle s'est vérifiée une fois de plus, malgré toutes les précautions que nous avions pu prendre. Dans tous les services de chirurgie, les accidents infectieux ont fait apparition à la même époque, c'est-à-dire vers le 10 septembre. Jusque-là, tout avait marché à souhait et nous étions soutenu dans notre pénible tâche d'opérateur par les succès les plus encourageants. Du jour au lendemain, pour ainsi dire, la scène changea complétement et on avait à peine signalé un cas de pourriture ou de pyohémie dans un service, qu'on en voyait dans tous les autres.

La pourriture d'hôpital s'est présentée à notre observation à tous ses degrés d'intensité, depuis la forme diphthéritique simple jusqu'à la forme ulcéreuse et gangréneuse ; dans le principe, nous n'avions à combattre que la forme diphthéritique qui cédait assez facilement aux cautérisations avec le persulfate de fer (hydrolé hémostatique de Moncel) et j'ai eu fréquemment l'occasion de rendre les élèves du service témoins des résultats favorables obtenus par cet agent chimique ; plus tard, la couche grisâtre, pultacée, qui recouvrait les plaies était plus épaisse, plus tenace ; les pourtours de la plaie s'engorgeaient, devenaient pâteux, douloureux ; le tissu cellulaire sous-cutané et intermusculaire s'infiltrait de pus, et le moignon était promptement transformé en un véritable tissu spongieux, duquel s'écoulait spontanément et par la pression une grande quantité de pus séreux grisâtre qui imbibait rapidement toutes les pièces du pansement. Il était rare alors qu'on pût encore enrayer le mal ; persulfate de fer, perchlorure, acide nitrique, nitrate d'argent, cautère actuel, tout échouait ; le jus de citron seul a paru jouir encore d'une certaine efficacité, comme l'observation suivante en fait foi ; malheureusement les citrons ont fait défaut dans la place et nous n'avons pu poursuivre nos essais de jus de citron.

Vialla (Antoine), du 87° de ligne, âgé de 27 ans, reçut le 2 septembre une balle qui lui fractura comminutivement la jambe droite au tiers moyen ; transporté dans une ambulance de la ville on chercha à lui conserver le membre, qui fut, à cet effet, placé dans une boîte de Baudens ; mais comme on avait négligé de le maintenir dans l'immobilité au moyen de lacs convenablement disposés, il se développa une inflammation vive de tout le membre, suivie de fusées purulentes, et on nous l'évacua dans cet état sur l'hôpital militaire, le 16 septembre, 14 jours après la blessure. L'amputation était la seule ressource ; elle fut proposée au blessé et pratiquée le jour même de l'entrée à l'hôpital. La pourriture d'hôpital se déclare dès le premier pansement et envahit rapidement toute la plaie et le tissu cellulaire sous-cutané ; une portion de la manchette se gangrène, et l'escarre, en se détachant, laisse une boutonnière un peu plus grande qu'une pièce de cinq francs ; larges applications de persulfate de fer qui ne modifient l'état de la plaie que d'une façon incomplète; le moignon s'empâte, s'infiltre de pus qu'on fait sortir comme d'une éponge par la pression; on fait alors plusieurs applications profondes de cautère actuel, des injections à l'acide phénique au 100ᵉ dans les foyers purulents, le tout en vain. J'eus recours enfin au jus de citron, et deux jours après déjà on voyait le fond de la plaie à nu; d'un rouge vif d'abord, elle se couvrit rapidement de bourgeons charnus de bonne nature. A partir de ce moment, l'appétit revint ainsi que le sommeil, et peu après l'embonpoint et la gaieté. A mon départ de Strasbourg, le 21 novembre, Vialla était en bonne voie de guérison. — Dʳ Reeb.

Belgique. (Ambulance de la plaine des manœuvres). — Dans notre ambulance, le mal débutait violemment, la pourriture s'étendait avec une rapidité effrayante, en surface et en profondeur, détruisant les cicatrices déjà formées, la peau, le tissu cellulaire, les tendons, les muscles, et tout cela au milieu d'un cortége formidable de désordres généraux.

Le blessé, l'amputé dont les plaies étaient presque déjà cicatrisées, éprouvaient du malaise, de l'anorexie, de l'insomnie; la plaie présentait une sensibilité inaccoutumée, un aspect grisâtre à bords livides, elle s'ulcérait, s'excavait, un ichor fétide et tenace la recouvrait; tous ces symptômes acquéraient en quelques jours une grande intensité. Une fièvre ardente se déclarait bientôt : frissons, chaleur, sueurs profuses, agitation extrême, cephalalgie atroce, délire; vomissements continuels, soif ardente, coliques, douleurs gastralgiques, puis diarrhée colliquative avec sensibilité exagérée des plaies. Après deux ou trois jours d'horribles souffrances, cette sorte de tempête s'apaisait insensiblement, la pourriture s'arrêtait, la plaie se détergeait, les phénomènes généraux diminuaient et s'effaçaient, l'appétit revenait et le malade entrait en convalescence. *Traitement.* — On emploie le fer rouge, le perchlorure de fer : ces moyens douloureux ont échoué. Ce qui nous a le mieux réussi, c'est le jus de citron sur des gâteaux de charpie deux ou trois fois par jour. Un mélange de poudre de quinquina, de charbon et de camphre, injections de jus de citron avec le pulvérisateur, Vin de Bordeaux à volonté, vin de quinquina, consommés, jus de viande, vin chaud, viandes rôties, jambon, en un mot le régime le plus tonique. Nous n'avons pas perdu de malades de la pourriture. Contre l'élément douleur, nous avons employé le chloral, le chloroforme, l'éther, le camphre, le laudanum, mais rien ne nous a aussi bien réussi que l'extrait gommeux d'opium en pilules. — Dʳ Boxcard, ambulance de la plaine de manœuvres, Belgique.

Parmi les complications des plaies, nous signalerons surtout la pourriture d'hôpital, parce qu'elle a fait d'affreux ravages chez les blessés en général, notamment chez les amputés. Dès qu'on fut obligé d'entasser les malades, en quelque sorte côte à côte, dès qu'on fut réduit à la dure extrémité de mêler les fiévreux aux blessés, on vit surgir cette funeste complication. Dès lors, on ne sauva presque plus un amputé, et il vint un moment où, malgré les indications les plus précises, on n'amputa plus.

On sait que certaines affections ont pour agent de transmission le médecin lui-même, soit par ses vêtements, soit par les instruments et autres objets dont il fait usage près des malades. La pince, qui sert à détacher les pièces d'un pansement, si elle n'est pas nettoyée avec soin, l'éponge destinée à laver la plaie, les mains même, sont autant de voies de transmission des agents infectieux. Cette cause d'infection est puissante et exige des précautions infinies dans les pansements successifs de plaies dont quelques-unes présentent des caractères de mauvaise nature. Il est à peine besoin, aujourd'hui, d'appeler l'attention du médecin sur ce point important; tous le connaissent et rarement ils négligent les soins que la prudence réclame. Mais les femmes, les infirmiers et ceux appelés à faire des pansements, comprennent-ils ces cruelles éventualités ? — Dʳ Grellois, Metz.

Le Dʳ Couanne, de Nantes, d'après des expériences faites à l'Hôtel-Dieu de cette ville, préconise l'essence de térébenthine sur des gâteaux de charpie, comme un moyen de combattre la pourriture d'hôpital.

Pyohémie. — *Hôpital militaire de Strasbourg.* — Nous avons constaté 44 cas de pyohémie dont 30 après amputation ou résection et 14 à la suite de larges plaies, principalement du cuir chevelu; tous ont été mortels. Trois fois il y a eu ictère très-prononcé, et à l'autopsie on a trouvé des abcès métastatiques dans le foie; dans les autres cas, on a trouvé des collections purulentes dans les plèvres, les articulations et les poumons. Comme traitement, on a essayé le sulfate de quinine à haute dose, soit par la bouche, soit par la méthode hypodermique, mais sans le moindre succès.

Nous n'avions pas tardé à être frappé de la coïncidence fréquente de la pyohémie et des hémorrhagies secondaires, et l'observation des faits qui nous sont passés sous les yeux nous avait conduit à cette conclusion que les hémorrhagies tardives et le frisson sont, au point de vue du diagnostic de la résorption purulente, deux signes de valeur égale. La pyohémie et les hémorrhagies ont, en effet, marché de pair dans nos salles et plus l'une est devenue fréquente, plus nombreuses aussi ont été les secondes. Quand nous voyions une hémorrhagie se déclarer subitement à la suite d'une amputation, sans que rien semblat l'expliquer, nous pouvions annoncer presque à coup sûr que le blessé était sous le coup de la résorption purulente et qu'il serait pris le jour même ou le lendemain d'un frisson violent, et l'événement nous donnait trop souvent raison. Deux cas pouvaient se présenter alors : ou la pyohémie suivait sa marche habituelle, ou l'hémorrhagie, en se renouvelant, emportait le blessé avant que la pyohémie eût eu le temps de produire tous ses effets ; car ces hémorrhagies, qu'on pourrait appeler pyohémiques, et qui me paraissent dues à un défaut de plasticité de sang, ont pour caractère particulier de se renouveler avec la plus grande facilité et de défier les moyens hémostatiques les plus radicaux. Le caillot, qui devrait mettre obstacle à l'écoulement du sang, semble perdre, sous l'influence de l'intoxication pyohémique, sa consistance première, et au lieu de se transformer en bouchon fibrineux, solide et adhérent aux parois de l'artère, il se désagrège et livre passage à l'ondée sanguine ; cela est tellement vrai que l'on voit dans certains cas le sang s'écouler à la fois des vaisseaux capillaires aussi bien que des branches artérielles sur lesquelles on avait jeté un fil. Les ligatures que l'on fait dans ces conditions restent le plus souvent inefficaces comme tous les autres moyens hémostatiques.

Les deux observations suivantes viennent à l'appui de ce qui précède.

Moser, garde mobile du Bas-Rhin, a le 24 août le coude gauche et la jambe droite fracturés comminutivement par des éclats d'obus ; l'étendue des désordres rendait une double amputation indispensable, et le 25 août, M. Tachard pratiqua l'amputation du bras gauche au tiers moyen et de la jambe droite au lieu d'élection par la méthode circulaire. Tout marche régulièrement vers la guérison, et le 18 septembre la plaie du bras ne mesurait plus que cinq millimètres de diamètre et celle de la jambe deux centimètres environ lorsqu'une hémorrhagie de l'humérale se déclare sans cause appréciable, le 24e jour après l'opération ; on avait déjà alors tout lieu de croire que pareil accident ne serait plus à craindre. L'artère humérale est liée au-dessus de la plaie ; l'hémorrhagie s'arrête d'abord, puis elle reparaît le lendemain sous forme de suintement abondant qu'on arrête définitivement par la compression faite sur le trajet de l'artère au-dessus du point où elle avait été liée. Le même soir, frisson violent qui se répète le lendemain ; la plaie de la jambe devient blafarde et laisse à son tour suinter une assez grande quantité de sang qui imbibe rapidement le pansement et qu'on arrête par la simple compression. Mort de pyohémie le 27 septembre.

C'est encore là une des nombreuses victimes de l'encombrement, et il n'est pas douteux pour nous que ce blessé eût guéri si nous avions pu le changer de milieu et le soustraire aux influences nosocomiales qui étaient alors en pleine activité.

Eslien (Pierre), âgé de 27 ans, clairon au 87e de ligne, est blessé le 6 septembre par un éclat d'obus qui fait un large séton sous le deltoïde et fracture comminutivement l'extrémité supérieure de l'humérus gauche. Il y avait, en avant et en arrière du moignon de l'épaule, deux vastes plaies ovalaires qui ne laissaient subsister entre elles qu'un pont formé par la peau et une mince couche du deltoïde. Il y avait peu à compter sur la vitalité de ces tissus fortement contus, et M. Tachard pratiqua la désarticulation scapulo-humérale par un procédé de nécessité, empruntant son lambeau à la partie interne du bras. Le résultat fut d'abord très-favorable et la cicatrisation était déjà bien avancée un mois après, lorsque le 6 octobre survint dans le moignon une hémorrhagie qui se renouvelle avec force deux jours après et jette le blessé dans un profond état d'affaissement ; ligature de l'axillaire sous la clavicule : le soir même, violent frisson, nouvelle hémorrhagie le 14. Mort de pyohémie le 17 octobre. — Dr REEB.

Martot, 36e de ligne, blessé le 7 septembre par un éclat d'obus au pariétal droit. L'os est à nu, mais sans fracture : la plaie est petite et l'absence de tout symptôme cérébral fait porter un pronostic favorable. C'était à la fin du siége, nos salles étaient empoisonnées par la pyohémie. Cet homme mourut d'infection purulente, avec teinte ictérique et les symptômes de l'encéphalite, le 28 septembre (jour de la capitulation). — Dr PONCET, Strasbourg.

Lycée de Metz. — L'infection purulente est celle des complications des blessures qui s'est présentée le plus fréquemment. Vingt-neuf blessés ont succombé à la pyohémie; vingt-neuf avaient été atteints. Plusieurs malades, il est vrai, ont eu dans le cours de leur maladie des accès de fièvre intermittente, avec frissons bien caractérisés. Je n'ose affirmer sur ce seul caractère la présence de la pyohémie; mais chaque fois que chez un blessé en cours de suppuration il y a eu d'abord inappétence et signes d'embarras gastrique, puis frisson violent suivi de sueurs abondantes, que ce frisson s'est répété, soit quotidiennement, soit deux fois dans les vingt-quatre heures, que la plaie a fourni une moins grande quantité de pus, que le bourgeonnement s'est arrêté pour faire place à une sorte de diphthérite, que l'odeur habituelle de la plaie est devenue plus fétide, et qu'enfin il est survenu une teinte ictérique des conjonctives, de la diarrhée, l'infection purulente a été complète et le malade voué à une mort inévitable qui arrivait avec les manifestations d'abcès métastatiques. Il n'entre pas dans le cadre de ce travail d'étudier sous toutes les faces la question de la pyohémie; je crois que l'infection s'opère de bien des manières et qu'il ne faut pas limiter le mode de contagion à l'influence des lieux contaminés qu'occupent les blessés. Chacun d'eux peut porter en lui-même le germe contagieux, et l'on voit journellement mourir de pyohémie des malades isolés placés dans les meilleures conditions hygiéniques. Le mode de transport du pus contaminé dans les viscères varie aussi; dans certains cas, les recherches les plus attentives sur les vaisseaux qui de la plaie aboutissent aux viscères abcédés ne révèlent pas la moindre trace d'altération, ils n'ont été que des conduits inertes dans lesquels le pus a circulé avec le sang. Ailleurs, au contraire, le vaisseau s'est enflammé, il y a eu phlébite, suppuration, et c'est la veine elle-même qui a donné le pus contaminateur; dans d'autres circonstances, on voit de vastes collections purulentes se former soudainement dans la plèvre, les articulations..... dans les muscles même; le malade, comme disait Trousseau, acquiert une aptitude toute particulière à faire du pus. Ce qu'il y a de malheureusement certain, c'est la mort à peu près inévitable du blessé atteint d'infection purulente confirmée. — Dr BERTRAND.

« A notre lazaret de la plaine des manœuvres, aucun blessé ne l'a contractée. Deux blessés en étaient affectés à leur entrée, ils sont morts; mais tous ceux qui ne l'avaient pas à leur arrivée en ont été préservés. » — Dr BONGARD.

Le docteur Sabatier, chirurgien en chef de l'ambulance du Midi, cite l'essai qu'il a fait du traitement de la fièvre traumatique suraiguë et de l'infection purulente par la quinine à haute dose. « A nos opérés et aux blessés chez lesquels la température et le pouls s'élevaient trop, nous avons, suivant les indications du professeur Binz, administré de fortes doses de quinine. Le comité de Bâle nous avait envoyé de petits flacons renfermant chacun une solution de deux grammes de chlorhydrate de quinine dans 30 grammes d'eau. Nous en administrions un ou deux aux blessés chez lesquels nous avions à redouter l'infection purulente, et nous avons pu observer les bons effets de ce traitement. Malgré des doses aussi élevées, nous n'avons eu à constater chez aucun de ceux qui en usaient les signes d'irritation et d'intolérance de l'estomac que provoque souvent le sulfate de quinine, de telle sorte que nous croyons devoir recommander le choix de ce sel de quinine, surtout dans les cas où de hautes doses sont indiquées. »

DE L'OSTÉOMYÉLITE CONSÉCUTIVE AUX PLAIES PAR ARMES A FEU.

Malgré les nombreux travaux modernes sur les plaies par armes à feu et leurs complications, l'histoire de l'ostéomyélite reste encore enveloppée d'une grande obscurité. On connaît bien un certain nombre d'autopsies de cas très-graves ayant entraîné la mort ou la désarticulation; on sait que beaucoup d'infections purulentes des amputés ont pour point de départ des ostéomyélites et des ostéophlébites, mais on ignore presque complètement les symptômes et la marche clinique de cette affection, si ce n'est pour certaines formes suppuratives aiguës qui attaquent des os entiers. Alors c'est l'étranglement qui donne lieu aux symptômes. Mais.

I. 61

après des amputations, l'inflammation de la moelle, tant qu'elle reste bornée à l'intérieur du cylindre osseux, se développe souvent sans aucun signe patent, et on ne la reconnaît que lorsqu'elle a produit une nécrose ou une conicité du moignon.

Je ne suis pas en mesure de combler cette lacune pour le moment; mais, d'après mes observations de cette dernière année, je crois nécessaire d'établir un certain nombre de catégories d'ostéomyélites, pour fixer les idées et faciliter les études ultérieures sur ce sujet.

Les quatre catégories que je propose d'établir sont :

1º L'ostéomyélite *suppurée aiguë;* 2º l'ostéomyélite *suppurée chronique;* 3º l'ostéomyélite *nécrosique;* 4º l'ostéomyélite que je nommerai *granuleuse* à défaut de meilleure dénomination.

Quand je parle d'ostéomyélite suppurée, il s'agit naturellement de fonte purulente de la moelle osseuse; car toutes les formes d'ostéomyélite, même la forme granuleuse, s'accompagnent d'ordinaire de suppuration entre la face profonde des muscles et le périoste. Je me sers à dessein de cette périphrase, car c'est en réalité le tissu connectif intermusculaire qui paraît être le siège de la suppuration, et non le périoste lui-même. Ce dernier, au contraire, est dans un état d'hyperplasie ostéogénique; tandis que sa face externe est baignée de pus, sa face interne est épaissie, gélatiniforme, et dépose à la surface de l'os des ostéophytes mamelonnés d'autant plus épais que le mal est plus ancien. Ce n'est que dans l'ostéomyélite suppurée aiguë que le périoste est d'ordinaire décollé de l'os par une couche de pus ou de sanie qui a pu sourdre du canal médullaire à travers les canalicules de Havers. Par contre, dans les ostéomyélites granuleuses, il est fort difficile d'expliquer la relation qui existe entre le travail pathologique du canal médullaire et la suppuration de la face externe du périoste.

Ces différentes formes que je cherche à établir pour les ostéomyélites consécutives aux plaies par armes à feu, se retrouvent toutes dans les ostéomyélites spontanées; mais je ne m'occuperai pas de ces dernières.

I. *Ostéomyélite suppurée aiguë.* — C'est la forme la plus connue et la plus grave, celle qu'on diagnostique le mieux, ou plutôt le moins mal, parce qu'elle donne lieu à des symptômes assez tranchés. On l'observe moins souvent à la suite d'amputations ou de fractures complètes, mais plutôt après de simples contusions des os ou des fissures. Comme toutes les complications des plaies, elle se développe surtout dans les ambulances encombrées, où règnent les érysipèles et les infections purulentes. Ces conditions se trouvaient réunies au plus haut degré dans notre malheureuse cité, vers la fin du siége, alors qu'il fallait blinder toutes les ouvertures des salles pour se mettre à l'abri des projectiles, et que le barrage de la rivière avait transformé celle-ci en un cloaque infect.

II. *Ostéomyélite suppurée chronique.* — La forme chronique de l'ostéomyélite suppurée n'a pas encore été signalée, à ma connaissance, à la suite de blessures par armes de guerre. La condition principale de la chronicité est sans doute l'établissement précoce d'une fistule qui devient une soupape de sûreté et neutralise les effets délétères du pus enfermé à haute pression dans le canal médullaire.

III. *Ostéomyélite nécrosique.* — Si l'on voulait tenir compte de toutes les petites nécroses survenant à la suite des amputations et ne remontant qu'à 1 ou 2 centimètres de haut, l'ostéomyélite nécrosique serait très-commune. Il est, par contre, assez rare de retirer d'un moignon un séquestre de 8 et 10 centimètres de longueur, et plus encore. Billroth, dans son compte rendu des ambulances de Wissembourg, dit qu'il n'en a jamais observé, vu que ses blessés atteints d'ostéomyélite sont tous morts avant d'arriver à la période de nécrose.

IV. *Ostéomyélite granuleuse.* — Sous ce titre, je range certains états pathologiques qui me paraissent être la conséquence directe de l'inflammation de la moelle osseuse, quoique les lésions les plus palpables siégent plutôt dans le tissu compacte de l'os que dans la moelle. Il serait peut-être plus exact, au point de vue anatomo-pathologique, d'appeler cette affection une ostéite granuleuse; mais en tenant compte de son origine, il me semble plus naturel de la ranger parmi les ostéomyélites. — Dr BœcKEL, ambulances de Haguenau et de Strasbourg.

Le travail intéressant du docteur Bœckel se trouve dans la *Gazette médicale* de Strasbourg, 1er mars 1872.

PROPOSITIONS GÉNÉRALES

SUR LE TRAITEMENT DES BLESSURES DE GUERRE, PAR M. LE PROFESSEUR SÉDILLOT.

1º L'influence des agents hygiéniques, plus puissante à l'état pathologique que dans les conditions de la santé, explique la plupart des divergences de la chirurgie de guerre, et, en se plaçant à ce point de vue supérieur, on pourra fonder des doctrines générales et découvrir les moyens de traitement les plus rationnels et les plus sûrs.

2º Il faut, dans toute observation clinique, en dehors des détails ordinaires, mentionner les lieux, les saisons, le degré de pureté de l'air, les modes d'alimentation, l'état de dissémination ou d'encombrement des malades et les autres circonstances capables de modifier les résultats des opérations et des moyens de traitement.

3º L'encombrement et l'insalubrité des locaux par viciation de l'air, contages ou toute autre cause, n'agissent pas seulement sur la surface des plaies, mais affectent l'économie tout entière, dont ils modifient, soit primitivement, soit consécutivement, la composition et la vitalité, et il y aurait à étudier ces deux ordres d'influences pour arriver à les distinguer et à en spécifier les effets et le traitement.

4º La dissémination des blessés pourrait être favorisée, d'une manière générale, par des bons de séjour, donnant droit à une indemnité. Tous les citoyens doivent être appelés à partager les charges et les sacrifices de la guerre, et il est indispensable que la générosité et le dévouement ne soient pas exploités par l'égoïsme.

5º L'habitude d'une aération plus ou moins pure exerce une influence considérable sur les blessés et les malades placés dans les hôpitaux. Les hommes qui respirent ordinairement un air confiné en souffrent moins que les personnes vivant à l'air libre.

6º Les préceptes et les moyens de traitement les plus simples et les plus faciles, ceux dont l'utilité est le plus universellement reconnue, doivent être particulièrement recommandés dans la chirurgie de guerre, en raison de la multitude des blessés et du manque ou de l'insuffisance habituelle des ressources de l'art.

7º Les conditions de l'organisme, considéré dans son ensemble ou dans ses parties, doivent être la base des principales indications curatives.

La vitalité (*irritabilité, excitabilité*) sera mesurée un jour comme la chaleur, la lumière, l'électricité. Le zéro de l'échelle sera la santé, compromise au-dessus de ce degré par excès, et au-dessous par défaut. La même règle s'appliquera à chaque appareil : tantôt surexcité par besoin d'action, tantôt épuisé par un exercice exagéré.

Le plus ou le moins de vitalité, désigné sous les noms de : *strictum* et *laxum*, *sthénie* et *asthénie, irritation* et *abirritation*, etc., se retrouve dans tous les systèmes médicaux et explique comment des moyens opposés, tels qu'une alimentation tonique ou la privation des aliments, les émollients ou les excitants, peuvent être avantageux, sans contradiction réelle, contre des affections dont l'apparence seule est identique. L'homme reposé et bien nourri ne saurait être traité de la même manière que l'anémié par défaut d'éléments réparateurs, et l'appréciation pathologique de chacun de nos organes suit la même loi.

8º La nature des projectiles explique certaines contradictions apparentes des résultats thérapeutiques. La contusion, l'ébranlement, l'attrition profonde des tissus par le boulet et l'obus rendent la conservation des membres plus difficile qu'à la suite des plaies de balles, dont le trajet et l'action plus limités exigent moins souvent l'amputation.

9º Les plaies de sortie des balles sont plus larges que les plaies d'entrée, et se ferment généralement plus tard, condition dont on peut tirer parti pour la déclivité des membres et l'écoulement des liquides.

10º Plus la science fait de progrès, s'étend et grandit, plus il faut en rappeler les vérités élémentaires, qu'on est trop disposé à négliger et à oublier.

11º L'avantage, pour la santé des troupes, de la vie sous tente, dans les camps d'exercice et de manœuvres, et les mauvais effets de l'encombrement dans les casernes, les hôpitaux et les baraquements, semblent des motifs très-sérieux de traiter les blessés, pendant l'été, dans des galeries ouvertes, au moins d'un côté seulement protégé par un rideau.

Rien de plus facile que d'improviser une toiture avec des planches posées et inclinées contre un mur et soutenues, de l'autre côté, par d'autres planches espacées de colonnes, à la façon des boutiques de nos foires et des grandes galeries d'exposition.

12º La principale indication est de placer, autant que possible, les malades à l'air libre, tout en les protégeant contre la pluie, les courants d'air et le soleil. Pendant l'hiver, de grands foyers et des tuyaux remplis d'eau bouillante élèveraient la température. On pourrait également, dans la mauvaise saison, établir des prises d'air près du sol et des plafonds. Le but serait un renouvellement incessant de l'air, et, malgré les préjugés qui règnent à cet égard, le plus sûr moyen d'entretenir et de rétablir la santé et de fortifier l'organisation et le développement des hommes, comme de tous les êtres vivants, est de les placer, autant que possible, à l'air libre ou dans un air assez largement renouvelé pour rester dans un état de pureté presque complète.

13º La dissémination des blessés dans des maisons particulières, pour éviter les encombrements infectieux, semble une mesure également commandée par l'humanité et par la science.

14º L'impossibilité d'entretenir un corps de santé militaire assez nombreux pour suffire aux exigences de la chirurgie de guerre, exige qu'on fasse appel au concours des médecins civils, si dignes par leur moralité et leur expérience de rendre les plus grands services.

15º Le bon sens le plus élémentaire enseigne qu'en cas de fractures, la *conservation* est le but le plus rationnel et le plus avantageux à poursuivre, et que, dans le cas où le sacrifice d'un membre est inévitable, il vaut mieux n'en enlever qu'une portion (*résection*) que la totalité (*amputation*).

16º La doctrine de la conservation des membres fracturés par armes à feu appartient tout entière à l'Académie de chirurgie et n'a jamais, au reste, été contestée dans sa généralité. Les applications seules ont produit des dissidences, qui existent encore et ne disparaîtront jamais, puisqu'elles dépendent d'appréciations personnelles.

17º L'avantage de conserver un membre peut contre-balancer quelques chances de vie; aussi beaucoup de malades préfèrent-ils courir les risques d'un traitement conservatif plutôt que de se soumettre à une amputation qui sauverait plus sûrement leurs jours.

18º Les membres dont la conservation a le plus d'importance sont la main et la cuisse. Ceux dont les usages sont le plus facilement remplacés sont la jambe, le coude et l'épaule.

19º La conservation de la cuisse fracturée par une balle donne, d'une manière générale, plus de succès que l'amputation, quelle que soit l'époque où cette dernière est pratiquée. Des statistiques mieux établies et plus nombreuses permettront de fixer avec précision les résultats proportionnels de ces deux sortes de traitement.

20º Les avantages de la conservation de la cuisse l'emportent d'autant plus sur l'amputation que la fracture est plus élevée.

21º La conservation de la cuissse donne généralement des guérisons plus promptes que l'amputation.

22º La gravité des plaies dépend : de leur étendue; du temps nécessaire à leur consolidation; du nombre et de l'importance des tissus atteints; du siége des lésions; de la cause qui les a produites; les accidents auxquels elles sont exposées, et avant tout, la pureté de l'air et les autres conditions de l'hygiène décident des succès et des revers.

23º Les plaies les plus petites, guérissant plus vite, toutes choses égales d'ailleurs, démontrent que les procédés d'amputation, de résection, d'incisions et de contre-ouvertures, dont les traumatismes ont le moins d'étendue, sont les meilleurs. On doit prendre la même base de jugement pour le choix à faire entre la conservation, l'amputation et les résections, et il n'y a pas de doute qu'un membre fracturé par une balle représente des surfaces sanglantes beaucoup moins larges que celles d'une amputation. Il suffit d'indiquer ce point de vue, auquel se rattachent de nombreuses applications.

24° Les plaies exposant aux contages, aux inflammations, aux absorptions, aux infections et à leurs conséquences locales et constitutionnelles, sont d'autant plus dangereuses qu'elles sont plus vastes ; leur gravité est, en outre, proportionnelle à leur durée, qui en augmente et en multiplie les dangers. De là l'indication de les affronter le plus tôt possible et d'en chercher par tous les moyens la réunion immédiate et l'occlusion, par les sutures superficielles et profondes, la position, l'immobilité et les autres ressources de la chirurgie.

25° Le nombre et l'importance des organes et des tissus divisés méritent une sérieuse attention dans les indications et le choix du traitement. L'amputation intéressant la totalité d'un membre : nerfs, vaisseaux, muscles et téguments, est bien plus redoutable que la conservation, en raison du peu de dégâts que produit le trajet d'une balle comparés à ceux de cette dernière opération. Les résections, qui sont une sorte de conservation partielle, sont soumises aux mêmes remarques.

26° Larrey est le véritable auteur de l'occlusion et de l'immobilisation des fractures par armes à feu compliquées de plaie.

27° Les appareils ouatés et plâtrés de Burgrave, de Gand, semblent particulièrement applicables au traitement immédiat des fractures par armes à feu, tandis que les attelles plâtrées, placées directement sur les téguments parfaitement rasés, sans substance élastique intermédiaire, paraissent plus particulièrement indiquées à la suite de la période inflammatoire et lorsque la tuméfaction primitive n'est plus à redouter.

28° Le siége des plaies est d'une importance supérieure, et nous avons signalé les deux périodes : A. de diffusion inflammatoire, infectieuse et gangréneuse, et B. de purulence localisée et curative des blessures articulaires.

29° Les guérisons par conservation d'un assez grand nombre de lésions du genou par balle, avec érosion plus ou moins profonde des os et ouverture de la synoviale, semblent contre-indiquer le précepte, assez généralement admis, de recourir à l'amputation dans de pareils cas. C'est une question à examiner, dont l'importance est considérable, si l'on songe aux inconvénients et aux rares succès de l'amputation de la cuisse, qu'il faudrait peut-être réserver pour les grands fracas osseux du genou, avec séparation des condyles. De nouveaux faits méritent d'être recueillis à ce sujet.

30° La rapidité réparatrice de l'ostéogénie, à la suite des fractures par armes à feu, semble contre-indiquer la plupart des opérations entreprises sur le pied et la main, quand les désordres et les accidents ne sont pas très-considérables. Les esquilles encore adhérentes et les surfaces osseuses s'absorbent ou se recouvrent très-vite de granulations, se confondent et s'unissent par dépôts de nouvelle formation, et des ankyloses par fusion remplacent les surfaces articulaires et amènent la guérison après l'élimination des points nécrosés.

31° L'activité de l'ostéogénie dans les fractures par armes à feu explique la rareté des pseudarthroses. L'immobilité du membre est assurée par l'abondance des dépôts osseux, et le cal se solidifie sans difficultés, alors même que les malades exécutent des mouvements assez étendus.

32° Le précepte d'éviter la rétention des liquides dans les plaies et d'en favoriser le libre écoulement a été la préoccupation de nos cliniques, et nous croyons en avoir obtenu de grands avantages. On prévient ainsi les tuméfactions inflammatoires, les phlébites, les angioleucites, les érysipèles et autres manifestations infectieuses. Il nous a paru cependant qu'au milieu des contages et des accidents de résorption où nous nous sommes trouvé, il était moins dangereux de fermer les plaies et de ne laisser le pus s'écouler que par de très-petites ouvertures, pour empêcher l'introduction de l'air dans les foyers de suppuration. Ces deux manières d'agir sont-elles justifiées et s'expliquent-elles par des différences d'aération et d'émanations toxiques? Nous soumettons la question à une expérience plus complète.

33° Dans tous les cas de doute sur la nécessité d'une amputation, la conservation du membre doit en bénéficier et être adoptée.

34° Toute amputation reconnue indispensable s'impose immédiatement, ou dans les premières vingt-quatre heures, avant l'apparition de la fièvre.

35° Les avantages supérieurs et incontestables des amputations primaires et immédiates exigent que l'on établisse dans les ambulances la division des manœuvres opératoires et des secours, de manière qu'une ambulance puisse pratiquer un grand nombre d'amputations sur le champ de bataille dans les premières vingt-quatre heures.

36° L'influence de l'air et des autres agents hygiéniques sur les résultats des amputations, primaire, secondaire et tertiaire, mérite d'être étudiée de nouveau. Il paraît probable qu'avec de meilleures conditions d'aération, les amputations secondaires offriraient moins de danger.

37° Les amputations secondaires, toujours pratiquées à l'époque des accidents inflammatoires et au moment où l'encombrement et les émanations infectieuses altèrent le plus ordinairement, à un très-haut degré, la pureté de l'air, semblent tirer leur plus grande gravité de ces conditions.

38° Les succès attribués aux amputations tertiaires s'expliquent, en partie, par un meilleur état de salubrité des hôpitaux et des baraquements, débarrassés, par la mort, de l'encombrement et de l'infection. Ces amputations, pratiquées dans des conditions hygiéniques aussi fâcheuses qu'à l'époque des amputations secondaires, n'ont pas semblé donner de résultats plus avantageux.

39° Une distinction mérite d'être établie dans les amputations secondaires, selon qu'elles sont pratiquées sur un segment de membre atteint ou exempt d'accidents inflammatoires. Ainsi l'amputation de la jambe faite, le dixième jour de la blessure, au lieu d'élection, pour une fracture comminutive des deux os du membre au tiers inférieur, avec tuméfaction étendue vers le genou, est plus grave que la même opération pratiquée dans le même temps et au même lieu pour une fracture comminutive du pied, sans complication à la jambe elle-même.

40° Le plus grand danger des amputations secondaires provient de la tuméfaction, de l'induration, de la vascularité exagérée des tissus et des modifications organiques primitives et consécutives qui en résultent, plutôt que du moment où l'opération est exécutée, et lorsque celle-ci est pratiquée sur un bras ou une jambe non enflammés pour une lésion de l'avant-bras ou du pied, on peut la considérer, jusqu'à un certain point, comme rentrant dans les amputations primaires et étant par conséquent moins redoutable.

41° Les amputations tertiaires sont soumises, comme les secondaires, aux influences de l'aération et des agents de l'hygiène, dont il serait important de mieux étudier l'action.

42° Le moindre volume du bras, au niveau de l'insertion deltoïdienne, et la disposition des muscles triceps, biceps et coraco-brachial, dont les faisceaux sont moins isolés et moins longs dans cette région, nous paraissent expliquer le plus grand succès des amputations qui y sont pratiquées et que nous avons appelées, pour cette raison, *amputations au lieu d'élection*. Celles qui sont faites au tiers inférieur ou au tiers moyen du membre divisent le brachial antérieur et laissent dans le moignon les faisceaux renflés et sans adhérences, de la longue portion du biceps et d'une partie du triceps, et la cicatrisation en est rendue plus tardive et plus difficile.

43° Il n'est pas douteux que les amputations de la cuisse à moignon conique, c'est-à-dire présentant une saillie osseuse au delà des chairs, exposent à moins d'accidents primitifs que les amputations faites, selon les règles de l'art, avec des moignons creux ou profonds, dont l'os forme le sommet; mais le danger des ostéites et des ostéomyélites consécutives, avec ossifications nouvelles très-étendues, nécroses, cloaques, retards de la cicatrisation, imminence prolongée d'accidents infectieux, ne nous ont pas permis de tirer jusqu'à présent parti de cette remarque.

44° Les fractures complètes avec esquilles volumineuses et multipliées des deux os de la jambe semblent exiger l'amputation, dont les succès sont beaucoup plus fréquents que ceux de la conservation dans ces conditions pathologiques.

45° Les fractures d'un seul os de la jambe n'exigent l'amputation que dans des cas complétement exceptionnels et à la suite de complications jugées incurables.

46° Les fractures de la partie antérieure de la jambe par une balle qui n'en a pas atteint la moitié postérieure semblent plus susceptibles de conservation et de guérison que celles produites d'arrière en avant, malgré la plus grande possibilité apparente de l'écoulement du pus.

47° Dans la plupart des amputations, les diaphyses divisées s'enflamment, sont résorbées, en totalité ou en partie, dans une assez grande étendue, et sont entourées d'ossifications nouvelles de plusieurs millimètres d'épaisseur et de 7 à 8 centimètres de hauteur et parfois davantage. Le travail ostéogénique est parfois si actif qu'on trouve dans l'épaisseur du moignon des dépôts osseux, qu'on prendrait facilement pour des esquilles perdues et abandonnées au milieu des chairs. Souvent l'ancien os partiellement nécrosé détermine des abcès profonds, dont les trajets représentent de véritables cloaques, qui traversent le nouvel os et entretiennent des foyers fistuleux avec décollements d'une incontestable gravité, si on ne leur donne pas issue, par des ponctions directes, des drains, des dilatations fréquentes, des injections détersives et l'extraction des petits séquestres libres qui déterminent et entretiennent les accidents.

48° Si les amputés atteints d'ostéite invaginée sont placés dans de bonnes conditions hygiéniques, leur guérison peut être espérée. Dans le cas contraire, on les voit généralement succomber à des complications infectieuses.

49° La résection des diaphyses frappées de nécrose à une grande hauteur, après les amputations, est indiquée dans les cas où le séquestre, volumineux, très-élevé, paraît solidement fixé par son extrémité supérieure à la continuité de l'ancien os et est la cause d'accidents menaçant la vie. Dans des conditions d'élimination prochaine et sans danger de complications, l'expectation est la conduite la plus favorable.

50° Si l'os est saillant au delà des téguments, recouvert de granulations, mais réfractaire à la formation d'une cicatrice solide et persistante, on le sépare des tissus environnants, avec des rubans, des fils ou des flèches de pâte de Canquoin, ou avec un cautère électrique lamellaire, et on le résèque, comme dans le cas précédent, sans intéresser les vaisseaux et les nerfs fixés au tissu inodulaire. Le succès est d'autant mieux assuré que l'opération a été plus retardée. Il semblerait avantageux de faire ces résections à l'intérieur de l'os et de dedans en dehors, à l'aide d'une scie excentrique appropriée, afin de mieux ménager les parties molles.

51° L'absorption des extrémités osseuses divisées par l'amputation et leur transformation en surfaces granuleuses, bientôt confondues avec celles des parties molles environnantes, de manière à former un tissu fibreux homogène et adhérent, explique la possibilité de prendre un point d'appui sur les moignons pour la sustentation et la marche, et montre le grand avantage de conserver des téguments sains et suffisamment doublés de tissus fibreux au-devant des os. Ces parties, sous l'influence de pressions répétées, se doublent d'un panicule fibro-graisseux semblable à celui du talon, et en remplissant, sans accidents, les fonctions.

52° L'emboîtement du talon dans un appareil tiré en avant et en haut par une bande élastique, fixée au-devant de la jambe, semble une condition du pansement de l'ingénieuse résection tibio-calcanéenne de Pirogoff, qui a donné trois succès sur quatre opérés, mais n'est pas facilement suivie d'ankylose par fusion osseuse, quand on abandonne le calcanéum à la traction en haut et en arrière du tendon d'Achille.

53° Quand les moignons ne doivent supporter aucun effort, comme au bras, à l'avant-bras et à la jambe amputée au lieu d'élection, il importe moins que la cicatrice soit directement placée au-devant de l'os et sans tissu inodulaire, puisque les pressions y sont rares et ne peuvent l'irriter ni l'ulcérer. Il n'en est pas de même à la cuisse, où la peau, son panicule graisseux et les aponévroses adhèrent à l'os en s'y continuant, et offrent les éléments d'un véritable talon capable de supporter le poids du corps.

54° Les abcès métastatiques des poumons et des autres organes et les épanchements de même nature exigent, outre la suppression de leurs causes, un régime et des médicaments essentiellement toniques. Le vin et les excitants sont réclamés par les malades qui en ont besoin pour soutenir leurs forces, et le quinquina, si justement employé aujourd'hui, servait déjà il y a cent ans avec la plus grande efficacité contre les frissons infectieux et les fièvres de résorption.

55° Il y aurait de grands avantages à fermer les salles et les chambres particulières où se manifesteraient des accidents infectieux. La pyohémie est endémique et menace tous les blessés qui résident dans les locaux où on en a constaté l'apparition; tout malade atteint d'accidents de résorption devrait être immédiatement transporté dans un nouveau local et y être isolé.

56° Quoique les résections soient une des plus belles et des plus heureuses ressources de la chirurgie, on 'n'en a pas encore tiré un grand parti dans les blessures de guerre, où elles sembleraient appelées à rendre de si grands services. L'absence de conditions hygiéniques favorables, le défaut d'appareils et de soins suffisamment éclairés et continus, et la lenteur des guérisons, expliquent cette regrettable situation, que l'on doit espérer temporaire et transitoire.

57° Les résections du cou-de-pied, du genou, de la hanche, du poignet et du coude ont presque constamment échoué. Celles de la tête de l'humérus ont donné quelques succès, qui eussent été certainement plus nombreux dans de meilleures conditions d'aération.

58° Dans les résections de la tête et de l'extrémité supérieure de l'humérus, il est indiqué de donner au membre, dont on mesure la longueur, une situation verticale parallèle au côté correspondant de la poitrine, de manière que le bras ne soit ni allongé ni trop raccourci. Dans le premier cas, les parties molles, tendues et amincies dans les points correspondant à la résection, gênent la circulation par pression des vaisseaux et diminution de leur calibre; dans le second, les mêmes effets sont le résultat du plissement des chairs, et la diaphyse portée contre la plaie ou la cavité glénoïde les irrite et les ulcère.

59° L'étendue ou la hauteur à laquelle on peut réséquer l'extrémité supérieure de l'humérus serait une question à mettre à l'étude. Dès qu'on a dépassé les grosses et petites tubérosités humérales, la diaphyse est soutenue par le deltoïde, les muscles grand pectoral et grand dorsal, le petit pectoral, le coraco-brachial, le biceps et la longue portion du triceps, si les apophyses coracoïde, acromion et le contour glénoïdien sont restés intacts. Ce sont d'importantes conditions opératoires à examiner, et à moins de circonstances très-favorables, il serait, croyons-nous, imprudent de dépasser le niveau du bord supérieur des tendons des muscles grands dorsal et pectoral.

60° L'insuffisance inévitable du personnel chirurgical devrait être combattue par des adjonctions volontaires; et si les sœurs hospitalières rendent d'admirables services, un appel à la charité et au dévouement des femmes serait facilement entendu, et amènerait aux ambulances bien des cœurs généreux et des moyens de secours illimités.

61° Un chirurgien doit se servir de ses propres instruments, les connaître et en avoir l'habitude, s'il veut les employer avec habileté et sûreté. Il est avantageux qu'il les réunisse dans un portefeuille en cuir mis en rouleau et confié à quelqu'un qui l'accompagne. Les envoyer chercher quand on en a besoin prend trop de temps, et si l'on en remet l'usage à un autre moment, les indications ont pu changer (occasio præceps).

62° Les vases cylindriques en fer-blanc, de la contenance d'un litre, munis d'un embout ou tube en caoutchouc de quelques décimètres de longueur et d'un diamètre de 4 à 5 millimètres, sont très-supérieurs aux seringues, dont on fait habituellement usage pour les pansements; ces derniers instruments se dérangent, se salissent, s'altèrent, et sont d'un emploi trop long et trop difficile. Il suffit de plonger le vase dans un seau, une cuvette, un baquet pour le remplir, ou d'y verser le liquide. En levant plus ou moins le récipient, on rend le jet plus ou moins fort, et on augmente ou diminue le volume par la simple pression du tube entre les doigts.

63° Il paraît avantageux de se servir, pour le lavage et la détersion des plaies, de liquides soumis à l'ébullition et ensuite décantés. L'infusion de fleurs de camomille, dont il est facile de préparer de grandes quantités, nous a semblé d'un usage favorable, et on peut y ajouter, à volonté, de l'acide phénique, de l'alcool pur ou camphré, du perchlorure de fer ou tout autre désinfectant. — Dr Sédillot.

Nous croyons devoir terminer ces conclusions du professeur Sédillot par les propositions suivantes, qui se rattachent au traitement des blessés.

Les pansements vrais et assurant le succès doivent être faits promptement et sérieusement par un chirurgien. Les pansements incompétents et officieux offrent d'énormes dangers, malgré la bonne volonté de ceux qui les font. Voici ce que dit M. le médecin principal Marmy, chirurgien en chef de l'hôpital militaire de Lyon, à la date du 21 février 1872 :

« Depuis la fin de la guerre, notre hôpital présente une grande proportion d'anciennes blessures par coups de feu. L'état actuel de ces blessures forme une catégorie spéciale que l'on pourrait désigner sous le nom d'accidents tardifs ou consécutifs des blessures par armes à feu.

En voyant certains résultats on est étonné de l'ignorance et de l'incurie qui ont présidé au traitement de beaucoup de ces lésions. On trouve des ankyloses rectilignes du coude, tandis que pour les membres inférieurs on rencontre des ankyloses coudées, etc. On devait supposer que tous les projectiles avaient été retirés des tissus, ou qu'ils y avaient pris droit de domicile. Il n'en est rien, nous trouvons encore à faire des extractions de balles. » — Dr Marmy.

N'oublions pas que le nombre des succès dus à la chirurgie conservatrice peut encore grandir beaucoup, mais toujours nécessairement dans une proportion corrélative à la promptitude des secours immédiats, à la bonne organisation du service des ambulances volantes et du service des évacuations. — Dr Naudin, Toulouse et Luchon.

La perchlorure de fer, qui est d'un si précieux secours pour le chirurgien, est en même temps un piége et une tentation pour lui. On en a fait un abus, on l'a employé sans discernement ; il a été trop souvent cause de longues suppurations, d'érysipèles et d'accidents nombreux. Par la facilité de son emploi et la promptitude de son action, il endort la vigilance et fait souvent perdre l'occasion qui ne se retrouve pas. Il faut en user, mais comme d'un ami compromettant, quand il n'est pas directement utile. — Dr Sabatier, ambulance du Midi.

Pour l'extraction d'un projectile, il faut, s'il y a difficulté, remettre les parties blessées dans la position où elles étaient au moment de la blessure ; il ne faut pas de manœuvres prolongées, mieux vaut s'abstenir et abandonner aux efforts de la nature qui élimine souvent les projectiles par suppuration ou même les enkyste. — Dr Nélaton, ambulances de la Société française de secours aux blessés.

Les blessures mortelles par elles-mêmes sont en petit nombre ; ce qui fait périr les blessés en masse, ce sont les maladies nosocomiales qu'ils contractent dans les locaux mal ventilés et dans les hôpitaux. Ce sont l'encombrement, l'air vicié, le méphitisme qui produisent les complications beaucoup plus graves que les blessures. Au milieu des calamités de la guerre, quelle consolation pour le médecin de pouvoir préserver, presque à coup sûr, des affections nosocomiales, cette courageuse jeunesse qui donne si généreusement son sang à la patrie ! — Dr Bongard, Bruxelles.

Le salut des blessés et des opérés se trouvera dans leur dissémination sur la plus grande surface possible et dans leur répartition dans les campagnes ou les villes non encombrées.

Les voitures employées au transport des blessés et des malades, surtout au transport des varioleux, sont employées successivement au transport des vivres et des vêtements (nous l'avons déjà dit dans nos précédents rapports); c'est une grosse erreur administrative, c'est une voie redoutable de contagion. Les voitures qui ont servi à transporter des hommes atteints de maladies contagieuses devraient être au moins lavées à l'eau phéniquée avant de servir au transport des blessés et des vivres.

I.   62

AMPUTATIONS.

Plus je deviens vieux, moins j'ampute. — Dr VELPEAU.

Le nombre des amputations a été excessif et les résultats désastreux. On n'a pas fait une assez large part à la chirurgie conservatrice. — Dr FOLTZ, Strasbourg.

Cependant tous les rapports sur le service des ambulances disent qu'on n'a amputé que dans les cas de nécessité absolue. Là est toute la question. Quels sont les cas de nécessité absolue, et tous les chirurgiens ont-ils envisagé la question de la même manière ? N'ont-ils pas été effrayés des blessures qu'ils n'avaient pas encore vues, et certains d'entre eux, plus audacieux qu'expérimentés, n'ont-ils pas souvent porté le couteau sur des membres qui auraient pû être conservés ?

On a reconnu, depuis quelques années, que l'ancienne chirurgie ne tenait pas assez compte des efforts réparateurs de la nature, et la chirurgie conservatrice, à laquelle aujourd'hui s'appliquent surtout les médecins militaires, enregistre des succès nombreux et inespérés. Nous en avons eu plus d'un exemple à Metz; mais nous étions dans de mauvaises conditions, et tels blessés qui seraient morts des suites d'une amputation, sont morts sans être amputés, par les complications qui envahissaient la plaie, comme elles auraient envahi le moignon. — Metz.

Qui n'a entendu de vieux militaires dire et répéter qu'après telle bataille on a voulu leur couper le bras ou la jambe, qu'ils s'y sont refusés et ont conservé leur membre ? Ils ont eu raison et ont fort bien fait, puisque le résultat leur a été si favorable; mais on ne peut point interroger les victimes de cette trop légitime appréhension. Ce qui est incontestable, c'est qu'un grand nombre de membres sacrifiés, en vue d'un transport lointain et difficile, auraient pû être conservés dans les conditions de calme et de repos que rencontre le blessé à l'hôpital après son transport. L'opérateur non moins que le blessé, se trouve en ces cas placé dans la plus cruelle alternative. — Metz.

L'opportunité du moment où doit se faire une amputation, a soulevé autrefois de grandes discussions. Aujourd'hui ce n'est plus une question; il faut opérer au moment le plus voisin de la blessure, avant que les premiers accidents se soient déclarés, c'est-à-dire dans les vingt-quatre heures. Amputer sur le champ de bataille serait assurément plus avantageux; mais les conditions difficiles et mauvaises dans lesquelles on se trouve presque toujours, nuiraient certainement au succès de l'opération. Celle-ci se fait, quand c'est possible, au poste de premier secours, d'où les opérés sont dirigés sur les ambulances; mais le grand nombre d'opérations à faire après une bataille le permet rarement; les médecins doivent se contenter de poser un premier appareil contentif pour éviter, autant que possible, les mouvements du membre blessé et les douleurs souvent atroces, qui en sont la conséquence; parfois même, dans les combats sous Metz, les blessés arrivaient directement dans nos ambulances, vierges de tout pansement. C'était pour eux un malheur; ils nous ont fourni une grande proportion de décès.

Mais quand l'opération n'a pas été immédiate, *primitive*, il faut se garder de la faire pendant la période d'inflammation inévitable; il faut attendre un apaisement des symptômes qui permette l'amputation consécutive, si la gravité de l'accident ne laisse aucun espoir de conservation du membre. — Dr GRELLOIS, Metz.

CHIRURGIE CONSERVATRICE.

La méthode conservatrice ne peut être mieux définie que par son but; c'est celle qui conserve le plus au blessé. La chirurgie conservatrice ne retranche des organes que ce qu'il en faut strictement retrancher pour arriver à un bon résultat.

Tandis que la chirurgie éliminatrice paraît briller par la manière dont elle tranche les questions et coupe les membres, la chirurgie conservatrice calcule et ne décide rien *à priori* tandis que l'une se base sur une décision rapide, j'allais dire brutale; l'autre se base sur une circonspection qui n'est pas craintive mais prudente

N'allez pas croire que le rôle du chirurgien conservateur se borne à une attente contemplative des résultats que lui donnera le travail de la nature ; bien au contraire, son rôle est actif; il est constamment en lutte avec le mal, qu'il n'a pas essayé de faire disparaître à son origine, parce qu'il avait de bonnes raisons pour ne pas le faire ; nulle pratique chirurgicale ne demande alors plus d'attention et de persévérance, nulle ne réclame plus de sagacité. Loin d'exclure le manuel opératoire, elle fait de l'opération un travail plus délicat et en même temps plus raisonné, car dans son système d'épargne, elle ne tranche pas largement, mais cherche à utiliser tout ce qui se présente pour arriver au meilleur résultat possible.

Le but que doit se proposer le vrai chirurgien est de remettre son blessé dans l'état le plus conforme à la structure normale. Quel est celui qui atteint le mieux ce but? Est-ce celui qui sépare, fût-ce même avec la plus grande dextérité, le membre malade, ou celui qui, par un traitement aussi raisonné qu'actif, cherche à le conserver au patient ?

La chirurgie conservatrice a toujours été préconisée par les chirurgiens qui ont vieilli dans la pratique. A mesure que la science chirurgicale progresse, elle tend à s'attacher de plus en plus au traitement conservateur. Ce qui occupe surtout l'esprit des chirurgiens, c'est la recherche des appareils les plus parfaits. Cela dénote évidemment des intentions conservatrices.

Ce mode de traitement n'a-t-il pas ses inconvénients? est-il toujours possible, est-il toujours permis au chirurgien d'attendre? Il est peu de cas où l'opération doive être immédiate : il suffit le plus souvent d'une réparation provisoire qui permettra, sans compromettre la vie du blessé, d'attendre le moment d'opérer. Mais par cette expectation ne doit-on pas craindre de laisser le champ libre aux désordres consécutifs dans le voisinage des parties atteintes, désordres qui pourraient mettre la vie du blessé en danger, ou tout au moins exagérer gravement les lésions primitives? Sans aucun doute des complications sont à craindre et c'est contre elles que le chirurgien doit tout d'abord se tenir en garde et c'est contre elles qu'il dirige toute l'activité de son traitement. Pour les combattre, il doit mettre habilement en œuvre tous les moyens que lui enseignent la thérapeutique et l'hygiène. — Dr GUILLERY, chirurgien de l'hôpital Saint-Pierre de Bruxelles.

Nous trouvons dans un journal de médecine de province, quelques citations au sujet de la conservation des membres; des observations semblent attester ces succès. Nous avons ces observations sous les yeux et en bonne conscience, nous n'y voyons rien qui ait pu autoriser une amputation. Il y a à se défier des tours de force et de ces inspirations chirurgicales douteuses. On n'a pas fait d'opérations, heureusement pour les blessés, parce qu'il n'y avait pas lieu d'en faire et ces exemples ne sont pas à présenter comme cas de chirurgie conservatrice.

Etat numérique des désarticulations, amputations et résections faites pendant la guerre
sur les blessés

MEMBRES SUPÉRIEURS.	Opérés.	Guéris pensionnés.	Guéris probablement.	Morts.	Proportion %/₀ de la mortalité.
Désarticulations.					
Désarticulation scapulo-humérale . . .	525	118	»	207	63,69
—　　　du coude.	133	32	»	101	75,93
—　　　du poignet.	101	32	»	69	68,32
	559	182	»	377	67,44
Amputations.					
Amputation du bras, *sans autre indication.*	2026	279	»	1420	70,09
—　　au quart supérieur. . . .	?	29	»	?	»
—　　au tiers supérieur.	?	141	»	?	»
—　　au tiers moyen.	?	106	»	?	»
—　　au tiers inférieur.	?	51	»	?	»
	2026	606	»	1420	70,09
Amputation de l'avant-bras.	347	188	»	159	45,82
Amputation et résection de métacarpiens.	227	78	»	149	65,64
Résections.					
Résection de l'omoplate.	15	4	»	11	73,33
—　de la tête de l'humérus. . . .	319	93	»	226	70,85
—　du corps de l'humérus. . . .	38	7	»	31	81,59
—　de l'humérus, *sans autre indication.*	60	7	»	53	88,33
	432	111	»	321	74,31
Résection du coude . . . . ¿ .	212	48	»	164	77,36
—　de l'olécrane.	35	7	»	28	80,00
—　d'un os de l'avant-bras. . . .	85	27	»	58	68,24
	332	82	»	250	75,30
Petites amputations.					
Désarticulation et amputation de doigts.	355	303	20	32	9,01
—　　　—　　du pouce.	87	57	13	17	19,54
—　　　—　　phalanges.	568	130	415	23	4,05
	1010	490	448	72	7,13
Total des grandes amputations	3923	1247	»	2676	68,21
Total des petites amputations.	1010	490	448	72	7,13
	4933	1737	448	2748	55,71

aux ambulances et aux hôpitaux militaires et civils en France et en captivité,
militaires français.

MEMBRES INFÉRIEURS.	Opérés.	Guéris pensionnés.	Guéris probablement.	Morts.	Proportion % de la mortalité.
Désarticulations.					
Désarticulation coxo-fémorale.....	23	»	»	23	100
— fémoro-tibiale.	23	5	»	18	78,26
— tibio-tarsienne.	105	17	»	88	83,81
	151	22	»	129	85,43
Amputations.					
Amputation de la cuisse, *sans autre* *indication*.........	3794	143	»	3452	90,98
— au quart supérieur....	»	7	»	»	»
— au tiers supérieur.....	»	54	»	»	»
— au tiers moyen......	»	70	»	»	»
— au tiers inférieur.	»	68	»	»	»
	3794	342	»	3452	90,98
Amputation de la jambe, *sans autre* *indication.*.......	3704	243	»	3050	82,34
— au quart supérieur....	?	20	»	?	»
— au tiers supérieur. ...	?	286	»	?	»
— au tiers moyen......	?	34	»	?	»
— au tiers inférieur.....	?	45	»	?	»
— sus-malléolaire	?	26	»	?	»
	3704	654	»	3050	82,34
Amputation partielle du pied......	148	41	»	107	72,30
Amputation et résection de métatarsiens.	117	28	»	89	76,07
Résections.					
Résection de la tête du fémur.	18	3	»	15	83.33
— du corps du fémur......	16	2	»	14	87,50
— de condyles du fémur. ...	65	3	»	62	95,38
— du genou ?.........	37	4	»	33	89,19
— du tibia.	76	13	»	63	82,89
— du péroné..........	21	4	»	17	80,95
— de malléoles.........	22	3	»	19	86,36
	255	32	»	223	87,45
Petites amputations.					
Désarticulation et amputation d'orteils.	462?	169	197	96	20,78
Amputations doubles.					
Membres supérieurs et inférieurs....	143	31	»	112	78,32
Grandes amputations diverses.					
Guéries, mais non indiquées nominativement dans notre travail et dont nous n'avons connu que tardivement le résultat.............	6	6	»	0	0 0
Total des grandes amputations. ...	8318	1156	»	7162	83,60
Total des petites amputations	462?	69	»	96	20,78

Total des grandes amputations des membres supérieurs et inférieurs.

	Opérés.	Guéris, pensionnés ou activité.	Guéris probablement.	Morts.	Proportion °/₀
Amputations.	12092	2366	»	9726	80,43
Amputations connues tardivement et non indiquées nominativement.	6	6	»	»	0 0
Amputations doubles.	143	31	»	112	78,32
	12241	2403	»	9838	80,37

Total des amputations de doigts ou d'orteils.

	1472?	659	645?	168	11,41
		1304			

Total général. 13713 3062 645 10006

Les amputations doubles suivies de guérison, sont :

Deux bras.	2	Poignet et jambe.	1
Bras et jambe.	1	Main et pouce.	1
Bras et avant-bras.	1	Cuisse et jambe.	1
Bras et doigt.	1	Deux jambes	6
Deux avant-bras.	1	Jambe et pouce.	2
Avant-bras et poignet.	3	Jambe et métatarsien	2
Avant-bras et cuisse.	1	Jambe et partielle pied	2
Avant-bras et jambe. . . . . : .	1	Deux pieds.	3
Poignet et métacarpien	1	Deux partielles pied.	1

Le tableau ci-dessus que nous donnons des grandes amputations n'est peut-être pas complet. Quelques hommes sont morts après amputation sans que la déclaration de décès l'indique toujours, mais le nombre est trop peu considérable pour modifier les chiffres de notre statistique.

Nous n'avons pu tenir compte des réamputations, ni de la résection des moignons saillants, les renseignements sont trop incomplets.

Les désarticulations de doigts et de phalanges ne sont probablement pas toutes indiquées ; beaucoup d'hommes opérés sont restés au service ou sont rentrés dans leur famille sans infirmité. — Il en est de même de la perte d'un orteil ou de phalanges d'orteils à la suite de congélation, nous n'avons pu compter que les éliminations réellement chirurgicales.

Un nombre d'amputés qu'on peut approximativement évaluer à 1 1/2 p. 100 a succombé à la variole, la fièvre typhoïde, la dyssenterie, etc.

Dans notre tableau des amputés, on remarquera qu'en l'absence de renseignements des rapports d'ambulances, nous n'avons pu donner quelque détail que sur les amputés dont le certificat de visite à l'appui de la demande de pension indique le point du membre où la section a été faite, et il ne nous a pas été possible d'indiquer les amputations primitives, secondaires ou retardées.

Les amputations doubles semblent donner proportionnellement un assez bon résultat ; cela peut s'expliquer par des soins particuliers dont les amputés ont été l'objet, et surtout parce qu'ils ont été moins fréquemment évacués d'une localité sur une autre ; ils étaient désormais inoffensifs pour l'ennemi, qui, malgré la supériorité numérique de son armée, craignait même que des hommes gravement blessés ne fussent bientôt en état de reprendre les armes.

Si la convention de Genève avait été respectée par l'ennemi, on n'aurait pas été dans la cruelle nécessité de faire partir à la hâte de nombreux amputés ou blessés qui étaient transportés de villages en villages, ou de villes en villes, dans des voitures découvertes peu faites pour ce service, pa r des froids exceptionnels, et dans des wagons de 3ᵉ classe ou même des wagons de marchandises ou de bestiaux. On ne doit pas reprocher à l'envahisseur d'avoir fait tous ses efforts, c'était son devoir et son droit, pour assurer des soins à ses blessés, mais ce ne devait pas être au préjudice des nôtres, qui, trop souvent, ont été inhumainement forcés de céder la pla ce occupée, pour la laisser à la disposition de l'ennemi.

Les amputés ont dû énormément souffrir ; mais le repos absolu est bien plus indispensable encore pour les hommes ayant subi des résections ; tous les chirurgiens le savent parfaitement ; malheureusement cela ne dépend pas d'eux, quand il faut se conformer à des ordres d'évacuation.

Avant de terminer ce que nous pouvons dire en général des amputations, nous devons encore faire remarquer que depuis longtemps déjà nous avons parlé des illusions que la plupart des chirurgiens se font sur le sort définitif de leurs opérés et de leurs blessés qu'ils perdent de vue par suite des évacuations incessantes des pauvres victimes. Ces illusions consignées dans les rapports, sont trop nombreuses pour ne pas attirer l'attention. On pronostique trop facilement d'heureux résultats qui malheureusement ne se confirment pas toujours, loin de là.

Nous ajouterons enfin que nous avons quelques doutes sur un certain nombre d'amputés de la jambe, du bras et quelques autres *morts* et qui devraient peut-être figurer, par exemple, parmi les amputés de la cuisse et de l'avant-bras ; nous avons pu constater et rectifier quelques-unes de ces erreurs d'indications parmi les survivants et il peut y en avoir d'autres restées inaperçues.

MALADIES

Les blessés pendant une guerre peuvent causer de grands embarras, mais jamais dans les mêmes proportions que les malades. Les maladies internes résultant d'une foule de causes d'insalubrité, dont des masses d'hommes réunis, vainqueurs ou vaincus, ne sont jamais exemptes, nous envahirent à Metz en septembre et en octobre. L'impossibilité absolue d'évacuer nos nombreux malades nous conduisait fatalement à l'encombrement et aux maladies infectieuses. Les médecins des ambulances et des régiments étaient constamment en éveil contre ce fléau. Les mesures hygiéniques prises à propos nous sauvèrent des épidémies. — Dr CUVELIER.

Nous ne dirons cependant que quelques mots des maladies principales observées pendant cette dernière guerre; et nous laisserons parler les auteurs des rapports. Ces maladies sont indiquées dans l'ordre suivant :

Affections gastriques ou bilieuses, maladies des voies respiratoires, diarrhée et dyssenterie, fièvres intermittentes, fièvre typhoïde et typhus, variole et varioloïde.

AFFECTIONS GASTRIQUES OU BILIEUSES. — *Hôpital militaire de Strasbourg* — « Je range sous ce titre un groupe d'états morbides qui se rapproche jusqu'à un certain point des fièvres typhoïdes et qui n'en est quelquefois que le prélude. L'état gastrique ou bilieux fut, dans la deuxième période du siége, en septembre, l'élément commun à presque toutes les maladies, la caractéristique de la constitution médicale, tantôt résumant à lui seul toute la maladie, apyrétique ou accompagné d'un mouvement fébrile continu ou rémittent, tantôt compliquant diverses maladies inflammatoires : érysipèle, pneumonie, angine, rhumatisme, tantôt enfin associé à d'autres éléments morbides : l'intoxication paludéenne, typhoïde, dyssentérique.

« Un grand nombre de malades présentèrent à un degré variable les symptômes suivants : état saburral des premières voies, sensibilité et tension de la région gastrique et des hypochondres, nausées, lourdeur de tête, rougeur et teinte subictérique de la face; c'est l'état gastrique ou bilieux (embarras gastrique). Les mêmes symptômes s'accompagnaient chez d'autres malades d'un mouvement fébrile continu et de courte durée (embarras gastrique fébrile), ou franchement rémittent et durant une douzaine de jours (fièvre rémittente gastrique). Avec la fièvre, il faut noter la turgescence vasculaire, la courbature, la céphalée, les rêvasseries; plusieurs fois il y eut, en outre, une suffusion bilieuse des téguments avec urine bilieuse et symptômes typhoïdes passagers (fièvre rémittente bilieuse). » — Dr REEB.

MALADIES DES VOIES RESPIRATOIRES. — Ces maladies, extrêmement communes à cause de la rigueur de la saison, de l'insuffisance des vêtements et de la chaussure, ont été généralement bénignes et n'ont donné lieu à aucune observation particulière. Les bronchites occupent le premier rang; elles fournissent à elles seules le plus grand nombre des malades, surtout dans la garde mobile. Il y a eu quelques pneumonies, quelques cas de phthisies accélérées par l'enrôlement précipitamment et trop légèrement fait de jeunes gens, qui n'étaient pas dans les conditions voulues pour supporter les fatigues de la guerre.

DIARRHÉE ET DYSSENTERIE. — *Hôpital militaire de Strasbourg.* — « La diarrhée et la dyssenterie sont fréquemment les deux périodes successives de la même maladie, et la ligne de démarcation est parfois difficile à établir : aussi les avons-nous réunies. Quelques cas isolés s'étaient montrés pendant le mois d'août, mais ce n'est que dans le mois de septembre qu'ils devinrent fréquents. Au début, la maladie se réduisait à une diarrhée muqueuse avec quelques symptômes gastriques, et les purgatifs salins en faisaient généralement justice en peu de jours. Plus tard, l'affection se caractérisa par des selles muqueuses et sanguinolentes, un état saburral de la langue et une fièvre modérée; la décoction d'ipéca donnait alors les meilleurs résultats. Dans d'autres circonstances, la fièvre était plus forte, les évacuations plus sanglantes, douloureuses et très-fréquentes, s'accompagnant quelquefois de symptômes généraux graves; 7 fois, sur 167 cas de diarrhée et de dyssenterie, la mort arriva dans ces conditions, et à l'autopsie on trouva des lésions profondes dans tout le gros intestin.

« Rarement la dyssenterie est passée à l'état chronique; cela est arrivé cependant; nous citerons comme exemple un militaire qui tomba dans un état d'émaciation effrayant et qui présentait en outre de nombreux abcès sous-cutanés. Soumis à la diète lactée, cet homme finit par revenir à la santé. » — Dr REEB.

FIÈVRE INTERMITTENTE. — De nombreux cas de fièvre intermittente ont été fournis surtout par les troupes venues d'Afrique. Ce qui fait dire au docteur Reeb : « En parcourant nos salles de fiévreux à l'hôpital militaire de Strasbourg, on se serait cru tout à coup transporté en Algérie, tant à cause du grand nombre de fièvres paludéennes qu'on y rencontrait qu'en raison des formes diverses qu'elles présentaient : fièvres d'accès simples, quotidiennes, tierces, quartes; fièvres rémittentes à forme gastrique, bilieuse, typhoïde; accès pernicieux à forme comateuse, délirante, algide; rien ne manquait au tableau. »

FIÈVRE TYPHOÏDE. — *Hôpital militaire de Strasbourg.* — « Les fièvres typhoïdes ont été généralement peu graves, au moins dans les premiers temps du siége, et c'est la forme muqueuse qui a prédominé; on a noté cependant dans divers services un certain nombre de fièvres typhoïdes à forme ataxique et de nombreux cas de délire aigü, loquace, même dans des cas légers et qui se sont heureusement terminés. Ce délire, observé surtout dans le mois de septembre, était sous l'influence d'une excitation nerveuse prolongée qu'on remarquait chez tous les malades blessés et fiévreux; il se terminait le plus souvent par une prostration profonde et dans les cas heureux par une convalescence longue et pénible, un amaigrissement et une débilité prolongés.

Dans tous les services, on a signalé l'abondance extrême des taches rosées qui couvraient le ventre, la poitrine, les cuisses et même les bras, à tel point qu'on crut voir apparaître le typhus; mais une observation attentive des cas signalés, comme tels, permet d'affirmer que ce n'étaient que des fièvres typhoïdes. — Dr REEB.

Le meilleur préservatif de la fièvre typhoïde, *c'est l'air pur;* le meilleur abortif au début et surtout pendant la période prodromique, *c'est l'air pur;* le meilleur moyen curatif, lorsque la maladie est déclarée, *c'est encore l'air pur.* — Dr BONGARD, lazaret de la plaine des manœuvres, Belgique.

Typhus. — Deux blessés sont arrivés au lazaret de la plaine des manœuvres, atteints de cette affection, mais les symptômes qui la décèlent se sont promptement dissipés sous l'influence de l'air pur de nos baraques. — Dr BONGARD.

Metz. — « Nous plaçons dans un groupe unique les affections typhoïdes-typhiques, caractérisées surtout par la stupeur et l'aspect hébété du malade. Sans revenir sur les discussions qu'a fait naître le typhus de l'armée d'Orient, au sujet de l'identité ou non-identité de cette affection avec la fièvre typhoïde, nous persistons dans l'opinion que nous exprimions alors en faveur de l'identité, opinion à laquelle ne se ralliait pas la majorité des praticiens. — N'avions-nous pas à Metz, au même instant, dans une même salle, dans des lits voisins, des malades offrant les caractères symptomatologiques considérés comme propres à chacune de ces affections, amenant, chez les uns, une terminaison brusque après 2, 3, 4 jours, par la mort ou une convalescence rapide; chez les autres, poursuivant avec régularité la marche classique, en périodes réglées, de la dothinentérie? Il a été fait peu d'autopsies, à notre grand regret, mais le mode d'installation des diverses ambulances s'y prêtait peu. Certains médecins ont trouvé l'exanthème intestinal caractéristique, d'autres ne l'ont pas rencontré. Cependant tous ces malades avaient une même origine : c'étaient des hommes agglomérés dans les pires conditions, anémiés, déprimés au physique comme au moral. Les mêmes causes devaient amener les mêmes maladies, sauf des variations individuelles et surtout des variations dues à l'intensité des influences morbides. Le siége spécial de l'affection était donc déterminé, suivant les cas, soit dans les glandes intestinales, soit en dehors de ces organes. La différence de localisation du miasme entraînait des différences corrélatives dans l'appareil symptomatique, donnant naissance soit à la dothinentérie avec ses périodes fixes, soit au typhus à marche ataxique, mais grave, soit enfin à de simples états typhiques, irréguliers aussi, mais bénins et promptement jugés. — On a établi, comme distinction entre ces deux maladies, que la fièvre typhoïde naît sous l'influence de matières animales en putréfaction, tandis que le typhus serait dû à la viciation de l'air par la respiration et les émanations d'un grand nombre d'individus vivant dans un espace circonscrit. Mais nous avons eu, à Metz, ces deux causes tellement confondues qu'on ne saurait les séparer dans leurs manifestations pathologiques. — Le] typhus, dit-on encore, et c'est là un point essentiel, est transmissible, la fièvre typhoïde ne l'est pas. Mais cette distinction est loin d'être absolue, et le fût-elle, comment aurions-nous pu, dans nos ambulances encombrées, faire la part exacte entre le sporadisme, l'infection et la contagion ?... En résumé le typhus et la fièvre typhoïde me paraissent deux affections identiques au fond, de même nature, mais différentes par la forme, suivant la différence de localisation du miasme dans les tissus organiques. — Dr GRELLOIS.

VARIOLE, VARIOLOÏDE, ROUGEOLE. — *Hôpital militaire de Strasbourg.* — La variole, dans toutes ses formes légères et graves, avec ses accidents consécutifs, furoncles, abcès, perte de la vue, a sévi sur la garnison pendant le mois de septembre et le commencement d'octobre. Il est permis d'en attribuer la fréquence à la contagion directe favorisée par le séjour en commun sous la tente, dans les casemates et dans les abris étroits que les hommes se creusaient le long des remparts pour se garer des projectiles. Plusieurs cas se sont aussi déclarés dans les salles de l'hôpital (blessés et fiévreux), quelques infirmiers et deux élèves attachés au service des varioleux ont été atteints.

Sur 95 cas de fièvres éruptives, nous comptons 13 décès par suite de variole confluente, dont 2 observés chez des militaires blessés qui ont contracté la variole à l'hôpital. — Dr REEB.

PARIS. — *Hôpital de Bicêtre.* — L'hôpital militaire de Bicêtre a reçu ses premiers varioleux le 12 octobre 1870. Mais c'est au mois de décembre que cet hôpital (1,500 lits) et celui d'Alfort (300 lits) ont été affectés presque exclusivement au service des varioleux. Du 15 novembre au 15 décembre, le nombre des entrants variait de 75 à 140 par jour.

Du 12 octobre 1870 au 1er janvier 1871, le nombre des varioleux entrés dans ces établissements est de 5,300 sur lesquels 580 sont morts, 9 à 10 0/0. — Dr COLIN.

La mortalité par la variole à Paris, pendant le siége, s'élève au chiffre énorme de près de 5,000.

BELFORT. — Les varioleux mouraient le plus souvent dans la période de suppuration, moins souvent dans la période d'évolution de l'éruption et quelquefois pendant la dessication. En novembre, les décès étaient de 3 à 4 0/0, et cette proportion était, en décembre, de 7 à 8 0/0. L'épidémie entra en décroissance dans le milieu de janvier pour faire place à une épidémie de fièvre typhoïde.

METZ. — Avant la guerre, la garnison normale de Metz avait fourni à l'hôpital militaire un contingent de varioleux bien supérieur à celui des années précédentes, et à peine les troupes étaient-elles agglomérées autour de la ville, sans qu'on pût encore invoquer aucune influence dépressive, que l'attention était appelée sur l'accroissement journalier du chiffre des varioleux. A l'hôpital militaire 42 lits étaient occupés par ces malheureux, mais cela devenait fort insuffisant, et 82 lits leur furent réservés à l'ambulance de la manufacture des tabacs et quelques-uns dans d'autres ambulances où l'on pouvait les mettre à part. — Dès le mois de juillet, le nombre toujours croissant des cas de variole en ville et à l'hôpital Bon-Secours, chez les adultes et chez les enfants, ne laissait plus d'incertitude sur l'existence de l'épidémie parmi nous; le mois d'août en a donné un bon nombre et ce n'est que le 24 mars 1871 que le dernier cas de variole, parmi la population civile, a été signalé à l'hôpital de Bon-Secours.

Le pays a appelé à sa défense des hommes de tous les départements; un trop grand nombre de ces hommes n'étaient pas vaccinés ou mal vaccinés. Une situation analogue peut se représenter ; la loi serait-elle donc impuissante pour sauvegarder de nombreuses populations et le préjugé dans beaucoup trop de localités serait-il plus fort qu'une loi basée sur la sécurité générale ? On comprendrait le silence ou l'indifférence de la loi, si les non-vaccinés étaient seuls victimes d'une négligence impardonnable ; mais une fois infectés, ils répandent la contagion et sèment la mort partout où ils passent. Ne pourrait-on pas forcer les populations à se faire vacciner et revacciner ? Ce ne serait pas plus difficile à obtenir que le service militaire obligatoire. Si l'on se contente de donner des primes d'encouragement, de refuser l'entrée des écoles, etc., on ne réussira pas plus que par le passé ; il faut une loi de sécurité générale.

Scorbut. — PARIS. — Cette maladie n'a pas donné de graves inquiétudes : c'est le 1er décembre qu'on a signalé quelques cas de scorbut chez les détenus de la maison de correction de la rue de la Santé. En janvier, on remarqua quelques cas isolés, mais les marins des forts du sud ont fourni un certain nombre de scorbutiques ; ils étaient obligés d'habiter des casemates humides. Quelques rapports accusent comme cause du scorbut plutôt la privation de légumes frais que le froid humide ou la privation de viande fraîche.

Rapport sur le service de santé de la ville de Langres pendant la guerre,
par le Dr CLAUDOT, médecin aide-major.

Attaché aux ambulances de la place de Langres pendant tout l'hiver 1870-1871, j'ai été chargé à plusieurs reprises, par le général commandant supérieur, de faire des visites dans les nombreux hôpitaux provisoires où nos malades s'accumulaient, afin de m'assurer de la marche et de la gravité de l'épidémie variolique dans la garnison, et de proposer les mesures qu'il y aurait à prendre pour en limiter la propagation ou en atténuer les effets. Sous l'influence d'un hiver exceptionnellement rigoureux, et des conditions hygiéniques qui en résultent et qui multiplient singulièrement les voies de contagion, le virus variolique occasionnait de tels ravages que je songeai un instant à revenir à l'inoculation pour arrêter le fléau. En effet, les vaccinations étaient impossibles, ou du moins très-restreintes : le blocus à peu près continu de la ville empêchait de se procurer du vaccin au dehors. Dans cette localité très-peu populeuse relativement au chiffre de la garnison, la vaccination de bras à bras ne pouvait choisir que très-rarement pour vaccinifères des enfants, des sujets inoculés pour la première fois. Or, les vaccinations pratiquées pour la seconde ou la troisième fois réussissent, il est vrai, dans une assez grande proportion, mais à des degrés différents : les larges boutons classiques, ceux qui seront suivis de cicatrices gaufrées forment l'exception ; la vaccine secondaire avorte le plus souvent dans une certaine mesure, et l'on observe fréquemment, soit des boutons petits mais suivant la marche ordinaire, soit même la *vaccinoïde* ou *fausse vaccine*, dont l'inoculation bien plus courte vient caractériser la nature. Or, les boutons de ces deux catégories fournissent un virus dégénéré, absolument incapable d'engendrer, sur quelque terrain qu'on l'insère, une *vaccine vraie*, et par suite de procurer l'immunité. — Des circonstances matérielles, et bientôt la décroissance de l'épidémie me décidèrent finalement à m'abstenir ; mais je pense à croire que l'inoculation, appliquée dès le début, eût été une excellente mesure : à côté de quelques accidents possibles, elle eût préservé bien de ces malheureux jeunes gens, dont le nécrologe sera inscrit plus loin. Ce serait une ressource à utiliser dans des circonstances analogues, lorsque, comme à Belfort ou à Langres, une armée investie est en proie à cette implacable épidémie, dans des conditions où la revaccination devient impraticable.

A l'automne la *dyssenterie* avait fait également un certain nombre de victimes dans la place de Langres ; nos tableaux établiront sur quels éléments elle a sévi, et donneront ainsi une preuve nouvelle de l'influence prédisposante des fatigues et des privations : les évadés de Sedan et de Metz ont presque exclusivement fourni le contingent de la dyssenterie.

Enfin la *fièvre typhoïde* présente à Langres un intérêt particulier au point de vue étiologique. Dès longtemps, les médecins de la localité ont signalé les mauvaises conditions hygiéniques des casernes de la citadelle, qui peuvent être considérées comme un véritable foyer d'infection typhique. Nos observations sont en parfaite concordance avec les leurs, et il est urgent de signaler cette cause de mortalité à l'autorité militaire. Un examen attentif de ces bâtiments relativement à la situation, à l'orientation, etc., ne révèle rien de particulièrement défectueux qui puisse expliquer l'infection. On est forcément amené à en chercher la cause dans le système de blindage, constitué à chaque étage par des voûtes surmontées d'une assez grande épaisseur de terres rapportées. L'humidité qui séjourne constamment dans ces masses éminemment hygrométriques, est sans doute une condition favorable à la génération des virus; de plus la tension de la vapeur d'eau dans l'atmosphère étant à peu près constamment maintenue au voisinage de son maximum, les excrétions physiologiques sont considérablement entravées. Ainsi, d'une part, état atmosphérique propice à la genèse des organismes inférieurs, de l'autre, gêne considérable du côté des émonctoires destinés à éliminer les ferments morbides : en voilà assez pour rendre raison de l'insalubrité des locaux en question. Les observations recueillies à la citadelle de Langres auraient besoin d'être contrôlées par les résultats constatés dans d'autres bâtiments blindés : dans le cas où mes conclusions seraient vérifiées, il y aurait assurément lieu de réserver les édifices de ce genre pour les courtes périodes où leurs moyens de protection deviennent nécessaires. En tout cas, j'ai cru devoir appeler l'attention sur cette sérieuse question d'hygiène militaire.

La composition de la garnison a subi de notables variations durant la période embrassée par mes tableaux, et qui comprend sept mois, du 1er septembre 1870 au 31 mars 1871. J'ai éliminé le mois d'août, premier de la guerre : il n'avait fourni qu'une mortalité insignifiante, et même un nombre très-restreint d'entrées aux hôpitaux, puisqu'il n'y avait que 97 malades présents le 1er septembre. J'ai dû faire des résumés mensuels et indiquer, en regard de l'effectif hospitalisé et de la mortalité, l'effectif de la garnison, non pas seulement comme nombre, mais comme composition. De plus j'ai pu, au moins en ce qui concerne la variole, suivre séparément le développement de l'épidémie dans chacune des catégories de troupes : *armée régulière, mobiles* et *mobilisés*. Cela m'a permis des rapprochements fort intéressants au point de vue de la marche des épidémies. On verra que ces trois séries, si différentes de sujets, ont constitué des foyers distincts par la date de l'invasion, de l'acmé et du déclin, la gravité des cas, etc. C'est qu'en effet, entre ces soldats si divers, la provenance ethnique et par suite le tempérament et la constitution, l'âge, les habitudes, les antécédents morbides, les dispositions morales et jusqu'aux relations sociales, tout était différent. A côté de *soldats de l'armée régulière*, dont un certain nombre avaient été soumis déjà à ces nombreuses influences morbides qui attendent le conscrit dans sa première ville de garnison, — les *mobiles* constituaient de véritables recrues vierges de tout contage; — enfin, en raison de leur âge beaucoup plus avancé et de leur capacité physique de résistance, malheureusement, contre-balancée par l'absence de toute énergie morale, les *mobilisés de la Haute-Marne* formaient un troisième groupe encore mieux caractérisé. Les uns et les autres avaient été soumis à la contagion à des époques différentes, puisque l'appel des mobilisés n'eut lieu qu'en octobre; ils habitaient des casernes, des maisons ou des campements distincts; ils se fréquentaient peu, n'avaient, les uns avec les autres, que de rares points de contact : ainsi s'explique cette marche parallèle des épidémies dans chaque groupe, presque aussi nettement accusée que si l'isolement des groupes avait été absolu. On croirait lire l'histoire d'une épidémie variolique envahissant successivement des localités différentes.

Quoi qu'il en soit, l'effectif total fut en moyenne de 12 à 14,000 hommes. C'était à peine une garnison rigoureusement suffisante pour la garde de l'enceinte, de la citadelle, des quatre forts et des six ou huit redoutes pourvues d'artillerie. La citadelle date du règne de Louis-Philippe; deux autres forts, Peigney et la Bonnelle, étaient commencés longtemps avant la dernière guerre; seuls les forts de Buzon et de la Marnotte et les redoutes datent des premiers mois de la campagne. Or, avec une citadelle et deux forts, la place comportait déjà une nombreuse garnison, par suite une certaine proportion de malades, et surtout en temps de guerre de nombreux blessés. Avait-on songé à y organiser un service médical sérieux ? Nullement. L'administration, dans son marché avec la commission des hospices, s'était assuré une soixantaine de lits militaires. Or, il y eut dans le dernier hiver 93,236 journées de malades, et un nombre de lits occupés qui a varié de 100 à 830. Et cependant les combats qui se sont livrés autour de Langres ayant été généralement suivis de la concentration des troupes, les blessés sont restés dans les localités environnantes, et la ville n'en a reçu qu'une proportion insignifiante. On comprend qu'avec une absence aussi complète de préparatifs, il fallut tout mettre en œuvre pour trouver des abris à nos malades; heureusement les établissements d'instruction et les édifices religieux purent en recueillir un grand nombre. Il n'en est pas moins vrai que les salles se remplissaient à mesure que l'on parvenait à en ouvrir de nouvelles; et au mois de février, lorsque la rupture de l'armistice pouvait être suivie d'un bombardement immédiat dont tous les engins étaient prêts, il n'y avait pas dans la ville dix lits vacants prêts à recevoir des blessés, dont le nombre pouvait s'élever, en un seul jour, à plusieurs centaines. Je me hâtai de signaler cette horrible situation à M. le général commandant supérieur, à qui je dois un hommage public pour le zèle qu'il n'a cessé de déployer, dans la mesure de ses forces, en vue de l'organisation des secours aux blessés, et pour l'accueil bienveillant que recevaient toujours auprès de lui nos démarches en faveur des malades. Malgré le peu d'étendue de la ville, on put faire évacuer quelques édifices aussi bien abrités que possible contre le feu de l'artillerie, et nous étions prêts le 1er mars, au moins pour subvenir aux premiers besoins.

Je place en tête de mon travail le tableau suivant qui en est, à vrai dire, le résumé succinct :

Mouvement général des malades du 1er septembre 1870 au 31 mars 1871.

MOIS.	Effectif de la garnison.	Présents le 1er.	Entrés.	Guéris.	Décès.	Restant le 31.	Journées de malades.
Septembre. . . .	7,000	97	376	240	21	212	4,432
Octobre.	13,200	212	663	483	36	358	8,839
Novembre. . . .	13,400	358	756	702	68	344	12,181
Décembre. . . .	16,100	344	1,021	685	73	607	14,397
Janvier..	13,700	607	1,384	1,149	132	710	20,447
Février	17,500	710	1,173	898	153	832	21,798
Mars.	13,300	832	634	1,093	117	239	13,162
TOTAUX. . .	»	»	6,007	5,250	600	»	93,256

La signification des chiffres bruts ainsi présentés ressort mal, je m'empresse de le déclarer. Cependant déjà on peut en tirer diverses remarques générales :

1o La proportion de un dixième pour la mortalité (600 sur 6,007 entrées), est énorme. En effet l'absence d'infirmerie forçait de conduire à l'hôpital un grand nombre d'hommes atteints de simples indispositions, et qui sortaient peu de jours après, comme en témoignent les registres. Dans des conditions ordinaires le chiffre des entrées eût été moindre, et par suite la léthalité proportionnelle plus considérable encore.

2o Il est bon de dire de suite que sur ces 6,000 entrées, la variole en a fourni 2,334, soit 38 p. 100; et sur 600 décès, 334 sont imputables à la variole : 55 p. 100; plus de la moitié! Ainsi la variole domine la constitution médicale, et les conditions saisonnières, hygiéniques et autres sont reléguées à l'arrière plan des causes pathologiques.

3o Cependant, malgré le déclin de l'épidémie variolique à partir de fin janvier, la mortalité ne s'atténue pas : les entrées sont moins nombreuses en février, mais la mortalité va toujours croissant jusqu'au licenciement (dans le courant de mars) des mobiles et des mobilisés. Nous dirons bientôt que cette pénible situation s'explique par l'encombrement des hôpitaux et l'infection progressive des salles.

Arrivons aux détails :

Mouvement du mois de septembre 1870.

Effectifs.	ARMÉE RÉGULIÈRE. 500		MOBILES. 6,500		MOBILISÉS. Néant.	TOTAUX. 7,000	
	Entrées.	Décès.	Entrées.	Décès.		Entrées.	Décès.
Variole et varioloïde.	8	»	73	10	»	81	10
Fièvre typhoïde et muqueuse.	5	»	29	5	»	34	5
Dyssenterie et diarrhée	40	»	64	3	»	104	3
Pneumonie.	5	»	7	1	»	12	1
Diverses.	32	1	113	1	»	145	2
TOTAUX.	90	1	286	20	»	376	21

L'effectif était constitué pour l'armée régulière par quelques cadres du 50e de ligne (parti pour Frœschwiller et Sedan), par une demi-compagnie du génie, et enfin un détachement du 12e d'artillerie ; en tout, environ 500 hommes. — Les mobiles étaient ceux des Vosges et de la Meurthe, qui dans le courant du mois se dirigèrent vers le nord, pour y faire la campagne des Vosges, sous le général Cambriels. Nous en retrouvons quelques débris rentrés à Langres le mois suivant.

J'ai établi à part la statistique des quatre maladies qui ont fourni le principal contingent de morts (environ les neuf dixièmes pour la variole, la dyssenterie, la fièvre typhoïde et la pneumonie prises ensemble).

C'est surtout pendant ce mois que l'on peut saisir la différence entre l'armée régulière et les mobiles au point de vue de l'imminence morbide. Les vieux soldats de la ligne et de l'artillerie, dès longtemps soumis aux causes de contagion et d'infection, ont perdu presque toute aptitude et toute impressionnabilité. Chez eux la mortalité est nulle, les maladies rares. Contestera-t-on maintenant la nécessité des armées permanentes, dont les éléments résistent fermement aux causes morbides, malgré la nouvelle force que leur apporte l'entrée en campagne, tandis que les rangs des recrues et des mobiles s'éclaircissent à vue d'œil ! Seuls ces derniers paient un lourd tribut à la variole, dont la nature spécifique semblerait ne devoir faire grâce à personne. C'est qu'au moment d'une levée précipitée on ne saurait, ni pratiquer convenablement cette sélection indispensable qui est l'œuvre des conseils de révision, ni prendre à l'arrivée au corps ces minutieuses précautions (revaccinations, etc.), par lesquelles on s'efforce d'atténuer l'influence des virus et des ferments. Au point de vue médical comme au point de vue militaire, une armée formée dès longtemps peut seule affronter une campagne pénible et périlleuse.

Pour ce qui est des 40 cas de dyssenterie, ils se rapportent à des militaires revenus épuisés et déjà malades de la campagne d'Alsace ou de celle des Ardennes. Cela est si vrai que les mobiles n'ont fourni que 64 cas sur 6,500, soit une proportion huit fois moindre que dans l'armée régulière (40 sur 500). On m'objectera peut-être que les mobiles ont perdu trois hommes de la dyssenterie ; mais ces décès se rapportent aux derniers jours du mois, à l'époque où le rassemblement des malades, chez qui l'évolution était spontanée, commençait à constituer un foyer épidémique. Et puis le tableau suivant va rétablir l'équilibre, en nous donnant 15 cas de morts pour l'armée régulière et deux seulement pour la mobile.

Enfin, la fièvre typhoïde a commencé à frapper en septembre un certain nombre de jeunes recrues (mobiles). C'est une nouvelle preuve, qui se prononcera davantage les mois suivants, de l'influence désastreuse de la vie en commun et du séjour des villes sur les jeunes gens venus de la campagne.

Mouvement du mois d'octobre 1870.

Effectifs	ARMÉE RÉGULIÈRE. 2,200		MOBILES. 7,000		MOBILISÉS. 6,000		TOTAUX. 15,200	
	Entrées.	Décès.	Entrées.	Décès.	Entrées.	Décès.	Entrées.	Décès.
Variole et varioloïde	25	2	109	9	11	1	145	12
Fièvre typhoïde et muqueuse.	34	3	30	»	»	»	64	3
Dyssenterie et diarrhée	85	15	93	2	2	»	180	17
Pneumonie	6	1	4	»	»	»	10	1
Diverses	84	2	171	1	11	»	266	3
TOTAUX	234	22	407	12	24	1	665	36

L'armée régulière s'est augmentée d'environ 1800 conscrits des pays environnants, et appartenant à la classe 1870. Pendant le mois d'octobre le virus variolique commence seulement à se semer dans ce terrain neuf ; on n'observe que 25 cas et deux morts. — En revanche la variole prend décidément l'aspect épidémique chez les mobiles. (A ceux des Vosges et de la Meurthe ont succédé les jeunes gens du Gard, de la Haute-Savoie, de la Haute-Marne et des Alpes-Maritimes ; parmi lesquels la plupart, depuis leur appel, avaient été déjà soumis à l'influence du contage dans d'autres garnisons.) — Les mobilisés, levés dans le courant du mois, font leur apparition dans la place, tout à fait à la fin, et en très-petit nombre. La plupart sont employés à défendre Chaumont, et vont affluer au commencement du mois suivant, repoussés par l'armée de Frédéric-Charles qui revient de Metz.

La dyssenterie a décidément revêtu le caractère épidémique : elle frappe une assez notable proportion de mobiles, mais elle reste néanmoins plutôt concentrée dans son foyer original, et n'est en définitive funeste qu'aux fugitifs épuisés de Sedan. Tandis que l'armée régulière, qui comprend ces derniers, subit une mortalité de un sixième (15 sur 85) ; parmi 93 cas dans la mobile, deux seulement sont suivis de mort, ce qui est insignifiant.

La fièvre typhoïde n'épargne pas plus les jeunes recrues du 50e de ligne que les mobiles ; tous les nouveaux venus sont frappés, comme toujours, dans une proportion notable :

Mouvement du mois de novembre 1870.

Effectifs	ARMÉE RÉGULIÈRE. 2,200		MOBILES. 8,200		MOBILISÉS. 5,000		TOTAUX. 15,400	
	Entrées.	Décès.	Entrées.	Décès.	Entrées.	Décès.	Entrées.	Décès.
Variole et varioloïde	61	11	205	20	35	3	301	34
Fièvre typhoïde et muqueuse.	39	8	58	10	2	»	99	18
Dyssenterie et diarrhée	15	7	39	2	1	»	55	9
Pneumonie	8	»	9	2	1	»	18	2
Diverses	47	2	176	3	60	»	283	5
TOTAUX	170	28	487	37	99	3	756	68

Dès le commencement de ce mois, les mobilisés sont rassemblés à Langres, en plein foyer de contagion, et cependant la variole ne frappe qu'un nombre insignifiant d'hommes : 35 sur 5,000, et 3 seulement succombent. Chez les mobiles, au contraire, l'épidémie est en pleine croissance : 205 atteints sur 8,500, soit un quarantième, et 20 morts, c'est-à-dire un dixième des cas. Il en est de même de l'armée régulière qui a reçu ses recrues (classe 1870) depuis environ deux mois (dans le courant de septembre) : 61 cas ou un trente-sixième, et 11 morts, près de 20 p. 100 ! L'importance de l'épidémie variolique dans ces deux catégories ressort encore davantage, si l'on compare le nombre des varioles au total des entrées : (61 sur 170), — et plus de la moitié (205 sur 487) dans la mobile ; — comme on pouvait le supposer, les proportions sont encore un peu plus fortes en ce qui concerne la mortalité. Il en arrive ici pour la variole ce qui a été noté depuis longtemps pour les grandes épidémies : on sait en effet que la fièvre jaune, par exemple, non-seulement est le principal élément dans la léthalité dans les contrées où elle est endémique, mais devient dans une certaine mesure *exclusive* des autres maladies.

La fièvre typhoïde continue cependant encore à sévir, et avec une gravité extrême, car la mortalité est de 18 sur 99, soit un cinquième environ. On remarquera, non-seulement dans ce tableau, mais dans les suivants, qu'elle épargne les mobilisés : c'est assurément l'âge qui, pour une grande part, les a préservés.

L'invasion des premiers froids a restreint singulièrement la dyssenterie, qui disparaît à peu près complétement dans les derniers jours du mois. Il n'y a eu que 55 cas nouveaux, et les 9 décès se réfèrent à des malades entrés à l'hôpital le mois précédent. Remarquons que l'approche de l'hiver a été en ce sens une heureuse circonstance, car déjà un véritable foyer dyssentérique se constituait : la plupart des cas de novembre proviennent de la mobile; il ne s'agit plus d'hommes épuisés, arrivés dans la ville avec le germe de la maladie, mais de recrues qui contractaient assurément un contage tout formé.

Mouvement du mois de décembre 1870.

	ARMÉE RÉGULIÈRE. 2,500		MOBILES. 8,600		MOBILISÉS. 5,000		TOTAUX. 16,100	
Effectifs	Entrées.	Décès.	Entrées.	Décès.	Entrées.	Décès.	Entrées.	Décès.
Variole	144	14	305	16	149	11	598	41
Fièvre typhoïde.	31	13	30	11	10	3	71	27
Pneumonie.	13	2	9	1	6	»	28	3
Diverses.	94	1	162	»	68	1	324	2
TOTAUX.	282	30	506	28	233	15	1,021	73

Nous constatons encore en ce mois chez les mobilisés la même force de résistance due à l'âge et à la vigueur de la constitution; ils n'ont perdu que 15 hommes sur 5,000, soit 0,3 p. 100, tandis que la proportion est de 0,52 pour l'ensemble des autres troupes, c'est-à-dire près du doubles. Les affections sporadiques ordinaires les respectent presque complétement; la fièvre typhoïde ne leur enlève que 3 hommes, tandis que les recrues de 1870 en perdent 13 sur un effectif moitié moindre. Enfin, après deux mois, cette catégorie reste encore partiellement réfractaire à l'imprégnation du virus variolique : c'est seulement après trois mois d'influence du contage que nous allons voir en janvier et février la variole décimer les gardes nationaux mobilisés. Ce fait nous semble très-important; on ne saurait conclure sur l'observation d'une seule épidémie, mais il est intéressant de noter qu'à Langres, dans chacune des catégories de troupes, ce n'est qu'après un assez long séjour dans un foyer pourtant très-intense que l'épidémie entrait dans une période de croissance franche, pour arriver bientôt à l'armée.

C'est à ce point qu'est parvenue justement l'épidémie variolique de la mobile et de l'armée régulière : l'ensemble des deux corps donne 449 cas de variole contre 439 entrées seulement pour les autres maladies. Ainsi la variole compte plus de la moitié des entrées. La mortalité est encore faible, puisqu'elle n'est que de 30 cas, ou 6.68 p. 100, mais bientôt elle s'élèvera (janvier) à 14.65 p. 100, — plus de 1 sur 7.

La dyssenterie a disparu. — La fièvre typhoïde détermine trop peu d'entrées (71 sur 16,100), pour qu'on puisse y voir une épidémie. Et cependant quelle mortalité effrayante! 27 sur 71, plus de un sur trois. Sans doute il est incontestable que les médecins traitants ont qualifié fièvre typhoïde seulement les cas de maladie confirmée, avec phénomènes nerveux accentués, à l'exclusion des *febriculæ* et même des formes abdominales simples à marche régulière. Mais après cette rectification le fait n'en subsiste pas moins et indique dans la maladie une gravité exceptionnelle. Cela s'explique trop bien par deux circonstances : l'âge des malades (19 à 21 ans pour la grande majorité), les mauvaises conditions hygiéniques et

I.   64

alimentaires qui les livraient sans défense à l'action déprimante du virus; et d'autre part l'encombrement des hôpitaux qui aggravait singulièrement la maladie, comme nous l'exposerons avec plus de détails au sujet de la variole dans le paragraphe suivant.

Mouvement du mois de janvier 1871.

Effectifs.	ARMÉE RÉGULIÈRE. 4,500		MOBILES. 7,200		MOBILISÉS. 4,000		TOTAUX. 15,700	
	Entrées.	Décès.	Entrées.	Décès.	Entrées.	Décès.	Entrées.	Décès.
Variole	84	14	239	23	298	54	621	91
Fièvre typhoïde.	10	5	36	17	7	4	53	26
Pneumonie	38	4	15	2	2	»	55	6
Diverses.	131	2	310	4	214	3	655	9
TOTAUX.	263	25	600	46	521	61	1,384	132

A la fin de décembre et dans les premiers jours de janvier, l'effectif de l'armée régulière s'est augmenté de la levée de la classe 1871, tandis que celui des mobilisés et des mobiles diminuait, le premier par des désertions, le second par l'envoi d'un détachement du Gard au camp de la Marche. — Eh bien! ici encore se vérifie la remarque faite dans le paragraphe précédent, et concernant la période d'incubation des épidémies varioliques. Malgré un renfort de 2,000 hommes, le 50e de ligne envoie moins de varioleux à l'hôpital que le mois précédent. Les nouveaux venus n'ont pas encore eu le temps nécessaire pour contracter la maladie. — Les mobilisés au contraire, après deux mois et demi de séjour dans le foyer, sont imprégnés de virus, et c'est par centaines qu'ils en subissent les atteintes, bien que leur effectif soit à peine de 4,000 hommes. (Les effectifs ne sauraient être déterminés rigoureusement, grâce à la honteuse indiscipline qui régnait dans la garde nationale de la Haute-Marne, où les officiers donnaient l'exemple de la fuite; c'était une suite non interrompue de désertions et de retours.)

Dans la mobile, la variole est à la période d'état; le nombre de cas n'augmente plus. Mais il n'en est pas de même de la mortalité, qui va toujours croissant. — Ce dernier fait est général, et nous avons pour l'ensemble 91 morts sur 621, soit 14.65 p. 100; et les mobilisés surtout paient un tribut effrayant : plus de 18 p. 100! Pour ces derniers, cela se comprend; les grandes épidémies sont surtout meurtrières à la période d'augment. Mais pour les autres cela semble impliquer contradiction avec les idées généralement reçues sur la marche des épidémies; mais l'anomalie n'est qu'apparente : si la gravité des cas va toujours croissant jusqu'au dernier jour, il faut attribuer aux conditions hygiéniques des hôpitaux, et en faire remonter la responsabilité à ceux qui n'avaient pas pris à l'avance la plus petite des précautions indispensables. Non-seulement les varioleux venaient s'entasser en trop grand nombre dans des salles ou des bâtiments étroits, *dont aucun ne put être évacué et purifié pendant toute l'épidémie*; mais les provisions en linge restaient tellement au-dessous des besoins qu'on ne pouvait renouveler les draps que très-rarement. La rigueur de la saison aidant, et en l'absence de séchoirs appropriés, on dut *suspendre le linge à des cordeaux dans les salles des malades*. Aussi l'air était tellement saturé de vapeur d'eau que j'ai vu par exemple, dans la grande salle de l'hôpital Saint-Laurent, la couche de glace sur les carreaux dépasser un centimètre d'épaisseur. Ce spectacle de misère et d'incurie, qui a frappé mes yeux plus d'une fois, et dont je garantis la réalité, me navrait le cœur. Comment veut-on que dans cette atmosphère imprégnée de vapeur d'eau, de miasmes et de virus, les médecins eussent pu parvenir à arrêter l'infection à l'aide de quelques grammes d'acide phénique, d'hyposulfites ou de créosote? Comment eût-on poussé utilement à l'évacuation du contage par les émonctoires, lorsque chaque mouvement d'inspiration en ramenait une nouvelle dose dans l'économie? Ces malheureux hôpitaux étaient devenus un foyer tellement intense que la cause morbide franchissant cours et jardins allait exercer ses ravages au milieu des salles réservées aux maladies sporadiques (1), et apportait même aux grands traumatismes, comme j'en ai vu quelques cas, la plus terrible des complications.

C'est encore cet encombrement des hôpitaux, nous l'avons dit précédemment, qui rend compte de l'impuissance de la thérapeutique à l'égard d'une série peu nombreuse de fièvres typhoïdes que l'on ne saurait appeler une épidémie. En janvier il y a eu 26 morts sur 53 malades ; juste la moitié. Pendant ce mois encore ce sont les jeunes mobiles qui sont principalement frappés ; bientôt ce sera le tour des conscrits de 1871, qui, pendant ces premières semaines de séjour, sont épargnés aussi bien par l'infection que par la contagion.

Mouvement du mois de février 1871.

Effectifs.	ARMÉE RÉGULIÈRE. 4,500		MOBILES. 7,000		MOBILISÉS. 6,000		TOTAUX. 17,500	
	Entrées.	Décès.	Entrées.	Décès.	Entrées.	Décès.	Entrées.	Décès.
Variole	77	10	151	28	174	55	402	93
Fièvre typhoïde.	18	8	12	7	17	7	47	22
Pneumonie	47	8	19	4	49	9	115	21
Diverses.	160	8	249	5	200	4	609	17
TOTAUX.	302	34	431	44	440	75	1,173	153

Nota. — Les mobilisés ont reçu 2,000 recrues, hommes mariés de 20 à 40 ans. Mais la mesure n'ayant été exécutée que peu de jours avant l'armistice, et ayant été bientôt retirée, ce contingent est rentré dans ses foyers, n'ayant fourni encore que quelques maladies sporadiques ; il n'a donc eu qu'une influence insignifiante sur le mouvement hospitalier.

En février, mêmes conditions, mêmes effets qu'en janvier. Il est certain que hors de l'hôpital, dans la ville et même dans les campements militaires et les casernes l'épidémie variolique est à son déclin. Elle ne donne plus que 402 entrées sur 1173, c'est-à-dire 34.27 p. 100, tandis que nous trouverions environ 50 p. 100 le mois précédent, et 58.56 p. 100 en décembre. Et cela ne tient pas seulement à la rigueur de la température qui a augmenté le nombre des affections sporadiques : la diminution est absolue, et nous voyons le chiffre des entrées par variole tomber de 239 à 151 pour les mobiles, et de 298 à 174 dans la garde nationale. — Cependant la mortalité va toujours croissant : c'est à l'hôpital que le virus, épuisé déjà, et qu'on apporte du dehors, reprend une nouvelle énergie et ne pardonne plus. Nous avons 93 décès sur 402, soit 23.13 p. 100, près du quart. — Il est intéressant de remarquer que si l'épidémie allait décroissant, et tendait progressivement à disparaître, cela ne tenait à aucune circonstance étrangère, mais bien à la marche naturelle et spontanée de l'épidémie. A cette époque d'armistice en effet, Langres, enveloppé de tous les côtés par l'ennemi, menacée d'un bombardement qui suivrait de près la rupture des négociations, Langres ne recevait que de vagues nouvelles sur les discussions de Bordeaux et de Versailles. Les bruits contradictoires qui circulaient étaient plutôt faits pour achever de démoraliser l'esprit d'une garnison qui malheureusement, pour une bonne partie du moins, n'avait jamais brillé par l'énergie patriotique. Les hommes continuaient d'ailleurs à habiter les mêmes locaux, dans les mêmes et détestables conditions hygiéniques (circumfusa, applicata, etc.). Le propre des épidémies est donc bien de s'épuiser elles-mêmes ; et déjà à cette époque, malgré la déplorable situation que j'ai dépeinte, on pouvait prévoir le moment où la variole se serait éteinte complètement, faute d'aliment. Après avoir frappé successivement les mobiles, l'armée régulière et les mobilisés, ne rencontrant plus aucun terrain vierge dans une population qui ne se renouvelait absolument pas, à cause du blocus, elle allait bientôt disparaître. — Cette marche naturelle de l'épidémie vers l'extinction est fort remarquable dans le cas particulier,

---

(1) Les registres relatent un nombre notable de cas de variole contractée dans les salles.

car elle ressort très-nettement en raison du blocus ; tandis que généralement les épidémies, surtout dans les grands centres, se perpétuent fort longtemps, grâce aux aliments nouveaux que leur apporte la population flottante.

La fièvre typhoïde observée en février donnerait sensiblement lieu aux mêmes réflexions qu'en janvier et en décembre : c'est l'encombrement des hôpitaux, c'est leur installation, leur outillage défectueux qui seul peut expliquer une mortalité de 50 0/0.

L'âpreté de la température rend compte d'autre part du grand nombre des pneumonies et de leur gravité, favorisée par la débilité des sujets. Nous en relevons 115 cas, dont 21 suivis de mort : cette mortalité de près de un cinquième est exceptionnelle assurément pour une maladie dont la marche spontanée *à l'âge adulte* est d'aboutir à la guérison.

Mouvement du mois de mars 1871.

	ARMÉE RÉGULIÈRE.		MOBILES.		MOBILISÉS.		TOTAUX.	
Effectifs.	4,500		7,000		4,000		15,500	
	Entrées.	Décès.	Entrées.	Décès.	Entrées.	Décès.	Entrées.	Décès.
Variole	89	17	59	13	38	23	186	53
Fièvre typhoïde.	25	12	16	7	3	1	44	20
Pneumonie	22	5	26	6	18	4	66	15
Diverses.	142	12	183	12	13	5	338	29
TOTAUX.	278	46	284	38	72	33	634	117

Les mobilisés ont été licenciés du 10 au 15 mars, et les mobiles du 15 au 25 ; aussi le nombre des entrées est-il peu considérable pour ces deux corps, et les décès doivent être rapportés pour le plus grand nombre à des entrées du mois précédent. — L'effectif de l'armée régulière reste intact jusqu'au commencement d'avril.

La variole décroît d'ailleurs de plus en plus : l'armée régulière (4,500 hommes presque tous jeunes soldats des classes 1870 et 1871), n'a fourni que 89 cas. La guerre eût-elle duré plus longtemps, il est extrêmement probable que l'épidémie n'aurait pas néanmoins continué ses ravages. Ainsi donc on peut étouffer une grande épidémie dans son berceau à la condition expresse de supprimer toute communication avec le dehors ; et les quarantaines et les cordons sanitaires seraient le moyen le plus efficace, non-seulement pour arrêter la propagation extérieure, mais encore pour éteindre le foyer central que l'on prive d'aliment.

La diminution du nombre des entrées permit d'évacuer certains hôpitaux, d'améliorer l'installation des autres et de les purifier. Immédiatement il s'ensuivit comme on peut le voir, un abaissement du chiffre de la mortalité.

La fièvre typhoïde reste stationnaire et tend plutôt à augmenter (comme le prouverait davantage le tableau pour avril). C'est que justement c'est dans les casernes de la citadelle, dont nous avons noté l'insalubrité, que l'on concentra dès lors les jeunes soldats du 50e de ligne rentrant des postes avancés et des redoutes que l'on abandonnait. Il ne faut pas s'étonner que dans ces conditions les recrues fussent moissonnées par le miasme typhique.

Nous allons maintenant établir le relevé général de la mortalité.

Total des décès par genre de maladie du 1er septembre 1870 au 31 mars 1871.

	ARMÉE RÉGULIÈRE.	MOBILES.	MOBILISÉS.	TOTAUX.	PROPORTION sur 100 décès.	sur 1000 h. (1).
Variole	68	119	147	334	55.7	22.25
Rougeole	3	»	»	3	»	»
A reporter.						

(1) En évaluant l'effectif moyen à 15,000 hommes.

Total des décès par genre de maladie du 1ᵉʳ septembre 1870 au 31 mars 1871 (suite).

	ARMÉE RÉGULIÈRE.	MOBILES.	MOBILISÉS.	TOTAUX.	PROPORTION sur 100 décès.	sur 1000 h.
Report.						
Fièvre typhoïde.	49	57	15	121	20.16	8.05
Dyssenterie	22	7	»	29	4.75	2.00
Cholérine.	1	»	»	1	»	»
Entérite.	»	1	»	1	»	»
Érysipèle.	»	1	1	2	»	»
Angine.	1	1	»	2	»	»
Bronchite.	2	2	3	7	1.17	»
Pneumonie	20	16	13	49	8.13	3.26
Phthisie.	3	1	1	5	»	»
Apoplexie pulmonaire.	»	1	1	2	»	»
Pleurésie	4	3	»	7	1.17	»
Congestion cérébrale	1	1	2	4	»	»
Méningite.	5	1	»	6	1.00	»
Myélite	»	1	•	1	»	»
Rétention d'urine.	»	1	»	1	»	»
Abcès.	»	1	»	1	»	»
Adénite.	»	»	1	1	»	»
Hernie étranglée	1	2	1	4	»	»
Suicide	»	1	»	1	»	»
Blessures	2	16	»	18	3.00	1.20
TOTAUX.	182	233	185	600	»	40.00

Ainsi la mortalité s'est élevée à 40 pour 1,000 hommes, ou 400 pour 10,000, au lieu de 18 qui est en France la proportion moyenne en temps de paix. L'augmentation est donc énorme : quels en sont les facteurs? Les décès par faits de guerre survenus dans les hôpitaux de la place sont au nombre de 18 seulement sur 15,000 hommes ; c'est un chiffre à négliger, et c'est ailleurs qu'il faut rechercher l'influence de la campagne. Avant d'arriver aux maladies infectieuses, nous voyons que la pneumonie a fourni un douzième des décès (8,13 0/0) soit 32 pour 10,000 soldats ; ainsi, la rigueur de l'hiver, favorisée par une mauvaise alimentation, l'habitation sous tentes ou dans les baraques et l'insuffisance du vêtement a suffi pour doubler la mortalité normale. Nous examinerons tout à l'heure les effets de l'épidémie variolique ; quant au miasme typhique, bien qu'il n'ait frappé qu'un nombre d'hommes très-restreint, 412 sur 15,000 hommes, ce qui ne saurait être assimilé à une épidémie, le chiffre des morts s'est élevé cependant à 121, près du tiers des cas. Ces fièvres typhoïdes endémiques sont dues, nous l'avons dit déjà, à une disposition vicieuse des casernements de la citadelle ; mais on a vu d'autre part que leur gravité inusitée doit être rapportée à l'encombrement nosocomial. Ce sont donc à ces conditions hygiéniques défectueuses qu'une bonne administration aurait pu prévenir ou pallier, qu'il faut accuser ici : si une inspection médicale sévère avait surveillé la construction et l'aménagement des casernes, si un service hospitalier sérieux avait été organisé à l'avance dans cette place forte de premier ordre, on aurait eu de ce côté infiniment moins de pertes à déplorer.

Néanmoins c'est encore l'épidémie variolique qui pour la plus grande part (55,7 0/0) est responsable de la mortalité. Nous avons suivi pas à pas la marche de cette épidémie dans les différents corps et de mois en mois : nous n'y insisterons pas davantage. Il est pourtant un détail que nous avons dû négliger dans l'étude générale, et qui a bien son importance : nous voulons parler de la durée de la maladie chez ceux qui ont succombé. J'ai relevé avec soin pour chaque décès le nombre de jours que le malade a passé à l'hôpital, et si l'on se rappelle qu'il n'existait pas d'infirmeries, on conviendra avec moi que presque toujours ce chiffre ne diffère que de 24 ou 48 heures de la durée réelle de la maladie. Il m'est impossible de rassembler ici tous ces éléments, et je dois me contenter de quelques moyennes, qui n'ont pas grande signification par elles-mêmes, mais que l'on pourra rapprocher avec intérêt de tableaux analogues.

Durée moyenne des cas mortels de variole.

	ARMÉE RÉGULIÈRE.	MOBILES.	MOBILISÉS.	MOYENNE GÉNÉRALE.
	jours.	jours.	jours.	jours.
Septembre.	»	12	»	12
Octobre.	6	9	»	8
Novembre.	7	12	7	10
Décembre.	8	7	8	7 1/2
Janvier.	8	9	8	8
Février.	7	9	9	9
Mars.	12	10	12	11

Je me contente de faire remarquer, au sujet de ce tableau, qu'il vient confirmer les autres faits relatifs à la marche de l'épidémie; plus celle-ci est intense, moins les malades résistent de temps, et lorsqu'elle décroît, la durée de chaque cas est plus longue.

Pour les malades qui ont succombé à la fièvre typhoïde, la maladie n'ayant pas affecté des allures épidémiques, il eût été oiseux de les distinguer par mois. Dans l'intérêt de l'étude de cette affection, j'ai préféré indiquer à quel septénaire les malades avaient succombé; or, sur 121 décès,

39 sont morts durant le 1er septénaire.
36 — — 2e —
24 — — 3e —
21 — au-delà du 3e septénaire.

Ainsi la maladie a été généralement courte, nouvel indice de l'intensité du virus et de la fatale énergie que lui apportait le séjour à l'hôpital.

Les nombreux chiffres disséminés dans les pages précédentes pourraient assurément donner lieu à bien d'autres rapprochements curieux; mais après avoir exprimé ma défiance envers les écarts de la statistique, j'ai moins que personne le droit d'en abuser. Ce n'est pas d'ailleurs sur des faits isolés, sur des observations recueillies en une seule ville et pendant le cours de quelques mois que l'on peut prétendre baser des conclusions définitives. Je répète donc que je n'ai eu d'autre pensée que d'apporter mon petit grain de sable à peine dégrossi à l'imposant édifice de l'histoire épidémiologique et de la statistique mortuaire. D'autres, sans doute, apporteront de leur côté de nombreux matériaux que les maîtres de la science sauront un jour mettre en œuvre. Cependant il est, à mon sens, du devoir de tout médecin de ne jamais clore une étude, si modeste soit elle, sans s'efforcer d'y ajouter quelque réflexions pratiques. Je livre donc volontiers à la critique les propositions suivantes qui me paraissent ressortir assez clairement de mon court exposé; plusieurs sont des principes devenus aujourd'hui incontestables, mais il n'est pas moins intéressant d'en apporter une confirmation nouvelle.

1. La mortalité des maladies infectio-contagieuses et épidémiques augmente dans des proportions énormes sous l'influence de l'encombrement des hôpitaux. Cela est vrai non-seulement de celles qui ressortissent plus ou moins complétement au miasme humain, mais tout autant de celles dont la cause spécifique semble le mieux individualisée, comme il arrive pour le virus variolique.

2. Les grandes épidémies, après avoir passé par des périodes d'augment et d'acmé très-nettement accusées, tendent à décliner spontanément. Ce qui souvent les entretient, les renouvelle et les perpétue, ce qui crée les endémies des grandes villes, c'est la population flottante, qui vient pour ainsi dire revivifier le terrain d'une façon incessante. A Langres,

l'épidémie variolique a frappé successivement et d'une manière très-distincte chacune des catégories de troupes à mesure qu'elles avaient *séjourné un certain temps* dans la ville. Puis, quand l'isolement a été complet, la période de décroissance est assez rapidement survenue.

3. La revaccination ayant aujourd'hui fait ses preuves, il est indispensable d'en organiser régulièrement le service dans l'armée. Mais pour qu'elle s'opère d'une manière sérieuse, et apporte une immunité réelle, il est nécessaire qu'elle soit pratiquée de bras à bras, *et que le virus soit pris sur des individus inoculés pour la première fois, ou sur des animaux.* En réalité, le dernier mode me paraît être généralement le seul à la portée des médecins militaires. Il faudrait donc avoir dans chaque garnison importante une ou plusieurs vaches vaccinifères.

4. L'accumulation des jeunes recrues dans les grandes villes les condamne à payer un lourd tribut aux affections contagieuses et zymotiques, mais tout particulièrement à la fièvre typhoïde. Ce fait se produit invariablement et en dehors des épidémies proprement dites : il est attribuable plutôt à l'effet direct de l'encombrement qu'à la contagion.

5. Le miasme typhique semble rencontrer des conditions particulièrement favorables de développement dans les bâtiments blindés, et nommément dans la caserne de la citadelle de Langres.

6. La dyssenterie est constituée au début par des diarrhées simples qui s'aggravent à la faveur de l'encombrement, de la saison chaude, des refroidissements nocturnes, des privations, etc. Ces diarrhées se multipliant et s'aggravant à la fois finissent par constituer un foyer épidémique, par engendrer un virus. Celui-ci s'accommode mal d'un abaissement un peu considérable de la température, et s'éteint généralement en hiver. C'est dans ces conditions qu'on vit naître et s'étendre, puis s'atténuer et disparaître, l'épidémie dyssentérique de Langres. L'influence de la température est si incontestable qu'en mars, le retour de la chaleur nous ramena quelques cas de diarrhée affectant des allures qui faisaient présager l'invasion de la dyssenterie. Et cependant celle-ci avait complétement disparu en décembre et janvier. — Dr CLAUDOT, médecin aide-major.

CONGÉLATION.

« Les cas de congélation ont été extrêmement nombreux surtout pendant les derniers mois de la campagne, époque à laquelle les marches forcées sont venues s'ajouter à un refroidissement considérable de l'atmosphère. Il est peu de soldats de notre armée qui aient échappé à des congélations de divers degrés; presque toutes nos ambulances sédentaires ont reçu des congelés. En présence de ces blessures de guerre d'une nature spéciale, quelle conduite tenir ?

« Faut-il opérer les gangrenés par congélation ? Telle est la question pleine d'actualité que se sont posés les médecins, et qui a été discutée soit au comité médical, soit à la société des sciences médicales sans être définitivement résolue.

« Les uns en effet veulent, avec M. Sédillot et la plupart des chirurgiens d'armée, amputer au-dessus de la partie gangrenée, et dès la fin de la première période. Ils donnent pour raison de leur prompte intervention les douleurs violentes, les suppurations longues et abondantes, et enfin les conséquences éloignées de l'abstention relatives au moignon.

« Les autres, avec Bérard et Denonvilliers, Follin, Nélaton, etc., refusent l'intervention chirurgicale et conseillent l'expectation pour laisser à la nature seule le soin d'éliminer les parties sphacélées.

« A la société des sciences médicales, M. Létievant a proposé une conduite mixte à laquelle il a donné le nom d'intervention secondaire. Cette intervention, dit-il, aura lieu à une époque très-précise et qu'il sera facile de bien déterminer. On n'agira ni pendant la production de la gangrène, ni au moment du cercle inflammatoire de délimitation, ni pendant la formation du sillon de séparation. Mais lorsque ce sillon complétement creusé aura dénudé les os, quand la surface vivante de ce sillon sera recouverte d'une couche granuleuse de bon aspect, lorsque l'état général du malade se relèvera un peu de cette dépression qui accompagne les premières périodes du sphacèle, alors le moment d'agir sera venu. L'existence simultanée de ces trois caractères en est l'indication la plus positive. L'opération pratiquée dans ces conditions diminuera les dangers auxquels expose l'abstention et produira un moignon régulier et propre à recevoir, plus tard, un appareil prothétique.

« Cette opinion nettement formulée par notre savant confrère est certainement très-fondée lorsqu'elle s'applique à la gangrène des membres, mais elle perd beaucoup de sa valeur, si l'on a affaire à une congélation d'un ou de plusieurs orteils, par exemple, ce qui s'est présenté le plus fréquemment. Dans une pareille alternative, l'expectation doit être évidemment préférée à l'amputation, et cette ligne de conduite, qui a été généralement suivie par les médecins ou chirurgiens qui ont eu à soigner des cas de ce genre, a été suivie de succès constants. » — Dr L. RIEUX.

Nous ne sommes intervenus chirurgicalement chez aucun de ces hommes.

Il fallait laisser un certain temps s'écouler avant de pouvoir reconnaître, avec précision, jusqu'à quelle limite s'arrêtait le mal. Nous laissions ces malades au repos, le pied entouré de ouate, et nous voyions la circulation s'établir et la chaleur apparaître chaque jour dans une plus grande étendue.

Nous avons remarqué que, dans le plus grand nombre de cas, le mal se réduisait à des proportions bien moins grandes que nous aurions pu croire au premier moment. Sur un pied qui, au premier abord, nous paraissait entièrement congelé, la congélation arrivait le plus souvent à se réduire à quelques orteils qui se mortifiaient. Il se faisait alors une gangrène sèche, qui peu à peu se limitait par un cercle d'inflammation ; la suppuration s'établissait à la limite des parties saines et de la partie mortifiée.

Ces malades aux pieds gelés n'étaient qu'au commencement de la période d'élimination, quand nous les avons évacués ; c'est postérieurement à nous que l'intervention chirurgicale a eu lieu de se produire. On a eu alors à enlever des orteils trop compromis, ou à régulariser des plaies mal conformées qui ne permettaient pas à la cicatrisation de se faire. Dans d'autres cas, des parties nerveuses, laissées à nu par la mortification qui débordaient, ont dû être enlevées parce que la peau manquait pour les recouvrir. — Dr BRUEL, ambulance du Bourbonnais.

Il faut certainement signaler comme la cause par excellence de la plupart des cas de congélation, l'état piteux et misérable de l'équipement de nos soldats, et surtout de leurs chaussures. Le séjour dans la neige, les pieds presque nus, était bien propre à multiplier les cas de congélation des orteils ; et la preuve que cette influence a été très-considérable, c'est que presque tous les cas de congélations locales que nous avons vus (et ils étaient nombreux) concernaient l'extrémité du membre inférieur, et particulièrement les orteils et le talon. Le gros orteil en particulier était fréquemment atteint. Tous les degrés de congélation étaient représentés, depuis la simple engelure avec phlyctène séro-purulente ou sanguinolente jusqu'à la mortification de la peau, des tendons et des os.

Nous n'avons pas gardé longtemps dans l'ambulance ces malades chez lesquels les accidents étaient déclarés et les altérations consommées. Chez tous ou presque tous, il n'y avait plus qu'à attendre une élimination naturelle des escharres. Nos locaux devaient être réservés à ceux qui ne pouvaient supporter un voyage, et qui auraient besoin de soins urgents et compliqués. Nous nous sommes bornés à entourer les parties congelées d'une couche de ouate maintenue par une bande, et nous les avons dirigés vers Clerval ou Baume-les-Dames.

Après avoir observé tant de congélation des pieds chez nos soldats, nous nous attendions à ce que l'armée prussienne en eût compté un nombre équivalent. Notre premier soin fut de nous informer auprès des chirurgiens prussiens, qui ne nous étonnèrent pas peu en nous disant qu'ils n'avaient pas vu un seul cas de congélation parmi leurs hommes. Je crois me rappeler que les chirurgiens prussiens de Montbéliard, que je vis quelques jours après ceux qui s'étaient établis à l'Isle-sur-le-Doubs, nous dirent en avoir rencontré un ou deux. Il y avait là un contraste vraiment très-remarquable entre deux armées qui se trouvaient en présence, et par conséquent exposées aux mêmes influences climatériques. Nous en cherchâmes les raisons ; nous les trouvâmes sans doute jusqu'à un certain point dans l'habitude : les soldats allemands étant faits depuis leur enfance à des climats plus rigoureux que la plupart des nôtres. Mais nous pûmes nous convaincre que leur immunité, en fait de congélation, tenait plus encore à des causes d'un autre genre.

Les soldats allemands étaient bien nourris, maintenus constamment en mouvement par des travaux et des marches auxquelles une discipline sévère ne leur permettait pas de se soustraire. Leur cantonnement dans les maisons se faisait régulièrement et de la manière la plus complète, et surtout ils étaient chaudement habillés, pourvus de ceintures, de plastrons, de gilets de flanelle, de caleçons, etc. Enfin, et c'est là que le contraste était le plus marqué, ils étaient solidement et chaudement chaussés. La chaussure de l'armée française est certainement très-défectueuse, et convient plutôt à la promenade par un beau soleil et sur une route bien unie qu'aux longues marches forcées dans des chemins défoncés, à travers champs, dans des bois, sur les rochers, dans la boue, dans la neige, sur la glace, etc., etc. Ces petits souliers recouvrant à peine le pied, pourvus d'un talon dérisoire, garnis de clous sans solidité et sans fixité, étaient éculés et percés après quelques jours de marche dans l'humidité ou sur les terrains pierreux ; les guêtres en toile, destinées à les fixer aux pieds, étaient bientôt déchirées et usées, et l'on voyait constamment des colonnes de retardataires traînant leurs chaussures, et le plus souvent blessés par elles.

Au lieu de ce simulacre de chaussure, les soldats prussiens étaient tous pourvus de chaussettes (ce qui était très-exceptionnel dans notre armée) ; mais ils avaient de plus d'excellentes demi-bottes à semelle épaisse, garnies de bons clous, à talon large et fort, à la face inférieure duquel était fixé un petit fer-à-cheval en acier qui rendait ce talon inusable et contribuait considérablement à la sûreté de la marche sur la neige, sur la glace, sur les terrains glissants ou pierreux. La tige de ces bottes s'élevait jusqu'au tiers moyen de la jambe seulement, et était assez large pour recevoir et protéger l'extrémité inférieure du pantalon pendant les marches dans la boue, dans la neige, par un temps de pluie. Le pantalon pouvait, dans d'autres conditions, être placé au dehors et retomber sur la botte. Grâce à cette chaussure excellente, solide, qui servait de défense contre l'humidité et le froid, l'armée allemande s'était soustraite au tribut des congélations, et exécutait ses grandes marches sans laisser après elle des foules de traînards qui encombraient les routes où l'armée française avait passé. Parmi ces traînards, un grand nombre sans doute devaient leur retard à des motifs peu nobles et peu avouables ; mais un très-grand nombre aussi (et je le dis pour l'avoir vu) n'avaient pu suivre, ou parce que leurs chaussures usées refusaient le service, ou parce que ces dernières avaient causé aux pieds des ampoules, des excoriations, des blessures extrêmement douloureuses et qui rendaient les marches insupportables.

Ces questions-là ont une telle importance, qu'il est bon de les signaler, afin qu'à l'avenir de pareils faits ne puissent se renouveler. Il convient pour cela de réformer entièrement la chaussure de nos fantassins, de remplacer le petit soulier par la demi-botte, et de ne plus compter sur ces guêtres de toile, véritable objet de parade, dont pas une n'a résisté, pendant la campagne, à quelques jours de marche dans la boue.

Lorsque nos troupes effectuèrent leur mouvement vers l'Est, elles rencontrèrent une température sybérienne et rien n'a été changé dans le vêtement du soldat. C'est toujours la même chaussure insuffisante, les couvertures de laine ou les toiles de tentes qui, percées au centre pour laisser passer la tête, servent à abriter, très-incomplétement, les épaules. Aussi, avant d'arriver à Villersexel, après quatre journées passées dans la neige avec un froid de — 20 à — 22° centig., un grand nombre de nos soldats n'avaient plus de souliers, quelques-uns empruntèrent des sabots à la pitié des habitants ; ce furent les plus favorisés ; d'autres déchiraient leurs capotes ou sacrifiaient leurs ceintures de laine pour s'entourer les pieds et les jambes.

Obligée de se retirer devant l'ennemi après une lutte des plus glorieuses, une partie des corps composant l'armée de Bourbaki arriva à Pontarlier exténuée de fatigue, de faim et de froid. Une fois la frontière suisse atteinte, la misère fût encore bien grande mais toute momentanée.

I. 65

Pendant cette dernière retraite, on pourrait dire qu'il y a eu autant de malades que de soldats. La grippe (rhume Bourbaki) et les congestions des extrémités dominèrent ; vinrent ensuite les bronchites capillaires, les pleuro-pneumonies, les érysipèles, la diarrhée, les dyssenteries typhoïdes. Plus de 960 de ces malades étaient couchés dans nos services à Pontarlier. — Dr MÉNECIER, ambulance du Midi.

NOTES DIVERSES

SUR DES SUJETS QUI ÉTAIENT TRAITÉS EN PLUSIEURS CHAPITRES QUE NOUS N'AVONS PU
COMPRENDRE DANS NOTRE TRAVAIL.

Les insignes de la Société ne sont pas assez connus des populations civiles
et de l'armée. Tout le service des ambulances allemandes portait le brassard.

« Dans l'exercice du bien et de l'utile, plus on dépense d'efforts et d'argent,
plus on devient riche en service rendus. »

La satisfaction du devoir accompli console, heureusement, de bien des
injustices.

Néerlande. — « Une division expéditionnaire dut être envoyée à Benjermas-
sing, pour réprimer un soulèvement et, le 9 décembre les premiers secours de la
croix rouge des Indes, furent transportés de Java à Bornéo sur le navire à vapeur
la Reine Sophie.

Les ressources du comité de Batavia ne viennent pas seulement de la population européenne, mais bien des populations javanaise et chinoise, des princes indigènes : le sultan de Djokjokarta, sa femme, sa fille, et ses fils. Le soesoehoenan de
Soerakarta, les grands dignitaires. A Sumatra, à Bornéo, à Célèbes, à Samarang
et dans les autres possessions hollandaises on rivalisa de zèle.

L'ami de l'humanité se souvenant que parmi la population malaie, il y a des
tributs chez lesquelles la cruauté dans la guerre prend toutes les formes imaginables de barbarie, s'attendra, à juste titre, à voir l'apparition de la croix rouge
dans l'archipel Indien, marquer comme un événement béni pour la civilisation de
ces peuples. » — Dr Bosscha.

RAPPORT

DU DÉPARTEMENT FRANÇAIS, BUREAU CENTRAL DE RENSEIGNEMENTS A BERLIN, SUR
LES PRISONNIERS FRANÇAIS; par M. le Dr Ludovic Wrède, chef du bureau de
statistique, membre du comité prussien.

« Par ordonnance royale contenue dans les « instructions sur le service sanitaire des armées en campagne » du 29 avril 1869, une nouvelle institution a été

fondée à Berlin dont le besoin s'était déjà fait sentir pendant la guerre entre la Prusse et l'Autriche en 1866, c'est-à-dire un bureau donnant, gratuitement, des renseignements prompts et exacts sur les militaires blessés ou malades dont les familles se trouvaient sans nouvelles et leur procurant ainsi la certitude sur le sort de leurs parents dans l'armée.

L'ordonnance royale prescrivait à cet effet, que toutes les ambulances, tous les lazarets et les hôpitaux de l'armée et des sociétés de secours, etc., enverraient trois fois par mois au bureau central de renseignements sur les blessés militaires *des listes d'entrée* et *de sortie* des soldats reçus en traitement, en indiquant les noms, prénoms, régiments et grades.

Ces listes aussitôt leur arrivée au bureau furent travaillées comme suit :

Chaque nom porté sur une liste fut extrait séparément avec toutes les indications données à son sujet sur *une fiche* en carton blanc, et ces fiches furent alors rangées alphabétiquement dans des boîtes.

Une recherche se faisait alors facilement, malgré le grand nombre des fiches. Le nombre des fiches était beaucoup plus grand que le nombre des soldats en traitement dans les hôpitaux, mais il faut prendre en considération, qu'un homme étant porté comme *entré* dans un hôpital et puis *sorti* pour être soigné dans un autre hôpital, puis transporté encore plus loin jusqu'à ce que l'homme soit guéri ou mort ; ces deux rapports de chaque hôpital demandaient en conséquence plusieurs fiches et il y a de cette sorte quelquefois 4 à 6 fiches par homme. Toutes les fiches concernant le même individu sont réunies.

Tout ce qui concernait les soldats français était confié au département français du bureau central des renseignements.

Son personnel se composait comme suit :

1° Un chef ayant sous ses ordres un employé particulier ;

2° Deux secrétaires pour la correspondance courante ;

3° Deux employés pour dresser les listes des blessés, malades et morts, envoyés régulièrement à Bruxelles et à Genève ;

4° Trois commis pour écrire les fiches portant les noms des militaires français blessés ou malades ;

5° Un commis pour ranger les fiches alphabétiquement ;

6° Un caissier ;

7° Un employé préposé au journal et à l'enregistrement des actes, etc.;

En tout 11 personnes.

Les circonstances expliquent facilement que les affaires du département français étaient des plus variées.

Par une lettre adressée, par M. le D\u0072 Ludwig Wrede, au commencement de la guerre à tous les grands journaux de la France et de la Belgique, les services du département français du bureau central de renseignements furent offerts aux familles françaises, désireuses d'avoir des nouvelles de leurs parents, prisonniers de guerre, blessés ou malades.

Cette lettre a été reproduite successivement dans presque tous les journaux français, belges, et même dans plusieurs journaux anglais et russes. Les demandes de renseignements au sujet des militaires français, dont on était sans nouvelles, arrivèrent donc bientôt de tous les pays d'Europe sans exception et même de l'Asie et de l'Amérique.

Demandes de la part de la France environ. 60,000
Lettres arrivant de la France pour les prisonniers. . . 150,000
Lettres de prisonniers à expédier en France. 36,000

Il a été répondu à toutes ces lettres, *sans exception,* et dans beaucoup de cas les recherches entraînaient des correspondances très-étendues.

En dehors de toutes ces occupations, le bureau dressait des rapports officiels contenant les noms des soldats français blessés et malades en traitement dans les ambulances et lazarets allemands ; les listes des soldats français décédés dans les dépôts de prisonniers de guerre, lazarets et hôpitaux.

C'est le résultat de ces travaux que M. le Dr Ludovig Wrède a bien voulu mettre à la disposition du Gouvernement français.

59,500 fiches individuelles rangées alphabétiquement dans des boîtes numérotées elles-mêmes se rapportant à tous les prisonniers français blessés ou malades ayant passé par les ambulances ou les hôpitaux militaires allemands, jusqu'à guérison ou décès.

Chacune de ces fiches contient :

Le nom.

Prénom.

Régiment.

Ville d'internement.

Lazaret.

L'ensemble de ce travail a été remis, aujourd'hui le 16 mai 1872, entre les mains de M. le vicomte de Gontaut-Biron, ambassadeur de France à Berlin. »

« On ne songe pas assez peut-être, aux malheureux blessés dépourvus de tout et recueillant pour prix de leur héroïsme la faim, le froid, l'abandon et le sentiment amer et injuste, mais difficile à repousser, d'un oubli cruel et ingrat. Donner sa vie à sa patrie est facile aux cœurs généreux et est une nécessité de salut public ; mais mourir d'une blessure dont quelques soins vous auraient sauvé, succomber à des privations qui auraient pu être évitées est le comble du malheur. A des armées innombrables il faut apporter d'immenses secours, et si la civilisation n'est pas encore assez avancée pour prévenir la guerre, il faut que la charité et le dévoûement jettent leurs rayonnements de consolation, d'espérance et de salut au milieu de la sombre horreur des massacres et de la mort. » — *Gazette médicale de Strasbourg*.

Morts par variole à Paris.

24 septembre 1870	158	Report	3255	
1er octobre	220	3 décembre	370	
9 —	212	10 —	381	
15 —	311	17 —	391	
23 —	360	24 —	388	
29 —	378	31 —	454	
5 novembre	380	7 janvier 1871	329	
12 —	419	13 —	339	
19 —	431	21 —	380	
27 —	386	28 —	327	
A reporter	3255		6,614	

Mais hélas ! combien il nous a été pénible de ne pouvoir faire complétement l'évacuation de nos blessés de Gravelotte sur Metz. Nous n'avions que 25 voitures de réquisition pour nos 350 blessés, 80 seulement ont pu y trouver place. Les autres ont dû être abandonnés dans un état que nous pouvons dire déplorable. On peut se figurer ces malheureux couchés depuis quatre jours sur de la paille non renouvelée, dans des réduits obscurs où le méphitisme commençait à se faire sentir, et chose aussi terrible, en proie à la soif ou à la faim. Les quelques provisions qui nous avaient été données en partant de Metz avaient été bien vite épuisées, nous avons fait une petite distribution de biscuit et de café, c'est là tout. Nos blessés n'avaient rien à attendre de l'ennemi, il avait tout pillé dans le village, on ne pouvait même plus trouver une goutte d'eau. Tout ce qu'on pouvait se procurer était une eau vaseuse, repoussante, la misère à Gravelotte était à son comble.

Que l'on songe à ce qu'ont pu devenir nos malheureux soldats abandonnés au milieu d'une telle dévastation ! l'autorité militaire prussienne a manqué aux plus simples lois de l'humanité en ne faisant aucune distribution de vivres, ni même d'eau à nos soldats, ses prisonniers. — Dr CUVELIER.

Évacuation et rapatriement. — « Le conseil termina le 28 juin l'évacuation des blessés de Paris, commencée le 13 février et que le second siége avait augmentée.

Vingt-trois trains avaient, par ses soins et sous sa direction, transporté, dans toutes les parties de la France, 8,274 blessés ou malades. — Sa dernière œuvre de guerre fut le rapatriement des blessés prisonniers en Allemagne.

La paix avait rendu à la France cette multitude de prisonniers de tant de villes prises, de tant de batailles perdues ; mais beaucoup n'avaient plus la force de regagner leurs patrie : les ennuis de l'exil, l'excès du froid, l'insuffisance de la nourriture avaient multiplié les maladies et aggravé les blessures, et laissaient des milliers d'hommes trop faibles pour entreprendre le long voyage qu'exigeait le retour. Dans leur impatience de se retrouver au milieu des leurs, le danger de la route n'était pas capable de les retenir ; ils préféraient la mort à l'attente, pourvu qu'ils pussent mourir sur le sol de leur pays.

La Société, qui les avait si souvent visités et secourus, comprenait et partageait leur impatience. Même avant la paix, elle s'était occupée des moyens de faciter leur retour ; dès qu'il fut possible, elle sollicita l'honneur de cette grande œuvre, et reçut du gouvernement la mission de rapatrier les blessés.

Dans les premiers jours de mai, le président de la délégation de Belgique avait parcouru tous les lieux où les soldats français étaient détenus et constaté leur nombre et leur état.

Il en trouva 7,968 dans l'Allemagne du Nord, 800 dans celle du Sud. La situation des hôpitaux et des lazarets qui leur servaient d'asiles était satisfaisante ; mais ils manquaient surtout de vêtements chauds, que le froid et les pluies rendaient nécessaires ; le président de la délégation de Belgique leur en fit une large distribution, et les délégués spéciaux, envoyés par la Société, prirent avec lui les mesures les plus favorables au départ. Les gouvernements allemands se montrèrent bienveillants. Les aumôniers, les médecins et les délégués français purent accompagner les convois à travers l'Allemagne et les pays occupés, rien ne fut épargné pour le repos et le bien-être des voyageurs.

Des lits, du linge, des aliments, furent réunis dans les villes où les blessés devaient s'arrêter, sous la direction des dames qui continuaient ainsi leur mission hospitalière ; les comités de la frontière, prévenus d'avance, les accueillaient comme des enfants d'autant plus chers qu'on n'espérait pas sitôt les revoir.

Le 16 août 1871, le dernier train entrait en gare à Lille : il contenait 25 voitures-lits à 12 places, 1 wagon-pharmacie, 2 cuisines, 3 magasins.

La Société n'avait pas oublié les malheureux soldats restés en Allemagne, prisonniers retenus par leurs maladies ou leurs blessures, et qui avaient dû faire à leurs compagnons plus heureux de si cruels adieux. Un comité de dames s'était chargé de leur porter des consolations et des secours ; la bonne organisation des départs triompha des états les plus graves et, à cette heure, il n'y a plus, dans toute l'Allemagne, qu'un seul prisonnier français.

Mais tous n'ont pas revu la France, la nostalgie en a tué autant que la guerre, et beaucoup ont été ensevelis dans une terre plus qu'étrangère, loin de ceux qui portent leur deuil.

Le conseil a voté 50,000 francs, et offert d'en avancer autant au gouvernement français, pour que la terre où ils reposent soit mise à l'abri des injures du temps ou de l'indifférence des hommes, et montrer que la sollicitude de la patrie veille encore sur leur sépulture.

Tels sont les travaux de la Société dans cette campagne, commencée avec la première bataille, et qui ne finit que le jour où elle n'eut plus un blessé à soigner dans les ambulances et à ramener dans la patrie; mais en vous exposant ce qu'elle a pu faire avec la charité de la France, ce serait manquer à la reconnaissance et à la justice que d'oublier les services des nations amies. » — Vicomte de MELUN.

« Beaucoup d'entre eux, fatigués par une longue route, ne ressemblaient à rien moins qu'à des convalescents, et plus d'un dut aller faire soigner, dans les ambulances fixes de la ville, sa blessure rouverte ou envenimée par les secousses d'un voyage prématurément entrepris. Puis ce fut le tour de l'armée de la Loire, qui, avant de nous envoyer ses blessés, nous expédia ses malades. Je n'insisterai pas sur le spectacle qu'offrirent le plus souvent ces évacuations faites avec une précipitation déplorable et avec une sorte de mépris de la vie humaine que je ne saurais trop stigmatiser. Comment me rappeler sans une douloureuse indignation ces centaines de malades, en pleine fièvre typhoïde ou en pleine éruption varioleuse, arrivant la plupart au milieu de la nuit, par une température glaciale et promenant successivement le découragement dans nos armées et l'épidémie dans nos villes !

Aux malades de l'armée de la Loire succédèrent ses blessés, dont plusieurs milliers nous arrivèrent en quarante-huit heures ; je renonce à vous peindre ce lamentable encombrement, et j'ignore sur qui doit retomber la responsabilité de ces misères; mais il faut qu'on sache que des trains de blessés ont mis vingt heures à venir de Blois à Tours, que ces trains étaient composés pour la plupart de wagons de marchandises ou de wagons-écuries, où souvent la paille manquait, où l'on faisait entrer les hommes vivants et d'où l'on sortait, hélas ! bien des mourants et bien des morts!

L'intendance, qui s'était réservé le monopole des évacuations, nous avait laissé celui de la réception des malades, de leur nourriture, de leur transport et de leur dissémination dans la ville. Il y eut des moments, pourquoi ne l'avouerai-je pas? où nous fûmes débordés. On eut beau se multiplier, on fut insuffisant; mais nous avons fait tout ce qu'il était humainement possible de faire : cette pensée peut seule adoucir l'amertume de ces terribles souvenirs.

L'ambulance de la Gare avait pour annexes un certain nombre d'ambulances de passage, où j'avais fait établir environ deux cent cinquante lits de camp; les malades qui devaient repartir le lendemain trouvaient dans ces établissements un gîte protecteur, et souvent même, entre deux trains, ils pouvaient y prendre un peu de repos. » — Vicomte de FLAVIGNY.

Massacre à Passavant (Marne) des mobiles de la Marne, désarmés, prisonniers de guerre 4 heures auparavant par les Prussiens qui les escortaient en Allemagne.— *Lettre du Dr Osiecki au Dr Chenu.*— [Sainte-Menehould (Marne), 21 juin.]

34 mobiles assassinés.

100 mobiles blessés.

La moitié des blessés reste à Passavant. — Le Dr Henri Osiecki de Sainte-Menehould est allé les chercher, il en a confié quelques-uns à l'ambulance de Châlons et en a soigné un certain nombre dans son service, à la salle d'asile de Sainte-Menehould, il ne peut donner que des renseignements incomplets, car on les a fait évacuer le plus vite possible, pour ne pas les laisser tomber entre les mains des Prussiens.

Garde mobile de la Marne.

1. RIZEAU (Dominique), des Grandes Côtes, canton de Saint-Remy. — Plaie au bras. — Amputé à Châlons.

2. CARLE (Élie), de Courdemange. — 2 coups de lance dans le dos, coup de pied de cheval au côté droit.

3. D'ABLANCOURT (Nicolas-Jules). — Coup de sabre à travers la figure, un autre au petit doigt de la main gauche, plusieurs coups de lance.

4. BOUDE, de Maison-Celina. — Une balle au poumon gauche.

5. PICART (Léopold). — Coups de sabre à la tête et au bras, coup de lance dans le dos.

6. CLÉMENT, de Valmy. — 2 coups de sabre à la tête.

7. CUITOT (Eugène), de Vitry.— Plaie à la jambe gauche, coup de sabre au cou.

8. DAUPHIN (Alfred), de Rosay. — Balle au genou droit.

9. ROUGEOT (Émile), de Servon. — Balle à la face. — Mort quelque temps après.

10. RENARD (Édouard), de Maison. — Coup de sabre à la tête.

11. PENARD (Adolphe), de Sougix. — Coup de lance à la fesse droite et coup de sabre dans le dos.

12. DELORME (Léon), de Vitry. — 4 coups de sabre à la tête, coup de lance à l'épaule et à la fesse gauches.— Trépanation, mort depuis des suites de ses blessures.

13. PEZIN (François-Joseph), de Chevance (Seine-et-Oise).—Balle entrée par le sein gauche et sortie par l'épaule droite.

14. LECOQ (Émile), d'Alliancelles. — Coups de sabre à la tête. — Ablation d'une portion du pariétal et du temporal droits. — Guérison complète, très-beau succès chirurgical.

15. CHOBRIAT (Jules), de Doucey. — Balle traversant le bras droit.

16. BATONNIER (Eugène-Amédée), de Vitry. — Coup de feu au ventre, coup de lance au côté gauche et à la joue gauche.

I. 66

17. Gaillet (Victor), de Gizaucourt. — 3 coups de sabre à la tête et 1 derrière l'épaule.

18. Tarut (Eugène), de Chindreux (Savoie), — Balle dans l'estomac, et une au bras gauche.

19. Leblanc (Louis-Achille), de Isles–sur-Marne. — Balle dans le ventre. — Coup de sabre au cou.

20. Payard (Charles), de Soulanges. — Coup de sabre à la tête.

21. De Voirjean (Henri), de Sernaize. — Coup de sabre à la tête.

22. Humbert (Léandre), de Chemimons. — Coup de sabre à la tête.

23. Caurier (Émile), de Vitry. — 2 coups de sabre à la tête.

24. Berton (Émile), de Saint–Remy en Rougemont. — 2 coups de sabre à gauche et à droite du cou, coup de lance à l'épaule gauche et à la hanche gauche.

25. Maillart (Jules), de Marguerie-Hancourt. — 3 coups de sabre sur la tête, une balle au côté gauche,

26. Babon (Ernest), d'Heiltz-l'Évêque. — Balle à la joue gauche, coup de sabre à l'épaule droite.

27. Bicat (Albert), de Chaudefontaine. — Main gauche mutilée par balle. — Mort du tétanos 20 jours après la blessure.

28. Mauloudre (Charles–Chéri), d'Ambrières. — Coup de sabre au mollet.

29. Verdet (Eugène), de Saint–Ouen. — Le front ouvert par coup de sabre, — Trépané, encéphalite, mort.

30. Messager (Louis-Amédée), de Scrupt. — Coup de sabre au côté gauche du corps, 5 coups de lance.

31. Garnier (Vincent), de Florens. — Coup de sabre sur la tête, coups de lance dans le dos.

32. Mahout (Étienne-Clément), de Saint-Lunier, en Champagne.— Coup de sabre à la tête.

33. Simon-Lamy, de la Neuville-au-Pont. — Coup de sabre au frontal à droite. — Trépané, bien guéri. Je l'ai revu depuis.

34. Thurot (Émile), de Luxemont. — Balle à l'épaule droite. — Désarticulation, à Châlons.

35. Bernier (Alfred), de Vienne-le-Château. — Coup de sabre à la tête.

36. Madaye (Adolphe), de Vienne-le-Château. — 8 coups de lance sur tout le corps.

37. Joseph (Adolphe), de Vienne-le-Château. — Coup de sabre aux reins et à la cuisse gauche.

38. Piat (Arsène), de Rosay. — 2 coups de sabre à la tête.

39. Lefèvre (Gustave), de Rosay. — Coup de sabre à la tête et au dos.

40-43. Cochard, de Braux, Sainte-Cohières. — 1 blessure.

Paradis, à Bassuet près Vitry. — 1 blessure.
Corumet, à Luxemont. — 1 blessure.
Capé. — Balle à la poitrine. — Mort.
Deux ou trois capitaines de la compagnie, blessés ; l'un traité à Clermont.

Secours. — *Secours des nations étrangères.* — Pendant qu'auprès de nos armées paraissaient les ambulances belge, suisse, néerlandaise, anglo-américaine, turinoise et du Luxembourg, l'Angleterre était partout où nous avions besoin de secours. A Bruxelles, elle donnait 100,000 francs pour la réorganisation de nos ambulances. A la porte de Metz, elle accumulait des montagnes de pain, de viande, de vêtements, et les faisait entrer dans la malheureuse ville le jour de sa capitulation. Dernièrement, Paris la remerciait de tout ce qu'elle lui avait apporté pour apaiser sa faim. Envoi d'argent, de linge, de médicaments, d'instruments de chirurgie aux villes, aux comités, aux ambulances, qui les lui demandaient, distributions aux blessés ; ravitaillement des places prises par famine ; relèvement de nos maisons à terre, et jusqu'aux semences à nos cultivateurs ruinés, la générosité anglaise a pris toutes les formes, et le zèle de ses délégués s'est montré aussi intelligent qu'infatigable.

La Belgique n'a pas seulement facilité le passage de nos convois, en les comblant de ses dons : dans ses ambulances, les soldats français se trouvaient entourés d'une famille attentive et dévouée : elle a fondé, pour nous, l'œuvre du pain, l'œuvre des prisonniers, et a montré, pour la France blessée, la compassion affectueuse d'une sœur.

La Suisse, par ses comités de Genève et de Berne et son agence de Bâle, a été la providence de nos blessés et de nos prisonniers ; elle s'est faite la patrie des exilés de Strasbourg, et lorsque notre armée de l'Est, exceptée dans l'armistice, poursuivie par les bombes ennemies, mourante de froid et de faim, est venue lui demander un asile, elle l'a trouvée tout entière sur son passage pour la réchauffer, la nourrir et la préserver de la mort et du désespoir.

L'Irlande, dans sa pauvreté, a eu pour nous des richesses.

La Hollande, le Luxembourg, l'Autriche, l'Italie, l'Espagne, nous ont envoyé des hommes, de l'argent, des denrées ; des subventions nous sont venues de la Russie, des deux Amériques, de Constantinople et du Japon. Des médecins autrichiens, dont tout le monde a apprécié la science et le talent, ont été nos associés les plus dévoués. — Vicomte de Melun.

Secours de l'État et secours de la société. — « S'il est vrai que l'État secourt, dans certaines limites, les blessés en accordant aux uns des pensions, aux autres des gratifications renouvelables, les règlements sont tels que ces secours ne peuvent

être accordés qu'aux hommes qui remplissent certaines conditions. Or, tous ne
peuvent les remplir, surtout après cette terrible guerre, pendant laquelle les fatigues excessives et le froid ont fait presque autant de victimes que le feu de l'ennemi ; et encore ceux qui obtiennent une pension ne peuvent la toucher 'que plus
tard, à cause des formalités à remplir. Il fallait donner à ces blessés les moyens
d'attendre.

Le blessé qui paraissait devant nous, devait être muni de toutes les pièces
constatant son droit à être secouru ; il était soigneusement examiné par les médecins de la commission qui faisaient un rapport sur la nature des blessures et
leurs conséquences. En même temps une enquête était faite au domicile de l'individu pour constater sa position et sa moralité. Ces documents réunis, la commission accordait séance tenante une somme en proportion avec la situation du blessé.»
— Comité de Marseille.

---

*Académie de médecine : Discussion sur la gravité du pronostic des lésions trauma-
tiques chez les individus entachés d'alcoolisme.* — « L'abus des boissons, diminue la
résistance aux causes des maladies, si nombreuses en temps de guerre, et rend
plus graves les suites des blessures. » Le fait exprimé dans la seconde partie de
notre proposition est en ce moment l'objet d'une discussion devant l'Académie
de médecine, et c'est M. Verneuil qui a eu l'heureuse idée de mettre à l'ordre
du jour cette importante question. Ce que les observations tendent à démontrer, et ce qui d'ailleurs a été reconnu et noté depuis longtemps par les chirurgiens et les médecins légistes, c'est que sous l'influence de l'alcoolisme, les
traumatismes les plus légers peuvent s'accompagner de phénomènes graves. La
médecine proprement dite a à compter aussi avec les effets de l'alcoolisme : il est
une foule de maladies auxquelles ce genre d'intoxication imprime une forme, une
marche spéciales qu'il est extrêmement important de connaître dans la pratique,
car bien souvent le succès de la médication instituée en dépend. La question soulevée par M. Verneuil est donc très-vaste, et notre confrère a eu raison d'en appeler à la fois à l'expérience des médecins et des chirurgiens ; le concours des uns
et des autres n'est pas de trop. Toutefois, en raison des circonstances que nous
traversons, il y a intérêt, ainsi que l'a très-bien fait observer M. J. Guérin, à cir-
conscrire le débat et à s'occuper plus spécialement de déterminer l'influence de
l'alcoolisme sur le pronostic des lésions traumatiques.

On a trois termes en présence : une altération générale, une véritable intoxication de l'organisme, une lésion locale, la manifestation de symptômes plus ou
moins graves. Quelle est la part de l'affection générale, qu'elle est celle de la lésion
locale dans la pathogénie de ces symptômes ? Comment les deux états morbides se
combinent-ils ou réagissent-ils l'un sur l'autre ? Quelles sont les conditions qui
donneront lieu de préférence au développement de tel ou tel ordre d'accidents,

accidents locaux ou accidents généraux ? Peut-on prévoir ces conditions et comment en prévenir les conséquences ? Telles sont, entre beaucoup d'autres, les inconnues du problème posé par M. Verneuil, problème complexe et difficile dont il demande à ses collègues la solution, avouant humblement ne pas l'avoir encore trouvée lui-même.

MM. Hardy et Gubler ont traité la question, le premier au point de vue médical, le second à un point de vue qu'on pourrait appeler encyclopédique, car son discours est plutôt une leçon, ou mieux encore, comme on l'a dit à côté de nous, un article de dictionnaire, où l'érudition, les indications bibliographiques ne le cèdent en rien aux inductions tirées de la physiologie, de la pathologie et de la clinique.

M. Hardy a surtout observé l'influence de l'alcoolisme sur la marche de maladies aiguës, telles que la pneumonie, l'érysipèle, la variole, les angines, etc. L'existence de cette complication se manifeste tantôt, mais rarement, par tout le cortége symptomatique du *delirium tremens*, tantôt par un délire simple, par de l'agitation, par une insomnie rebelle, de la tristesse, de l'hébétude dans la physionomie, le tremblement des mains ou quelques poussées éruptives, comme des pustules d'acné sur le nez, les pommettes, des papules de *prurigo pedicularis*, etc. L'action de l'alcoolisme se traduit par une dépression des forces, de l'ataxie, de l'adynamie, par une tendance à une terminaison funeste. Malgré cela le pronostic n'est pas aussi grave que le suppose M. Verneuil pour les cas chirurgicaux. C'est ainsi que sur trois sujets alcooliques atteints de variole grave, avec délire, M. Hardy en a vu guérir deux. Il proteste donc contre le pronostic fâcheux, presque toujours fatal, porté dans le travail de M. Verneuil.

M. Hardy ne partage pas non plus, sous le rapport thérapeutique, le découragement de son collègue. Le traitement classique de la pneumonie des ivrognes, institué par Chomel, et appliqué depuis lors à d'autres affections aiguës (il s'agit du traitement alcoolique), donne souvent d'excellents résultats et permet d'obtenir des guérisons que l'emploi de l'opium contribue parfois à compléter. Aussi M. Hardy formule-t-il sa manière de voir dans les propositions suivantes :

1º Au point de vue médical, l'alcoolisme complique fâcheusement les maladies aiguës ;

2º Le pronostic est plus grave, mais non fatal ;

3º Le meilleur traitement est le traitement alcoolique.

Pour M. Gubler, ce traitement alcoolique ne constitue à vrai dire que de l'hygiène. Afin d'accroître la fréquence des succès, il veut qu'on ajoute des prescriptions d'opium ou de chloral. Mais l'opium lui-même ne peut échouer. Lorsque, après quelques jours d'emploi de ce médicament, les symptômes restent les mêmes, c'est que la phase purement nerveuse ou névrosique de l'alcoolisme a fait place à un état congestif, irritatif, à une véritable phlogose, et alors il **faut** recourir à d'autres médicaments parmi lesquels la digitale occupe le premier rang. Ainsi, alcool, opium, digitale, tels sont, d'après M. Gubler, les médicaments qui conviennent aux phases successives du *delirium tremens.*

Le *delirium tremens* n'est pas la seule forme sous laquelle se manifeste l'alcoolisme : l'argumentation de M. Gubler est donc incomplète. M. Verneuil a cité des cas où, en trente heures, des alcooliques succombent à des blessures peu graves par elles-mêmes. On n'a pas le temps d'employer successivement chez eux, pour prévenir la terminaison fatale et suivant la formule de M. Gubler, l'acool, l'opium, la digitale. M. Gubler a donc parlé à côté de la véritable question, à laquelle M. Hardy lui-même a à peine touché. Avant d'aller plus loin, et pour que la discussion ne continue pas à s'égarer, il importe de bien s'entendre sur la nature et les caractères des accidents qui, chez des blessés, peuvent être légitimement attribués à l'alcoolisme. Sans doute ces accidents sont variables, suivant une foule de circonstances, mais ils doivent avoir un fonds commun qui permet de les reconnaître, autrement ils n'existent pas en tant que phénomènes établissant des rapports entre l'alcoolisme et les lésions traumatiques. Ce n'est que lorsque ce premier point aura été étudié, examiné, discuté, résolu, c'est-à-dire lorsque les accidents auront été parfaitement déterminés, qu'on pourra logiquement passer à la recherche des moyens propres à les atténuer ou à les prévenir. Et ici, sans trop préjuger des résultats auxquels on sera conduit, il est permis de dire, contrairement à l'opinion professée par M. Gubler, qu'il y aura sans doute à compter plus sur l'hygiène que sur la thérapeuthique. N'oublions pas, en effet, que notre hygiène hospitalière est mauvaise et doit être l'objet d'une révolution, d'une rénovation complète. — Dr F. DE RANSE.

BELGIQUE. — *Internement.* — L'hospitalité traditionnelle des Belges est trop connue pour que nous en parlions. Dès 1863, un comité provisoire de secours aux blessés s'était formé à Bruxelles, sous la présidence de M. le Dr Uytterhœven et sous les auspices du général Renard et de M. Van Holsbeck, et au moment de la guerre des hôpitaux temporaires ont été établis à Bruxelles et autour de la ville. On cite :

Le lazaret de la plaine des manœuvres	150	lits.
L'ambulance des officiers, rue de la Loi	40	—
— d'Anderlecht-Cureghem	40	—
— de Laeken	40	—
— de Saint-Gilles	30	—
— d'Uccle	40	—
— diverses	120	—

« *Ambulances sans lits.* — Vraiment il faut n'avoir pas vu la démoralisation profonde qui s'empare des malheureux qu'on laisse ainsi grouiller pêle-mêle, sur un fumier puant.

Après l'expansion prodigieuse de la charité à laquelle a donné lieu la campagne de 1870-71, je ne crois pas trop m'avancer, en disant qu'il n'est pas une ville, pas un bourg en France, où les habitants n'eussent été prêts à tous les sacrifices, pour éviter de telles souffrances à leurs frères de l'armée, et amener l'autorité militaire à l'abandon complet de ces sortes d'étables humaines, où j'ai vu entasser des malades au passage de certains corps d'armée. Celui qui vient de donner son sang pour la patrie a bien le droit à un lit pour *souffrir ou mourir.* » — D^r LEY.

Blessés prisonniers. — Atroce droit du plus fort, faire voyager des blessés pour les emmener prisonniers.

Atroce par inutilité, puisque ces hommes, atteints de blessures graves, ne peuvent plus porter la moindre atteinte au vainqueur.

Atroce, parce qu'on sait que la plupart de ces blessés succomberont.

Atroce, parce que c'est nuire bien plus au vaincu en lui laissant le soin de ses blessés.

Atroce, parce que c'est renouvelé des temps de barbarie ; conduire en Allemagne des prisonniers mutilés, pour les montrer autour du char de triomphe du vainqueur.

A l'occasion du départ de M. le conseiller intime de légation, Dr Engel, directeur du bureau royal de statistique, pour le congrès international de statistique, à Saint-Pétersbourg, un correspondant de Berlin, de la *Kœlnische Zeitung*, croit savoir que le Dr Engel soumettra au congrès le travail encore inédit qui s'élabore sous sa direction, et qui contient des renseignements statistiques complets sur les pertes des armées allemandes pendant la guerre de 1870-71. A l'ouvrage sont annexées six cartes où sont exposées, par des procédés graphiques tout nouveaux, les pertes des armées allemandes, la concentration de ces armées avec l'indication des quartiers généraux, les batailles et combats, etc., etc.

Quant aux pertes elles-mêmes, il résulterait de l'ouvrage que va publier le bureau de statistique, que le chiffre total des morts s'est élevé pendant la guerre franco-allemande, à 48,881, dont :

Tombés sur le champ de bataille.	17,572
Morts de leurs blessures.	10,710
Tués à la suite d'accidents divers.	316
Suicidés.	30
Morts de maladie	11,834 ?

Dyssenterie, 2000 ; typhus, 6,965 ; fièvre gastrique, 159; variole, 261; pneumonie, 500; autres maladies aiguës internes, 521; phthisie, 529; autres maladies chroniques, 249; mort subite, 94; sans indication de la maladie, 559. En outre,

419 auraient péri sans que les causes de la mort soient connues. Enfin, le chiffre total des disparus s'élèverait à 4,000.

Ajoutons, pour compléter ces détails, que, sur les 40,881 hommes qui ont péri, il se trouvait: 9 généraux, 135 officiers supérieurs, 357 capitaines, 1305 lieutenants, 40 médecins, 10 officiers payeurs, 3 aumôniers de division, 1863 militaires ayant rang d'officier et 38,380 sous-officiers et soldats (non compris les marins et les infirmiers volontaires).

« L'invasion ! fléau sans pitié, dont les ravages, sous la main dévastatrice de l'homme, dépassent ceux des grandes commotions de la nature. L'invasion ! mot terrible sous lequel une nation devrait tressaillir de la tête aux pieds, et se lever tout d'une pièce pour lutter avec son désespoir ! » — Guerre de 1870. V. D., officier d'état-major.

Les règlements militaires exigent qu'avant de capituler, un commandant attende qu'une brèche soit praticable et qu'on donne l'assaut, tel était, en effet, l'usage dans des siéges réguliers; mais que faire quand, au lieu de ruiner les défenses de la place, l'ennemi ne cherche qu'à détruire les monuments, les maisons et à incendier la ville, etc. ?

Marine. — « Fortifiez la discipline, c'est le grand facteur de la valeur militaire. » — « Dans la marine, l'obéissance est passive, le matelot ne discute pas l'ordre de l'officier, dans lequel il a une confiance absolue, et qu'il sait n'agir que dans ses intérêts. Son officier, c'est son tuteur. Insouciant comme tout homme qui est souvent en danger, il sent qu'il a besoin d'être conduit, et sa docilité pour l'exécution de tout travail n'a d'égale que son abnégation, d'autant plus entière que le travail est plus périlleux; il a l'instinct et l'orgueil du dévouement. S'il reconnaît la supériorité de son chef, il sent en même temps son affection. C'est un trait caractéristique de la vie du marin, que cet attachement réciproque des hommes et des officiers. Il prend sa source dans cette vie, pour ainsi dire, en commun, au milieu d'un espace restreint, où les qualités comme les défauts des uns et des autres ne tardent pas à paraître au grand jour et engendrent une indulgence mutuelle.

« Ils sentaient que là où le doigt de la providence laissait une empreinte si éclatante, l'oubli de Dieu, qu'eux n'oublient jamais, avait fait naître l'oubli du devoir et menaçait d'engendrer l'oubli de la patrie. » —DE LA RONCIÈRE LE NOURY.

Les marins sont des soldats vigoureux, disciplinés, habiles pointeurs, habitués aux services les plus durs et aux privations, solides au feu, intrépides, mais généralement peu propres à la marche.

Le rôle de la marine n'a pas eu l'importance qu'il pouvait avoir, à cause de la saison et du fort tirant d'eau de ses navires, mais elle fit des prises assez nombreuses.

Chloroforme. — On ne cite que des cas très-rares, on peut dire très-exceptionnels, d'accidents par l'emploi du chloroforme, chez des blessés complétement épuisés. Le Dr Cabasse parle d'un capitaine adjudant-major au 31ᵉ de ligne, qui allait être amputé, et qui, exsangue, est mort pendant l'inhalation; nous ne nous rappelons que deux ou trois autres cas du même genre ou à peu près.

« Après l'opération (amputation du bras) le Dr Bitcheman, chirurgien d'un des régiments allemands, me pria d'examiner un de ses blessés. C'était un jeune Danois, Wilhelm Meyer, auquel il paraissait s'intéresser particulièrement. Fracture de la partie supérieure du fémur, par balle. On lui avait appliqué un appareil à extension, d'un mécanisme ingénieux, mais qui laissait aux fragments toute leur mobilité. Il était depuis 10 jours à l'ambulance, et la souffrance l'avait réduit à un état d'épuisement extrême. Quand il me vit me préparer à sonder sa blessure, il s'écria avec terreur : « Docteur, chloroforme, chloroforme ! » Pour rendre possibles les soins que réclamait sa blessure, on l'avait habitué à respirer du chloroforme à chaque pansement. A peine eut-il commencé à sentir les vapeurs de la liqueur anesthésique, que, sans que personne l'y invitât, il se mit à compter tout haut dans sa langue nationale, en laissant entre les noms des nombres des intervalles égaux. Cette pratique, qui permet de conserver le rhythme des mouvements respiratoires, pendant l'inhalation du chloroforme, paraît être dans les usages de la chirurgie allemande. Je l'ai vu reproduire dans la grande ambulance prussienne du lycée du Mans. » — Dr RAYMONDAUD, de la Haute-Vienne.

En signalant des lacunes dans le fonctionnement de la Société de secours aux blessés, on peut dire que son application sur une si vaste échelle a été pour l'humanité un grand progrès et pour les blessés un grand secours. Comme il arrive presque toujours en ce monde, on a été frappé bien plus du mal que cette société n'a pas empêché que du bien qu'elle a permis de faire; et si, dans beaucoup de circonstances, elle n'a pas tenu toutes ses promesses, la responsabilité ne doit pas en peser sur elle; presque toujours sa protection n'a fait défaut que parce qu'on ne savait pas ou qu'on ne voulait pas lui obéir. » — Vicomte de MELUN.

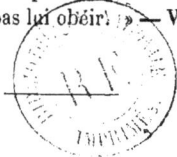

I.

TABLE DES MATIÈRES

DU RAPPORT SUR LA GUERRE 1870-1871.

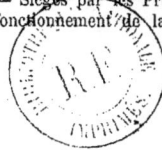

PARIS. — IMPRIMERIE J. DUMAINE, RUE CHRISTINE, 2.

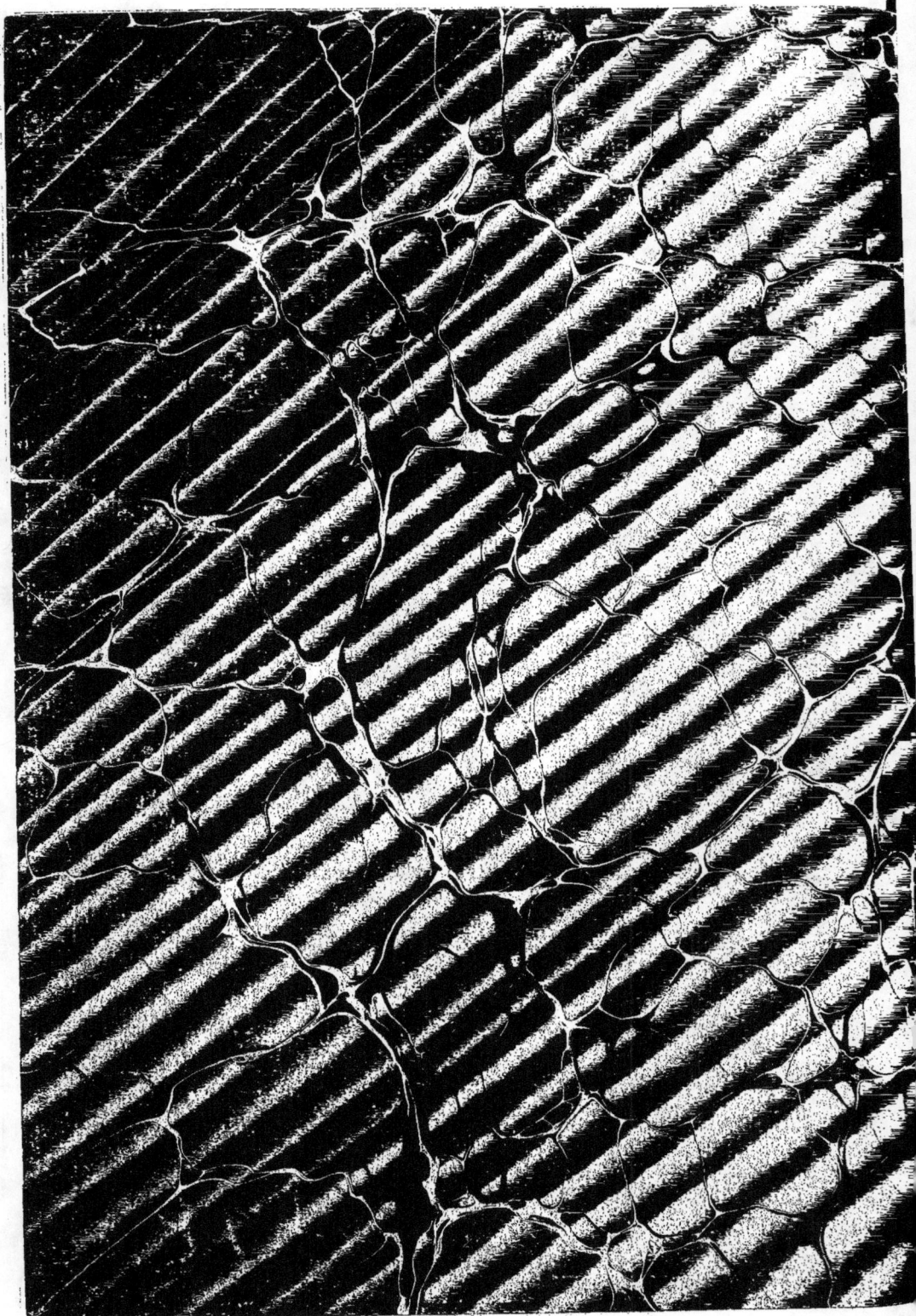

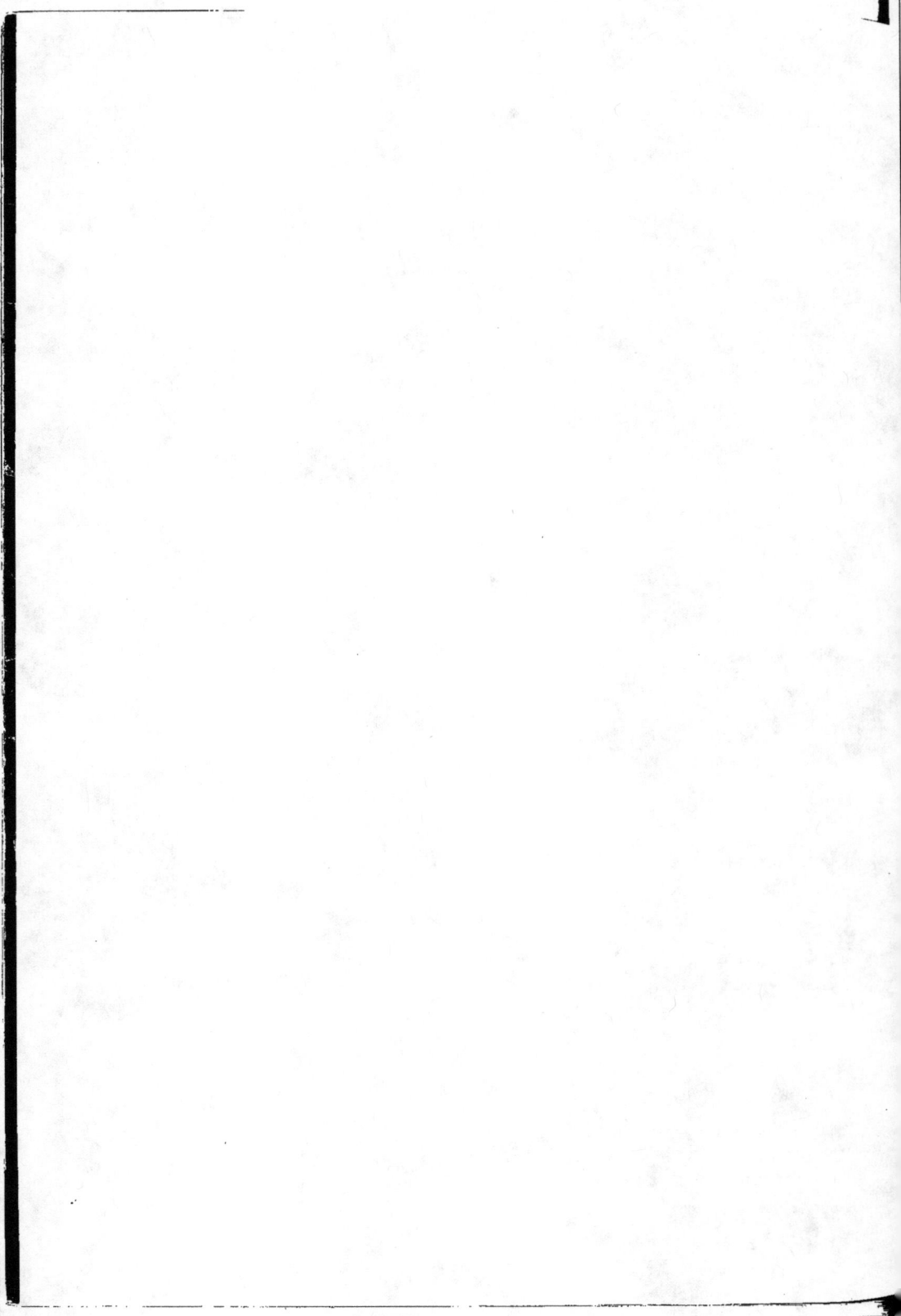